中医典籍丛刊

医学衷中参西录

张锡纯　著

【上】

中医古籍出版社
Publishing House of Ancient Chinese Medical Books

图书在版编目(CIP)数据

医学衷中参西录/张锡纯著. — 北京：
中医古籍出版社，2016.8(2022.1 重印)
(中医典籍丛刊)
ISBN 978-7-5152-1303-3

Ⅰ. ①医… Ⅱ. ①张… Ⅲ. ①医案-汇编-中国-民国
Ⅳ. ①R249.6
中国版本图书馆 CIP 数据核字(2016)第 176161 号

医学衷中参西录(全三册)
张锡纯 著

责任编辑	刘从明　于　峥
出版发行	中医古籍出版社
社　　址	北京东直门内南小街 16 号(100700)
经　　销	全国各地新华书店
印　　刷	河北华商印刷有限公司
开　　本	880mm×1230mm　1/32
印　　张	41
字　　数	990 千字
版　　次	2016 年 8 月第 1 版　2022 年 1 月第 3 次印刷
书　　号	ISBN 978-7-5152-1303-3
定　　价	108.00 元

出版说明

《医学衷中参西录》,又名《衷中参西录》,近代医学家张锡纯著。原书自 1918 年至 1931 年分六期陆续刊行,一经出版,便获得了社会上的广泛赞誉,被称为医界"第一可法之书"。各期出版后曾多次印行,每次再版时,张氏均于"原书增补若干,又间有删改之处"。1933 年,张锡纯因病逝世,其子应社会各界之邀,将其遗著《伤寒论讲义》作为第七期刊行。1957 年,张氏传人又将遗稿献出,以成《医学衷中参西录》第八期。

张锡纯(1860-1933),字寿甫,河北省盐山县人,祖籍山东诸城,中西医汇通学派代表人物之一。自幼熟读六经,兼学医理。壮年淡于功名,有感于范仲淹"不为良相,便为良医"之意,专攻医学,悬壶乡里。行医生涯中尊古而不泥古,群医束手之证,常常力排众议,挽回沉疴。晚年创立国医函授学校,培养了大量医学人才。19 世纪西医大规模传入中国,传统的中医理论受到了猛烈地冲击。张氏认为中医学者不但要吸取西医之长,尤其不能囿于《内经》,要对古人的理论扩充变化,只有创新,才能更好地发展。

本次整理出版的《医学衷中参西录》将八期全部收录,以各期最后修订版为底本。整理过程中,以保持原本原貌为原则,对原书不删节,不改动。原书为繁体竖排,现改为简体横排本,并加现代标点,方便当今读者阅读。

目　录

上　册

原一、二、三期合编

原第四期

中　册

原第五期

下　册

原第六期

原第七期

原第八期

医学衷中参西录

原一、二、三期合编

张 序

吾友寿甫张君，宿学士也。自幼读书即不落恒蹊，长而好学，笃志近思，一字一句不容放过。于六经类多深造，而尤邃于《易》，曾衍有图说，以发前人未发之奥。夫《易》由四圣以成，而吾友探赜索隐，别具神奇，非大聪明曷克语此？尝见以文会友，谈妙理，揭精蕴，举座倾听，共相首肯，知其得力者深也。方今大重算学、天元代数诸书，耐人寻味，实费人研究，而吾友一见即解。因著书立说，教课生徒，多所成就。凡此固天资高，亦由学力到也。名为实之宾，吾友能励躬行、尚节义、立廉隅，修于己、闻于人，虽身为布衣，而于流俗之披靡，殊有整顿，诚者物之终始，不诚无物。吾友天性谅直，无稍涉虚浮，忠信为本，实事求是，此其所以进德，即其所以立业也。今夫人有文固贵，有本能知尤贵。能行博雅弘通之士，当持论剀切，非不娓娓动人，及征诸日用之地，宣于口者不能体诸身。以视吾友之本末交修、知行并进，岂可同日语哉？其诵读余暇，兼及医学，于中西方书，搜阅极博，而生平得力，实在乎《本经》《内经》。恒因经文一二语，悟出无限法门。故其临证，手到病除。即病势重危，群医束手，一经诊视，立能回春。然此特吾友之绪余，初非以此见长也。迨夫阅历日久，其经验良方，不忍抛弃，爰成斯编，质诸同好。志在济人，情殷觉世，指迷津，普慈航，一片婆心，唤醒梦梦。是不独收效于当时，尤将流泽于后世也。虽然天性发为文章，事功根于学问。吾愿览斯编者，不以医视医，而以经术视医。审其制方之精义，用药之要着，化裁通变，方智圆神，于以见医学精华之流露，即以见六经精华之流露也，而吾友之深于经学彰彰矣！乃知道明德立之儒，不为良相，必为良医。利用厚生之道与起死回生之能，其事异，其理同也。

宣统二年季春愚弟张慎敬亭氏敬序

袁 序

夫古者《神农本经》实为药性之真诠，轩辕《内经》穷尽阴阳之奥旨，于以叹圣神首出，不但利济一时，实能利济万世也。至汉张仲景得伊圣汤液经，更上溯《本经》《内经》之精义，著《伤寒》《金匮》两书，医学于以大备，后世论医学者推为正宗。但《本经》《内经》医者多因其文字艰深，义蕴难窥，束阁不观。《伤寒论》及《金匮》医者又多畏疑其方而不敢轻试。虽晋唐迄今，诸名家立论，咸遵古训而阐发《本经》《内经》及《伤寒》《金匮》，诸书仍多余蕴。至独出己见更能发前人所未发，则行世方书中诚不易觏也。吾友张寿甫君，盐山博雅士，素有穷经工夫，于《本经》《内经》及仲景以后诸名医著作，莫不探索其精奥；又兼通西人医学及西人化学之理，亦恒运用于方药之中。是以生平临证疏方，活人无算；于内伤、外感诸要证，无不应手辄效。而其屡试屡验之方，久而恐其遗失，辄于方后各加诠解，并附载紧要医案，缉为八卷，名曰《医学衷中参西录》。实能阐发前人所未发，更能融汇中西为一致，见者争相传抄。予于春杪客京师，适见抄本，读阅一过，惊为当时医学中有一无二之著作。函劝于内务部，呈请立案，公诸世界。君韪予言，内务部果批准有著作权，而君仍未敢自信也。于夏季正自录真本，并细加研思，夜以继日，心力疲甚，不觉睡去。梦升讲台，对大众演说医理，忽有人捧一冠，若南海大士所戴莲花冠形，为加于首，醒后恍悟曰：此中殆有神灵欲我速成此书，以普济群生也。遂觉精神奋发，顿忘其劳，而付梓之意亦决，并委予以参订。予虽不习医，然十年作吏，于民间疾苦时，恫瘝在抱，颇志同而道合焉。古人云：上医医国。又云：为医等于为相。君之大著，钦佩已深，故乐得而赞成之。

民国六年季秋奉天桓仁愚弟袁澍滋霖普序

苏 序

先王以不忍人之心，行不忍人之政。医书之作，其具不忍人之心乎！生命至重也，辨证不清，投剂多误，时有因此而戕贼人者。斯道也，非寝馈于古今中外各名家诸书，悉书抉择，独辟机缄，不足以问世；非洞明阴阳、气运、虚实、表里之理，尽人合天，如见肺肝，不足以临证。以故神农、黄帝而后，以医学著者，若扁鹊、若仓公、若张仲景、若王叔和，仅间世一出，岂彼苍有所秘惜欤？诚以医理精微，空谈易，实施良难也。若本其生平之著作，施用于临证之际，而皆能得心应手者，诚旷世不一睹也。仆于往岁有志医学，涉猎群书未竟其事。因西学发明太阳不动，地球绕转之说风行一世，详究其理，疑义丛生，因疑生悟，由是研究天地学历十余寒暑，未暇兼顾医学，而倾慕之心仍未有已也。民国五年秋，以自制天地模型入都呈准，大部适有盐山张寿甫先生函寄医书，原稿八卷，签题《医学衷中参西录》，且云拙作本怀救世之心，深恐己误误人，请校正焉。翻阅数过，观其审证精详，立方确当，究药性之宽猛，以老、幼、强、弱为标准，不拘拘成法，不趋于险路，诚所谓独辟机缄如见肺肝者也。以之问世，临证必不胫而走。但仆于医学，粗知津涯，何足负校正之责！必质诸高明，始不负寿甫先生济世之苦心。遂于民国六年春，与同社友张君钟山、姜君指欧，代为呈部注册。立案回奉后，即乞医学研究会正、副会长高振铎、王松阁两先生暨精于医术诸同人，详加校正，不惟人人称绝，凡遵其方施治者，莫不立起沉疴，是真能振兴医学，大有进化者矣。于是遂与同社友集资代付剞劂，以公诸同好，俾百万苍生群跻寿域，则于不忍人之心庶乎近焉。书成后，爰书数行于编首，以志巅末。

中华民国七年三月九日苏中宣明阳氏序于沈阳天地新学社

自 序

人生有大愿力，而后有大建树。一介寒儒，伏处草茅，无所谓建树也，而其愿力固不可没也。老安友信少怀，孔子之愿力也；当令一切众生皆成佛，如来之愿力之。医虽小道，实济世活人之一端。故学医者，为身家温饱计则愿力小，为济世活人计则愿力大。而此愿力之在锡纯，又非仅一身之愿力，实乃祖训斯绍也。锡纯原籍山东诸城，自前明迁居直隶盐山边务里，累世业儒。先祖友三公缵修家乘，垂训来兹，谓凡后世子孙，读书之外，可以学医。盖即范文正公“不为良相，必为良医”之意也。锡纯幼时，从先严丹亭公读书，尝述斯言以教锡纯。及稍长，又授以方书，且为指示大意。谓诵读之暇，游艺于此，为益良多，且又遵祖训也。特当时方习举子业，未能大致力于斯耳。后两试秋闱不第，虽有壮年，而淡于进取。遂广求方书，远自农轩，近至国朝著述诸家，约共搜阅百余种。知《本经》与《内经》，诒之开天辟地之圣神，为医学之鼻祖，实即为医学之渊海也。迨汉季张仲景出，著《伤寒》《金匮》两书，为《本经》《内经》之功臣。而晋之王叔和，唐之孙思邈、王焘，宋之成无己，明季之喻嘉言，又为仲景之功臣。国朝医学昌明，人才辈出，若张志聪、徐大椿、黄元御、陈念祖诸贤，莫不率由仲景上溯《本经》《内经》之渊源，故其所著医书，皆为医学正规。特是自晋、唐迄今，诸家著述，非不美备，然皆斤斤以传旧为务，初未尝日新月异，俾吾中华医学渐有进步。夫事贵师古者，非以古人之规矩、准绳限我也，惟藉以瀹我性灵，益我神智。迨至性灵神智洋溢活泼，又贵举古人之规矩、准绳而扩充之，变化之，引伸触长之，使古人可作，应叹为后生可畏。凡天下事皆宜然，而医学何独不然哉！锡纯存此意念，以孜孜研究医学者有年，偶为人疏方，辄能得心应手，挽回沉疴。时先慈刘太君在堂，锡纯恐温清有缺，不敢轻应人延请，适有以急证相求者，锡纯造次未遽应。先慈谓锡纯曰：病家盼医如溺水求援，汝果能治，宜急往救之。然临证时，须多加小心，慎勿卤莽误人。锡纯唯唯受教，自此临证者几无虚日，至今十余年矣。今汇集十余年经验之方，其屡试屡效者，适得大衍之倍数。方后缀以诠解与紧要医案，又兼采西人之说与方中义理相发明，辑为八卷，名之曰《医学衷中参西录》。有客适至，翻阅一过而问曰：观子之书多能发前人所未发，于医学诚有进化。然今凡百事皆尚西法，编中虽采取西人之说，而不甚采取西人之药，恐于此道仍非登峰造极也。答曰：中华苞符之秘，启自三坟，《伏羲易经》《神农本经》《黄帝内经》是也。伏羲画《易》，在有文字之前，故六十四卦止有其象，而能包括万事万物之理，经文王、周公、孔子阐发之，而犹有余蕴。《本经》《内经》之包括医理，至精至奥，神妙无穷，亦犹《易经》之包括万事万物之理也。自周末秦越人后，历代诸贤，虽皆各有发明，而较之三圣人之阐发《易经》，实有不及，故其中余蕴犹多。吾儒生古人之后，当竟古人未竟之业，而不能与古为新，俾吾中华医学大放光明于全球之上，是吾儒之罪也。锡纯日存斯心，孜孜忘老，于西法医学，虽尝涉猎，实未暇将其药饵一一试验，且其药多系猛烈之品，又不敢轻于试验，何能多采取乎！然斯编于西法非仅采用其医理，恒有采其化学之理，运用于方药中者，斯乃合中西而融贯为一，又非若采用其药者，仅为记问之学也。特是学问之道，贵与年俱进，斯编既成之后，行将博览西法，更采其可信之说与可用之方，试之确有效者，作为续编。此有志未逮之事，或即有志竟成之事也。

己酉孟春盐山张锡纯寿甫氏书于志诚堂

例 言

一、发明药性之书，始于《神农本经》。其书为有文字之后第一书（《易》虽在先，其时犹无文字），简策之古可知。其书共载药三百六十五味，以象周天之日数。分上、中、下三品：上品者养生之药也，中品者治病之药也，下品者攻病之药也。各品之下，皆详载其气味与主治，明其气味，主治之理亦即寓其中矣。而药性独具之良能，又恒有出于气味之外者，古圣洞彻精微，皆能为之一一表出，此在医学中，诚为开天辟地之鼻祖也。乃后人识见短浅，凡于药有独具之良能，不能以气味推求者，皆删去不载。如桂枝治上气吐吸（吸不下达即吐出，即喘者之不纳气也）甚效，《本经》载之，而后世本草不载也；山茱萸治寒热往来（肝虚极者之寒热往来）甚效，《本经》载之，而后世本草不载也，若此者不胜举。愚每观至此等处，恒深为惋惜，故斯编于论药性处，皆祖述《本经》，而于后世本草不轻采取也。或有疑其未载明入何脏腑及何经络者，不知其所主何病，即知其药力能至何处。究之服药后，药随气血流行，无处不到，后世之详为分疏其脏腑经络者，似转贻学者以拘墟之弊也。

二、阐发医理之书，始于《黄帝内经》。其书系黄帝与其臣岐伯、伯高、鬼臾、雷公相问答之词，分为《素问》《灵枢》。《素问》大旨以药治病，《灵枢》大旨以针灸治病。特其年远代湮，不无残缺。古时相传多以口授，尤易亡失，故晋皇甫谧言其书不完全，宋林亿疑其书有伪托。且仲景《伤寒论》序谓，撰用《素问》九卷，今《素问》二十四卷，其中有伪托可知。然其醇粹之处，确乎贻之圣神，继非伪托者所能为。即如以针灸治病，此时为东西所共认，设非古圣开其始，后世能创造乎？即西人之细讲剖解者，能创造乎？

是以读《内经》之法，但于其可信之处，精研有得，即能开无限法门。其不可信之处，或为后世伪托，付之不论可也。此孟子所谓书难尽信之义也。乃今之偏重西法者，不于《内经》可信之处费心研究，但于其不可信之处极力指摘。推其意见，直谓《内经》真本久失，所传于世者皆系伪托。有斯理乎？夫我四万万同胞，皆黄帝之子孙也，以祖宗嘉惠后人之典册，不知抱残守缺，倍加爱护，而转欲弁毛弃之，此真令人可发浩叹者也！故斯编于各门中，祖述《内经》之处甚多，而于后世医书之祖述《内经》者，若《难经》，若《伤寒》《金匮》诸书，亦偶有所采取焉。

三、斯编所载之方，多系拙拟，间有用古人成方，亦恒有所加减，或于方中独有会心之处，亦偶载其方而详为疏解。又于各门方后，附录西人恒用之效方及西药试之果有实效者。至论脏腑、经络之处，恒兼取道家之说，以其授受有自来也。又间采西人之说，以其剖验有实考据也。

四、西人于脏腑剖验虽精，而仍有未能剖验之处。人之脏腑有气、有血、有功用、有性情，西人剖验之学，详于论血，略于论气，能明脏腑之功用，未识脏腑之性情，究于医学未臻醇备。斯编论脏腑之气血及其功用、性情，不但多为西人所未发明，即汉晋以来名医亦多有未发明者。

五、西人之药喜用猛烈之品，吾中华服之恒与脏腑有不宜，诚以西人多食肉，吾人多谷食，自幼养料既异，脏腑之性质即因之有异。斯编于用西法处，恒取其化学之理，运用于医理之中，而自处方药即间有引用西药之时，亦必其性稍和平，不至含有猛烈毒性者。

六、古人用药，多是煎一大剂，分三次服下，病愈不必尽剂，不愈者必一日服尽。此法今人不讲久矣。愚治伤寒、瘟疫与一切急证，必用此法。盖治此等证，势如救火，以水泼之，火势稍减。若不连番泼之，则火势复炽而前功尽弃。若治他证，不必日服药三次，亦必朝夕各服药一次（煎渣再服可权作一次），使药力昼夜相继，见效自速也。

七、富贵之家服药，多不用次煎，不知次煎原不可废。慎柔和尚治阴虚劳热专用次煎。取次煎味淡，善能养脾阴也。夫淡气归胃《内经》曾言之，淡能养脾阴之义，原自淡气归胃悟出，而其所以然之故，人仍多不解。徐灵胎曰：洪范言五行之味，水曰润下，润下作咸。火曰炎上，炎上作苦。木曰曲直，曲直作酸。金曰从革，从革作辛，皆直言其物之本味。至于土则变其文曰：土爰稼穑，稼穑作甘。盖土本无味，借稼穑之味以为味。夫无味即是淡，故人脾胃属土，凡味之淡者，皆能入脾胃也。又按：治阴虚专责重于脾，人亦多不解。陈修园谓：脾为太阴，乃三阴之长。故治阴虚者，当以滋脾阴为主，脾阴足，自能灌溉诸脏腑也。

八、白虎汤中用粳米，古方生用，今人亦生用。至谓薏米、芡实、山药之类犹粳米也。诸家本草多注炒用者，为丸散计耳。今人用之入汤剂亦必炒熟，殊令人不解。惟专用以健脾胃或可炒用，若用以止泻利即不宜炒。盖生者汁浆稠黏，可以留恋肠胃，若炒熟煮之，则无汁浆矣。至于用以滋阴，用以淡渗，则不宜炒熟，尤彰彰明矣。

九、今之党参即古之人参，为其生于山西之上党山谷，故曰党参。而生于山西之五台山者尤佳，故又别之曰台党参。与今之辽东人参原非一种，而气温性和，实较辽人参为易用。且其价又甚廉，贫家亦可服用，诚济世之良药也。今辽东亦多有此药，不必皆生于山西。然必参皮作横纹，若胡莱菔之纹，而更密于胡莱菔之纹者，方为野山自生之参，用之以代人参甚有功效。若无横纹，系土人种植之物，不堪用也。又斯编方中所用人参，皆可用野党参代之，而不可用辽东秧参代之。辽东秧参俗名高丽参，其性燥热，不宜轻用，而用于伤寒、瘟疫诸方中，尤非所宜。又有潞党参，皮色微红，生于潞安紫团山，故又名紫团参。其补力亚于台党参，而性平不热,用于气虚有热者甚宜。

十、黄耆入汤剂生用即是熟用,不必先以蜜炙。若丸散剂中宜熟用者,蜜炙可也。若用治疮疡,虽作丸散,亦不宜炙用。王洪绪《证治全生集》曾详言之。至于生用发汗、熟用止汗之说,尤为荒唐。盖因气分虚陷而出汗者,服之即可止汗,因阳强阴虚而出汗者,服之转大汗汪洋。若气虚不能逐邪外出者,与发表药同服,亦服出汗。是知其止汗与发汗不在生熟,亦视用之者何如耳。

十一、石膏寒而能散,以治外感有实热者,直同金丹。《神农本经》谓其微寒,则性非大寒可知。且谓其能治产乳,则性情纯良可知。世人多误认为大寒而煅用之,则辛散之性变为收敛(点豆腐者必煅用,以其能收敛也)。用于外感有实热者,至一两即能伤人,因外感之热宜散不宜敛也。乃重用煅石膏而偾事者,不知其误在煅不在石膏,转谓煅用之而犹猛悍如此,则不煅者更可知矣。于是遂视用生石膏为畏途,即有放胆用者,亦不过七八钱而止。夫石膏之质甚重,七八钱不过一大撮耳。以微寒之药,欲用一大撮以挽回极重之寒温,又何能有大效?是以愚治外感有实热者,轻证亦必用至两许。若实热炽盛,又恒重用至三四两,将药煎汤数盅,分三四次温饮下,欲以免病家之疑,且欲其药力常在上焦,而寒凉不侵下焦致滑泻也。盖石膏生用,以治外感实热,断无伤人之理,且放胆用之,亦断无不能退热之理。特是坊间轧细之石膏多系煅者,即方中明开生者,亦恒以煅者充之,因煅者其所素备,且又自觉慎重也。故凡用生石膏者,宜买其整块明亮者,自监视轧细方的。

或问:同一石膏也,何以生用之则能散,煅用之则性之散者骤变为敛乎?答曰:石药之性与草木之药不同,恒因煅与不煅而其性迥异。如丹砂无毒,煅之即有毒,煅石作石灰,其燥烈之性顿发,以水沃之其热如火。石膏原硫、氧、氢、钙化合而成,煅之则硫、氧、氢皆飞去,所余之钙已变为石灰,黏涩异常。是以烧洋灰者，必多用石膏，洋灰岂可服乎？故凡煎石膏，其渣凝结于罐底者，即系煅石膏，其药即断不可服。

十二、细辛有服不过钱之说，后世医者恒多非之，不知其说原不可废。凡味辛兼能麻口之药，若花椒、天雄、生半夏，大抵皆有此弊，不但细辛也。盖能麻口者，即能麻肺，肺麻则其呼吸即停矣。尝因胃中受凉，嚼服花椒约三十粒，下咽后即觉气不上达，移时呼吸始复常。乃悟古人谏君恐有不测，故有捣椒自随者。由斯观之，用药可不慎哉！

十三、半夏为降逆止呕之主药，今坊间制以白矾，若用以降逆气、止呕吐，恐服后病转增剧，因矾味能令人涌吐也。愚用半夏治此等证，必用微温之水将半夏淘洗数次，务须将矾味淘净。然淘时须斟酌其矾有多少，即额外加半夏多少，约计其淘净晒干后，仍还足原定分量。至坊间之好清半夏，其矾较少，用时亦须淘之。若专用以利痰，则清半夏不淘亦可。

十四、龙骨、牡蛎，若专取其收涩可以煅用，若用以滋阴、用以敛火，或取其收敛，兼取其开通者（二药皆敛而能开），皆不可煅。若用于丸散中，微煅亦可。今用者一概煅之，殊非所宜。

十五、山茱萸之核原不可入药，以其能令人小便不利也。而僻处药坊所卖山茱萸，往往核与肉参半，甚或核多于肉。即方中注明去净核，亦多不为去，误人甚矣。斯编重用山茱萸治险证之处甚多，凡用时愚必自加检点，或说给病家检点，务要将核去净，而其分量还足，然后不至误事。又山萸肉之功用长于救脱，而所以能固脱者，因其味之甚酸，然间有尝之微有酸味者，此等萸肉实不堪用。用以治险证者，必须尝其味极酸者，然后用之，方能立建奇效。

十六、肉桂气味俱厚，最忌久煎。而坊间又多捣为细末，数沸之后，药力即减，况煎至数十沸乎？至于石膏气味俱淡，且系石质，非捣细煎之，则药力不出。而坊间又多不为捣细，是以愚用石膏，必捣为细末然后煎之。若用肉桂，但去其粗皮，而以整块入煎。至药之类肉桂、类石膏者，可以肉桂、石膏为例矣。

十七、乳香、没药最宜生用，不可炒枯。若用于丸散中，先轧作粗渣，入锅内隔纸烘至半熔，候冷轧之，即成细末，此乳香、没药去油之法。

十八、威灵仙、柴胡诸药，原是用根。坊间恒杂以茎叶，医者不知甄别，即可误事。细辛之叶，其功用亦不如根，故李濒湖《本草纲目》亦谓用根。至樗白皮与桑白皮，亦皆用根上之皮，其真伪尤属难辨，用者必自采取方的。如樗根白皮大能固涩下焦，而带皮樗枝煎汤又能通大便。俗传便方，大便不通者，用带皮樗枝七支，每节长寸许，煎汤服之甚效。其枝与根性之相异如此，用者不可慎哉！

十九、赭石为铁氧化石，性同铁锈，原不宜煅。徐灵胎谓，若煅之复用醋淬，即能伤肺。此书诸方中有赭石者，皆宜将生赭石轧细用之。

二十、药有非制过不可服者，若半夏、附子、杏仁诸有毒之药皆是也。虽古方中之附子亦偶生用，实系卤水淹透，未经炮熟之附子，亦非采取即用也。凡此等药，方中虽未注明如何炮制，坊间亦必为制至无毒。若其药本无毒，原可生用者，斯编方中若未注明制用，皆宜生用。有用斯编之方者，甚勿另加制法，致失药之本性也。

二十一、古人服药，病在下者食前服，病在上者食后服，此定法也。后人有谓，服药后必待脾胃消化，而后力能四达。若病在上者食后服，则脾胃必先消化宿食，而后消化药物，是求速而反迟也。此说亦似近理，而不知非也。药力之行于周身，端藉人身之气化以传递之，犹空气之传声也。使两间无空气，发声于何处即止于何处。使人身无气化，脾胃虽能消化药物，亦不能传递于周身。盖人身之气化流行，原无脏腑界限，而药物下咽之后，即附之而行，其传递之神速，诚有倾刻可遍周身者。特是空气传声虽速，实渐远而声渐微，推之气化传药，亦渐远而力渐减。由是观之，病在下者食前服，病在上者食后服，俾药近病所，其直达之力必尤捷也。

二十二、凡汤剂，药汁不可煎少，少则药汁仍多半含于渣中。而滋阴清火之药，尤必药汁多煎方效。故斯编凡用重剂之处，必煎汁数杯，分数次服下。又或误将药煎干，复添水重煎，则药尽失其本性，服之病必增剧，即宜弃之勿服。

二十三、煎时易沸之药，医者须预告病家。如知母若至五六钱，微火煎之亦沸，若至一两几不能煎。然此药最易煎透，先将他药煎十余沸，再加此药，敞开药罐盖，略煎数沸，其汤即成。至若山药、阿胶诸有汁浆之药，龙骨、牡蛎、石膏、滑石、赭石诸捣末之药，亦皆易沸。大凡煎药，其初滚最易沸，煎至将滚时，须预将药罐之盖敞开，以箸搅之。迨沸过初滚，其后仍沸，敞盖煎之无妨，若不沸者，始可盖而煎之。盖险急之证，安危止争此药一剂。设更委之仆婢，将药煎沸出，复不敢明言，则误事多矣。故古之医者，药饵必经己手修制，即煎汤液，亦必亲自监视也。

二十四、此书即一期，加三万余言为二期，后即二期又加三万余言为三期，是三期书原即前三期合编也。今又即原书添补若干，又间有删改之处，实较原书为完备。

二十五、书中所载诸方，其方中紧要之药，有未确知其性味能力者，宜详观四期药物学讲义，所载本药后之注解。盖愚对于诸药，虽剧如巴豆、甘遂，亦必亲自尝试。是以凡所用之药，皆深知其性味能力，于诸家本草之外，恒另有发明也。

二十六、书中所载各门诸病，有与五期医论相同者，当与五期医论汇通参观。盖医论为登各省医学志报之论说，每论一证，至为详细周到，若肺病、膈噎诸论中所用之方，恒有为此书中所不载者。

二十七、书中未备之证，五期论中亦恒及之，若鼠疫、疔疮、癞疾诸论是也。是五期之书可为此书之副本，宜间采之，以补此书之未备也。

二十八、古方分量，折为今之分量，诸说莫衷一是。从来愚用古方，原不拘于分量，若间有用古分量时，则以陈修园之说为准（说见五卷第一方后）。

二十九、西医用药分量以柯兰某为起点，合中量二分六厘四毫。东人依其法而易其名曰瓦，有用三分瓦之一者，将一瓦分为三分而用其一分也；有用四分瓦之一者，将一瓦分为四分瓦而用其一分也；有用十分瓦之二者，将一瓦分为十分而用其二分也，余可类推。

三十、书中诸方，除古方数首之外，其余一百六十余方，皆系拙拟。此非矜奇立异，欲与古人争胜也。诚以医者以挽回人命，为孜孜当尽之天职，至遇难治之证，历试成方不效，不得不苦心经营，自拟治法。迨拟出用之有效，且屡次用之，皆能随手奏效，则其方即不忍抛弃，而详为录存。是此一百六十余方，皆迫于孜孜挽回人命之热忱，而日积月累以成卷帙者也。计书自初期出版至今已岁星一周矣。而此十余年间，医界同人用书之方有效而来函相告者已不胜纪。有谓此书当于医界中开新纪元者，有推此书为至贵至宝之救命书者，有谓视此书为第二生命者，有谓拙著此书当为医学革命家者。夫同人如此推许，在愚原不敢当，然区区寸衷未尝不深感佩也，且亦足征此书为医界有用之书，不致滥竽贻讥也。

原一、二、三期合编第一卷

治阴虚劳热方

资生汤

治劳瘵羸弱已甚，饮食减少，喘促咳嗽，身热脉虚数者。亦治女子血枯不月。

生山药一两　玄参五钱　于术三钱　生鸡内金捣碎，二钱　牛蒡子炒捣，三钱

热甚者，加生地黄五六钱。

《易》有之“至哉坤元，万物资生”，言土德能生万物也。人之脾胃属土，即一身之坤也，故亦能资生一身。脾胃健壮，多能消化饮食，则全身自然健壮，何曾见有多饮多食，而病劳瘵者哉！《内经·阴阳别论》曰：“二阳之病发心脾，有不得隐曲，在女子为不月，其传为风消，其传为息贲者，死不治。”夫病至于风消、息贲，劳瘵之病成矣。而名为二阳之病者，以其先不过阳明胃腑不能多纳饮食也，而原其饮食减少之故。曰发于心脾，原其发于心脾之故。曰有不得隐曲者何居？盖心为神明之府，有时心有隐曲，思想不得自遂，则心神拂郁，心血亦遂不能濡润脾土，以成过思伤脾之病。脾伤不能助胃消食，变化精液，以溉五脏，在男子已隐受其病，而尚无显征；在女子则显然有不月之病。此乃即女以征男也。至于传为风消，传为息贲，无论男女病证到此，人人共见，劳瘵已成，挽回实难，故曰不治。然医者以活人为心，病证之危险，虽至极点，犹当于无可挽回之中，尽心设法以挽回之。而其挽回之法，仍当遵二阳之病发心脾之旨。戒病者淡泊寡欲，以养其心，而复

善于补助其脾胃,使饮食渐渐加多,其身体自渐渐复原。如此汤用于术以健脾之阳,脾土健壮,自能助胃。山药以滋胃之阴,胃汁充足,自能纳食(胃化食赖有酸汁)。特是脾为统血之脏,《内经》谓"血生脾",盖谓脾系血液结成,故中多函血。西人亦谓脾中多回血管(详第二卷补络补管汤下),为血汇萃之所。此证因心思拂郁,心血不能调畅,脾中血管遂多闭塞,或如烂炙,或成丝膜,此脾病之由。而脾与胃相助为理,一气贯通,脏病不能助腑,亦即胃不能纳食之由也。鸡内金为鸡之脾胃,中有瓷、石、铜、铁皆能消化,其善化有形郁积可知。且其性甚和平,兼有以脾胃补脾胃之妙,故能助健补脾胃之药,特立奇功,迥非他药所能及也。方中以此三味为不可挪移之品。玄参《本经》谓其微寒,善治女子产乳余疾,且其味甘胜于苦,不至寒凉伤脾胃可知,故用之以去上焦之浮热,即以退周身之烧热。且其色黑多液,《本经》又谓能补肾气,故以治劳瘵之阴虚者尤者也。牛蒡子体滑气香,能润肺,又能利肺,与山药、玄参并用,大能止嗽定喘,以成安肺之功,故加之以为佐使也。

地黄生用,其凉血、退热之功诚优于玄参。西人谓其中函铁质,人之血中,又实有铁锈。地黄之善退热者,不但以其能凉血滋阴,实有以铁补铁之妙,使血液充足,而蒸热自退也。又劳瘵之热,大抵因真阴亏损,相火不能潜藏。夫相火生于水脏之命门穴,为阴中之火,方书谓之龙雷之火,犹两间之电气也。电之性喜缘铁传递,为地黄函有铁质,故又善引相火下行,安其故宅。《本经》列之上品,洵良药也。然必烧热过甚而始加之者,以此方原以健补脾胃为主,地黄虽系生用,经水火煎熬,其汁浆仍然黏泥,恐于脾胃有不宜也。至热甚者,其脾胃必不思饮食,用地黄退其热,则饮食可进,而转有辅助脾胃之效。

生山药,即坊间所鬻之干山药,而未经火炒者也。然此药坊间必炒熟,然后鬻之,以俗习所尚使然也。而此方若用炒熟山药,则分毫无效(理详后一味薯蓣饮下)。

于术色黄气香,乃浙江于潜所产之白术也。色黄则属土,气香则醒脾,其健补脾胃之功,迥异于寻常白术。今坊间鬻者,均名于术,而价值悬殊,其价之廉者,未必出于于潜。而但观其色黄气香,即其价值甚廉,用之亦有殊效,此以色味为重,不以地道为重也。且价廉则贫者可服,利济之功益普也。

西人谓胃之所以能化食者,全赖中有酸汁。腹饥思食时,酸汁自然从胃生出。若忧思过度,或恼怒过度,则酸汁之生必少,或分毫全无,胃中积食,即不能消化。此论与《内经》二阳之病发心脾,过思则伤脾之旨暗合。

或问曰:《内经》谓脾主思,西人又谓思想发于脑部,子则谓思发于心者何也?答曰:《内经》所谓脾主思者,非谓脾自能思也。盖脾属土,土主安静,人安静而后能深思,此《大学》所谓安而后能虑也。至西人谓思发于脑部,《内经》早寓其理。《脉要精微论》曰:头者精明之府。夫头之中心点在脑,头为精明之府,即脑为精明之府矣。既曰精明,岂有不能思之理,然亦非脑之自能思也。试观古文思字作“恖”,囟者脑也,心者,心也,是知思也者,原心脑相辅而成,又须助以脾土镇静之力也。

或问曰:子解二阳之病发心脾一节,与王氏《内经》之注不同,岂王氏之注解谬欤?答曰:愚实不敢云然。然由拙解以绎经文,自觉经文别有意味,且有实用也。夫二阳之病发心脾,与下三阳为病发寒热,一阳发病少气、善咳、善泄,句法不同,即讲法可以变通。盖二阳之病发心脾,谓其病自心脾而来也。三阳为病发寒热,是形容三阳之病状也,故将之病“之”字易作“为”字。至一阳发病数句,其句法又与三阳为病句不同,而其理则同也。

或又问:三阳、一阳病,皆形容其发病之状,二阳病独推究其发病之原因者何居?答曰:三阳、一阳,若不先言其病发之状,人即不知何者为三阳、一阳病。至二阳胃腑,原主饮食,人人皆知。

至胃腑有病，即不能饮食，此又人人皆知。然其所以不能饮食之故，人多不能知也。故发端不言其病状，而先发明其得病之由来也。

或又问：胃与大肠皆为二阳，经文既浑曰二阳，何以知其所指者专在于胃？答曰：胃为足阳明，大肠为手阳明，人之足经长、手经短，足经原可以统手经，论六经者原当以足经为主。故凡《内经》但曰某经，而不别其为手与足者，皆指足经而言，或言足经而手经亦统其中。若但言手经，则必别之曰手某经矣。经文俱在，可取而细阅也。

民国二年，客居大名。治一室女，劳瘵年余，月信不见，羸弱不起。询方于愚，为拟此汤。连服数剂，饮食增多，身犹发热，加生地黄五钱，五六剂后，热退渐能起床，而腿疼不能行动。又加丹参、当归各三钱，服至十剂腿愈，月信亦见。又言有白带甚剧，向忘言及。遂去丹参，加生牡蛎六钱，又将于术加倍，连服十剂带证亦愈。遂将此方邮寄家中，月余门人高如璧来函云："邻村赵芝林病劳瘵数年不愈，经医不知凡几，服药皆无效。今春骤然咳嗽，喘促异常，饮食减少，脉甚虚数，投以资生汤十剂全愈。"审斯则知此方治劳瘵，无论男女，服之皆有捷效也。

女子月信，若日久不见，其血海必有坚结之血。治此等证者，但知用破血、通血之药，往往病犹未去，而人已先受其伤。鸡内金性甚和平，而善消有形郁积，服之既久，瘀血之坚结者，自然融化。矧此方与健脾滋阴之药同用，新血活泼滋长，生新自能化瘀也。

十全育真汤

治虚劳，脉弦数细微，肌肤甲错，形体羸瘦，饮食不壮筋力，或自汗，或咳逆，或喘促，或寒热不时，或多梦纷纭，精气不固。

野台参四钱　生黄耆四钱　生山药四钱　知母四钱　玄参四钱　生龙骨捣细，四钱　生牡蛎捣细，四钱　丹参二钱　三棱钱半

莪术钱半

气分虚甚者，去三棱、莪术，加生鸡内金三钱；喘者倍山药，加牛蒡子三钱；汗多者以白术易黄耆，倍龙骨、牡蛎，加山萸肉（去净核）、生白芍各六钱。若其汗过多，服药仍不止者，可但用龙骨、牡蛎、萸肉各一两煎服，不过两剂其汗即止。汗止后再服原方。若先冷后热而汗出者，其脉或更兼微弱不起，多系胸中大气下陷，细阅拙拟升陷汤（在第四卷）后跋语，自知治法。仲景治劳瘵，有大黄䗪虫丸，有百劳丸，皆多用破血之药。诚以人身经络，皆有血融贯其间，内通脏腑，外溉周身，血一停滞，气化即不能健运，劳瘵恒因之而成。是故劳瘵者肌肤甲错，血不华色，即日食珍馐、服参苓，而分毫不能长肌肉、壮筋力。或转消瘦支离，日甚一日，诚以血瘀经络阻塞其气化也。玉田王清任著《医林改错》一书，立活血逐瘀诸汤，按上、中、下部位，分消瘀血，统治百病，谓瘀血去而诸病自愈。其立言不无偏处，然其大旨则确有主见，是以用其方者，亦多效验。今愚因治劳瘵，故拟十全育真汤，于补药剂中加三棱、莪术以通活气血，窃师仲景之大黄䗪虫丸、百劳丸之意也。且仲景于《金匮》列虚劳一门，特以血痹虚劳四字标为提纲。益知虚劳者必血痹，而血痹之甚，又未有不虚劳者，并知治虚劳必先治血痹，治血痹亦即所以治虚劳也。

或问：治劳瘵兼用破血之药，诚为确当之论，但破血用三棱、莪术，将毋其力过猛乎？答曰：仲景之大黄䗪虫丸与百劳丸所用破血之药，若大黄、干漆、水蛭皆猛于三棱、莪术，而方中不用三棱、莪术者，诚以三棱、莪术《本经》不载。至梁陶弘景著《名医别录》于《本经》外增药品三百六十五味，皆南北朝以前名医所用之药，亦未载三棱、莪术。是当仲景时犹无三棱、莪术，即有之，亦未经试验可知。而愚于破血药中，独喜用三棱、莪术者，诚以其既善破血，尤善调气（三棱、莪术详解在第八卷理冲汤下）。补药剂中以为佐使，将有瘀者瘀可徐消，即无瘀者，亦可借其流通之力，以行补药之滞，而补药之力愈大也。况后天资生纳谷为宝，无论何病，凡服药后饮食渐增者易治，饮食渐减者难治。三棱、莪术与参、术、耆诸药并用，大能开胃进食，又愚所屡试屡效者也。

或问：勞字从火，诚以劳瘵之证，阴虚发热者居其强半。故钱仲阳之减味地黄丸，张景岳之左归饮，皆为对证良方，以其皆以熟地黄为君，大能滋真阴、退虚热也。子方中何以独不用也？答曰：若论用熟地，我固过来人也。忆初读方书时，曾阅赵氏《医贯》、张氏《八阵》、冯氏《锦囊》诸书，遂确信其说。临证最喜用熟地，曾以八味地黄丸作汤，加苏子、白芍，治吸不归根之喘逆；加陈皮、白芍，治下虚上盛之痰涎；加苏子、厚朴，治肾不摄气，以致冲气上逆之胀满（时病人服之觉有推荡之力，后制参赭镇气汤治此证更效，方在第二卷），又尝减茯苓、泽泻三分之二，治女子消渴、小便频数（《金匮》谓治男子消渴，以治女子亦效，案详第二卷玉液汤下），又尝去附子，加知母、白芍，治阴虚不能化阳，致小便不利积成水肿；又尝用六味地黄丸作汤，加川芎、知母，以治如破之头疼；加胆草、青黛，以治非常之眩晕；加五味、枸杞、柏子仁，以敛散大之瞳子，且信其煎汁数碗，浩荡饮之之说。用熟地四两、茯苓一两，以止下焦不固之滑泻；用熟地四两、白芍一两，以通阴虚不利之小便；又尝于一日之中用熟地斤许，治外感大病之后，忽然喘逆，脉散乱欲脱之险证（此证当用后来复汤，彼时其方未拟出，惟知用熟地亦幸成功，是知冯楚瞻谓熟地能大补肾中元气诚有所试也），且不独治内伤也；又尝用熟地、阿胶大滋真阴之类，治温病脉阳浮而阴不应，不能作汗，一日连服二剂，济阴以应其阳，使之其汗（详案在第五卷寒解汤下）；并一切伤寒外感，因下元虚惫而邪深陷者，莫不重用熟地，补其下元，即以托邪外出。惟用以治阴虚劳热之证，轻者可效，若脉数至七八至鲜有效者。彼时犹不知改图，且以为地黄丸即《金匮》之肾气丸，自古推为良方，此而不效，则他方更无论矣，不知肾气丸原用干地黄，即药坊间之生地也，其桂用桂枝，即《神农本经》之牡桂也，与今之地黄丸迥不侔矣。其方《金匮》凡五见：一治“脚气上入，少腹不仁”。一治“虚劳腰痛，少腹急拘，小便不利”。一治“短气有微饮，当从小便去之”。一治“男子消渴，小便反多，饮一斗，小便一斗”。一治“妇人转胞，胞系了戾，不得溺”。统观五条，原治少腹膀胱之疾居多，非正治劳瘵之药，况后世之修制，又失其本然乎！后治一妇人，年近五旬，身热劳嗽，脉数几至八至。先用六味地黄丸加减作汤服不效，继用左归饮加减亦不效。愚忽有会悟，改用生黄耆六钱、知母八钱为方，数剂见轻，又加丹参、当归各三钱，连服十剂全愈。以后凡遇阴虚有热之证，其稍有根柢可挽回者，于方中重用黄耆、知母，莫不随手奏效。始知叔和脉法谓数至七八至为不治之脉者，非确论也。盖人禀天地之气以生，人身之气化即天地之气化，天地将雨之时，必阳气温暖上升，而后阴云会合大雨随之。黄耆温升补气，乃将雨时上升之阳气也；知母寒润滋阴，乃将雨时四合之阴云也。二药并用，大具阳升阴应、云行雨施之妙。膏泽优渥烦热自退，此不治之治也（此理参观第二卷玉液汤后跋语益明）。况劳瘵者多损肾，黄耆能大补肺气，以益肾水之源，使气旺自能生水，而知母又大能滋肺中津液，俾阴阳不至偏胜，即肺脏调和，而生水之功益普也（黄耆、知母虽可并用以退虚热，然遇阴虚热甚者，又必须加生地黄八钱或至一两，方能服之有效）。

或又问：肾气丸虽非专治虚劳之药，而《金匮》虚劳门，明载其治虚劳腰疼，似虚者皆可服之，子独谓无甚效验，岂古方不可遵欤？答曰：肾气丸若果按古方修制，地黄用干地黄，桂用桂枝，且止为丸剂，而不作汤剂，用之得当，诚有效验。盖生地能逐血痹（《神农本经》），而熟地无斯效也。桂枝能调营卫，而肉桂无斯效也。血痹逐则瘀血自消，营卫调则气血自理。至于山萸肉之酸温，亦能逐痹（《本经》山茱萸逐寒湿痹）。牡丹皮之辛凉，亦能破血。附子之大辛大温，又能温通血脉，与地黄之寒凉相济，以共成逐血痹之功。是肾气丸为补肾之药，实兼为开瘀血之药，故列于《金匮》虚劳门，而为要方也。其止为丸剂，而不作汤剂者，诚以地黄经水火煎熬，则汁浆稠黏性近熟地，其逐血痹之力必减，是以《神农本经》谓地黄生者尤良也。后贤徐灵胎曾治一人，上盛下虚，胸次痰火壅滞，喘不能卧，将人参切作小块，用清火、理痰之药煎汤送服而愈。后其病复发，病家自用原方，并人参亦煎服，病益甚，灵胎仍教以依从前服法，其病仍愈。夫同一人参也，生切块送服则效，煎汤则不惟不效，转至增剧，触类引伸，可以悟古人制肾气丸之精义矣。

或又问：肾气丸既按古方修制可以有效，而《金匮》虚劳门，肾气丸与大黄䗪虫丸之外又有七方，皆可随证采择，则子之十全育真汤，似亦可以不拟欤？答曰：《金匮》虚劳门诸方，虽皆有效，而一方专治虚劳门一证。若拙拟十全育真汤，实兼治虚劳门诸证。如方中用黄耆以补气，而即用人参以培元气之根本。用知母以滋阴，而即用山药、元参以壮真阴之渊源。用三棱、莪术以消瘀血，而即用丹参以化瘀血之渣滓。至龙骨、牡蛎其取其收涩之性，能助黄耆以固元气。若取其凉润之性，能助知母以滋真阴。若取其开通之性（《本经》龙骨主癥瘕，后世本草亦谓牡蛎消血），又能助三棱、莪术以消融瘀滞也。至于疗肺虚之咳逆、肾虚之喘促，山药最良。治多梦之纷纭，虚汗之淋漓，龙骨、牡蛎尤胜。此方中意也，以寻常药饵十味，汇集成方，而能补助人身之真阴阳、真气血、真精神，故曰十全育真也。

劳瘵者多兼瘀血，其证原有两种：有因劳瘵而瘀血者，其人或调养失宜，或纵欲过度，气血亏损，流通于周身者必然迟缓，血即因之而瘀，其瘀多在经络。有因瘀血而成劳瘵者，其人或有跌伤、碰伤，或力小任重，或素有吐衄证，服药失宜，以致先有瘀血，日久浸成劳瘵，其瘀血多在脏腑。此二者服十全育真汤皆可愈。而瘀血在脏腑者，尤须多用破血之药。又瘀在经络者，亦可用前方资生汤加当归、丹参。瘀在脏腑之剧者，又宜用拙拟理冲汤，或理冲丸（方在第八卷）。此数方可参变汇通，随时制宜也。

世俗医者，遇脉数之证，大抵责之阴虚血涸。不知元气虚极莫支者，其脉可至极数。设有人或力作，或奔驰，至气力不能支持之时，其脉必数。乃以力倦之不能支持，以仿气虚之不能支持，其事不同而其理同也。愚临证细心体验，凡治虚劳之证，固不敢纯用补药，然理气药多于补气药，则脉即加数，补气药多于理气药，则脉即渐缓。是知脉之数与不数，固视乎血分之盈亏，实尤兼视乎气分之强弱。故此十全育真汤中，台参、黄耆各四钱，而三棱、莪术各钱半，补气之药原数倍于理气之药。若遇气分虚甚者，犹必以鸡内金易三棱、莪术也。

药性之补、破、寒、热，虽有一定，亦视乎服药者之资禀为转移。尝权衡黄耆之补力，与三棱、莪术之破力，等分用之原无轩轾。尝用三棱、莪术各三钱，治脏腑间一切癥瘕积聚，恐其伤气，而以黄耆六钱佐之，服至数十剂，病去而气分不伤，且有愈服而愈觉强壮者。若遇气分甚虚者，才服数剂，即觉气难支持，必须加黄耆，或减三棱、莪术，方可久服。盖虚极之人，补药难为功，而破药易见过也。若其人气壮而更兼郁者，又必须多用三棱、莪术，或少用黄耆，而后服之不至满闷。又尝权衡黄耆之热力，与知母之寒力，亦无轩轾，等分用之可久服无寒热也（此论汤剂，作丸剂则知母寒力胜于黄耆热力）。而素畏热者，服之必至增热，素畏寒者，服之又转增寒，其寒热之力无定，亦犹补破之力无定也。故临证调方者，务须细心斟酌，随时体验，息息与病机相符，而后百用不至一失也。古人云良工心苦，志在活人者，尚无愧斯言也。

西法曰：小肠外皮光滑，内皮摺叠，其纹以显微镜窥之，纹上有尖甚密，即吸管之口端。吸管者，吸噏食物之精液管也。百派千支，散布肠后夹膜之间，与膜同色，细微难见。食后少倾，内有精液，始见如白丝然。夹膜有小核甚多，即吸管回旋叠积所成者。

一切吸管附近脊处乃合为一,名曰精液总管。在腰骨第二节,附脊骨而上,至颈骨第七节,即屈转而下,左入颈下回血会管(会者两管相会合处),直达于心。食物由胃至小肠头,即与胆汁、甜肉汁会合。渐落渐榨,榨出精液,色白如乳,众管吸之,初甚稀淡,渐入渐浓,远至会管,即混为血。小肠细管病,液核凝大,其人多食犹瘠。

按:小肠吸管,实为血脉化生之门径,设有不通,人即病瘠。是治劳瘵者,宜兼用破血之药,以化其液核之凝大,更可知矣。

又按:胆汁、甜肉汁,与小肠会合之理,西法言之甚详。其说谓胆乃肝液之囊,存其汁以待用者也。胆汁色绿味极苦,系连右肝内旁之下,其汁乃下部回血(回血说在第二卷补络补管汤下)至肝所化。其功用能助小肠以化胃中不化之物。盖胃中之液,能化蛋白质为滋养素,然不能化淀粉及脂肪。迨至传入小肠,小肠饱满,肠头上逼胆囊,使其汁渗入小肠,能助小肠榨化一切食物,为乳糜白汁,以资养血脉。若无胆汁,或汁不足用,则小肠之物,精粗不分,粪色白结而不黄矣。如胆汁过多,则呕吐苦涎,泄泻色青是也。胆管闭塞,胆汁渗入血分,即有疸病(俗名黄病),溺色黄赤。胆汁之用,实以得中为贵。甜肉者即"甜肉经",长约五寸,横贴幽门(胃之下口),形如犬舌,头大向右,尾尖向左,中有一汁液管,斜入小肠上口之旁,与胆管入小肠处同路。所生汁如口津水,能参赞胆汁,同助小肠以榨化食物。

按:西人所谓甜肉经,唐容川谓当系胰子,盖胰子善于涤油,即善消油,故能助小肠以化脂肪。至化淀粉,当全赖胆汁,盖淀粉属土,胆汁属木,木能疏土,物理之自然也。

醴泉饮

治虚劳发热,或喘或嗽,脉数而弱。

生山药一两　大生地五钱　人参四钱　玄参四钱　生赭石轧

细，四钱　牛蒡子炒捣，三钱　天冬四钱　甘草二钱

劳热之证，大抵责之阴虚。有肺阴虚者，其人因肺中虚热熏蒸，时时痒而作嗽，甚至肺中有所损伤，略一动作，辄发喘促，宜滋补肺阴，兼清火、理痰之品。有肾阴虚者，其人因肾虚不能纳气，时时咳逆上气，甚或喘促，宜填补下焦真阴，兼用收降之品。若其脉甚数者，陈修园谓，宜滋养脾阴。盖以脾脉原主和缓，脉数者必是脾阴受伤，宜于滋阴药中，用甘草以引之归脾，更兼用味淡之药，如薏米、石斛之类（理详例言）。特是人身之阴，所盖甚广，凡周身之湿处皆是也。故阴虚之甚者，其周身血脉津液，皆就枯涸。必用汁浆最多之药，滋脏腑之阴，即以溉周身之液，若方中之山药、地黄是也。然脉之数者，固系阴虚，亦系气分虚弱，有不能支持之象，犹人之任重而体颤也。故用人参以补助气分，与玄参、天冬之凉润者并用，又能补助阴分。且虑其升补之性，与咳嗽上逆者不宜，故又佐以赭石之压力最胜者，可使人参补益之力下行直至涌泉，而上焦之逆气浮火，皆随之顺流而下；更可使下焦真元之气，得人参之峻补而顿旺，自能吸引上焦之逆气浮火下行也。至于牛蒡子与山药并用，最善止嗽，甘草与天冬并用，最善润肺，此又屡试屡效者也。

初制此方时，原无赭石，有丹参三钱，以运化人参之补力。后治一年少妇人，信水数月不行，时作寒热，干嗽连连，且兼喘逆，胸膈满闷，不思饮食，脉数几至七至。治以有丹参原方不效，遂以赭石易丹参，一剂咳与喘皆愈强半，胸次开通，即能饮食，又服数剂脉亦和缓，共服二十剂，诸病皆愈。以后凡治妇女月闭血枯，浸至虚劳，或兼咳嗽满闷者，皆先投以此汤，俾其饮食加多，身体强壮，经水自通。间有瘀血暗阻经道，或显有癥瘕可据者，继服拙拟理冲汤，或理冲丸（皆在第八卷）以消融之，则妇女无难治之病矣。若其人胸中素觉短气，或大便易滑泻者，又当预防其大气下陷（大气下陷详第四卷升陷汤）。用醴泉饮时，宜减赭石、牛蒡子，并一切

苏子、蒌仁、紫菀、杏仁，治咳喘套药皆不宜用。

按：短气与喘原迥异。短气者，难于呼气不上达也；喘者，难于吸气不下降也。而不善述病情者，往往谓喘为“上不来气”，是以愚生平临证，凡遇自言上不来气者，必细经询问，确知其果系呼气难与吸气难，而后敢为施治也。

又按：方书名咳喘曰“咳逆”，喘曰“喘逆”，因二证多由逆气上干也。而愚临证实验以来，知因大气下陷而咳嗽者，亦复不少。盖肺悬胸中，必赖大气以包举之，而后有所附丽。大气以鼓舞之，而后安然呼吸。大气一陷，则包举之力微，肺即无所附丽，而咳嗽易生。鼓舞之机滞，肺必努力呼吸，而喘促易作。曾治一少年，泄泻半载方愈。后因劳力过度，觉喉中之气不舒，五六呼吸之间，必咳嗽一两声，而其气始舒。且觉四肢无力，饮食懒进。诊其脉微弱异常，知其胸中大气下陷，投以拙拟升陷汤，数剂而愈。又曾治一人，年近五旬，素有喘疾。因努力任重，旧证复发，延医服药罔效。后愚诊视其脉，数近六至，而兼有沉濡之象。愚疑其阴虚不能纳气，因其脉兼沉濡，不敢用降气之药。遂用熟地、生山药、枸杞、玄参大滋真阴之药，大剂煎汤，送下人参小块二钱，连服三剂脉即不数，仍然沉濡，喘虽见轻，仍不能愈。因思此证得之努力任重，胸中大气因努力而陷，所以脉现沉濡，且其背恶寒而兼发紧，此亦大气下陷之征也，亦治以升陷汤。方中升麻、柴胡、桔梗皆不敢用，以桂枝尖三钱代之。因其素有不纳气之证，桂枝能升大气，又能纳气归肾也（理详第二卷参赭镇气汤下）。又外加滋阴之药，数剂全愈（详案在第四卷升陷汤下）。按此二证之病因，与醴泉饮所主之病迥异，而其咳喘则同。必详观升陷汤后跋语，及所载诸案，始明治此二证之理。而附载于此者，恐临证者审证不确，误以醴泉饮治之也。

沈阳商家子娄顺田，年二十二，虚劳咳嗽，其形羸弱，脉数八至，按之即无。细询之，自言曾眠热炕之上，晨起觉心中发热，从此食后即吐出，夜间咳嗽甚剧，不能安寝。因二十余日寝食俱废，遂觉精神恍惚，不能支持。愚闻之，知脉象虽危，仍系新证，若久病至此，诚难挽回矣。遂投以醴泉饮，为其呕吐，将赭石改用一两（重用赭石之理详第二卷参赭镇气汤下），一剂吐即止，可以进食，嗽亦见愈。从前五六日未大便，至此大便亦通下。如此加减服之，三日后脉数亦见愈，然犹六至余，心中犹觉发热，遂将玄参、生地皆改用六钱，又每日于午时，用白蔗糖冲水，送服西药阿斯必林（药性详后参麦汤下）七厘许。数日诸病皆愈，脉亦复常。

沈阳苏惠堂，年三十许，劳嗽二年不愈，动则作喘，饮食减少。更医十余人，服药数百剂，分毫无效，羸弱转甚。其姊丈李生，在京师见《衷中参西录》再版，大加赏异，急邮函俾其来院诊治。其脉数六至，虽细弱仍有根柢，知其可治。自言上焦恒觉发热，大便三四日一行，时或干燥。遂投以醴泉饮，为其便迟而燥，赭石改用六钱，又加鸡内金二钱（捣细），恐其病久脏腑经络多瘀滞也。数剂后饭量加增，心中仍有热时，大便已不燥，间日一行。遂去赭石二钱，加知母二钱，俾于晚间服汤药后，用白蔗糖水送服阿斯必林四分瓦之一（瓦之分量详于例言），得微汗。后令于日间服之，不使出汗，数日不觉发热，脉亦复常，惟咳嗽未能全愈。又用西药几阿苏六分，薄荷冰四分，和以绿豆粉为丸，梧桐子大，每服三丸，日两次，汤药仍照方服之，五六日后咳嗽亦愈，身体从此康健。

按：几阿苏，亦名结列阿曹笃。乃干馏山毛榉树脂和那笃伦卤液而振荡之，取其所得之依的儿，及依的儿那笃留谟之化合物，以硫酸分解之，再以馏精制之，得中性透明微黄色油状之液，有窜透特异之烟臭，仿佛那布答林（俗名洋潮脑）。其功用近于石碳酸，而其抑制发酵防腐败之力，远胜石碳酸。能消除一切毒菌，凝固蛋白质及血液，故善治肺结核（详后参麦汤下）及肠胃炎，补内外血管破裂，妊妇呕吐，小儿吐泻。用其液浸棉晒干塞牙孔，止牙疼如神。惟性过干燥，且又臭味难服，佐以薄荷冰之辛凉芳香，则性味和平，以治肺炎、肺结核，其效尤速，故以治久嗽能愈也。

几阿苏之用量，初服宜百分瓦之一。久服之可以渐渐加多，以加至一次服百分瓦之五为极量。在西药中甚属猛烈之品，慎勿多服。

一味薯蓣饮

治劳瘵发热，或喘或嗽，或自汗，或心中怔忡，或因小便不利，致大便滑泻，及一切阴分亏损之证。

生怀山药四两，切片

上一味，煮汁两大碗，以之当茶，徐徐温饮之。

山药之性，能滋阴又能利湿，能滑润又能收涩。是以能补肺、补肾兼补脾胃。且其含蛋白质最多，在滋补药中诚为无上之品，特性甚和平，宜多服常服耳。

陈修园谓山药为寻常服食之物，不能治大病，非也。若果不治大病，何以《金匮》治劳瘵有薯蓣丸。尝治一室女，温病痰喘，投以小青龙加石膏汤，又遵《伤寒论》加减法，去麻黄，加杏仁，喘遂定。时已近暮，一夜安稳。至黎明喘大作，脉散乱如水上浮麻，不分至数，此将脱之候也。取药不及，适有生山药两许，急煮汁饮之，喘稍定，脉稍敛，可容取药，方中仍重用山药而愈（详案在第六卷仙露汤下）。

一室女，月信年余未见，已成劳瘵，卧床不起。治以拙拟资生汤（在前），复俾日用生山药四两，煮汁当茶饮之，一月之后，体渐复初，月信亦通。见者以此证可愈，讶为异事。

一妇人，产后十余日，大喘大汗，身热劳嗽。医者用黄耆、熟地、白芍等药，汗出愈多。后愚诊视，脉甚虚弱，数至七至，审证论脉，似在不治。俾其急用生山药六两，煮汁徐徐饮之，饮完添水重煮，一昼夜所饮之水，皆取于山药中。翌日又换山药六两，仍如此煮饮之。三日后诸病皆愈。

一人年四十余，得温病十余日，外感之火已消十之八九。大便忽然滑下，喘息迫促，且有烦渴之意。其脉甚虚，两尺微按即无。亦急用生山药六两，煎汁两大碗，徐徐温饮下，以之当茶，饮完煎渣再饮，两日共用山药十八两，喘与烦渴皆愈，大便亦不滑泻。

西人谓食物中之蛋白质最能益人。山药之汁晶莹透彻，黏而且滑，纯是蛋白之质，故人服之大有补益。然必生煮服之，其蛋白之质始全。若炒焦而后入煎剂，其蛋白之质已涸，虽服亦何益哉！

参麦汤

治阴分亏损已久，浸至肺虚有痰，咳嗽劳喘，或兼肺有结核者。

人参三钱　干麦冬带心，四钱　生山药六钱　清半夏二钱　牛蒡子炒捣，三钱　苏子炒捣，二钱　生杭芍三钱　甘草钱半

人参为补肺之主药，而有肺热还伤肺之虞，有麦冬以佐之，则转能退热。麦冬为润肺之要品，而有咳嗽忌用之说，有半夏以佐之，则转能止嗽。至于山药，其收涩也，能助人参以补气；其黏润也，能助麦冬以滋液。虽多服久服，或有壅滞，而牛蒡子之滑利，实又可以相济。且牛蒡子能降肺气之逆，半夏能降胃气、冲气之逆，苏子与人参同用，又用降逆气之因虚而逆。平其逆气，则喘与嗽不治自愈矣。用白芍者，因肝为肺之对宫，肺金虚损，不能清肃下行以镇肝木，则肝火恒恣横而上逆，故加芍药以敛戢其火。且芍药与甘草同用，甘苦化合味近人参，即功近人参，而又为补肺之品也。

按：古方多以麦冬治肺虚咳嗽，独徐灵胎谓嗽者断不宜用。盖以其汁浆胶黏太甚，肺中稍有客邪，即可留滞不散，惟济以半夏之辛燥开通，则不惟治嗽甚效，即治喘亦甚效。故仲景治伤寒解后，虚羸少气，气逆欲吐，有竹叶石膏汤，麦冬与半夏同用。治火

逆上气，有麦门冬汤，以麦冬为君，亦佐以半夏也。又肺虚劳嗽者，医者多忌用半夏，是未知半夏之性者也。徐灵胎曰："肺属金，喜敛而不喜散。"盖敛则肺叶垂而气顺，散则肺叶张而气逆。半夏之辛，与姜、桂之辛迥别，入喉则闭不能言，涂金疮则血不复出，辛中滞涩，故能疏，又能敛也。又辛之敛与酸之敛不同，酸则一主于敛，辛则敛中有发散之意，尤与肺投合也。

又喻嘉言赞麦门冬汤中用半夏曰："于大建中气，大生津液药中，增入半夏之辛温一味，以利咽下气，此非半夏之功，实善用半夏之功也。"

西人谓劳证因肺体生坚粒如沙，名都比迦力。或在左肺，或在右肺，或左右俱有，右多过左，上多过下，先生多小粒，在肺本体内，渐合为一大粒。久而溃烂成穴，穴有大小，有肺体全坏者。此证各国俱有，冷地尤多。病原或因父母延累性质，易患此证。或因身虚居处湿地，衣服单薄，冷风吹袭；或天时寒热骤变；或热地人迁居冷地；或食物不足；或屋内臭浊不通风气；或辛苦劳倦；或房事过度；或饮酒过度；在女子或漏经带下，或哺婴儿太久。男女患此证者，每在十五岁以上，三十岁以下。病状先干嗽，或有血呛出，渐至气短促，行动呼吸更促，困倦无精神，手足疲软羸瘦，颈变细长，胸膈变窄，略有勤苦则汗出泄泻，食物不化，夜卧不安，脉微细而数，心跳多痰。或咳血胸膈时疼，声音不清，久则哑，手指末节生大甲弯曲。以听病筒听试，觉有声从溃穴泄出。夜晚颜色鲜红，早起多冷汗。舌苔先白后红，或吐痰稠黏与脓相杂。又有总气管出声之处溃烂，不能出声音；有累大小肠烂，色白过常度者；有因此肝血不得入肺，肝体大过常度者。且都比迦力不但肺有之也，如小儿疳积，肚腹大，四肢瘦，是因大小肠皮膜生都比迦力，饮食之津不能吸入液管所致，食虽多不长肌肉。法令其改变习气，勿居湿地，勿过劳辛，勿太烦怒，勿提举重物，勿贪色欲，勿饮酒过度。宜散步间适游玩怡情，迁徙他处，变易水土，所居之室开户牖以通外气，着绵当（亦名背心，即无袖之短衣也）令胸背常暖，频用两臂前后开合，令胸肺舒张呼吸大通。更用酸醋水洗颈前胸膈各处，布巾擦之令热。内服之药，大概以出痰、止血、敛汗、止泻、安身为主。咳嗽用乙毕格散，鸦片酒最宜。或先用呕药以去其痰。汗多宜敛铅散三四厘，白矾四五厘，能收敛止汗。泄泻者用胆矾二厘，鸦片二三厘，配水一两，日服二三钱。肺疼者贴斑蝥膏药。

按：西人所谓劳证因肺生都比迦力，致有种种羸弱冷热痰嗽诸证，劳瘵病中皆有其病状。而用西人所言之治法治之，则愈者恒鲜也。

迨西历一千八百九十九年，西人遏尔倍儿富儿德氏制阿斯必林药出，治此证较前似有把握。其法用阿斯必林，一日之间少则一瓦，多不过三瓦，皆分为三次服下，以退此证之发热，且同时投以止汗之药，以防其出汗过多。盖此证最要之点，在于发热，热愈甚则气血愈亏，实能促病机之进行。阿斯必林最善解热，且无不良之副作用，惟其性善发汗，而过汗非体虚者所宜，故以同时服止汗之品，以防其过汗也。

东人衍西人之说，名其病曰肺结核，其治法不出西人范围。至丁仲祜推广其说，谓此证自始至终之经过，未有不发热者。因感染结核菌后，有一种物质，生交换产物与崩坏产物，吸收时影响于体温者皆甚大，热即由是而生。又因酿脓菌及各种细菌（连锁球菌、葡萄球菌、绿脓菌、四叠菌之类）之侵入，起混合续发性传染。气管与空洞之分泌物因之分解，发生腐败性及毒素性之物质。此物质吸收之际，亦发生此热。夫罹此证者，营养原极缺乏，加以发热不已，则食机不振，心力萎弱，分泌蛋白质日见消耗。宜用阿斯必林一瓦半，和以乳糖，分三次服下，佐以利痰健胃之药。至于结核之证，兼小便下血，其生殖器亦有结核者，治以阿斯必林，而以清血、止血之药佐之。

愚对于此证，悉心研究，知其治法，当细分为数种。其证有自肾传肺者，如西人所谓色欲过度，及女子经漏带下，致肺生都比迦力者是也。有自肺传肾者，如西人所谓肺生都比迦力，以致现出种种阴虚之证，而成劳瘵者是也。有因肺肾交病，而累及脾胃者，如丁仲祜所谓“结核发热，致食机不振”者是也。肾传肺者，以大滋真阴之药为主，以清肺、理痰之药为佐，若拙拟之醴泉饮（在前）是也。肺传肾者，以清肺理痰之药为主，以滋补真阴之药为佐，若此参麦汤是也。其因肺肾俱病，而累及脾胃者，宜肺肾双补，而兼顾其脾胃，若拙拟之滋培汤（在第二卷）、珠玉二宝粥（在后）是也。如此分途施治，斟酌咸宜，而又兼服阿斯必林，凡其脉之稍有根柢可挽回者，需以时日皆愈也。至于但肺有结核，而未累及他脏者，可于斯编肺病门中（在第二卷），酌其治法（第五期三卷载有论肺病治法，实合虚劳肺病详细论之也，凡治虚劳及肺病者皆宜参观）。

阿斯必林系用亚里斯尔酸（即杨曹，其原质存于杨柳皮中）制成。其形状为白色细针形之结晶。无臭微酸，似有杨柳皮汁气味。其性凉而能散，善退外感之热，初得外感风热，服之出凉汗即愈。兼能退内伤之热，肺结核者，借之以消除其热，诚有奇效。又善治急性关节肿疼，发表痘毒、麻疹及肠胃炎、肋膜炎诸证，西药中之最适用者也。

特其发汗之力甚猛，若结晶坚而大者，以治外感，半瓦即可出汗。若当天气寒凉，或近寒带之地，须服至一瓦，或至瓦半。若其略似白粉，微有结晶者，药力薄弱，服至一瓦方能出汗，多可服至瓦半或二瓦。是在临证者，相其药力之优劣，而因时、因地、因人制宜也。

至用阿斯必林治内伤，其分量尤须少用。因内伤发热之人，阴虚阳浮，最易发汗。西人用治肺结核之热，日服三瓦，其在欧洲地寒，且其人自幼多肉食，脏腑营卫壮固，或者犹可，在吾中华则定然不可。是以丁仲祜有阿斯必林治肺结核，一日三次共服一瓦半，则视西人所用之分量减半矣。

愚用阿斯必林治肺结核，视西人所用之数，则减之又减。曾治一少年，染肺结核，咳嗽食少，身体羸弱，半载不愈，求为诊治。遂投以理肺清痰、健胃滋阴之药，又于晚间临睡时，用白蔗糖冲水，送服阿斯必林三分瓦之一。须臾周身即得大汗，过三点钟其汗始止，翌日觉周身酸懒，盖因汗太过也。而咳嗽则较前见轻，食欲亦少振，继服滋补之药数剂，每日只用阿斯必林六分瓦之一，作一次服下，或出微汗，或不出汗，从此精神渐渐清爽，调治月余而愈。自此以后，用阿斯必林治肺结核，必先少少试服，初次断不敢稍多也。

至西人谓防其出汗，可与止汗之药同服，亦系善法。然仍恐服后止汗之药不效，而阿斯必林之发汗，仍然甚效也。愚治肺结核证，若一日用至一瓦，或一瓦强，恒作十次，或十余次服下。勿须用止汗之药，亦可不出汗。即有时微见汗，亦系佳兆。

凡劳瘵阴虚之证，其脉之急数者，无论肺结核与不结核，于每服滋补剂外，皆宜服阿斯必林，或半瓦，或至一瓦。恐其出汗多，分几次服下，其初日服之俾微见汗，后日日常服，以或出汗或不出汗为适宜。如此旬日之间，脉之数者可渐和缓。

乳糖，系用牛乳制干酪之际，蒸发其所生之甘乳清，而采取精制者也。若无乳糖，即以白蔗糖代之，功效相同。

珠玉二宝粥

治脾肺阴分亏损，饮食懒进，虚热劳嗽，并治一切阴虚之证。

生山药二两　生薏米二两　柿霜饼八钱

上三味，先将山药、薏米捣成粗渣，煮至烂熟，再将柿霜饼切碎，调入融化，随意服之。山药、薏米皆清补脾肺之药。然单用山药，久则失于黏腻；单用薏米，久则失于淡渗，惟等分并用，乃可久服无弊。又用柿霜之凉可润肺、甘能归脾者，以为之佐使。病人服之不但疗病，并可充饥，不但充饥，更可适口。用之对证，病自渐愈，即不对证，亦无他患，诚为至稳善之方也。薏米若购自药房多系陈者，或间有虫粪，宜水淘数次，然后可用。柿霜饼，即柿霜熬成者，为柿霜白而净者甚少，故用其熬成饼者。然熬此饼时恒有掺以薄荷水者，其性即不纯良。遇阴虚汗多之证用之即有不宜，若果有白净柿霜尤胜于饼。

一少年，因感冒懒于饮食，犹勤稼穑，枵腹力作，遂成劳嗽。过午发热，彻夜咳吐痰涎。医者因其年少，多用滋阴补肾之药，间有少加参、蓍者。调治两月不效，饮食减少，痰涎转增，渐至不起。脉虚数兼有弦象，知其肺脾皆有伤损也。授以此方，俾一日两次服之，半月全愈。

或问：脉现弦象，何以即知其脾肺伤损？答曰：脉虽分部位，而其大致实不分部位。今此证左右之脉皆弦，夫弦为肝脉，肝盛必然侮脾，因肝属木、脾属土也。且五行之中，惟土可以包括四行，即脾气可以包括四脏。故六部脉中，皆以和缓为贵，以其饶有脾土之气也。今其脉不和缓而弦硬，其脾气受伤，不能包括四脏可知。又肺属金，所以镇肝木者也，故肺金清肃之气下行，肝木必不至恣横，即脉象不至于弦。今其脉既现如此弦象，则肺金受伤，不能镇肝木更可知也。

沃雪汤

治同前证，更兼肾不纳气作喘者。

生山药一两半　牛蒡子炒捣，四钱　柿霜饼冲服，六钱

一人，年四十余，素有喘证，薄受外感即发。医者投以小青龙汤，一剂即愈，习以为常。一日喘证复发，连服小青龙汤三剂不愈。其脉五至余，右寸浮大，重按即无。知其从前服小青龙即愈者，因其证原受外感；今服之而不愈者，因此次发喘原无外感也。盖其薄受外感即喘，肺与肾原有伤损，但知治其病标，不知治其病本，则其伤损必益甚，是以此次不受外感亦发喘也。为拟此汤服

两剂全愈，又服数剂以善其后。

水晶桃

治肺肾两虚，或咳嗽，或喘逆，或腰膝酸疼，或四肢无力，以治孺子尤佳。

核桃仁一斤　柿霜饼一斤

先将核桃仁饭甑蒸熟，再与柿霜饼同装入瓷器内蒸之，融化为一，晾冷随意服之。

果之有核，犹人之有骨，是以骨亦名骸，其右旁皆从亥也。肾主骨而为生育之本，果核之仁，亦为生生之机。故凡果核之仁，具补益之性者，皆能补肾。核桃乃果核之最大者，其仁既多脂，味更香美，为食中佳品，性善补肾可知。柿霜色白入肺，而甘凉滑润，其甘也能益肺气，其凉也能清肺热，其滑也能利肺痰，其润也能滋肺燥，与核桃同用，肺肾同补，金水相生，虚者必易壮实。且食之又甚适口，饥时可随便服之，故以治小儿尤佳也。

附方　俗传治劳嗽方，秋分日取鲜莱菔十余枚去叶，自叶中心穿以鲜槐条，令槐条头透出根外，悬于茂盛树上满百日，至一百零一日取下。用时去槐条，将莱菔切片煮烂，调红沙糖服之，每服一枚，数服即愈。

按：莱菔色白入肺，槐条色黑入肾，如此作用，盖欲导引肺气归肾。其悬于茂盛树上者，因茂树之叶多吐氧气，莱菔借氧气酝酿，其补益之力必增也。悬之必满百日者，欲其饱经霜露，借金水之气，以补金水之脏也。邑中孙姓叟，年近六旬，劳喘，百药不效，后得此方服之而愈。每岁多备此药，以赠劳喘者，服之愈者甚多（六卷仙露饮后附有来函中载治嗽方，其第二方甚效宜选用）。

既济汤

治大病后阴阳不相维系。阳欲上脱，或喘逆，或自汗，或目睛上窜，或心中摇摇如悬旌；阴欲下脱，或失精，或小便不禁，或大便滑泻。一切阴阳两虚，上热下凉之证。

大熟地一两　萸肉去净核，一两　生山药六钱　生龙骨捣细，六钱　生牡蛎捣细，六钱　茯苓三钱　生杭芍三钱　乌附子一钱

一人，年二十余，禀资素羸弱，又耽烟色，于秋初患疟，两旬始愈。一日大便滑泻数次，头面汗出如洗，精神颓溃，昏昏似睡。其脉上盛下虚，两寸摇摇，两尺欲无，数至七至。延医二人皆不疏方。愚后至为拟此汤，一剂而醒，又服两剂遂复初。

友人张寿田（沧州人，其子侄从愚学医），曾治一少年，素患心疼，发时昼夜号呼。医者屡投以消通之药，致大便滑泻，虚气连连下泄，汗出如洗，目睛上泛，心神惊悸，周身瞤动，须人手按，而心疼如故。延医数人皆不敢疏方。寿田投以此汤，将方中萸肉倍作二两，连服两剂，诸病诸愈，心疼竟从此除根。

或问：既济汤原为救脱之药，方中何以不用人参？答曰：人参之性补而兼升，以治上脱，转有气高不返之虞。喻嘉言《寓意草》中论之甚详。惟与赭石同用，始能纳气归根。而证兼下脱者，赭石又不宜用，为不用赭石，所以不敢用人参。且阳之上脱也，皆因真阴虚损，不能潜藏元阳，阳气始无所系恋而上奔。故方中重用熟地、山药以峻补真阴，俾阴足自能潜阳。而佐以附子之辛热，原与元阳为同气，协同芍药之苦降（《本经》味苦），自能引浮越之元阳下归其宅。更有萸肉、龙骨、牡蛎以收敛之，俾其阴阳固结，不但元阳不复上脱，而真阴亦永不下脱矣。

或问：此方能治脱证宜矣，而并能治心疼者何也？答曰：凡人身内外有疼处，皆其气血痹而不通。《本经》谓“山茱萸主心下邪气、寒热、温中、逐寒湿痹”，是萸肉不但酸敛，而更善开通可知。

李士材治肝虚作疼，萸肉与当归并用。愚治肝虚腿疼，曾重用萸肉随手奏效（详案在第四卷曲直汤下）。盖萸肉得木气最厚，酸敛之中大具条畅之性，故善于治脱，尤善于开痹也。大抵其证原属虚痹，气血因虚不能流通而作疼。医者不知，惟事开破，迨开至阴阳将脱，而其疼如故，医者亦束手矣。而投以此汤，惟将萸肉加倍，竟能于救脱之外，更将心疼除根。此非愚制方之妙，实寿田之因证施用，而善于加减也。

来复汤

治寒温外感诸证，大病瘥后不能自复，寒热往来，虚汗淋漓；或但热不寒，汗出而热解，须臾又热又汗，目睛上窜，热危欲脱；或喘逆，或怔忡，或气虚不足以息，诸证若见一端，即宜急服。

萸肉去净核，二两　生龙骨捣细，一两　生牡蛎捣细，一两　生杭芍六钱　野台参四钱　甘草蜜炙，二钱

一人，年二十余，于孟冬得伤寒证，调治十余日，表里皆解。忽遍身发热，顿饭顷，汗出淋漓，热顿解，须臾又热又汗。若是两昼夜，势近垂危，仓猝迎愚诊治。及至见汗出浑身如洗，目上窜不露黑睛，左脉微细模糊，按之即无，此肝胆虚极，而元气欲脱也。盖肝胆虚者，其病象为寒热往来，此证之忽热忽汗，亦即寒热往来之意。急用净萸肉二两煎服，热与汗均愈其半，遂为拟此方，服两剂而病若失。

一人，年四十余，外感痰喘，愚为治愈，但脉浮力微，按之即无。愚曰：脉象无根，当服峻补之剂，以防意外之变。病家谓：病人从来不受补药，服之即发狂疾，峻补之药实不敢用。愚曰：既畏补药，如是备用亦可。病家依愚言。迟半日忽发喘逆，又似无气以息，汗出遍体，四肢逆冷，身躯后挺，危在倾刻。急用净萸肉四两，暴火煎一沸即饮下，汗与喘皆微止。又添水再煎数沸饮下，病又见愈。复添水将原渣煎透饮下，遂汗止喘定，四肢之厥逆亦回。

一少年，素伤烟色，又感冒风寒，医者用表散药数剂治愈。间日忽遍身冷汗，心怔忡异常，自言气息将断，急求为调治，诊其脉浮弱无根，左右皆然。愚曰：此证虽危易治，得萸肉数两，可保无虞。时当霖雨，药坊隔五里许，遣快骑冒雨急取净萸肉四两、人参五钱，先用萸肉二两，煎数沸急服之，心定汗止，气亦接续，又将人参切作小块，用所余萸肉，煎浓汤送下，病若失。

一人，年四十八，大汗淋漓，数日不止，衾褥皆湿，势近垂危。询方于愚，俾用净萸肉二两，煎汤饮之，其汗遂止。翌晨迎愚诊视，其脉沉迟细弱，而右部之沉细尤甚，虽无大汗，遍体犹湿。疑其胸中大气下陷，询之果觉胸中气不上升，有类巨石相压。乃恍悟前此之汗，亦系大气陷后，卫气无所统摄而外泄之故。遂用生黄耆一两，萸肉、知母各三钱，一剂胸次豁然，汗亦尽止，又服数剂以善其后（此案参看第四卷升陷汤后跋语方明）。

一妊妇得霍乱证，吐泻约一昼夜，病稍退胎忽滑下。觉神气顿散，心摇摇似不能支持，求愚治疗。既至，则病势大革，殓服在身，已舁诸床，病家欲竟不诊视。愚曰：一息犹存，即可挽回。诊之，脉若有若无，气息奄奄，呼之不应。取药无及，适此舍翁，预购药两剂未服，亦系愚方，共有萸肉六钱，急拣出煎汤灌下，气息稍大，呼之能应。又取萸肉、生山药各二两，煎汤一大碗，徐徐温饮下，精神顿复。俾日用生山药末两余，煮粥服之，以善其后。

历观以上诸案，则萸肉救脱之功，较参、术、耆不更胜哉！盖萸肉之性，不独补肝也，凡人身之阴阳气血将散者，皆能敛之。故救脱之药，当以萸肉为第一。而《本经》载于中品，不与参、术、耆并列者，窃忆古书竹简韦编，易于错简，此或错简之误欤！

凡人元气之脱，皆脱在肝。故人虚极者，其肝风必先动，肝风动，即元气欲脱之兆也。又肝与胆脏腑相依，胆为少阳，有病主寒热往来；肝为厥阴，虚极亦为寒热往来，为有寒热，故多出汗。萸肉既能敛汗，又善补肝，是以肝虚极而元气将脱者服之最效。愚初试出此药之能力,以为一己之创见,及详观《神农本经》山茱萸原主寒热,其所主之寒热,即肝经虚极之寒热往来也。特从前涉猎观之,忽不加察,且益叹《本经》之精当,实非后世本草所能及也。又《本经》谓山茱萸能逐寒湿痹,是以前方可用以治心腹疼痛。四卷曲直汤用以治肢体疼痛,为其味酸能敛。二卷中补络补管汤,用之以治咳血吐血,再合以此方重用之,最善救脱敛汗,则山茱萸功用之妙,真令人不可思议矣。

附录 湖北张港崔兰亭君来函:"张港红十字会朱总办之儿媳,产后角弓反张,汗出如珠,六脉散乱无根,有将脱之象,迎为诊治。急用净萸肉二两,俾煎汤服之,一剂即愈。举家感谢云:'先生之方如此效验神速,真神医也!'愚应之曰:'此非我之功,乃著《衷中参西录》者之功也。'总办因作诗一首,托寄先生相谢,且以表扬先生之大德云。"

镇摄汤

治胸膈满闷,其脉大而弦,按之似有力,非真有力,此脾胃真气外泄,冲脉逆气上干之证,慎勿作实证治之。若用开通之药,凶危立见。服此汤数剂后脉见柔和,即病有转机,多服自愈。

野台参五钱　生赭石轧细,五钱　生芡实五钱　生山药五钱　萸肉去净核,五钱　清半夏二钱　茯苓二钱

服药数剂后,满闷见轻,去芡实加白术二钱,脉之真有力者,皆有洪滑之象。洪者如波涛叠涌,热作起伏;滑者指下滑润,累累如贯珠。此脉象弦直,既无起伏之势,又无贯珠之形,虽大而有力,实非真有力之象。

和缓者脾胃之正脉,弦长者肝胆之正脉。然脾胃属土,其脉象原宜包括金、木、水、火诸脏腑,故六部之脉皆有和缓,乃为正象。今其脉弦而有力,乃肝木横恣,侵侮脾土之象,故知其脾胃虚也。

冲脉上隶阳明,故冲气与胃气原相贯通。今因胃气虚而不降,冲气即易于上干。此时脾胃气化不固,既有外越之势,冲气复上干而排挤之,而其势愈外越,故其脉又兼大也。

一媪,年过六旬,胸腹满闷,时觉有气自下上冲,饮食不能下行。其子为书贾,且知医。曾因卖书至愚书校,述其母病证,且言脉象大而弦硬。为拟此汤,服一剂满闷即减,又服数剂全愈。

一人,年近五旬,心中常常满闷,呕吐痰水。时觉有气起自下焦,上冲胃口。其脉弦硬而长,右部尤甚,此冲气上冲,并迫胃气上逆也。问其大便,言甚干燥。遂将方中赭石改作一两,又加知母、生牡蛎各五钱,厚朴、苏子各钱半,连服六剂全愈。

原一、二、三期合编第二卷

治喘息方

参赭镇气汤

治阴阳两虚，喘逆迫促，有将脱之势，亦治肾虚不摄，冲气上干，致胃气不降作满闷。

野台参四钱　生赭石轧细，六钱　生芡实五钱　生山药五钱　萸肉去净核，六钱　生龙骨捣细，六钱　生牡蛎捣细，六钱　生杭芍四钱　苏子炒捣，二钱

一妇人，年三十余，劳心之后兼以伤心，忽喘逆大作，迫促异常。其翁知医，以补敛元气之药治之，觉胸中窒碍不能容受。更他医以为外感，投以小剂青龙汤，喘益甚。延愚诊视，其脉浮而微数，按之即无，知为阴阳两虚之证。盖阳虚则元气不能自摄，阴虚而肝肾又不能纳气，故作喘也。为制此汤，病人服药后，未及覆杯曰：吾有命矣。询之，曰从前呼吸惟在喉间，几欲脱去，今则转落丹田矣。果一剂病愈强半，又服数剂全愈。

按：生赭石压力最胜，能镇胃气、冲气上逆，开胸隔、坠痰涎、止呕吐、通燥结，用之得当，诚有捷效。虚者可与人参同用。

一人，当上脘处发疮，大如核桃，破后调治三年不愈。疮口大如钱，觉自内溃烂，循胁渐至背后，每日自背后以手排挤至疮口，流出脓水若干。求治于愚，自言自患此疮后，三年未尝安枕，虽卧片时，即觉有气起自下焦上逆冲心。愚曰：此即汝疮之病根也。俾用生芡实一两，煮浓汁送服生赭石细末五钱，遂可安卧。又服数次，彻夜稳睡。盖气上逆者，乃冲气之上冲，用赭石以镇之，芡

实以敛之，冲气自安其宅也。继用拙拟活络效灵丹（在第四卷），加生黄耆、生赭石各三钱煎服，日进一剂，半月全愈。

一人，伤寒病瘥后，忽痰涎上涌，杜塞咽喉几不能息。其父用手大指点其天突穴，息微通（点天突穴法详第三卷），急迎愚调治。遂用香油二两熬热，调麝香一分灌之，旋灌旋即流出痰涎若干。继用生赭石一两、人参六钱、苏子四钱煎汤，徐徐饮下，痰涎顿开。

一妇人，年近五旬，得温病，七八日表里俱热，舌苔甚薄作黑色，状类舌斑，此乃外感兼内亏之证。医者用降药两次下之，遂发喘逆。令其子两手按其心口，即可不喘。须臾又喘，又令以手紧紧按住，喘又少停。诊其脉尺部无根，寸部摇摇，此将脱之候也。时当仲夏，俾用生鸡子黄四枚，调新汲井泉水服之，喘稍定，可容取药。遂用赭石细末二钱同生鸡子黄二枚，温水调和服之，喘遂愈，脉亦安定。继服参赭镇气汤，以善其后。

一妇人，连连呕吐，五六日间勺水不存，大便亦不通行，自觉下脘之处疼而且结，凡药之有味者，入口即吐；其无味者，须臾亦复吐出，医者辞不治。后愚诊视，脉有滑象，上盛下虚，疑其有妊。询之，言月信不见者五十日矣。然结证不开，危在目前。《内经》谓："有故无殒亦无殒也。"遂单用赭石二两煎汤饮下。觉药力至结处不能下行，复返而吐出，继改用赭石四两，又重罗出细末两许，将余三两煎汤调细末服下，其结遂开，大便亦通，自此安然无恙，至期方产。

友人毛仙阁曾治一妇人，胸次郁结，饮食至胃不能下行，时作呕吐。仙阁用赭石细末六钱，浓煎人参汤送下，须臾腹中如爆竹之声，胸次、胃中俱觉通豁，至此饮食如常。

友人高夷清曾治一人，上焦满闷，艰于饮食，胸中觉有物窒塞。医者用大黄、蒌实陷胸之品十余剂，转觉胸中积满，上至咽喉，饮水一口即溢出。夷清用赭石二两、人参六钱为方煎服，顿觉窒塞之物降至下焦。又加当归、肉苁蓉，再服一剂，降下瘀滞之物若干，病若失。

友人李景南曾治一人，寒痰壅滞胃中，呕吐不受饮食，大便旬日未行。用人参八钱、干姜六钱、赭石一两，一剂呕吐即止。又加当归五钱，大便得通而愈。

门人高如璧曾治一叟，年七十余，得呃逆证，兼小便不通，剧时觉杜塞咽喉，息不能通，两目上翻，身躯后挺，更医数人治不效。如璧诊其脉浮而无力。遂用赭石、台参、生山药、生芡实、牛蒡子为方投之，呃逆顿愈。又加竹茹服一剂，小便亦通利。

历观以上诸治验案，赭石诚为救颠扶危之大药也。乃如此良药，今人罕用，间有用者，不过二三钱，药不胜病，用与不用同也。且愚放胆用至数两者，非卤莽也。诚以临证既久，凡药之性情能力及宜轻宜重之际，研究数十年，心中皆有定见，而后敢如此放胆，百用不至一失。且赭石所以能镇逆气，能下有形瘀滞者，以其饶有重坠之力，于气分实分毫无损。况气虚者又佐以人参，尤为万全之策也。其药虽系石质，实与他石质不同，即未经火煅，为末服之，亦与肠胃无伤。此从精心实验而知，故敢确凿言之。

或曰：赭石质甚重坠，故《别录》谓其坠胎，诸案中如此重用赭石，以治他证犹可，以治妊妇恶阻，肠胃坚结，纵能治愈，独不近于行险乎？答曰：此中理甚精奥，非细心研究不知也。赭石之原质，系铁七氧三化合而成，其质原与铁锈相似（铁与氧气化合则生锈）。铁锈善补血，赭石亦善补血。故《本经》谓其主赤沃漏下，《别录》谓其治带下养血气，《日华》谓其治月经不止，《普济方》用治血崩。统视以上主治，则赭石善于理血、养血可知。既能养血，其血足不自能荫胎乎？而《别录》谓其坠胎者，指五六月以后之胎而言也。盖五六月以后之胎，已成形体，赭石重坠有压力，故可迫之下坠。若恶阻时，胞室之血脉初次凝结，无所谓形体也。此时惟过用破血之药可以坠胎。岂善于养血之赭石，服之亦虑其坠胎乎？且恶阻至于肠胃坚结，百药不效，惟重用赭石，犹可救挽，纵有坠胎之弊，犹当权其事之轻重缓急，而放胆用之。此孙思邈所谓“心欲小而胆欲大”也。况用之又断不至坠胎乎！

按：赭石色赤，氧气与铁化合之色也。其原质类铁锈，故与铁锈同色。铁锈研末服之，不妨肠胃，故赭石生研服之，亦于肠胃无损也。铁锈之生，层层作薄片，而赭石亦必层层作薄片。且其每片之两面，一面点点作凸形，一面点点作凹形者，方为真赭石。故有钉头赭石及龙眼赭石之名。

仲景旋覆代赭石汤，赭石、人参并用，治“伤寒汗、吐、下解后，心下痞硬，噫气不除”。参赭镇气汤中，人参借赭石下行之力，挽回将脱之元气，以镇安奠定之，亦旋覆代赭石汤之义也。

一妇人，年二十余，因与其夫反目，怒吞鸦片，已经救愈。忽发喘逆，迫促异常，须臾又呼吸顿停，气息全无，约十余呼吸之顷，手足乱动，似有蓄极之势，而喘复如故。若是循环不已，势近垂危，延医数人，皆不知为何病。后愚诊视其脉，左关弦硬，右寸无力，精思良久，恍然悟曰：此必怒激肝胆之火，上冲胃气。夫胃气本下行者也，因肝胆之火冲之，转而上逆，并迫肺气亦上逆，此喘逆迫促所由来也。逆气上干，填塞胸膈，排挤胸中大气，使之下陷。夫肺悬胸中，须臾无大气包举之，即须臾不能呼吸，此呼吸顿停所由来也(此理参观第四卷升陷汤后跋语方明)。迨大气蓄极而通，仍上达胸膈，鼓动肺脏，使得呼吸，逆气遂仍得施其击撞，此又病势之所以循环也。《神农本经》载，桂枝主上气咳逆、结气、喉痹、吐吸(吸不归根即吐出)，其能降逆气可知。其性温而条达，能降逆气，又能升大气可知。遂单用桂枝尖三钱，煎汤饮下，须臾气息调和如常。夫以桂枝一物之微，而升陷降逆，两擅其功，以挽回人命于顷刻，诚天之生斯使独也。然非亲自经验者，又孰信其神妙如是哉！继用参赭镇气汤，去山药、苏子，加桂枝尖三钱，知母四钱，连服数剂，病不再发。此喘证之特异者，故附记于此。

喻嘉言《寓意草》中有重用赭石治险证之案数则，与上所载之案参观,其理益明。

薯蓣纳气汤

治阴虚不纳气作喘逆。

生山药一两　大熟地五钱　萸肉去净核,五钱　柿霜饼冲服,四钱　生杭芍四钱　牛蒡子炒捣,二钱　苏子炒捣,二钱　甘草蜜炙,二钱　生龙骨捣细,五钱

前方治阴阳两虚作喘,此方乃专治阴虚作喘者也。方书谓肝肾虚者,其人即不能纳气,此言亦近理,然须细为剖析。空气中有氧气,乃养物之生气也(氧气详解在后补络补管汤下)。人之肺脏下无透窍,而吸入之氧气,实能隔肺胞,息息透过,以下达腹中,充养周身。肝肾居于腹中,其气化收敛,不至膨胀,自能容纳下达之气,且能导引使之归根。有时肾虚气化不摄,则上注其气于冲,以冲下连肾也。夫冲为血海,实亦主气,今因为肾气贯注,则冲气又必上逆于胃,以冲上连胃也。由是冲气兼挟胃气上逆,并迫肺气亦上逆矣,此喘之所由来也。又《内经》谓肝主疏泄,肾主闭藏。夫肝之疏泄,原以济肾之闭藏,故二便之通行,相火之萌动,皆与肝气有关,方书所以有"肝行肾气"之说。今因肾失其闭藏之性,肝遂不能疏泄肾气使之下行,更迫于肾气之膨胀,转而上逆。由斯其逆气可由肝系直透膈上,亦能迫肺气上逆矣,此又喘之所由来也。方中用地黄、山药以补肾,萸肉、龙骨补肝即以敛肾;芍药、甘草甘苦化阴,合之柿霜之凉润多液,均为养阴之妙品;苏子、牛蒡又能清痰降逆,使逆气转而下行,即能引药力速于下达也。至方名薯蓣纳气汤者,因山药补肾兼能补肺,且饶有收敛之力,其治喘之功最弘也。

或问:氧气虽能隔肺胞透过,亦甚属些些无多,何以当吸气内入之时,全腹皆有膨胀之势?答曰:若明此理,益知所以致喘之由。人之脏腑皆赖气以撑悬,是以膈上有大气,司肺呼吸者也。

膈下有中气，保合脾胃者也。脐下有元气，固性命之根蒂者也。当吸气入肺之时，肺胞膨胀之力，能鼓舞诸气，节节运动下移，而周身之气化遂因之而流通。且喉管之分支下连心肝，以通于奇经诸脉，当吸气内入之时，所吸之气原可由喉管之分支下达，以与肺中所吸之气相助为理也。下焦肝肾（奇经与肾相维系）属阴，阴虚气化不摄则内气膨胀，遂致吸入之气不能容受而急于呼出，此阴虚者所以不纳气而作喘也。

滋培汤

治虚劳喘逆，饮食减少，或兼咳嗽，并治一切阴虚羸弱诸证。

生山药一两　于术炒，三钱　广陈皮二钱　牛蒡子炒捣，二钱　生杭芍三钱　玄参三钱　生赭石轧细，三钱　炙甘草二钱

痰郁肺窍则作喘，肾虚不纳气亦作喘，是以论喘者恒责之肺、肾二脏，未有责之于脾、胃者。不知胃气宜息息下行，有时不下行而转上逆，并迫肺气亦上逆即可作喘。脾体中空，能容纳诸回血管之血，运化中焦之气，以为气血宽闲之地，有时失其中空之体，或变为紧缩，或变为胀大，以致壅激气血上逆迫肺，亦可作喘。且脾脉缓大，为太阴湿土之正象，虚劳喘嗽者，脉多弦数，与缓大之脉反对，乃脾土之病脉也。故重用山药以滋脾之阴，佐以于术以理脾之阳，脾脏之阴阳调和，自无或紧缩或胀大之虞。特是脾与胃脏腑相依，凡补脾之药皆能补胃。而究之脏腑异用，脾以健运磨积，宣通津液为主。胃以熟腐水谷，传送糟粕为主。若但服补药，壅滞其传送下行之机，胃气或易于上逆，故又宜以降胃之药佐之，方中之赭石、陈皮、牛蒡是也。且此数药之性，皆能清痰涎，利肺气，与山药、玄参并用，又为养肺止嗽之要品也。用甘草、白芍者，取其甘苦化合，大有益于脾胃，兼能滋补阴分也，并治一切虚劳诸证者，诚以脾胃健壮，饮食增多，自能运化精微以培养气血也。

一人，年二十二，喘逆甚剧，脉数至七至，用一切治喘药皆不效，为制此方。将药煎成，因喘剧不能服，温汤三次始服下，一剂见轻，又服数剂全愈。

或问：药之健脾胃者，多不能滋阴分，能滋阴分者，多不能健脾胃，此方中芍药、甘草同用，何以谓能兼此二长？答曰：《本经》谓芍药味苦，后世本草谓芍药味酸。究之芍药之味苦酸皆有。陈修园笃信《本经》，谓芍药但苦不酸。然嚼服芍药钱许，恒至齼齿，兼有酸味可知。若取其苦味与甘草相合，有甘苦化阴之妙（甘苦化阴说始于叶天士），故能滋阴分。若取其酸味与甘草相合，有甲己化土之妙（甲木味酸，己土味甘），故能益脾胃。此皆取其化出之性以为用也。又陈修园曰：芍药苦平破滞，本泻药非补药也。若与甘草同用，则为滋阴之品，与生姜、大枣、桂枝同用，则为和营卫之品，与附子、干姜同用，则能收敛元阳，归根于阴，又为补肾之品。本非补药，昔贤往往取为补药为主，其旨微矣。按此论甚精，能示人用药变化之妙，故连类及之。

西人谓心有病可以累肺作喘，此说诚信而有征。盖喘者之脉多数，夫脉之原动力发于心，脉动数则心动亦数可知。心左房之赤血与右房之紫血，皆与肺循环相通（理详后定心汤下）。若心动太急，逼血之力过于常度，则肺脏呼吸亦因之速过常度，此自然之理也。然心与肾为对待之体，心动若是之急数，肾之真阴不能上潮，以靖安心阳可知。由是言之，心累肺作喘之证，亦即肾虚不纳气之证也。

西人又谓喘证因肺中小气管痰结塞住，忽然收缩，气不通行，呼吸短促，得痰出乃减。有日日发作者，又数日或因辛苦寒冷而发作者，又有因父母患此病传延者。发作时，苦剧不安，医治无良法。应用纸浸火硝水内，取出晒干，置盆内燃点，乘烟焰熏腾时，以口吸氧气入肺（火硝多含氧气）。或用醉仙桃干叶当烟吸之，内服樟脑鸦片酒一二钱，更加姜末一分半、白矾七厘共为散，水调服。虽未必能除根,亦可渐轻。

按:此证乃劳疾之伤肺者,当名为肺劳。虽发作时甚剧,仍可久延岁月。其治法当用拙拟黄耆膏(黄耆膏在后)。

按:醉仙桃即曼陀罗花也,其花白色,状类牵牛而大,其叶大如掌而有尖,结实大如核桃,实蒂有托盘如钱,皮有芒刺如包麻,中含细粒,如火麻仁。渤海之滨生植甚多,俗呼为洋金花。李时珍谓:"服之令人昏昏如醉,可作麻药。"又谓:"熬水洗脱肛甚效。"盖大有收敛之功也。西人药学谓用醉仙桃花、实、叶,俱要鲜者榨汁,或熬干,或晒干作膏。每服三厘,能补火止疼,令人熟睡,善疗喘嗽。正与时珍之说相似,然此物有毒不可轻用。今人治劳喘者,多有取其花与叶,作烟吸之者,实有目前捷效,较服其膏为妥善也。

治阳虚方

敦复汤

治下焦元气虚惫,相火衰微,致肾弱不能作强(《内经》云:肾者,作强之官),脾弱不能健运,或腰膝酸疼,或黎明泄泻,一切虚寒诸证。

野台参四钱　乌附子三钱　生山药五钱　补骨脂炒捣,四钱　核桃仁三钱　萸肉去净核,四钱　茯苓钱半　生鸡内金捣细,钱半

或问:人之相火生于下焦,而游行于中焦、上焦。夫下焦既为相火所生之地,其处当热于他处,何以人之下焦转多畏寒乎?答曰:此段理解,微妙难言,然可罕譬而喻也。君不见夫西洋火柴乎?夫火柴原蕴蓄一团火气,然以手扪之,初不觉其热也,惟手执火柴以其顶着物而划之,且划至如许之远,而后火发而热炽,是以火柴之火与热,实生于与物相磨之道路也。火柴有然,人身之相火何莫不然。当其初起于命门,原是一缕生发之气,息息上达以

流行于周身，与周身之经络相磨相荡而生热，犹火柴之划物而生热也。是人之下焦所以多畏寒者，诚以相火始生，其热力犹微也。且相火为水中之元阳，乃阴中之火，犹两间之电气也。电气无处不有，随物而寓，即含电气最多之物，亦非热于他物。如铁能含电，尤善传电。西人以两铁相磨而生电光，两铁之相磨愈速，电光之生亦愈速。故凡欲补相火者，须兼补肾中元气，元气旺则流行于周身者速，磨荡于经络者必加力，而相火之热力，即因之而增也。故拙拟敦复汤，原为补相火之专方，而方中以人参为君，与萸肉、茯苓并用，借其收敛下行之力，能大补肾中元气，元气既旺，相火自生。又用乌附子、补骨脂之大热纯阳，直达下焦，以助相火之热力，核桃仁之温润多脂，峻补肾脏，以厚相火之基址。且附子与人参同用名参附汤，为回元阳之神丹；补骨脂与核桃仁并用名青蛾丸，为助相火之妙品（核桃仁属木，补骨脂属火，并用之，有木火相生之妙）。又恐药性太热，于下焦真阴久而有碍，故又重用生山药，取其汁浆稠黏，能滋下焦真阴，其气味甘温，又能固下焦气化也。至于鸡内金，其健运脾胃之力，既能流通补药之滞，其收涩膀胱之力，又能逗留热药之性也。

人身之热力，方书恒责重相火，而不知君火之热力，较相火尤胜。盖生育子女以相火为主，消化饮食以君火为主。君火发于心中，为阳中之火，其热下济，大能温暖脾胃，助其消化之力，此火一衰，脾胃消化之力顿减。若君火旺而相火衰者，其人仍能多饮、多食可享大寿，是知君火之热力，关于人身者甚大也。愚自临证实验以来，遇君火虚者不胜计，其人多廉于饮食，寒饮留滞为恙，投以辛热升补之剂，即随手奏效（拙拟理饮汤为治是病的方，方在第三卷）。彼谓心脏恶热，用药惟宜寒凉者，犹是一偏之论。

曾治一人，年二十余，嗜睡无节，即动作饮食之时，亦忽然昏倒鼾睡。诊其脉两尺洪滑有力，知其肾经实而且热也。遂用黄柏、知母各八钱，茯苓、泽泻各四钱，数剂而愈。是知人之资禀不齐，心脏多恶热，而亦有宜温补者；肾脏多恶寒，而亦有宜凉泻者。是在临证时细心与之消息，不可拘于成见也。

欲明心火之热力，今又得一确实征验。愚资禀素强壮，心火颇旺而相火少衰，饮食不忌寒凉，恒畏坐凉处。因此，数年来，常于食前服生硫黄如黑豆大一块，约有四厘（服生硫黄法在第八卷），甚见效验。后见道家书，有默运心火下行，与肾气互相交感之法，且引《崔公入药镜》“先天气，后天气，得之者，常似醉”四语为注解。初未深信，后观抱朴子《大丹回答篇》有“意双则和，和则增寿”之语，疑即此法。反复寻绎，恍悟《内经》四气调神论所谓“使志若伏若匿，若有私意，若已有得”者，即此法之权舆也。遂效而行之，数日觉下元温暖，即不欲再食硫黄。月余功效异常，其神妙有不可言传者。由此观之，心火之功用何其大哉！

按：人之元神在心（元神藏于脑而出于心），人之元气在肾。欲心肾相交者，须于有意无意之间，运心中元神随呼吸之气息息下降，与肾中元气会合。然从前道家书皆谓“呼升吸降”，独明伍冲虚谓“吸升呼降，方合有意无意之奥旨”，善哉此论，诚千古未发之秘也。愚未睹此论时，尝默自体验，亦是如此，忽睹此论，欣喜异常，益信愚所体验者，诚不误也。盖心中元神，若必随吸气下降，则拘于迹象，久之气分必觉不顺。惟呼气外出之时，心中元神默默收敛，内气下降，与肾中元气会合浑融，不使随呼气外出，则息息归根，存之又存，而性命之根蒂自固也。不但此也，此法须心肾互相交感，不惟心感肾，肾亦感心。当呼气外出之时，肾中元气原自上升，宜少加主宰之力，俾其上升之机稍大，始能与心中下降之元神欣欣相遇，互相交感。则一念在心，一念在肾，抱朴子所谓意双则和也。然此法功候不可太过，使热力炽盛，宜休息行之。又宜清心寡欲，戒谨色欲，涵养真水与真火相济，始能有效。

或问：子所论交心肾之功，至精至确矣，似与道书所谓媒合婴儿姹女，以结金丹之功无异，将毋遵斯道而专心行之，即可为学仙之基础乎？答曰：非也。仙与佛同一宗旨，当于“精明之府”（《内经·脉要精微论》曰：头者精明之府），常保此无念之正觉，有如日丽中天，照临下土，无心而成化也。此中消息自然而然，纯属先天至微至妙，原非浅学所能窥，愚何人斯，敢参末议乎？至愚上所云云者，皆系后天工夫，欲人藉以却病也，非妄谈修仙之道，以误人也。

治心病方

定心汤

治心虚怔忡。

龙眼肉一两　酸枣仁炒捣，五钱　萸肉去净核，五钱　柏子仁炒捣，四钱　生龙骨捣细，四钱　生牡蛎捣细，四钱　生明乳香一钱　生明没药一钱

心因热怔忡者，酌加生地数钱。若脉沉迟无力者，其怔忡多因胸中大气下陷，详观拙拟升陷汤（在第四卷）后跋语及诸案，自明治法。

《内经》谓：“心藏神。”神既以心为舍宇，即以心中之气血为保护。有时心中气血亏损，失其保护之职，心中神明遂觉不能自主，而怔忡之疾作焉。故方中用龙眼肉以补心血，枣仁、柏仁以补心气，更用龙骨入肝以安魂，牡蛎入肺以定魄，魂魄者心神之左辅右弼也，且二药与萸肉并用，大能收敛心气之耗散，并三焦之气化亦可因之团聚。特是心以行血为用，心体常有舒缩之力，心房常有启闭之机，若用药一于补敛，实恐于舒缩启闭之运动有所妨碍，故又少加乳香、没药之流通气血者以调和之。其心中兼热用生地者，因生地既能生血以补虚，尤善凉血而清热，故又宜视热之轻重而斟酌加之也。

西人曰：人身心肺关系尤重，与脑相等。凡关系重者，造化主

护持之尤谨，故脑则有头额等八骨以保护之，而心肺亦有胸胁诸骨以保护之。心肺体质相连，功用亦相倚赖，心之功用关系全体，心病则全体皆受害，心之重如此。然论其体质，不过赤肉所为，其能力专主舒缩，以行血脉。有左右上下四房，左上房主接肺经赤血；右上房主接周身回血；左下房主发赤血，运行周身；右下房主接上房回血过肺，更换赤血而回左上房；左上房赤血，落左下房入总脉管，以养全体；右上房回血，落右下房上注于肺，以出碳气而接氧气(此理与后补络补管汤跋语参看方明)。故人一身之血，皆经过于心肺。心能运血周流一身，无一息之停，即时接入，即时发出，其跳跃即其逼发也，以时辰表验试，一瞀眊(即一分钟)跳七十五次，每半时跳四千五百次，一昼夜计跳十万八千次。然平人跳不自觉，若觉心跳即是心经改易常度。心房之内左厚于右，左下房厚于右下房几一倍。盖左房主接发赤血，功用尤劳，故亦加厚也。心位在胸中居左，当胁骨第四至第七节，尖当胁骨第五、第六之间，下于乳头约一寸至半寸，横向胸骨。病则自觉周遭皆跳，凡心经本体之病，或因心房变薄、变厚，或心房之门有病，或夹膜有病，或总管有病，亦如眼目之病，或在明角罩，或在瞳人，或在睛珠，非必处处皆病也。大概心病左多于右，因左房功用尤劳故耳。心病约有数端，一者心体变大，有时略大，或大过一半。因心房之户有病拦阻，血出入不便，心舒缩之劳过常度。劳多则变大，亦与手足过劳则肿大之理相同。大甚则逼血舒缩之用因之不灵矣；一者心房门户变小，或变大，或变窄，或变阔，俱为非宜。盖心血自上房落下房之门，开张容纳血入后，门即翕闭，不令血得回旋上出。其自下房入总管处亦有门，血至则开张使之上出，血出后门即翕闭，不令血得下返。若此处太窄、太小，则血不易出；太大、太阔则血逼发不尽，或已出复返，运行不如常度矣。再者心跳，凡无病之人心跳每不自觉，若因病而跳，时时自觉，抚之或觉动。然此证有真有假，真者心自病而跳也，或心未必有病，但因身虚而致心跳,亦以真论。若偶然心跳,其人惊惧,防有心病,其实心本无病,即心跳亦暂时之事,是为假心跳证,医者均须细辨。凡心匀跳无止息,侧身而卧,可左可右,呼吸如常,大概心自不病。所虑跳跃不定,或三四次一停,停后复跳不能睡卧,左半身着床愈觉不安,当虑其门户有病,血不回运如常。有停滞妄流而为膨胀者,有累肺而咳嗽、难呼吸或喘者,有累脑而昏蒙头疼、中风慌怯者,有累肝而血聚积满溢者,有累胃不易消化、食后不安、心更跳者,皆心病之关系也。若心自不病,但因思虑过多,或读书太劳,或用力过度,或惊惧、喜怒失度,或色欲醉饱无节,或泄泻失血,或多食泻药,或夜失睡,在妇女或因月事不调,凡遇此等心跳病,医者应审察致病之由。如因房劳者,令戒房事。因饮食者,戒口止酒,更服黄连水、樟脑酒以安心,服鸡那或铁酒以补虚弱,戒勤劳行动,常平卧以安身体,游玩散步以适情意,停止工作以养精神,此治心跳良法也。若胸胁骨之下有时动悸,人或疑为心跳,其实因胃不消化,内有风气,与心跳病无涉,虚弱人及妇女患者最多,略服补胃及微利药可也。若饮食太少,或更过于菲薄,亦可令心跳,宜服鸡那及铁酒,兼多食肉为宜。

按:西人论心跳证有真假,真者手扪之实觉其跳,假者手扪之不觉其跳。其真跳者又分两种:一为心体自病,若心房门户变大、小、窄、阔之类,可用定心汤,将方中乳香、没药皆改用三钱,更加当归、丹参各三钱;一为心自不病,因身弱而累心致跳,当用第一卷治劳瘵诸方治之。至假心跳即怔忡证也。其收发血脉之动力,非大于常率,故以手扪之不觉其跳。特因气血虚而神明亦虚,即心之寻常舒缩,徐徐跳动,神明当之,亦若有冲激之势,多生惊恐,此等证治以定心汤时,磨取铁锈水煎药更佳。至于用铁锈之说,不但如西人之说,取其能补血分,实藉其镇重之力以安心神也。第七卷载有一味铁养汤,细观方后治验诸案,自知铁锈之妙用。惟怔忡由于大气下陷者,断不宜用。

又按：西人谓人之知觉运动，皆脑气筋（东人名脑髓神经）主之。遂谓人神明皆在于脑而与心无涉，且设法能即物之脑而实验之。然西人凡事必实验而后信，若心之能知觉与否，固不能若脑之可实验也。《内经》谓："心者君心之官，神明出焉。"又谓："神游上丹田，在泥丸宫下。"夫脑之中心点，即泥丸宫也。古文"思"字作"恖"，上从"囟"，即顶门骨。徐氏《说文》释此字谓"自囟至心如丝相贯不绝"，是知心与脑相辅而成思。而自脑至心，皆为神明之所贯彻普照也。

此理也，即可以西人之说证之。西人谓脑之左右，各有血脉管两支分布，两支在前，两支在后，此管由心而出，运血养脑，以全体之血计之，脑得七分之一。由其所言形迹论之，心与脑显然相通，岂神明之于中者，犹有隔阂而不相通乎！

又丁韪良者，西人之甚博雅者，曾为同文馆之总教习。然其人于中书亦甚有研究工夫，故所著《天道溯源》一书，凡论思想处，皆归于心，而不仍西人之旧说，此诚研究中书而有得者也。

又明金正希曰："人见一物必留一影于脑中。"此言人脑中如摄影镜子一般，此理虽无处可实验，而实确有可信。愚于此语悟得心与脑虽功用相辅助，有时亦有偏重于一部之时。如人追忆往事，恒作抬头想象之状，此凝神于脑，以印证旧留之影也。若研究新理，恒作低头默思之状，此凝神于心，无所依傍以期深造也。

更以愚自体验者明之。愚素留心算学，而未谙西法，欲学之又无师承。岁在丁酉，遂自购代数、几何诸书，朝夕研究，渐能通晓。而每当食蒜之后研究算学，即觉心上若有蛛丝细网幂住，与算理即有膈膜，因此不敢食蒜。且人陡遇惊恐甚剧之事即心中怔忡，或至手扪之亦觉其跳动。若谓神不在心，何他处不跳动乎！若谓伤脑其人即无知觉，试问果伤其心，其人亦复能知觉乎？

安魂汤

治心中气血虚损，兼心下停有痰饮，致惊悸不眠。

龙眼肉六钱　酸枣仁炒捣，四钱　生龙骨捣末，五钱　生牡蛎捣末，五钱　清半夏三钱　茯苓片三钱　生赭石轧细，四钱

若服一二剂后无效者，可于服汤药之外，临睡时用开水送服西药臭剥（性详第七卷加味磁朱丸下）一瓦，借其麻痹神经之力，以收一时之效，俾汤剂易于为力也。

方书谓痰饮停于心下，其人多惊悸不寐。盖心火也，痰饮水也，火畏水刑，故惊悸至于不寐也。然痰饮停滞于心下者，多由思虑过度，其人心脏气血恒因思虑而有所伤损。故方中用龙眼肉以补心血，酸枣仁以敛心气，龙骨、牡蛎以安魂魄，半夏、茯苓以清痰饮，赭石以导引心阳下潜，使之归藏于阴，以成瞌睡之功也。

一媪，年五十余，累月不能眠，屡次服药无效。诊其脉有滑象，且其身形甚丰腴，知其心下停痰也。为制此汤，服两剂而愈。

一妇人，年三十许，一月之间未睡片时，自言倦极仿佛欲睡，即无端惊恐而醒。诊其脉左右皆有滑象，遂用苦瓜蒂十枚，焙焦轧细，空心时开水送服，吐出胶痰数碗，觉心中异常舒畅，于临眠之先又送服熟枣仁细末二钱，其夜遂能安睡。后又调以利痰、养心、安神之药，连服十余剂，其证永不反复矣。

《内经》邪客篇有治目不得瞑方，用流水千里以外者八升，扬之万遍，取其清五升煮之，炊以苇薪。水沸，置秫米一升，制半夏（制好之半夏）五合，徐炊令竭为一升半，去其渣饮汁一小杯，日三，稍益，以知为度（知觉好也）。故其病新发者，覆杯则卧，汗出而已矣，久则三饮而已也。观此方之义，其用半夏，并非为其利痰，诚以半夏生当夏半，乃阴阳交换之时，实为由阳入阴之候，故能通阴阳和表里，使心中之阳渐渐潜藏于阴，而入睡乡也。秫米即芦稷之米（俗名高粱），取其汁浆稠润甘缓，以调和半夏之辛烈

也。水用长流长，更扬之万遍，名曰劳水，取其甘缓能滋养也。薪用苇薪，取其能畅发肾气上升，以接引心气下降，而交其阴阳也。观古人每处一方，并其所用之薪与水及其煎法、服法，莫不详悉备载，何其用心之周至哉！

按：《内经》之方多奇验，半夏秫米汤，取半夏能通阴阳，秫米能和脾胃，阴阳通、脾胃和，其人即可安睡。故《内经》谓"饮药后，覆杯即瞑"，言其效之神速也。乃后世因其药简单平常，鲜有用者，则良方竟埋没矣。门生高如璧治天津河北玄纬路刘姓，年四十二，四月未尝少睡，服药无效，问治法于愚，告以半夏秫术汤方。如璧因其心下发闷，遂变通经方，先用鲜莱菔四两切丝，煎汤两茶杯，再用其汤煎清半夏四钱服之。时当晚八点钟，其人当夜即能安睡，连服数剂，心下之满闷亦愈。

治肺病方

黄耆膏

治肺有劳病，薄受风寒即喘嗽，冬时益甚者。

生箭耆四钱　生石膏捣细，四钱　鲜茅根切碎，四钱，如无鲜者，可用干者二钱代之　粉甘草细末二钱　生怀山药细末三钱　净蜂蜜一两

上药六味，先将黄耆、石膏、茅根煎十余沸去渣，澄取清汁二杯，调入甘草、山药末同煎，煎时以箸搅之，勿令二末沉锅底，一沸其膏即成。再调入蜂蜜，令微似沸，分三次温服下，一日服完，如此服之，久而自愈。然此乃预防之药，喘嗽未犯时，服之月余，能祓除病根。

肺胞之体，原玲珑通彻者也。为其玲珑通彻，故具阖辟之机，而司呼吸之气。其阖辟之机无碍，即呼吸之气自如也。有时肺脏有所损伤，其微丝血管及肺胞涵津液之处，其气化皆湮淤凝滞，致

肺失其玲珑之体，即有碍于阖辟之机，呼吸即不能自如矣。然当气候温和时，肺叶舒畅，呼吸虽不能自如，犹不至甚剧。有时薄受风寒，及令届冱寒之时，肺中收缩，则瘀者益瘀，能阖而不能辟，而喘作矣。肺中之气化，瘀而且喘，痰涎壅滞，而嗽亦作矣。故用黄耆以补肺之阳，山药以滋肺之阴，茅根以通肺之窍，俾肺之阴阳调和，窍络贯通，其阖辟之力自适均也。用石膏者，因其凉而能散，其凉也能调黄耆之热，其散也能助茅根之通也。用甘草者，因其味甘，归脾益土，即以生金也。用蜂蜜者，因其甘凉滑润，为清肺润肺，利痰宁嗽之要品也。

茅根不但中空，周遭爿上兼有十余小孔，乃通体玲珑之物，与肺胞之形体大有相似，故善通肺胞之窍络。又治病之法，当兼取对宫之药，茅根系萑苇之属，于卦为震，禀初春少阳之气，升而能散，原肺脏对宫，肝家之药也。夫肺金主敛，肝木主散，此证因肺金之敛太过，故用茅根导引肝木之气，入肺以宣散之，俾其阖辟之机自若，而喘嗽均不作矣。

或问：凡药之名膏者，皆用其药之原汁，久经熬炼而成膏。今仅取黄耆、石膏、茅根之清汁，而调以山药、甘草之末与蜜，以成膏者何也？答曰：古人煎药，皆有火候，及药之宜先入、后入，或浸水掺入，及药之宜汤、宜膏、宜丸、宜散之区别，然今人不讲久矣。如此方黄耆、茅根过炼，则宣通之力微，石膏过炼，则清凉之力减，此三味所以不宜熬膏也。然犹恐药入胃之后，由中焦而直趋下焦，其力不能灌注于肺，故加山药、蜂蜜之润而黏，甘草之和而缓者，调入成膏。使人服之，能留恋胃中不遽下，俾其由胃输脾，由脾达肺也。

或问：调之成膏者，恃山药、蜂蜜也。至甘草何不与黄耆、石膏同煎取汁，而亦为末调入？答曰：西人谓甘草微有苛（苛即薄荷）辣之味，煎之则甘味减，而苛辣之味转增。是以西人润肺之甘草水，止以开水浸水，取其味甘，且清轻之气上升也。此方将甘草调入汤中，止煎一沸，亦犹西人作甘草水之意也。

清金益气汤

治尪羸少气，劳热咳嗽，肺痿失音，频吐痰涎，一切肺金虚损之病。

生黄耆三钱　生地黄五钱　知母三钱　粉甘草三钱　玄参三钱　沙参三钱　川贝母去心，二钱　牛蒡子炒捣，三钱

一妇人，年四十，上焦发热，咳吐失音，所吐之痰自觉腥臭，渐渐羸瘦，其脉弦而有力。投以清火、润肺之药，数剂不效。为制此汤，于大队清火、润肺药中，加生黄耆一味以助元气，数剂见轻，十余剂后，病遂全愈。

或问：脉既有力矣，何以复用补气之药？答曰：脉之有力，有真有假。凡脉之真有力者，当于敦厚和缓中见之，此脾胃之气壮旺，能包括诸脏也（脾胃属土，能包括金、木、水、火诸脏腑）。其余若脉象洪而有力，多系外感之实热。若滑而有力，多系中焦之热痰。若弦而有力，多系肝经之偏盛，尤为有病之脉，此证之脉是也。盖肺属金，肝属木，金病不能镇木，故脉现弦而有力之象。此肝木横恣，转欲侮金之象也。凡肺痿、肺痈之病，多有胁下疼者，亦系肝木偏胜所致。

一人，年三十余，肺中素郁痰火，又为外感拘束，频频咳嗽，吐痰腥臭，恐成肺痈，求为诊治。其脉浮而有力，关前兼滑。遂先用越婢汤，解其外感，咳嗽见轻，而吐痰腥臭如故。次用葶苈（生者三钱，纱袋装之）大枣（七枚，劈开）汤，泻其肺中壅滞之痰，间日一服。又用三七、川贝、粉甘草、金银花为散，鲜地骨皮煎汤，少少送服，日三次。即用葶苈大枣汤之日，亦服一次。如此调治数日，葶苈大枣汤用过三次，痰涎顿少，亦不腥臭。继用清金益气汤，贝母、牛蒡子各加一钱，连服十余剂，以善其后。

清金解毒汤

治肺脏损烂，或将成肺痈，或咳嗽吐脓血者，又兼治肺结核。

生明乳香三钱　生明没药三钱　粉甘草三钱　生黄耆三钱　玄参三钱　沙参三钱　牛蒡子炒捣，三钱　贝母三钱　知母三钱　三七捣细，二钱，药汁送服

将成肺痈者去黄耆，加金银花三钱。

一人，年四十八，咳吐痰涎甚腥臭，夜间出汗，日形羸弱。医者言不可治，求愚诊视。脉数至六至，按之无力，投以此汤，加生龙骨六钱，又将方中知母加倍，两剂汗止，又服十剂全愈。肺结核之治法，曾详载于参麦汤下（在第一卷）。然彼所论者，因肺结核而成劳瘵之治法，此方及后方，乃治肺结核而未成劳瘵者也。若服此二方不见效时，亦可兼服阿斯必林，其服法亦详参麦汤下。或兼服几亚苏薄荷冰丸，其药性及服法，详载于醴泉饮（在第一卷）下。盐酸规尼涅（详第七卷加味小柴胡汤下），亦可为辅用之品，因其善退肺炎，又善治贫血，炎退血生，结核之溃烂者自易愈也。其用量，每次服半瓦，一日可服两次。

安肺宁嗽丸

治肺郁痰火及肺虚热作嗽，兼治肺结核。

嫩桑叶一两　儿茶一两　硼砂一两　苏子炒捣，一两　粉甘草一两

上药五味为细末，蜜作丸三钱重，早晚各服一丸，开水送下。

肺脏具阖辟之机，治肺之药，过于散则有碍于阖，过于敛则有碍于辟。桑得土之精气而生（根皮甚黄遂应夏季是其明征），故长于理肺家之病，以土生金之义也。至其叶凉而宣通，最解肺中风热，其能散可知。又善固气化，治崩带脱肛（肺气旺自无诸疾），其能敛可知。敛而且散之妙用，于肺脏阖辟之机尤投合也。硼砂之

性凉而滑，能通利肺窍，儿茶之性凉而涩，能安敛肺叶。二药并用，与肺之阖辟亦甚投合。又佐以苏子之降气定喘，甘草之益土生金，蜂蜜之润肺清燥，所以治嗽甚效也。

按：硼砂、儿茶，医者多认为疮家专药。不知其理痰宁嗽，皆为要品。且二药外用，能解毒、化腐、生肌，故内服亦治肺结核，或肺中损烂，亦甚有效验。

或问：《本经》谓桑根白皮主五劳、六极。此方治劳嗽，不用皮而用叶，且不用霜桑叶，而用嫩叶者何居？答曰：树之有叶，犹人之有肺，是故人以肺为呼吸，植物即以叶为呼吸（化学家谓叶能吸碳气、吐氧气）。以其叶治肺，实有同声相应，同气相求之妙也。且桑根白皮虽有补益之力，而与嗽之夹杂外感者，实有不宜。吴鞠通曾详论之，其言固不可废也。至桑叶必用嫩者，因嫩叶含有蛋白质（嫩叶采下叶蒂必出白浆），故能于人有所补益。若霜桑叶乃干枯腐败之物，作柴用之尚可，岂可以之为药乎？

清凉华盖饮

治肺中腐烂，浸成肺痈，时吐脓血，胸中隐隐作疼，或旁连胁下亦疼者。

甘草六钱　生明没药不去油，四钱　丹参四钱　知母四钱

病剧者加三七二钱（捣细送服）。脉虚弱者，酌加人参、天冬各数钱。

肺痈者，肺中生痈疮也。然此证肺中成疮者，十之一二，肺中腐烂者，十之八九。故治此等证，若葶苈、皂荚诸猛烈之药，古人虽各有专方，实不可造次轻用，而清火、解毒、化腐、生肌之品，在所必需也。甘草为疮家解毒之主药，且其味至甘，得土气最厚，故能生金益肺，凡肺中虚损糜烂，皆能愈之。是以治肺痈便方，有单用生粉草四两煎汤，频频饮水者，而西人润肺药水，亦单有用甘草制成者。特其性微温，且有壅滞之意，而调以知母之寒滑，则甘草

虽多用无碍，且可借甘草之甘温，以化知母之苦寒，使之滋阴退热，而不伤胃也。丹参性凉清热，色赤活血，其质轻松，其味微辛，故能上达于肺，以宣通脏腑之毒血郁热而消融之。乳香、没药同为疮家之要药，而消肿止疼之力，没药尤胜，故用之以参赞丹参，而痈疮可以内消。三七化瘀、解毒之力最优，且化瘀血而不伤新血，其解毒之力，更能佐生肌药以速于生肌，故于病之剧者加之。至脉虚者，其气分不能运化药力，方虽对证无功，又宜助以人参。而犹恐有肺热还伤肺之虞，是以又用天冬以解其热也。

一人，年三十余，昼夜咳嗽，吐痰腥臭，胸中隐隐作疼，恐成肺痈，求为诊治。其脉浮而有力，右胜于左，而按之却非洪实。投以清金解毒汤（在前），似有烦躁之意，大便又滑泻一次。自言从前服药，略补气分，即觉烦躁，若专清解，又易滑泻，故屡次延医无效也。遂改用粉甘草两半，金银花一两，知母、牛蒡子各四钱，煎汤一大碗，分十余次温饮下，俾其药力常在上焦，十剂而愈。后两月，因劳力过度，旧证复发，胸中疼痛甚于从前，连连咳吐，痰中兼有脓血。再服前方不效，为制此汤，两剂疼止。为脉象虚弱，加野台参三钱，天冬四钱，连服十剂全愈。

邑孝廉曾钧堂先生，愚之忘年友也。精通医学，曾告愚曰：治肺痈方，林屋山人犀黄丸最效。余用之，屡次皆随手奏功，今录其方于下，以备参观。

《证治全生集》（王洪绪所著）犀黄丸，用乳香、没药末各一两，麝香钱半，犀牛黄三分，共研细。取黄米饭一两捣烂，入药再捣为丸，莱菔子大，晒干（忌火烘）。每服三钱，热陈酒送下。

徐灵胎曰："苏州钱复庵咳血不止，诸医以血证治之，病益剧。余往诊，见其吐血满地，细审血中似有脓而腥臭。因谓之曰：此肺痈也，脓已成矣。《金匮》云：'脓成则死。'然有生者。余遂多方治之，病家亦始终相信，一月而愈。盖余平日，因此证甚多，集唐人以来验方，用清凉之药以清其火，滋肺之药以养其血，滑降之药以祛其痰,芳香之药以通其气,更以珠黄之药解其毒,金石之药填其空,兼数法而行之,数试必效。今治复庵,亦兼此数法而痊。”

按:此论诚为治肺痈者之准绳,故录之以备参观。

西人、东人对于肺结核,皆视为至险之证。愚治以中药汤剂,辅以西药阿斯必林,恒随手奏效,参麦汤下论之甚详。而于近今,又得一治法。奉天清丈局科员宿贯中之兄,辽阳人,年近五旬,素有肺病。东人以为肺结核,屡次医治皆无效。一日忽给其弟来电报,言病势已革,催其速还。贯中因来院中,求为疏方,谓前数日来信言,痰嗽较前加剧,又添心中发热,今电文未言及病情,大约仍系前证而益加剧也。夫病势至此,诚难挽回,因其相求恳切,遂为疏方:玄参、生山药各一两,而佐以川贝、牛蒡、甘草诸药。至家将药煎服,其病竟一汗而愈。始知其病之加剧者,系有外感之证。外感传里,阳明燥热,得凉润之药而作汗,所以愈也。其从前肺病亦愈者,因肺中之毒热随汗外透,暂觉愉快,而其病根实犹伏而未除也。后旬余其肺病复发,咳嗽吐痰腥臭。贯中复来询治法,手执一方,言系友人所赠,问可服否。视之林屋山人犀黄丸也。愚向者原拟肺结核可治以犀黄丸,及徐氏所论治肺痈诸药,为其价皆甚昂,恐病者辞费,未肯轻于试用。今有所见与愚同者,意其方必然有效。怂恿制其丸,服之未尽剂而愈。夫黄、麝原为宝贵之品,吾中医恒用之以救险证,而西人竟不知用何也。

奉天车站开饭馆者赵焕章,年四十许。心中发热、懒食、咳嗽、吐痰腥臭,羸弱不能起床。询其得病之期,至今已迁延三月矣。其脉一分钟八十五至,左脉近平和,右脉滑而实,舌有黄苔满布,大便四五日一行且甚燥。知其外感,稽留于肺胃,久而不去,以致肺脏生炎,久而欲腐烂也。西人谓肺结核证至此已不可治,而愚慨然许为治愈,投以清金解毒汤去黄耆,加生山药六钱、生石膏一两,三剂后热大清减,食量加增,咳嗽吐痰皆见愈,遂去山药,仍加黄耆三钱,又去石膏,以花粉六钱代之,每日兼服阿斯必林四分瓦之一，如此十余日后，病大见愈，身体康健，而间有咳嗽之时，因忙碌遂停药不服。二十日后，咳嗽又剧，仍吐痰有臭，再按原方加减治之，不甚效验。亦俾服犀黄丸病遂愈。

治呕吐方

镇逆汤

治呕吐，因胃气上逆，胆火上冲者。

生赭石轧细，六钱　青黛二钱　清半夏三钱　生杭芍四钱　龙胆草三钱　吴茱萸一钱　生姜二钱　野台参二钱

薯蓣半夏粥

治胃气上逆，冲气上冲，以致呕吐不止，闻药气则呕吐益甚，诸药皆不能下咽者。

生山药轧细，一两　清半夏一两

上二味，先将半夏用微温之水淘洗数次，不使分毫有矾味。用做饭小锅（勿用药甑）煎取清汤约两杯半，去渣调入山药细末，再煎两三沸，其粥即成，和白沙糖食之。若上焦有热者，以柿霜代沙糖，凉者用粥送服干姜细末半钱许。

按：吐后口舌干燥，思饮水者热也；吐后口舌湿润，不思饮水者凉也。若呕吐既久，伤其津液，虽有凉者亦可作渴，又当细审其脉，滑疾为热，弦迟为凉。滑而无力，为上盛下虚，上则热而下或凉。弦而有力，为冲胃气逆，脉似热却非真热。又当问其所饮食者，消化与否，所呕吐者，改味与否，细心询问体验，自能辨其凉热虚实不误也。

从来呕吐之证，多因胃气冲气并而上逆。半夏为降胃安冲之主药。故《金匮》治呕吐，有大、小半夏汤。特是呕者，最忌矾味，而今之坊间鬻者，虽清半夏亦有矾，故必将矾味洗净，而后以治呕

吐，不至同于抱薪救火也。其多用至一两者，诚以半夏味本辛辣，因坊间治法太过，辣味全消，又经数次淘洗，其力愈减，必额外多用之，始能成降逆止呕之功也。而必与山药作粥者，凡呕吐之人，饮汤则易吐，食粥则借其稠黏留滞之力，可以略存胃腑，以待药力之施行。且山药在上大能补肺生津，则多用半夏不虑其燥，在下大能补肾敛冲，则冲气得养，自安其位。且与半夏皆无药味，故用于呕吐甚剧，不能服药者尤宜也。

有因“胆倒”而呕吐不止者。《续名医类案》载许宣治一儿十岁，从戏台倒跌而下，呕吐苦水，绿如菜汁。许曰：此“胆倒”也，胆汁倾尽则死矣。方用温胆汤，加枣仁、代赭石，正其胆腑。可名正胆汤，一服吐止。

按：此证甚奇异，附载于此，以备参考。

治膈食方

参赭培气汤

治膈食（第五期《衷中参西录》第三卷论胃病噎膈治法及反胃治法宜参看）。

潞党参六钱　天门冬四钱　生赭石轧细，八钱　清半夏三钱　淡苁蓉四钱　知母五钱　当归身三钱　柿霜饼五钱，服药后含化徐徐咽之

人之一身，自飞门以至魄门，一气主之，亦一气悬之。故人之中气充盛，则其贲门（胃之上口）宽展，自能容受水谷，下通幽门（胃之下口），以及小肠、大肠，出为二便，病何由而作？若中气衰惫，不能撑悬于内，则贲门缩小，以及幽门、小肠、大肠皆为之紧缩。观膈证之病剧者，大便如羊矢，固因液短，实亦肠细也。况中气不旺，胃气不能息息下降，而冲气转因胃气不降而乘虚上干，致痰涎亦随逆气上并，以壅塞贲门。夫此时贲门已缩如藕孔，又加

逆气痰涎以壅塞其间，又焉能受饮食以下达乎！故治此证者，当以大补中气为主，方中之人参是也。以降逆安冲为佐，以清痰、理气为使，方中之赭石、半夏、柿霜是也。又虑人参性热、半夏性燥，故又加知母、天冬、当归、柿霜以清热润燥、生津生血也。用苁蓉者，以其能补肾，即能敛冲，冲气不上冲，则胃气易于下降。且患此证者，多有便难之虞，苁蓉与当归、赭石并用，其润便、通结之功又甚效也。若服数剂无大效，当系贲门有瘀血，宜加三棱、桃仁各二钱。

一叟，年六十余得膈证，向愚求方。自言犹能细嚼焦脆之物，用汤水徐徐送下，然一口咽之不顺，即呕吐不能再食，且呕吐之时带出痰涎若干。诊其脉关后微弱，关前又似滑实，知其上焦痰涎壅滞也。用此汤加邑武帝台所产旋覆花二钱，连服四剂而愈。

仲景《伤寒论》有旋覆代赭石汤，原治伤寒汗、吐、下解后，心下痞鞕，噫气不除。周扬俊、喻嘉言皆谓治膈证甚效。拙拟此方，重用赭石，不用旋覆花者，因旋覆花《本经》原言味咸，今坊间所鬻旋覆花，苦而不咸，用之似无效验。惟邑武帝台为汉武帝筑台望海之处，地多咸卤，周围所产旋覆花大于坊间鬻者几一倍，其味咸而兼辛，以治膈食甚效，诚无价之良药也。夫植物之中，含咸味者甚少，惟生于咸卤之地，故能饶有咸味，与他处产者迥异。为僻在海滨，无人采取购买，其处居民亦不识为药物(俗名六月兰)，但取其作柴，惜哉！

或问：《本经》旋覆花未言苦，亦未言辛。药坊之苦者，既与《本经》之气味不合，岂武帝台之辛者，独与《本经》之气味合乎？答曰：古人立言尚简，多有互文以见义者。《本经》为有文字后第一书，其简之又简可知。故读《本经》之法，其主治未全者，当于气味中求之；其气味未全者，即可于主治中求之。旋覆花《本经》载其主结气，胁下满，惊悸，除水，去五脏间寒热，补中下气。三复《本经》主治之文，则覆花当为平肝、降气之要药，应藉金之辛味，以镇肝木,其味宜咸而兼辛明矣。至于苦味,性多令人涌吐,是以旋覆花不宜兼此味也。且其花开于六月,而能预得七月庚金之气,故《尔雅》又名之曰“盗庚”。庚者金也,其味辛也,顾其名而思其义,则旋覆花宜咸而兼辛尤明矣。有用拙拟之方者,有可用之旋覆花,其味不至甚苦,亦可斟酌加入也。

一人,年四十六,素耽叶子戏,至废寝食。初觉有气上冲咽喉,浸至妨碍饮食,时或呕吐不能下行。其脉弦长而硬,左右皆然,知系冲气挟胃气上冲。治以此汤,加武帝台旋覆花二钱、生芡实四钱,降其冲逆之气而收敛之,连服十剂而愈。

族家姑,年五旬有六,初觉饮食有碍,后浸增重,惟进薄粥,其脉弦细无力。盖生平勤俭持家,自奉甚薄,劳心劳力又甚过。其脉之细也,因饮食菲薄而气血衰;其脉之弦也,因劳必过度而痰饮盛也。姑上有两姊,皆以此痰逝世,气同者其病亦同,惴惴自恐不愈。愚毅然以为可治,投以此汤,加白术二钱、龙眼肉三钱,连服十余剂全愈。

堂侄女,年四十八岁,素羸弱多病。侄婿与两甥皆在外营业,因此自理家务,劳心过度,恒彻夜不寐。于癸卯夏日得膈证。时愚远出,遂延他医调治,屡次无效。及愚旋里,病势已剧。其脉略似滑实,重按无力。治以此汤,加龙眼肉五钱,两剂见轻,又服十余剂全愈。

奉天北镇县萧叟,年六十七岁,友人韩玉书之戚也。得膈证延医治不愈。迁延五六月,病浸加剧,饮水亦间有难下之时。因玉书介绍,来院求为诊治。其脉弦长有力,右部尤甚。知其冲气上冲过甚,迫其胃气不下降也。询其大便,干燥不易下,多日不行,又须以药通之。投以参赭培气汤,赭石改用一两。数剂后,饮食见顺,脉亦稍和,觉胃口仍有痰涎杜塞,为加清半夏三钱,连服十剂,饮食大顺,脉亦复常,大便亦较易。遂减赭石之半,又服数剂,大便一日两次。遂去赭石、柿霜饼、当归、知母,加于术三钱,数剂后自言觉胃中消化力稍弱。此时痰涎已清，又觉胃口似有疙瘩，稍碍饮食之路。遂将于术改用六钱，又加生鸡内金（捣细）二钱，佐于术以健运脾胃，即藉以消胃口之障碍，连服十余剂全愈。

友人吴瑞五（奉天铁岭）治姜姓叟，年六十余，得膈食证。屡次延医调治，服药半载，病转增进。瑞五投以参赭培气汤，为其脉甚弦硬，知其冲气上冲，又兼血液枯少也。遂加生芡实以收敛冲气，龙眼肉以滋润血液，一剂能进饮食，又连服七八剂，饮食遂能如常。

治吐衄方

寒降汤

治吐血、衄血，脉洪滑而长，或上入鱼际，此因热而胃气不降也，以寒凉重坠之药降其胃气则血止矣。

生赭石轧细，六钱　清半夏三钱　蒌仁炒捣，四钱　生杭芍四钱　竹茹三钱　牛蒡子炒捣，三钱　粉甘草钱半

一童子，年十四，陡然吐血，一昼夜不止，势甚危急，其父通医学，自设有药房，亦束手无策。时愚应其邻家延请，甫至其村，急求为诊视。其脉洪长，右部尤重按有力，知其胃气因热不降，血随逆气上升也。为拟此汤，一剂而愈，又服一剂，脉亦和平。

一人，年十八，偶得吐血证，初不甚剧，因医者误治，遂大吐不止。诊其脉如水上浮麻，莫辨至数，此虚弱之极候也。若不用药立止其血，危可翘足而待。遂投以此汤，去竹茹，加生山药一两，赭石改用八钱，一剂血止。再诊其脉，左右皆无，重按亦不见，愚不禁骇然。询之心中亦颇安稳，惟觉酸懒无力。忽忆吕沧洲曾治一发斑证，亦六脉皆无，沧洲谓脉者血之波澜，今因发斑伤血，血伤不能复作波澜，是以不见，斑消则脉出矣。遂用白虎加人参汤化其斑毒，脉果出（详案在第七卷青盂汤下）。今此证大吐亡血，

较之发斑伤血尤甚，脉之重按不见，或亦血分虚极，不能作波澜欤？其吐之时，脉如水上浮麻者，或因气逆火盛，强迫其脉外现欤？不然闻其诊毕还里（相距十里），途中复连连呕吐，岂因路间失血过多欤？踌躇久之，乃放胆投以大剂六味地黄汤，减茯苓、泽泻三分之二，又加人参、赭石各数钱，一剂脉出。又服平补之药二十余剂，始复初。

《金匮》治心气不足吐衄，有泻心汤，大黄与黄连、黄芩并用，后世未窥仲景制方之意，恒多误解。不知所谓心气不足者，非不足也，若果不足，何又泻之？盖此证因阳明胃腑之热，上逆冲心，以致心中怔忡不安，若有不足之象。仲景从浅处立说，冀人易晓，遂以心气不足名之。故其立方，独本《内经》吐血、衄血，责重阳明不降之旨，用大黄直入阳明之府，以降其逆上之热，又用黄芩以清肺金之热，使其清肃之气下行，以助阳明之降力，黄连以清心火之热，使其元归潜伏，以保少阴之真液，是泻之实所以补之也。且黄连之性肥肠止泻，与大黄并用，又能逗留大黄之力，使之不至滑泻，故吐衄非因寒凉者，服之莫不立愈。且愈后而瘀血全消，更无他患，真良方也。即使心气果系不足，而吐衄不止，将有立危之势，先用泻心汤以止其吐衄，而后从容调补，徐复其正，所谓急则治标，亦医家之良图也。乃世人竟畏大黄力猛，不敢轻用，即或用之，病家亦多骇疑。是以愚不得已，拟此寒降汤，重用赭石，以代大黄降逆之力，屡次用之，亦可随手奏效也。

或问：后世本草谓血证忌用半夏，以其辛而燥也。子所拟寒降汤，治吐衄之因热者，何以方中仍用半夏，独不虑其辛燥伤血乎？答曰：血证须有甄别，若虚劳咳嗽，痰中带血，半夏诚为所忌。若大口吐血，或衄血不止，虽虚劳证，亦可暂用半夏以收一时之功，血止以后，再徐图他治。盖吐血之证，多由于胃气挟冲气上逆；衄血之证，多由于胃气、冲气上逆，并迫肺气亦上逆。《内经·厥论篇》曰：“阳明厥逆，喘咳身热，善惊，衄、呕血。”煌煌圣言，万古不易。是治吐衄者,原当以降阳明之厥逆为主,而降阳明胃气之逆者,莫半夏若也。

斯更可以前哲之言征之。黄坤载曰:“人之中气,左右回旋,脾主升清,胃主降浊。在下之气不可一刻而不升,在上之气不可一刻而不降。一刻不升则清气下陷,一刻不降则浊气上逆。浊气上逆,则呕哕痰饮皆作,一切惊悸、眩晕、吐衄、咳喘、心痞、胁胀、膈噎、反胃,种种诸病于是生焉。胆为少阳之府,属甲木而化相火,顺则下行,而温肾水,相火宁秘,故上清而下暖;逆则上行,出水府而升火位,故下寒而上热。然甲木所以息息归根温水脏者,缘于胃腑戊土之下降。戊土不降,甲木失根,神魂飘荡,此惊悸、眩晕所由来也。二火升炎,肺金被克,此燥渴、烦躁所由来也。胆胃上逆,木土壅迫,此痞闷、膈噎所由来也。凡此诸证,悉宜温中燥土之药,加半夏以降之。其火旺金热者,须用清敛金火之品,然肺为病标,胃为病本,胃气不降,金火无下行之路也。半夏辛燥开通,沉重下达,入胃腑而降逆气。胃土右转,浊痰扫荡,肺腑冲和,神气归根,绵绵不竭矣。血原于脏而统于经,升于肝而降于肺,肝脾不升,则血病下陷,肺胃不降,则血病上逆。缘中脘湿寒,胃土上郁,浊气冲塞,肺气隔碍,收令不行,是以吐衄。此与虚劳惊悸,本属同原。未有虚劳之久不生惊悸,惊悸不止不至吐衄者。当温中燥土,暖水敛火,以治其本,而用半夏降摄胃气,以治其标。庸工以为阴虚火动,不宜半夏,率以清凉滋润之法,刊诸纸素,千载一辙,四海同风。《灵枢》半夏秫米之奥旨(治目不得瞑在《邪客篇》),鲜有解者,可胜叹哉!”

按:因寒因热,皆可使胃气不降。然因热胃气不降者,人犹多知之,因寒胃气不降者,则知者甚鲜。黄氏论胃气不降,专主因寒一面,盖有所感触而言也。曾有一少妇,上焦烦热,不能饮食,频频咳吐,皆系稀涎,脉象弦细无力。知系脾胃湿寒,不能运化饮食下行,致成留饮为恙也。询其得病之初,言偶因咳嗽懒食,延本处名医投以瓜蒌、贝母、麦冬之类，旋愈旋即反复，服药月余竟至如此。遂为开苓桂术甘汤，加干姜、半夏（细观第三卷理饮汤后跋语自知），且细为剖析用药之意。及愚旋里，其药竟不敢服，复请前医治之，月余而亡。夫世之所谓名医者，其用药大抵如此，何不读黄氏之论，而反躬自省也哉！

门人高如璧实验一方。赭石、滑石等分研细，热时新汲井泉水送服，冷时开水送服一两或至二两，治吐衄之因热者甚效。如璧又在保阳，治一吐血证甚剧者，诸药皆不效，诊其脉浮而洪，至数微数，重按不实。初投以拙拟保元寒降汤（在前），稍见效，旋又反复。如璧遂放胆投以赭石二两、台参六钱、生杭芍一两，一剂而愈。

唐容川曰：平人之血畅行脉络，充达肌肤，是谓循经，谓循其经之常道也。一旦不循其常，溢出于肺胃之间，随气上逆，于是吐出。盖人身之气游于血中而出于血外，故上则出为呼吸，下则出为二便，外则出于皮毛而为汗。其气冲和，则气为血之帅，血随之而运行；血为气之守，气得之而静谧。气结则血凝，气虚则血脱，气迫则血走，气不止而血欲止不可得矣。方其未吐之先，血失其经常之道，或由背脊走入膈间，由膈溢入胃中。病重者其血之来辟辟弹指，漉漉有声，病之轻则无声响。故凡吐血胸背必疼，是血由背脊而来，气迫之行不得其和，故见背疼之证。又或由两胁下走油膜入小肠，重则潮鸣有声，逆入于胃以致吐出，故凡失血复多腰胁疼痛之证。此二者来路不同，治法亦异。由背上来者，以治肺为主；由胁下来者，以治肝为主。盖肺为华盖，位在背与胸膈，血之来路，既由其界分溢而出，自当治肺为是；肝为统血之脏，位在胁下，血从其地而来，则又以治肝为是。然肝肺虽系血之来路，而其吐出，实则胃主之也。凡人吐痰吐食，皆胃之咎。血虽非胃所主，然同是吐证，安得不责之于胃。况血之归宿在于血海，冲为血海，其脉隶于阳明，未有冲气不逆上而血逆上者也。仲景治血以治冲为要。冲脉隶于阳明,治阳明即治冲也。阳明之气下行为顺,今乃逆吐,失其下行之令,急调其胃,使气顺吐止,则血不致奔脱矣。此时血之原委不暇究治,惟以止血为第一要法。血止之后,其离经而未吐出者是为瘀血。既与好血不相合,反与好血不相能,或壅而成热,或变而成劳,或结瘕成刺疼,日久变证未可预料,必亟为消除以免后来诸患,故以消瘀为第二法。止吐消瘀之后,又恐血再潮动,则须用药安之,故以宁血为第三法。邪之所凑,其正必虚,去血既多,阴无有不虚者,阴者阳之守,阴虚则阳无所附,久且阳随而亡,故又以补虚为收功之法。四者乃通治血证之大纲也。

按:此论甚精当。愚向拟治吐衄诸方,犹未见唐氏书,今补录之以备参观。

温降汤

治吐衄,脉虚濡而迟,饮食停滞胃口不能消化,此因凉而胃气不降也,以温补开通之药,降其胃气,则血止矣。

白术三钱　清半夏三钱　生山药六钱　干姜三钱　生赭石轧细,六钱　生杭芍二钱　川厚朴钱半　生姜二钱

一童子,年十三四,吐血数日不愈,其吐之时,多由于咳嗽。诊其脉甚迟濡,右关尤甚。疑其脾胃虚寒,不能运化饮食,询之果然。盖吐血之证,多由于胃气不降,饮食不能运化,胃气即不能下降。咳嗽之证,多由于痰饮入肺,饮食迟于运化,又必多生痰饮,因痰饮而生咳嗽,因咳嗽而气之不降者,更转而上逆,此吐血之所由来也。为拟此汤,一剂血止,数剂咳嗽亦愈。

一童子,年十三,从愚读书。一日之间衄血四次。诊其脉甚和平,询之亦不觉凉热。为此证热者居多,且以童子少阳之体,时又当夏令,遂略用清凉、止血之品,衄益甚,脉象亦现微弱,遂改用此汤,一剂而愈。

或问：此汤以温降为名，用药宜热不宜凉矣。乃既用干姜之热，复用芍药之凉，且用干姜而更用生姜者何也？答曰：脾胃与肝胆，左右对待之脏腑也。肝胆属木中藏相火，其性恒与热药不宜。用芍药者，所以防干姜之热力入肝也。且肝为藏血之脏，得芍药之凉润者以养之，则宁谧收敛，而血不妄行。更与生姜同用，且能和营卫，调经络，引血循经，此所以用干姜又用生姜也。

清降汤

治因吐衄不止至阴分亏损，不能潜阳而作热，不能纳气而作喘。甚或冲气因虚上干，为呃逆、为眩晕。心血因虚甚不能内荣，为怔忡、为惊悸不寐，或咳逆，或自汗，诸虚证蜂起之候。

生山药一两　清半夏三钱　净萸肉五钱　生赭石轧细，六钱　牛蒡子炒捣，二钱　生杭芍四钱　甘草钱半

保元寒降汤

治吐血过多，气分虚甚，喘促咳逆，血脱而气亦将脱。其脉上盛下虚，上焦兼烦热者。

生山药一两　野台参五钱　生赭石轧细，八钱　知母六钱　大生地六钱　生杭芍四钱　牛蒡子炒捣，四钱　三七轧细，二钱，药汁送服

一叟，年六十四，素有劳疾，因劳嗽太甚，呕血数碗。其脉摇摇无根，或一动一止，或两三动一止。此气血虚极，将脱之候也。诊脉时见其所咳吐者，痰血相杂。询其从前呕吐之时心中发热，为制此汤，一剂而血止，又服数剂脉亦调匀。

保元清降汤

治吐衄证，其人下元虚损，中气衰惫，冲气、胃气因虚上逆，其脉弦而硬急，转似有力者。

野台参五钱　生赭石轧细，八钱　生芡实六钱　生山药六钱　生杭芍六钱　牛蒡子炒捣，二钱　甘草钱半

友人毛仙阁曾治一少年吐血证。其人向经医者治愈，旋又反复。仙阁诊其脉弦而有力，知其为冲胃之气上逆也。遂于治吐血方中重用半夏、赭石以降逆，白芍、牡蛎（不煅）以敛冲泻热，又加人参以补其中气，使中气健旺以斡旋诸药成功。有从前为治愈之医者在座，颇疑半夏不可用，仙阁力主服之。一剂血止，再剂脉亦和平，医者讶为异事。仙阁晓知曰："此证乃下元虚损，冲气因虚上逆，并迫胃气亦上逆，脉似有力而非真有力，李士材《四字脉诀》所谓'直上直下，冲脉昭昭'者，即此谓也。若误认此脉为实热，而恣用苦寒之药凉其血分，血分因凉而凝，亦可止而不吐，而异日瘀血为恙，竟成劳瘵者多矣。今方中用赭石、半夏以镇冲气，使之安其故宅，而即用白芍、牡蛎以敛而固之，使之永不上逆。夫血为气之配，气为血之主，气安而血自安矣，此所以不治吐血，而吐血自止也。况又有人参之大力者，以参赞诸药，使诸药之降者、敛者皆得有所凭借以成功乎？"医者闻之，肃然佩服，以为闻所未闻云。

秘红丹

治肝郁多怒，胃郁气逆，致吐血、衄血及吐衄之证屡服他药不效者，无论因凉因热，服之皆有捷效。

川大黄细末一钱　油肉桂细末一钱　生赭石细末六钱

上药三味，将大黄、肉桂末和匀，用赭石末煎汤送下。

一妇人，年近三旬，咳嗽痰中带血，剧时更大口吐血，常觉心中发热。其脉一分钟九十至，按之不实。投以滋阴、宁嗽、降火之药数剂无效。因思此证，若用药专止其嗽，嗽愈其吐血亦当愈。遂用川贝九钱，煎取清汤四茶盅，调入生山药细末一两，煮作稀粥。俾于一日连进二剂，其咳顿止（此方可为治虚嗽良方），吐血

证亦遂愈。数日后,觉血气上潮,肺复作痒而嗽,因此又复吐血。自言夜间睡时,常作生气恼怒之梦,怒极或梦中哭泣,醒后必然吐血。据所云云,其肝气必然郁遏,遂改用舒肝(连翘、薄荷不可多用)、泻肝(龙胆、楝子)之品而以养肝(柏子仁、生阿胶)、镇肝(生龙骨、生牡蛎)之药辅之,数剂病稍轻减,而犹间作恼怒之梦,梦后仍复吐血。欲辞不治,病家又信服难却,再四踌躇,恍悟平肝之药以桂为最要,肝属木,木得桂则枯也(以桂作钉钉树,其树立枯),而单用之则失于热;降胃、止血之药以大黄为最要(观《金匮》治吐衄有泻心汤重用大黄可知),胃气不上逆,血即不逆行也,而单用之又失于寒,若二药并用,则寒热相济,性归和平,降胃平肝,兼顾无遗。况俗传方原有用此二药为散,治吐血者(详后化瘀理血汤下),用于此证当有捷效,而再以重坠之药辅之,则力专下行,其效当更捷也。遂用大黄、肉桂细末各一钱和匀,更用生赭石细末煎汤送下,吐血顿愈,恼怒之梦亦从此不作。后又遇吐血者数人,投以此方皆随手奏效。至其人身体壮实而暴得吐血者,又少变通其方,大黄、肉桂细末各用钱半,将生赭石细末六钱与之和匀,分三次服,白开水送下,约点半钟服一次(生赭石可以研末服之,理详前参赭镇气汤下)。

按:肉桂味辣而兼甜,以甜胜于辣者为佳,辣胜于甘者次之。然约皆从生旺树上取下之皮,故均含有油性,皆可入药,至其薄厚不必计也,若其味不但不甚甜,且不甚辣,又兼甚干枯者,是系枯树之皮,不可用也。

二鲜饮

治虚劳证,痰中带血。

鲜茅根切碎,四两　鲜藕切片,四两

煮汁常常饮之,旬日中自愈。若大便滑者,茅根宜减半,再用生山药细末两许,调入药汁中,煮作茶汤服之。

茅根善清虚热而不伤脾胃，藕善化瘀血而兼滋新血，合用之为涵养真阴之妙品。且其形皆中空，均能利水，血亦水属，故能引泛滥逆上之血徐徐下行，安其部位也。

堂兄赞宸，年五旬，得吐血证，延医治疗不效。脉象滑数，摇摇有动象，按之不实。时愚在少年，不敢轻于疏方。因拟此便方，煎汤两大碗，徐徐当茶温饮之，当日即见愈，五六日后病遂脱然。自言未饮此汤时，心若虚悬无着，既饮后，觉药力所至，若以手按心，使复其位，此其所以愈也。

按：茅根遍地皆有，春初秋末，其根甚甜，用之尤佳。至于藕以治血证，若取其化瘀血，则红莲者较优，若用以止吐衄，则白莲者胜于红莲者。

三鲜饮

治同前证，兼有虚热者，即前方加鲜小蓟根二两。

京都名蓟门，故畿内之地各处皆有大、小蓟。乃以本地土物，医者犹多不能辨认。恒以大蓟为小蓟，小蓟为大蓟，殊属可怪。夫二蓟之形象最易辨别。大蓟叶绉，初贴地而生，状类蒲公英。嫩时可生啖当菜疏，老则自叶心出茎，高二三尺，茎上亦有小叶，花黄色亦如蒲公英，俗名曲曲菜。小蓟边有芒刺（故亦名刺蓟）。嫩时即生茎，其叶在茎上，高尺许，花紫色，状如小绒球，嫩时可作羹，俗名青青菜，亦名刺儿菜。大、小蓟皆能清血分之热，以止血热之妄行，而小蓟尤胜。凡因血热妄行之证，单用鲜小蓟根数两煎汤，或榨取其自然汁，开水冲服，均有捷效，诚良药也。医者多视为寻常土物而忽之，可谓贵耳贱目矣。

小蓟茎中生虫，即结疙瘩如小枣。若取其鲜者十余枚捣烂，开水冲服，治吐衄之因热者甚效。邻村李心泉，愚之诗友也。曾告愚曰："余少年曾得吐血证，屡次服药不效，后得用小蓟疙瘩便方，服一次即愈。因呼之谓清凉如意珠，真药中之佳品也。"

化血丹

治咳血，兼治吐衄，理瘀血及二便下血。

花蕊石煅存性，三钱　三七二钱　血余煅存性，一钱

共研细，分两次开水送服。

世医多谓三七为强止吐衄之药，不可轻用，非也。盖三七与花蕊石同为止血之圣药，又同为化血之圣药，且又化瘀血而不伤新血，以治吐衄，愈后必无他患。此愚从屡次经验中得来，故敢确实言之。即单用三七四五钱，或至一两，以治吐血、衄血及大小便下血，皆效。常常服之，并治妇女经闭成癥瘕。至血余，其化瘀血之力不如花蕊石、三七，而其补血之功则过之，以其原为人身之血所生，而能自还原化，且煅之为炭，而又有止血之力也。

曾治一童子，年十五，大便下血，数月不愈，所下者若烂炙，杂以油膜，医者诿谓不治。后愚诊视其脉，弦数无力。俾用生山药轧细作粥，调血余炭六七分服之，日二次，旬日全愈。

作血余炭法：用壮年剃头的短发，洗净剪碎，以锅炒至融化，晾凉轧细，过罗服之。

补络补管汤

治咳血、吐血，久不愈者。

生龙骨捣细，一两　生牡蛎捣细，一两　萸肉去净核，一两　三七研细，二钱，药汁送服

服之血犹不止者，可加赭石细末五六钱。

一妇人，年三十许，咳血三年，百药不效，即有愈时，旋复如故。后愚诊视，其夜间多汗，先用龙骨、牡蛎、萸肉各一两煎服，以止其汗。一剂汗止，再服一剂，咳血之病亦愈。自此永不反复。后又治一少年，或旬日，或浃辰之间，必吐血数口，浸至每日必吐，屡治无效。其脉近和平，微有芤象，亦治以龙骨、牡蛎、萸肉各一

两,三剂而愈。张景岳谓:“咳嗽日久,肺中络破,其人必咳血。”西人谓胃中血管损伤破裂,其人必吐血。龙骨、牡蛎、萸肉,性皆收涩,又兼具开通之力(三药之性,详第一卷既济汤、来复汤与第四卷理郁升陷汤,第八卷清带汤下),故能补肺络与胃中血管,以成止血之功,而又不至有遽止之患,致留瘀血为恙也。又佐以三七者,取其化腐生新,使损伤之处易愈,且其性善理血,原为治衄之妙品也。

咳血之原由于肺,吐血之原由于胃,人之所共知也。而西人于吐血论之尤详。其说谓胃中多回血管,有时溃裂一二处而血出,其故或因胃本体自生炎证,烂坏血管,或因跌打外伤,胃中血管断裂,其血棕黑而臭秽,危险难治。但此类甚少,常见之证,大概血管不曾溃裂,其血亦可自管中溢出,其血多带黑色。因回血管之血色原紫黑,而溢出在胃,胃中酸汁又能令血色变黑也。若血溢自胃中血管,即时吐出,其色亦可鲜红。其病原,或因胃致病,或因身虚弱血质稀薄,皆能溢出。有胃自不病,或因别经传入于胃,如妇女倒经,是子宫之血传入于胃。又如肝脾胀大,血不易通行,回血管满溢,入胃则吐出,入大、小肠则便出,便与吐之路不同。其理一也。

吐血紫黑者,方书多谓系瘀血,愚向疑其不然,又不能确指其果系何故。今观此论,心始昭然。又论中所谓回血管,乃导回紫血入心之管也。管内有门,门无定处,其体比脉管稍薄,其径稍大,有血则圆,无血则扁。总管二支,由心右上房而出。一支向下以接下身脏腑两足之回血,一支向上以接头脑两手之回血,散布小支,一如脉管之状。但脉管深居肉内者多,而回血管深浅皆有,蓝色无脉者是也。另有一种,名曰微丝血管,目力不能见,以镜显之,见密结如网,骨肉内外遍体皆然,与血脉管、回血管两尾相通,故赤紫两血通行无碍。夫血以赤色为正,其有紫色者何也?凡血运行,由心左下房发源,直出血脉总管,流布周身,长骨肉,养身命，然渐行渐改其性，迨由微丝血管入回血管之中，其色遂变为紫矣。由是紫血由回血管行近至心，流归总血管，以达心右上房，转落右下房。右下房有大血管一支，长寸许，即分为二，以入肺左右叶，运行肺中，随呼气吐出碳气，复随吸气纳进氧气，其色复变为赤。即由肺血管（左右各二支）回心左上房，转落左下房，复出血脉总管，往来运行，如环无端。

按：化学家谓空气中所含之气，大要可分为二种：一为氧气，一为氮气。氮气居百分之七十九，氧气居百分之二十一。氧气者，养人之生气也。然氮气多而氧气少者，诚以氧气浓烈，必须以氮气淡之，而后得其和平。人之百体，日有消长，其合骨肉用者，固赖血以生之，不合骨肉用者，又须赖血以出之。何以血行渐改变为紫色，缘其中有碳气也。碳气者，乃身体中无用之物，杂化为气，与氧气合即有毒，与炭气同类，故曰碳气。凡人一呼一吸，合为一息，呼者吐碳气也，吸者吸氧气也。氧气入血则赤，赤为正血，碳气入血则紫，紫为坏血。故紫血必须入肺，运至气胞之上，泄碳气于胞内，气管递而出之，是为一呼。碳气既出，复递生气以入，直抵胞内，血遂摄之，是为一吸。呼吸一停，转流改换，人始无病。

或问：西人回血管之说，甚微妙矣，然其说可确信乎？答曰：其说确有凭据，以其虽为行血之管，而按之无动脉也。心体常动，每呼吸之间，约动四次。每心一动，即激发新血注于脉管中，而周身之脉管，皆随之一动。特其管多深藏肉里，故人周身动脉处无多。至回血管，多浅在肉外，微透青色，世俗误呼为青筋者皆是，虽密络周身，而按之皆不动。与血脉管之行血，实有进退之分。血脉管鼓进新血，随心力运行，故按之常动。回血管收回陈血，不随心力运行，故按之不动。盖运久之血，中含碳气，渐变紫色，赖心部收回，注之于肺，呼出碳气，吸进氧气，仍变为赤，此造化之神妙也。若心于回血管，亦鼓之使动，则其气机外向，即不能收回陈血。是以不借心力鼓之，惟借血脉管之余力，透过微丝血管以运行之，如微弱之水，涓涓徐流，不起波澜，以转回于心部。故曰因其按之无动脉，而可决为回血管也。向尝疑治痧证者，刺血管放血，其血莫不发紫。若谓其证因热甚而血发紫，何以因寒之证其血亦紫。且周身之血既发紫，何以止刺其数处出血少许，病或即愈。今乃知其所刺者皆回血管，其出血无多而病可愈者，放出碳气之力也。

或又问：西人回血管之说既可信，则其膈肺呼出碳气，吸进氧气，血仍变赤，复归于心之说，亦必可信，何以古圣贤皆未言及？答曰：此理《内经》言之，扁鹊《难经》亦言之，而《难经》较详。其书第一节曰："十二经皆有动脉，独取寸口，以决五脏六腑，死生吉凶之法，何谓也？然（答词也）寸口者脉之大会，手太阴之动脉也。人一呼脉行三寸，一吸脉行三寸，呼吸定息，脉行六寸。人一昼夜凡一万三千五百息，脉行五十度（《内经》谓十六丈二尺为一度）周于身，漏水下百刻。荣卫行阳二十五度，行阴二十五度，为一周也。故五十度复会于手太阴。寸口者，五脏六腑之所终始，故取法于寸口也。"盖人之脏腑，皆有血脉管与回血管。其回血管之血，由心至肺将碳气呼出，是诸脏腑之回血管至此而终也。迨吸进氧气，其血仍赤，归于心而散于诸脏腑，是诸脏腑之血脉管自此而始也。故曰五脏六腑之所终始也。为肺能终始诸脏腑，是以诸脏腑之病，可于肺之寸口动脉候之，而寸口之动脉，遂可分其部位而应诸脏腑矣。特古书语意浑含，有待于后世阐发耳。

或又问：回血管之说，证以秦越人《难经》益可确信。然据西人之说，谓吐紫黑成块者，亦系回血管之血，何以人之腑中或胁下素有瘀积，偶有因吐紫黑成块之血而愈者？答曰：此等证，西人亦尝论及，胃有因肝脾瘀血及他处瘀血由胃而出，而胃自不病者，吐后即觉松适，所谓以病医病也。然他处瘀血，既假道于胃而出，虽云胃自不病，而胃中回血管必有溃裂之处，亦宜治以化瘀，兼收涩之药。浓煎龙骨牡蛎汤，送下三七细末，可以顷刻奏效。若但认为瘀血，任其倾吐，未有不危殆者。此有关性命之证，医者切宜知之。

或又问：据西人之说，是他经之血，皆可以借径于胃而吐出。至咳血出于肺，而他处之血，亦或借径于肺而上行否？答曰：此问甚精微，然可实指而确论之也。吾友苏明阳先生，当世之哲学士也（著有天地新学说）。尝告愚曰：肺管下行连心、连肝及胆。其相连之处，心及肝胆，皆有门与之相通，再下行至脐下，连于气海。气海即《医林改错》谓其状若倒提鸡冠花者是也。然相连之处，仍有膜膈之在若通若不通之间。因气海之中，所存者元气，若与此管不通，则元气不能上达，若与此管过通，元气又不能存蓄也。气海之下，又有管与之相连，亦在若通若不通之间。其管由气海之下转而上行，循脊梁上贯脑部，复转而下行。气海上之管任脉也，下之管督脉也。人当未生之时，息息得母之气化，以贯注于气海。迨其气化充满，即冲开督任二脉，以灌溉诸脏腑，此人之先天，督任所以常通也。既生之后，气海之来源既停，其中所存之元气，遂蕴蓄其中，以为百年寿命之根。而其所以培养诸脏腑者，端藉呼吸与饮食之力，此人之后天，督任所以不通也。愚曾即其言验诸物类，剖解之时，其形迹亦分毫不谬。由是观之，是心肝之血皆可由喉出也。任脉在下焦，又与冲脉血海相通，斯下焦之血亦可由喉出也。夫喉为肺管，其正支入肺，其分支即为任脉之管。凡血自任脉上溢而出于喉者，虽非借径于肺，与借径于肺者无异也。再者，人之咳嗽不已则气必上升，而血即可随之上溢。其血因嗽可从肺管上溢，久之亦可因嗽自胃管上溢。故凡自上失血之证兼咳嗽者，无论咳血、吐血、衄血，皆当急治愈其咳嗽，为要着也。

或问：《内经》谓阳明厥逆，则吐衄。西人谓胃中血管损伤破裂出血，则吐血。此二说亦相通乎？答曰：阳明厥逆，胃腑气血必有膨胀之弊，此血管之所以易破也。降其逆气，血管之破者自闭，设有不闭，则用龙骨、牡蛎诸收涩之药以补之，防其溃烂，佐以三七、乳香、没药诸生肌之品以养之。此拙拟补络补管汤所以效也。设使阳明未尝厥逆，胃中血管或因他故而破裂，则血在胃中，亦恒随饮食下行自大便出，不必皆吐出也。

此方原无三七，有乳香、没药各钱半。偶与友人景山谈及，景山谓："余治吐血，亦用兄补络补管汤，以三七代乳香、没药，则其效更捷。"愚闻之遂欣然易之。

景山又谓："龙骨、牡蛎能收敛上溢之热，使之下行，而上溢之血，亦随之下行归经。至萸肉为补肝之妙药，凡因伤肝而吐血者，萸肉又在所必需也。且龙骨、牡蛎之功用神妙无穷，即脉之虚弱已甚，日服补药毫无起象，或病虚极不受补者，投以大剂龙骨、牡蛎，莫不立见功效，余亦不知其何以能然也。"愚曰："人身阳之精为魂，阴之精为魄。"龙为天地之元阳所生（理详第五卷从龙汤下），故能安魂。牡蛎为水之真阴结成（海气结为蚝山即牡蛎山），故能强魄。魂魄安强，精神自足，虚弱自愈也。是龙骨、牡蛎，固为补魂魄、精神之妙药也。

邑有吐血久不愈者。有老医于平津先生，重用赤石脂二两，与诸止血药治之，一剂而愈。后其哲嗣锦堂向愚述其事，因诘之曰："重用赤石脂之义何居？"锦堂曰："凡吐血多因虚火上升，然人心中之火，亦犹炉中之火，其下愈空虚，而火上升之力愈大，重用赤石脂，以填补下焦，虚火自不上升矣。"愚曰："兄之论固佳，然犹有剩义。赤石脂重坠之力，近于赭石，故能降冲胃之逆，其黏涩之力，近于龙骨、牡蛎，故能补血管之破。兼此二义，重用石脂之奥妙，始能尽悉。是以愚遇由外伤内，若跌碰致吐血久不愈者，料其胃中血管必有伤损，恒将补络补管汤去萸肉，变汤剂为散剂，分数次服下，则龙骨、牡蛎不但有黏涩之力，且较煎汤服者，更有重坠之力，而吐血亦即速愈也。"锦堂闻之欣然曰："先严用此方时,我年尚幼,未知详问,今闻兄言贶我多矣。”

邑张某家贫佣力,身挽辘车运货远行,因枵腹努力太过,遂致大口吐血。卧病旅邸,恐即不起。意欲还里,又乏资斧。乃勉强徒步徐行,途中又复连吐不止,目眩心慌,几难举步。腹中觉饥,怀有干饼,又难下咽。偶拾得山楂十数枚,遂和干饼食之。觉精神顿爽,其病竟愈。盖酸者能敛,而山楂则酸敛之中兼有化瘀之力,与拙拟补络补管汤之意相近,故获此意外之效也。

化瘀理膈丹

治力小任重,努力太过,以致血瘀膈上,常常短气。若吐血未愈者,多服补药或凉药,或多用诸药炭,强止其血,亦可有此病,皆宜服此药化之。

三七捣细,二钱　鸭蛋子去皮,四十粒

上药二味,开水送服,日两次。凡服鸭蛋子不可嚼破,若嚼破即味苦不能下咽,强下咽亦多呕出。

一童子,年十四,夏日牧牛野间。众牧童嬉戏,强屈其项背,纳头裤中,倒缚其手,置而弗顾,戏名为看瓜。后经人救出,气息已断。俾盘膝坐,捶其腰背,多时方苏。惟觉有物填塞胸膈,压其胸中大气,妨碍呼吸。剧时气息仍断,两目上翻,身躯后挺。此必因在裤中闷极之时努挣不出,热血随努挣之气力上溢,而停于膈上也。俾单用三七三钱捣细,开水送服,两次全愈。

一人,年四十七,素患吐血。医者谓其虚弱,俾服补药,连服十余剂,觉胸中发紧而血溢不止。后有人语以治吐血便方,大黄、肉桂各五分轧细,开水送服,一剂血止。然因从前误服补药,胸中常觉不舒,饮食减少,四肢酸懒无力。愚诊之,脉似沉牢,知其膈上瘀血为患也。俾用鸭蛋子五十粒去皮,糖水送服,日两次,数日而愈。

治消渴方

玉液汤

治消渴。消渴即西医所谓糖尿病，忌食甜物。

生山药一两　生黄耆五钱　知母六钱　生鸡内金捣细，二钱　葛根钱半　五味子三钱　天花粉三钱

消渴之证多由于元气不升，此方乃升元气以止渴者也。方中以黄耆为主，得葛根能升元气，而又佐以山药、知母、花粉以大滋真阴，使之阳升而阴应，自有云行雨施之妙也。用鸡内金者，因此证尿中皆含有糖质，用之以助脾胃强健，化饮食中糖质为津液也。用五味者，取其酸收之性，大能封固肾关，不使水饮急于下趋也。

邑人某，年二十余，贸易津门，得消渴证。求津门医者，调治三阅月，更医十余人不效。归家就医于愚。诊其脉甚微细。旋饮水旋即小便，须臾数次。投以此汤，加野台参四钱，数剂渴见止，而小便仍数。又加萸肉五钱，连服十剂而愈。

方书消证分上消、中消、下消。谓上消口干舌燥，饮水不能解渴，系心移热于肺，或肺金本体自热不能生水，当用人参白虎汤；中消多食犹饥，系脾胃蕴有实热，当用调胃承气汤下之；下消谓饮一斗溲亦一斗，系相火虚衰，肾关不固，宜用八味肾气丸。

按：白虎加人参汤，乃《伤寒论》治外感之热传入阳明胃腑，以致作渴之方。方书谓上消者宜用之，此借月也。愚曾试验多次，然必胃腑兼有实热者，用之方的。中消用调胃承气汤，此须细为斟酌，若其右部之脉滑而且实，用之犹可，若其人饮食甚勤，一时不食即心中怔忡，且脉象微弱者，系胸中大气下陷，中气亦随之下陷，宜用升补气分之药，而佐以收涩之品与健补脾胃之品，拙拟升陷汤（在第四卷）后有治验之案可参观；若误用承气下之，则危不旋踵。至下消用八味肾气丸，其方《金匮》治男子消渴，饮一斗

溲亦一斗，而愚尝试验其方，不惟治男子甚效，即治女子亦甚效。曾治一室女得此证，用八味丸变作汤剂，按后世法，地黄用熟地、桂用肉桂，丸中用几两者改用几钱，惟茯苓、泽泻各用一钱，两剂而愈。后又治一少妇得此证，投以原方不效，改遵古法，地黄用干地黄(即今生地)，桂用桂枝，分量一如前方，四剂而愈。此中有宜古宜今之不同者，因其证之凉热，与其资禀之虚实不同耳。

尝因化学悟出治消渴之理。今试以壶贮凉水置炉上，壶外即凝有水珠，恒至下滴。迨壶热则其水珠即无。盖炉心必有氢气上升，与空气中之氧气合，即能化水，着于凉水壶上，即可成珠下滴。迨壶热则所着之水，旋着旋即涸去，故又不见水。人腹中之气化壮旺，清阳之气息息上升，其中必挟有氢气上升，与自肺吸进之氧气相合，亦能化水，着于肺胞之上，而为津液。津液充足，自能不渴。若其肺体有热，有如炉上壶热，所着之水旋即涸去，此渴之所由来也。当治以清热润肺之品，若因心火热而铄肺者，更当用清心之药；若肺体非热，因腹中气化不升，氢气即不能上达于肺，与吸进之氧气相合而生水者，当用升补之药，补其气化，而导之上升，此拙拟玉液汤之义也。然氢气必随清阳上升，而清阳实生于人身之热力，犹炉心有火，而炉心始有氢气上升也。故消渴之证，恒有因脾胃湿寒、真火衰微者，此肾气丸所以用桂、附，而后世治消渴，亦有用干姜、白术者。尝治一少年，咽喉常常发干，饮水连连不能解渴，诊其脉微弱迟濡，投以四君子汤，加干姜、桂枝尖，一剂而渴止矣。又有湿热郁于中焦作渴者，苍柏二妙散、丹溪越鞠丸皆可酌用。

滋膵饮

治同前证。

生箭耆五钱　大生地一两　生怀山药一两　净萸肉五钱　生猪胰子切碎，三钱上五味，将前四味煎汤，送服猪胰子一半，至煎渣时，再送服余一半。若遇中、上二焦积有实热脉象洪实者，可先服白虎加人参汤数剂，将实热消去强半，再服此汤，亦能奏效。

消渴一证，古有上、中、下之分，谓其证皆起于中焦而极于上、下。究之无论上消、中消、下消，约皆渴而多饮多尿，其尿有甜味。是以《圣济总录》论消渴谓："渴而饮水多，小便中有脂，似麸而甘。"至谓其证起于中焦，是诚有理，因中焦膵病，而累及于脾也。盖膵为脾之副脏，在中医书中名为"散膏"，即扁鹊《难经》所谓脾有"散膏"半斤也（膵尾衔接于脾门，其全体之动脉又自脾脉分支而来，故与脾有密切之关系）。有时膵脏发酵，多酿甜味，由水道下陷，其人小便遂含有糖质。迨至膵病累及于脾，致脾气不能散精达肺（《内经》谓脾气散精，上达于肺）则津液少，不能通调水道（《内经》谓肺通调水道，下归膀胱）则小便无节，是以渴而多饮多溲也。尝阅《申报》有胡适之者，因病消渴，求治于北平协和医院，久而无效，惧而旋里，亦以为无药可医矣。其友劝其延中医治疗，服药竟愈。所有方中以黄耆为主药，为其能助脾气上升，还其散精达肺之旧也。《金匮》有肾气丸善治消渴。其方以干地黄（即生地黄）为主，取其能助肾中之真阴上潮以润肺，又能协同山萸肉以封固肾关也。又向因治消渴，曾拟有玉液汤（方在前），方中以生怀山药为主，屡试有效。近阅医报且有单服山药以治消渴而愈者，以其能补脾固肾，以止小便频数；而所含之蛋白质又能滋补膵脏，使其"散膏"充足；且又色白入肺，能润肺生水，即以止渴也。又俗传治消渴方，单服生猪胰子可愈。盖猪胰子即猪之膵，是人之膵病，而可补以物之膵也。此亦犹鸡内金，诸家本草皆谓其能治消渴之理也。鸡内金与猪胰子，同为化食之物也。愚因集诸药合为一方，以治消渴屡次见效。因敢笔之于书，以公诸医界。

附录 天津卢抑甫君评此方云：按糖尿病一证，在西医病理上之研究，由于膵脏之岛素组织萎缩，制造内分泌物之机能减却，故对于副肾之内分泌物亚笃列那林助肝脏造糖之过胜技能不能制止,因而血液内含糖量过多,以致尿内亦含有糖质,西医起初无适切之治法。自西历一千九百二十年,西医邦廷古氏由牛、马、豕等之膵脏抽出其内分泌物,名之曰依苏林,注射于皮下或静脉内,能使血内过量之糖立即减少,虽至病剧陷于昏睡时,亦有起死回生之望。今先生治糖尿病之处方内有猪胰一味,属于古来脏器疗法,与现今西医之内分泌疗法暗合。但古人只知以脏补脏,不知其有内分泌物之作用。又内服之法不如注射,因经口入胃,其有效成分为酸性胃液所破坏,即难奏效。注射则成分直达于病所,其奏效必确也。如除去猪胰子之脂肪、结缔组织及蛋白酵素,制成水制流膏,使仅含有抗糖物质,再加碱性液以防制其胃液之酸性,则内服之缺点可以免去。病人不欲行注射者,当以此法为最良矣。中国古方治糖尿病有黄耆汤与八味丸,以新学理释之,必有使糖量减少之作用。至于何种药味有此作用,尚待研究,此时难以指定也。日医博士上条秀介,曾于中药何首乌抽出一种有效成分,名之曰巴利够宁,以治糖尿病,确有减少糖质作用,发表治验报告,东西医界甚为惊异。我国医家如能于黄耆汤、八味丸抽出某药成分,证明有减糖质作用,则上条秀介不能专美于前矣。然而未能抽出者,科学落后,其程度不如人也。以哲学的药性治哲学的病理,则终于哲学的范围而已。而先生此方由黄耆汤与八味丸脱胎变体而来,有西医制方之精神,又加猪胰子之脏器疗法,暗合于科学之原理,此则为现今医界所未有,而为鄙人所钦佩无已者也。

又先生所著之《医学衷中参西录》中,各种处方类于此方之理想者甚多,鄙人临证采用多收良效,拟撰《张氏医方新解》,以西医之理发明之,俾西医界中亦可放胆试用,此诚沟通中西之资藉也。以后得暇,当按方循序披露,登于拙撰医学报(即《医药卫生浅说报》),以便使中西医界之参考,庶于当今医学有小补云。

观卢君此段议论，诚当今医界之伟人也。卢君印(谦)先毕业于西医校，后又自精心研究中医，生平临证以西理断病，以中药治病，自命为新医学家。凡所用之中药，皆细心研究其成分，将其有用之成分提出，制成为流液，或制为结晶用之，较诸药片恒有捷效，且将其提出诸药之成分，恒披露于所撰医报中。卢君自命为新医学家，洵非虚语也。

治癃闭方

宣阳汤

治阳分虚损，气弱不能宣通，致小便不利。

野台参四钱　威灵仙钱半　寸麦冬带心，六钱　地肤子一钱

济阴汤

治阴分虚损，血亏不能濡润，致小便不利。

怀熟地一两　生龟板捣碎，五钱　生杭芍五钱　地肤子一钱

阴分、阳分俱虚者，二方并用，轮流换服，如下案所载服法，小便自利。

一媪，年六十余，得水肿证，延医治不效。时有专以治水肿名者，其方秘而不传。服其药自大便泻水数桶，一身肿尽消。言忌咸百日，可保永愈。数日又见肿，旋复如故。服其药三次皆然，而病人益衰惫矣。盖未服其药时，即艰于小便，既服药后，小便滴沥全无，所以旋消而旋肿也。再延他医，皆言服此药，愈后复发者，断乎不能调治。后愚诊视，其脉数而无力。愚曰：脉数者阴分虚也，无力者阳分虚也。膀胱之腑有下口无上口，水饮必随气血流行，而后能达于膀胱，出为小便。《内经》所谓州都之官，津液存焉，气化则能出者是也。此脉阴阳俱虚，致气化伤损，不能运化水饮以达膀胱，此小便所以滴沥全无也。《易·系辞》曰："日往则

月来,月往则日来,日月相推而明生焉。寒往则暑来,暑往则寒来,寒暑相推而岁成焉。往者屈也,来者信(伸音)也,屈信相感,而利生焉。”此天地之气化,即人身之气化也。爰立两方,一方以人参为君,辅以麦冬以济参之热,灵仙以行参之滞,少加地肤子为向导药,名之曰宣阳汤,以象日象暑;一方以熟地为君,辅以龟板以助熟地之润,芍药以行熟地之滞(芍药善利小便,故能行熟地之泥),亦少加地肤子为向导药,名之济阴汤,以象月象寒。二方轮流服之,以象日月寒暑相推、往来屈伸相感之义。俾先服济阴汤,取其贞下起元也。服至三剂小便稍利,再服宣阳汤,亦三剂小便大利,又再服济阴汤,小便直如泉涌,肿遂尽消。病家疑而问曰:前服济阴汤,小便微通,此时又服之,何其功效百倍于从前?答曰:善哉问也!前服济阴汤,似于冬令,培草木之根荄,以厚其生长之基也,于服宣阳汤数剂后,再服济阴汤,如纯阳月后,一阴二阴甫生,时当五六月大雨沛行,万卉之畅茂,有迥异寻常者矣。

或问:西人谓膀胱有进水之口,在出水之口下,其口斜透膀胱,且有油膜绕护,故不易辨认。西人实验最精,其说必不差谬。子论膀胱,何以仍遵古说?答曰:西人之说虽得之实验,然必以中法参之,始能尽脏腑之微奥。唐容川曰:“三焦之根,出于肾系。两肾之间,有油膜一条连于脊骨,自下而上,第七节命门穴处即肾系也。由肾系下生连网油膜(俗名网油,西人名连网),是为下焦,中生板油,是为中焦,上生隔膜,是为上焦。盖三焦即人身之油膜,上络心肺、中络脾胃、下络肠与肾连膀胱。食入于胃由肠而下,饮入于胃,则胃之四面皆有微丝血管将水吸出,散走油膜之上,即三焦也。水缘三焦下行,由肾漉过,以达膀胱。”今试取物脬验之,其出水口下,油膜绕护之处,即与三焦连网相连之处,初无外露之口。三焦气化流行,自能运转水饮,由连网而达于膀胱。《内经》所谓三焦者决渎之官,水道出焉者是也。由斯观之,其进水之口,原在若有若无之间,谓之有可也,谓之无亦无不可也。彼西人驳三焦之说，而不知其所谓连网即三焦，且不知连网生于肾系，是实验虽精而犹未精也。

一妇人，年三十许，因阴虚小便不利，积成水肿甚剧，大便亦旬日不通。一老医投以八正散不效，友人高夷清为出方，用生白芍六两，煎汁两大碗，再用阿胶二两，熔化其中，俾病人尽量饮之。老医甚为骇疑，夷清力主服之，尽剂而二便皆通，肿亦顿消。后老医与愚觌面，为述其事，且问此等药何以能治此病。答曰：此必阴虚不能化阳，以致二便闭塞。白芍善利小便，阿胶能滑大便，二药并用，又大能滋补真阴，使阴分充足，以化其下焦偏胜之阳，则二便自能通利也。

长子荫潮治一水肿证。其人年六旬，二便皆不通利，心中满闷，时或烦躁。知其阴虚积有内热，又兼气分不舒也。投以生白芍三两，橘红、柴胡各三钱，一剂二便皆通。继服滋阴理气，少加利小便之药而愈。

一妇人，年四十许，得水肿证，百药不效，偶食绿豆稀饭，觉腹中松畅，遂连服数次，小便大利而愈。有人向愚述其事，且问所以能愈之故。答曰：绿豆与赤小豆同类，故能行水利小便，且其性又微凉，大能滋阴退热。凡阴虚有热，致小便不利者，服之皆有效也。

白茅根汤

治阴虚不能化阳，小便不利，或有湿热壅滞，以致小便不利，积成水肿。

白茅根掘取鲜者，去净皮与节间小根，细切，一斤

将茅根用水四大碗煮一沸，移其锅置炉旁，候十数分钟，视其茅根若不沉水底，再煮一沸，移其锅置炉旁，须臾视其根皆沉水底，其汤即成。去渣温服多半杯，日服五六次，夜服两三次，使药力相继，周十二时，小便自利。

茅根形象中空，颇类苇根。鲜者煮稠汁饮之，则其性微凉，其味甘而且淡。为其凉也，故能去实火；为其甘也，故能清虚热；为其淡也，故能利小便。且其根不但中空，周遭爿上有十二小孔（细视可见），象人十二经络。故又能宣通脏腑，畅达经络，兼治外感之热，而利周身之水也。然必须如此煮法，服之方效。若久煎，其清凉之性及其宣通之力皆减，服之即无效矣。所煮之汤，历一昼夜即变绿色，若无发酵之味，仍然可用。

一妇人，年四十余，得水肿证。其翁固诸生，而精于医者，自治不效，延他医诊治亦不效，偶与愚遇，问有何奇方，可救此危证。因细问病情，知系阴虚有热，小便不利。遂俾用鲜茅根煎浓汁，饮旬日全愈。

一媪，年六十余，得水肿证。医者用药，治愈三次皆反复，再服前药不效。其子商于梓匠，欲买棺木，梓匠固其亲属，转为求治于愚。因思此证反复数次，后服药不效者，必是病久阴虚生热，致小便不利。细问病情，果觉肌肤发热，心内作渴，小便甚少。俾单用鲜白茅根煎汤，频频饮之，五日而愈。

一妇人，年四十许，得水肿证。其脉象大致平和，而微有滑数之象。俾浓煎鲜茅根汤饮之，数日病愈强半。其子来送信，愚因嘱之曰：有要紧一言，前竟忘却。患此证者，终身须忌食牛肉。病愈数十年，食之可以复发。孰意其子未返，已食牛肉，且自觉病愈，出坐庭中，又兼受风，其证陡然反复，一身尽肿，两目因肿甚不能开视。愚用越婢汤发之，以滑石易石膏（用越婢汤原方，常有不汗者，若以滑石易石膏则易得汗），一剂汗出，小便顿利，肿亦见消。再饮白茅根汤，数日病遂全愈。

按：白茅根，拙拟二鲜饮与三鲜饮，用以治吐衄，此方又用以治水肿，而其功效又不止此也。愚治伤寒温病，于大便通后，阳明之盛热已消，恒俾浓煮鲜茅根汤，渴则饮之，其人病愈必速，且愈后即能饮食，更无反复之患。盖寒温愈后，其人不能饮食与屡次复病者，大抵因余热未尽，与胃中津液未复也。白茅根甘凉之性，既能清外感余热，又能滋胃中津液。至内有郁热，外转觉凉者，其性又善宣通郁热使达于外也。

又按：凡膨胀，无论或气、或血、或水肿，治愈后，皆终身忌食牛肉。盖牛肉属土，食之能壅滞气血，且其彭亨之形，有似腹胀，故忌之也。医者治此等证，宜切嘱病家，慎勿误食。

温通汤

治下焦受寒，小便不通。

椒目炒捣，八钱　小茴香炒捣，二钱　威灵仙三钱

人之水饮，由三焦而达膀胱。三焦者，身内脂膜也。曾即物类验之，其脂膜上皆有微丝血管，状若红绒毛，即行水之处。此管热则膨胀，凉则凝滞，皆能闭塞水道。若便浊兼受凉者，更凝结稠黏杜塞溺管，滴沥不通。故以椒目之滑而温、茴香之香而热者，散其凝寒，即以通其窍络。更佐以灵仙温窜之力，化三焦之凝滞，以达膀胱，即化膀胱之凝滞，以达溺管也。凉甚者，肉桂、附子、干姜皆可酌加。气分虚者，更宜加人参助气分以行药力。

加味苓桂术甘汤

治水肿小便不利，其脉沉迟无力，自觉寒凉者。

于术三钱　桂枝尖二钱　茯苓片二钱　甘草一钱　干姜三钱　人参三钱　乌附子二钱　威灵仙一钱五分

肿满之证，忌用甘草，以其性近壅滞也，惟与茯苓同用，转能泻湿满，故方中未将甘草减去。若肿胀甚剧，恐其壅滞者，去之亦可。

服药数剂后，小便微利，其脉沉迟如故者，用此汤送服生硫黄末四五厘。若不觉温暖，体验渐渐加多，以服后移时觉微温为度。

人之水饮，非阳气不能宣通。上焦阳虚者，水饮停于膈上。

中焦阳虚者,水饮停于脾胃。下焦阳虚者,水饮停于膀胱。水饮停蓄既久,遂渐渍于周身,而头面肢体皆肿,甚或腹如抱瓮,而臌胀成矣。此方用苓桂术甘汤,以助上焦之阳。即用甘草协同人参、干姜以助中焦之阳。又人参同附子名参附汤(能固下焦元阳将脱),协同桂枝更能助下焦之阳(桂枝上达胸膈,下通膀胱,故肾气丸用桂枝,不用肉桂)。三焦阳气宣通,水饮亦随之宣通,而不复停滞为患矣。至灵仙与人参并用,治气虚小便不利甚效(此由实验而知,故前所载宣阳汤并用之),而其通利之性,又能运化术、草之补力,俾胀满者服之,毫无滞碍,故加之以为佐使也。若药服数剂后,脉仍如故,病虽见愈,实无大效。此真火衰微太甚,恐非草木之品所能成功,故又用生硫黄少许,以补助相火。诸家本草,谓其能使大便润、小便长,补火之中大有行水之力,故用之,因凉成水肿者尤良也。第八卷载有服生硫黄法,其中有治水肿之验案宜参观。

脉沉水肿与脉浮水肿迥异。脉浮者,多系风水,腠理闭塞,小便不利。当以《金匮》越婢汤发之,通身得汗,小便自利,若浮而兼数者,当是阴虚火动,宜兼用凉润滋阴之药。脉沉水肿,亦未可遽以凉断,若沉而按之有力者,系下焦蕴热未化,仍当用凉润之药,滋阴以化其阳,小便自利,惟其脉沉而且迟,微弱欲无,询之更自觉寒凉者,方可放胆用此汤无碍,或但服生硫黄,试验渐渐加多,亦可奏效。特是肿之剧者,脉之部位皆肿,似难辨其沉浮与有力无力,必重按移时,使按处成凹始能细细辨认。

按:苓桂术甘汤,为治上焦停饮之神方。《金匮》曰:“短气有微饮,当从小便去之,苓桂术甘汤主之,肾气丸亦主之。”喻嘉言注云:“呼气短,宜用苓桂术甘汤以化太阳(膈上)之气;吸气短,宜用肾气丸以纳少阴(肾经)之气。”推喻氏之意,以为呼气短则上焦阳虚,吸气短则下焦阴虚,故二方分途施治。然以之为学者说法,以自明其别有会心则可;以之释《金匮》,谓其文中之意本如是则不可。何者？仲景当日著书立言，原期后世易于率由，使二方果如此分用，仲景何竟统同言之，致令后世费如许推测。盖膈上与膀胱相隔虽远，实皆太阳寒水之所统贯。太阳者天也，膈上也。寒水者水也，肾之腑膀胱也。水气上升而为云，复得天气下降而为水，天水相连，升降一气，此太阳寒水所以相并而为一经也。愚临证体验多年，见有膈上气旺而膺胸开朗者，必能运化水饮下达膀胱，此用苓桂术甘汤治饮之理也，见有肾气旺而膀胱流通者，又必能吸引水饮下归膀胱，此用肾气丸治饮之理也。故仲景于上焦有微饮而短气者，并出两方，任人取用其一，皆能立建功效。况桂枝为宣通水饮之妙药，茯苓为淡渗水饮之要品，又为二方之所同乎！且《金匮》之所谓短气，乃呼气短，非吸气短也。何以言之吸气短者，吸不归根即吐出，《神农本经》所谓吐吸，即喘之替言也。《金匮》之文有单言喘者，又有短气与喘并举者。若谓短气有微饮句，当兼呼气短与吸气短而言，而喘与短气并举者，又当作何解耶（惟论溢饮变其文曰气短，似言吸气短）！

用越婢汤治风水，愚曾经验，遇药病相投，功效甚捷。其方《金匮》以治风水恶风，一身悉肿，脉浮不渴，续自汗出，无大热者。而愚临证体验以来，即非续自汗出者用之亦可，若一剂而汗不出者，可将石膏易作滑石（分量须加重）。

寒通汤

治下焦蕴蓄实热，膀胱肿胀，溺管闭塞，小便滴沥不通。

滑石一两　生杭芍一两　知母八钱　黄柏八钱

一人，年六十余，溺血数日，小便忽然不通，两日之间滴沥全无。病人不能支持，自以手揉挤，流出血水少许，稍较轻松。揉挤数次，疼痛不堪揉挤。彷徨无措，求为诊治。其脉沉而有力，时当仲夏，身覆厚被，犹觉寒凉，知其实热郁于下焦，溺管因热而肿胀不通也。为拟此汤，一剂稍通，又加木通、海金沙各二钱，服两剂全愈。

升麻黄耆汤

治小便滴沥不通，偶因呕吐咳逆，或侧卧欠伸，可通少许，此转胞也。用升提药，提其胞而转正之，胞系不了戾，小便自利。

生黄耆五钱　当归四钱　升麻二钱　柴胡二钱

一妇人，产后小便不利，遣人询方。俾用生化汤加白芍，治之不效。复来询方，言有时恶心呕吐，小便可通少许。愚恍悟曰：此必因产时努力太过，或撑挤太甚，以致胞系了戾，是以小便不通。恶心呕吐，则气机上逆，胞系有提转之势，故小便可以稍通也。遂为拟此汤，一剂而愈。

三焦之气化不升则不降。小便不利者，往往因气化下陷，郁于下焦，滞其升降流行之机也。故用一切利小便之药不效，而投以升提之药恒多奇效。是以拙拟此汤，不但能治转胞，并能治小便癃闭也。

古方有但重用黄耆治小便不利，积成水肿者。陆定圃《冷庐医话》载："海宁许珊林观察，精医理。官平度州时，幕友杜某之戚王某，山阴人。夏秋间，忽患肿胀，自顶至踵，大倍常时，气喘声嘶，大小便不通，危在旦夕。因求观察诊之。令用生黄耆四两，秫米一酒盅，煎一大碗，用小匙逐渐呷服。至盏许，气喘稍平。即于一日间服尽，移时小便大通，溺器易三次，肿亦随消，惟脚面消不及半。自后仍然此方，黄耆自四两至一两，随服随减。佐以祛湿平胃之品，两月复元，独脚面有钱大一块不消。恐次年复发，劝其归，届期果患前证。延绍城医士诊治，痛诋前方，以为不死乃是大幸。遂用除湿猛剂，十数服而气绝。次日，将及盖棺，其妻见其两目微动，呼集众人环视，连动数次。复用耆米汤灌救，至满口不能下，少顷眼忽一睁，汤俱下咽，从此便出声矣。服黄耆至数斤，并脚面之肿全消而愈。观察之弟，辛未曹部，谓此方治验多人。先是嫂吴氏，患子死腹中，浑身肿胀，气喘身直，危在顷刻。余兄遍检名人医案，得此方遵服，便通肿消，旋即产下，一无所苦。后在平度有姬顾姓，患肿胀脱胎，此方数服而愈。继又治愈数人，王某更在后矣。”盖黄耆实表，表虚则水聚皮里膜外，而成肿胀，得黄耆以开通水道，水被祛逐，胀自消矣。

按：水肿之证，有虚有实，实者似不宜用黄耆。然其证实者甚少，而虚者居多。至其证属虚矣，又当详辨其为阴虚阳虚，或阴阳俱虚。阳虚者气分亏损，可单用重用黄耆，若医话中所云云者。阴虚者其血分枯耗，宜重用滋阴之药，兼取阳生阴长之义，而以黄耆辅之。至阴阳俱虚者，黄耆与滋阴之药，可参半用之。医者不究病因，痛诋为不可用，固属卤莽，至其连用除湿猛剂，其卤莽尤甚。盖病至积成水肿，即病因实者，其气血至此，亦有亏损。猛悍药，或一再用犹可。若不得已而用至数次，亦宜以补气血之药辅之。况其证原属重用黄耆治愈之虚证乎！至今之医者，对下此证，纵不用除湿猛剂，亦恒多用利水之品，不知阴虚者多用利水之药则伤阴，阳虚者，多用利水之药亦伤阳。夫利水之药非不可用，然贵深究其病因，而为根本之调治，利水之药，不过用作向导而已。

附方　葛稚川《肘后方》治小便不通，用大蝼蛄二枚，取下体，以水一升渍饮，须臾即通。又《寿域方》用土狗后半，焙研调服半钱，小便即通，生研亦可。又《唐氏经验方》用土狗后截和麝香捣，纳脐中缚定，即通。

按：土狗即蝼蛄，《日华本草》谓其治水肿，头面肿。李时珍谓其通大小便，治石淋，诚为利小便要药。凡小便不通者，无论凉热虚实，皆可加于药中以为向导。即单服之亦甚有效验。然观古方，皆用其后半截。盖其前半开破之力多，后半利水力多。若治二便皆不通者，当全用之。

俗传治小便不通闻药方：用明雄黄一钱，蟾酥五分（焙发），麝香六厘，共研细，鼻闻之，小便即通。

西法曰：膀胱失却舒缩功用，而成瘫证，小便或全不出，或满积后略出涓滴。因膀胱无力，不能使小便畅出。或因中风所致，或因下身截瘫，或偏瘫所累。亦有老人无瘫证，忽然膀胱自失功用。又有脑证、热证溺秘不出者。凡病人自言溺不利，不能全出，有时涓滴而出，无力畅送，医者即应推究，膀胱中积溺多少有无关系。小腹胀大，旁击之觉有水，是有积溺也。治法用引溺银管，自阳茎透入膀胱，将溺引出，立觉轻松。引溺银管，以银为之，外面须极光滑，有大小、长短、曲直，或大曲、略曲，须各种俱备（今各种皆有卖者）。临证常用微弯者，约长七八寸，略似鹅毛管，弯端左右有细眼五六，溺自眼入即可引出。若膀胱偶失功用，无别证者，引一二次即愈。若兼别证，须另治病源，仍用引出法以松适之可也。引溺后，服斑蝥酒数滴，腰贴斑蝥膏药，多着衣令身暖，食润物，如胡麻子水及粥之类。

又谓：有溺管变窄证，有初起略通，渐窄而塞；有忽然变窄，初起即塞住溺道。其故或因炎证，或因流白浊。致病之源，或饮酒房劳过度，或伤于饮食，致溺质改变，溺管不安而病生，此变窄所由也。治分二法，忽然变窄溺管素无病者，鸦片膏四五厘，浆和贮水节中，射入溺管，如无水节，鸦片膏作丸，纳入肛门，更用深澡盆满盛热水，下身坐浸一二刻时，上身用棉被拥护发表，当有小便出也。内服胡麻子水或胡麻子粥，戒饮酒，戒食酸，宜服微利药，勿令大便秘。一法用朴硝一钱，樟脑一二分，滚水冲服。凡患此者，身宜温暖，勿触犯冷气，慎饮食为最要。初起略通，渐窄而塞者，因溺管多生炎证，更多流白浊，或外被打踢跌落所伤，内皮硬厚，管塞阻溺。或在肾囊肛门之间，或在龟头内寸许，或在龟头口，或在膀胱蒂前，有一处者，有二三处者。治法用银引溺管，略逼深送入膀胱，溺出后稍停片刻抽出，日用一两次，用时管须以手搓热，擦以香油，令极滑易入。初用小者，溺管渐开，渐换大者。其大小须有多种备用。

按:引溺管法甚妙,邑有患小便难者,初不甚剧,渐至仅通滴沥,屡次服药无效,求愚诊治。愚曰:此证但服药不能疗,当用西人引溺法。彼依愚言,求西人用引溺管治之,旬日而愈。

一人年近五旬,小便陡然不通,用一切利小便药无效,求为诊治,投以升麻黄耆汤,亦不效。自言小便之口,有物杜塞,若小鱼尿胞,俾用针挑破,小便涌出。

又一妇人,小便陡然不通,滴沥全无,窘迫之际,其夫以细挺探其便处,小便即时通下。此其夫见愚,为述其事,且问何以得此,小便即时通下?答曰:此西人所谓溺道陡然变窄,宜治以引溺管之理也。按此证与前证,虽皆未治以引溺管,而皆为引溺管可治愈之证。故连类及之,以征引溺管之确乎可用也。

鸡腔汤

治气郁成臌胀,兼治脾胃虚而且郁,饮食不能运化。

生鸡内金去净瓦石糟粕,捣碎,四钱　于术三钱　生杭芍四钱　柴胡二钱　广陈皮二钱　生姜三钱

《内经》谓:“诸湿肿满,皆属于脾。”诚以脾也者,与胃相连以膜,能代胃行其津液。且地居中焦(为中焦油膜所包),更能为四旁宣其气化。脾若失其所司,则津液气化凝滞,肿满即随之矣。是臌胀者,当以理脾胃为主也。西人谓脾体中虚,内多回血管。若其回血管之血因脾病不能流通,瘀而成丝成块,原非草木之根荄所能消失。鸡内金为鸡之脾胃,中有瓦石铜铁皆能消化,其善化有形瘀积可知。故能直入脾中,以消回血管之瘀滞。而又以白术之健补脾胃者以驾驭之,则消化之力愈大。柴胡《本经》谓“主肠胃中饮食积聚,能推陈致新”,其能佐鸡内金消瘀可知,且与陈皮并用,一升一降,而气自流通也。用芍药者,因其病虽系气臌,亦必挟有水气,芍药善利小便,即善行水,且与生姜同用,又用调和营卫,使周身之气化流通也。夫气臌本为难治之证,从拟此方

之后,连治数证皆效。后治一叟,年六旬,腹胀甚剧。治以此汤数剂,其效不速。用黑丑一钱炒研细,煎此汤送下,两剂大见功效。又去黑丑,再服数剂全愈。若小便时觉热,且色黄赤者,宜酌加滑石数钱。

按:鸡内金虽饶有消化之力,而诸家本草,实有能缩小便之说,恐于证之挟有水气者不宜。方中用白芍以利小便,所以济鸡内金之短也。

《内经》谓:"按之窅而不起者,风水也。"愚临证体验以来,知凡系水臌,按之皆不能即起。气臌则按之举手即起。或疑若水积腹中,不行于四肢,如方书所谓单腹胀者,似难辨其为气为水。不知果为水证,重按移时,举手则有微痕,而气证则无也。且气臌证,小便自若,水臌证,多小便不利,此又其明征也。

鸡膛茅根汤

治水臌、气臌并病,兼治单腹胀,及单水臌胀,单气臌胀。

生鸡内金去净瓦石糟粕,轧细,五钱　生于术分量用时斟酌　鲜茅根切细,二两

先将茅根煎汤数茶盅(不可过煎,一两沸后慢火温至茅根沉水底汤即成)。先用一盅半,加生姜五片,煎鸡内金末,至半盅时,再添茅根汤一盅,七八沸后,澄取清汤(不拘一盅或一盅多)服之。所余之渣,仍用茅根汤煎服。日进一剂,早晚各服药一次。初服小便即多,数日后大便亦多。若至日下二三次,宜减鸡内金一钱,加生于术一钱。又数日,胀见消,大便仍勤,可减鸡内金一钱,加于术一钱。又数日,胀消强半,大便仍勤,可再减鸡内金一钱,加于术一钱。如此精心随病机加减,俾其补破之力,适于病体相宜,自能全愈。若无鲜茅根,可用药房中干茅根一两代之。无鲜茅根即可不用生姜。所煎茅根汤,宜当日用尽,煎药后若有余剩,可当茶温饮之。

鸡内金之功效，前方下已详论之矣。至于茅根最能利水，人所共知。而用于此方，不但取其利水也。《易·系辞》谓：“震于植物为萑苇。”茅根中空，其四围爿上且有十余小孔，与萑苇为同类。而春日发生最早，是禀一阳初生之气而上升者也。故凡气之郁而不畅者，茅根皆能畅达之。善利水又善理气，故能佐鸡内金以奏殊功也。加生姜者，恐鲜茅根之性微寒也。且其味辛能理气，其皮又善利水也。继加于术，减鸡内金者，因胀已见消，即当扶正以胜邪，不敢纯用开破之品，致伤其正气也。或疑此方，初次即宜少加于术者。而愚曾经试验，早加于术，固不若如此晚加之有效也。

或问：茅根能清热利小便，人所共知，至谓兼理气分之郁，诸家本草皆未言及，子亦曾单用之，而有确实之征验乎？答曰：此等实验已不胜计。曾治一室女，心中常觉发热，屡次服药无效。后愚为诊视，六脉皆沉细。诊脉之际，闻其太息数次，知其气分不舒也。问其心中胁下，恒隐隐作疼。遂俾剖取鲜茅根，切细半斤，煎数沸当茶饮之。两日后，复诊，其脉已还浮分，重诊有力，不复闻其太息。问其胁下，已不觉疼，惟心中仍觉发热耳。再饮数日，其心中发热亦愈。又尝治少年，得肺鼠疫病（鼠疫分肺鼠疫、腺鼠疫、败血鼠疫）。其咽喉、唇、舌异常干燥，精神昏昏似睡，周身肌肤不热，脉象沉微。问其心中，时常烦闷。此鼠疫之邪，闭塞其少阴，致肾气不能上达也。问其大便，四日未行。遂投以大剂白虎加人参汤。先用茅根数两煎汤，以之代水煎药，取汁三盅，分三次饮下。其脉顿起，变作洪滑之象，精神已复，周身皆热，诸病亦皆见愈。俾仍按原方将药煎出，每饮一次，调入生鸡子黄一枚，其病遂全愈。盖茅根生于水边，原兼禀寒水之气，且其出地之时，作尖锐之锥形，故能直入少阴，助肾气上达，与心相济，则心即跳动有力，是以其脉遂洪滑外现也。再加生鸡子黄，以滋少阴之液，俾其随气上升，以解上焦之因燥生热，因热生烦，是以诸病皆愈也。此二案皆足征茅根理气之效也。

原一、二、三期合编第三卷

治黄疸方

审定《金匮》黄疸门硝石矾石散方

（第五期《衷中参西录》论黄疸治法宜参视）

仲景治黄疸方甚多，有治外感之黄疸者，《伤寒论》治发黄诸方是也；有治内伤之黄疸者，《金匮》黄疸门诸方是也。其中治女劳疸，硝石矾石散方，为治女劳疸之的方，实可为治内伤黄疸之总方。其方硝石（俗名火硝，亦名焰硝）、矾石等分为散，大麦粥汁和服方寸匕（约重一钱），日三服，病随大小便去，小便正黄色、大便正黑色是也。特是方中矾石，释者皆以白矾当之，不无遗议？尝考《本经》，矾石一名羽涅，《尔雅》又名涅石，许氏《说文》释涅字，谓黑土在水中，当系染黑之色。矾石既为涅石，亦当为染黑色所需之物，岂非今之皂矾乎！是知皂矾、白矾，古人皆名为矾石，而愚临证体验以来，知以治黄疸，白矾之功效，诚不如皂矾。盖黄疸之证，中法谓由脾中蕴蓄湿热，西法谓由胆汁溢于血中。皂矾退热燥湿之力不让白矾，故能去脾中湿热，而其色绿而且青（亦名绿矾，又名青矾），能兼入胆经，借其酸收之味，以敛胆汁之妄行。且此物化学家原可用硫酸水化铁而成，是知矿中所产之皂矾，亦必多含铁质。尤可借金铁之余气，以镇肝胆之木也。硝石性寒，能解脏腑之实热，味咸入血分，又善解血分之热。且其性善消，遇火即燃，又多含氧气。人身之血，得氧气则赤，又借硝石之消力，以消融血中之渣滓，则血之因胆汁而色变者，不难复于正矣。矧此证大便难者甚多，得硝石以软坚开结，湿热可从大便而解。而其咸寒之性，善清水腑之热，即兼能使湿热自小便解也。至用大麦粥送服者，取其补助脾胃之土以胜湿，而其甘平之性，兼能缓硝矾之猛峻，犹白虎汤中之用粳米也。

按：原方矾石下注有烧字，盖以矾石酸味太烈，制为枯矾则稍和缓。而愚实验以来，知径用生者，其效更速。临证者，相其身体强弱，斟酌适宜可也。

或曰：硝石、朴硝性原相近，仲景他方皆用朴硝，何此方独用硝石？答曰：朴硝味咸，硝石则咸而兼辛，辛者金之味也。就此一方观之，矾石既含有铁质，硝石又具有金味，既善理脾中之湿热，又善制胆汁之妄行，中西医学之理皆包括于一方之中，所以为医中之圣也。且朴硝降下之力多，硝石消融之力多（理详后砂淋丸下）。胆汁之溢于血中者，布满周身难尽降下，实深赖硝石之善消融也。又朴硝为水之精华结聚，其咸寒之性，似与脾湿者不宜。硝石遇火则燃，兼得水中真阳之气。其味之咸不若朴硝，且兼有辛味，似能散湿气之郁结，而不致助脾湿也。

戊午仲秋，愚初至奉天，有小北门里童子朱文奎者，年十三岁，得黄疸证月余，服药无效，浸至不能饮食，其脉甚沉细，治以此散。为其年幼，一次止服六分。旬日病愈，而面目犹微黄。改用生山药、生薏米各八钱，茯苓三钱，连服数剂全愈。文奎虽在髫龄，已善书画，自书对联酬愚，字态韶秀，盖仿三梦楼也。

或谓西人谓胆汁能渗入小肠，消化食物。若过少则大便色白，食物不化。若过多则呕吐绿水、苦涎。若溢于血分，则成黄疸。今既论疸证，兼采其说。想其能助小肠消食之说，亦可信欤？答曰：其说殊有理，小肠虽为心之腑，而与胃相连，同为消失食物之具，亦当从胃之气化，与胃均以土论。五行之理，木能疏土。胆之汁亦木也，故能疏通小肠之气化，助之消化食物。有如柴胡为肝胆之药，而《本经》谓其“主肠胃中饮食积聚，能推陈致新”也。即使小肠经络与心相表里当以火论，而以木助火，是亦五行相生之理也。西人又谓甜肉汁与胆汁同入小肠,以助小肠化食。甜肉系胰子,胰子善消油,能入小肠,助小肠以化脂肪。而食物以谷为主,五谷皆属土,淀粉乃谷之重要分子,故胆汁能助小肠以化淀粉也。

按:近今所谓西人方书,黄疸又名白血病,似不专主其胆汁溢于血中之说也。又有名为脾疳者,似亦改从中法,脾有湿热之说也。其治法用盐酸规尼涅,每日一瓦至二瓦(瓦量详第二卷清金解毒汤下),分三次服下。规尼涅即鸡纳霜(详第七卷加味小柴胡汤下)。其药以硫酸制者,名硫酸规尼涅,以盐酸制者,名盐酸规尼涅,皆有透表之力,善治间歇热,盐酸者似稍优。或治以林擒铁丁,系林擒精液与铁浸酒所制,性能补血化滞,清热解烦。然二药以治外感黄疸犹可,以治内伤黄疸则迥不如硝石矾石散也。

治淋浊方

理血汤

治血淋及溺血,大便下血证之由于热者。

生山药一两　生龙骨捣细,六钱　生牡蛎捣细,六钱　海螵蛸捣细,四钱　茜草二钱　生杭芍三钱　白头翁三钱　真阿胶不用炒,三钱

溺血者,加龙胆草三钱。大便下血者,去阿胶,加龙眼肉五钱。

血淋之症,大抵出之精道也。其人或纵欲太过而失于调摄,则肾脏因虚生热。或欲盛强制而妄言采补,则相火动无所泄,亦能生热。以致血室(男女皆有,男以化精,女以系胞)中血热妄动,与败精溷合化为腐浊之物,或红、或白,成丝、成块,溺时杜塞牵引作疼。故用山药、阿胶以补肾脏之虚,白头翁以清肾脏之热,茜草、螵蛸以化其凝滞而兼能固其滑脱,龙骨、牡蛎以固其滑脱而兼能化其凝滞(四药详解在第八卷清带汤下),芍药以利小便而兼能

滋阴清热，所以投之无不效也。此证间有因劳思过度而心热下降，忿怒过甚而肝火下移以成者，其血必不成块，惟溺时牵引作疼。此或出之溺道，不必出自精道也，投以此汤亦效。

一人，年三十许，患血淋。溲时血块杜塞，努力始能溲出，疼楚异常。且所溲者上多浮油，胶黏结于器底，是血淋而兼膏淋也。从前延医调治，经三十五人，服药年余，分毫无效，尪羸已甚。后愚诊视，其脉弦细，至数略数，周身肌肤甲错，足骨凸处，其肉皮皆成旋螺高寸余，触之甚疼。盖卧床不起者已半载矣。细询病因，谓得之忿怒之余误坠水中，时当秋夜觉凉甚，遂成斯证。知其忿怒之火为外寒所束，郁于下焦而不散，而从前居室之间，又有失保养处也。拟投以此汤，为脉弦，遂以柏子仁（炒捣）八钱代方中山药，以其善于养肝也。疏方甫定，其父出所服之方数十纸，欲以质其同异。愚曰：无须细观，诸方与吾方同者，惟阿胶、白芍耳，阅之果然。其父问何以知之？愚曰：吾所用之方，皆苦心自经营者，故与他方不同。服三剂血淋遂愈，而膏淋亦少减。改用拙拟膏淋汤（在后），连服二十余剂，膏淋亦愈，而小便仍然频数作疼。细询其疼之实状，谓少腹常觉疼而且坠，时有欲便之意，故有尿即不能强忍，知其又兼气淋也。又投以拙拟气淋汤（在后），十剂全愈。周身甲错，足上旋螺尽脱。

或问：柏子仁《本经》谓其能安五脏，未尝专言治肝，子独谓其善养肝者何也？答曰：凡植物皆喜阳光，故树杪皆向东南，而柏树则独向西北，西北金水之方也。其实又隆冬不凋，饱经霜露，得金水之气甚多。肝脏属木，中含相火，性甚暴烈，《内经》名为将军之官，如骄将悍卒，必恩威并用，而后能统驭之。柏子仁既禀金水之气，水能滋肝，金能镇肝，滋之、镇之，肝木自得其养也。曾治一少年，其肝脏素有伤损，左关脉独微弱，一日忽胁下作疼。俾单用柏子仁两许，煎汤服之立愈。观此，则柏子仁之善于养肝可知矣。

或问：白头翁与羌活、独活皆名独摇草，以其有风不动，无风独摇也。审是则白头翁当善祛风，与二活同性，何为其功专在于理血乎？答曰：白头翁仲春贴地开花，状如小莲，花谢然后生叶，数叶一梗，其梗甚硬，其叶之蒂又甚软。为其叶之蒂软，微风吹嘘，他草未动，此叶亦动，所谓无风自动也。为其梗甚硬，虽在大风中亦不动。而其叶因蒂软，随风偏于一边，无自反之力，亦似不动也。是知白头翁亦名独摇草，原系古人之误也。盖此药多生于冈埠之阴，其性寒凉，其味苦而兼涩，凉血之中大有固脱之力也。

或问：白头翁既兼有收涩固脱之力，《金匮》白头翁汤何以治热痢下重？答曰：白头翁头顶白毛，形如其名，必具有金气。热痢下重，系肝火下迫大肠，借金气以制肝木之盛，则肝火自消，下重自除矣。唐容川谓白头翁通身皆有白毛，似与白头翁命名之义不符，且与坊间鬻者亦异。然或别有此种，想其所具之金气愈全也。

阿胶系用黑驴皮熬以阿井之水而成，人之所共知也。然必冬至后取其水熬者方为合法。盖阿井为济水之伏流，其水原重于他水，而冬至后取之，则素日盛水百斤之器，又可加重二斤。故以之熬胶，沉重下达，滋补肝肾，伏藏血脉。特是井中之泉不旺，终日不过取水数石，且又俟冬至后取之，所熬之胶，何能济一世之用。且非自视熬之，亦不知其真假也。大抵用阿井水熬者，无论何时皆可为真者。其胶以舌舐之，甘淡异常，不甚黏滞，且无别臭，能澄浊水为清。至于其本色，熬老则黄而暗，嫩则微黄而亮。若黑者，乃熬时搀以黑色也，然此亦难得。今坊间所鬻之阿胶，若果经夏不软，捭之可碎，乃济南济水熬成，虽非真者，用之亦有效验，以济水与阿井原系一脉也。不宜炒用者，恐炒则涸其原汁，且难辨其真伪也。

溺血之证，不觉疼痛，其证多出溺道，间有出之精道者。大抵心移热于小肠，则出之溺道。肝移热于血室，则出之精道。方中加生地黄者，泻心经之热也。若系肝移热于血室者，加龙胆草亦可。

按：溺血之证，热者居多，而间有因寒者，则此方不可用矣。曾治一人，年三十余，陡然溺血，其脉微弱而迟，自觉下焦凉甚。知其中气虚弱，不能摄血，又兼命门相火衰微，乏吸摄之力，以致肾脏不能封固，血随小便而脱出也。投以四君子汤，加熟地、乌附子，连服二十余剂始愈。又有非凉非热，但因脾虚不能统血而溺血者。方书所谓失于便溺者，太阴之不升也。仍宜用四君子汤，以龙骨、牡蛎佐之。

大便下血者，大抵由于肠中回血管或血脉管破裂。方中龙骨、牡蛎之收涩，原可补其破裂之处，而又去阿胶者，防其滑大肠也。加龙眼肉者，因此证间有因脾虚不能统血而然者，故加龙眼肉以补脾。若虚甚者，又当重用白术，或更以参、耆佐之。若虚而且陷者，当兼佐以柴胡、升麻。若虚而且凉者，当兼佐以干姜、附子，减去芍药、白头翁。一少妇，大便下血月余，屡次服药不效。愚为诊视，用理血汤，去阿胶，加龙眼肉五钱治之。而僻处药坊无白头翁。权服一剂，病稍见愈。翌日至他处药坊，按方取药服之，病遂全愈。则白头翁之功效，何其伟哉！

膏淋汤

治膏淋。

生山药一两　生芡实六钱　生龙骨捣细，六钱　牡蛎捣细，六钱　大生地切片，六钱　潞党参三钱　生杭芍三钱

膏淋之证，小便溷浊，更兼稠黏，便时淋涩作疼。此证由肾脏亏损，暗生内热。肾脏亏损则蛰藏不固，精气易于滑脱；内热暗生，则膀胱熏蒸，小便改其澄清。久之，三焦之气化滞其升降之机，遂至便时牵引作疼，而混浊稠黏矣。故用山药、芡实以补其虚，而兼有收摄之功。龙骨、牡蛎以固其脱，而兼有化滞之用（理详第八卷清带汤下）。地黄、芍药以清热利便，潞参以总提其气化，而斡旋之也。若其证混浊，而不稠黏者，是但出之溺道，用此

方时，宜减龙骨、牡蛎之半。

气淋汤

治气淋。

生黄耆五钱　知母四钱　生杭芍三钱　柴胡二钱　生明乳香一钱　生明没药一钱

气淋之证，少腹常常下坠作疼，小便频数，淋涩疼痛。因其人下焦本虚，素蕴内热，而上焦之气化又复下陷，郁而生热，则虚热与湿热互相结于太阳之府，滞其升降流通之机，而气淋之证成矣。故以升补气化之药为主，而以滋阴利便、流通气化之药佐之。

劳淋汤

治劳淋。

生山药一两　生芡实三钱　知母三钱　真阿胶不用炒，三钱　生杭芍三钱

劳淋之证，因劳而成。其人或劳力过度，或劳心过度，或房劳过度，皆能暗生内热，耗散真阴。阴亏热炽，熏蒸膀胱，久而成淋，小便不能少忍，便后仍复欲便，常常作疼。故用滋补真阴之药为主，而少以补气之药佐之，又少加利小便之药作向导。然此证得之劳力者易治，得之劳心者难治，得之房劳者尤难治。又有思欲无穷，相火暗动而无所泄，积久而成淋者。宜以黄柏、知母以凉肾，泽泻、滑石以泻肾，其淋自愈。

或问：以上治淋四方中，三方以山药为君，将山药之性与淋证最相宜乎？答曰：阴虚小便不利者，服山药可利小便。气虚小便不摄者，服山药可摄小便。盖山药为滋阴之良药，又为固肾之良药，以治淋证之淋涩频数，诚为有一无二之妙品。再因证而加以他药辅佐之，所以投之辄效也。

砂淋丸

治砂淋，亦名石淋。

黄色生鸡内金鸡鸭皆有肶皮，而鸡者色黄，宜去净砂石，一两　生黄耆八钱　知母八钱　生杭芍六钱　硼砂六钱　朴硝五钱　硝石五钱

共轧细，炼蜜为丸，桐子大，食前开水送服三钱，日两次。石淋之证因三焦气化瘀滞，或又劳心、劳力度，或房劳过度，膀胱暗生内热，内热与瘀滞煎熬，久而结成砂石，杜塞溺道，疼楚异常。其结之小者，可用药化之，若大如桃、杏核以上者，不易化矣，须用西人剖取之法。此有关性命之证，剖取之法虽险，犹可于险中求稳也。

鸡内金为鸡之脾胃，原能消化砂石。硼砂可为金、银、铜焊药，其性原能柔五金、治骨鲠，故亦善消硬物。朴硝《本经》谓其能化七十二种石。硝石《本经》不载，而《别录》载之，亦谓其能化七十二种石。想此二物性味相近，古原不分，即包括于朴硝条中。至陶隐居始别之，而其化石之能则同也。然诸药皆消破之品，恐于元气有伤，故加黄耆以补助气分，气分壮旺，益能运化药力。犹恐黄耆性热，与淋证不宜，故又加知母、芍药以解热滋阴，而芍药之性又善引诸药之力至膀胱也。

西人用硫黄九分，朴硝一分可制为黄强水，又用黄强水与朴硝等分可制为硝强水。二水皆能化石质之物，由此理推之，若去方中黄耆，加生硫黄四钱，取其与朴硝化合，更加生石膏两半，以解硫黄之热，其有效，当更捷。

醋之性善化硬物，如鸡、鸭蛋皮，醋浸久可至消化。若于食料中多调以醋，亦可为思患预防之法。或患此者，多食醋亦佳。按化学之理，钙一分、碳一分、氧三分，化合则为石。钙者石灰也，水中皆有石灰原质，开水中之白屑是也。由此理推之，水至膀胱，与人身氧气、碳气浑合，而适符化合之数，即可结为石淋。人不能须臾离

氧气,而碳气则可蠲除也。预防此证,当以蠲除碳气为第一要着。

按:氧碳二气浑合,其性必热。方书谓此证因膀胱蓄热,煎熬小便而成,洵不诬也。

又:此证有救急之法。当石杜塞不通时,则仰卧溺之可通。若仍不通,或侧卧、或立,而以手按地,俾石离其杜塞之处即可通。

《夷坚志》曰:唐与正能以意治病,吴巡检病不得溲,卧则微通,立则不能涓滴,遍用通药不效。唐询其平素自制黑锡丹常服。因悟曰:此必结砂时硫黄飞去,铅质不化,铅砂入膀胱;卧则偏重犹可溲,立则正塞水道,故不通。取金液丹(硫黄所制)三百粒,分十次服,瞿麦汤送下。铅得硫则化,水道遂通。按此为罕见之证,其杜塞溺道与石淋相似。附记于此,以备参观。

寒淋汤

治寒淋。

生山药一两　小茴香炒捣,二钱　当归三钱　生杭芍二钱　椒目炒捣,二钱

上所论五淋,病因不同而证皆兼热外,此实有寒热凝滞,寒多热少之淋。其证喜饮热汤,喜坐暖处,时常欲便,便后益抽引作疼。治以此汤服自愈。

秘真丸

治诸淋证已愈,因淋久气化不固,遗精白浊者。

五倍子去净虫粪,一两　粉甘草八钱

上二味共轧细,每服一钱,竹叶煎汤送下,日再服。

毒淋汤

治花柳毒淋,疼痛异常,或兼白浊,或兼溺血。

金银花六钱　海金沙三钱　石韦二钱　牛蒡子炒捣,二钱　甘

草梢二钱　生杭芍三钱　三七捣细，二钱　鸭蛋子去皮，三十粒

上药八味，先将三七末、鸭蛋子仁开水送服，再服余药所煎之汤（鸭蛋子一名鸦胆子，详解见痢疾门燮理汤后）。

此证若兼受风者，可加防风二三钱。若服药数剂后，其疼瘥减，而白浊不除，或更遗精者，可去三七、鸭蛋子，加生龙骨、生牡蛎各五钱。

今人治毒淋，喜用西药猛悍之品，以其善消淋证之毒菌也。不知中药原有善消此等毒菌，更胜于西药者，即方中之鸭蛋子是也。盖鸭蛋子味至苦，而又善化瘀、解毒、清热，其能消毒菌之力，全在于此。又以三七之解毒、化腐、生肌者佐之，以加于寻常治淋药中，是以治此种毒淋更胜于西药也。

清毒二仙丹

治花柳毒淋，无论初起日久，凡有热者，服之皆效。

丈菊子捣碎，一两　鸭蛋子去皮，四十粒，仁破者勿用，服时宜囫囵吞下

上药二味，将丈菊子煎汤一盅，送服鸭蛋子仁。

丈菊俗名向日葵，其花善催生，子善治淋（详解在第八卷大顺汤后）。邻村一少年，患此证，便时膏淋与血液相杂，疼痛颇剧，语以此方，数次全愈。

鲜小蓟根汤

治花柳毒淋，兼血淋者。

鲜小蓟根洗净切细，一两

上一味，用水煎三四沸，取清汤一大茶盅饮之，一日宜如此饮三次。若畏其性凉者，一次用六七钱亦可。

曾治一少年，患此证，所便者血溺相杂，其血成丝成块，间有脂膜，疼痛甚剧，且甚腥臭。屡次医治无效，授以此方，连服五日

全愈。

小蓟之形状，于三鲜饮（在第二卷）下曾言之。然彼则用治吐血，此则用治毒淋中之血淋，皆极效验，而其功用实犹不止此也。一十五六岁童子，项上起疙瘩数个，大如巨栗，皮色不变，发热作疼。知系阳证，俾浓煎鲜小蓟根汤，连连饮之，数日全消。盖其善消血中之热毒，又能化瘀开结，故有如此功效也。

朱砂骨湃波丸

治花柳毒淋久不愈者。

骨湃波十瓦　朱砂研细，三钱

将骨湃波与朱砂调和，再用熟麦粉与之调和适宜，可以为丸，即分作九十丸。丸成后，再用一大盘，盘中满铺麦粉，将药丸置盘中旋转之，俾外面以麦粉为衣，骨湃波之油质不外透，易于晒干。每日服九丸，分三次服下。

骨湃波，南美热带地方所产，决明科树中树脂也。西人谓脂油之类曰拔尔撒谟，故亦名为骨湃波拔尔撒谟。其性最善治淋，而以治毒淋尤效。丁仲祜谓其自古迄今，占治淋药之首位。惟其性近于热，淋证初得挟热者，似有不宜。以朱砂之凉而解毒者济之，则无所用而不宜矣。此方愚用过多次皆效，而以治毒淋之久不愈者尤效也。

按：朱砂为水银、硫黄二原质合成。此二原质，皆善消除毒菌，化合为朱砂，尤善防腐除炎，解毒生肌。且又赤色入心，能解心经之热。《内经》谓："诸痛疮痒，皆属于心。"心中热轻减，而淋证之尿管疼或兼如疮疡之腐烂者，自能轻减矣。

西医治淋恒用之方，白檀香油二瓦，乌罗透品一瓦，撒鲁儿一瓦，和为丸，分作二十粒，每服二粒，日服三次，颇有效验。

按：白檀香油出于前印度及印度群岛白檀香木心蒸馏水之挥发油，色黄质稠厚，难溶解于水，易溶于强酒精，其香气特异而窜透,长久留存,稀释之则芳芬似蔷薇味,苛烈而稍苦,为治淋要品。然其性降下,且有碍消化,对于慢性淋疾似无效验。用时以其二十滴少加薄荷油,一日之间分三次服下。乌罗透品未详何基之药。撒鲁儿即杨曹,详痢疾门(见第三卷)所附载西药中。

丁仲祜谓德国所制山推而善治五淋白浊,并开胃益神,固精健体,历经试验甚效。用量一日三回,每回二粒。又谓英国伦敦大药厂所制之檀香五淋白浊丸,凡淋证初起,刺疼难忍,继有白浊,此丸能将白浊之微生物排出,数日即觉小便通畅,淋浊自止。用量:初服每点钟一粒,服三日后,一日仅服三回,每回一粒至三粒。

按:西人治淋之药,恒统言治五淋。究之惟宜于治毒淋,而毒淋原不在五淋之内也。即以治毒淋,亦恒有不效之时。如毒淋之兼血淋者,但用西药多不效,而与鸭蛋子、三七、鲜小蓟根并用则效。至于淋久滑脱之甚者,亦必须与中药同用。曾治一人,从前患毒淋,服各种西药两月余,淋已不疼,白浊亦大见轻,然两日不服药,白浊仍然反复。愚俾用膏淋汤,送服秘真丹,两次而愈。

澄化汤

治小便频数,遗精白浊,或兼疼涩,其脉弦数无力,或咳嗽,或自汗,或阴虚作热。

生山药一两　生龙骨捣细,六钱　牡蛎捣细,六钱　牛蒡子炒捣,三钱　生杭芍四钱　粉甘草钱半　生车前子布包,三钱

清肾汤

治小便频数疼涩,遗精白浊,脉洪滑有力,确系实热者。

知母四钱　黄柏四钱　生龙骨捣细,四钱　生牡蛎捣细,三钱　海螵蛸捣细,三钱　茜草二钱　生杭芍四钱　生山药四钱　泽泻一钱半

或问：龙骨、牡蛎收涩之品也，子治血淋，所拟理血汤中用之，前方治小便频数或兼淋涩用之，此方治小便频数疼涩亦用之，独不虑其收涩之性有碍于疼涩乎？答曰：龙骨、牡蛎敛正气而不敛邪气，凡心气耗散、肺气息贲、肝气浮越、肾气滑脱，用之皆有捷效。即证兼瘀、兼疼或兼外感，放胆用之，毫无妨碍。拙拟补络补管汤（在第二卷）、理郁升陷汤（在第四卷）、从龙汤（在第五卷）、清带汤（在第七卷），诸方中论之甚详，皆可参观。

一叟，年七十余，遗精白浊，小便频数，微觉疼涩。诊其六脉平和，两尺重按有力，知其年虽高，而肾经确有实热也。投以此汤，五剂全愈。

一人，年三十许，遗精白浊，小便时疼如刀割，又甚涩数。诊其脉滑而有力，知其系实热之证。为其年少，疑兼花柳毒淋。遂投以此汤，加没药（不去油）三钱、鸭蛋子（去皮）四十粒（药汁送服），数剂而愈。

舒和汤

治小便遗精白浊，因受风寒者，其脉弦而长，左脉尤甚。

桂枝尖四钱　生黄耆三钱　续断三钱　桑寄生三钱　知母三钱

服此汤数剂后病未全愈者，去桂枝，加龙骨、牡蛎（皆不用煅）各六钱。

东海渔者，年三十余，得骗白证甚剧。旬日之间，大见衰惫，惧甚，远来求方。其脉左右皆弦，而左部弦而兼长。夫弦长者，肝木之盛也。木与风为同类，人之脏腑，无论何处受风，其风皆与肝木相应。《内经·阴阳应象论》所谓“风气通于肝”者是也。脉之现象如此，肝因风助，倍形其盛，而失其和也。况病人自言因房事后小便当风，从此外肾微肿，遂有此证，尤为风之明征乎？盖房事后，肾脏经络虚而不闭，风气乘虚袭入，鼓动肾脏不能蛰藏（《内经》谓肾主蛰藏)，而为肾行气之肝木，又与风相应，以助其鼓动，而大其疏泄(《内经》谓主疏泄)，故其病若是之剧也。为拟此汤，使脉之弦长者变为舒和。服之一剂见轻，数剂后遂全愈。以后凡遇此等症，其脉象与此同者，投以此汤无不辄效。

治痢方

化滞汤

治下痢赤白，腹疼，里急后重初起者。若服药后病未全愈，继服后方。

生杭芍一两　当归五钱　山楂六钱　莱菔子炒捣，五钱　甘草二钱　生姜二钱

若身形壮实者，可加大黄、朴硝各三钱下之。

燮理汤

治下痢服前药未全愈者。若下痢已数日，亦可径服此汤，又治噤口痢。

生山药八钱　金银花五钱　生杭芍六钱　牛蒡子炒捣，二钱　甘草二钱　黄连钱半　肉桂去粗皮，钱半，将药煎至数十沸再入

单赤痢加生地榆二钱，单白痢加生姜二钱，血痢加鸭蛋子二十粒(去皮)，药汁送服。

痢证古称滞下，所谓滞下者，诚以寒火凝结下焦，瘀为脓血，留滞不下，而寒火交战之力又逼迫之，以使之下也。故方中黄连以治其火，肉桂以治其寒，二药等分并用，阴阳燮理于顷刻矣。用白芍者，《伤寒论》诸方腹疼必加芍药协同甘草，亦燮理阴阳之妙品。且痢证之噤口不食者，必是胆火逆冲胃口，后重里急者，必是肝火下迫大肠，白芍能泻肝胆之火，故能治之。矧肝主藏血，肝胆火戢，则脓血自敛也。用山药者，滞下久则阴分必亏，山药之多

液，可滋脏腑之真阴。且滞下久，则气化不固，山药之收涩，更能固下焦之气化也。又白芍善利小便，自小便以泻寒火之凝结。牛蒡能通大便，自大便以泻寒火之凝结。金银花与甘草同用，善解热毒，可预防肠中之溃烂。单白痢则病在气分，故加生姜以行气。单赤痢则病在血分，故加生地榆以凉血。至痢中多带鲜血，其血分为尤热矣，故加鸭蛋子，以大清血分之热。拙拟此方以来，岁遇患痢者不知凡几，投以此汤，即至剧者，连服数剂亦必见效。

痢证多因先有积热，后又感凉而得。或饮食贪凉，或寝处贪凉，热为凉迫，热转不散。迨历日既多，又浸至有热无凉，犹伤于寒者之转病热也。所以此方虽黄连、肉桂等分并用，而肉桂之热究不敌黄连之寒。况重用白芍，以为黄连之佐使，是此汤为燮理阴阳之剂，而实则清火之剂也。

或问：以此汤治痢，虽在数日之后，或服化滞汤之后，而此时痢邪犹盛，遽重用山药补之，独无留邪之患乎？答曰：山药虽饶有补力，而性略迟钝，与参、耆之迅速者不同。在此方中，虽与诸药同服，约必俟诸药之凉者、热者、通者、利者，将痢邪消融殆尽，而后大发其补性，以从容培养于诸药之后，俾邪去而正已复，此乃完全之策，又何至留邪乎？且山药与芍药并用，大能泻上焦之虚热，与痢之噤口者尤宜。是以愚用此汤，遇痢之挟虚与年迈者，山药恒用至一两，或至一两强也。

或问：地榆方书多炒炭用之，取其黑能胜红，以制血之妄行。此方治单赤痢加地榆，何以独生用乎？答曰：地榆之性，凉而且涩，能凉血兼能止血，若炒之则无斯效矣，此方治赤痢所以必加生地榆也。且赤痢之证，其剧者，或因肠中溃烂。林屋山人治汤火伤，皮肤溃烂，用生地榆末和香油敷之甚效。夫外敷能治皮肤因热溃烂，而内服亦当有此效可知也。鸭蛋子一名鸦胆子，苦参所结之子也。不但善治血痢，凡诸痢证皆可用之。即纯白之痢用之亦有效验，而以治噤口痢、烟后痢尤多奇效，并治大小便因热下血。其方单用鸭蛋子(去皮),择成实者五六十粒,白沙糖化水送服,日两次,大有奇效。若下血因凉者,亦可与温补之药同用。其善清血热,而性非寒凉,善化瘀滞,而力非开破,有袪邪之能,兼有补正之功,诚良药也。坊间将鸭蛋子去皮,用益元散为衣,治二便下血如神,名曰菩提丹,赞有其神灵之功也。

一人,年五十余,素吸鸦片。当霍乱盛行之时,忽然心中觉疼,恶心呕吐,下痢脓血参半,病家惧甚,以为必是霍乱暴证。诊其脉毫无闭塞之象,惟弦数无力,左关稍实。愚曰:此非霍乱,乃下焦寒火交战,故腹中作疼,下痢脓血。上焦虚热壅迫,故恶心呕吐,实系痢证之剧者。遂投以白芍六钱,竹茹、清半夏各三钱,甘草、生姜各二钱,一剂呕吐即愈,腹疼亦轻,而痢独不愈,不思饮食。俾单用鸭蛋子五十粒,一日连服两次,病若失。审斯,鸭蛋子不但善理下焦,即上焦虚热用之亦妙。此所以治噤口痢而有捷效也。

一人,年四十八,资禀素弱,亦吸鸦片。于季秋溏泻不止,一日夜八九次,且带红色,心中怔忡,不能饮食。日服温补之药,分毫无效。延愚诊治,其脉左右皆微弱,而尺脉尤甚,知系下焦虚寒。为其便带红色,且从前服温补之药无效,俾先服鸭蛋子四十粒,泻愈其半,红色亦略减,思饮食。继用温补下焦之药煎汤,送服鸭蛋子三十粒,后渐减至十粒,十剂全愈。盖此证虽下焦虚寒,而便带红色,实兼有痢证也。故单服鸭蛋子,而溏泻已减半。然亦足征鸭蛋子虽善清热化瘀,而实无寒凉开破之弊,洵良药也。

沧洲友人滕玉可,壬寅之岁,设教邻村,于中秋下赤痢,且多鲜血,医治两旬不愈。适愚他出新归,过坊之,求为诊治。其脉象洪实,知其纯系热痢。遂谓之曰:此易治。买苦参子百余粒,去皮,分两次服下即愈矣。翌日愚复他出,二十余日始归。又访之,言曾遍问近处药坊,皆无苦参子。后病益剧,遣人至敝州取来,如法服之,两次果愈,功效何其神哉!愚曰:前因粗心,言之未详,苦参子即鸭蛋子,各药坊皆有,特其见闻甚陋,不知系苦参所结之子耳。玉可因病愈喜甚,遂作诗以存纪念。其诗曰:“一粒苦参一粒金,天生瑞草起疴沉,从今觅得活人药,九转神丹何用寻。”后玉可旋里,其族人有适自奉天病重归来者,大便下血年余,一身悉肿,百药不效。玉可授以此方,如法服之,三次全愈。

按:鸭蛋子味甚苦,服时若嚼破,即不能下咽。若去皮时破者,亦不宜服。恐服后若下行不速,或作恶心呕吐。故方书用此药,恒以龙眼肉包之,一颗龙眼肉包七数,以七七之数为剂,以象大衍之用数(《易·系辞》曰,大衍之数五十,其用四十有九)。然病重身强者,犹可多服,常以八八之粒为剂,然亦不必甚拘。

又按:鸭蛋子连皮捣细,醋调,敷疔毒甚效,立能止疼。其仁捣如泥,可以点痣。拙拟毒淋汤(在前),又尝重用之,以治花柳毒淋。其化瘀、解毒之力如此,治痢所以有奇效也。

解毒生化丹

治痢久郁热生毒,肠中腐烂,时时切疼,后重,所下多似烂炙,且有腐败之臭。

金银花一两　生杭芍六钱　粉甘草三钱　三七捣细,二钱　鸭蛋子去皮拣成实者,六十粒

上药五味,先将三七、鸭蛋子用白沙糖化水送服,次将余药煎汤服。病重者,一日须服两剂始能见效。

按:此证乃痢之最重者。若初起之时,气血未亏,用拙拟化滞汤,或加大黄、朴硝下之即愈。若未全愈,继服燮理汤数剂,亦可全愈。若失治迁延日久,气血两亏,浸至肠中腐烂,生机日减,致所下之物色臭皆腐败,非前二方所能愈矣。此方则重在化腐生肌,以救肠中之腐烂,故服之能建奇效也。

一人,年五十二,因大怒之后,中有郁热,又寝于冷屋之中,内热为外寒所束,愈郁而不散,大便下血。延医调治,医者因其得于

寒凉屋中，谓系脾寒下陷，投以参、耆温补之药，又加升麻提之。服药两剂，病益增重，腹中切疼，常常后重，所便之物多如烂炙。更延他医，又以为下元虚寒，而投以八味地黄丸，作汤服之，病益加重。后愚诊视，其脉数而有力，两尺愈甚。确知其毒热郁于肠中，以致肠中腐烂也，为拟此方，两剂而愈。

一妇人，年五十许，素吸鸦片，又当恼怒之余，初患赤痢，滞下无度。因治疗失宜，渐至血液腐败，间如烂炙，恶心懒食，少腹切疼。其脉洪数，纯是热象。亦治以此汤，加知母、白头翁各四钱，当日煎渣。又另取鸭蛋子六十粒、三七二钱，送服。每日如此服药两次，三日全愈。

天水涤肠汤

治久痢不愈，肠中浸至腐烂，时时切疼，身体因病久羸弱者。

生山药一两　滑石一两　生杭芍六钱　潞党参三钱　白头翁三钱　粉甘草二钱

一媪，年六十一岁，于中秋痢下赤白，服药旋愈旋又反复，如此数次，迁延两月。因少腹切疼，自疑寒凉，烧砖熨之。初熨是稍觉轻，以为对证。遂日日熨之，而腹中之疼益甚。昼夜呻吟，噤口不食。所下者痢与血水相杂，且系腐败之色。其脉至数略数，虽非洪实有力，实无寒凉之象。舌上生苔，黄而且厚。病人自谓下焦凉甚，若用热药温之疼当愈。愚曰：前此少腹切疼者，肠中欲腐烂也。今为热砖所熨而腹疼益甚，败血淋漓，则肠中真腐烂矣。再投以热药，危可翘足而待。病人亦似会悟，为制此方。因河间天水散（即六一散）原为治热痢之妙药，此方中重用滑石、甘草，故名之天水涤肠汤。连服四剂，疼止，痢亦见愈。减去滑石四钱，加赤石脂四钱，再服数剂，病愈十之八九。因上焦气微不顺，俾用鲜藕四两，切细丝煎汤，频频饮之，数日而愈。

按：此证亦痢中至险之证，而方中用人参者，因痢久体虚，所下者又多腐败，故于滋阴、清火、解毒药中，特加人参以助其生机。而其产于潞者，性平不热，于痢证尤宜也。

又按：此证若服此汤不效，则前方之三七、鸭蛋子、金银花亦可酌加，或加生地榆亦可。试观生地榆为末，香油调，涂汤火伤神效，其能治肠中因热腐烂可知也。

通变白头翁汤

治热痢下重腹疼，及患痢之人，从前曾有阿片之嗜好者。

生山药一两　白头翁四钱　秦皮三钱　生地榆三钱　生杭芍四钱　甘草二钱　旱三七轧细，三钱　鸭蛋子去皮拣成实者，六十粒

上药共八味，先将三七、鸭蛋子用白蔗糖水送服一半；再将余煎汤服。其相去之时间宜至点半钟。所余一半，至煎汤药渣时，仍如此服法。

《伤寒论》治厥阴热痢下重者，有白头翁汤。其方以白头翁为主，而以秦皮、黄连、黄柏佐之。陈古愚解曰：厥阴标阴病则为寒下，厥阴中见（中见少阳）病则为下利下重者，《经》所谓“暴注”是也。白头翁临风偏静，特立不挠，用以为君者，欲平走窍之火，必先定动摇之风也。秦皮浸水青蓝色，得厥阴风木之化，而性凉有泻肝家之热，故用以为臣。以黄连、黄柏为使者，其性寒能除热，其味苦又能坚肠也。总使风木遂其上行之性，则热痢下重自除。风火不相煽而燎原，则热渴饮水自止也。

唐容川解曰：“白头翁一茎直上，四面细叶，茎高尺许，通体白芒，其叶上下亦皆白芒，花微香，味微苦，乃草中秉金性者。能无风动摇，以其得木气之和也；有风不动，以其秉金性之刚也。故用以平木熄风。又其一茎直上，故治下重，使风上达，而不迫注也。”

愚用此方而又为之通变者，因其方中尽却病之药，而无扶正之药，于证之兼虚者不宜。且连、柏并用，恐其苦寒之性妨碍脾胃，过侵下焦也。矧伤寒白头翁汤，原治时气中初得之痢。如此

通变之，至痢久而肠中腐烂者，服之亦可旋愈也。

唐氏论白头翁详矣，而犹有剩义，拙拟理血汤（在第三卷）下，于白头翁另有发明，可与唐氏之论参观。再者白头翁入药，宜用其根，且宜用其全根，至根上端之白，则用不用皆可也。乃关外东三省药房中所鬻之白头翁，但根端白茸下带根之上端少许，亦有不带根者。问其根作何用，乃谓其根系漏芦，卖时作漏芦，不作白头翁也。愚闻之，不禁哑然失笑。夫漏芦与白头翁迥异，而竟以白头翁充之耶？于是在东三省诊病，欲用白头翁处方时，即开漏芦。然医药所关非轻，愚愿东三省之业医者咸知之，欲用白头翁时，勿为药房所误。

陆军团长王剑秋，奉天铁岭人，年四十许。己未孟秋，自郑州病归，先泻后痢，腹疼重坠，赤白稠黏，一日夜十余次。先入奉天东人所设医院中，东人甚畏此证，处以隔离所，医治旬日无效。遂出院归寓，求为诊治。其脉弦而有力，知其下久阴虚，肝胆又蕴有实热也。投以此汤，一剂痢愈。仍变为泻，日四五次，自言腹中凉甚，愚因其疾原先泻，此时痢愈又泻，且恒以温水袋自熨其腹，疑其下焦或有伏寒，遂少投以温补之药。才服一剂，又变为痢，下坠腹疼如故，惟次数少减。知其病原无寒，不受温补，仍改用通变白头翁汤。一剂痢又愈，一日犹泻数次。继用生山药一两，龙眼、莲子各六钱，生杭芍三钱，甘草、茯苓各二钱，又少加酒曲、麦芽、白蔻消食之品，调补旬日全愈。

奉天省议长李亚侨，年近四旬。因有事，连夜废寝。陡然腹疼，继而泄泻兼下痢。其痢赤多于白，上焦有热，不能饮食。其脉弦而浮，按之不实。先投以三宝粥方（在后），腹疼与泻痢皆见轻，仍不能饮食。继用通变白头翁汤方，连服两剂，痢愈可进饮食，腹疼、泄泻犹未全愈。后仍用三宝粥方，去鸭蛋子，日服两次，数日病全愈。

三宝粥

治痢久，脓血腥臭，肠中欲腐，兼下焦虚惫，气虚滑脱者。

生山药轧细，一两　三七轧细，二钱　鸭蛋子去皮，五十粒

上药三味，先用水四盅，调和山药末煮作粥。煮时，不住以箸搅之，一两沸即熟，约得粥一大碗，即用其粥送服三七末、鸭蛋子。

己巳之岁，愚客居德州，有庐雅雨公曾孙女，年五十六。于季夏下痢赤白，迁延至仲冬不愈。延医十余人，服药百剂，皆无效验，亦以为无药可医矣。其弟月潭素通医学，偶与愚觌面谈及。愚曰：此病非难，愿用药何如耳。因诊之，脉象微弱，至数略数，饮食减少，头目时或眩晕，心中微觉烦热，便时下坠作疼，然不甚剧。询其平素下焦畏凉，是以从前服药，略加温补，上即烦热，略为清理，下又腹疼、泄泻也。为拟此方，一日连服两次，其病遂愈。后旬余，因登楼受凉，旧证陡然反复，日下十余饮，腹疼觉剧。其脉象微弱如前，至数不数。俾仍用山药粥，送服生硫黄末（服生硫黄详解在第八卷）三分，亦一日服两次，病愈强半。翌日又服一次，心微觉热。继又改用前方，两剂全愈。

戊午秋日，愚初至奉天，有铁岭李济臣，年二十八。下痢四十余日，脓血杂以脂膜，屡次服药，病益增剧，羸弱已甚。诊其脉，数而细弱，两尺尤甚，亦治以此方。服后两点钟腹疼一阵，下脓血若干。病家言从前腹疼不若是之剧，所下者亦不若是之多，似疑药不对证。愚曰：腹中瘀滞下尽即愈矣。俾再用白蔗糖化水，送服去皮鸭蛋子五十粒。此时已届晚九点钟，一夜安睡，至明晨，大便不见脓血矣。后间日大便，又少带紫血，俾仍用山药粥送服鸭蛋子二十粒，数次全愈。

又斯秋中元节后，愚自汉口赴奉，路过都门小住数日。有刘发起者，下痢两月不愈。持友人名片，造寓求为诊治。其脉近和平，按之无力。日便五六次，血液腐败，便时不甚觉疼，后重亦不

剧，亦治以此方，一剂病愈强半。翌日将行，嘱以再按原方服两剂而愈。后至奉接其来函，言服第二剂，效验不如从前；至三剂，病转似增重。因恍悟，此证下痢两月，其脉毫无数象，且按之无力，其下焦当系寒凉。俾仍用山药粥送服炒熟小茴香末一钱，连服数剂全愈。

或问：西人谓痢为肠中生炎。所谓炎者，红热肿疼，甚则腐烂也。观此案与治庐姓之案，皆用热药成功，亦可谓之肠炎乎？既非肠炎，何以其肠亦欲腐烂乎？答曰：痢证，原有寒有热。热证不愈，其肠可至腐烂，寒证久不愈，其肠亦可腐烂。譬如疮疡，红肿者阳而热，白硬者阴而寒，其究竟皆可变为脓血。尝观《弢园随笔录》，言其曾患牙疳，医者治以三黄、犀角纯寒之品，满口肉烂尽，而色白不知疼。后医者改用肉桂、附子等品，一服知疼，连服十余剂而愈。夫人口中之肌肉，犹肠中之肌肉也。口中之肌肉，可因寒而腐烂，肠中之肌肉，独不可因寒而腐烂乎？曾治一人，因久居潮湿之地致下痢三月不愈。所下者紫血杂以脂膜，腹疼后重。授以龙眼肉包鸭蛋子方服之，下痢下腹疼益剧。后愚诊视，其脉微弱而沉，左部几不见。俾用生硫黄研细，掺熟面少许作丸。又重用生山药、熟地、龙眼肉煎浓汤送服。连服十余剂，共计服生硫黄两许，其痢始愈。由是观之，即纯系赤痢亦诚有寒者，然不过百中之二三耳。且尝实验痢证，若因寒者，虽经久不愈犹可支持。且其后重、腹疼，较因热者亦轻也。且《伤寒论》有桃花汤，治少阴病下利，便脓血者，原赤石脂与干姜并用，此为以热药治寒痢之权舆。注家不知，谓少阴之火伤阴络所致，治以桃花汤，原系从治之法。又有矫诬药性，谓赤石脂性凉，重用至一斤，干姜虽热，止用一两，其方仍以凉论者。今试取其药十分之一，煎汤服之，果凉乎？热乎？此皆不知《伤寒论》此节之义，而强为注解者也。

通变白虎加人参汤

治下痢，或赤，或白，或赤白参半，下重腹疼，周身发热，服凉药而热不休，脉象确有实热者。

生石膏捣细，二两　生杭芍八钱　生山药六钱　人参五钱，用野党参按此分量，若辽东真野参宜减半，至高丽参则断不可用　甘草二钱

上五味，用水四盅，煎取清汤两盅，分二次温饮之。

此方即《伤寒论》白虎加人参汤，以芍药代知母、山药代粳米也。痢疾身热不休，服清火药而热亦不休者，方书多诿为不治。夫治果对证，其热焉有不休之理。此乃因痢证夹杂外感，其外感之热邪，随痢深陷，永无出路，以致痢为热邪所助，日甚一日而永无愈期。惟治以此汤，以人参助石膏，能使深陷之邪徐徐上升外散，消解无余。加以芍药、甘草以理下重腹疼，山药以滋阴固下，连服数剂，无不热退而痢愈者。

按：外感之热已入阳明胃腑，当治以苦寒，若白虎汤、承气汤是也。若治以甘寒，其病亦可暂愈，而恒将余邪锢留胃中，变为骨蒸劳热，永久不愈（《世补斋医书》论之甚详），石膏虽非苦寒，其性寒而能散（若煅用之则敛矣，故石膏不可煅用），且无汁浆，迥与甘寒黏泥者不同。而白虎汤中，又必佐以苦寒之知母，即此汤中，亦必佐以芍药，芍药亦味苦（《本经》）微寒之品，且能通利小便。故以佐石膏，可以消解阳明之热而无余也。

一叟，年六十七，于中秋得痢证，医治二十余日不效。后愚诊视，其痢赤白胶滞，下行时觉肠中热而且干，小便亦觉发热，腹痛下坠，并迫其脊骨尽处亦下坠作痛。且时作眩晕，其脉洪长有力，舌有白苔甚厚。愚曰：此外感之热挟痢毒之热下迫，故现种种病状，非治痢兼治外感不可。遂投以此汤两剂，诸病皆愈。其脉犹有余热，拟再用石膏清之。病家疑年高，石膏不可屡服，愚亦应聘

他往。后二十余日，痢复作。延他医治疗，于治痢药中，杂以甘寒濡润之品，致外感之余热永留肠胃不去，其痢虽愈，而屡次反复。延至明年仲夏，反复甚剧。复延愚诊治，其脉象、病证皆如此。因谓之曰：去岁若肯多服石膏数两，何至有以后屡次反复，今不可再留邪矣。仍投以此汤，连服三剂，病愈而脉亦安和。

一人，年四十二，患白痢，常觉下坠，过午尤甚，心中发热，间作寒热。医者于治痢药中重用黄连一两清之，热如故，而痢亦不愈。留连两月，浸至不起。诊其脉，洪长有力，亦投以此汤。为其间作寒热，加柴胡二钱，一剂热退痢止，犹间有寒热之时。再诊其脉，仍似有力，而无和缓之致，知其痢久而津液有伤也。遂去白芍、柴胡，加玄参、知母各六钱，一剂寒热亦愈。

一媪，年六旬，素多疾病。于夏季晨起，偶下白痢，至暮十余次。秉烛后，忽然浑身大热，不省人事，循衣摸床，呼之不应。其脉洪而无力，肌肤之热烙指。知系气分热痢，又兼受暑，多病之身不能支持，故精神昏愦如是也。急用生石膏三两，野台参四钱，煎汤一大碗，徐徐温饮下，至夜半尽剂而醒，痢亦遂愈。诘朝煎渣再服，其病脱然。

一人，年五十余，于暑日痢而且泻，其泻与痢俱带红色，下坠腹疼，噤口不食。医治两旬，病热浸增，精神昏愦，气息奄奄。诊其脉细数无力，周身肌肤发热。询其心中亦觉热，舌有黄苔，知其证夹杂暑温。暑气温热，弥漫胃口，又兼痢而且泻，虚热上逆，是以不能食也。遂用生山药两半，滑石一两，生杭芍六钱，粉甘草三钱，一剂诸病皆见愈，可以进食。又服一剂全愈。此证用滑石不用石膏者，以其证兼泻也。为不用石膏，即不敢用人参，故倍用山药以增其补力。此就通变之方而又为通变也。

痢证又有肝、胆、肠、胃先有郁热，又当暑月劳苦于烈日之中，陡然下痢，多带鲜血，脉象洪数，此纯是一团火气。宜急用大苦大寒之剂，若芩、连、知、柏、胆草、苦参之类，皆可选用。亦可治以白虎汤,方中生石膏必用至二两,再加生白芍一两。若脉大而虚者,宜再加人参三钱。若其脉洪大甚实者,可用大承气汤下之,而佐以白芍、知母。

有痢久而清阳下陷者,其人或间作寒热,或觉胸中短气。当于治痢药中加生黄耆、柴胡以升清阳。脉虚甚者,亦可酌加人参。又当佐以生山药以固下焦,然用药不可失于热也。有痢初得,兼受外感者,宜于治痢药中兼用解表之品。其外邪不随痢内陷而痢自易治。不然则成通变白虎加人参汤所主之证矣。

病证初得虽可下之,然须确审其无外感表证,方可投以下药。其身体稍弱,又宜少用参、耆佐之。

痢证忌用滞泥之品,然亦不可概论。外祖母,年九旬。仲夏下痢赤白甚剧,脉象数而且弦。愚用大熟地、生杭芍各一两煎汤,服下即愈。又服一剂,脉亦和平。后寿至九十四岁。

痢证间有凉者,然不过百中之一耳。且又多系纯白之痢,又必脉象沉迟,且食凉物,坐凉处则觉剧者。治以干姜、白芍、小茴香各三钱,山楂四钱,生山药六钱,一两剂即愈。用白芍者,诚以痢证必兼下坠腹疼。即系凉痢,其凉在肠胃,而其肝胆间必有伏热,亦防其服热药而生热也。

凡病人酷嗜之物,不可力为禁止。尝见患痢者,有恣饮凉水而愈者,有饱食西瓜而愈者。总之,人之资禀不齐,病之变态多端,尤在临证时,精心与之消息耳。曾治一少年,下痢昼夜无数,里急后重。投以清火通利之药数剂,痢已减半而后重分毫不除。疑其肠中应有阻隔,投以大承气汤,下燥粪长数寸而愈。设此证若不疑其中有阻隔,则燥粪不除,病将何由愈乎!

有奇恒痢者,张隐庵谓其证三阳并至,三阴莫当,九窍皆塞,阳气旁溢,咽干喉塞痛,并于阴则上下无常,薄为肠澼。其脉缓小迟涩,血温身热者死,热见七日者死。盖因阳气偏剧,阴气受伤,是以脉小沉涩。此证急宜用大承气汤,泻阳养阴,缓则不救。若不知奇恒之因，见脉气平缓而用平易之剂，必至误事。

陈修园曰："嘉庆戊午，夏泉郡王孝廉，患痢七日，忽于寅卯之交，声微哑，谵语，半刻即止，酉刻死。七月榕城叶广文观凤之弟，患同前证来延。言伊弟患此亦不重，饮食如常，惟早晨咽干微疼，如见鬼状，午刻即止。时届酉刻，余告以不必往诊，令其速回看视，果于酉戌之交死，此皆奇恒痢也。若投以大承气汤，犹可挽回。"

按：此证愚实未见。修园所遇二证，皆在戊午年。天干戊为火运，地支午又为少阴君火司天，火气太盛，故有此证。其危在七日者，火之成数也。由斯观之，《内经》岁运之说，原自可凭。唐容川曰："《内经》以痢属于肝热，故曰：诸呕吐酸，暴注下迫，皆属于热。下迫与吐酸同言，则知其属于肝热也。"仲景于下利后重，便脓血者，亦详于《厥阴篇》中，皆以痢属肝经也。盖痢多发于秋，乃肺金不清、肝木遏郁。肝主疏泄，其疏泄之力太过，则暴注里急，有不能待之势。然或大肠开通，则直泻下矣。乃大肠为肺金之腑，金性收涩，秋日当令，而不使泻出，则滞涩不得快利，遂为后重。治宜开利肺气，使金性不收，则大肠通快，而不后重矣。枳壳、桔梗、粉葛、枇杷叶皆须为用。又宜清润肝血，使木火不郁，则肝木疏泄而不暴注矣。白芍、当归、生地、丹皮、地榆皆须为用。至于肠胃之热，皆从肝肺而生，西医名肠中发炎，言其色红肿也。故黄连、黄芩、胆草、黄柏能退肝火，石膏、知母、天冬、麦冬、花粉、连翘、银花、白菊能清肺火，皆可择用。此清肺气、调肝血之法也。至噤口痢，世多不知治法，惟仲景存胃津液足以救之，此即胃炎欲腐烂之候也。非大寒凉中加人参、花粉不能助救。故凡噤口痢，但得舌上津回，则能进食而生矣。至于大黄，惟满实者可暂用之，其余蕴酿之热，皆宜苦坚为法，不可用猛悍药也。仲景治痢，主白头翁汤，夫白头翁一茎直上，中空有瓤，能通达木气，而遍体有毛，无风动摇，有风不动，其色纯白（此形象与坊间鬻者不同），兼禀金气，总为金木交合之物。予从白头翁悟出清肝木达风气之法。又从下利肺痛（《金匮》之文）一“肺”字，悟出肝之对面即是肺金，清金以和大肠，又为屡效之法矣。

西人治痢先用蓖麻子油或甘汞（即水银粉）降之。不愈者，继用杨曹、硝苍、单那尔并、那布答林诸药，以清热解毒，防腐生肌。兼用血清灌肠诸方以佐之。

东人衍西人之法，谓赤痢初期，肠中毒热肿疼，决不可用收敛之剂。至第二期，肠中腐烂有若溃疡，可用硝苍鸦片之剂。盖在初期，当务去肠内之刺激，流通粪便，以防病势之上进，为赤痢疗治第一义。故病有上进之象，当相机而投以下剂。但下剂易增进患者之衰弱，不可不谨慎用之。至灌肠及注肠，不惟足以疏通肠内之停滞，且有缓解里急后重之效，是以用之最宜。但于炎证期，则当但行食盐水之灌肠。于溃疡期，则可用硝酸银、单宁酸等收敛，兼以消除毒菌。

按：东人之论如此，用以治痢者，有效有不效。大概体壮者可愈，体弱者仍然危险。至痢证之夹杂外感温病者，尤不能见效。东人志贺洁著有《赤痢新论》，载有未治愈之案两则，一为宫野某女，五十六岁。下腹部及左腹部忽发疼痛，继乃发热头疼，翌日腹疼下痢，一小时内约排三次之黏血便。诊之，则体格及营养皆佳良。体温三十七度八分。脉搏七十至。食思缺损，舌有苔，时呕吐头疼，为注射血清。翌日，舌苔干燥而龟裂，体温三十八度，脉搏七十二至，痢下二十次。又翌日，体温三十八度七分，诸证依然，便通二十五次，注射血清。又翌日，口渴及食思缺乏如故，心机亢进，体温三十八度七分，脉搏至百一十至，神识朦胧，言语不清，衰弱较前为甚。又翌日，时时呃逆呕吐，舌肿大干燥，舌苔剥离，下唇糜烂，心音微弱，脉搏极微若无，注射食盐水。又二日，衰弱益甚，午前二时，遂虚脱而死。其一为田中某女，二十一岁，腹疼下痢，又发剧热。便性为黏液，便间混有血液。其肠之曲折处及盲肠管觉有压疼。发病第五日之夜，发躁狂状之举动，精神发扬。第六日之夜亦然。嗣后即不复发，而时发谵妄，人事不省，为昏睡状。至第三星期后，精神证状全愈，诸证轻快。乃未几，而体温再升，达于四十度二分，复发谵妄。经过二十八日，虚脱而死。

细观东人所载二案，皆痢而夹杂温病者也。东人对于前案，但知治痢不知治温，所以不愈。至后案，虽未明载治法，其治法大抵与前案等。至三星期而见愈者，因温病，即不治而常有自愈者。至其后体温再升，达于四十度二分，屡发谵妄，显系温病反复，热入阳明之府。东人不能治温，安能治温之重发，况此重发者，又为久痢体虚之人乎！然而治此二案之证，固非难事，以前所载通变白虎加人参汤投之，一二剂皆可愈矣。次取通变白虎加人参汤下，所治验之案，与此二案对勘自明也。

杨曹一名撒里矢尔酸那笃留谟，一名撒里矢尔酸曹达，一名水杨酸曹达，一名水杨酸那笃留谟，省文曰杨曹，亦曰撒曹。为白色、无臭、鳞屑状结晶，或为结晶质粉末。味甘咸而稍带辛辣，其原质出于杨柳皮及美洲所产植物中，以化安息香酸，为撒里矢尔酸（亦名撒鲁儿）再用撒里矢尔酸精制为杨曹。大抵外用及涤肠剂，皆用撒里矢尔酸，内服则用杨曹。其性退热防腐，愈偏头疼，为治赤痢要药。

硝苍为次硝酸苍铅之省文，一名盐基性硝酸苍铅，一名硝强铋，一名铋氧氮氧五。为白色结晶性粉末，检视于显微镜下，现有光辉细小棱柱形结晶，为金属收敛药，含有多量苍铅、少量硝酸之制品也。其性能制异常发酵，保护肠胃不受异物之刺激。善治胃癌、胃溃疡、赤痢等证。一日服三四次，每次可服半瓦，多至一瓦。

重曹即重酸曹达之省文，又名重碳酸那笃留谟，为白色结晶性粉末，系用水浸出木炭之汁，炼为碳酸那笃留谟，再有碳酸那笃留谟精制为重曹。能治脏腑中慢性加答儿，胃中分泌过多，消化不良，肝脏硬化证之初起，腹部脏器静脉郁积所致之诸般障碍。

止呕吐、退黄疸、利肺疾、解尿酸。于诸般之浮肿水肿，用为利便药，又为大便之缓下剂。每服半瓦，其极量可至二瓦。

单那儿并即单宁酸亚尔布明，乃蛋白化单宁酸（单宁酸之原质存于没石子中），为褐色无味臭之粉末，其药服至胃中，不甚溶解，下至肠中，始分为蛋白及单宁酸，呈单宁酸之收敛作用，故不害胃之消化机能，为大小肠之收敛药，专用于大小肠加答儿，兼治肠滤囊之溃疡机转、肺劳者之下利、慢性赤痢、夏期小儿下利（无味易服）等，代单宁酸为灌肠剂，用量每次可服半瓦，多至一瓦，日服数次，可少少增加。

那布答林为无色有光泽之版状结晶，有特异窜透臭气与烧味，乃生化于有机物（石灰）干馏之际，在最高热馏出之碳水素之一也。其性最能消除各种毒菌，饶防腐之力。内疡溃烂，能催肉芽速长。治膀胱加答儿、小儿蛔虫。外用和脂油，能除疥癣。于创伤溃疡，为干燥绷带药，能除恶臭，促肉芽之发生。用于室中，可以逐秽祛邪。置于书箧、衣筒，可以避蠹驱虫。每服三分之一瓦，或半瓦，其极量不过一瓦。

在所录东西人治痢之药，其解毒、清血之力远不如鸭蛋子，其防腐生肌之力远不如三七。且于挟虚之痢而不知辅以山药、人参，于挟热之痢而不知重用石膏。宜其视赤痢为至险之证，而治之恒不愈也。

东人志贺洁谓，热带之地有阿米巴赤痢，其证间或传于温带地方。阿米巴者，为虫类生殖之毒菌，传染于人则为阿米巴赤痢。阿米巴之现状为球形或椭圆形之结核，与寻常赤痢菌之为杆状者不同。外有包为玻璃透明形，其内结之核为球，间有脓球。取新便下之混血黏液一滴，置玻璃片上，加生理的食盐水，更以小玻璃片轻覆其上，以显微镜视之，若有假足之伸缩，助其活动，即为阿米巴赤痢之毒菌。其剧者，痢中混有坏疽溃疡片，而带腐肉样之臭气，或为污泥色。至其证状之经过，与慢性赤痢大略相似。其身体大率无过热之温度,故迟之累月累年不愈,而犹有可支持者。此证治法宜日服甘汞十分瓦之一至十分瓦之三,当连服七八日。但须注意于中毒状,若稍发现中毒形状,宜速停止。又可服硫黄半瓦,一日三次。又宜用鸡纳霜为注肠剂,惟不可自始即用浓厚之液。最初当用五千倍之溶液,继乃可用千倍水者,数日后则可用五百倍水者。

愚未至热带,东人所论阿米巴赤痢未经治过,然彼又云间有传至温带者,至所载其证之剧者一段云云。愚上所治痢证案中,似有具此状况者,而未用其治法,亦皆应手奏效。至其谓内服可用硫黄,上所治痢证案中,已载两则,其为阿米巴痢与否,尚不敢断定,而当其时临证疏方,固未闻有阿米巴痢也。惟度其证宜投以硫黄,且再四踌躇,若不用硫黄,它药恐难于建功,故遂放胆用之耳(治痢之方,再参看五期《衷中参西录》第六卷,论痢证治法方备)。

治燥结方

硝菔通结汤

治大便燥结久不通,身体兼羸弱者。

净朴硝四两　鲜莱菔五斤

将莱菔切片,同朴硝和水煮之。初次煮,用莱菔片一斤,水五斤,煮至莱菔烂熟捞出。就其余汤,再入莱菔一斤。如此煮五次,约得浓汁一大碗,顿服之。若不能顿服者,先饮一半,停一点钟,再温饮一半,大便即通。若脉虚甚,不任通下者,加人参数钱,另炖同服。

软坚通结,朴硝之所长也。然其味咸性寒,若遇燥结甚实者,少用之则无效,多用之则咸寒太过,损肺伤肾。其人或素有劳疾,或下元虚寒者,尤非所宜也。惟与莱菔同煎数次,则朴硝之咸味尽被莱菔提出,莱菔之汁浆尽与朴硝融化。夫莱菔味甘,性微温,煨熟食之,善治劳嗽短气(方附在第一卷水晶桃下),其性能补益可知。取其汁与朴硝同用,其甘温也,可化朴硝之咸寒,其补益也,可缓朴硝之攻破。若或脉虚不任通下,又藉人参之大力者,以为之扶持保护。然后师有节制,虽猛悍亦可用也。

一媪,年近七旬,伤寒。初得无汗,原是麻黄汤证,因误服桂枝汤,遂成白虎汤证,上焦烦热太甚,闻药气即呕吐,但饮所煎石膏清水亦吐。俾用鲜梨片蘸生石膏细末嚼咽之。药用石膏两半,阳明之大热遂消,而大便旬日未通,其下焦余热仍无出路,欲用硝黄降之,闻药气仍然呕吐。且其人素患劳嗽,身体羸弱,过用咸寒尤其所忌。为制此方,煎汁一大碗,仍然有朴硝余味,复用莱菔一个,切成细丝,同葱添油醋,和药汁调作羹。病人食之香美,并不知是药,大便得通而愈。

一媪,年七旬,劳嗽甚剧。饮食化痰涎,不化津液,致大便燥结,十余日不行,饮食渐不能进,亦拟投以此汤,为羸弱已甚,用人参三钱另炖汁,和药服之。一剂便通,能进饮食。复俾煎生山药稠汁,调柿霜饼服之,劳嗽亦见愈。

按:用朴硝炼玄明粉法,原用莱菔。然此法今人不讲久矣,至药坊所鬻者,乃风化硝,非玄明粉也。今并载其法,以备参观。实心救人者,亦可照法炼之,以备施用。其法于冬至后,用洁净朴硝十斤,白莱菔五斤切片,同入锅中,用水一斗五升,煮至莱菔烂熟,将莱菔捞出。用竹筛一个,铺绵纸二层,架托于新缸之上,将硝水滤过。在庭露三日,其硝凝于缸边;将余水倾出,晒干。将硝取出,用沙锅熬于炉上,融化后,搅以铜铲,熬至将凝,用铲铲出。再装于瓷罐,未满者寸许,盖以瓦片。用钉三个,钉地作鼎足形,钉头高二寸,罐置其上,用砖在罐周遭砌作炉形,多留风眼,炉砖离罐三寸。将木炭火置于炉中,罐四围上下都被炭火壅培,以煅至硝红为度。次日取出,再用绵纸铺于静室地上,将硝碾细,用绢罗筛于纸上厚一分。将户牖皆遮蔽勿透风,三日后取出,其硝洁白如粉,轻虚成片。其性最能降火化痰,清利脏腑,怪证服之可蠲,狂躁用之即愈。搜除百病,安敛心神。大人服二三钱,小儿服五分至一钱,用白汤或葱汤融化,空心服之。服药之日,不宜食他物,惟饮稀粥。服二三次后,自然精神爽健,脏腑调和,津液顿生,百病如失矣。惟久病泄泻者,服之不宜。

赭遂攻结汤

治宿食结于肠间不能下行,大便多日不通。其证或因饮食过度,或因恣食生冷,或因寒火凝结,或因呕吐既久,胃气、冲气皆上逆不下降。

生赭石轧细,二两　朴硝五钱　干姜二钱　甘遂钱半,轧细,药汁送服

热多者,去干姜。寒多者,酌加干姜数钱。呕多者,可先用赭石一两,干姜半钱煎服,以止其呕吐。呕吐止后,再按原方煎汤,送甘遂末服之。

朴硝虽能软坚,然遇大便燥结过甚,肠中毫无水分者,其软坚之力,将无所施。甘遂辛窜之性,最善行水,能引胃中之水直达燥结之处,而后朴硝因水气流通,乃得大施其软坚之力,燥结虽久亦可变为溏粪,顺流而下也。特是甘遂力甚猛悍,以攻决为用,能下行亦能上达,若无以驾驭之,服后恒至吐泻交作。况此证多得之涌吐之余,或因气机不能下行转而上逆,未得施其攻决之力,而即吐出者。故以赭石之镇逆,干姜之降逆,协力下行,以参赞甘遂成功也。且干姜性热,朴硝性寒,二药并用,善开寒火之凝滞。寒火之凝滞于肠间者开,宿物之停滞于肠间者亦易开也。愚用此方救人多矣,即食结中脘、下脘,亦未有不随手奏效者。

乙卯之岁,客居广平,忽有车载病人,造寓求诊者。其人年过五旬,呻吟不止,言自觉食物结于下脘,甚是痛楚,数次延医调治,一剂中大黄用至两半不下。且凡所服之药,觉行至所结之处,即

上逆吐出,饮食亦然。此时上焦甚觉烦躁,大便不通者已旬日矣。诊其脉,虽微弱,至数不数,重按有根,知犹可任攻下,因谓之曰:此病易治,特所服药中,有猛悍之品,服药时必吾亲自监视方妥。然亦无须久淹,能住此四点钟,结处即通下矣。遂用此汤去干姜,方中赭石改用三两,朴硝改用八钱。服后须臾,腹中作响,迟两点半钟,大便通下而愈。后月余,又患结证如前,仍用前方而愈。

通结用葱白熨法

治同前证。

大葱白四斤,切作细丝　干米醋多备待用

将葱白丝和醋炒至极热,分作两包,乘热熨脐上。凉则互换,不可间断。其凉者,仍可加醋少许再炒热,然炒葱时,醋之多少须加斟酌,以炒成布包后,不至有汤为度。熨至六点钟,其结自开。

一孺子,年六岁。因食肉过多,不能消化,郁结肠中,大便不行者六七日,腹中胀满,按之硬如石,用一切通利药皆不效。为用此法熨之,至三点钟,其腹渐软。又熨三点钟,大便通下如羊矢,其胀遂消。

一童子,年十五六。因薄受外感,腹中胀满,大便数日不通。然非阳明之实热燥结也。医者投以承气汤,大便仍不通,而腹转增胀。自觉为腹胀所迫,几不能息,且时觉心中怔忡。诊其脉甚微细,按之即无。脉虚证实,几为束手。亦用葱白熨法,腹胀顿减。又熨三点钟觉结开,行至下焦。继用猪胆汁导法,大便得通而愈。

按:猪胆汁导法乃《伤寒论》下燥结之法也。原用猪胆汁和醋少许,以灌谷道中。今变通其法,用醋灌猪胆中,手捻令醋与胆汁融和。再用以通气长竹管,一端装猪胆中,用细绳扎住,一端纳谷道中。用手将猪胆汁由竹管挤入谷道。若谷道离大便犹远,宜将竹管深探至燥粪之处。若结之甚者,又必连用二三个。若畏猪胆汁凉,或当冷时,可将猪胆置水中温之。若无鲜猪胆,可将干者用醋泡开,再将醋灌猪胆中,以手捻至胆汁之凝结者皆融化,亦可用。若有灌肠注射器,则用之更便。

一人,年四十许,素畏寒凉。愚俾日服生硫黄(服生硫黄法在第八卷)如黑豆粒大两块,大见功效,已年余矣。偶因暑日劳碌,心中有火,恣食瓜果,又饱餐肉食,不能消化,肠中结而不行,且又疼痛,时作呕吐。医者用大黄附子细辛汤降之不效,又用京都薛氏保赤万应散,三剂并作一剂服之,腹疼减去,而仍不通行。后愚诊视,其脉近和平,微弦无力。盖此时不食数日,不大便十日矣。遂治以葱白熨法,觉腹中松畅,且时作开通之声,而仍然恶心,欲作呕吐,继用赭石二两,干姜钱半,俾煎服以止其恶心。仍助以葱白熨法,通其大便。外熨内攻,药逾五点钟,大便得通而愈。

按:《金匮》大黄附子细辛汤,诚为开结良方。愚尝用以治肠结腹疼者甚效。即薛氏保赤万应散,三剂作一剂服之,以治大人,亦为开结良方,愚用过屡次皆效。而以治此证,二方皆不效者,以其证兼呕吐,二方皆不能止其呕吐故也。病人自言,从前所服之药,皆觉下行未至病所,即上逆吐出。独此次服药,则沉重下达,直抵病结之处,所以能攻下也。

一人,年四十三。房事后,恣食生冷,忽然少腹抽疼,肾囊紧缩。大便四日不通,上焦兼有烦躁之意。医者投以大黄附子细辛汤,两胁转觉疼胀。诊其脉弦而沉,两尺之沉尤甚。先治以葱白熨法,腹中作响,大有开通之意,肾囊之紧缩见愈,而大便仍未通。又用赭石二两,附子五钱,当归、苏子各一两煎汤,甫饮下,即觉药力下坠。俾复煎渣饮之,有顷降下结粪若干,诸病皆愈。

按:此证用葱白熨之虽未即通,而肠中之结已开。至所服之药,重用赭石者,因此证原宜用热药以温下焦,而上焦之烦躁与大便之燥结,又皆与热药不宜,惟重用赭石以佐之,使其热力下达,自无潜上之患。而其重坠之性,又兼有通结之功,上焦之浮热因之归根，下焦之凝寒因之尽化矣。

古方治小便忽然不通者，有葱白炙法。用葱白一握，捆作一束，将两端切齐，中留二寸，以一端安脐上，一端用炭火炙之，待炙至脐中发热，小便自通。此盖借其温通之性，自脐透达，转入膀胱，以启小便之路也。然仅以火炙其一端，则热力之透达颇难，若以拙拟葱白熨法代之，则小便之因寒不通，或因气滞不通者，取效当更速也。

又此熨法，不但可通二便，凡疝气初得，用此法熨之，无不愈者。然须多熨几次，即熨至疝气消后，仍宜再熨二三次。或更加以小茴香、胡椒诸末，同炒亦佳（用胡椒末时不宜过五钱，小茴香可多用）。

西人降下之药，习用蓖麻子油、硫苦、旃那叶。按：蓖麻子油，即用蓖麻子制成。其药来自英国，晶洁稠黏，所制甚精。每服二钱，多至五钱，通结甚效。惟其臭稍劣，且蓖麻子性近巴豆（壮人不过服五粒），制为油仍含有毒性，故服后间有作呕吐者。硫苦即硫酸麻倔涅留谟，亦名泻利盐。系用朴硝制成，为白色透明之细粒结晶。其咸苦之味减于朴硝，而其软坚降下之力亦稍弱于朴硝。每服二钱至四钱。至旃那叶，为印度热带地方所产之决明科。其叶之干燥者，状若小竹叶，毫无臭味，其色嫩而绿者良，老而微黄者稍弱。每服一钱，置碗中开水浸饮之，下便结甚效。其力虽近猛，而服后肠胃安然，不觉攻激，自然通下，较前二药为独良也。

治泄泻方

益脾饼

治脾胃湿寒，饮食减少，长作泄泻，完谷不化。

白术四两　干姜二两　鸡内金二两　熟枣肉半斤

上药四味，白术、鸡内金皆用生者，每味各自轧细焙熟（先轧细而后焙者,为其焙之易匀也)。再将干姜轧细,共和枣肉,同捣如泥,作小饼。木炭火上炙干,空心时当点心,细嚼咽之。曾为友人制此方,和药一料,服之而愈者数人。后屡试此方,无不效验。

药坊鸡内金,因拣择不净,恒有包瓦石者。若入丸散剂中,甚非所宜。临轧此药时,须先亲自检点。

一妇人,年三十许,泄泻数月。用一切治泻诸药皆不效。其脉不凉,亦非完谷不化。遂单用白术、枣肉如法为饼,服之而愈,此证并不用鸡内金者,因鸡内金虽有助脾胃消食之力,而究与泻者不宜也。

扶中汤

治泄泻久不止,气血俱虚,身体羸弱,将成劳瘵之候。

于术炒,一两　生山药一两　龙眼肉一两

小便不利者加椒目炒捣,三钱。

一妇人,年四十许。初因心中发热,气分不舒,医者投以清火、理气之剂,遂泄泻不止。更延他医,投以温补之剂,初服稍轻,久服则泻仍不止。一日夜四五次,迁延半载,以为无药可治。后愚为诊视,脉虽濡弱,而无弦数之象,知犹可治。但泻久身弱,虚汗淋漓,心中怔忡,饮食减少。踌躇久之,为拟此方,补脾兼补心肾。数剂泻止,而汗则加多。遂于方中加龙骨、牡蛎(皆不用煅)各六钱,两剂汗止,又变为漫肿。盖从前泻时,小便短少,泻止后,小便仍少。水气下无出路,故蒸为汗,汗止又为漫肿也。斯非分利小便,使水下有出路不可。特其平素常觉腰际凉甚,利小便之药,凉者断不可用。前用此方,加椒目三钱,连服十剂全愈。

龙眼肉,味甘能补脾,气香能醒脾,诚为脾家要药。且心为脾母,龙眼肉色赤入心,又能补益心脏,俾母旺自能荫子也。愚治心虚怔忡,恒俾单购龙眼肉斤许,饭甑蒸熟,徐徐服之,皆大有功效,是能补心之明征。又大便下血者,多因脾虚不能统血。亦可单服龙眼肉而愈，是又补脾之明征也。

薯蓣粥

治阴虚劳热，或喘，或嗽，或大便滑泻，小便不利，一切羸弱虚损之证。

生怀山药轧细过罗，一斤

上药一味，每服用药七八钱，或至一两，和凉水调入锅内，置炉上，不住以箸搅之，二三沸即成粥服之。若小儿服，或少调以白糖亦可。

此粥多服久服，间有发闷者。掺以西药白布圣一瓦同服，则无此弊，且更多进饮食。

按：白布圣乃取吃乳之小猪、小牛胃中津液，而制为白粉者也。其性善助胃消化，每食后服二瓦，则化食甚速。然久服之，生脾胃依赖性，与健补脾胃之药同服，则无斯弊。此药东人更以糖制之，名含糖白布圣，以治小儿尤便。

门生，吴书林，年二十一。羸弱发热，脉象虚数，不能饮食，俾早晚服山药粥，加白布圣。晌午单服玄参三钱，煎汤服。如此数日，食量增加，发热亦愈，自此健壮。

一妇人，年三十余。泄泻数月不止，病热垂危。倩人送信于其父母，其父将往瞻视，询方于愚。言从前屡次延医治疗，百药不效。因授以山药煮粥方，日服三次，两日全愈。又服数日，身亦康健。

一娠妇，日发痫风。其脉无受娠滑象，微似弦而兼数。知阴分亏损，血液短少也。亦俾煮山药粥服之即愈。又服数次，永不再发。

奉天大东关，关氏少妇，素有劳疾。因产后暴虚，喘嗽大作。治以此粥，日服两次，服至四五日，喘嗽皆愈。又服数日，其劳疾自此除根。

奉天大东关，学校教员郑子绰之女，年五岁。秋日为风寒所束，心中发热。医者不知用辛凉表散，而纯投以苦寒之药，连服十余剂，致脾胃受伤。大便滑泻，月余不止，而上焦之热益炽。医者皆辞不治，始求愚为诊视。其形状羸弱已甚，脉象细微浮数，表里俱热，时时恶心，不能饮食，昼夜犹泻十余次。治以此粥，俾随便饮之，日四五次，一次不过数羹匙，旬日全愈。

农村小儿，于秋夏之交，多得滑泻证。盖农家此时多饮凉水，而小儿尤喜饮之。农家此时多食瓜果，而小儿尤喜食之。生冷之物皆伤脾胃，脾胃伤则滑泻随之，此自然之理也。而滑泻之证在小儿为最难治。盖小儿少阳之体，阴分未足；滑泻不止，尤易伤阴分。往往患此证者，数日即浑身发热，津短燥渴，小便不利，干呕懒食，唯嗜凉物。当此之际，欲滋其阴，而脾胃愈泥；欲健其脾，而真阴愈耗，凉润温补，皆不对证，而小儿又多苦服药，病家又多姑息，以婉随小儿之意，以致迁延岁月，竟成不治者多矣。惟山药脾肾双补，在上能清，在下能固，利小便而止大便，真良药也。且又为寻常服食之物，以之作粥，少加沙糖调和，小儿必喜食之。一日两次煮服，数日必愈。若系哺乳稚子，不能食粥，即食之亦不能多者，但浓煮生山药汁饮之亦可。愚以此方治小儿多矣。志在救人者，甚勿以为寻常服食之物而忽之也。

山药之功效，一味薯蓣饮（在第一卷）后曾详言之。至治泄泻，必变饮为粥者，诚以山药汁本稠黏，若更以之作粥，则稠黏之力愈增，大有留恋肠胃之功也。忆二十年前，岁试津门，偶患泄泻，饮食下咽，觉与胃腑不和，须臾肠中作响，遂即作泻。浓煎甘草汤，调赤石脂细末，服之不效。乃用白粳米慢火煮烂熟作粥，尽量食之，顿觉脾胃舒和，腹中亦不作响，泄泻遂愈。是知无论何物作粥，皆能留恋肠胃。而山药性本收涩，故煮粥食之，其效更捷也。且大便溏泻者，多因小便不利，山药能滋补肾经，使肾阴足，而小便自利，大便自无溏泻之患。

按：生芡实轧细作粥，收涩之力过于山药，而多服久服易作满闷，不若山药作粥，可日日服之也。

薯蓣鸡子黄粥

治泄泻久而肠滑不固者。即前薯蓣粥，加熟鸡子黄三枚。

一人，年近五旬。泄泻半载不愈，羸弱已甚。遣人来询方，言屡次延医服药，皆分毫无效，授以薯蓣粥方。数日又来，言服之虽有效验，泻仍不止。遂俾用鸡子数枚煮熟，取其黄捏碎，调粥中服之，两次而愈。盖鸡子黄有固涩大肠之功，且较鸡子白易消化也。以后此方用过数次，皆随手奏效。

薯蓣芣苢粥

治阴虚肾燥，小便不利，大便滑泻，兼治虚劳有痰作嗽。

生山药轧细，一两　生车前子四钱

上二味，同煮作稠粥服之，一日连服三次，小便自利，大便自固。盖山药能固大便，而阴虚小便不利者服之，又能利小便。车前子能利小便，而性兼滋阴，可为补肾药之佐使（五子衍宗丸中用之），又能助山药以止大便。况二药皆汁浆稠黏，同作粥服之，大能留恋肠胃，是以效也。治虚劳痰嗽者，车前宜减半。盖用车前者，以其能利水，即能利痰，且性兼滋阴，于阴虚有痰者尤宜。而仍不敢多用者，恐水道过利，亦能伤阴分也。

按：车前子能利小便，而骤用之亦无显然功效。惟将车前子炒熟（此药须买生者自家经手炒，以微熟为度，过熟则无力），嚼服少许，须臾又服，约六点钟服尽一两，小便必陡然利下，连连不止。此愚实验而得之方也。

又单用车前子两半，煮稠粥，顿服之，治大便滑泻亦甚效验。邻村黄姓媪，大便滑泻，百药不效。或语以此方，一服即愈。然必用生者煮之，始能成粥，若炒熟者，则不能成粥矣。

加味天水散

作汤用，治暑日泄泻不止，肌肤烧热，心中燥渴，小便不利，或兼喘促。小儿尤多此证，用此方更佳。

生山药一两　滑石六钱　粉甘草三钱

此久下亡阴，又兼暑热之证也。故方中用天水散以清溽暑之热。而甘草分量，三倍原方（原方滑石六，甘草一，故亦名六一散），其至浓之味，与滑石之至淡者相济，又能清阴虚之热。又重用山药之大滋真阴、大固元气者以参赞之。真阴足，则小便自利；元气固，则泄泻自止。且其汁浆稠黏，与甘草之甘缓者同用，又能逗留滑石，不至速于淡渗。俾其清凉之性由胃输脾，由脾达肺，水精四布，下通膀胱，则周身之热与上焦之燥渴喘促，有不倏然顿除者乎！

小儿少阳之体，最不耐热，故易伤暑。而饮食起居，喜贪寒凉，故又易泄泻。泻久则亡阴作热，必愈畏暑气之热，病热循环相因，所以治之甚难也。此方药止三味而用意周匝，内伤外感兼治无遗。一两剂后，暑热渐退，即滑石可以渐减，随时斟酌用之，未有不应手奏效者。小儿暑月泻久，虚热上逆，与暑热之气相并，填塞胃口，恒至恶心呕吐，不受饮食。此方不但清暑滋阴，和中止泻，其重坠之性又能镇胃安冲，使上逆之热与暑气之热徐徐下行，自小便出，而其恶心呕吐自止。初定此方时，授门人高如璧录之。翌日，如璧还里，遇一孺子，泄泻月余，身热燥渴，嗜饮凉水，强与饮食即恶心呕吐，多方调治不愈。如璧投以此汤，一剂，燥渴与泄泻即愈其半，又服一剂，能进饮食，诸病皆愈。

加味四神丸

治黎明腹疼泄泻。

补骨脂酒炒，六两　吴茱萸盐炒，三两　五味子炒，四两　肉豆

蔻面裹煨，四两　花椒微焙，一两　生硫黄六钱　大枣八十一枚　生姜切片，六两

先煮姜十余沸，入枣同煮，至烂熟去姜，余药为细末，枣肉为丸，桐子大。

人禀天地之气而生，人身一小天地也。天地之一阳生于子，故人至夜半之时，肾系命门之处，有气息息萌动，即人身之阳气也。至黎明寅时，为三阳之候，人身之阳气亦应候上升，自下焦而将达中焦。其人或元阳之根柢素虚，当脐之处，或兼有凝寒遮蔽，即互相薄激，致少腹作疼。久之阳气不胜凝寒，上升之机转为下降，大便亦即溏下。此黎明作泻之所由来也。夫下焦之阳气少火也，即相火也。其火生于命门，而寄于肝胆。故四神方中，用补骨脂以补命门，吴茱萸以补肝胆，此培火之基也。然泻者关乎下焦，实又关乎中焦，故又用肉豆蔻之辛温者，以暖补脾胃，且其味辛而涩，协同五味之酸收者，又能固涩大肠，摄下焦气化。且姜、枣同煎，而丸以枣肉，使辛甘化合，自能引下焦之阳以达于中焦也。然此药病轻者可愈，病重者服之，间或不愈，以其补火之力犹微也。故又加花椒、硫黄之大补元阳者以助之，而后药力始能胜病也（硫黄生用，理详第八卷服生硫黄方下）。

治痰饮方

理饮汤

治因心肺阳虚，致脾湿不升，胃郁不降，饮食不能运化精微，亦为饮邪，停于胃口为满闷，溢于膈上为短气，渍满肺窍为喘促，滞腻咽喉为咳吐黏涎。甚或阴霾布满上焦，心肺之阳不能畅舒，转郁而作热。或阴气逼阳外出为身热，迫阳气上浮为耳聋。然必诊其脉，确乎弦迟细弱者，方能投以此汤。

于术四钱　干姜五钱　桂枝尖二钱　炙甘草二钱　茯苓片二

钱　生杭芍二钱　橘红钱半　川厚朴钱半

服数剂后，饮虽开通，而气分若不足者，酌加生黄耆数钱。

一妇人，年四十许。胸中常觉满闷发热，或旬日，或浃辰之间，必大喘一二日。医者用清火、理气之药，初服稍效，久服转增剧。后愚诊视，脉沉细几不可见。病家问系何病因？愚曰：此乃心肺阳虚，不能宣通脾胃，以致多生痰饮也。人之脾胃属土，若地舆然。心肺居临其上，正当太阳部位（膈上属太阳，观《伤寒论·太阳》篇自知），其阳气宣通，若日丽中天暖光下照。而胃中所纳水谷，实借其阳气宣通之力，以运化精微而生气血，传送渣滓而为二便。清升浊降，痰饮何由而生。惟心肺阳虚，不能如离照当空，脾胃即不能借其宣通之力，以运化传送，于是饮食停滞胃口。若大雨之后，阴雾连旬，遍地污淖，不能干渗，则痰饮生矣。痰饮既生，日积月累，郁满上焦则作闷，渍满肺窍则作喘，阻遏心肺阳气，不能四布则作热。医者不识病源，犹用凉药清之，勿怪其久而增剧也。遂为制此汤，方中用桂枝、干姜以助心肺之阳而宣通之；白术、茯苓、甘草以理脾胃之湿而淡渗之（茯苓、甘草同用最泻湿满）；用厚朴者，叶天士谓“厚朴多用则破气，少用则通阳”，欲借温通之性，使胃中阳通气降，运水谷速于下行也；用橘红者，助白术、茯苓、甘草以利痰饮也。至白芍，若取其苦平之性，可防热药之上僭（平者主降），若取其酸敛之性，可制虚火之浮游（《本经》谓芍药苦平，后世谓芍药酸敛，其味实苦而微酸）。且药之热者，宜于脾胃，恐不宜于肝胆，又取其凉润之性，善滋肝胆之阴，即预防肝胆之热也。况其善利小便，小便利而痰饮自减乎！服之一剂，心中热去，数剂后转觉凉甚。遂去白芍，连服二十余剂，胸次豁然，喘不再发。

一妇人，年三十许。身形素丰，胸中痰涎郁结，若碍饮食，上焦时觉烦热，偶服礞石滚痰丸有效，遂日日服之。初则饮食加多，继则饮食渐减，后则一日不服，即不能进饮食。又久服之，竟分毫无效，日仅一餐，进食少许，犹不能消化。且时觉热气上腾，耳鸣欲聋，始疑药不对证。求愚诊治，其脉象浮大，按之甚软。愚曰："此证心肺阳虚，脾胃气弱，为服苦寒攻泻之药太过，故病证脉象如斯也。"拟治以理饮汤。病家谓："从前医者，少用桂、附即不能容受，恐难再用热药。"愚曰："桂、附原非正治心、肺、脾、胃之药，况又些些用之，病重药轻，宜其不受。若拙拟理饮汤，与此证针芥相投，服之必无他变。若畏此药，不敢轻服，单用干姜五钱试服亦可。"病家依愚言，煎服干姜后，耳鸣即止，须臾觉胸次开通。继投以理饮汤，服数剂，心中亦觉凉甚。将干姜改用一两，又服二十余剂，病遂除根。

一妇人，年四十许。上焦满闷烦躁，思食凉物，而偶食之，而满闷益甚，且又黎明泄泻。日久不愈，满闷益甚，将成臌胀。屡次延医服药，多投以半补半破之剂，或佐以清凉，或佐以收涩，皆分毫无效。后愚诊视，脉象弦细而迟。知系寒饮结胸，阻塞气化。欲投以理饮汤，病家闻而迟疑，似不敢服。亦俾先煎干姜数钱服之，胸中烦躁顿除。为其黎明泄泻，遂将理饮汤去厚朴、白芍，加生鸡内金钱半，补骨脂三钱，连服十余剂，诸病皆愈。

一妇人，年近五旬，常觉短气，饮食减少。屡次延医服药，或投以宣通，或投以升散，或投以健补脾胃，兼理气之品，皆分毫无效，浸至饮食日减，羸弱不起，奄奄一息，病家亦以为不治之证矣。后闻愚在其邻村，屡救危险之证，复延愚诊视。其脉弦细欲无，频吐稀涎。询其心中，言觉有物杜塞胃口，气不上达，知其为寒饮凝结也。遂投以理饮汤，方中干姜改用七钱，连服三剂，胃口开通。又觉呼吸无力，遂于方中加生黄耆三钱，连服十余剂，病全愈。方书谓，饮为水之所结，痰为火之所凝，是谓饮凉而痰热也。究之饮证亦自分凉热，其热者，多由于忧思过度，甚则或至癫狂，虽有饮而恒不外吐；其凉者，则由于心肺阳虚，如方名下所言种种诸情状。且其证时吐稀涎，常觉短气，饮食廉少，是其明征也（后世谓痰之稀者为饮，稠者为痰，与《金匮》所载四饮名义不同）。

邑韩蕙圃医学传家，年四十有四，偶得奇疾。卧则常常发搐，旋发旋止，如发寒战之状，一呼吸之间即愈。即不发搐时，人偶以手抚之，又辄应手而发。自治不效，广求他医治疗皆不效。留连半载，病势浸增。后愚诊视，脉甚弦细，询其饮食甚少，知系心、肺、脾、胃阳分虚惫，不能运化精微，以生气血。血虚不能荣筋，气虚不能充体，故发搐也。必发于卧时者，卧则气不顺也。人抚之而辄发者，气虚则畏人按也。授以理饮汤方，数剂，饮食加多，搐亦见愈。二十剂后病不再发。

理痰汤

治痰涎郁塞胸膈，满闷短气。或渍于肺中为喘促咳逆；停于心下为惊悸不寐；滞于胃口为胀满哕呃；溢于经络为肢体麻木或偏枯，留于关节、着于筋骨为俯仰不利、牵引作疼；随逆气肝火上升为眩晕不能坐立。

生芡实一两　清半夏四钱　黑脂麻炒捣，三钱　柏子仁炒捣，二钱　生杭芍二钱　陈皮二钱　茯苓片二钱

世医治痰，习用宋《局方》二陈汤，谓为治痰之总剂。不知二陈汤能治痰之标，不能治痰之本，何者？痰之标在胃，痰之本原在于肾。肾主闭藏，以膀胱为腑者也。其闭藏之力，有时不固，必注其气于膀胱。膀胱膨胀，不能空虚若谷，即不能吸引胃中水饮，速于下行而为小便，此痰之所由来也。又肾之上为血海，奇经之冲脉也。其脉上隶阳明，下连少阴。为其下连少阴也，故肾中气化不摄，则冲气易于上干。为其上隶阳明也，冲气上干，胃气亦多上逆，不能息息下行以运化水饮，此又痰之所由来也。此方以半夏为君，以降冲胃之逆。即重用芡实，以收敛冲气，更以收敛肾气，而厚其闭藏之力。肾之气化治，膀胱与冲之气化自无不治，痰之本原清矣。用脂麻、柏实者，润半夏之燥，兼能助芡实补肾也。用

芍药、茯苓者，一滋阴以利小便，一淡渗以利小便也。用陈皮者，非藉其化痰之力，实藉其行气之力，佐半夏以降逆气，并以行芡实、脂麻、柏实之滞腻也。

初制此方时，愚年未及壮，医术无所知名。有李龙章先生，邑之宿医也。见之大加尝异，谓异日必成名医。后果用此方屡次能建奇效。即痨证垂危，服之亦可挽救。

友人毛仙阁，曾治一妇人，年四十余。上盛下虚，痰涎壅滞，饮食减少，动则作喘。他医用二陈汤加减治之，三年，病转增剧。后延仙阁诊视，投以此汤，数剂病愈强半。又将芡实减去四钱，加生山药五钱，连服二十余剂，痰尽消，诸病皆愈。至今数年，未尝反复。

仙阁又尝治一少妇，患痫风。初两三月一发，浸至两三日一发。脉滑体丰，知系痰涎为恙。亦治以此汤，加赭石三钱，数剂竟能祓除病根。后与愚觌面述之，愚喜曰："向拟此汤时，原不知能治痫风，经兄加赭石一味，即建此奇功，大为此方生色矣。"

按：此方若治痫风，或加朱砂，或加生铁落，或用磨刀水煎药皆可。

龙蚝理痰汤

治因思虑生痰，因痰生热，神志不宁。

清半夏四钱　生龙骨捣细，六钱　生牡蛎捣细，六钱　生赭石轧细，三钱　朴硝二钱　黑脂麻炒捣，三钱　柏子仁炒捣，三钱　生杭芍三钱　陈皮二钱　茯苓二钱

此方即理痰汤，以龙骨、牡蛎代芡实，又加赭石、朴硝也。其所以如此加减者，因此方所主之痰乃虚而兼实之痰。实痰宜开，礞石滚痰丸之用硝、黄者是也；虚痰宜补，肾虚泛作痰，当用肾气丸以逐之者是也；至虚而兼实之痰，则必一药之中能开痰亦能补虚，其药乃为对证，若此方之龙骨、牡蛎是也。盖人之心肾，原相

助为理。肾虚则水精不能上输以镇心，而心易生热，是由肾而病及心也；心因思虑过度生热，必暗吸肾之真阴以自救，则肾易亏耗，是由心而病及肾也。于是心肾交病，思虑愈多，热炽液凝，痰涎壅滞矣。惟龙骨、牡蛎能宁心固肾，安神清热，而二药并用，陈修园又称为治痰之神品，诚为见道之言。故方中用之以代芡实，而犹恐痰涎过盛，消之不能尽消，故又加赭石、朴硝以引之下行也。

一人，年三十余。常觉胆怯，有时心口或少腹瞤动后，须臾觉有气起自下焦，上冲胸臆，郁而不伸，连作呃逆，脖项发热，即癫狂唱呼。其夹咽两旁内，突起若瘰疬，而不若瘰疬之硬。且精气不固，不寐而遗，上焦觉热，下焦觉凉。其脉左部平和，微嫌无力，右部直上直下（李士材《脉诀》云：直上直下冲脉昭昭），仿佛有力，而按之非真有力。从前屡次医治皆无效。此肾虚致冲气挟痰上冲，乱其心之神明也。投以此汤，减厚朴之半，加山萸肉（去净核）五钱，数剂诸病皆愈，惟觉短气。知系胸中大气下陷（理详第四卷升陷汤下），投以拙拟升陷汤，去升麻、柴胡，加桂枝尖二钱，两剂而愈。盖此证从前原有逆气上干，升麻、柴胡能升大气，恐兼升逆气，桂枝则升大气，兼降逆气，故以之代升、柴也。

一媪，年六十二，资禀素羸弱。偶当外感之余，忽然妄言妄见，惊惧异常，手足扰动，饥渴不敢饮食，少腹塌陷，胸膈突起。脉大于平时一倍，重按无力。知系肝肾大虚，冲气上逆，痰火上并，心神扰乱也。投以此汤，去朴硝，倍赭石，加生山药、山萸肉（去净核）、生地黄各六钱，又磨取铁锈水煎药（理详第七卷一味铁养汤下），一剂即愈。又服一剂，以善其后。

健脾化痰丸

治脾胃虚弱，不能运化饮食，以至生痰。

生白术二两　生鸡内金去净瓦石、糟粕，二两上药二味，各自轧细过罗，各自用慢火焙熟（不可焙过），炼蜜为丸，梧桐子大。每服三钱，开水送下。白术纯禀土德，为健补脾胃之主药，然土性壅滞，故白术多服久服，亦有壅滞之弊；有鸡内金之善消瘀积者以佐之，则补益与宣通并用。俾中焦气化，壮旺流通，精液四布，清升浊降，痰之根柢蠲除矣。又此方不但治痰甚效，凡廉于饮食者，服之莫不饮食增多。且久服之，并可消融腹中一切积聚。

初拟此方时，原和水为丸，而久服者，间有咽干及大便燥结之时。后改用蜜丸，遂无斯弊。

期颐饼

治老人气虚不能行痰，致痰气郁结，胸次满闷，胁下作疼。凡气虚痰盛之人，服之皆效，兼治疝气。

生芡实六两　生鸡内金三两　白面半斤　白沙糖不拘多少

先将芡实用水淘去浮皮，晒干，轧细过罗。再将鸡内金（中有瓦石、糟粕，去净，分量还足）轧细，过罗，置盆内浸以滚水半日许，再入芡实、白糖、白面，用所浸原水，和作极薄小饼，烙成焦黄色，随意食之。然芡实、鸡内金须自监视，如法制好，不可委之于坊间也。

鸡内金鸡之脾胃也，其中偶有瓦石、铜铁，皆有消化痕迹，脾胃之坚壮可知。故用以补助脾胃，大能运化饮食，消磨瘀积。食化积消，痰涎自除。再者老人痰涎壅盛，多是下焦虚惫，气化不摄，痰涎随冲气上泛。芡实大能敛冲固气，统摄下焦气化。且与麦面同用，一补心，一补肾，使心肾相济，水火调和，而痰气自平矣。

或问：老人之痰，既由于气虚不行，何不加以补助气分之品？答曰：凡补气之药，久服转有他弊。此方所用药品，二谷食，一肉食，复以沙糖调之，可作寻常服食之物，与他药饵不同。且食之能令人饮食增多,则气虚者自实也。

此方去芡实,治小儿疳积痞胀,大人癥瘕积聚。

西人治老年之痰,喜用阿摩尼亚。其法,阿摩尼亚散七厘,或至十厘,白沙糖化水送服,日两三次,大能愈老人咳嗽多吐痰涎。又方阿摩尼亚散一钱,黄连膏半钱,作二十粒,每服一二粒,日再服,大能补人精神。咳嗽有虚热者,服之甚宜。

按:阿摩尼亚,西人取之有三法:一在骆驼粪中,一在兽骨中,一在火山之麓所产石中,与盐强水相连。西人设法令离开,取出入药。或作散,或作水。散色白而气浓,功力补火补精神。头昏嗅之即时苏,头疼因身虚软弱者,亦宜嗅。但病人未觉时,不可令久嗅,防坏鼻肉也。其外用法,猪油调和,擦皮令红热,能引炎外出,与贴斑蝥膏药同意。或用阿摩尼亚酒三四钱,樟脑一钱,热油一二两,融和擦皮,大有功力。肢体因风湿,交节作疼,及喉病(宜擦项间),并宜擦之。收贮宜用玻璃瓶,塞住瓶口,勿透气。

西人又谓鹿茸为峻补之药,因其中有阿摩尼亚。峻补功力不在鹿茸而在阿摩尼亚也。阿摩尼亚得火则飞去,故服食鹿茸法,应切片浸服。若不知此理,以火炙或汤煮,阿摩尼亚因火而飞,服之即无效矣。且鹿茸价昂,真者难得。以自他物中取出之阿摩尼亚代之,则功力相同,而价又甚廉,贫者亦可服矣。

按:鹿角所生之处,实为督脉经过之处。鹿之督脉最强,故其角最大,而长又甚速。鹿茸为角之胚胎,是以善补督脉,而督脉贯脑,故又善补脑也。人之脑髓属阴,脑神属阳。鹿茸中之阿摩尼亚能补人脑中之阳。鹿茸中之赤血(鹿茸初生皆含赤色,督脉之血所灌注也)与胶(角有胶茸即有胶),能补人脑中之阴。鹿茸经炙与煮,阿摩尼亚或有飞去,而其中滋养之料,仍可补脑中阴分,迨其阴分充足,阳亦萌生,所谓一阴一阳互为之根也。西人用药,多取目前捷效,而不为根本久远之谋,故其论鹿茸,如此云云。然既有此说,炙与煮或亦鹿茸所忌,生轧细服之亦可。至其谓自他物中取出之阿摩尼亚可代鹿茸，然止能代鹿茸之补阳也。夫鹿茸初生，原系血胞，后渐成茸，成茸之后，犹含血液，其兼能滋阴分可知。陈修园曰："朱紫坊黄姓之女，年二十二岁。始因经闭，服行经之药不效。后泄泻不止，食少骨瘦如柴，服四神、八味之类，泻益甚，而五更至天明数次，便后带血。余主用《金匮》黄土汤，以干姜易附子，每服加生鹿茸五钱。意以先止其泄泻便红，然后再调其经水。连服八剂，泄泻如故，而经水通矣。又服五剂，泻血俱止。后服六君子汤，加干姜收功。可知鹿茸入冲、任、督三脉，大能补血，非无情之草木所可比也。"观修园此案，则鹿茸之功用，诚非西人所能尽知矣。

西药又有阿摩尼亚茴香精，系阿摩尼亚与茴香之精液化合之黄液。用之自一滴至十滴，和于二百倍之馏水中，服之亦善利痰，又能治肺痿、胃疼及小儿疹瘾、吐泻诸证。

治痰点天突穴法（附：捏结喉法、明矾汤、麝香香油灌法）

点天突穴以治痰厥，善针灸者，大抵知之。而愚临证体验，尤曲尽点法之妙。穴在结喉（项间高骨）下宛宛中。点时屈手大指（指甲长须剪之），以指甲贴喉，指端着穴，直向下用力（勿斜向里），其气即通。指端当一起一点，令痰活动，兼频频挠动其指端，令喉痒作嗽，其痰即出。

一妇人，年二十许。数日之前，觉胸中不舒，一日忽然昏昏似睡，半日不醒。适愚自他处归，过其村。病家见愚喜甚，急求诊治。其脉沉迟，兼有闭塞之象，唇瞤动。凡唇动者，为有痰之征；脉象当系寒痰壅滞上焦过甚。遂令人扶之坐，以大指点其天突穴，俾其喉痒作嗽。约点半点钟，咳嗽十余饮，吐出凉痰一碗，始能言语。又用干姜六钱，煎汤饮下而愈。

岁在甲寅，客居大名之金滩镇。适有巡防兵自南乐移戍武邑，道出金滩。时当孟春，天寒，雨且雪，兵士衣装尽湿。一兵未至镇五里许，因冻甚，不能行步，其伙舁之至镇，昏不知人，呼之不应，用火烘之，且置于温暖之处，经宿未醒。闻愚在镇，曾用点天突穴法，治愈一人，求为诊治。见其僵卧不动，呼吸全无。按其脉，仿佛若动。以手掩其口鼻，每到呼吸之顷，微觉有热，知犹可救。遂令人扶起俾坐，治以点天突穴之法，兼捏其结喉。约两点钟，咳嗽二十余次，共吐出凉痰碗半，始能呻吟。亦饮以干姜而愈。

捏结喉法，得之沧州友人张献廷，其令人喉痒作嗽之力尤速。欲习其法者，可先自捏其结喉，如何捏法即可作嗽，则得其法矣。然当气塞不通时，以手点其天突穴，其气即通。捏结喉，必痒嗽吐痰后，其气乃通。故二法宜相辅并用也。

按：西人谓冻死者若近火，则寒气内迫，难救。宜置寒冷室中，或树阴无风处，将衣服脱除，用雪团或冷水，周身摩擦；或将身置冷水中，周身摩擦，及四肢渐次柔软，行人工呼吸法，此时摩擦，更不宜间断。迨患者自能呼吸，先被以薄衾，继用稍厚之被，渐移入暖室。

按：此法必周身血肉冻至冰凝，呼吸全无者方宜用之。若冻犹不至若是之剧，用其法者又宜斟酌变通。究之其法虽善，若果有寒痰杜塞，必兼用点天突穴，捏结喉法，方能挽救。人工呼吸法，即患者呼吸全无，以法复其呼吸之谓也。其法先将患者仰卧，俾其头及胸稍高。启其口，将舌周遭缠以细布条，紧结之，防舌退缩及口之收闭。救护者跪于头之旁，以两手握患者之两肘，上提过头，俾空气流入肺中，以助其吸，后须臾将两肘放下，紧压于胸胁之际，以助其呼（助其呼时更有人以两手心按其胸及心窝更佳）。如此往复，行至患者自能呼吸而止。此方救急之良方，凡呼吸暴停者，皆可用此方救之。

生白矾长于治顽痰、热痰，急证用之，诚有捷效。惟凉痰凝滞者，断不可用。一妇人，年二十余。因悲泣过度，痰涎杜塞胃口，其胃气蓄极上逆，连连干呕。形状又似呃逆，气至咽喉不能上达。剧时浑身抖战，自掇其发，有危在顷刻之状。医者用生姜自然汁灌之，益似不能容受。愚诊视之，其脉左手沉濡，右三部皆无。然就其不受生姜观之，仍当是热痰杜塞，其脉象如此者，痰多能瘀脉也。且其面有红光，亦系热证。遂用生白矾二钱，化水俾饮之即愈。此方愚用之屡次，审知其非寒痰杜塞，皆可随手奏效，即痰厥至垂危者亦能救愈。

严用和云："中风不醒者，麝香清油灌之。"曾治一人，年二十余。因夫妻反目，身躯忽然后挺，牙关紧闭，口出涎沫。及愚诊视，已阅三点钟矣。其脉闭塞不全，先用痧药吹鼻，得嚏气通，忽言甚渴。及询之，仍昏昏如故，惟牙关微开，可以进药。因忆严用和麝香清油灌法，虽治中风不醒，若治痰厥不醒，亦当有效。况此证形状，未必非内风掀动。遂用香油二两炖热，调麝香一分，灌之即醒。又硼砂四钱化水，治痰厥可代白矾，较白矾尤稳妥。若治寒痰杜塞，用胡椒三钱捣碎，煎汤灌之，可代生姜自然汁与干姜汤。

治癫狂方

荡痰汤

治癫狂失心，脉滑实者。

生赭石轧细，二两　大黄一两　朴硝六钱　清半夏三钱　郁金三钱

荡痰加甘遂汤

治前证，顽痰凝结之甚者，非其证大实不可轻投。其方即前方加甘遂末二钱，将他药煎好，调药汤中服。

凡用甘遂，宜为末，水送服，或用其末，调药汤中服。若入汤

剂煎服,必然吐出。又凡药中有甘遂,不可连日服之,必隔两三日方可再服,不然亦多吐出。又其性与甘草相反,用者须切记。

按:甘遂性猛烈走窜,后世本草称其以攻决为用,为下水之圣药。痰亦水也,故其行痰之力亦百倍于他药。曾治一少年癫狂,医者投以大黄六两,连服两剂,大便不泻。后愚诊视,为开此方,惟甘遂改用三钱。病家谓从前服如许大黄,未见行动,今方中止用大黄两许,岂能效乎?愚曰:“但服无虑也。”服后,大便连泻七八次,降下痰涎若干,癫狂顿愈。见者以为奇异,彼盖不知甘遂三钱之力远胜于大黄六两之力也。

痰脉多滑,然非顽痰也。愚治此证甚多。凡癫狂之剧者,脉多瘀塞,甚或六脉皆不见,用开痰药通之,其脉方出,以是知顽痰之能闭脉也。

神明之功用,原心与脑相辅而成。愚于资生汤(在第一卷)、定心汤(在第二卷)后曾发明之。癫狂之证乃痰火上泛,瘀塞其心与脑相连窍络,以致心脑不通,神明皆乱。故方中重用赭石,藉其重坠之力,摄引痰火下行,俾窍络之塞者皆通,则心与脑能相助为理,神明自复其旧也。是以愚治此证之剧者,赭石恒有用至四两者。且又能镇甘遂使之专于下行,不至作呕吐也。

癫者,性情颠倒,失其是非之明;狂者,无所畏惧,妄为妄言,甚或见闻皆妄。大抵此证初起,先微露癫意,继则发狂,狂久不愈,又渐成癫,甚或知觉全无。盖此证由于忧思过度,心气结而不散,痰涎亦即随之凝结。又加以思虑过则心血耗而暗生内热。痰经热炼,而胶黏益甚,热为痰锢而消解无从。于是痰火充溢,将心与脑相通之窍络,尽皆瘀塞,是以其神明淆乱也。其初微露癫意者,痰火犹不甚剧也。迨痰火积而益盛,则发狂矣。是以狂之甚者,用药下其痰,恒作红色,痰而至于红,其热可知。迨病久,则所瘀之痰皆变为顽痰。其神明淆乱之极,又渐至无所知觉,而变为癫证。且其知觉欲无,从前之忧思必减,其内热亦即渐消,而无火以助其狂，此又所以变为癫也。然其初由癫而狂易治，其后由狂而癫难治。故此证若延至三四年者，治愈者甚少。

西人于癫狂之证，专责之脑气筋，谓人之脑中神明病久，而累及脑气筋，以致脑气筋失其常司，其性情动作，皆颠倒狂乱。是以西人外治之法，将病者先薙其发，以猪脬装冰置其头巅，脑中之炎热藉此可消，脑气筋之病者，因此可愈矣。

按：脑气筋亦名脑髓神经，其在脊者名脊髓神经，共四十三对，每一对一主知觉，一主运动，散布于全体之内外，以司全体之知觉运动，为其本源在脑故可统称脑气筋，亦可统曰脑髓神经。

人之神明原在心与脑两处。金正希曰："人见一物必留一影于脑中，小儿善忘者，脑髓未满也，老人健忘者，脑髓渐空也。"汪讱庵释之曰："凡人追忆往事，恒闭目上瞪，凝神于脑，是影留于脑之明征。"由斯观之，是脑原主追忆往事也。其人或有思慕不遂，而劳神想象，或因从前作事差误，而痛自懊侬，则可伤脑中之神。若因研究理解工夫太过，或有将来难处之事，而思患预防，踌躇太过，苦心思索，则多伤心中之神。究之，心与脑原彻上彻下，共为神明之府。一处神明伤，则两处神俱伤。脑中之神明伤，可累及脑气筋。心中之神明伤，亦可累及脑气筋。且脑气筋伤，可使神明颠倒狂乱。心有所伤，亦可使神明颠倒狂乱也。曾治一少妇癫狂，强灌以药，不能下咽。遂俾以朴硝代盐，每饭食之，病人不知，月余而愈。诚以朴硝咸寒属水，为心脏对宫之药，以水胜火，以寒胜热，能使心中之火热消解无余，心中之神明自得其养，非仅取朴硝之能开痰也。

调气养神汤

治其人思虑过度，伤其神明。或更因思虑过度，暗生内热，其心脏之血消耗日甚，以致心火肝气上冲头部，扰乱神经，致神经失其所司，知觉错乱，以是为非，以非为是，而不至于疯狂过甚者。

龙眼肉八钱　柏子仁五钱　生龙骨捣碎，五钱　生牡蛎捣碎，五钱　远志不炙，二钱　生地黄六钱　天门冬四钱　甘松二钱　生麦芽三钱　菖蒲二钱　甘草钱半　镜面朱砂研细，三分，用头次煎药汤两次送服

磨取铁锈浓水煎药。

此乃养神明、滋心血、理肝气、清虚热之方也。龙眼肉色赤入心，且多津液，最能滋补血分，兼能保和心气之耗散，故以之为主药；柏树杪向西北，禀金水之精气，其实采于仲冬，饮受霜露，且多含油质，故善养肝，兼能镇肝（水能养木，金能镇木）。又与龙骨、牡蛎之善于敛戢肝火、肝气者同用，则肝火、肝气自不挟心火上升，以扰乱神经也；用生地黄者，取其能泻上焦之虚热，更能助龙眼肉生血也；用天门冬者，取其凉润之性，能清心宁神，即以开燥痰也；用远志、菖蒲者，取其能开心窍、利痰涎，且能通神明也；用朱砂、铁锈水者，以其皆能镇安神经，又能定心平肝也；用生麦芽者，诚以肝为将军之官，中寄相火，若但知敛之、镇之，或激动其反应之力，故又加生麦芽，以将顺其性。盖麦芽炒用能消食，生用则善舒肝气也。至于甘松，即西药中之缬草，其性在中医用之以清热、开瘀、逐痹；在西医则推为安养神经之妙药，而兼能治霍乱转筋。盖神经不失其所司，则筋可不转，此亦足见安养神经之效也。此取西说，以补中说所未备也。惟甘松在中药中医者罕用。若恐其陈蠹乏力，可向西药房中买缬草用之。

原一、二、三期合编第四卷

治大气下陷方

升陷汤

治胸中大气下陷，气短不足以息，或努力呼吸，有似乎喘；或气息将停，危在顷刻。其兼证，或寒热往来，或咽干作渴，或满闷怔忡，或神昏健忘，种种病状，诚难悉数。其脉象沉迟微弱，关前尤甚。其剧者，或六脉不全，或参伍不调。

生箭耆六钱　知母三钱　柴胡一钱五分　桔梗一钱五分　升麻一钱

气分虚极下陷者，酌加人参数钱，或再加山萸肉(去净核)数钱，以收敛气分之耗散，使升者不至复陷更佳。若大气下陷过甚，至少腹下坠，或更作疼者，宜将升麻改用钱半，或倍作二钱。

大气者，充满胸中，以司肺呼吸之气也。人之一身，自飞门以至魄门，一气主之。然此气有发生之处，有培养之处，有积贮之处。天一生水，肾脏先成，而肾系命门之中(包肾之膜油，连于脊椎自下上数七节处)，有气息息萌动，此乃乾元资始之气，《内经》所谓“少火生气”也。此气既由少火发生，以徐徐上达，培养于后天水谷之气，而磅礴之势成；绩贮于膺胸空旷之府，而盘据之根固。是大气者，原以元气为根本，以水谷之气为养料，以胸中之地为宅窟者也。夫均是气也，至胸中之气独名为大气者，诚以其能撑持全身，为诸气之纲领，包举肺外，司呼吸之枢机，故郑而重之曰大气。夫大气者，内气也。呼吸之气，外气也。人觉有呼吸之外气与内气不相接续者，即大气虚而欲陷，不能紧紧包举肺外也。医者不知病因，犹误认为气郁不舒，而开通之。其剧者，呼吸将停，努力始能呼吸，犹误认为气逆作喘，而降下之，则陷者益陷，凶危立见矣。其时作寒热者，盖胸中大气即上焦阳气，其下陷之时非尽下陷也，亦非一陷而不升也。当其初陷之时阳气郁而不畅则作寒，既陷之后阳气蓄而欲宣则作热，迨阳气蓄极而通，仍复些些上达，则又微汗而热解；其咽干者，津液不能随气上潮也；其满闷者，因呼吸不利而自觉满闷也；其怔忡者，因心在膈上，原悬于大气之中，大气既陷，而心无所附丽也；其神昏健忘者，大气因下陷，不能上达于脑，而脑髓神经无所凭借也。其证多得之力小任重，或枵腹力作，或病后气力未复，勤于动作，或因泄泻日久，或服破气药太过，或气分虚极自下陷，种种病因不同，而其脉象之微细迟弱，与胸中之短气，实与寒饮结胸相似。然诊其脉似寒凉，而询之果畏寒凉，且觉短气者，寒饮结胸也；诊其脉似寒凉，而询之不畏寒凉，惟觉短气者，大气下陷也。且即以短气论，而大气下陷之短气，与寒饮结胸之短气亦自有辨。寒饮结胸短气，似觉有物压之；大气下陷短气，常觉上气与下气不相接续。临证者当细审之（寒饮结胸详第三卷理饮汤下）。

升陷汤以黄耆为主者，因黄耆既善补气，又善升气。且其质轻松，中含氧气，与胸中大气有同气相求之妙用。惟其性稍热，故以知母之凉润者济之。柴胡为少阳之药，能引大气之陷者自左上升。升麻为阳明之药，能引大气之陷者自右上升。桔梗为药中之舟楫，能载诸药之力上达胸中，故用之为向导也。至其气分虚极者，酌加人参，所以培气之本也。或更加萸肉，所以防气之涣也。至若少腹下坠或更作疼，其人之大气直陷至九渊，必需升麻之大力者以升提之，故又加升麻五分或倍作二钱也。方中之用意如此，至随时活泼加减，尤在临证者之善变通耳。

肺司呼吸，人之所共知也，而谓肺之所以能呼吸者，实赖胸中大气，不惟不业医者不知，即医家知者亦鲜，并方书亦罕言及，所以愚初习医时,亦未知有此气。迨临证细心体验,始确知于肺气呼吸之外,别有气贮于胸中,以司肺脏之呼吸。而此气且能撑持全身,振作精神,以及心思脑力、官骸动作,莫不赖乎此气。此气一虚,呼吸即觉不利,而且肢体酸懒,精神昏愦,脑力心思为之顿减。若其气虚而且陷,或下陷过甚者,其人即呼吸顿停,昏然罔觉。愚既实验得胸中有此积气与全身有至切之关系,而尚不知此气当名为何气。涉猎方书,亦无从考证。惟《金匮》水气门,桂枝加黄耆汤下,有"大气一转,其气乃散"语之。后又见喻嘉言《医门法律》谓:"五脏六腑,大经小络,昼夜循环不息,必赖胸中大气,斡旋其间。"始知胸中所积之气,当名为大气。因忆向读《内经·热论篇》有"大气皆去病日已矣"之语,王氏注大气,为大邪之气也。若胸中之气,亦名为大气,仲景与喻氏果何所本?且二书中亦未尝言及下陷。于是复取《内经》挨行逐句细细研究,乃知《内经》所谓大气,有指外感之气言者,有指胸中之气言者。且知《内经》之所谓宗气,亦即胸中之大气。并其下陷之说,《内经》亦尝言之。煌煌圣言,昭如日星,何数千年著述诸家,不为之大发明耶!

今试取《内经》之文释之。《灵枢·五味篇》曰:"谷始入于胃,其精微者,先出于胃之两焦,以溉五脏。别出两行荣卫之道。其大气之抟而不行者,积于胸中,命曰气海。出于肺,循喉咽,故呼则出,吸则入。天地之精气,其大数常出三入一。故谷不入半日则气衰,一日则气少矣。"愚思肺悬胸中,下无透窍。胸中大气,包举肺外,上原不通于喉,亦并不通于咽,而曰出于肺,循喉咽,呼则出,吸则入者,盖谓大气能鼓动肺脏使之呼吸,而肺中之气遂因之出入也。所谓天地之精气常出三入一者,盖谓吸入之气,虽与胸中不相通,实能膈肺膜透过四分之一以养胸中大气,其余三分吐出,即换出脏腑中浑浊之气,此气化之妙用也。然此篇专为五味养人而发,故第言饮食能养胸中大气,而实未发明大气之本源。

愚尝思之，人未生时，皆由脐呼吸。其胸中原无大气，亦无需乎大气。迨胎气日盛，脐下元气渐充，遂息息上达胸中而为大气。大气渐满，能鼓动肺膜使之呼吸，即脱离母腹，由肺呼吸而通天地之气矣（西人谓肺之呼吸延髓主之，胸中大气实又为延髓之原动力）。

至大气即宗气者，亦尝深考《内经》而得之。《素问·平人气象论》曰："胃之大络名虚里，出于左乳下，其动应衣，脉宗气也。"按虚里之络，即胃输水谷之气于胸中，以养大气之道路。而其贯膈络肺之余，又出于左乳下为动脉。是此动脉，当为大气之余波。而曰宗气者，是宗气即大气，为其为生命之宗主，故又尊之曰宗气。其络所以名虚里者，因其贯膈络肺游行于胸中空虚之处也。

又《灵枢·邪客篇》曰："五谷入于胃，其糟粕、津液、宗气分为三隧。故宗气积于胸中，出于喉咙，以贯心脉，而行呼吸焉。"观此书经文，则宗气即为大气，不待诠解。且与《五味篇》同为伯高之言，非言出两人，而或有异同。且细审"以贯心脉，而行呼吸"之语，是大气不但为诸气之纲领，并可为周身血脉之纲领矣。至大气下陷之说，《内经》虽无明文，而其理实亦寓于《内经》中。《灵枢·五色篇》雷公问曰："人无病卒死，何以知之？"黄帝曰："大气入于脏腑者，不病而卒死。"夫人之膈上，心肺皆脏，无所谓腑也。《经》既统言脏腑，指膈下脏腑可知。以膈上之大气，入于膈下之脏腑，非下陷乎？大气既陷，无气包举肺外以鼓动其阖辟之机，则呼吸顿停，所以不病而猝死也。观乎此，则大气之关于人身者，何其重哉！

试再以愚所经验者明之。友人赵厚庵丁外艰时，哀毁过甚，忽觉呼吸之气自胸中近喉之处如绳中断。其断之上半，觉出自口鼻，仍悬囟门之上；其下半，则觉渐缩而下，缩至心口，胸中转觉廓然，过心以下，即昏然罔觉矣。时已仆于地，气息全无。旁人代为扶持，俾盘膝坐。片时，觉缩至下焦之气又徐徐上升，升至心口，恍然觉悟。再升至胸，觉囟门所悬之气仍由口鼻入喉，与上升之气相续。其断与续，皆自觉有声，仿佛小爆竹，自此遂呼吸复常。后向愚述其事，且问其故。遂历举《内经》所论大气数则告之。厚庵恍然悟曰：“十年疑团，经兄道破矣。予向者诚大气下陷也。”特是其大气既陷而复能升者，因其下元充实，平时不失保养，且正在壮年，生机甚旺也。此事与《内经》参观，胸中大气之功用不昭然共见哉！今并将愚生平治验大气下陷之案择其紧要者，列十余则于下，以备参观。

有兄弟二人，其兄年近六旬，弟五十余。冬日畏寒，共处一小室中，炽其煤火，复严其户牖。至春初，二人皆觉胸中满闷，呼吸短气。盖因户牖不通外气，屋中氧气全被煤火着尽，胸中大气既乏氧气之助，又兼受碳气之伤，日久必然虚陷，所以呼吸短气也。因自觉满闷，医者不知病因，竟投以开破之药。迨开破益觉满闷，转以为药力未到，而益开破之。数剂之后，其兄因误治，竟至不起。其弟服药亦增剧而犹可支持，遂延愚诊视。其脉微弱而迟，右部尤甚，自言心中发凉，小腹下坠作疼，呼吸甚觉努力。知其胸中大气下陷已剧，遂投以升陷汤，升麻改用二钱，去知母，加干姜三钱。两剂，少腹即不下坠，呼吸亦顺。将方中升麻、柴胡、桔梗皆改用一钱，连服数剂而愈。其处塾中教员黄鑫生，沧州博雅士也。闻愚论大气下陷之理，以为闻所未闻。遂将所用之方，录十余纸，详加诠解，遍寄其处之业医者。或曰：室中有炉火，亦冬日卫生之道，据此案观之，炉火不可令旺乎？答曰：非也。按化学之理，炉火旺，则所出之气为氧二分碳一分，于人无损。若不旺，则所出之气为碳氧参半，转有损于人。是屋中炉火之热，固不可过度，然不可不旺也。特是火非氧气不着，人之呼吸亦须臾不能离氧气。惟户牖能通外气，俾屋中之氧气足供炉火与人呼吸之用而有余，人处其间始能无病。不但此也，西人讲卫生者，恒移置病人于空气最佳之处。且细审其地点之空气，俾与所受之病，各有所宜，则病人居之，自易调治。吾中华卫生之道不讲，一有疾病，恐体弱不能禁风，必先致慎户牖。稍冷更炽其炉火，厚其帷幕。遇有急证、险证、眷属戚友，更多卫侍看护。致令一室之中，皆碳气熏蒸，无病者且将有病，有病者何以能愈？是以愚生平临证，见病人之室安置失宜，必恳切告之。至无论有病无病，睡时喜以被蒙头，尤非所宜。试观中碳气者，其人恒昏不知人，气息欲无，急移置当风之处，得呼吸新鲜之空气，即渐苏醒，不可悟卫生之理乎！

一人，年二十余。因力田劳苦过度，致胸中大气下陷。四肢懒动，饮食减少，自言胸中满闷。其实非满闷，乃短气也。粗人不善述病情，往往如此。医者不能自审病因，投以开胸理气之剂，服后增重。又改用半补半破之剂，两剂后，病又见重。又延他医，投以桔梗、当归、木香各数钱，病大见愈，盖全赖桔梗升提气分之力也。医者不知病愈之由，再服时，竟将桔梗易为苏梗，升降异性，病骤反复。自此不敢服药，迟延二十余日，病势垂危，喘不能卧，昼夜倚壁而坐，假寐片时，气息即停，心下突然胀起，急呼醒之，连连喘息数口，始觉气息稍续，倦极偶卧片时，觉腹中重千斤，不能转侧，且不敢仰卧。延愚诊视，其脉乍有乍无，寸、关、尺三部，或一部独见，或两部同见，又皆一再动而止，此病之危已至极点。因确知其为大气下陷，遂放胆投以生箭耆一两，柴胡、升麻、萸肉（去净核）各二钱。煎服片时，腹中大响一阵，有似昏愦苏息，须臾恍然醒悟，自此呼吸复常，可以安卧，转侧轻松。其六脉皆见，仍有雀啄之象。自言百病皆除，惟觉胸中烦热。遂将方中升麻、柴胡皆改用钱半，又加知母、玄参各六钱，服后脉遂复常，惟左关参伍不调，知其气分之根柢犹未实也。遂改用野台参一两，玄参、天冬、麦冬（带心）各三钱，两剂全愈。

或问：喘者皆系气上逆而不能下达。此证系胸中大气下陷，何以亦作喘乎？答曰：人之胸中大气实司肺脏之呼吸，此证因大气下陷过甚，呼吸之机关将停，遂勉强鼓舞肺脏，努力呼吸以自救，其迫促之形有似乎喘，而实与气逆之喘有天渊之分。观此证假寐之时,肺脏不能努力呼吸,气息即无,其病情可想也。设以治气逆作喘者治此证,以治此证之喘者治气逆作喘,皆凶危立见。临证者当细审之。

按:大气下陷之甚者,其努力呼吸,迫促异常之状,与喘之剧者,几无以辨。然喘证无论内伤外感,其剧者必然肩息(《内经》谓喘而肩动者为肩息);大气下陷者,虽至呼吸有声,必不肩息。盖肩息者,因喘者之吸气难;不肩息者,因大气下陷者之呼气难也。欲辨此证,可作呼气难与吸气难之状,以默自体验,临证自无差谬。又喘者之脉多数,或有浮滑之象,或尺弱寸强;大气下陷之脉,皆与此成反比例,尤其明征也。

一人,年四十八。素有喘病,薄受外感即发,每岁反复二三次。医者投以小青龙加石膏汤辄效。一日反复甚剧,大喘昼夜不止。医者投以从前方两剂,分毫无效。延愚诊视,其脉数至六至,兼有沉濡之象。疑其阴虚不能纳气,故气上逆而作喘也。因其脉兼沉濡,不敢用降气之品。遂用熟地黄、生山药、枸杞、玄参大滋真阴之品,大剂煎汤,送服人参小块(人参用块之理详第一卷十全育真汤下)二钱。连服三剂,喘虽见轻,仍不能止。复诊视时,见令人为其捶背,言背常发紧,捶之则稍轻,呼吸亦稍舒畅。此时,其脉已不数,仍然沉濡。因细询此次反复之由,言曾努力搬运重物,当时即觉气分不舒,迟二三日遂发喘。乃恍悟,此证因阴虚不能纳气,故难于吸;因用力太过,大气下陷,故难于呼。其呼吸皆须努力,故呼吸倍形迫促。但用纳气法治之,止治其病因之半,是以其喘亦止愈其半也。遂改用升陷汤,方中升麻、柴胡、桔梗皆不敢用,以桂枝尖三钱代之。又将知母加倍,再加玄参四钱,连服数剂全愈。

按:此证虽大气下陷,而初则实兼不纳气也。升麻、柴胡、桔梗虽能升气,实与不纳气之证有碍,用之恐其证仍反复。惟桂枝性本条达,能引脏腑之真气上行,而又善降逆气。仲景苓桂术甘汤用之以治短气,取其能升真气也。桂枝加桂汤用之以治奔豚,取其能降逆气也。且治咳逆上气吐吸(喘也),《本经》原有明文。既善升陷,又善降逆,用于此证之中,固有一无二之良药也。

或问:桂枝一物耳,何以既能升陷,又能降逆?答曰:其能升陷者,以其为树之枝,原在上,桂之枝又直上而不下垂,且色赤属火,而性又温也;其能降逆者,以其味辛,且华于秋,得金气而善平肝木,凡逆气之缘肝而上者(逆气上升者多由于肝),桂枝皆能镇之。大抵最良之药,其妙用恒令人不测。拙拟参赭镇气汤(在第二卷)后,有单用桂枝治一奇病之案。且详论药性之妙用,可以参观。

一人,年二十余。动则作喘,时或咳嗽。医治数年,病转增剧,皆以为劳疾不可治。其脉非微细,而指下若不觉其动。知其大气下陷,不能鼓脉外出,以成起伏之势也。投以升陷汤,加人参、天冬各三钱,连服数剂而愈。其父喜曰:"族人向有患此证者,四年而亡。今此子病已三年,得遇先生而愈,是果何处得此神方,而能挽回人命也?"因其病久,俾于原方中减去升麻,为末炼蜜作丸药,徐服月余,以善其后。

一人,年二十四。胸中满闷,昼夜咳嗽,其咳嗽时,胁下疼甚。诊其脉象和平,重按微弦无力。因其胁疼,又兼胸满,疑其气分不舒,少投以理气之药;为其脉稍弱,又以黄耆佐之,而咳嗽与满闷益甚,又兼言语声颤动。乃细问病因,知其素勤稼穑,因感冒懒食,犹枵腹力作,以致如此。据此病因,且又服理气之药不受,其为大气下陷无疑。遂投以升陷汤四剂,其病脱然。

按:此证之形状似甚难辨,因初次未细诘问,致用药少有差错,犹幸迷途未远即能醒悟,而病亦旋愈。由斯观之,临证者甚勿自矜明察,而不屑琐琐细问也。

一人,年四十许。失音半载,渐觉咽喉发紧,且常溃烂,畏风恶寒,冬日所着衣服至孟夏犹未换。饮食减少,浸成虚劳。多方治疗,病转增剧。诊其脉,两寸微弱,毫无轩起之象,知其胸中大气下陷也。投以升陷汤,加玄参四钱,两剂咽喉即不发紧。遂减去升麻,又连服十余剂,诸病皆愈。

一人,年四十许。每岁吐血二三次,如此四年,似有一年甚于一年之势。其平素常常咳嗽,痰涎壅滞,动则作喘,且觉短气。其脉沉迟微弱,右部尤甚。知其病源系大气下陷,投以升陷汤,加龙骨、牡蛎(皆不用煅)、生地黄各六钱,又将方中知母改用五钱,连服三剂,诸病皆愈。遂减去升麻,又服数剂以善其后。

或问:吐血之证,多由于逆气上干而血随气升。此证既大气下陷,当有便血、溺血之证,何以竟吐血乎?答曰:此证因大气陷后,肺失其养,劳嗽不已,以致血因嗽甚而吐出也。究之胸中大气与上逆之气原迥异。夫大气为诸气之纲领,大气陷后,诸气无所统摄,或更易于上干。且更有逆气上干过甚,排挤胸中大气下陷者(案详第二卷参赭镇气汤下)。至便血、溺血之证,由于大气下陷者诚有之,在妇女更有因之血崩者(案详第八卷固冲汤下)。又转有因大气下陷而经血倒行,吐血、衄血者(案详第八卷加味麦门冬汤下)。是知大气既陷,诸经之气无所统摄,而或上或下错乱妄行,有不能一律论者。

或问:龙骨、牡蛎为收涩之品,大气陷者宜升提,不宜收涩。今方中重用二药皆至六钱,独不虑其收涩之性,有碍大气之升乎?答曰:龙骨、牡蛎最能摄血之本源。此证若但知升其大气,恐血随升气之药复妄动,于升陷汤中加此二药,所以兼顾其血也。且大气下陷后,虑其耗散,有龙骨、牡蛎以收敛之,转能辅升陷汤之所不逮。况龙骨善化瘀血(《本经》主癥瘕),牡蛎善消坚结(观其治瘰疬可知),二药并用,能使血之未离经者永安其宅,血之已离经者尽化其滞。加于升陷汤中,以治气陷兼吐血之证,非至稳善之妙药乎!

按:吐血证最忌升麻。此证兼吐血,服升陷汤时,未将升麻减去者,因所加之龙骨、牡蛎原可监制之,而服药之时,吐血之证犹未反复也。若恐升麻有碍血证时,亦可减去之,多加柴胡一钱。

一人,年四十余。小便不利,周身漫肿,自腰以下其肿尤甚。上焦痰涎杜塞,剧时几不能息。咳嗽痰中带血,小便亦有血色。迁延半载,屡次延医服药,病转增剧。其脉滑而有力,疑是湿热壅滞,询之果心中发热。遂重用滑石、白芍以渗湿清热,佐以柴胡、乳香、没药以宣通气化。为其病久,不任疏通,每剂药加生山药两许,以固气滋阴。又用药汁送服三七末二钱,以清其血分。数剂热退血减,痰涎亦少,而小便仍不利。偶于诊脉时,见其由卧起坐,因稍费力,连连喘息十余口,呼吸始顺。且其脉从前虽然滑实,究在沉分。此时因火退,滑实既减,且有濡象,恍悟此证确系大气下陷。遂投以升陷汤,知母改用六钱,又加玄参五钱,木通二钱,一剂小便即利。又服数剂,诸病全愈。

一人,年四十七。咳嗽短气,大汗如洗,昼夜不止,心中怔忡,病势危急。遣人询方,俾先用山萸肉(去净核)二两煎服,以止其汗。翌日迎愚诊视,其脉微弱欲无,呼吸略似迫促。自言大汗虽止,而仍有出汗之时,怔忡见轻,仍觉短气。知其确系大气下陷,遂投以升陷汤,为其有汗,加龙骨、牡蛎(皆不用煅)各五钱,三剂而愈。

一人,年二十。卧病两月不愈,精神昏愦,肢体酸懒,亦不觉有所苦。屡次延医诊视,莫审病情,用药亦无效。一日忽然不能喘息,张口呼气外出,而气不上达,其气蓄极之时,肛门突出,约二十呼吸之顷,气息方通。一昼夜之间,如此者八九次。诊其脉,关前微弱不起,知其大气下陷,不能司肺脏呼吸之枢机也。遂投以人参一两、柴胡三钱、知母二钱,一剂而呼吸顺。又将柴胡改用二钱,知母改用四钱,再服数剂,宿病亦愈。

按:此证卧病数月,气分亏损太甚,故以人参代黄耆。且此时系初次治大气下陷证,升陷汤方犹未拟出也。

又按:此证初得时,当系大气下陷,特其下陷未剧,故呼吸之间不觉耳。人参、黄耆皆补气兼能升气者也。然人参补气之力胜于黄耆,黄耆升气之力胜于人参。故大气陷而气分之根柢犹未伤者,当用黄耆;大气陷而气分之根柢兼伤损者,当用人参。是以气分虚极下陷者,升陷汤方后曾注明酌加人参数钱也。

一妇人,年二十余。动则自汗,胸胁满闷,心中怔忡。其脉沉、迟、微、弱,右部尤甚。为其脉迟,疑是心肺阳虚,而询之不觉寒凉,知其为大气下陷也。其家适有预购黄耆一包,且证兼自汗,升、柴亦不宜用,遂单用生黄耆一两煎汤,服后诸病皆愈。有习医者董生捷亭在座,疑而问曰:“《本经》黄耆原主大风,有透表之力,生用则透表之力益大,与自汗证不宜。其性升而能补,有膨胀之力,与满闷证不宜。今单用生黄耆两许,而两证皆愈,并怔忡亦愈,其义何居?”答曰:“黄耆诚有透表之力,故气虚不能逐邪外出者,用于发表药中即能得汗。若其阳强阴虚者,误用之则大汗如雨,不可遏抑。惟胸中大气下陷,致外卫之气无所统摄而自汗者,投以黄耆则其效如神。至于证兼满闷而亦用之者,确知其为大气下陷,呼吸不利而作闷,非气郁非作闷也。至于心与肺同悬胸中,皆大气之所包举,大气升则心有所依,故怔忡自止也。”董生闻之,欣喜异常曰:“先生真我师也!”继加桔梗二钱、知母三钱,又服两剂,以善其后。

一妇人,因临盆努力过甚,产后数日胁下作疼,又十余日,更发寒热。其翁知医,投以生化汤两剂,病大见愈。迟数日,寒热又作。遂延他医调治,以为产后瘀血为恙,又兼受寒,于活血化瘀药中重加干姜。数剂后,寒热益甚,连连饮水不能解渴,时当仲夏,身热如炙,又复严裹厚被,略以展动,即觉冷气侵肤。后愚诊视,左脉沉细欲无,右脉沉紧,皆有数象。知其大气下陷,又为热药所伤也。其从前服生化汤觉轻者,全得芎䓖升提之力也。治以升陷汤,将方中知母改用八钱,又加玄参六钱,一剂而寒热已,亦不作渴。从前两日不食，至此遂能饮食。惟胁下微疼，继服拙拟理郁升陷汤（在后），二剂全愈。

按：产后虽有实热，若非寒温外感之热，忌用知母而不忌用玄参，以玄参原为治产乳之药，《本经》有明文也。此证虽得之产后，时已逾月，故敢放胆重用知母。

或问：紧为受寒之脉，故《伤寒》麻黄汤证其脉必紧。此证既为热药所伤，何以其右脉沉紧？答曰：脉沉紧者，其脉沉而有力也。夫有力当作洪象，此证因大气下陷，虽内有实热，不能鼓脉作起伏之势，故不为洪而为紧，且为沉紧也。其独见于右部者，以所服干姜之热胃先受之也。

按：脉无起伏为弦，弦而有力，即紧脉也。若但弦则为寒矣。仲景《平脉篇》谓："双弦者寒，偏弦者饮。"究之饮为稀涎，亦多系因寒而成也。

一妇人，年三十余。得下痿证，两腿痿废，不能屈伸，上半身常常自汗，胸中短气，少腹下坠，小便不利，寝不能寐。延医治疗数月，病热转增。诊其脉细如丝，右手尤甚。知其系胸中大气下陷，欲为疏方，病家疑而问曰："大气下陷之说，从前医者皆未言及。然病之本源既为大气下陷，何以有种种诸证乎？"答曰：人之大气虽在胸中，实能统摄全身，今因大气下陷，全身无所统摄，肢体遂有废而不举之处，此两腿之所以痿废也。其自汗者，大气既陷，外卫之气亦虚也。其不寐者，大气既陷，神魂无所依附也。小便不利者，三焦之气化不升则不降，上焦不能如雾，下焦即不能如渎也。至于胸中短气，少腹下坠，又为大气下陷之明征也。遂治以升陷汤，因其自汗，加龙骨、牡蛎（皆不用煅）各五钱，两剂汗止，腿稍能屈伸，诸病亦见愈。继服拙拟理郁升陷汤数剂，两腿渐能着力。然痿废既久，病在筋脉，非旦夕所能脱然。俾用舒筋通脉之品，制作丸药，久久服之，庶能全愈。

一妇人，产后四五日，大汗淋漓，数日不止，形势危急，气息奄奄,其脉微弱欲无。问其短气乎?心中怔忡且发热乎?病人不能言而颔之。知其大气下陷,不能吸摄卫气,而产后阴分暴虚,又不能维系阳分,故其汗若斯之脱出也。遂用生黄耆六钱,玄参一两,山萸肉(去净核)、生杭芍各五钱,桔梗二钱,一剂汗减,又服两剂,诸病皆愈。从前六七日未大便,至此大便亦通。

一妇人,年三十许。胸中满闷,不能饮食。医者纯用开破之药数剂,忽发寒热,脉变为迟。医者见脉迟,又兼寒热,方中加黄芪、桂枝、干姜各数钱,而仍多用破气之药。购药未服,愚应其邻家延请,适至其村,病家求为诊视,其脉迟而且弱。问其呼吸觉短气乎?答曰:今于服药数剂后,新添此证。知其胸中大气因服破气之药下陷。时医者在座,不便另为疏方。遂谓医曰:子方中所加之药极为对证,然此对其胸中大气下陷,破气药分毫不可再用。遂单将所加之黄耆、桂枝、干姜煎服。寒热顿已,呼吸亦觉畅舒。后医者即方略为加减,又服数剂全愈。

一妇人,年二十余。资禀素羸弱,因院中失火,惊恐过甚,遂觉呼吸短气,心中怔忡,食后更觉气不上达,常作太息。其脉近和平,而右部较沉。知其胸中大气因惊恐下陷,《内经》所谓恐则气陷也。遂投以升陷汤,为心中怔忡,加龙眼肉五钱,连服四剂而愈。

一妇人,年二十余。因境多拂郁,常作恼怒,遂觉呼吸短气,咽干作渴,剧时觉气息将停,努力始能呼吸。其脉左部如常,右部来缓去急,分毫不能鼓指。《内经》谓宗气贯心脉,宗气即大气也。此证盖因常常恼怒,致大气下陷,故不能鼓脉外出,以成波澜也。遂投以升陷汤,为其作渴,将方中知母改用六钱,连服三剂,病愈强半,右脉亦较前有力。遂去升麻,又服数剂全愈。

或问:《内经》谓恐则气陷,前案中已发明之。然《内经》又谓怒则气逆也,何以与此案中之理相矛盾乎?答曰:《内经》所谓怒则气逆者,指肝胆之气而言,非谓胸中大气也。然肝胆之气上逆有冲大气亦上逆者，故人当怒急之时，恒有头目眩晕，其气呼出不能吸入，移时始能呼吸，此因大气上逆也。有肝胆之气上逆，排挤大气转下陷者，拙拟参赭镇气汤（在第二卷）下，有治验之案可考也。况大气原赖谷气养之，其人既常恼怒，纳谷必少，大气即暗受其伤而易下陷乎！

门人高如璧曾治一人，年三十余。因枵腹劳力过度，致大气下陷，寒热往来，常常短气，大汗淋漓，头疼咽干，畏凉嗜睡，迁延日久，不能起床。医者误认为肝气郁结，投以鳖甲、枳实、麦芽诸药，病益剧。诊其脉，左寸、关、尺皆不见，右部脉虽见，而微弱欲无。知其为大气下陷，投以升陷汤，加人参三钱，一剂左脉即见，又将知母改用五钱，连服数剂全愈。

如璧又治一妇人，年三十许。胸中短气，常常出汗，剧时觉气不上达，即昏不知人，移时始苏，睡时恒自惊寤。诊其脉微弱异常，知其胸中大气下陷甚剧。遂投以升陷汤，知母改用五钱，又加人参、萸肉（去净核）各三钱，连服数剂全愈。

大气下陷之证不必皆内伤也，外感证亦有之。一人，年四十许，于季春得温证，延医调治不愈，留连两旬，病益沉重。后愚诊视，其两目清白无火，竟昏愦不省人事，舌干如磋，却无舌苔。问之亦不能言语，周身皆凉，其五六呼吸之顷，必长出气一口。其脉左右皆微弱，至数稍迟，此亦胸中大气下陷也。盖大气不达于脑中则神昏，大气不潮于舌本则舌干，神昏舌干，故问之不能言也。其周身皆凉者，大气陷后不能宣布于营卫也。其五六呼吸之顷必长出气者，大气陷后，胸中必觉短气，故太息以舒其气也。遂用野台参一两、柴胡二钱，煎汤灌之，一剂见轻，两剂全愈。

按：此证从前原有大热，屡经医者调治，大热已退，精神愈惫。医者诿为不治，病家亦以为气息奄奄待时而已。乃迟十余日，而病状如故，始转念或可挽回，而迎愚诊视。幸投药不差，随手奏效，是知药果对证，诚有活人之功也。

又按：此证若不知为大气下陷，见其舌干如斯，但知用熟地、阿胶、枸杞之类滋其津液，其滞泥之性填塞膺胸，既陷之，大气将何由上达乎？愚愿业医者凡遇气分不舒之证，宜先存一大气下陷理想，以细心体察，倘遇此等证，庶可挽回人命于顷刻也。

一人，年三十余。于初夏得温病，医者用凉药清解之，兼用枳实、青皮破气诸品，连服七八剂，谵语不省人事，循衣摸床，周身颤动。再延他医，以为内风已动，辞不治。后愚诊视，其脉五至，浮分微弱，而重按似有力，舌苔微黄，周身肌肤不热，知其温热之邪，随破气之药下陷已深，不能外出也。遂用生石膏二两，知母、野台参各一两，煎汤两茶杯，分二次温服。自午至暮连进二剂，共服药四次，翌日精神清爽，能进饮食，半日进食五次，犹饥而索食。看护者不敢复与，则周身颤动，复发谵语，疑其病又反复，求再诊视。其脉象大致和平，而浮分仍然微弱。恍悟其胸中大气因服破气之药下陷，虽用参数次，至此犹未尽复，故亟亟求助于水谷之气，且胃中之气因大气下陷无所统摄，或至速于下行，而饮食亦因之速下也。遂用野台参两许，佐以麦门冬（带心）三钱、柴胡二钱，煎汤饮下，自此遂愈。

或问：子所治大气下陷证，有两日不食者，有饮食减少者，此证亦大气下陷，何以转能多食？答曰：事有常变，病亦有常变。王清任《医林改错》载有所治胸中瘀血二案，一则胸不能着物，一则非以物重压其胸不安，皆治以血府逐瘀汤而愈。夫同一胸中瘀血，其病状竟若斯悬殊，故同一大气之下陷也，其脾胃若因大气下陷，而运化之力减者，必然少食；若大气下陷，脾胃之气亦欲陷者，或转至多食。曾治一少妇，忽然饮食甚多，一时觉饥不食，即心中怔忡。医者以为中消证，屡治不效，向愚询方。疑其胸中大气下陷，为开升陷汤方，加龙骨、牡蛎（皆不用煅）各五钱，数剂而愈。盖病因虽同，而病之情状恒因人之资禀不同而有变易，斯在临证者细心体察耳。

按:此证与前证虽皆大气下陷,而实在寒温之余,故方中不用黄耆而用人参。因寒温之热最能铄耗津液,人参能补气,兼能生津液,是以《伤寒论》方中凡气虚者皆用人参,而不用黄耆也。

上所列者,皆大气下陷治验之案也。然此证为医者误治及失于不治者甚多,略登数则于下,以为炯戒。

庚戌秋,在沧洲治病,有开药坊者赵姓,忽过访,言有疑事欲质诸先生。问何疑?曰:予妹半月前来归宁,数日间,无病而亡,未知何故?愚曰:此必有病,子盖未知耳。渠曰:其前一日,觉咽喉发闷,诊其脉沉细,疑其胸有郁气,俾用开气之药一剂,翌日不觉轻重,惟自言不再服药,斯夕即安坐床上而逝。其咽喉中发闷,并不甚剧,故曰无病也。愚曰:此胸中大气下陷耳。时行箧中有治大气下陷诸案,因出示之,且为剖析其理。渠泫然流涕曰:斯诚为药误矣!

一人,年三十余。呼吸短气,胸中满闷。医者投以理气之品,似觉稍轻,医者以为药病相投,第二剂,遂放胆开破其气分。晚间服药,至夜如厕,便后遂不能起。看护者扶持至床上,昏昏似睡,呼之不应,须臾张口呼气外出,若呵欠之状,如斯者日余而亡。后其兄向愚述之,且问此果何病?因历举大气下陷之理告之。其兄连连太息,既自悔择医不慎,又痛恨医者误人,以后不敢轻于延医服药。

一农家媪,年五十余。因麦秋农家忙甚,井臼之事皆自任之,渐觉呼吸不利,气息迫促。医者误认为气逆作喘,屡投以纳气、降气之药,气息遂大形迫促,其努力呼吸之声直闻户外,延愚诊视。及至,诊其脉左右皆无,勉为疏方,取药未至而亡,此亦大气下陷也。其气息之迫促,乃肺之呼吸将停,努力呼吸以自救也。医者又复用药,降下其气,斯何异韩昌黎所谓"人落陷阱,不一引手救,反挤之"者乎!愚触目伤心,不觉言之过激,然志在活人者,自当深思愚言也。

一诸生,年五十六,为学校教员,每讲说后,即觉短气,向愚询方。愚曰:此胸中大气虚而欲陷,为至紧要之证,当多服升补气分之药。彼欲用烧酒炖药,谓朝夕服之甚便。愚曰:如此亦可,然必须将药炖浓,多饮且常饮耳。遂为疏方,用生黄耆四两,野台参二两,柴胡、桔梗各八钱,先用黄酒斤许,煎药十余沸,再用烧酒二斤,同贮瓶中,置甑中炖开,每饭前饮之,旬日而愈。后因病愈,置不复饮。隔年,一日步行二里许,自校至家,似有气息迫促之状,不能言语,倏忽而亡。盖其身体素胖,艰于行步,胸中大气素有欲陷之机,因行动劳苦,而遂下陷,此诚《内经》所谓"大气入于脏腑,不病而猝死"者也。方中有气厥、中气诸名目,大抵皆大气下陷之证,特未窥《内经》之旨而妄为议论耳。

按:《内经》原有气厥二字,乃谓气厥逆上行,非后世所谓气厥也。

或问:案中所载大气下陷证,病因及其病状皆了如指掌矣。然其脉之现象,或见于左部,或见于右部,或左右两部皆有现象可征,且其脉多迟,而又间有数者,同一大气之下陷也,何以其脉若是不同乎?答曰:胸中大气包举肺外,原与肺有密切之关系,肺之脉诊在右部,故大气下陷,右部之脉多微弱者其常也。然人之元气自肾达肝,自肝达于胸中,为大气之根本。其人或肝肾素虚,或服破肝气之药太过,其左脉或即更形微弱,若案中左部寸、关、尺皆不见,左脉沉细欲无,左关参伍不调者是也。至其脉多迟,而又间有数者,或因阴分虚损,或兼外感之热,或为热药所伤,乃兼证之现脉,非大气下陷之本脉也。

或问:上之胸中不上通咽喉,下有膈膜承之,与膈下脏腑亦不相通,此中所积之大气何以能主持人之全身?答曰:此理易解,如浮针于缸中,隔缸执磁石引之,针即随磁石而动,无他,其气化透达也。胸中大气虽不与全身相通,实息息与全身相通,其气化之透达,亦犹隔缸之磁石与针也。况人身之经络,原无处不相贯彻乎！且其所以能主持全身者，正赖其与他所不相通耳。设有显然隧道通于他处，其气即不能抟结胸中，又何以主持全身乎！

或问：大气下陷者，常觉胸中发闷，子谓非真发闷，实呼吸不利，而有似发闷耳。然吾见患此证者，其胸中恒满闷异常，不识果何理由？答曰：大气之在胸中，犹空气之在瓶中，若用机械将瓶中空气提尽，其瓶之薄脆者，必被外气排挤而破，因内无空气相抵故也。至胸中大气下陷，其胸中空虚，外气必来排挤，不胜其排挤之力，即觉胸中逼窄而满闷。由是观之，仍非真满闷也。若真满闷，则胸多郁气而可受开破药矣，何以误服破药即凶危立见乎？况呼吸不利，原自易觉发闷耳。

或问：人之胸中原多积血。故王清任《医林改错》谓胸中为血府，因制血府逐瘀汤，以治上焦瘀血诸证，今子于胸中，专推重大气，岂胸中之血于身无关紧要乎？答曰：膻中为气海，《内经》原有明文，膻中即胸中也（膻即膈也，《内经》言膻中有指胸中言者，有指心包言者，以其皆在膈上也），此诚万古不易之圣训也。王氏《医林改错》一书，皆从目力视验而得，但见胸中有形之积血，不见胸中无形之积气，遂敢轻易《内经》气海之名为血府。夫血为气之配，胸中无血，大气将无所留恋，血之所关非不重，究不如大气之斡旋全身，关于人者尤重也。因王氏不知大气，故其书中未尝言及，此诚王氏之遗漏也。愚著斯篇，原以发前人所未发，斯吾中华医学渐有进步，恒于前人遗漏之处喜为补缀之，故于胸中大气三致意焉。不复论及胸中之血者，诚以王氏之书，遍行天下，业医者大抵皆熟悉其说，无庸再为之赘语也。

或问：李东垣补中益气汤所治之证，若身热恶寒，心烦懒言，或喘，或渴，或阳虚自汗，子所治大气下陷案中，类皆有之。至其内伤外感之辨，谓内伤则短气不足以息，尤为大气下陷之明征。至其方中所用之药，又与子之升陷汤相似。何以其方名为补中益气，但治中气之虚陷，而不言升补大气乎？答曰：大气之名虽见于

《内经》,然《素问》中所言之大气,乃指外感之邪气而言,非胸中之大气也。至《灵枢》所言,虽系胸中大气,而从来读《内经》者,恒目《灵枢》为针经而不甚注意。即王氏注《内经》,亦但注《素问》而不注《灵枢》。后人为其不易索解,则更废而不读。至仲景《伤寒》《金匮》两书,惟《金匮》水气门有"大气一转,其气乃散"之语。他如《难经》《千金》《外台》诸书,并未言及大气。是以东垣于大气下陷证亦多误认为中气下陷,故方中用白术以健补脾胃,而后来之调补脾胃者,皆以东垣为法。夫中气诚有下陷之时,然不若大气下陷之尤属危险也。间有因中气下陷,泄泻日久,或转致大气下陷者,可仿补中益气汤之意,于拙拟升陷汤中,去知母加白术数钱。若但大气下陷,而中气不下陷者,白术亦可不用,恐其气分或有郁结,而耆术并用,易生胀满也。

按:补中益气汤所治之喘证,即大气下陷者之努力呼吸也。若果系真喘,桔梗尚不宜用,况升麻乎?愚少时观东垣书,至此心尝疑之,后明大气下陷之理,始觉豁然,而究嫌其立言欠妥。设医者真以为补中益气汤果能治喘,而于气机上逆之真喘亦用之,岂不足偾事乎!此有关性命之处,临证者尚审辨之。

或问:大气与元气孰重?答曰:元气者,禀受先天,为胚胎之根基,故道书尊之曰"祖气"。大气肇始于先天,而培养于后天,为身体之桢干,故《内经》尊之曰"宗气"。有如树上之果,元气乃其树之根也,大气乃其树之身也。根之关于果者至重,身之关于果者亦非轻也。

或问:观子所治大气下陷诸验案,人之大气有伤损者,不难为之补助矣。若其元气有所伤损,不知亦有补法否耶?答曰:大气伤损可补助者,以其为后天气也,药物、饮食及呼吸之空气,皆其补助培养之料也。至元气乃空中真气之所凝结(友人苏明阳曰:道家言真空,余则曰空真,因空中有真也。此见道之言,可为人身元气之真诠),纯属先天,为太极之朕兆,非后天一切有形迹之物(空气亦是有形迹者)所能补助也。惟深于内典者,常存此无念之正觉(觉不在心,若在心,见则有念矣),若天道之光明下济(《易》曰:天道下济而光明),勿忘勿助,久之能于空中得真,是为补助元气之正法。愚不敢自命为道中人,何敢妄言哉!

回阳升陷汤

治心肺阳虚,大气又下陷者。其人心冷,背紧恶寒,常觉短气。

生黄耆八钱　干姜六钱　当归身四钱　桂枝尖三钱　甘草一钱

周身之热力,借心肺之阳为之宣通,心肺之阳,尤赖胸中大气为之保护。大气一陷,则心肺阳分素虚者至此而益虚,欲助心肺之阳,不知升下陷之大气,虽日服热药无功也。

一童子,年十三四,心身俱觉寒凉,饮食不化,常常短气,无论服何热药,皆分毫不觉热。其脉微弱而迟,右部兼沉。知其心肺阳分虚损,大气又下陷也。为制此汤,服五剂,短气已愈,身心亦不若从前之寒凉。遂减桂枝之半,又服数剂全愈。俾停药,日服生硫黄分许,以善其后(服生硫黄法在第八卷)。

一人,年五十余。大怒之后,下痢月余始愈。自此胸中常觉满闷,饮食不能消化。数次延医服药,不外通利气分之品,即间有温补脾胃者,亦必杂以破气之药,愈服病愈增重。后愚诊视,其脉沉、细、微、弱,至数甚迟。询其心中常有觉凉之时,知其胸中大气下陷,兼上焦阳分虚损也。遂投以此汤,十剂全愈。后因怒病又反复,医者即愚方加厚朴二钱,服后少腹下坠作疼,彻夜不能寐,复求为诊治,仍投以原方而愈。

一妇人,年四十余。忽然昏倒不语,呼吸之气,大有滞碍,几不能息,其脉微弱而迟。询其生平,身体羸弱,甚畏寒凉。知其心肺阳虚,寒痰结胸,而大气又下陷也。然此时形势将成痰厥,取药无及,遂急用胡椒二钱捣碎,煎二三沸,澄取清汤灌下,须臾胸中作响，呼吸顿形顺利。又用干姜八钱煎汤一盅，此时已自能饮下，须臾气息益顺，精神亦略清爽，而仍不能言，且时作呵欠，十余呼吸之顷必发太息。知其痰饮虽开，大气之陷者犹未复也。遂投以回阳升陷汤数剂，呵欠与太息皆愈，渐能言语。

或问：心脏属火，西人亦谓周身热力皆发于心，其能宣通周身之热宜矣。今论周身热力不足，何以谓心肺之阳皆虚？答曰：肺与心同居膈上，左心房之血脉管，右心房之回血管，皆与肺循环相通，二脏之宣通热力，原有相助为理之妙。然必有大气以斡旋之，其功用始彰耳。

按：喻嘉言《医门法律》最推重心肺之阳，谓心肺阳旺，则阴分之火自然潜伏。至陈修园推广其说，谓心肺之阳下济，大能温暖脾胃、消化痰饮，皆确论也。

理郁升陷汤

治胸中大气下陷，又兼气分郁结，经络湮淤者。

生黄耆六钱　知母三钱　当归身三钱　桂枝尖钱半　柴胡钱半　乳香不去油，三钱　没药不去油，三钱

胁下撑胀，或兼疼者，加龙骨、牡蛎（皆不用煅）各五钱，少腹下坠者，加升麻一钱。

一妇人，年三十许。胸中满闷，时或作疼，鼻息发热，常常作渴。自言得之产后数日，劳力过度。其脉迟而无力，筹思再三，莫得病之端绪。姑以生山药一两，滋其津液，鸡内金二钱，陈皮一钱，理其疼闷，服后忽发寒热。再诊其脉，无力更甚，知其气分郁结，又下陷也。遂为制此汤，一剂诸病皆觉轻，又服四剂全愈。

一少女，年十五。脐下左边起一癥瘕，沉沉下坠作疼，上连腰际，亦下坠作疼楚，时发呻吟。剧进常觉小便不通，而非不通也。诊其脉，细小而沉。询其得病之由，言因小便不利，便时努力过甚，其初腰际坠疼，后遂结此癥瘕。其方结时，揉之犹软，今已五

阅月，其患处愈坚结。每日晚四点钟，疼即增重，至早四点钟，又渐觉轻。愚闻此病因，再以脉象参之，知其小便时努力过甚，上焦之气陷至下焦而郁结也。遂治以理郁升陷汤，方中乳香、没药皆改用四钱，又加丹参三钱、升麻钱半，二剂而坠与疼皆愈。遂去升麻，用药汁送服朱血竭末钱许，连服数剂，癥瘕亦消。

或问：龙骨、牡蛎为收涩之品，兼胁下胀疼者，何以加此二药？答曰：胁为肝之部位，胁下胀疼者，肝气之横恣也，原当用泻肝之药，又恐与大气下陷者不宜。用龙骨、牡蛎以敛戢肝火，肝气自不至横恣，此敛之即以泻之，古人治肝之妙术也。且黄耆有膨胀之力，胀疼者原不宜用，有龙骨、牡蛎之收敛，以缩其膨胀之力，可放胆用之无碍，此又从体验而知者也。尝治一少妇，经水两月不见，寒热往来，胁下作疼，脉甚微弱而数至六至。询之常常短气，投以理郁升陷汤，加龙骨、牡蛎各五钱，为脉数又加玄参、生地、白芍各数钱，连服四剂。觉胁下开通，瘀血下行，色紫黑，自此经水调顺，诸病皆愈。盖龙骨、牡蛎性虽收涩，而实有开通之力，《本经》谓龙骨消癥瘕，而又有牡蛎之咸能软坚者以辅之，所以有此捷效也。

醒脾升陷汤

治脾气虚极下陷，小便不禁。

生箭耆四钱　白术四钱　桑寄生三钱　川续断三钱　萸肉去净核，四钱　龙骨煅捣，四钱　牡蛎煅捣，四钱　川萆薢二钱　甘草蜜炙，二钱

《内经》曰："饮入于胃，游溢精气，上输入脾，脾气散精，上归于肺，通调水道，下输膀胱。"是脾也者，原位居中焦，为水饮上达下输之枢机，枢机不旺，则不待上达而即下输，此小便之所以不禁也。然水饮降下之路不一，《内经》又谓："肝热病者，小便先黄。"又谓："肝壅两胠（胁也）满，卧则惊悸，不得小便。"且芍药为理肝之主药，而善利小便。由斯观之，是水饮又由胃入肝而下达膀胱

也。至胃中所余水饮,传至小肠渗出,此又人所共知。故方中用黄耆、白术、甘草以升补脾气,即用黄耆同寄生、续断以升补肝气,更用龙骨、牡蛎、萸肉、萆薢以固涩小肠也。又人之胸中大气旺,自能吸摄全身气化不使下陷,黄耆与寄生并用,又为填补大气之要药也。

或问:西人谓水入于胃,被胃中微细血管吸去,引入回血管,过肝入心,以布于周身。自肺达出为气,自肤渗出为汗,余入膀胱为溺。何以西人之论小便,与子所论者皆不同。答曰:水饮下行之道路原多端,愚所论者其大概也。然西人谓水饮由胃中微丝血管以达回血管,即随回血管以过肝入心。夫既随回血管入心,必随回血管入肺,其气化之余,必由肺降下,与自脾达肺而降下者,同循三焦脂膜下行可知。且西人又谓,内肾之中有回血管,其管尾与溺管相接,为回血管之水饮,透肾以达膀胱之路。夫回血管中水饮,若皆随回血管过肝入心,而回血管之循行未有自心下达肾者,其中水饮何以复由回血管入肾?是知水饮由回血管入肾者,必其过肝之时未尽随回血管入心,而即随肝经下行之回血管达肾可知。由是观之,愚与西人所论者何尝不同归一致耶?

或问:西人谓小肠内皮有无数吸管,能吸引小肠榨化食物之精液,转输于心而为血,而未尝言其能将水饮渗出为小便。将勿水饮自小肠渗出之说,不足凭欤?答曰:西人吸管之说,固有迹象可凭,而水饮自小肠渗出,亦有征验可指。试观剖解物类者,其小肠中水饮与食物参半,至大肠则水饮全无,若非自小肠渗出,何以不入大肠乎!盖小肠将食物化为精液,必借水气酝酿而成,迨津液成后,被吸管吸去,并入精液总管,以转输于心。而小肠中所余之水,亦即被小肠中微丝血管吸去,达于与小肠相连之脂膜,以及膀胱,此自然之理也。是知脏腑之妙用,但以理推测不能尽得,但据迹象考验亦不能尽得。欲为中华医学进化者,贵合中西之法而细细研究也。

或问：黄耆为补肺脾之药，今谓其能补肝气何也？答曰："同声相应，同气相求。"孔子之言也。肝属木而应春令，其气温而性喜条达，黄耆性温而升以之补肝，原有同气相求之妙用。愚自临证以来，凡遇肝气虚弱，不能条达，一切补肝之药不效者，重用黄耆为主，而少佐以理气之品服之，覆杯之顷，即见效验。曾治一少妇，心中寒凉，饮食减少，坐时觉左半身下坠，寝时不敢向左侧，服温补兼理气之药，年余不效。后愚诊视，左脉微弱不起，知其肝气虚也。治以生黄耆八钱，柴胡、川芎各一钱，干姜三钱，煎汤饮下，须臾左侧即可安卧，又服数剂，诸病皆愈。是知谓肝虚无补法者，非见道之言也。

或问：《本经》谓桑寄生能治腰疼，坚齿发，长须眉，是当为补肝肾之药，而谓其能补胸中大气何也？答曰：寄生根不着土，寄生树上，最善吸空中之气以自滋生，故其所含之气化，实与胸中大气为同类。尝见有以补肝肾，而多服久服，胸中恒觉满闷，无他，因其胸中大气不虚，故不受寄生之补也。且《本经》不又谓其治痈肿乎？然痈肿初起，服之必无效，惟痈肿溃后，生肌不速，则用之甚效。如此而言，又与黄耆之主痈疽败证者相同，则其性近黄耆更可知矣。

或问：萆薢世医多用以治淋，夫淋以通利为主，盖取萆薢能利小便也。此方中用之以固小便，其性果固小便乎，抑利小便乎？答曰：萆薢为固涩下焦之要药，其能治失溺，《别录》原有明文。《别录》者乃陶弘景集南北朝以前，名医所用之药，附载于《本经》之后，用墨书之，以别于《本经》之朱书，故曰《名医别录》。虽非《本经》，其书诚可确信。时医因古方有萆薢分清饮，遂误认萆薢为利小便之要药，而于小便不利，淋涩诸证多用之。尝见有以利小便，而小便转癃闭者；以治淋证，竟致小便滴沥不通者，其误人可胜道哉！盖萆薢分清饮之君萆薢，原治小便频数，溺出旋白如油，乃下焦虚寒，气化不固之证。观其佐以缩小便之益智，温下焦之乌药，其用意可知。特当日命名时少欠斟酌，遂致庸俗医辈错有会心，贻害无穷，可不慎哉！

治气血郁滞肢体疼痛方

升降汤

治肝郁脾弱，胸胁胀满，不能饮食，宜与第五期《衷中参西录》论肝病治法参看。

野台参二钱　生黄耆二钱　白术二钱　广陈皮二钱　川厚朴二钱　生鸡内金捣细，二钱　知母三钱　生杭芍三钱　桂枝尖一钱　川芎一钱　生姜二钱

世俗医者，动曰平肝，故遇肝郁之证，多用开破肝气之药。至遇木盛侮土，以致不能饮食者，更谓伐肝即可扶脾。不知人之元气根基于肾，而萌芽于肝。凡物之萌芽，皆嫩脆易于伤损，肝既为元气萌芽之脏，而开破之，若是独不虑损伤元气之萌芽乎？《内经》曰："厥阴（肝经）不治，求之阳明（胃经）。"《金匮》曰："见肝之病，当先实脾。"先圣、后圣其揆如一。故此方惟少用桂枝、川芎以舒肝气，其余诸药无非升脾降胃，培养中土，俾中宫气化敦厚，以听肝气之自理。实窃师《内经》求之阳明，与《金匮》当先实脾之奥旨耳。

按："见肝之病，当先实脾"二句，从来解者，谓肝病当传脾，实之所以防其相传，如此解法固是，而实不知实脾，即所以理肝也。兼此二义，始能尽此二句之妙。

一媪，年近六旬。资禀素弱，又兼家务劳心，遂致心中怔忡，肝气郁结，胸腹胀满，不能饮食，舌有黑苔，大便燥结，十数日一行。广延医者为治，半载无效，而羸弱支离，病势转增。后愚诊视，脉细如丝，微有弦意，幸至数如常，知犹可治。遂投以升降汤，为舌黑便结，加鲜地骨皮一两，数剂后，舌黑与便结渐愈，而地骨

皮亦渐减。至十剂病愈强半,共服百剂,病愈而体转康健。

按:人之脏腑,脾胃属土,原可包括金、木、水、火诸脏。是故肝气宜升,非脾土之气上行,则肝气不升。胆火宜降,非胃土之气下行,则胆火不降(黄坤载曾有此论甚确)。所以《内经》论厥阴治法,有“调其中气,使之和平”之语。所谓“中气”者,指“脾胃”而言也。所谓“使之和平”者,指“厥阴肝经”而言也。厥阴之治法如斯,少阳之治法亦不外斯。至仲景祖述《内经》,继往开来,作《伤寒论》一书,于治少阳寒热往来有小柴胡汤,方中用人参、甘草、大枣、半夏以调理脾胃,所谓调其中气使之和平也。治厥阴干呕、吐涎沫,有吴茱萸汤,方中亦用人参、大枣以调理脾胃,亦所谓调其中气使之和平也。且小柴胡汤中,以柴胡为君,虽系少阳之药,而《本经》谓其主肠胃中结气,饮食积聚,寒热邪气,推陈致新。细绎《本经》之文,则柴胡实亦为阳明之药,而兼治少阳也。观《本经》《内经》与《伤寒》《金匮》诸书,自无疑于拙拟之升降汤矣。

培脾舒肝汤

治因肝气不舒,木郁克土,致脾胃之气不能升降,胸中满闷,常常短气。

于术三钱　生黄耆三钱　陈皮二钱　川厚朴二钱　桂枝尖钱半　柴胡钱半　生麦冬二钱　生杭芍四钱　生姜二钱

脾主升清,所以运津液上达。胃主降浊,所以运糟粕下行。白术、黄耆为补脾胃之正药,同桂枝、柴胡能助脾气之升,同陈皮、厚朴能助胃气之降。清升浊降,满闷自去,无事专理肝气,而肝气自理。况桂枝、柴胡与麦芽又皆为舒肝之妙品乎! 用芍药者,恐肝气上升,胆火亦随之上升,且以解黄耆、桂枝之热也。用生姜者,取其辛散温通,能浑融肝脾之气化于无间也。

从来方书中,麦芽皆是炒熟用之,惟陈修园谓麦芽生用,能升发肝气,可谓特识。盖人之元气根基于肾,萌芽于肝,培养于脾,积贮于胸中为大气以斡旋全身。麦芽为谷之萌芽,与肝同气相求,故能入肝经,以条达肝气,此自然之理,无庸试验而可信其必然者也。然必生煮汁饮之,则气善升发,而后能遂其条达之用也。

又按:麦芽具升发之性,实兼消化之力。化学家生麦芽于理石(即石膏)上,凡麦芽根盘布之处,其石皆成微凹,则其尤善消化可知。故用麦芽生发肝气者,必与参耆诸药并用,而后有益无损。

又按:土爰稼穑,稼穑作甘,百谷味甘属土,故能补益;而百谷之芽,又皆属木,故能疏通,然有入气分、血分之别。甲生者阳,其芽拆甲而出,稻、粱(俗名谷子)、麦、黍、稷(亦名芦稷,俗名高粱)诸芽是也,为其属阳,故能疏通气分;乙生者阴,其芽形曲似乙而出,诸豆之芽是也,为其属阴,故能疏通血分。《金匮》薯蓣丸用之,以治血痹虚劳也(薯蓣丸中有大豆黄卷)。

金铃泻肝汤

治胁下焮疼。

川楝子捣,五钱　生明乳香四钱　生明没药四钱　三棱三钱　莪术三钱　甘草一钱

刘河间有金铃子散,即楝子之核与玄胡索等分,为末服之,以治心腹胁下作疼。其病因由于热者甚效。诚以金铃子能引心包之火及肝胆所寄之相火下行,又佐以玄胡索以开通气血,故其疼自止也。而愚用其方,效者固多,而间有不效者。后拟得此方,莫不随手奏效。盖金铃子佐以玄胡索,虽能开气分之郁,而实不能化气。所谓化气者,无事开破,能使气之郁者融化于无形,方中之乳香、没药是也。去玄胡索,加三棱、莪术者,因玄胡索性过猛烈,且其开破之力多趋下焦,不如三棱、莪术性较和平,且善于理肝也。用甘草者,所以防金铃子有小毒也。此方不但治胁疼甚效,凡心腹作疼,而非寒凉者,用之皆甚效验。

活络效灵丹

治气血凝滞，痃癖癥瘕，心腹疼痛，腿疼臂疼，内外疮疡，一切脏腑积聚，结络湮淤。

当归五钱　丹参五钱　生明乳香五钱　生明没药五钱

上药四味作汤服。若为散，一剂分作四次服，温酒送下。腿疼加牛膝；臂疼加连翘；妇女瘀血腹疼加生桃仁（带皮尖作散服炒用）、生五灵脂；疮红肿属阳者加金银花、知母、连翘；白硬属阴者加内桂、鹿角胶（若恐其伪，可代以鹿角霜）；疮破后生肌不速者加生黄耆、知母（但加黄耆，恐失于热）、甘草；脏腑内痈加三七（研细，冲服）、牛蒡子。

一人，年三十许。当脐忽结癥瘕，自下渐长而上，其初长时稍软，数日后即硬如石，旬日长至心口。向愚询方，自言凌晨冒寒，得于途间，时心中有惊恐忧虑，遂觉其气结而不散。按此病因甚奇，然不外气血凝滞。为制此方，于流通气血之中，大具融化气血之力，连服十剂全消。以后用此方治内外疮疡、心腹四肢疼痛，凡病之由于气血凝滞者，恒多奇效。

邻村高鲁轩，年近五旬。资禀素羸弱，一日访友邻村，饮酒谈宴，彻夜不眠，时当季冬，复清晨冒寒，步行旋里，行至中途，觉两腿酸麻且出汗，不能行步，因坐凉地歇息，至家遂觉腿痛，用热砖熨之疼益甚。其人素知医，遂自服发汗之药数剂，病又增剧，因服药过热，吐血数口，大便燥结，延愚诊视，见其仰卧屈膝，令两人各以手托其两腿，忽歌忽哭，疼楚之态万状，脉弦细，至数微数。因思此证，热砖熨而益疼者，逼寒内陷也；服发汗药而益疼者，因所服之药，散肌肉之寒，不能散筋骨之寒，且过汗必伤气血，血气伤愈不能胜病也。遂用活络效灵丹，加京鹿角胶四钱（另炖，兑服），明天麻二钱，煎汤饮下。托其左腿者，觉自手指缝中冒出凉气，左腿遂愈。而右腿疼如故，因恍悟曰：人之一身，左阳右阴，鹿名斑龙，乃纯阳之物，故其胶入左不入右。遂复用原方，以虎骨胶易鹿角胶，右腿亦出凉气如左而愈。《礼》有之，“左青龙，右白虎”，用药本此，即建奇功，古人岂欺我哉！苟悟医理之妙，六经皆我注脚也。

友人李景南，左腿疼痛，亦自服鹿角胶而愈。隔数年，右腿又疼，再服鹿角胶，分毫无效。适有自京都来者，赠以同仁堂药坊虎骨酒，饮之而愈，愈后不知系何故，后见愚所治高鲁轩医案，不觉抚掌称快。

一少妇，左胁起一疮，其形长约五寸，上半在乳，下半在胁，皮色不变，按之甚硬，而微热于他处。延医询方，调治两月不效，且渐大于从前。后愚诊视，阅其所服诸方，有遵林屋山人治白疽方治者，有按乳痈治者。愚晓病家曰：此证硬而色白者阴也，按之微热者阴中有阳也。统观所服诸方，有治纯阴阳之方，无治半阴半阳之方，勿怪其历试皆不效也。用活络效灵丹，俾作汤服之，数剂见轻，三十剂后，消无芥蒂。

一妇人，年五十许。脑后发一对口疮。询方于愚，时初拟出活络效灵丹方，即书而予之，连服十剂全愈。

一妇人，年五十余。项后筋缩作疼，头向后仰，不能平视，腰背强直，下连膝后及足跟大筋皆疼，并牵周身皆有疼意。广延医者诊治，所用之药，不外散风、和血、润筋、通络之品。两载无效，病转增剧，臣不能起，起不能坐，饮食懒进。后愚诊视，其脉数而有力，微有弦意，知其为宗筋受病。治以活络效灵丹，加生薏米八钱，知母、玄参、白芍各三钱，连服三十剂而愈。盖筋属于肝，独宗筋属胃，此证因胃腑素有燥热，致津液短少，不能荣养宗筋。夫宗筋为筋之主，故宗筋拘挛，而周身牵引作疼也。薏米性味冲和，善能清补脾胃，即能荣养宗筋。又加知母、玄参以生津滋液。活络效灵丹，以活血舒筋。因其脉微弦，恐其木盛侮土，故又加芍药以和肝，即以扶脾胃也。

薏米主筋急拘挛,《本经》原有明文。活络效灵丹中加薏米,即能随手奏效。益叹《本经》之精当,为不可及。

活络效灵丹治心腹疼痛,无论因凉、因热、气郁、血郁皆效。同里有一少年,脐下疼甚剧。医者投以温药益甚,昼夜号呼不止。又延他医,以药下之稍轻,然仍昼夜呻吟,继又服药数剂,亦不见效。适愚自津门旋里,诊其脉,两尺洪实。询其得病之由,言夜晚将寝觉饥,因食冷饼一块,眠起遂疼。晓之曰:此虽由于食凉物,然其疼非凉疼,乃下焦先有蕴热,又为凉物所迫,其热愈结而不散也。投以活络效灵丹,加龙胆草、川楝子各四钱,一剂而愈。

或问:此证医者曾用药下之,何以其下焦之郁热不随之俱下?答曰:热在大肠者,其热可随降药俱下,然又必所用之下药为咸寒之品,若承气汤是也。今其热原郁于奇经冲任之中,与大肠无关,冲任主血,而活络效灵丹诸药品,皆善入血分,通经络,故能引龙胆、楝子直入冲任,而消解其郁热。况其从前所服之下药,原非咸寒之品,是以从前不效,而投以此药,则随手奏效也。

又邻村一妇人,年三十许。心腹疼痛异常,服药不效,势近垂危。其家人夜走五六里,叩门求方。适愚他出,长子荫潮为开活络效灵丹方授之,亦一剂而愈。自拟得此方以来,数年之间,治愈心腹疼痛者不可胜计矣。

活络祛寒汤

治经络受寒,四肢发搐,妇女多有此证。

生黄耆五钱　当归四钱　丹参四钱　桂枝尖二钱　生杭芍三钱　生明乳香四钱　生明没药四钱　生姜三钱

寒甚者,加干姜三钱。

证寒在经络不在脏腑,经络多行于肌肉之间,故用黄耆之温补肌肉者为君,俾其形体壮旺自能胜邪。又佐以温经络、通经络诸药品,不但能祛寒,且能散风,此所谓血活风自去也。风寒既去,血脉活泼,其搐焉有不止者乎!

健运汤

治腿疼、臂疼因气虚者,亦治腰疼。

生黄耆六钱　野台参三钱　当归三钱　寸麦冬带心,三钱　知母三钱　生明乳香三钱　生明没药三钱　莪术一钱　三棱一钱

此方减麦冬、知母三分之一,合数剂为一剂,轧细炼蜜为丸,名健运丸,治同前证。

从来治腿疼、臂疼者,多责之风、寒、湿痹,或血瘀、气滞、痰涎凝滞,不知人身之气化壮旺流行,而周身痹者、瘀者、滞者,不治自愈,即偶有不愈,治之亦易为功也。愚临证体验以来,知元气素盛之人,得此病者极少。故凡遇腿疼、臂疼,历久调治不愈者,补其元气以流通之,数载沉疴亦可随手奏效也。

振中汤

治腿疼、腰疼,饮食减少者。

于白术炒,六钱　当归身二钱　陈皮二钱　厚朴钱半　生明乳香钱半　生明没药钱半

土居中央,分主四季,人之脾胃属土,故亦旁主四肢。一室女腿疼,几不能步,治以拙拟健运汤(在前)而愈。次年旧病复发,又兼腰疼,再服前方不效。诊其脉,右关甚濡弱,询其饮食减少,为制此汤,数剂,饮食加多,二十剂后,腰疼、腿疼皆愈。盖此方重用白术以健补脾胃,脾胃健则气化自能旁达。且白术主风、寒、湿痹,《本经》原有明文。又辅以通活气血之药,不惟风、寒、湿痹开,而气血之痹作疼者亦自开也。

一媪,年近七旬。陡然腿疼,不能行动,夜间疼不能寐。其家人迎愚调治,谓脉象有力,当是火郁作疼。及诊其脉,大而且弦,问其心中亦无热意。愚曰:此脉非有火之象,其大也,乃脾胃过

虚，真气外泄也。其弦也，乃肝胆失和，木盛侮土也。治以振中汤，加人参、白芍、山萸肉（去净核）各数钱，补脾胃之虚，即以抑肝胆之盛，数剂而愈。

曲直汤

治肝虚腿疼，左部脉微弱者。

萸肉去净核，一两　知母六钱　生明乳香三钱　生明没药三钱　当归三钱　丹参三钱

服药数剂后，左脉仍不起者，可加续断三钱，或更加生黄耆三钱，以助气分亦可。觉凉者可减知母。

脾虚可令人腿疼，前方已详其理，深于医学者大抵皆能知之。至肝虚可令人腿疼，方书罕言，即深于医学者亦恒不知。曾治一人，年三十许，当大怒之后，渐觉腿疼，日甚一日，两月后，卧床不能转侧。医者因其得之恼怒之余，皆用舒肝理气之药，病转加剧。后愚诊视，其左脉甚微弱，自言凡疼甚之处皆热。因恍悟《内经》谓“过怒则伤肝”，所谓伤肝者，乃伤肝经之气血，非必郁肝经之气血也。气血伤，则虚弱随之，故其脉象如斯也。其所以腿疼且觉热者，因肝主疏泄，中藏相火（相火生于命门，寄于肝胆），肝虚不能疏泄，相火即不能逍遥流行于周身，以致郁于经络之间，与气血凝滞而作热作疼，所以热剧之处疼亦剧也。为制此汤，以萸肉补肝，以知母泻热，更以当归、乳香诸流通血气之药佐之，连服十剂，热愈疼止，步履如常。

安东友人刘仲友，年五十许。其左臂常觉发热，且有酸软之意。医者屡次投以凉剂，发热如故，转觉脾胃消化力减少。后愚诊之，右脉和平如常，左脉微弱，较差于右脉一倍。询其心中不觉凉热，知其肝木之气虚弱，不能条畅敷荣，其中所寄之相火，郁于左臂之经络而作热也。遂治以曲直汤，加生黄耆八钱，佐萸肉以壮旺肝气（黄耆补肝气之理详前醒脾升陷汤下），赤芍药三钱，佐当

归、丹参诸药以流通经络，服两剂，左脉即见起，又服十剂全愈。

或问：西人谓脾居左、肝居右，今剖验家精详考察，确乎不误。子犹拘守旧说，谓肝仍主左者何也？答曰：脾左肝右之说，非始于西人，《淮南子》早言之，古籍犹在可考也。然脾虽居左，而其气化实先行于右，故脾脉诊于右关。肝虽居右，而其气化实先行于左，故肝脉诊于左关。此阴阳互根，刚柔错综之妙也。盖《内经》论脏腑，以发明其气化，兼研究其性情为宗旨，至对于形迹之粗，恒有简略不详者。至于西人，则但讲形迹，不讲气化；且但言脏腑之功用，而不言脏腑之性情。其意见直谓脏腑毫无性情，凡性之情发动，皆关于脑部，其理果可尽信乎？《内经》曰："肝者将军之官，谋虑出焉，胆者中正之官，决断出焉。"盖肝为厥阴（厥者逆也，尽也），阴尽阳生，胆即为肝中蕴蓄之阳（胆汁中函少阳之气），能畅达肝气，而决断其谋虑。故人之肝胆壮实者，必勇敢果断；肝胆虚弱者，必惧怯游移。比邻窦杏村之太夫人，年六旬，时忽得奇疾，惊惧异常，多人卫护，仍惊惧至于抖战，口中连连吐出绿沫甚苦，数日而终。多医研究，皆谓胆破，是非胆失其中正之官，而惊惧如是乎？由斯观之，吾之旧说，不可轻疑，西人之说，不可概信也。

或问曰：聆子之论，《内经》论脏腑之处诚可信矣。至肝之气化，先行于左之说，果有确征可实指乎？答曰：人禀天地之灵秀以生，人身亦小天地也，欲明人身之气化，可先观天地之气化。夫天地一岁之气化始于春，一日之气化始于朝。春之气化从东来（观律管飞灰是其明机），朝之气化随日自东上升。春者一岁之木令，朝者一日之木令也。肝脏属木，具有生发之气，于一岁则应春，于一日则应朝。其气化先行于左之理，固可于春之东来，日之东升，比例而得也，天地之东，即人身之左也。且即以此案论，左脉之微弱如是，投以补肝之剂，而脉即旋起，岂非肝与人身之左，相关甚切乎？

或又曰：肝之气化即先行于左矣，而其所以居右者何也？答曰：人之膈上属天，膈下属地。地道上右，其气化自西而东也。天道上左，其气化自东而西也。观于日在地中，自西而东。日在地外，自东而西，是明征也。肝居膈下，犹木根埋藏地中，以下袭水气，宜从地道上右之义，故居于右也。其气化透膈贯络，有如木之条达滋长，以上升氧气（化学家谓木能吸碳气吐氧气），宜从天道上左之义，故其气化先行于左。试观植物中，藤蔓之类，附物而生，必自右向左盘旋而上（惟金银藤之盘旋自左向右，乃植物之独异者），亦犹肝居右，而其气化先行于左之理也（宜与第五期《衷中参西录》报驳左肝右脾者书参观）。

奉天本溪湖煤铁公司科员王云生，年四十余，两胁下连腿作疼，其疼剧之时，有如锥刺，且尿道艰涩滴沥，不能成溜，每小便一次，须多半点钟，其脉亦右部如常，左部微弱。亦投以曲直汤，加生黄耆八钱，续断三钱，一剂其疼减半，小便亦觉顺利。再诊之，左脉较前有力。又按原方略为加减，连服二十余剂，胁与腿之疼皆愈，小便亦通利如常。盖两胁为肝之部位，肝气壮旺上达，自不下郁而作疼。至其小便亦通利者，因肾为二便之关，肝气既旺，自能为肾行气也（古方书有肝行肾之气之语）。

按：山茱萸得木气最厚，酸性之中大具开通之力，以木性喜条达故也。《神农本经》谓主寒湿痹，诸家本草多谓其能通利九窍，其性不但补肝，而兼能利通气血可知，若但视为收涩之品，则浅之乎视山茱萸矣。特是其核与肉之性相反，用者须加审慎，千万将核去净。有门人张甲升亦有重用山萸肉治愈腿疼之案，附载于加味补血汤（在第七卷）后，可参观。再合之拙拟既济汤、来复汤（皆在第一卷）后，所载重用萸肉治验之案，则山萸肉之功用，不几令人不可思议哉！

乳香、没药不但流通经络之气血，诸凡脏腑中有气血凝滞，二药皆能流通之。医者但知其善入经络，用之以消疮疡，或外敷疮疡，而不知用之以调脏腑之气血，斯岂知乳香、没药者哉！

热性关节肿疼用阿斯必林法

西人治关节急性（热也）偻麻质斯（肿疼）习用阿斯必林，而愚对于此证亦喜用之，更以中药驾驭之，则其效愈显。奉天陆军参谋长赵海珊之侄，年六岁，脑后生疮，漫肿作疼，继而头面皆肿，若赤游丹毒，继而作抽掣，日甚一日，浸至周身僵直，其目不能合，亦不能瞬，气息若断若续，呻吟全无。其家人亦以为无药可治，待时而已。阅两昼夜，形状如旧，时灌以勺水，似犹知下咽，因转念或犹可治。而彼处医者，又皆从前延请，而屡次服药无效者也。其祖父素信愚，因其向患下部及两腿皆肿，曾为治愈。其父受瘟病甚险，亦舁至院中治愈，遂亦舁之来院，求为诊治。其脉洪数而实，肌肤发热。知其夹杂瘟病，阳明府证已实，势虽垂危，犹可挽回也。遂用生石膏细末四两，以蒸汽水煮汤四茶杯，徐徐温灌之，周十二时剂尽，脉见和缓，微能作声。又用阿斯必林瓦半，仍以汽水所煎石膏汤分五次送下，限一日夜服完。服至末二次，皆周身微见汗，其精神稍明了，肢体能微动。从前七八日不食，且不大便，至此可少进食，大便亦通下矣。自此用生山药细末二三钱，煮作茶汤，调以白蔗糖，送服阿斯必林三分瓦之一，日两次，若见有热，又间饮汽水所煮石膏汤。又用蜂蜜调黄连末，少加薄荷冰，敷其头面肿处，生肌散敷其疮破处。如此调养数日，病势皆减退，可以能言。其左边手足仍不能动，试略为屈伸则疼不能忍。细验之，关节处皆微肿，按之亦觉疼，知其关节之间因热生炎也。遂又用鲜茅根煎浓汤（无鲜茅根，药房中干者亦可用），调以白蔗糖，送服阿斯必林半瓦，日两次。俾服药后，周身微似有汗，亦间有不出汗之时，俾关节中之炎热徐徐随发表之药透出。又佐以健补脾胃之药，俾其多进饮食。如此旬余，左手足皆能运动，关节处皆能屈伸。以后饮食复常，停药勿服，静养半月，行动如常矣。

此证共用生石膏三斤、阿斯必林三十瓦，始能完全治愈。愚用阿斯必林治急性关节肿疼者已多次，为此证最险，故详记之。

茅根性凉中空，禀初春生发之气，能使内热外达，透表而出，又善利小便，引内热自水道出，又味甘多液，善滋养阴分，二鲜饮及白茅根汤（皆在第二卷）曾详论之。丁仲祜《西药实验谈》谓，东人治关节急性偻麻质斯，亦多用阿斯必林，兼引矢岛国大郎之医案以征明之，今并录之于下以备参观。

光绪壬寅，日本医学报云：矢岛国大郎阿斯必林之效用，既得诸家之报告，知为各医家所注目，无庸再为陈说。但其应用之处，与向来偻麻质斯剂及各种解热剂，其优劣如何，尚待竭力研究之，始能得其实际。予自接阿斯必林有特效为偻麻质斯之报告，至今施用于患此证者，计共二十三名，中有急性患者十九名，服之均呈效果。余之慢性者，则无效。而急性患者之十九名中，有下之四例兹特报告之：

第一例：根桥某次女，年二十九岁。在二年前右膝关节罹偻麻质斯，历二月而治愈。距今二十日前，复罹感冒，右膝关节肿起而疼痛，恶寒发热，而髀臼关节及足跗关节亦波及，而不便运动。医治不效，疼浸加剧，赴某医会诊之。右脚各关节均红肿，而膝关节尤甚，不能为些微之运动，如微触之则疼痛难忍。体温在三十九度六分，脉搏百二十至（一分钟间之脉动数）而细弱，听其心脏有如吹气之杂音，舌白苔厚，食量锐减，故诊定为急性关节偻麻质斯。旧时医法内服撒里矢尔酸曹达，每次一瓦，一日三次。或内服沃度剂及安知必林，患处缚以涂沃度丁几之布。按法施治未见轻减。予于是用阿斯必林二瓦和乳糖分为三包，一日分服。膝关节部，则嘱该会医施以石炭酸水之冷湿布绷带。明日复往诊视，患者服药后曾发汗，疼亦消减半，夜可睡眠。于是复取阿斯必林二瓦，每日作三次分服。二日后，红肿顿形净退，能为轻微之运动，自后连服二周间，所患竟霍然愈。

第二例:野泽某女,年四十一岁。其所患者为右肩胛关节部肿起疼痛,手指麻痹不能自由运动,加以按摩法肿疼反增剧,且更难运动,乞予诊治。往诊时患者适自浴出,云有人言此证取杂草煎汤沐浴之当见轻,而浴后运动稍觉自由。诊之则肩胛关节部及上膊各处肿起压疼,周身皆运动极难,其外形若脱臼状。体温在三十九度二分,脉搏百零八至,身神倦怠。予恐其浴后体温或一时升腾,有顷再诊之,仍为三十九度二分。遂诊定为急性关节偻麻质斯。戒以发热时不可久浴,宜用温卧法治之,以撒里矢尔酸曹达每服一瓦,日三次服。二日疼稍减而无著明之变化,反起充血性之头疼、耳鸣等证。予于是取阿斯必林一瓦半和入乳糖,分二包,令每日二回分服。翌日患处肿疼皆大减,头疼亦愈,所患之肢能自徐徐上举至头部。乃更用阿斯必林二瓦,分三包与服。翌日患者大喜,来呼云:今朝能自结带矣。后复服此剂二日,而所患悉除。

第三例:矢岛某男,年四十九岁,业水车。病前数日并无他患。一日修缮水车试用于水中,遂整日在水中作业,迨至翌朝而左手腕关节部渐次肿疼,乃以右手持左手来求诊。诊之则肿起疼痛殊甚,殆不能接触。予因其劳动诊定为外伤性关节炎,用局部消炎法。命之静养,至次日恶寒发热,疼痛加甚,不能外出,热至三十九度,脉搏百二十至,夜间难于安眠,意其为偻麻质斯。治以撒里矢尔酸曹达三瓦、苦丁二瓦,和水一百瓦,为一日量,三次服下。患处用冷罨法,继续不断。次日仍无变化,体温依然三十八度八分,出汗后恶寒加甚。于是易以阿斯必林二瓦,分为三包给之。次日大见平静,疼痛亦大为减退,惟运动尚觉疼,肿起则减退净尽。仍令连服阿斯必林,五日后遂全愈。予故改诊断为腕关节偻麻质斯。

第四例:上田某女,年二十五岁。五年前产第一子,其足遂患疼痛,后复罹心脏病。惟十日前,并无他种原因可记,迨患日觉左肩胛部疼痛，勉强在室操作，觉疼痛浸增且肿起，遂难于运动。诊之其肿起自肩胛关节部蔓延至肩胛背部及上膊部，惟疼痛止在关节部，安静时尚无剧疼。热三十八度，脉搏百至，心脏有杂音，颈部及肘部有如淋巴腺之肿起，遂诊定为肩胛关节偻麻质斯。用阿斯必林一瓦，分作三包，为一日之量，外用沃度丁儿。至一周日，毫无变化，肿疼依然。予于是疑药物之作用，且疑其既往病历中或有梅毒，故有肿起之线，乃改方为沃剥剂，兼以撒里矢尔酸曹达一瓦，令顿服，日二次。至一周日，仍不愈，且消化亦多障碍，遂再改诊定为偻麻质斯。以阿斯必林二瓦，分三包，作一日服，每日如此，且以障碍消化，故兼用健胃的疗法，疼痛乃稍退减。复渐次增其药量为二瓦，服至三周间，连前药四周间而治愈。由是知前用之量不合，而患者亦为慢性证，且患者正乳其第二子，昼间虽有人代为抱持，夜间仍自行提挈，忍疼以尽襁褓之任，故治疗遂益形缓慢。

丁仲祜曰：阿斯必林之应用不过为解热、治关节疼二端而已。阅者每易滑过，而不知所谓解热者，乃流行性感冒气管支加答儿（炎热肿疼之轻者）及一切热性病皆可用之。所谓治关节疼者，凡淋毒性关节偻麻质斯及一切神经疼、颈寒、乳癌疼、子宫癌疼、脊髓劳皆可用之。阿斯必林之原质性味形状愚于参麦汤（在第一卷）下曾详言之。其善治流行性感冒者，以其能入三焦（即包连脏腑之油膜，第五卷小柴胡汤解下详言之），外达腠理以发汗也。其善治肺结核者，以其能引肺中之毒热外透皮毛（肺主皮毛）以消散也。其善治关节肿疼者，以其凉散之性能使关节之郁热悉融化也。愚尝历试此药，用之得当奏效甚速。然其力甚猛，虚人服少半瓦即可出汗，故其案中于体质虚者，必以健胃之药辅之始效也。

原一、二、三期合编第五卷

治伤寒方

麻黄加知母汤

治伤寒无汗。

麻黄四钱　桂枝尖二钱　甘草一钱　杏仁去皮，炒，二钱　知母三钱

先煮麻黄五六沸，去上沫，纳诸药，煮取一茶盅，温服，覆被取微似汗，不须啜粥，余如桂枝法将息。

麻黄汤原方，桂枝下有去皮二字，非去枝上之皮也。古人用桂枝，惟取梢尖嫩枝，折视之，内外如一，皮骨不分。若见有皮骨可分辨者，去之不用，故曰去皮。陈修园之侄鸣岐曾详论之。

《伤寒论·太阳篇》中麻黄汤，原在桂枝汤后，而麻黄证多，桂枝证不过十中之一二；且病名伤寒，麻黄汤为治疗寒初得之主方，故先录之。

伤寒者，伤于寒水之气也。在天有寒水之气，冬令之严寒是也。在人有寒水之经，足太阳膀胱之经是也。外感之来以类相从，故伤寒之证先自背受之，背者足太阳所辖之部位也。是以其证初得，周身虽皆恶寒，则背之恶寒尤甚，周身虽皆觉疼，而背下连腿之疼痛尤甚。其脉阴阳俱紧者，诚以太阳为周身外卫之阳，陡为风寒所袭，逼其阳气内陷，与脉相并，其脉当有力，而作起伏迭涌之势；而寒气之缩力（凡物之体热则涨，寒则缩），又将外卫之气缩紧，逼压脉道，使不得起伏成波澜，而惟现弦直有力之象，甚或因不能起伏，而至左右弹动。故方中用麻黄之性热中空者，直

走太阳之经，外达皮毛，藉汗解以祛外感之寒。桂枝之辛温微甘者，偕同甘草以温肌肉，实腠理，助麻黄托寒外出。杏仁之苦降者，入胸中以降逆定喘。原方止此四味，而愚为加知母者，诚以服此汤后，间有汗出不解者，非因汗出未透，实因余热未清也。佐以知母于发表之中，兼寓清热之意，自无汗后不解之虞。此乃屡经试验而确知其然，非敢于经方轻为加减也。

或问：喘为肺脏之病，太阳经于肺无涉，而其证多兼微喘者何也？答曰：胸中亦太阳部位，其中所积之大气原与周身卫气息息相通。卫气既为寒气所束，则大气内郁，必膨胀而上逆冲肺，此喘之所由来也。又风寒袭于皮毛，必兼入手太阴肺经，挟痰涎凝郁肺窍，此又喘之所由来也。麻黄能兼入手太阴经，散其在经之风寒，更能直入肺中，以泻其郁满。所以能发太阳之汗者不仅麻黄，而仲景独取麻黄，为治足经之药，而手经亦兼顾无遗，此仲景制方之妙也。

凡利小便之药，其中空者，多兼能发汗，扁蓄、木通之类是也。发汗之药，其中空者，多兼能利小便，麻黄、柴胡之类是也。太阳经病，往往兼及于膀胱，以其为太阳之府也。麻黄汤治太阳在经之邪，而在府者亦兼能治之。盖在经之邪由汗而解，而在府之邪亦可由小便而解。彼后世自作聪明，恒用他药以代麻黄汤者，于此义盖未之审也。

大青龙汤治伤寒无汗烦躁。是胸中先有内热，无所发泄，遂郁而作烦躁，故于解表药中加石膏以清内热。然麻黄与石膏并用，间有不汗之时。若用此方，将知母加重数钱，其寒润之性能入胸中化合而为汗，随麻、桂以达于外，而烦躁自除矣。

伤寒与温病始异而终同。为其始异也，故伤寒发表可用温热，温病发表必须辛凉。为其终同也，故病传阳明之后，无论寒温，皆宜治以寒凉，而大忌温热。兹编于解表类中，略取《伤寒论·太阳篇》数方，少加疏解，俾初学知伤寒初得治法，原异于温病，因益知温病初得治法不同于伤寒。至于伤寒三阴治法，虽亦与温病多不同，然其证甚少。若扩充言之，则凡因寒而得之霍乱痧证，又似皆包括其中，精微浩繁，万言莫罄，欲精其业者，取原书细观可也。

钱天来曰：汉之一两为今之二钱七分。一升为今之二合半。程扶生曰：以古今量度及秬黍考之，以一千二百黍之重，实于黄钟之龠，得古之半两，今之三钱也。合两龠为合，得古之一两，今之六钱也。十铢为千黍之重，今之二钱半也。一铢为百黍之重，今之二分半也。陆九芝曰：伤寒方一两，准今之七分六厘。一升，准今之六勺七抄。若麻黄汤麻黄三两，准今之二钱三分，其三之一，应得七分强。承气汤大黄四两，准今之三钱，折半应得一钱五分。按程氏之说，古方分量过重，陆氏之说，古方分量又过轻，惟钱氏之说，其轻重似适宜。陈修园则谓，用古不必泥于古，凡《伤寒》《金匮》古方中之一两，可折为今之三钱。

陆氏又谓，麻黄数分即可发汗，大黄一二钱即可降下燥结，此以治南方人犹可，若治北方人则不然。愚临证体验多年，麻黄必至二钱始能出汗，大黄必至三钱始能通结，然犹是富贵中，且不受劳碌之人。至其人劳碌不避寒暑，饮食不择精粗，身体强壮，或又当严寒之时，恒有用麻黄至七八钱始能汗者，若其大便燥结之甚，恒有用大黄至两余大便始能通者，究之用药以胜病为主，此中因时、因地、因证、因人，斟酌咸宜，自能愈病，安可有拘执之见，存于心中也哉！

加味桂枝代粥汤

治伤寒有汗。

桂枝尖三钱　生杭芍三钱　甘草钱半　生姜三钱　大枣三枚，掰开　生黄耆三钱　知母三钱　防风二钱

煎汤一茶盅，温服，覆被令一时许，遍身漐漐微似有汗者益

佳。不可如水流漓，病必不除。禁生冷、黏滑、肉面、五辛、酒酪及臭恶等物。

桂枝汤为治伤风有汗之方。释者谓风伤营则有汗，又或谓营分虚损即与外邪相感召。斯说也，愚尝疑之。人之营卫皆为周身之外廓。卫譬则廓也，营譬则城也。有卫以为营之外围，外感之邪何能越卫而伤营乎？盖人之胸中大气，息息与卫气相关，大气充满于胸中，则饶有吸力，将卫气吸紧，以密护于周身，捍御外感，使不得着体，即或着体，亦止中于卫，而不中于营，此理固显然也。有时胸中大气虚损，不能吸摄卫气，卫气散漫，不能捍御外邪，则外邪之来，直可透卫而入营矣。且愚临证实验以来，凡胸中大气虚损，或更下陷者，其人恒大汗淋漓，拙拟升陷汤（在第四卷）下，载有数案，可参观也。是知凡桂枝汤证，皆因大气虚损，其汗先有外越之机，而外邪之来，又乘卫气之虚，直透营分，扰其营中津液，外泄而为汗也。究之，风寒原不相离，即系伤风，其中原挟有寒气，若但中于卫则亦能闭汗矣。故所用桂枝汤中，不但以祛风为务，而兼有散寒之功也。

陈古愚曰："桂枝辛温阳也，芍药苦平阴也。桂枝又得生姜之辛，同气相求，可恃之调周身之阳气。芍药而得大枣、甘草之甘苦化合，可恃之以滋周身之阴液。既取大补阴阳之品，养其汗源，为胜邪之本，又啜粥以助之，取水谷之津以为汗，汗后毫不受伤，所谓立身于不败之地，以图万全也。"

按：此解甚超妙，而于啜粥之精义，犹欠发挥。如谓取水谷之津以为汗，而人无伤损，他发汗药何以皆不啜粥？盖桂枝汤所主之证，乃外感兼虚之证，所虚者何，胸中大气是也。《内经》曰："谷始入于胃，其精微者，先出于胃之两焦，以溉五脏，而其大气之抟而不行者，积于胸中，命曰气海。"由斯观之，大气虽本于先天，实赖后天水谷之气培养而成。桂枝汤证，既因大气虚损，致卫气漫散，邪得越卫而侵营，故于服药之后，即啜热粥，能补助胸中大气以胜邪，兼能宣通姜、桂以逐邪，此诚战则必胜之良方也。乃后世医者忽不加察，虽用其方多不啜粥，致令服后无效，病转深陷，故王清任《医林改错》深诋桂枝汤无用，非无用也，不啜粥故也。是以愚用此方时，加黄耆升补大气，以代粥补益之力，防风宣通营卫，以代粥发表之力，服后啜粥固佳，即不啜粥，亦可奏效。而又恐黄耆温补之性，服后易至生热，故又加知母以预为之防也。

按：凡服桂枝汤原方，欲其出汗者，非啜粥不效。赵初晴曰：族侄柏堂，二十一岁时，酒后寐中受风，遍身肌肤麻痹，搔之不知疼痒，饮食如常。时淮阴吴鞠通适寓伊家，投以桂枝汤，桂枝五钱、白芍四钱、甘草三钱、生姜三片、大枣两枚，水三杯，煎二杯，先服一杯，得汗止后服，不汗再服。并嘱弗夜膳，临睡腹觉饥，服药一杯，须臾啜热稀粥一碗，覆被取汗。柏堂如其法，只一服，便由头面至足，遍身漐漐得微汗，汗到处以手搔之，辄知疼痒，次日病若失。观此医案，知欲用桂枝汤原方发汗者，必须啜粥，若不啜粥，即能发汗，恐亦无此功效。

或问：桂枝汤证，其原因既为大气虚损，宜其阳脉现微弱之象，何以其脉转阳浮而阴弱乎？答曰：人之一身，皆气之所撑悬也。此气在下焦为元气，在中焦为中气，在上焦为大气，区域虽分，而实一气贯注。故一身之中，无论何处气虚，脉之三部皆现弱象。今其关前之脉因风而浮，转若不见其弱；而其关后之脉仍然微弱，故曰阳浮而阴弱也。如谓阴弱为下焦阴虚，则其脉宜兼数象。而愚生平所遇此等证，其脉多迟缓不及四至，其为气分虚损，而非阴分虚损可知。即所谓啬啬恶寒，淅淅恶风，翕翕发热，亦皆气分怯弱之形状也。后世谓："伤寒入足经，不入手经。"治伤寒之方，亦但治足经，不治手经，其说诚非也。夫麻黄汤，兼治手太阴经，于前方后曾详论之。至桂枝汤，兼治手太阳经，唐容川论之甚详。其言曰：膀胱主气属卫分，小肠主火、主血属营分。营生于心、藏于肝，而导之出者小肠也。心火生营血，循包络下入肝膈，散走连网而及小肠,通体全生于连网之上。小肠者心之府,而连网者,肝膈相连者也。小肠宣心之阳,从连网肝膈之中,而外达腠理,又外达肌肉,是为营气与卫气合,以成其为太阳之功用。故邪在营分,用甘、枣补脾,从脾之膏油外达,以托肌肉之邪。用芍药行肝血,从肝膈连网而外达肌肉,以行营血之滞。用生姜宣三焦少阳之气,从连网达腠理,以散外邪。而尤重在桂枝一味,能宣心阳,从小肠连网,以达于外,使营血充于肌肉间,而邪不得留也。然则此方正是和肌肉、治营血之方,正是小肠血分之方。盖膀胱属水,小肠属火,以火化水,而后成太阳之功用。若不知水火合化之理,则此方之根源不明也。

按:连网即包连脏腑之网油脂膜,亦即三焦也。从前论三焦者,皆未能确指为何物,独容川所著《医经精义》论之甚详,能发前人所未发,其功伟矣。

王叔和《脉诀》三焦与心包络,皆诊于右尺,后世多有诋其差谬者。愚向亦尝疑之,后见容川所论三焦与肾系,心始豁然。所谓肾系者,即络肾之脂膜。其根连于脊椎,自下数第七节处,此为命门穴,乃相火由生之处。此油膜原与网油相连为一体,上为膈膜,更上为心与肺相连之包络,由斯知心包络与三焦,亦皆发原于命门。且心包络与三焦脏腑相配,又皆属火,故可与相火同诊于右尺也。叔和当日去古未远,此必有秘传口授,而后笔之于书也。详观容川之论,可明叔和之《脉诀》;既明叔和之《脉诀》,更知容川之论信而有征矣。

小青龙汤解

(宜与第五期《衷中参西录》第五卷历序用小青龙汤治外感痰喘之经过及通变化裁之法参看)

《伤寒论》曰:伤寒表不解,心下有水气,干呕,发热而咳,或渴,或利,或噎,或小便不利、少腹满,或喘者,小青龙汤主之。

陈修园注云：太阳主寒水之气，运行于皮肤，出入于心胸。今不运行出入，以致寒水之气泛滥而无底止。水停于胃则干呕，水气与寒邪留恋而不解，故发热。肺主皮毛，水气合之则发热而咳，是发热而咳，为心下有水气之阴证。然水性之变动不居，不得不于未然之时，先作或然之想。或水蓄而正津不行则为渴，或水渍入肠间则为利，或逆之于上则为噎，或留而不行则为小便不利、少腹满，或如麻黄证之喘，而兼证处显出水气，则为水气之喘者。以上诸证不必悉具，但见一二证即是也，以小青龙汤主之。

又《伤寒论》曰："伤寒，心下有水气，咳而微喘，发热不渴，服汤已渴者，此寒去欲解也，小青龙汤主之。"陈修园注云：寒水之气，太阳所专司，运行于肤表，出入于心胸，有气而无形。苟人伤于寒，则不能运行出入，停于心中，无形之寒水化而为有形之水气。水寒伤肺而气上逆，则为咳而微喘。病在太阳之表，则现出标阳而发热。然水寒已甚，标阳不能胜之，虽发热而仍不渴。审证既确，而以小青龙汤与服，服汤已而渴者，此寒去欲解，而水犹未解也。仍以小青龙汤主之，再散其水气而愈。

修园此二节之注，原系即经文而为衬注，逐字逐句，补缀挑剔，曲畅尽致，可谓善解经文者矣。

附录 小青龙汤原方

麻黄去节，三两　芍药三两　细辛三两　干姜三两　甘草三两　桂枝去皮，三两　五味子半升　半夏半升，汤洗

上八味，以水一斗，先煮麻黄减二升，去上沫，纳诸药，煮取三升，去滓，温服一升。若微利者，去麻黄，加荛花，如鸡子大，熬令赤色（古以熬字作炒字用）。若渴者，去半夏，加栝蒌根三两。若噎者（即呃逆），去麻黄，加附子一枚炮。若小便不利，少腹满，去麻黄，加茯苓四两。若喘者，去麻黄，加杏仁半升，去皮尖。

按：荛花今人罕用，修园谓可以茯苓代之。

附录 更定小青龙汤分量

麻黄二钱　生杭芍三钱　干姜一钱　甘草钱半　桂枝尖二钱　清半夏二钱　五味子钱半　细辛一钱

此后世方书所载小青龙汤分量,而愚略为加减也。喘者,原去麻黄加杏仁,愚于喘证之甚实者,又恒加杏仁三钱,而仍用麻黄一钱,则其效更捷。若兼虚者,麻黄断不宜用。《伤寒论》小青龙汤,无加石膏之例,而《金匮》有小青龙加石膏汤,治肺胀咳而上气,烦躁而喘,脉浮者,心下有水。是以愚治外感痰喘之挟热者,遵《金匮》之例,必酌加生石膏数钱,其热甚者,又或用至两余。

喻嘉言曰:桂枝、麻黄法无大小,而青龙汤有大小者,以桂枝、麻黄之变化多,而大青龙汤之变法,不过于桂、麻二汤内施其化裁,或增或去,或饶或减,其中神化莫可端倪。又立小青龙一法,散邪之功兼乎涤饮,取义山泽小龙养成头角,乘雷雨而翻江搅海直奔龙门之义,用以代大青龙,而擅江河行水之力,立法诚大备也。因经叔和编次漫无统纪,昌于分编之际,特以大青龙为纲,于中麻、桂诸法悉统于青龙项下,拟为龙背、龙腰、龙腹,然后以小青龙汤尾之,或飞或潜,可弥可伏,用大用小,曲畅无遗。居然仲景通天手眼,驭龙心法矣。昔有善画龙者,举笔凝思,而青天忽生风雨。吾不知仲景制方之时,其为龙乎,其为仲景乎,必有倏然雷雨满盈(大青龙汤),倏然密云不雨(桂枝二越婢一汤),倏然波浪奔腾(小青龙汤),以应其生心之化裁者,神哉青龙等方,即拟为九天龙经可也。

又曰:娄东胡卣臣先生,昌所谓贤士大夫也。夙昔痰饮为恙,夏日地气上升,痰即内动,设小有外感,膈间痰即不行,二三日瘥后当膺尚结小痤。无医不询,无方不考,乃至梦寐恳求大士治疗,因而闻疾思苦,深入三靡地位,荐分治病手眼,今且仁智兼成矣。昌昔谓膀胱之气流行,地气不升,则天气常朗,其偶受外感,则仲景之小青龙一方,与大士水月光中大圆镜智无以异也。盖无形之感挟有形之痰互为胶漆,其当胸窟宅,适在太阳经位,惟于麻、桂方中,倍加五味、半夏以涤饮而收阴,加干姜、细辛以散结而分解,合而用之,令药力适在痰饮绾结之处,攻击片时,则无形之感从肌肤出,有形之痰从水道出,顷刻分解无余,而膺胸空旷不复丛生小痤矣。若泥麻、桂甘温减去不用,则不成其为龙矣,将恃何物为翻波鼓浪之具乎!

寒温中,皆有痰喘之证,其剧者甚为危险。医者自出私智治之,皆不能效,惟治以小青龙汤,或治以小青龙加石膏汤,则可随手奏效。然寒温之证,兼喘者甚多,而有有痰无痰与虚实轻重之分,又不必定用小青龙汤也。今将其证分列数条于下,审证施治,庶几不误。

一、气逆迫促,喘且呻,或兼肩息者,宜小青龙汤,去麻黄加杏仁。热者,加生石膏。

一、喘伏如前,而脉象无力,或兼数者,宜小青龙汤,去麻黄加杏仁,再加生石膏、人参。

一、喘不至呻,亦不肩息,惟吸难呼易,苦上气,其脉虚而无力,或兼数者,宜拙拟清燥汤(在后)。

一、喘不甚剧,呼吸无声,其脉实,而至数不数者,宜小青龙汤,去麻黄加杏仁、生石膏。若脉更滑数者,宜再加知母。

一、喘不甚剧,脉洪滑而浮,舌苔白厚,胸中烦热者,宜用拙拟寒解汤(在后)汗之。

一、喘而发热,脉象确有实热,至数兼数,重按无力者,宜拙拟白虎加人参以山药代粳米汤(在第六卷),更以生地代知母,加茅根作引。

一、喘而结胸者,宜用《伤寒论》中诸陷胸汤丸,或拙拟荡胸汤(在第七卷),以开其结,其喘自愈。上所列喘证共七种,合之后馏水石膏饮所主之喘证,外感喘证之治法,亦略备矣。至于麻黄汤证,多有兼微喘者,此为业医者所共知,不必列于数条中也。

小青龙汤为治外感痰喘之神方。其人或素有他证,于小青龙汤不宜，而至必须用小青龙汤之时，亦不可有所顾忌。徐灵胎曰：松江王孝贤夫人，素有血证，时发时止，发则微嗽。又因感冒变成痰喘，不能着枕，日夜俯几而坐，竟不能支持矣。是时有常州名医法丹书调治不效，延余至。余曰：此小青龙汤证也。法曰：我固知之，但体弱而素有血证，麻、桂诸方可用乎？余曰：急则治标，若更喘数日殆矣。且治其新病，愈后再治其本病可也。法曰：诚然，病家焉能知之？如用麻、桂而本病复发，则不咎病本无治，而恨用麻、桂误之矣。我乃行道之人，不能任其咎，君不以医名，我不与闻，君独任之可也。余曰：然服之有害，我自当之，但求先生不阻之耳。遂与服，饮毕而气平，终夕得安。然后以消痰、润肺、养阴、开胃之方以次调之，体乃复旧。

按：有血证者，最忌桂枝，不甚忌麻黄。用此方时，宜稍为变通，去桂枝留麻黄，再加生石膏，服之亦可愈病，且妥善无他虞。

又愚用小青龙汤，凡遇脉虚者，必预购补药，以备不时之需。曾治一叟，年六十三，于仲冬得伤寒证，痰喘甚剧，其脉浮而弱，不任循按。问其平素，言有劳病，冬日恒发喘嗽。愚再三踌躇，勉强治以小青龙汤，去麻黄加杏仁、生石膏。为其脉弱，俾预购补药数种备用，服药喘稍愈，再诊其脉微弱益甚，愚遂用龙骨、牡蛎（皆不用煅）、野台参、生杭芍、山萸肉（去净核）为方，皆所素购也。煎汤甫成，此时病人呼吸俱微，自觉气息不续，急将药饮下，气息遂可接续。愚将旋里，嘱再服药数剂，以善其后。隔三日复来迎愚，言病又反复。愚至，见其喘促异常，其脉尺部无根，寸部有热。急用酸石榴一个，连皮捣烂煮汤，调白沙糖多半两，服之喘愈大半。又用所服原方去萸肉，仍加酸石榴一个，与药同煎好，再兑生梨自然汁半茶盅，服之喘遂大愈。盖石榴与萸肉同系酸敛之品，而一则性温，一则性凉，此时脉象有火，故以酸石榴易萸肉，而又加生梨汁之甘寒，所以服之能效也。

又门人高如璧，曾治一外感痰喘，其脉甚虚，如璧投以小青龙汤,去麻黄,加杏仁,又加野台参五钱、生石膏八钱,一剂而喘定。继用拙拟从龙汤(在后),亦加参与石膏,病若失。

按:如此调方,以治外感之痰喘兼虚者,诚为稳善,较愚之用补药于小青龙汤后者,可谓青出于蓝矣。

又长子荫潮,曾治一外感痰喘,喘逆甚剧,脉甚虚数。诸医因喘剧脉虚数,皆辞不治。荫潮投以小青龙汤,去麻黄,加杏仁,又加人参、生石膏各一两,一剂病愈大半。继投以从龙汤,去半夏,加人参、生石膏,两剂全愈。

小青龙汤治外感挟水气,凡证由于外感痰饮者,用之皆有捷效,以痰饮即水之所结也。一媪,年六十余。得温病三四日,胸膈烦满,甚觉短气,其脉滑而有力。投以小青龙汤,加生石膏一两,胸次豁然,仍觉表里发热。继投以大剂白虎加人参汤,方中生石膏用三两,煎汤一大碗,分三次温饮下,尽剂而愈。

外感之证皆忌用五味,而兼痰嗽者尤忌之,以其酸敛之力甚大,能将外感之邪锢闭肺中而终身成劳嗽也。惟与干姜并用,济之以至辛之味,则分毫无碍。按五行之理,辛可胜酸,《内经》有明文也。徐氏《本草百种录》中亦论之甚详。

肺具阖辟之力,其阖辟之力适均,且机关灵动活泼,则呼吸自顺。陈修园曰:干姜以司肺之辟,五味以司肺之阖,细辛以发动其阖辟活动之机,小青龙汤中,当以此三味为主,故他药皆可加减,此三味则缺一不可。按五味能阖,干姜能辟,其理易明,至细辛能发动其阖辟之机,其理甚邃。盖细辛味辛,而细嚼之,有酸收之意,《本经》谓主咳逆上气,是此一药不但味辛能辟,而又能阖也。其所以能发动阖辟之机者,诚在于斯。

细辛有服不过钱之说,是言单服此一味也。若入汤剂,有他药渣相混,即用一钱,不过有半钱之力,若再少用,即不能成功矣。故用小青龙汤者,细辛必以一钱为度。

麻黄能泻肺气以定喘,桂枝能降肺气以定喘。外感痰喘多有兼气虚者，故不敢用麻黄泻肺，而易以杏仁，助桂枝以降肺。由是观之，若其气分不虚，而证又甚实，不去麻黄亦可，或加杏仁，减麻黄之半亦可。况《金匮》小青龙加石膏汤，治肺胀作喘，原不去麻黄，亦不加杏仁。盖加石膏，即可以不去麻黄，为有麻黄，所以不用杏仁。若遇其气分甚虚者，虽加石膏，亦宜以杏仁代麻黄而又加参也。

愚用小青龙治外感痰喘，屡次皆效。然必加生石膏，或七八钱，或至两余，若畏石膏不敢多用，即无效验。堂姊丈褚樾浓，体丰气虚，素有痰饮，薄受外感即大喘不止，医治无效，旬日喘始渐愈。偶与愚言及，若甚恐惧。愚曰：此甚易治，顾用方何如耳。《金匮》小青龙加石膏汤，为治外感痰喘之神方，辅以拙拟从龙汤，则其功愈显。若后再喘时，先服小青龙加石膏汤，若一剂喘定，继服从龙汤一剂，其喘必不反复。若一剂喘未定，小青龙加石膏汤可服至两三剂，若犹未全愈，继服从龙汤一两剂，必能全愈。若服小青龙加石膏汤喘止，旋反复，再服不效者，继服从龙汤一二剂必效。遂录两方赠之，樾浓甚欣喜，如获异珍，后用小青龙汤时，畏石膏不敢多加，虽效实无捷效。偶因外感较重喘剧，连服小青龙汤两剂，每剂加生石膏三钱，喘不止而转增烦躁，遂放胆加生石膏一两，一剂喘止，而烦躁亦愈。由斯观之，即脉与证皆无热象者，亦宜加生石膏数钱，以解麻、桂、姜、辛之热也。

尝视《伤寒》之方，不但小青龙汤宜加石膏，而他方亦多有宜加凉药者。仲景为医中之圣，所著《伤寒论》一书，弘博渊深，开后人无限法门，原不可轻加拟议。特是天地之气运，数十年而一变。仲景先成《伤寒论》，小青龙汤一方，加法甚多，而独不加石膏，盖其时无可加石膏之证也。后著《金匮》，则小青龙汤加石膏矣，其时有其证可知。相隔应不甚远，气运即有变迁，况自汉季至今，一千六百余年，必执定古人之方，以治今人之病，不知少有变通，是亦不善用古方也。况《伤寒论》前原散佚，经王叔和编次而成,其中能保无舛讹乎?是以愚于《伤寒论》一书,其可信者,尊之如《本经》《内经》,间有不敢信者,不得不存为疑案,以待质高明也。

即如《太阳》一篇,第二十五节云:"服桂枝汤大汗出,脉洪大者,与桂枝汤如前法。"

按:此证有过汗亡阴之象(徐氏《洄溪医案》言过汗亡阴亡阳之分,论之甚详),其脉之洪大,乃阳偏盛也,桂枝之辛温犹可用乎?

第四十五节云:"太阳病,脉浮紧,无汗,发热,身疼痛,八九日不解,表证仍在,此当发其汗,服药已微除,其人发烦目瞑,剧者必衄,衄乃解,所以然者,阳气重故也,麻黄汤主之。"

按:此证麻黄汤主之,谓用麻黄汤于未衄之前,当发其汗时也。然服麻黄汤后,至于发烦目瞑,剧者且衄,则其先早有伏热可知。设用麻黄汤时,去桂枝勿使动其血分,再加知母以清其伏热,其人不发烦目瞑,血即可以不衄,纵衄时不亦轻乎?且今日寒温诸证,恒有因衄血过剧而偾事者,又不可执定衄后即解也。曾治一室女得温病,七八日间衄血甚多,衄后身益热,且怔忡,脉甚虚数。投以大剂白虎加人参汤,生石膏重用三两,煎汤一大碗,分三次温饮下,热遂退。隔半日复衄血,病家惧甚,诊其脉甚平和,曰无须用药即愈矣,果须臾而愈。此证若于初次衄后,不急用白虎加人参汤,清热兼补其虚,其身热脉数,心复怔忡之状况,犹堪再衄乎!

第五十四节云:"伤寒不大便六七日,头痛有热者,与承气汤。小便清者,知不在里,仍在表也,当须发汗,若头痛者必衄,宜以桂枝汤。"

按:此谓用桂枝汤,于未衄之前,即可以不衄也。徐灵胎曰:"外感风热,药中误用桂枝,即可吐血衄血。"此诚确当之论。曾治一媪,年近六旬,感冒风寒,投以发表之剂,中有桂枝,一服而愈。后数月又得感冒证,兼有心中积热,自服原方,竟至吐血。由斯观之，此证既血热，有将衄之势，桂枝汤亦似难用，纵有表证宜解，拟用麻黄汤，去桂枝，加知母、芍药，方为稳妥。

诸如此类，窃疑非仲景原文，即系仲景原文，而当时人犹近古，禀质浑穆，虽经外感铄耗，其阴分不易亏损，即偶有所损，而其根柢仍固。故治之者，率可但治其外感，不必多有所顾忌。今人禀赋不及古人，而人事又多遭损，或吸烟、或鸩酒、或纵欲及一切劳心劳力过度之事，皆足伤人阴分，故甫经邪热铄耗，其阴分即有莫支之势。治之者，宜时时顾其阴分，无论或发表、或和解、或降下，见有热象可征者，即宜加凉润之药佐之，若知母、生石膏、芍药之类。惟甘寒黏泥，虽能滋阴，而能锢闭外邪者，不宜用也。

从龙汤

治外感痰喘，服小青龙汤，病未全愈，或愈而复发者，继服此汤。

龙骨不用煅，一两，捣　牡蛎不用煅，一两，捣　生杭芍五钱　清半夏四钱　苏子炒捣，四钱　牛蒡子炒捣，三钱

热者，酌加生石膏数钱或至一两。

从来愚治外感痰喘，遵《伤寒论》小青龙汤加减法，去麻黄加杏仁，热者更加生石膏，莫不随手而愈。然间有愈而复发，再服原方不效者，自拟得此汤后，凡遇此等证，服小青龙汤一两剂即愈者，继服从龙汤一剂，必不再发。未全愈者，服从龙汤一剂或两剂，必然全愈。名曰从龙汤者，为其最宜用于小青龙汤后也。

或疑方中重用龙骨、牡蛎，收涩太过，以治外感之证，虽当发表之余，仍恐余邪未尽，被此收涩之药固闭于中，纵一时强制不喘，恐病根益深，异日更有意外之变。答曰：若是以品龙骨、牡蛎，浅之乎视龙骨、牡蛎者也，斯可征之以前哲之说。

陈修园曰：痰水也，随火而上升。龙属阳而潜于海，能引逆上之火、泛滥之水，下归其宅。若与牡蛎同用，为治痰之神品。今人止知其性涩以收脱，何其浅也。

徐灵胎曰：龙得天地纯阳之气以生。藏时多，见时少，其性虽动而能静。故其骨最黏涩，能收敛正气，凡心神耗散，肠胃滑脱之疾，皆能已之。又曰：阳之纯者，乃天地之正气。故在人亦但敛正气，而不敛邪气。所以仲景于伤寒邪气未尽者，亦恒与牡蛎同用，后之医者，于此义盖未之审也。又曰：人身之神属阳，然非若气血之有形质，可补泻也，故治神为最难。龙者秉天地之元阳出入而变化不测，乃天地之神也，以神治神，则气类相感，更佐以寒热温凉补泻之法，虽无形之病不难治矣。又曰：天地之阳气有二：一为元阳之阳，一为阴阳之阳。阴阳之阳，分于太极既判之时，以日月为升降，而水火则其用也；与阴为对待，而不并于阴，此天地并立之义也。元阳之阳，存于太极未判之时，以寒暑为起伏，而雷雨则其用也；与阴为附丽，而不杂于阴，此天包地之义也。龙者正天地元阳之气所生，藏于水而不离乎水者也。故春分阳气上并泉冷，龙用事而能飞。秋分阳气下并泉温，龙退蛰而能潜。人身五脏属阴，而肾尤为阴中之至阴，故人之元阳藏焉，是肾为藏水之脏，而亦为藏火之脏也。所以阴分之火，动而不藏者亦用龙骨，盖借其气以藏之，必能自还其宅也。

按：此论与前论皆妙甚，果能细参其理，则无疑于拙拟之从龙汤矣。

邑郑仁村，年五十许。感冒风寒，痰喘甚剧，服表散、清火、理痰之药皆不效，留连二十余日，渐近垂危。其甥刘振绪，愚外祖家近族表弟也。年十四，从愚读书，甚慧。与言医学，颇能记忆。闻其舅病革，往省之，既至，则衣冠竟属纩矣。振绪用葶苈（四钱，生者布包）大枣（五枚，劈开）汤，加五味子二钱，煎汤灌之，豁然顿醒，继服从龙汤一剂全愈。盖此证乃顽痰郁塞肺之窍络，非葶苈大枣汤不能泻之。且喘久则元气必虚，加五味子二钱，以收敛元气，并可借葶苈下行之力，以纳气归肾也。以十四岁童子而能如此调方，岂非有神助欤？为其事特异，故附记于此。且以知拙拟从龙汤,固宜于小青龙汤后,而服过发表之药者,临时制宜,皆可酌而用之,不必尽在小青龙汤后也。

馏水石膏饮

治胸中先有蕴热,又受外感,胸中烦闷异常,喘息迫促,其脉浮洪有力,按之未实,舌苔白而未黄者。

生石膏轧细,二两　甘草三钱　麻黄二钱

上药三味,用蒸汽水煎二三沸,取清汤一大碗,分六次温服下。前三次,一点钟服一次,后三次,一点半钟服一次。病愈则停服,不必尽剂。下焦觉凉者,亦宜停服。僻处若无汽水,可用甘澜水代之。

作甘澜水法:用大盆盛水,以杓扬之,扬久水面起有若干水泡,旁有人执杓逐取之,即甘澜水。

若以治温病中似此证者,不宜用麻黄,宜用西药阿斯必林一瓦,融化于汤中以代之。若僻处药房无阿斯必林,又可代以薄荷叶二钱。

奉天车站经理矿务钱幕韩,愚之同乡也。其妇人于仲冬得伤寒证,四五日间,喘不能卧,胸中烦闷异常,频频呼唤,欲自开其胸。诊其脉浮洪而长,重按未实,舌苔白厚。知其证虽入阳明,而太阳犹未罢也(胸中属太阳)。此时欲以小青龙汤治喘,则失于热。欲以白虎汤治其烦热,又遗却太阳之病,而喘不能愈。踌躇再三,以拟此方,取汽水轻浮之力,能引石膏上升,以解胸中之烦热。甘草甘缓之性,能逗留石膏不使下趋,以专其上行之力。又少佐以麻黄解散太阳之余邪,兼借以泻肺定喘,而胸中满闷可除也。汤成后,俾徐徐分六次服之。因病在上焦,若顿服,恐药力下趋,则药过病所,而病转不愈也。服至三次,胸间微汗,病顿见愈,服至尽剂,病愈十之八九。再诊其脉,关前犹似浮洪,喘息已平,而从前兼有咳嗽未愈。继用玄参一两,杏仁(去皮)二钱,蒌仁、牛蒡子各三钱,两剂全愈。

葛根黄芩黄连汤解

《伤寒论》曰:太阳病桂枝证,反下之,利遂不止,脉促者,表未解也,喘而汗出者,葛根黄芩黄连汤主之。

唐容川曰:此节提出桂枝证,以别于上书麻黄证之太阳病也。上二节是伤寒,以见此一节是伤风。风在肌肉,阳明所司之界,本能翕翕发热,若误下之,则热邪内陷,为协热下利,与上节之必自利者不同。何以知其与上节寒利不同哉?盖寒脉不数,今以其脉数而歇至,名之为促,所以促者,因热内陷而表未解,故邪欲出而不得出,是以促急也。热气逆于肺则喘,热气蒸于肌腠则汗出,此太阳、阳明协热下利之证,故用葛根黄芩黄连汤治之。陆九芝曰:温热之与伤寒所异者,伤寒恶寒,温热不恶寒耳,恶寒为太阳主证,不恶寒为阳明主证,仲景于此,分之最严。恶寒而无汗用麻黄,恶寒而有汗用桂枝,不恶寒而有汗且恶热者用葛根。阳明之葛根,即太阳之桂枝也,所以达表也。葛根黄芩黄连汤中之芩、连,即桂枝汤中之芍药也,所以安里也。桂枝协麻黄,治恶寒之伤寒。葛根协芩、连,治不恶寒之温热。其方为伤寒温热之分途,任后人审其病之为寒为热而分用之。尤重在芩、连之苦,不独可降、可泻,且合苦以坚之之义,坚毛窍可以止汗,坚肠胃可以止利。所以葛根黄芩黄连汤,又有下利不止之治。一方而表里兼清,此则药借病用,本不专为下利设也。乃后人视此方,若舍下利一证外,更无他用者何也。

按:用此方为阳明温热发表之药,可为特识。然葛根发表之力甚微,若遇证之无汗者,拟加薄荷、蝉退,或更加连翘,方能得清凉解热之汗。试观葛根汤,治项背强几几,无汗恶风者,必佐以麻、桂可知也。

或问:薄荷、蝉退之类,既善解阳明经无汗之温热,何以《伤寒论》方中皆不用？答曰：仲景用药多遵《本经》，薄荷《本经》不载，《别录》亦不载，当仲景时犹未列于药品可知。蚱蝉虽载于《本经》，然古人止知用蝉，不知用蜕，较之蝉退，以皮达皮之力必远不如，故仲景亦不用。至连翘古惟知用根，即麻黄连轺赤小豆汤中之连轺，其发表之力，亦必不如连翘。故身发黄证，仲景用之以宣通内热，而非用之以发表也。

附录　葛根黄芩黄连汤原方

葛根半斤　甘草炙，二两　黄芩三两　黄连三两

上四味，以水八升，先煮葛根，减二升，纳诸药，煮取二升，去滓，分温再服。

附录　后世用葛根黄芩黄连汤分量

葛根四钱　甘草炙，一钱　黄芩一钱五分　黄连一钱五分

不下利者，去黄连加知母三钱。无汗者，加薄荷叶、蝉退各钱半。

小柴胡汤解

小柴胡汤本为少阳之方，而《太阳》《阳明》《厥阴篇》皆用之。诚以少阳介于太阳、阳明之间，又与厥阴脏腑相连，故三经中，亦皆有小柴胡证也。

《太阳篇》曰："太阳病，十日已去，脉浮细而嗜卧者，外已解也，设胸满胁痛者，与小柴胡汤。"陈修园注曰：十日已去，为十一日，正直少阴重主气之期。此言太少阴阳之气表里相通，而太阳又得少阴之枢以为出入也。

又曰："伤寒五六日，中风，往来寒热，胸胁苦满，默默不欲饮食，心烦喜呕，或胸中烦而不呕，或渴，或腹中痛，或胁下痞硬，或心下悸、小便不利，或不渴身有微热，或咳者，与小柴胡汤主之。"陈修园注曰：太阳之气不能从胸出入，逆于胸胁之间，内干动于脏气，当藉少阳之枢转而外出。伤寒五六日，经尽一周，气值厥阴，

可藉其中间之少阳而枢转也。

唐容川注曰:《内经》云少阳为枢,盖实有枢之境地可指。足少阳胆经,胆附于肝,人皆知之。至手少阳三焦经,宋元以来皆不知为何物,致西人讥中国三焦之说为妄谈。且谓人身有连网,所饮之水,由胃散出,缘连网而下通膀胱,此为人身行水之道,中书并未言及。而不知《内经》早言之,特不名为连网,而名为三焦耳。《内经·灵兰秘典》曰:“三焦者,决渎之官,水道出焉。”此水道,即西人所谓行水之道,是三焦即连网也。然西人知有连网,而不知连网生于何处,且止知其能行水,至其微妙处西人仍不知。

按:焦字,古本作雧,从采,有层折可辨也,从韦,以其膜象韦皮也,从焦,有皱纹如火灼皮也。西人以连网形容之,古圣只一雧字,已如绘其形。其根起于肾中,肾系贯脊通髓,名为命门,由命门生出膜油,上生胁下两大板油,为足少阳经之都会。又生出脐下膜油,中有细窍,通于膀胱。膀胱之后,大肠之前,膜中一大夹室,女子名血室,男子名精室,道家名丹田,乃气血交会,化生精气孕育之所。又有冲任二脉,导血而下以入此,导气而上出于胸膜。凡热入血室,冲气上逆,皆责于此,是为下焦最重之所。从脐上至胸前鸠尾,环肋骨至腰脊,是为中焦,其膜根于肾系,而发出如网,与小肠胃脘相连,有细窍通肠胃,所谓秘别糟粕,蒸津液也。此膜上有脾居之,脾气发生膏油,凡有膜网处,其上皆生膜油,凡化水谷,皆是膏油发力以薰吸之,所谓脾主化食利水者如此。再上生心下膈膜,由膈膜透过,上生心肺相连之系,其系之近心处,为心包络,与三焦为脏腑之配。由内膜透出筋骨之处,是生肥肉。肥肉内、瘦肉外,一层网膜有纹理,为营卫外出之路,名曰腠理,乃三焦之表也。邪在腠理,出与阳争则寒,入与阴争则热,故往来寒热。胸胁是膈膜连接之处,邪在膈膜,故胸胁苦满。足少阳胆火,游行三焦,内通包络,火郁不达,故默默。凡人饮水,俱从胃散于膈膜,下走连网,以入膀胱。凡人食物,化为汁液,从肠中出走网油，以达各脏。邪在膜油之中，水不下行，则不欲饮。食不消化，则不欲食。心烦者，三焦之相火，内合心包也。喜呕者，三焦为行水之府，水不下行，故反呕也。或但合心火，为胸中烦，而水不上逆则不呕。或三焦之火，能消水则渴。或肝膈中之气迫凑于腹内网油之中，则腹中痛。或邪结于胁下两大板油之中，则胁下痞满。或三焦中火弱水盛，水气逆于心下膈膜之间，而心下悸。或三焦之府不热，则不消渴。而邪在三焦之府，居腠理之间，则身有微热。或从膈膜中上肺，致肺中痰火上冲咽喉则咳。总之，是少阳三焦膜中之水火郁而为病也。统以小柴胡汤散火降水主之，各随其证之所见而加减之，无不确切。

又曰："血弱气衰腠理开，邪气因入，与正气相搏，结于胁下，正邪分争，往来寒热，休作有时，默默不欲饮食，脏腑相连，其痛必下，邪高痛下，故使呕也，小柴胡汤主之。"陈修园曰：此言太阳之气结于胁下，而伤太阴、阳明之气，亦当借少阳之枢而转出也。

又曰："伤寒四五日，身热恶风，胁下满，手足温而渴者，小柴胡汤主之。"唐容川注曰：此证全与上节(指九十七节)相同。只是未经误下，脉亦不浮弱。是脾之膏油未伤，而邪在膜网，仍当清疏理其膜网，故用小柴胡汤。

又曰："伤寒阳脉涩，阴脉弦，法当腹中急痛者，先与小建中汤，不差者，与小柴胡汤主之。"唐容川注曰：阳脉属气分，卫气从膜网而出，以达皮肤。膜网不通利，则卫气难于外出，故脉应之而涩。阴脉属血分，血藏膏油中，血滞油寒，气不得与血流通，则血行气阻而作痛，所谓痛则不通也。故先与小建中汤，以温其膏油。建中者，指中焦而言。中焦之膏油既温，则血不凝滞，而膜中之气自通而不痛矣。若油既温和，痛仍不瘥者，是膏油血分通利，而膜网之微细管窍不通利，故阳气不得出也，复与小柴胡汤，疏通其膜网，则阳气通畅而愈。又曰："妇人中风七八日，续得寒热，发作有时，经水适断者，此为热入血室，其血必结，故使如疟状，发作有时，小柴胡汤主之。”唐容川注曰：邪在表里之间，只能往来寒热，而不发作有时。惟疟证邪客风府，或疟母结于胁下膜油之中，卫气一日一周，行至邪结之处，欲出不得，相争为寒热，所以发作有时也。夫卫气者，发于膀胱水中，达出血分，血为营，气为卫，此证热入血室，在下焦膜网之中，其血必结。阻其卫气至血结之处，相争则发寒热。卫气已过则寒热止，是以发作有时，与疟无异。原文故使二字，明言卫气从膜中出，血结在膜中，故使卫气不得达也。用柴胡透达膜膈而愈。知热入血室在膜中，即知疟亦在膜中矣。又曰：“伤寒五六日，头汗出，微恶寒，手足冷，心下满，口不饮食，大便硬，脉细者，此为阳微结，必有表复有里也。脉沉亦在里也。汗出为阳微，假令纯阴结，不复有外证，悉入在里，此为半在里半在外也。脉虽沉紧，不得为少阴病。所以然者，阴不得有汗，今头汗出，故知非少阴也。可与小柴胡汤，设不了了者，得屎而解。”陈修园注曰：此言阳微结似阴，虽见里证，而究与少阴之纯阴结有辨。

又曰：“伤寒五六日，呕而发热者，柴胡证具，而以他药下之，柴胡证仍在者，复与柴胡汤。此虽已下之不为逆，必蒸蒸而振，却发热汗出而解。若心下满而硬痛者，此为结胸也，大陷胸汤主之。但满而不痛者，此为痞，柴胡不中与之，宜半夏泻心汤。”唐容川注曰：柴胡证，是表之腠理间病。腠理是赤肉外之膜油。若从外膜而入内膜，聚于膈则为陷胸。盖胸膈乃内膜之大者，为上下之界。故邪入于内，多与正气结于此间。正气不升，饮食亦停于膈，是为有形之水饮。邪气内陷，并心包之火阻于胸膈，则为有形之痰血。血生于心火，火行则血行，火阻则血阻，血与水交结，则化为痰，是为结胸实证，当夺其实，用大陷胸汤。但满而不痛，则无血与水，无凝聚成痰之实证，只水火无形之气，塞于胸膈，和其水火之气，而痞自解，不必攻下有形之物也。柴胡汤是透膈膜而外达腠理，陷胸汤是攻膈膜而下走大肠，泻心等汤则和膜膈以运行之。皆主膈膜间病，而有内、外、虚、实之分，故仲景连及言之。《阳明篇》曰："阳明病发潮热，大便溏，小便自可，胸膈满不去者，小柴胡汤主之。"唐容川注曰：此潮热，是如疟之发作有时，以胸胁结满，冲阳之气上至结处，即相交而发热，其但热不寒者，以其为少阳、阳明也。

又曰："阳明病胁下鞕满，不大便而呕，舌上白苔者，可与小柴胡汤。上焦得通，津液得下，胃气因和，身濈然而汗出解也。"唐容川注曰：凡病在三焦膜膈中，则舌色必白，现出三焦之本色。故丹田有热，亦云舌白苔，丹田是下焦之膜中也。此上病是胸前，正当胃中之水散走之路，阳明之热合于此间，则水不得入于膜中，而反呕出，是为上焦不通，必用柴胡以透达胸膜，则上焦得水道下行，是以津液得下。胃中水不留逆，则因而和平。内膜之水道既通，则外膜之气道自畅，故身濈然而汗出解也。

又曰："阳明中风，脉弦浮大而短气，腹部满，胁下及心痛。久按之气不通，鼻干不得汗，嗜卧，一身及面目悉黄，小便难，有潮热，时时哕，耳前后肿，刺之少差，外不解，过十日脉续浮者，与小柴胡汤。"唐容川注曰：此节是发明首章太阳、阳明，少阳、阳明之义。故提出脉弦，为少阳经之眼目；提出脉浮，为太阳经之眼目。此下先言少阳、阳明，谓少阳三焦膜中水不得利，则气不化而气短。三焦之膜油布于腹中，故腹部满。胁下是板油所居，心下是膈膜所在，故结而作痛。久按之气不通，则膜中之气结甚矣。此皆少阳三焦膜中病也。而阳明经脉之热，又夹鼻作干。膜与油连，膏油是阳明所司，膏油被蒸，周身困顿，故嗜卧，遂发出膏油被蒸之黄色。膜中水不利，则小便难。有潮热者，发作如疟，应正气至邪结处而热，与上条潮热同例。膜中实，胃中虚，膜中气逆入胃则哕。随少阳经上耳，则前后肿。刺之经脉已愈，而其外各证不解。又见脉浮有欲出于表之情，故与小柴胡汤，使达于外也。

《少阳篇》曰："本太阳病不解，转入少阳者，胁下鞕满，干呕，不食,往来寒热,尚未吐下,脉沉紧者,与小柴胡汤。”唐容川注曰:此节言三焦有膜,膜上有膏。邪从太阳肌肉入于膏油,而内着胁下,居板油之内,则胁下痛满。膏油主消食,故不能食。邪从皮毛而入于膜,是为腠理,居阴阳之界,故往来寒热。膜缝内气逆于上,则为干呕。脉沉者,邪已内陷之象,脉紧者,正与邪争,尚欲外出之象。故以柴胡汤清利疏达,而膜中油中之邪,仍达出而解,此即少阳为枢之义也。

《厥阴篇》曰:“呕而发热者,小柴胡汤主之。”陈修园注曰:此厥阴病,从少阳之枢转而治之也,发热应是寒热往来。

手少阳是三焦经,足少阳是胆经,从前因不知三焦为何物,并胆经亦不能确为指出,致小柴胡汤所主之病,皆不发明其理,即知为借少阳之枢转,而所以能枢转之理终渺茫。自容川悟出三焦一经,则手少阳之经明,足少阳之经亦因之能明。而《内经》太阳主开,阳明主阖,少阳为枢之理始显。本此以释小柴胡汤所主之病,触处贯通,无事烦言而解。故编中特详录之,其有剩义未尽发者,复参以管见,列数则于下,学者果尽明其理,于治伤寒一道,思过半矣。

小柴胡汤虽兼主手、足少阳,而实注重足少阳。何以知之?因少阳提纲中明言不可发汗也。盖手少阳为水道所出,而小便与汗皆与水道相通,是汗解为手少阳之出路。足少阳之大都会为胁下板油,此油外膜上紧连膈膜。凡小柴胡证必胁满喜呕,是邪藏板油之中,欲借少阳上升之气缘膜透膈而出也。小柴胡汤是因其病机而越之。

少阳提纲既戒发汗矣,而一百零二节与一百四十九节、二百三十节,皆言汗解者,因误下后,胁下所聚之邪兼散漫于三焦包络。仍投以小柴胡汤,以和解宣通之。而邪之散漫者,遂由手少阳外达之经络,作汗而解。而其留于胁下者,亦与之同气相求,借径于手少阳而汗解。故于汗出上特加一“却”字,言非发其汗,而却由汗解。此是宣通其少阳，听其自汗，而非强发其汗也。

其汗时，必发热蒸蒸而振者，有战而后汗之意也。盖少阳之病由汗解，原非正路，而其留于胁下之邪作汗解尤难。乃至服小柴胡汤后，本欲上透膈膜，因下后气虚，不能由上透出，而其散漫于手少阳者，且又以同类相招，遂于蓄极之时，而开旁通之路。此际几有正气不能胜邪之势，故汗之先必发热而振动，此小柴胡方中，所以有人参之助也。是以愚用此方时，于气分壮实者，恒不用人参。而于误服降药后，及气虚者，则必用人参也。

少阳经所居之部位，介太阳、阳明之间，此指手少阳而言，三焦所属之腠理也。而其传经之次第乃在阳明之后，此指足少阳而言，胆经所属之板油也。板油与包脾之膜油相近，故从此可传太阴。小柴胡证多兼咳，其咳者咳吐黏涎也。乃太阴湿气，经少阳之热炼铄而成。是以愚验此证，常以吐黏涎为的。而方中之参、草、大枣，亦所以补助脾经，断其传太阴之路也。

小柴胡证喜呕者，不必作呕吐者，但常常有欲呕之意，即为喜呕。是以愚治伤寒，遇有觉恶心而微寒热往来者，即投以小柴胡汤，一剂而愈。此《伤寒论》所谓："伤寒中风，有柴胡证，但见一证便是，不必悉见也。"

容川谓：三焦外通于腠理，其说甚确。《内经·胀论》曰："三焦胀者，气满皮肤中，轻轻然而不坚。"是明言三焦与腠理相通也。又容川欲征明三焦，即西人所谓连网，而引征于《内经》"三焦者，决渎之官"数语。然《内经》可征三焦即是连网者，不独此数语也。《灵枢·论勇》谓："勇士者三焦理横，怯士者三焦理纵。"夫理既明明可辨其横纵，则其理之大且显可知。而一身之内，理之大且显者，莫连网若也，此又三焦即连网之明征也。

附录 小柴胡汤原方

柴胡八两　黄芩三两　人参三两　甘草三两　半夏半升，洗　生姜三两，切　大枣十二枚，擘上七味，以水一斗二升，煮取六升，去滓再煎，取三升，温服一升，日三服。若胸中烦而不呕，去半夏、人参，加栝蒌实一枚。若渴者，去半夏，加人参，合前成四两半，栝蒌根四两。若腹中痛，去黄芩，加芍药三两。若胁下痞鞕，去大枣，加牡蛎四两。若心下悸，小便不利者，去黄芩，加茯苓四两。若不渴，外有微热者，去人参，加桂枝三两，温覆取微汗愈。若咳者，去人参、大枣、生姜，加五味子半升，干姜二两。

附录 后世用小柴胡汤分量

柴胡八钱　黄芩三钱　人参三钱　甘草三钱　清半夏四钱　生姜三钱，切　大枣四枚，擘

陈修园曰：少阳介于两阳之间，须兼顾三经，故药不宜轻。去滓再煎者，因其方为和解之剂，再煎则药性和合，能使经气相融，不复往来出入也。古圣不但用药之妙，其煎法俱有精义。

按：去滓再煎，此中犹有他义。盖柴胡有升提之力，兼有发表之力，去滓重煎，所以去其发表之力也。然恐煎久并升提之力亦减，故重用至八两，而其三分之一折为今之八钱也。唐容川曰：柴胡之力能透胸前之膈。而仲景用柴胡以治少阳，其义尤精。少阳者，水中之阳，发于三焦，以行腠理，寄居胆中，以化水谷。必三焦之膜网通畅，肝胆之木火清和，而水中之阳乃能由内达外。柴胡茎中虚松有白瓤通气，象人身三焦之膜网。膜网有纹理与肌肤筋骨相凑，故名腠理。少阳木火郁于腠理而不达者，则作寒热。惟柴胡能达之，以其松虚象腠理能达阳气，且味清苦，能清三焦之火与胆中之火。其兼治太阳、阳明者，则是通三焦之路，以达其气，乃借治非正治也。又曰：柴胡须用一茎直上，色青叶四面生，如竹叶而细，开小黄花者，乃为真柴胡，是仲景所用者。至于软柴胡、红柴胡、银柴胡皆不堪用。

通变大柴胡汤

治伤寒温病，表证未罢，大便已实者。

柴胡三钱　薄荷三钱　知母四钱　大黄四钱

此方若治伤寒，以防风易薄荷。

《伤寒论》大柴胡汤，治少阳经与阳明府同病之方也。故方中用柴胡以解在经之邪，大黄以下阳明在府之热，方中以此二药为主，其余诸药可加可减，不过参赞以成功也。然其方宜于伤寒，而以治温病与表证不在少阳者，又必稍为通变，而后所投皆宜也。

或问：其表果系少阳证，固宜用柴胡矣。若非少阳证，既加薄荷、防风以散表邪，何须再用柴胡乎？答曰：凡表证未罢，遽用降药下之，恒出两种病证，一为表邪乘虚入里，《伤寒论》所载下后胸满心下痞鞕，下后结胸者是也；一为表邪乘虚入里且下陷，《伤寒论》所谓下之利不止者是也。此方中用防风、薄荷以散之，所以防邪之内陷，用柴胡以升之，所以防邪之下陷也。

一人，年二十余。伤寒六七日，头疼恶寒，心中发热，咳吐黏涎。至暮尤寒热交作，兼眩晕，心中之热亦甚。其脉浮弦，重按有力，大便五日未行。投以此汤，加生石膏六钱，芒硝四钱，下大便二次。上半身微见汗，诸病皆见轻，惟心中犹觉发热，脉象不若从前之浮弦，而重按仍有力。拟投以白虎加人参汤，恐当下后，易作滑泻，遂以生山药代粳米，连服两剂全愈。

加味越婢加半夏汤

治素患劳嗽，因外感袭肺，而劳嗽益甚，或兼喘逆，痰涎壅滞者。

麻黄二钱　石膏煅捣，三钱　生山药五钱　寸麦冬带心，四钱　清半夏三钱　牛蒡子炒捣，三钱　玄参三钱　甘草一钱五分　大枣三枚，擘开　生姜三片

《伤寒论》有桂枝二越婢一汤，治太阳病发热恶寒，热多寒少。《金匮》有越婢汤治受风水肿。有越婢加半夏汤，治外感袭肺，致肺中痰火壅滞，胀而作喘。今因其人素患劳嗽，外感之邪与肺中蕴蓄之痰，互相胶漆，壅滞肺窍，而劳嗽益甚。故用越婢加半夏汤以祛外袭之邪。而复加山药、玄参、麦冬、牛蒡子，以治其劳嗽。此内伤外感兼治之方也。

一叟，年近七旬。素有劳嗽，初冬宿病发动，又兼受外感，痰涎壅滞胸间，几不能息。剧时昏不知人，身躯后挺。诊其脉浮数无力。为制此汤，一剂气息通顺，将麻黄、石膏减半，又服数剂而愈。

或问：子尝谓石膏宜生用，不宜煅用。以石膏寒凉之中，原兼辛散，煅之则辛散之力变为收敛，服之转可增病。乃他方中，石膏皆用生者，而此独用煅者何也？答曰：此方所主之病外感甚轻，原无大热。方中用麻黄以祛肺邪，嫌其性热，故少加石膏佐之。且更取煅者，收敛之力，能将肺中痰涎凝结成块，易于吐出。此理从用煅石膏点豆腐者悟出，试之果甚效验。后遇此等证，无论痰涎如何壅盛，如何杜塞，投以此汤，须臾，药方行后，莫不将痰涎结成小块，连连吐出，此皆煅石膏与麻黄并用之效也。若以治寒温大热，则断不可煅。若更多用则更不可煅也（煅石膏用于此方，且止三钱，自无妨碍。然愚后来志愿，欲全国药房，皆不备煅石膏，后有用此方者，若改用生石膏四钱更佳）。

治温病方

清解汤

治温病初得，头疼，周身骨节酸疼，肌肤壮热，背微恶寒无汗，脉浮滑者。

薄荷叶四钱　蝉退去足土，三钱　生石膏捣细，六钱　甘草一

钱五分

《伤寒论》曰："太阳病，发热而渴，不恶寒者，为温病。若发汗已，身灼热者，名曰风温。风温为病，脉阴阳俱浮，自汗出，身重，多眠睡，息必鼾，言语难出。"此仲景论温病之提纲也。乃提纲详矣，而后未明言治温病之方，及反复详细观之，乃知《伤寒论》中原有治温病方，且亦明言治温病方，特涉猎观之不知耳。六十一节云："发汗后，不可更行桂枝汤。汗出而喘，无大热者，可与麻黄杏仁甘草石膏汤主之。"夫此证既汗后不解，必是用辛热之药，发不恶寒证之汗，即温病提纲中，所谓若发汗已也（提纲中所谓若发汗，是用辛热之药强发温病之汗）。其汗出而喘，无大热者，即温病提纲中，所谓若发汗已，身灼热及后所谓自汗出，多眠睡，息必鼾也。睡而息鼾，醒则喘矣。此证既用辛热之药，误发于前，仲景恐医者见其自汗，再误认为桂枝汤证，故特戒之曰：不可更行桂枝汤，而宜治以麻杏甘石汤。此节与温病提纲遥遥相应，合读之则了如指掌。然麻杏甘石汤，诚为治温病初得之的方矣。而愚于发表药中不用麻黄，而用薄荷、蝉退者，曾于葛根黄芩黄连汤解后详论之，兹不再赘。

今者论温病之书甚夥，而郑卫红紫，适足乱真。愚本《内经》、仲景，间附以管见，知温病大纲当分为三端。今逐端详论，胪列于下，庶分途施治，不至错误。

一为春温。其证因冬月薄受外感，不至即病。所受之邪伏于膜原之间，阻塞脉络，不能宣通，暗生内热。迨至春日阳生，内蕴之热原有萌动之机，而复薄受外感，与之相触，则陡然而发，表里俱热，《内经》所谓"冬伤于寒，春必病温"者是也。宜治以拙拟凉解汤（在后）。热甚者，拙拟寒解汤（在后）。有汗者，宜仲景葛根黄芩黄连汤，或拙拟和解汤（在后）加生石膏。若至发于暑月，又名为暑温，其热尤甚。初得即有脉洪长，渴嗜凉水者，宜投以大剂白虎汤，或拙拟仙露汤（在第六卷）。

一为风温。犹是外感之风寒也，其时令已温，外感之气已转而为温，故不名曰伤寒、伤风，而名风温，即《伤寒论》中所谓风温之为病者是也。然其证有得之春初者，有得之春暮者，有得之夏秋者，当随时序之寒热，参以脉象，而分别治之。若当春初秋末，时令在寒温之间。初得时虽不恶寒，脉但浮而无热象者，宜用拙拟清解汤，加麻黄一二钱，或用仲景大青龙汤。若当暑热之日，其脉象浮而且洪者，用拙拟凉解汤，或寒解汤。若有汗者，用拙拟和解汤，或酌加生石膏。

一为湿温。其证多得之溽暑。阴雨连旬，湿气随呼吸之气传人上焦，窒塞胸中大气。因致营卫之气不相贯通，其肌表有似外感拘束，而非外感也。其舌苔白而滑腻，微带灰色。当用解肌利便之药，俾湿气由汗与小便而出，如拙拟宣解汤(在后)是也。仲景之猪苓汤去阿胶，加连翘亦可用。至湿热蓄久，阳明府实，有治以白虎汤加苍术者，其方亦佳。而愚则用白虎汤，以滑石易知母，又或不用粳米，而以生薏米代之。至于“冬不藏精，春必病温”，《内经》虽有明文，其证即寓于风温、春温之中。盖内虚之人，易受外感，而阴虚蕴热之人，尤易受温病。故无论风温、春温，兼阴虚者，当其发表、清解、降下之时，皆宜佐以滋阴之品，若生山药、生地黄、玄参、阿胶、生鸡子黄之类均可酌用。或宜兼用补气之品，若白虎汤之加人参，竹叶石膏汤之用人参，诚以人参与凉润之药并用，不但补气，实大能滋阴也。

上所论温病，乃别其大纲及其初得治法。至其证之详悉，与治法之随证变通，皆备于后之方案中。至于疫病，乃天地之疠气，流行传染，与温病迥异，详于第七卷中。

方中薄荷叶中宜用其嫩绿者，至其梗宜用于理气药中，若以之发汗，则力减半矣。若其色不绿而苍，则其力尤减。若果嫩绿之叶，方中用三钱即可。

薄荷气味近于冰片，最善透窍。其力内至脏腑筋骨，外至腠理皮毛，皆能透达。故能治温病中之筋骨作疼者。若谓其气质清轻，但能发皮肤之汗，则浅之乎视薄荷矣。

蝉退去足者，去其前之两大足也。此足甚刚硬，有开破之力。若用之退目翳、消疮疡，带此足更佳。若用之发汗，则宜去之，盖不欲其于发表中，寓开破之力也。

蝉退性微凉味淡，原非辛散之品，而能发汗者，因其以皮达皮也。此乃发汗中之妙药，有身弱不任发表者，用之最佳。且温病恒有兼瘾疹者，蝉退尤善托瘾疹外出也。

石膏性微寒，《本经》原有明文，虽系石药，实为平和之品。且其质甚重，六钱不过一大撮耳。其凉力不过与知母三钱等。而其清火之力则倍之，因其凉而能散也。尝观后世治温之方，至阳明府实之时，始敢用石膏五六钱，岂能知石膏者哉！然必须生用方妥，煅者用至一两，即足偾事，此编例言中，曾详论之。又此方所主之证，或兼背微恶寒，乃热郁于中，不能外达之征，非真恶寒也。白虎汤证中，亦恒有如此者，用石膏透达其热，则不恶寒矣。

或问：外感中于太阳则恶寒，中于阳明则不恶寒而发热。时至春夏，气候温热，故外感之来不与寒水相感召，而与燥金相感召，直从身前阳明经络袭入，而为温病。后世论温病者多是此说。而《伤寒论》温病提纲，冠之以太阳病者何也？答曰：温病初得，亦多在太阳，特其转阳明甚速耳。曾治一人，年二十余。当仲夏夜寝，因夜凉，盖单衾冻醒，发懒，仍如此睡去。须臾又冻醒，晨起微觉恶寒。至巳时已觉表里大热，兼喘促，脉洪长而浮。投以清解汤，方中生石膏改用两半，又加牛蒡子（炒捣）三钱，服后得汗而愈。由斯观之，其初非中于太阳乎？然不专在太阳也。人之所以觉凉者，由于衣衾之薄。其气候究非寒凉，故其中于人不专在太阳，而兼在阳明。且当其时，人多蕴内热，是以转阳明甚速也。然此所论者风温耳。若至冬受春发，或夏发之温，恒有与太阳无涉者。故《伤寒论》温病提纲中，特别之曰："风温之为病。"明其异于冬伤于寒,春必病温之温病也。又杏仁与牛蒡子皆能降肺定喘,而杏仁性温、牛蒡子性凉。伤寒喘证,皆用杏仁,而温病不宜用温药,故以牛蒡子代之。

凉解汤

治温病,表里俱觉发热,脉洪而兼浮者。

薄荷叶三钱　蝉退去足土,二钱　生石膏捣细,一两　甘草一钱五分

春温之证,多有一发而表里俱热者。至暑温尤甚,已详论之于前矣。而风温证,两三日间,亦多见有此证脉者,此汤皆能治之,得汗即愈。

西人治外感,习用阿斯必林(第一卷参麦汤,第四卷曲直汤下皆论及此药)法。用阿斯必林一瓦,和乳糖(可代以白蔗糖)服之,得汗即愈。愚屡次试之,其发汗之力甚猛,外感可汗解者,用之发汗可愈。若此凉解汤与前清解汤,皆可以此药代之,以其凉而能散也。若后之寒解汤,即不可以此药代之,盖其发汗之力有余,而清热之力仍有不足也。

寒解汤

治周身壮热,心中热而且渴,舌上苔白欲黄,其脉洪滑。或头犹觉疼,周身犹有拘束之意者。

生石膏捣细,一两　知母八钱　连翘一钱五分　蝉退去足土,一钱五分

或问:此汤为发表之剂,而重用石膏、知母,微用连翘、蝉退,何以能得汗?答曰:用此方者,特恐其诊脉不真,审证不确耳。果如方下所注脉证,服之覆杯可汗,勿庸虑此方之不效也。盖脉洪滑而渴,阳明府热已实,原是白虎汤证。特因头或微疼,外表犹似拘束,是犹有一分太阳流连未去。故方中重用石膏、知母以清胃

府之热；而复少用连翘、蝉退之善达表者，引胃中化而欲散之热，仍还太阳作汗而解。斯乃调剂阴阳，听其自汗，非强发其汗也。况石膏性凉（《本经》谓其微寒即凉也）味微辛，有实热者，单服之即能汗乎？曾治一少年，孟夏长途劳役，得温病，医治半月不效。后愚诊视，其两目清白，竟无所见。两手循衣摸床，乱动不休，谵语不省人事。其大便从前滑泻，此时虽不滑泻，每日仍溏便一两次。脉浮数，右寸之浮尤甚，两尺按之即无。因此证目清白无见者，肾阴将竭也。手循衣摸床者，肝风已动也。病势之危已至极点。幸喜脉浮，为病还太阳。右寸浮尤甚，为将汗之势。其所以将汗而不汗者，人身之有汗，如天地之有雨。天地阴阳和而后雨，人身亦阴阳和而后汗。此证尺脉甚弱，阳升而阴不能应，汗何由作？当用大润之剂，峻补真阴，济阴以应其阳，必能自汗。遂用熟地、玄参、阿胶、枸杞之类，约重六七两，煎汤一大碗，徐徐温饮下，一日连进二剂，即日大汗而愈。审是则发汗原无定法，当视其阴阳所虚之处而调补之，或因其病机而利导之，皆能出汗，非必发汗之药始能汗也。

按：寒温之证，原忌用黏泥滋阴、甘寒清火，以其能留邪也。而用以为发汗之助，则转能逐邪外出，是药在人用耳。

一人，年四十余。为风寒所束不得汗，胸中烦热，又兼喘促。医者治以苏子降气汤，兼散风清火之品，数剂病益进。诊其脉，洪滑而浮，投以寒解汤，须臾上半身即出汗。又须臾觉药力下行，至下焦及腿亦皆出汗，病若失。

一人，年三十许。得温证，延医治不效，迁延十余日。愚诊视之，脉虽洪而有力，仍兼浮象。问其头疼乎？曰然。渴欲饮凉水乎？曰有时亦饮凉水，然不至燥渴耳。知其为日虽多，而阳明之热犹未甚实，太阳之表犹未尽罢也。投以寒解汤，须臾汗出而愈。

一人，年三十余。于冬令感冒风寒，周身恶寒无汗，胸间烦躁。原是大青龙汤证，医者投以麻黄汤，服后汗无分毫，而烦躁益甚,几至疯狂。诊其脉,洪滑异常,两寸皆浮,而右寸尤甚。投以寒解汤,覆杯之顷,汗出如洗而愈。审是则寒解汤不但宜于温病,伤寒现此脉者,投之亦必效也。

一叟,年七旬。素有劳疾,薄受外感,即发喘逆。投以小青龙汤去麻黄,加杏仁、生石膏辄愈。上元节后,因外感甚重,旧病复发,五六日间,热入阳明之府。脉象弦长浮数,按之有力,而无洪滑之象(此外感兼内伤之脉)。投以寒解汤,加潞参三钱,一剂汗出而喘愈。再诊其脉,余热犹炽,继投以白虎加人参以山药代粳米汤(在第六卷)一大剂,分三次温饮下,尽剂而愈(此条亦系伤寒)。

一妊妇,伤寒两三日。脉洪滑异常,精神昏愦,间作谵语,舌苔白而甚厚。为开寒解汤方,有一医者在座,问方中之意何居?愚曰:欲汗解耳。曰:此方能汗解乎?愚曰:此方遇此证,服之自能出汗。若泛作汗解之药服之,不能汗也。饮下须臾,汗出而愈,医者讶为奇异。

门人高如璧曾治一媪,年近七旬。于春初得伤寒证,三四日间烦热异常,又兼白痢,昼夜滞下无度,其脉洪滑兼浮。如璧投以寒解汤,加生杭芍三钱,一剂微汗而热解,痢亦遂愈。

按:用凉药发汗,自古有之。《唐志》曰:袁州天庆观,主首道士王自正伤寒旬余,四肢乍冷乍热,头重气塞,唇寒面青,累日不能食,势已甚殆。医者诊之曰:脉极细虚,是为阴证,必须桂枝汤乃可。及医者去后,方将煎桂枝汤,若有语之者曰:何不服竹叶石膏汤?四顾无人,惟小童在侧。自正惑焉,急邀医者还,告之曰:或教我服竹叶石膏汤何如?医者曰:竹叶石膏汤与桂枝汤,寒燠如冰炭。君之疾状已危,不可再为药误。方酬答间,复闻人语如前,自正心悚然。医者去后,即买竹叶石膏汤煎之,又闻所告如初,于是断然曰:神明三次告我,是赐我再生之路也。汤成,即服其半。先时身体重千斤,倏而轻清,唇亦渐暖,咽膈通畅。遂悉服之，少顷汗出如洗，径就睡，平旦脱然。自正为人素谨饬，常茹素，与人齐醮尽诚，故为神明所佑如此。

按：此虽阳证，状与阴证无异。然当时若问其小便，必黄热短涩，且必畏见沸汤，是其明证也。医者不知辨此，竟欲以桂枝汤强发其汗，危哉！幸邀神佑，得服竹叶石膏汤，大汗而愈。此即拙拟寒解汤，所谓调其阴阳，听其自汗也。

又按：桂枝汤亦非治阴证之药，乃治伤风有汗之药。然桂枝下咽，阳盛则毙，叔和之言，诚千古不易之论。故伤寒无汗者，误服桂枝汤，犹大热烦渴，变为白虎汤证，况内蕴实热者乎！

又洪吉人曰：昔一名医，成化年，新野疫疠，有邻妇卧床数日，忽闻其家如羊嘶声，急往视之。见数人用被覆其妇，床下置火一盆，令其出汗，其妇面赤声哑，气息几断。因叱之曰：急放手！不然命殆矣。众不从，乃强拽被。其妇跃起，倚壁而喘，口不能言。曰：饮凉水否？颔之。与水一碗，一饮而尽，始能言。又索水，复与之。饮毕，汗出如雨，其病遂愈。或问其故，曰彼发热数日，且不饮食，肠中枯涸，以火蒸之，是速其死也，何得有汗？试观以火燃空鼎，虽赤而气不升，沃之以水，则气四达矣。遇此等证，不可不知。

按：此案与案后之论皆妙，是知用之得当，凉水亦大药也。其饮凉水而得汗之理，亦即寒解汤能发汗之理也。

又吴又可曰："里证下后，脉浮而微数，身微热，神思或不爽。此邪热浮于肌表，里无壅滞也。虽无汗，宜白虎汤，邪可从汗而解。若下后，脉空虚而数，按之豁然如无者，宜白虎加人参汤，覆杯则汗解。"

按：白虎汤与白虎加人参汤，皆非解表之药，而用之得当，虽在下后，犹可须臾得汗，况在未下之前乎！不但此也，即承气汤亦可为汗解之药，亦视乎用之何如耳。又洪吉人曰："余尝治热病八九日，用柴葛解之、芩连清之、硝黄下之，俱不得汗。昏愦扰乱，撮空摸床,危在顷刻。以大剂地黄汤(必系减去桂、附者),重加人参、麦冬进之。不一时,通身大汗淋漓,悉证悉退,神思顿清。”

按:此条与愚用补阴之药发汗相似,所异者,又加人参以助其气分也。上所论者皆发汗之理,果能汇通参观,发汗之理,无余蕴矣。

石膏阿斯必林汤

治同前证。

生石膏轧细,二钱　阿斯必林一瓦

上药二味,先用白蔗糖冲水,送服阿斯必林。再将石膏煎汤一大碗,待周身正出汗时,乘热将石膏汤饮下三分之二,以助阿斯必林发表之力。迨至汗出之后,过两三点钟,犹觉有余热者,可仍将所余石膏汤温饮下。若药服完,热犹未尽者,可但用生石膏煎汤,或少加粳米煎汤,徐徐温饮下,以热全退净为度,不再用服阿斯必林也。

阿斯必林前曾再三论之矣。然此药有优劣,其结晶坚实,粒粒若针尖形者,服一瓦必能出汗。若无甚结晶,多半似白粉末者,其发表之力稍弱,必服至一瓦强,或至一瓦半,方能出汗。用者宜视其药之优劣而斟酌适宜方好。

又,此汤不但可以代寒解汤,并可以代凉解汤。若以代凉解汤时,石膏宜减半。

和解汤

治温病表里俱热,时有汗出,舌苔白,脉浮滑者。

连翘五钱　蝉退去足土,二钱　生石膏捣细,六钱　生杭芍五钱　甘草一钱

若脉浮滑而兼有洪象者,生石膏当用一两。

宣解汤

治感冒久在太阳,致热蓄膀胱,小便赤涩,或因小便秘而大便滑泻。兼治湿温初得,憎寒壮热,舌苔灰色滑腻者。

滑石一两　甘草二钱　连翘三钱　蝉退去足土,三钱　生杭芍四钱

若滑泻者,甘草须加倍。

一叟,年六十五,得风温证。六七日间,周身悉肿,肾囊肿大似西瓜,屡次服药无效。旬日之外,求为诊视。脉洪、滑、微浮,心中热渴,小便涩热,痰涎上泛,微兼喘息,舌苔白厚。投以此汤,加生石膏一两,周身微汗,小便通利,肿消其半,犹觉热渴。遂将方中生石膏加倍,服后又得微汗,肿遂尽消,诸病皆愈。

按:此乃风温之热,由太阳经入于膀胱之腑,阻塞水道,而阳明胃腑亦将实也。由是观之,彼谓温病入手经、不入足经者,何其谬哉!

滋阴宣解汤

治温病,太阳未解,渐入阳明。其人胃阴素亏,阳明府证未实,已燥渴多饮。饮水过多,不能运化,遂成滑泻,而燥渴益甚。或喘,或自汗,或小便秘。温疹中多有类此证者,尤属危险之候,用此汤亦宜。其方即宣解汤加生山药一两,甘草改用三钱。

此乃胃腑与膀胱同热,又兼虚热之证也。滑石性近石膏,能清胃腑之热,淡渗利窍,能清膀胱之热,同甘草生天一之水,又能清阴虚之热,一药而三善备,故为之为君。而重用山药之大滋真阴,大固元气者,以为之佐使。且山药生用,则汁浆稠黏,同甘草之甘缓者,能逗留滑石于胃中,使之由胃输脾,由脾达肺,水精四布,循三焦而下通膀胱,则烦热除,小便利,而滑泻止矣。又兼用连翘、蝉退之善达表者,以解未罢之太阳,使膀胱蓄热,不为外感

所束,则热更易于消散。且蝉之性,饮而不食,有小便无大便,故其蜕又能利小便,而止大便也。愚自临证以来,遇此等证,不知凡几,医者率多束手,而投以此汤,无不愈者。若用于温疹,兼此证者,尤为妥善,以连翘、蝉退实又表散温疹之妙药也。

一媪,年近七旬,素患漫肿。为调治月余,肿虽就愈,而身体未复。忽于季春得温病,上焦烦热。病家自剖鲜地骨皮,煮汁饮之稍愈,又饮数次,遂滑泻不止,而烦热益甚。其脉浮滑而数,重诊无力。病家因病者年高,又素有疾病,加以上焦烦热,下焦滑泻,惴惴惟恐不愈,而愚毅然以为可治。投以滋阴宣解汤,一剂泻止,烦热亦觉轻。继用拙拟白虎加人参以山药代粳米汤(在第六卷),煎汁一大碗,一次只温饮一大口,防其再滑泻也,尽剂而愈。

一室女,感冒风热,遍身瘾疹,烦渴滑泻,又兼喘促,其脉浮数无力。愚踌躇再四,亦投以滋阴宣解汤,两剂诸病皆愈。

按:服滋阴宣解汤,皆不能出大汗,且不宜出大汗,为其阴分虚也。间有不出汗者,病亦可愈。

滋阴清燥汤

治同前证。外表已解,其人或不滑泻,或兼喘息,或兼咳嗽,频吐痰涎,确有外感实热,而脉象甚虚数者。若前证服滋阴宣解汤后,犹有余热者,亦可继服此汤。其方即滋阴宣解汤,去连翘、蝉退。

一妇人,受妊五月,偶得伤寒。三四日间,胎忽滑下。上焦燥渴,喘而且呻,痰涎壅盛,频频咳吐。延医服药,病未去而转添滑泻,昼夜十余次。医者辞不治,且谓危在旦夕。其家人惶恐,迎愚诊视。其脉似洪滑,重诊指下豁然,两尺尤甚。本拟治以滋阴清燥汤,为小产才四五日,不敢遽用寒凉,遂先用生山药二两,酸石榴一个,连皮捣烂,同煎汁一大碗,分三次温饮下。滑泻见愈,他病如故。再诊其脉,洪滑之力较实。因思此证虽虚,确有外感实热，若不先解其实热，他病何以得愈。时届晚三点钟，病人自言，每日此时潮热，又言精神困倦已极，昼夜苦不得睡。遂于斯日，复投以滋阴清燥汤。方中生山药重用两半，煎汁一大碗，徐徐温饮下，一次只饮药一口。诚以产后，脉象又虚，不欲寒凉侵下焦也。斯夜遂得安睡，渴与滑泻皆愈，喘与咳亦愈其半。又将山药、滑石各减五钱，加龙骨、牡蛎（皆不用煅）各八钱，一剂而愈。

一室女，伤寒过两旬矣，而瘦弱支离，精神昏愦，过午发热，咳而且喘，医者辞不治。诊其脉，数至七至，微弱欲无。因思此证若系久病至此，不可为矣。然究系暴虚之证，生机之根柢当无损。勉强投以滋阴清燥汤，将滑石减半，又加玄参、熟地黄各一两，野台参五钱，煎汤一大碗，徐徐温饮下。饮完煎滓重饮，俾药力昼夜相继。两日之间，连服三剂。滑石渐减至二钱，其病竟愈。

按：此证始终不去滑石者，恐当伤寒之余仍有余邪未净。又恐补药留邪，故用滑石引之下行，使有出路也。

又按：凡煎药若大剂，必需多煎汤数杯，徐徐服之。救险证宜如此，而救险证之阴分亏损者，尤宜如此也。

陆军第二十八师师长汲海峰之太夫人，年近七旬。身体羸弱，谷食不能消化，惟饮牛乳，或间饮米汤少许，已二年卧床，不能起坐矣。于戊午季秋受温病。时愚初至奉天，自锦州邀愚诊视。脉甚细数，按之微觉有力。发热咳嗽，吐痰稠黏，精神昏愦，气息奄奄。投以滋阴清燥汤，减滑石之半，加玄参五钱，一剂病愈强半。又煎渣取清汤一茶盅，调入生鸡子黄一枚，服之全愈。愈后身体转觉胜于从前。

奉天大东关，旗人号崧宅者，有孺子年四岁，得温病，邪犹在表。医者不知为之清解，遽投以苦寒之剂，服后滑泻，四五日不止。上焦燥热，闭目而喘，精神昏愦。延为诊治，病虽危险，其脉尚有根柢，知可挽回。俾用滋阴清燥汤原方，煎汁一大茶杯。为其幼小，俾徐徐温饮下，尽剂而愈。然下久亡阴，余有虚热。继用生山药、玄参各一两以清之，两剂热尽除。大抵医者遇此等证，清其燥热则滑泻愈甚，补其滑泻其燥热亦必愈甚。惟此方用山药以止滑泻，而山药实能滋阴退热；滑石以清燥热，而滑石实能利水止泻，二药之功用相得益彰。又佐以芍药之滋阴血、利小便，甘草之燮阴阳和中宫，亦为清热、止泻之要品。汇集成方，所以效验异常。愚用此方救人多矣，即势至垂危，投之亦能奏效。

滋阴固下汤

治前证服药后，外感之火已消，而渴与泻仍未全愈，或因服开破之药伤其气分，致滑泻不止，其人或兼喘逆，或兼咳嗽，或自汗，或心中怔忡者，皆宜急服此汤。

生山药两半　怀熟地两半　野台参八钱　滑石五钱　生杭芍五钱　甘草二钱　酸石榴一个，连皮捣烂

上药七味，用水五盅，先煎酸石榴十余沸，去滓再入诸药，煎汤两盅，分二次温饮下。若无酸石榴，可用牡蛎（煅研）一两代之。汗多者，加山萸肉（去净核）六钱。

按：寒温诸证，最忌误用破气之药。若心下或胸胁疼痛，加乳香、没药、楝子、丹参诸药，腹疼者加芍药，皆可止疼。若因表不解，束其郁热作疼者，解表清热，其疼自止。若误服槟榔、青皮、郁金、枳壳诸破气之品，损其胸中大气，则风寒乘虚内陷，变成结胸者多矣。即使传经已深，而肠胃未至大实，可降下者，则开破与寒凉并用，亦易使大便滑泻，致变证百出。愚屡见此等医者误人，心甚恻怛。故与服破气药而结胸者，制荡胸汤（在第七卷）以救其误。服破气药而滑泻者，制此汤以救其误。究之，误之轻者可救，误之重者实难挽回于垂危之际也。志在活人者，可不知其所戒哉！

犹龙汤

治胸中素蕴实热，又受外感。内热为外感所束，不能发泄。时觉烦躁，或喘，或胸胁疼。其脉洪滑而长者。

连翘一两　生石膏捣细，六钱　蝉退去足土，二钱　牛蒡子炒捣，二钱

喘者，倍牛蒡子。胸中疼者加丹参、没药各三钱。肋下疼者，加柴胡、川楝子各三钱。

按：用连翘发汗，必色青者方有力。盖此物嫩则青，老则黄。凡物之嫩者，多具生发之气，故凡发汗所用之连翘，必须青连翘。

此方所主之证即《伤寒论》大青龙汤所主之证也。然大青龙汤宜于伤寒，此则宜于温病。至伤寒之病，其胸中烦躁过甚者，亦可用之以代大青龙，故曰犹龙也。

一妇，年三十余。胸疼连胁，心中发热。服开胸、理气、清火之药不效。后愚诊视，其脉浮洪而长。知其上焦先有郁热，又为风寒所束，则风寒与郁热相搏而作疼也。治以此汤，加没药、川楝子各四钱，一剂得汗而愈。

一叟，年过七旬。素有劳病。因冬令伤寒，劳病复发，喘而且咳，两三日间，痰涎涌盛，上焦烦热。诊其脉，洪长浮数。投以此汤，加玄参、潞参各四钱，一剂汗出而愈。

门人刘子韫，曾治一人，年四十。外感痰喘甚剧。四五日间，脉象洪滑，舌苔白而微黄。子韫投以此汤，方中石膏用一两，连翘用三钱。一剂周身得汗，外感之热已退，而喘未全愈。再诊其脉，平和如常，微嫌无力。遂用拙拟从龙汤，去苏子，加潞参三钱，一剂全愈。愚闻之喜曰：外感痰喘，小青龙汤所主之证也。拙拟犹龙汤，原以代大青龙汤，今并可代小青龙汤，此愚之不及料也。将方中药味轻重略为加减，即能另建奇功。以斯知方之运用在人，慧心者自能变通也。

按:连翘原非发汗之药,即诸家本草亦未有谓其能发汗者。惟其人蕴有内热,用至一两必然出汗。且其发汗之力缓而长。为其力之缓也,不至为汪洋之大汗;为其力之长也,晚睡时服之,可使通夜微觉解肌。且能舒肝气之郁,泻肺气之实,若但目为疮家要药,犹未识连翘者也。

原一、二、三期合编第六卷

治伤寒温病同用方

仙露汤

治寒温阳明证，表里俱热，心中热嗜凉水，而不至燥渴。脉象洪滑，而不至甚实。舌苔白厚，或白而微黄，或有时背微恶寒者。

生石膏捣细，三两　玄参一两　连翘三钱　粳米五钱

上四味，用水五盅，煎至米熟，其汤即成。约可得清汁三盅，先温服一盅。若服完一剂，病犹在者，可仍煎一剂，服之如前。使药力昼夜相继，以病愈为度。然每次临服药，必详细问询病人。若腹中微觉凉，或欲大便者，即停药勿服。候两三点钟，若仍发热未大便者，可少少与服之。若已大便，即非溏泻而热犹在者，亦可少少与服。

《伤寒论》白虎汤，为阳明府病之药，而兼治阳明经病；此汤为阳明经病之药，而兼治阳明府病。为其所主者，责重于经，故于白虎汤方中，以玄参之甘寒(《本经》言苦寒，细嚼之实甘而微苦，古今药或有不同)易知母之苦寒，又去甘草，少加连翘。欲其轻清之性，善走经络，以解阳明在经之热也。

方中粳米不可误用糯米(俗名浆米)。粳米清和甘缓，能逗留金石之药于胃中，使之由胃输脾，由脾达肺，药力四布，经络贯通。糯米质黏性热，大能固闭药力，留中不散，若错用之，即能误事。一叟年七十有一，因感冒风寒，头疼异常，彻夜不寝。其脉洪大有力，表里俱发热，喜食凉物，大便三日未行，舌有白苔甚厚。知系伤寒之热已入阳明之府。因头疼甚剧，且舌苔犹白，疑犹可汗解。

治以拙拟寒解汤(在第五卷),加薄荷叶一钱。头疼如故,亦未出汗,脉益洪实。恍悟曰:此非外感表证之头疼,乃阳明经府之热相并上逆,而冲头部也。为制此汤,分三次温饮下,头疼愈强半,夜间能安睡,大便亦通。复诊之,脉象余火犹炽。遂用仲景竹叶石膏汤,生石膏仍用三两,煎汁一大碗,分三次温饮下,尽剂而愈。

按:竹叶石膏汤,原寒温大热退后,涤余热、复真阴之方。故其方不列于六经,而附载于六经之后。其所以能退余热者,不恃能用石膏,而恃石膏与参并用。盖寒温余热,在大热铄涸之余,其中必兼有虚热。石膏得人参,能使寒温后之真阴顿复,而余热自消,此仲景制方之妙也。又麦冬甘寒黏滞,虽能为滋阴之佐使,实能留邪不散,致成劳嗽。而惟与石膏、半夏并用则无忌,诚以石膏能散邪,半夏能化滞也。或疑炙甘草汤(亦名复脉汤)中亦有麦冬,却无石膏、半夏,然有桂枝、生姜之辛温宣通者,以驾驭之,故亦不至留邪。彼惟知以甘寒退寒温之余热者,安能援以为口实哉!

又按:上焦烦热太甚者,原非轻剂所能疗,而投以重剂,又恐药过病所,而病转不愈。惟用重剂,徐徐饮下,乃为合法。曾治一人,年四十余。素吸鸦片,于仲冬得伤寒,二三日间,烦躁无汗。原是大青龙汤证,因误服桂枝汤,烦躁益甚。迎愚诊视,其脉关前洪滑,两尺无力。为开仙露汤,因其尺弱,嘱其徐徐饮下,一次只饮药一口,防其寒凉侵下焦也。病家忽愚所嘱,竟顿饮之,遂致滑泻数次,多带冷沫。上焦益觉烦躁,鼻如烟熏,面如火炙。其关前脉大于前一倍,又数至七至。知其已成戴阳之证,急用人参一两,煎好兑童便半茶盅,将药碗置凉水盆中,候冷顿饮之。又急用玄参、生地、知母各一两,煎汤一大碗候用。自服参后,屡诊其脉,过半点钟,脉象渐渐收敛,至数似又加数。遂急将候用之药炖热,徐徐饮下,一次饮药一口,阅两点钟尽剂,周身微汗而愈。此因病家不听所嘱,致有如此之失,幸而救愈,然亦险矣。审是则凡药宜作数次服者，慎勿顿服也。盖愚自临证以来，无论内伤外感，凡遇险证，皆煎一大剂，分多次服下。此以小心行其放胆，乃万全之策，非孤注之一掷也。

温病中，有当日得之，即宜服仙露汤者。一童子，年十六。暑日力田于烈日之中，午饭后，陡觉发热，无汗，烦渴引饮。诊其脉，洪而长，知其暑而兼温也。投以此汤，未尽剂而愈。

按：此证初得，而胃腑之热已实。彼谓温病入手经，不入足经者，何梦梦也！

世医以《伤寒论》有白虎汤方，以石膏为君，遂相传石膏性猛如虎，而不敢轻用，甚或终身不敢一用。即用者，亦多将石膏煅如石灰，且只用二三钱。吁！如此以用石膏，则石膏果何益乎？尝考《伤寒》《金匮》两书，用石膏之方甚多。《伤寒论》白虎汤、竹叶石膏汤，皆用石膏一斤。即古今分量不同，亦约有今之五两许。虽分作三次服，而病未愈者，必陆续服尽，犹一剂也。《金匮》治热瘫痫，治疟，治暑，治妇人乳中虚、烦乱呕逆皆用石膏。《千金》用《伤寒论》理中汤治霍乱，名为治中汤，转筋者加石膏。是石膏为寻常药饵，诸凡有实热之证，皆可用者也。又考《神农本经》石膏气味辛微寒、无毒。夫既曰微寒，则性非大寒可知，既曰无毒，则性原纯良可知。且又谓能治产乳，是较他凉药尤为和平，故虽产后，亦可用也。愚生平重用石膏治验之案不胜记，今略载数则于下，以释流俗之惑。

长子荫潮，七岁时感冒风寒，四五日身大热，舌苔黄而带黑。孺子苦服药，强与之即呕吐不止。遂但用生石膏两许，煎取清汁，分三次温饮下，病稍愈；又煎生石膏二两，分三次饮下，又稍愈；又煎生石膏三两，徐徐温饮下，如前病遂全愈。夫以七岁孺子，约一昼夜间，共用生石膏六两，病愈后饮食有加，毫无寒中之弊，则石膏果大寒乎？抑微寒乎？

一媪，年六旬，得温病，脉数而有力，舌苔黄而干，闻药气即呕吐，俾用生石膏六两，煎水一大碗，恐其呕吐，一次止饮药一口，甫饮下，烦躁异常，病家疑药不对证。愚曰：非也，病重药轻故耳。饮至三次，遂不烦躁，阅四点钟，尽剂而愈。

一媪，年近七旬，于正月中旬，伤寒无汗，原是麻黄汤证，因误服桂枝汤，遂成白虎汤证，而上焦烦热太甚，闻药气即呕吐，单饮所煎石膏清水亦吐出，俾用鲜梨片蘸生石膏细末嚼咽之，服尽二两病遂愈。

一人，年三十余，素有痰饮，得伤寒证，服药调治而愈。后因饮食过度而复，三四日间，延愚诊视。其脉洪长有力，而舌苔淡白，亦不燥渴。食梨一口，即觉凉甚，食石榴子一粒，心亦觉凉。愚舍证从脉，投以大剂白虎汤，为其素有痰饮，加半夏数钱。有一医者在座，问曰：此证心中不渴不热，而畏食寒凉，以余视之，虽清解药亦不宜用，子何所据而用白虎汤也？愚曰：此脉之洪实，原是阳明实热之证，治以白虎汤，乃为的方。其不觉渴与热者，因其素有痰饮湿胜故也。其畏食寒凉者，因胃中痰饮与外感之热互相胶漆，致胃腑转从其化与凉为敌也。病家素晓医理，信用愚方。两日夜间，服药十余次，共用生石膏斤许，脉始和平，愚遂旋里。隔两日复来迎愚，言病人反复甚剧，形状异常，有危在顷刻之虞。因思此证治愈甚的，何骤如此反复。及至，见其痰涎壅盛，连连咳吐不竭，精神恍惚，言语错乱，身体颤动。诊其脉甚平和，微嫌胃气不畅舒。愚恍悟曰：前因饮食过度而复，今必又戒饮食过度而复也。其家人果谓有鉴前失，所与饮食甚少。愚曰：此次无须用药，饮食即可愈矣。其时已届晚八钟，至明饮食三次，病若失。

石膏性本微寒，而以治寒温之热百倍于他药者，以其味微辛，阴中含阳而善发汗也。然宜生用，而不宜煅用。煅之则辛散之力顿消，转能收敛外邪，凝聚痰火使之不散（观点豆腐者必用煅），用至一两即足伤人，用石膏者当切戒之。至买此石膏时，又当细心考察，勿为药坊所欺，致以煅者冒充生者。例言中石膏条下言之甚详，可参观。

寒温为病中第一险证，而石膏为治寒温第一要药。愚生平习用生石膏，未尝少有失误，而俗医见愚重用生石膏之方，病虽治愈，亦骇为卤莽，或目为行险侥幸。忆五年前，族家姊，年七旬有三，忽得瘫痪证。迎愚诊视，既至见有医者在座，用药一剂，其方系散风、补气、理痰之品，甚为稳善。愚亦未另立方。翌日，脉变洪长，知其已成伤寒证。先时愚外祖家近族有病者，订于斯日迎愚，其车适至。愚将行，谓医者曰：此证乃瘫痪基础预伏于内，今因伤寒而发，乃两病偕来之证。然瘫痪病缓，伤寒病急。此证阳明实热已现于脉，非投以白虎加人参汤不可，君须放胆用之，断无差谬。后医者终畏石膏寒凉，又疑瘫痪证不可轻用凉药。迟延二日，病势垂危，复急迎愚。及至则已夜半矣。诊其脉洪而且数，力能搏指，喘息甚促，舌强直，几不能言。幸喜药坊即在本村，急取白虎加人参汤一剂，方中生石膏用三两，煎汤两盅，分二次温饮下，病稍愈。又单取生石膏四两，煮汁一大碗，亦徐徐饮下，至亭午尽剂而愈。后瘫痪证调治不愈，他医竟归咎于愚。谓从前用过若干石膏，所以不能调治。吁！年过七旬而瘫痪者，愈者几人！独不思愚用石膏之时，乃挽回已尽之人命也。且《金匮》治热瘫痫有风引汤，原石膏与寒水石并用，彼谤愚者，生平盖未见《金匮》也。

又尝治一少年，素羸弱多病。于初夏得温证，表里俱热，延医调治不愈。适愚自他处治病归，经过其处，因与其父素稔，入视之。其脉数近六至，虽非洪滑鼓指，而确有实热。舌苔微黄，虽不甚干，毫无津液。有煎就药一剂未服，仍系发表之剂。乃当日延医所疏方，其医则已去矣。愚因谓其父曰：此病外感实热，已入阳明之府。其脉象不洪滑者，元气素虚故也。阳明府热之证，断无发表之理。况其脉数液短，兼有真阴虚损之象，尤忌发汗乎！其父似有会悟，求愚另为疏方。本拟用白虎加人参汤，又思用人参即须多用石膏。其父素小心过度,又恐其生疑不敢服。遂但为开白虎汤,方中生石膏用二两。嘱其煎汁两茶盅,分二次温饮下,服后若余火不净,仍宜再服清火之药。言毕,愚即旋里。后闻其服药后,病亦遂愈。迟十余日,大便又燥结,两腿微肿,将再迎愚诊治。而其父友人有自谓知医者,言其腿肿,系多服生石膏之过,而孰知系服石膏犹少之过哉!病家竟误听其言,改延他医,投以大剂承气汤,服后其人即不语矣,迁延数日而亡。夫自谓知医者,不过欲炫己之人,而妄指他人之短。岂知其言之一出,即足误人性命哉!于阴骘独无所损哉!

夫愚之被谤何足惜,独惜夫石膏之功用,原能举天下病热之人,尽登之清凉之域。而愚学浅才疏,独不能为石膏昭雪,俾石膏之功用大显于世。每一念及,曷胜扼腕。因思《伤寒论》序中大意谓其宗族素藩盛,自建安纪年以来,族人多患伤寒,大抵委付凡医,恣其所措,以致户口凋零,遂感愤而作《伤寒论》,故一百十三方中,救误治之方几居其半。夫仲景为医中之圣,犹任其族人之患伤寒者,为庸医所误而不能以苦口争,何况于愚也。又何怪乎愚用生石膏而遭谤也。愚今师仲景感愤著书之意,僭成《医学衷中参西录》一书。于石膏治愈之案,不觉语长词复,言之慨切,非过为石膏延誉也,实欲为患寒温者广开生路也。天下后世之仁人君子览斯编者,必当有所兴起也。

《神农本经》药性有寒、有微寒,微寒即后世所谓凉也。石膏之性《本经》明言微寒,不过为凉药中之一药耳。且为石之膏,而并非石质,诚为凉药中极纯良之品。世俗医者,何至畏之若是?能重用石膏一味,即能挽回寒温中垂危之大证。此愚屡经试验,上所列案中,已略举一二。即使石膏果系大寒,而当阳明府热方炽之时,用生石膏五六两,煎汤一大碗,一次只饮药一口,以火退为度。若觉微凉,即便停止,何至遽将人凉坏?况愚用此方以救寒温之热,其热退至八九分,石膏即可停止,初不待其觉凉也。又尝思之，寒温中之实火，直等燔柴之烈，惟石膏则可比救燔柴之水。设使人在燔柴中不能出，救之者若不焦头烂额，急用水泼灭其火，而复从容周旋，徐为调停，则其人必为忍人。乃何以本属可救之实热，而竟以不敢重用石膏者误之耶？且愚于可重用石膏之证，又得一确实征验，其人能恣饮新汲井泉水而不泻者，即放胆用生石膏治之必愈。此百用不至一失之法也。

按：重用石膏治病，名医之案甚夥。今略载数条于下，并今人之用石膏治验之案数则，连类记之。以明愚之重用石膏，原非一己之私见也。

濮依云曰：家君于壬午夏病热，喜立日中，且恶凉饮，脉则皆伏。群医咸谓三阴证，慈未之敢信，质于师陆九芝先生。先生惊曰：此温热之大证，阳极似阴也，误用辛热必殆。乃迭进芩、连、膏、黄，热象大显。石膏用至斤许，热乃渐退。窃思此疾当畏寒脉伏时，谁知其为大热者。若非家君早令习医，受吾师至教，笃信吾师之说，必为群医所误矣。

纪文达曰：乾隆癸丑春夏间，京中多疫。以张景岳法治之，十死八九。以吴又可法治之，亦不甚效验。有桐城一医，以重剂石膏治冯鸿胪星实之姬，人见者骇异。然呼吸将死，应手辄痊。踵其法者，活人无算。有一剂用至八两，一人服至四斤者。虽刘守真之《原病式》，张子和之《儒门事亲》，专用寒凉亦未敢至是。实自古所未闻矣。

按：桐城医者，文达未详其姓名。友人刘仲华告愚曰：此医姓余名霖，字师愚。于乾隆间著书，名《疫疹一得》。其间重用石膏，方名清瘟败毒散。后道光间，归安江笔花著《医镜》，内有治一时疫发斑，用石膏至十四斤，而斑始透。盖深得会师愚之法者。

又曰：吴门顾松圃名靖远，因父患热病，为庸医参、附所误。发愤习医，寒暑无间者，阅三十年。尝著有《医镜》十六卷，惜无刊本。近见陆定圃进士《冷庐医话》，载其治王缵功阳明热证，主白虎汤,每剂石膏三两,两剂热顿减。而遍身冷汗,肢冷发呃,别医谓非参、附不克回阳,诸医和之。群哗曰:白虎再投必毙!顾引仲景热深厥亦深之文,及喻嘉言阳证变阴厥,万中无一之说,谆谆力辩。诸医固执不从,投参、附回阳敛汗之剂,汗益多,而体益冷,反诋白虎之害。微阳脱在旦暮,举家惊惶,复求顾诊。仍主白虎汤,连服两大剂,汗止身温。再以前汤加减,数服而痊。因著《辨治论》,以为温热病中,宜用白虎汤并不伤人,以解世俗之惑。

按:此案服白虎汤两剂后,而转热深厥深者,以方中所用三两犹轻,不能胜此病也。若如前案中,每剂用石膏半斤,则无斯弊矣。幸其持论不移,卒能以大剂白虎汤挽回此证。又幸患此证者,必为壮实之人,其素日阴分无亏。不然服参附一剂之后,其病即不可问矣,岂犹容后日复用白虎汤哉!

徐灵胎曰:西濠陆炳若之夫人,产后感风热,瘀血未尽。医者执产后属虚寒之说,用干姜、熟地治之,汗出而身热如炭,唇燥舌紫,仍用前药。余是日偶步田间看菜花,近炳若之居,趋迎求诊。余曰:生产血枯火炽,又兼风热,复加刚燥滋腻之品,益火塞窍,凶危立见,非石膏则阳明之盛火不解。遵仲景法,用竹皮、石膏等药。余归,而他医至,笑且非之,谓自古无产后用石膏之理。盖生平未见仲景方也。其母素信余,立主服之,一剂而苏。明日炳若求诊,余曰:更服一剂,即全愈矣。勿庸易方,如言而愈。观此案,则产后病寒温者,石膏亦所不忌也。

按:《金匮》有竹皮大丸,治妇人乳中虚,烦乱呕逆,即此案所谓产后风热也。竹皮大丸中,原有石膏,故徐氏谓遵仲景之法。而愚治产后寒温之实热,则用白虎加人参汤,以玄参代知母。盖退寒温之实热,知母不如石膏,而其性实寒于石膏,当为产后所忌。故竹皮大丸中不用知母。至玄参则宜于产乳余疾,《本经》有明文也。用白虎汤之例,汗、吐、下后,皆加人参,以其虚也。产后较汗、吐、下后更虚,故必加之方妥。

又曰：嘉兴朱宗臣以阳胜阴亏之体，又兼痰凝气逆。医者以温补治之，胸膈否塞，而阳道痿。群医谓脾肾两亏，将恐无治，就余于山中。余视其体丰而气旺，阳升而阴不降，诸窍皆闭。笑谓之曰：此为肝肾双实证，先用清润之品，加石膏以降其逆气，后以消痰开胃之药，涤其中宫，更以滋肾强阴之药，镇其元气。阳事既通，五月后，妻即怀孕，得一女。又一年，复得一男。观此案，则无外感而有实热者，石膏亦可用也。俗医妄谈，谓石膏能寒人之下焦，令人无子，何其言之谬耶！

袁才子曰：丙子九月，余患疟，饮吕医药，至日昳，忽呕逆头眩不止。家慈抱余起坐，觉血气自胸偾起，性命在呼吸间。忽有征友赵藜村来访，家人以疾辞。曰：我解医。乃延入诊脉看方。笑曰：容易。命速买石膏，加他药投之。余甫饮一勺，如以千钧之石，将肠胃压下，血气全消。未半盂，沉沉睡去，头上微汗，朦胧中，闻家慈喈曰：岂非仙丹乎！睡须臾醒，君犹在座，问思西瓜否。曰：想甚。即买西瓜。曰：凭君尽量，我去矣。食片许，如醍醐灌顶，头目为轻，晚食粥。次日来曰：君所患者，阳明经疟。吕医误为太阳经，以升麻、羌活二味升提之，将君妄血逆流而上，惟白虎汤可治，然亦危矣。详观此案，石膏之功用直胜金丹，诚能挽回人命于顷刻也。以此普济群生之药，医者果何所畏惧而不肯轻用也。

太医院吏目杨荣春，号华轩，南皮人。曾治一室女，周身拘挛，四肢不能少伸，年余未起床矣。诊其脉，阳明热甚。华轩每剂药中必重用生石膏，以清阳明之热。共用生石膏四斤，其病竟愈。盖此证必因素有外感之热，传入阳明经，医者用甘寒滞泥之品，锢闭其热于阳明经中，久而不散。夫阳明主宗筋，宗筋为热所伤而拘挛，久之周身之筋皆病矣。此锢闭之热，惟生石膏可清之内消，兼逐之外出，而他药不能也。

友人毛仙阁曾治一少妇，产后十余日，周身大热无汗，心中热而且渴。延医调治，病势转增，甚属危急。仙阁诊其脉甚洪实，舌苔黄而欲黑，撮空摸床，内风已动。治以生石膏三两，玄参一两，野台参五钱，甘草二钱。为服药多呕，取竹皮大丸之义，加竹茹二钱，煎汤一大碗，徐徐温饮下，尽剂而愈。观此案，则外感之热，直如燎原，虽在产后，岂能从容治疗乎？孙思邈曰：智欲圆而行欲方，胆欲大而心欲小。世俗医者，遇此等证，但知心小，而不知胆大。岂病人危急之状，漠不关于心乎？

友人张少白曾治一阎姓叟，年近七旬，素有劳疾，发则喘而且嗽。于丙午冬，感冒风寒，上焦烦热，劳疾大作，痰涎胶滞，喘促异常。其脉上部洪滑，按之有力。少白治以生石膏二两，以清时气之热，因兼劳疾，加沉香五钱，以引气归肾。且以痰涎太甚，石膏能润痰之燥，不行痰之滞，故又藉沉香辛温之力，以为石膏之反佐也。一日连服两剂，于第二剂加清竹沥二钱，其病若失。劳疾自此亦愈，至今数年未尝反复。观此案，则石膏之功用不几令人不可思议哉！然非其人感冒伤寒，又孰能重用石膏，为祓除其劳疾哉！

附录 湖北潜江红十字分会张港义务医院院长崔兰亭来函。寿甫老先生台鉴：久仰仁术，普救苍生，真乃医中一大伟人也。汉唐以来，各家著述虽多，恒系理想，究少实验，是以其方有效有不效，惟先生之著述，则屡试屡验。今略举用《衷中参西录》中诸方，随手奏效数则，敬呈台端。丁卯仲夏，国民革命军第二十军四师七旅旅长何君，身染温病。军医以香薷饮、藿香正气散治之，不效。迎仆诊视，遵用《衷中参西录》清解汤，一剂而愈。时因大军过境，温病盛行。以书中清解汤、凉解汤、寒解汤、仙露汤、从龙汤、馏水石膏饮，有呕者，兼用代赭石。本此数方，变通而用，救愈官长目兵三千余人，共用生石膏一千余斤，并未偾事。先生之《衷中参西录》，真乃世界救命之书，而堪为医界开一新纪元也。后学又自搜求两方，亦甚奇异。一为服食松脂法。《抱朴子内篇》有，上党赵姓身患癞病，历年不愈。后遇异人指示，服松脂百日，癞病全愈。不但治病，而且延年。初不知松脂为何物，后参阅群书，知松脂即是松香。解毒、除湿、消肿、止痛、生肌、化痰，久服轻身延年，辟谷不饥。万国药方久咳丸，系松脂、甘草并用。向曾患咳嗽，百药不效，后每服松脂干末一钱，用凉茶送服，月余咳嗽全愈，至今十年，未尝反复，精神比前更强壮。观此，松脂实有补髓、健骨之力。又丁卯夏，川鄂战争。敝会出发至战地，救一兵士，子弹由背透胸出，由伤处检出碎骨若干，每日令食牛乳、山药，数日饮食稍进，口吐臭脓，不能坐立；后每日令服松脂两次，每次一钱，三日后臭脓已尽，伤口内另长新骨，月余伤口全平，行步如常。敝会送路费及路票，回川来书道谢。又一兵士李兆元，过食生冷，身体浮肿，腹大如箕，百药罔效。令每日服松脂三钱，分三次服下，五日全愈。乡村一男子，患肝痈溃破，医治五年不愈，溃穿二孔，日出臭水碗许，口吐脓血，臭气异常。戊辰孟夏，迎为诊治，视其形状，危险万分，辞而不治。再三恳求，遂每早晚令服松脂一钱，五日臭脓减少，疮口合平，照前服之，半月全愈。又有患肺痈者，服林屋山人犀黄丸不效，而服松脂辄效者，难以枚举矣。又一方，家母年五十时患咳嗽，百药不效，严冬时卧不安枕。遇一老医，传授一方，系米壳四两，北五味三钱，杏仁去皮炒熟五钱，枯矾二钱，共为细末，炼蜜为丸，梧桐子大，每服二十丸，白糖开水送下。吞服数日，病若失，永不复发。家母生于甲辰，现年八十有六，貌若童颜。此丸不但止嗽，而且延年。以后用此丸治疗咳嗽全愈者，笔难悉述。此二方皆为寻常药品，而能愈此难愈之大证，且又屡试屡效，诚佳方也。深望先生将此二方载于贵著，或兼登各处医报，以公诸医界，则幸甚矣。

按：此来函谓共用生石膏千余斤，治愈三千余人，未尝少有错误，是诚善用石膏者矣。录之足证愚喜重用生石膏，以治寒温实热，原非一偏之见。且足证石膏必须生用，始能有益无害，活人千万。至所附载二方,皆甚奇异,试之有效,因并录之。

按:《伤寒论》阳明篇中,白虎汤后继以承气汤,以攻下肠中燥结,而又详载不可攻下诸证。诚以承气力猛,倘或审证不确,即足误事。愚治寒温三十余年,得一避难就易之法。凡遇阳明应下证,亦先投以大剂白虎汤一两剂。大便往往得通,病亦即愈。即间有服白虎汤数剂,大便犹不通者,而实火既消,津液自生,肠中不致干燥,大便自易降下。用玄明粉三钱,加蜂蜜或柿霜两许,开水冲调服下,大便即通。若仍有余火未尽,而大便不通者,单用生大黄末一钱(若凉水调服生大黄末一钱,可抵煮服者一两),蜜水调服,通其大便亦可。且通大便于服白虎汤后,更无下后不解之虞。盖下证略具,而脉近虚数者,遽以承气下之,原多有下后不解者,以其真阴亏,元气虚也。惟先服白虎汤,或先服白虎加人参汤,去其实火,即以复其真阴,培其元气,而后微用降药通之,下后又何至不解乎?此亦愚百用不至一失之法也。

又按:重用石膏以退火之后,大便间有不通者,即可少用通利之药通之。此固愚常用之法,而随证制宜,又不可拘执成见。曾治一少年,伤寒已过旬日,阳明火实,大便燥结,投一大剂白虎汤,一日连进二剂,共用生石膏六两,至晚九点钟,火似见退,而精神恍惚,大便亦未通行,再诊其脉,变为弦象,夫弦主火衰,亦主气虚。知此证清解已过,而其大便仍不通者,因其元气亏损,不能运行白虎汤凉润之力也。遂单用人参五钱,煎汤俾服之,须臾大便即通,病亦遂愈。盖治此证的方,原是白虎加人参汤。因临证时审脉不确,但投以白虎汤,遂致病有变更。幸迷途未远,犹得急用人参,继所服白虎汤后以成功。诚以日间所服白虎汤尽在腹中,得人参以助之,始能运化。是人参与白虎汤,前后分用之,亦无异于一时同用之也。益叹南阳制方之神妙,诚有令人不可思议者也。吴又可谓,如人方肉食而病适来,以致停积在胃,用承气下之,惟是臭水稀粪而已;于承气汤中,单加人参一味,虽三四十日停积之物于是方下。盖承气借人参之力鼓舞胃气,宿物始动也。又可此论,亦即愚用人参于白虎汤后,以通大便之理也。

间有用白虎汤润下大便,病仍不解,用大黄降之而后解者,以其肠中有匿藏之结粪也。曾治一媪,年七十余,季冬得伤寒证,七八日间,延愚诊视。其脉洪长有力,表里俱热,烦渴异常,大便自病后未行。投以白虎加人参汤二剂,大便遂通,一日降下三次,病稍见愈,而脉仍洪长。细审病情,当有结粪未下,遂单用大黄三钱,煮数沸服之,下结粪四五枚,病遂见愈,仍非脉净身凉,又用拙拟白虎加人参以山药代粳米汤(在后),服未尽剂而愈。然此乃百中之一二也。临证者,不可因此生平仅遇之证,遂执为成法,轻视白虎而重视承气也。

又按:石膏用于外感之阳证,虽不当其时,亦无大患。惟用于阴盛格阳,真寒假热证,则危不旋踵。然此等证,即误用他凉药,其害亦同。此非石膏之过,而医者审证不确之过也。今录古人治此等证验案数则于下,以备参观。庶不至误用寒凉之药,以治阴证也。

李东垣尝治一阴盛格阳伤寒,面赤烦渴,脉七八至,但按之则散。用姜附汤加人参投之,得汗而愈。

按:阴盛格阳烦渴,与阳证烦渴确有分辨。阳证烦渴,喜用大碗饮凉水,饮后必轻快须臾。

阴盛格阳烦渴,亦若嗜饮凉水,而饮至口中,又似不欲下咽,不过一两口而止。李士材曰:休宁吴文哉伤寒,烦躁面赤,昏乱闷绝,时索冷水。其弟日休,求余诊视。手扬足掷,五六人制之,方得就诊。其脉洪大无伦,按之如丝。余曰:浮大沉小,阴证似阳也,与附子理中汤,当有生理。日休骇曰:医者十辈至,不曰柴胡、承气,则曰竹叶石膏。今反用热药,恶乎敢?余曰:温剂犹生,凉剂立危矣。遂用理中汤,加人参四钱、附子三钱,煎成,将药碗置冷水中,候冷与饮。服后一时,狂躁定矣。再剂而神爽,服参五斤而安。文哉遣以书曰：弟为俗医所误，既登鬼录矣，而兄翁拯全之，大奇亦大幸也。方弟躁热之时，医以三黄汤入牛黄，服之转加闷绝，举室哀号，惟候目瞑而已。不意兄翁毅然以为可活，参附以投，阴霜见晛。荆妻稚子，含泪欢呼。父母生之，而兄翁再生之，大恩罔极，莫可言喻，敢志巅末，乞附案帙，俾天下万世，知药不可轻投，命不可轻弃，何莫非大仁人回春之泽哉！

按：此案中有曰，时索冷水，而不曰时饮凉水，盖索者未必能饮也。

喻嘉言曰：徐国桢伤寒六七日，身热目赤，索水到前，复置不饮。异常烦躁，将门牖洞启，身卧地上，展转不快，更求入井。一医急以承气与服。余诊其脉，洪大无伦，按之无力。谓医者曰：此用人参、附子、干姜之证，奈何认为下证？医曰：身热目赤，有余之邪，躁急如此，再以人参、附子、干姜服之，逾垣上屋矣。余曰：阳欲暴脱，外显假热，内有真寒，以姜、附投之，尚恐不能胜回阳之任，况敢用纯阴之药，重劫其阳乎！观其得水不欲咽，情已大露，岂水尚不欲咽，而可用大黄、芒硝乎？天地燠蒸，必有大雨，此证顷刻一身大汗，不可救矣。惟用姜、附可谓补中有发，并可以散邪退热，一举两得，至稳至当之法，何可致疑？吾在此久坐，如有差误，吾任其咎。于是以附子、干姜各五钱，人参三钱，甘草二钱，煎汤冷服，服后寒战，戛齿有声。以重绵和头覆之，缩手不肯与诊，阳微之状始著。再与前药一剂，微汗热退而安。

上所录医案，皆阴极似阳也。然其证百中不一见。愚临证数十年，亦未尝见，其证之少可知。至阳极似阴，外面虽见大寒之状，仍须投以大剂寒凉者，愚曾治过数次。前哲医案中，亦多有之。今复登数则于下，可与上列之案对观，庶可分辨阴阳于毫厘之间也。

一人，年五十，周身发冷，两腿疼痛。医者投以温补之药，其冷益甚，欲作寒战。诊其脉，甚沉伏，重按有力。其舌苔黄厚，小便赤涩。时当仲春,知其春温之热,郁于阳明而未发,故现此假象也。欲用白虎汤加连翘治之。病人闻之骇然。愚曰:但预购生石膏四两,迨热难忍时,煎汤饮之可乎?病者曰:恐无其时耳。愚曰:若取鲜白茅根,煎汤饮之,则冷变为热,且变为大热矣。病者仍不确信,然欲试其验否。遂剖取鲜白茅根,去净皮,细切一大碗,煮数沸,取其汤,当茶饮之。有顷热发,若难忍。须臾再诊其脉,则洪大无伦矣。愚将所预购之四两生石膏煎汤,分三次温饮下,其热遂消。盖茅根中空,性凉能散,故饮之能将郁热达于外也。

一妇人,年二十余,得温病。咽喉作疼,舌强直,几不能言,心中热而且渴,频频饮水,脉竟沉细异常,肌肤亦不发热。遂舍脉从证,投以拙拟寒解汤(在第五卷),得微汗,病稍见愈。明晨又复如故,舌之强直更甚。知药原对证,而力微不能胜病也。遂仍投以寒解汤,将石膏加倍,煎汤两盅,分二次温饮下,又得微汗,病遂愈。

按:伤寒脉若沉细,多系阴证。温病脉若沉细,则多系阳证。盖温病多受于冬,至春而发,其病机自内向外。有时病机郁而不能外达,其脉或即现沉细之象,误认为凉必至误事。又此证寒解汤既对证见愈矣,而明晨舌之强直更甚,乃将方中生石膏倍作二两,分两次前后服下,其病即愈。由是观之,凡治寒温之热者,皆宜煎一大剂,分数次服下,效古人一剂三服之法也。

喻嘉言曰:黄长人犯房劳,病伤寒,守不服药之戒,身热已退,十余日外,忽然昏沉,浑身战栗,手足如冰。急请余至,一医已合就姜、桂之药矣。余适见而骇之,姑俟诊结,再三辟其差谬。病家自疑阴证,言之不入。只得与医者约曰:此病之安危只争此药一剂,所用当否性命有关,吾与丈各立担承,倘至用药差误,责有所归。医者曰:吾治伤寒三十余年,不知甚么担承。余笑曰:吾有明眼在此,不忍见人立就倾危,若不担承,待吾用药,病家方才心安,亟请用药。予以调胃承气汤,约重五钱,煎成,热服半盏,厥渐退,人渐苏。仍与前药,服至尽剂,人事大清。忽然浑身壮热,再与大柴胡汤一剂,热退身安。门人问曰:病者云是阴证见厥,先生确认为阳证,而用下药果应,其理安在?答曰:凡伤寒病初得发热,煎熬津液,鼻干、口渴、便秘,渐至发厥者,不问而知为热也。若阳证忽变阴厥者,万中无一,从古至今无一也。盖阴厥得之阴证,一起便直中真阴经。唇青、面白、遍体冷汗、便利不渴、身倦多睡、醒则人事了了,与伤寒传经之热邪,转入转深人事昏惑者,万万不同也。

按:喻氏案后之论甚明晰,学者宜细观之。

张令韶曰:余治一妇人,伤寒九日,发狂,面白,谵语不识人,循衣摸床,口目瞤动,肌肉抽搐,遍身手足尽冷,六脉皆无。诸医皆辞不治。余因审视良久,闻其声,重而且长,句句有力。乃曰:此阳明内实,热郁于内,故令脉道不通,非脱也。若脉真将无,则气息奄奄,危在顷刻,安得有如许气力,大呼疾声,久而不绝乎!遂用大承气汤,启齿灌下。夜间,解黑粪满床,脉出,身热,神清,舌燥而黑。更服小陷胸汤,二剂而愈。因思此证大类四逆,若误投之立死。及死之后,必以为原系死证,服之不效也,不知病人怀恨九泉矣。

按:此证易辨,其决非四逆汤证,征以前案喻氏之论,自能了然。

李士材曰:社友韩茂远伤寒,九日以来,口不能言,目不能视,体不能动,四肢俱冷。众皆曰阴证。比余诊之,六脉皆无。以手按腹,两手护之,眉绉作楚。按其趺阳,大而有力。知其腹有燥粪,欲与大承气汤。病家惶惧,不敢进。余曰:吾郡能辨是证者,唯施笠泽耳。延至诊之,与余言若合符节。遂投以大承气汤,下燥粪六七枚。口能言,体能动。若"按手不及足"者,何以辨此证哉!

按:《伤寒论》仲景原叙,原有"握手不及足"之戒。足上脉三部,趺阳为胃脉,太溪为肾脉,太冲为肝脉。三脉之中,又以趺阳为要。故其叙中趺阳与人迎并举。凡临证,其手上脉不见者,皆当取其趺阳脉为准,不但寒温之证为然也。

上所列医案,皆阳极似阴也。其理惟刘河间论之最透。其言曰:畜热内甚,脉须疾数,以其热畜极甚而脉道不利,反致脉沉细而欲绝。俗未明造化之理,反谓传为寒极阴毒者,或始得之阳热暴甚,而便有此证候者,或两感热甚者,通宜解毒。如大承气汤下之后,热稍退而未愈者,黄连解毒汤调之。或微热未除者,凉解散调之。

按:此论发挥阳极似阴之理甚妙。诚以河间生平治病主火,故能体会至此。至其所论用药,则不必拘。

阴极似阳,阳极似阴之外,又有所谓戴阳证者。其人面赤烦躁,气息甚粗,脉象虽大,按之无力,又多寸盛尺虚。乃下焦虚寒,孤阳上越之危候,颇类阴极似阳,而与阴极似阳微有不同。盖阴极似阳,乃内外异致,戴阳证乃上下异致也。愚曾治有戴阳证验案,仙露汤方后,论药宜分数次服者,不可顿服。曾引其案,以为炯戒,兹不再赘。而前人善治此证者,喻嘉言独推陶节庵立法甚妙。用人参、附子等药,收拾阳气归于下元,而加葱白透表,以散外邪。如法用之,无不愈者。然其法实本仲景,特仲景未明言治戴阳证,而节庵则明言治戴阳证耳。嘉言何不祖述仲景,而但知推重节庵也!

按:《伤寒论》原有治戴阳证之方,通脉四逆汤是也。其方载少阴篇,"主少阴病,下利清谷,里寒外热,手足厥热,脉微欲绝,身反不恶寒,其人面赤色,或腹痛,或干呕,或咽痛,或利止脉不出者"。方用炙甘草二两,生附子(经药坊制过而未炮熟者,即是生附子,非野间剖取之生附子)大者一枚,去皮破八片,干姜三两,强人可四两。上三味,以水三升煮取一升二合,分两次服。面赤者,加葱九茎。腹中痛者,去葱加芍药二两。呕者,加生姜三两。咽痛者,去芍药加桔梗一两。利止脉不出者,去桔梗加人参三两。

按:面赤即戴阳证,于通脉四逆汤中加葱九茎,即治戴阳证之专方也。

盖上窜之元阳,原以下焦为宅窟。故用干姜、附子之大辛大温,直达下焦,据其故垒,张赤帜而招之。然恐元阳当涣散之际,不堪姜、附之健悍,故又重用甘草之温和甘缓者,以安养元气,燮理阴阳。且俾姜、附得甘草之甘而热力愈长,得甘草之缓而猛力悉化。洵乎节制之师,扫荡余寇,即以招集流亡,则元阳自乐还其宅也。特是元阳欲还道途不无间隔,故又用葱白之温通,且取老阳之数,多至九茎,以导引介绍之。则上至九天,下至九渊,一气贯通,毫无隔碍,而元阳之归还自速也。至利止而脉不出者,其下焦之元气必虚,故又加人参二两以助元气。后日陶氏之方,不过于此汤中并加葱白、人参,何尝出仲景之范围哉!

按:治戴阳证,用通脉四逆汤必须加葱,亦宜并加人参。而葱九茎,可变为葱白九寸。

又按:腹痛者加芍药,若以治温病中之戴阳证,虽不腹痛,亦宜加芍药。曾治一少年,素伤于烟色。夏月感冒时气,心中发热,因多食西瓜,遂下利清谷,上焦烦躁异常。急迎愚诊视,及至已昏不知人。其脉上盛下虚,摇摇无根,数至六至。为疏方用附子钱半,干姜二钱,炙甘草三钱,人参四钱,葱白五寸,生芍药五钱,又加龙骨、牡蛎(皆不用煅)、玄参各四钱。煎汤一大盅,顿饮之。须臾苏醒,下利与烦躁皆愈。时有医者二人在座,皆先愚至而未敢出方,见愚治愈,问先生何处得此良方。答曰:此仲景方,愚不过加药三味耳,诸君岂未之见耶?遂为发明通脉四逆汤之精义,并谓其善治戴阳证。二医者皆欣然,以为闻所未闻云。

又喻嘉言曰:石开晓病伤风,咳嗽,未尝发热,自觉气迫欲死,呼吸不能相续。求余诊之,见其头面赤红,躁扰不歇,脉亦豁大而空。谓曰:此证颇奇,全是伤寒戴阳证。何以伤风小恙亦有之?急宜用人参、附子等药温补下元,收回阳气。不然子丑时,一身大汗,脱然而死矣。渠不以为然。及日落阳不用事,忙乱不能少支。忙服前药,服后稍宁片刻。又为床侧添同寝一人,逼出其汗。再用一剂,汗止身安,咳嗽俱不作。询其所由,云连服麻黄药四剂,遂如此躁急。然后知伤风亦有戴阳证,与伤寒无别。总因其人平素下虚,是以真阳易于上越耳。

按:此证由于连服麻黄四剂之后,而服药后犹设法逼出其汗,岂服麻黄时未出汗乎?独不虑其元阳因服药甫收敛,又因出汗而浮越乎?愚曾治有类此之证,其病因亦类此。愚重用山萸肉(去净核)二两,加人参、龙骨(不煅)各数钱而愈。其案详拙拟来复汤(在第一卷)后,可参视。

石膏粳米汤

治温病初得,其脉浮而有力,身体壮热。并治一切感冒初得,身不恶寒而心中发热者。若其热已入阳明之府,亦可用代白虎汤。

生石膏轧细,二两　生粳米二两半

上二味,用水三大碗,煎至米烂熟,约可得清汁两大碗。乘热尽量饮之,使周身皆汗出,病无不愈者。若阳明府热已实,不必乘热顿饮之,徐徐温饮下,以消其热可也。

或问:外感初得,即中有蕴热,阳明胃腑,不至燥实,何至遽用生石膏二两?答曰:此方妙在将石膏同粳米煎汤,乘热饮之。俾石膏寒凉之性,随热汤发散之力,化为汗液尽达于外也。西人谓,胃本无化水之能,亦无出水之路。而壮实之人,饮水满胃,须臾水气旁达,胃中即空。盖胃中原多微丝血管,能引水气以入回血管(二管详解在第二卷补络补管汤下)。由回血管过肝入心,以运行于周身。由肺升出为气,由皮肤渗出为汗,余透肾至膀胱为溺。

石膏煎汤,毫无气味,毫无汁浆,直与清水无异。且又乘热饮之,则敷布愈速,不待其寒性发作,即被胃中微丝血管吸去,化为汗、为气,而其余为溺,则表里之热亦随之俱化。此寒因热用,不使伤胃之法也。且与粳米同煮,其冲和之气能助胃气之发达,则发汗自易。其稠润之汁,又能逗留石膏,不使其由胃下趋,致寒凉有碍下焦。不但此也,清水煎开后,变凉甚速,以其中无汁浆,不能留热也。此方粳米多至二两半,汤成之后必然汁浆甚稠,饮至胃中又善留蓄热力,以为作汗之助也。是以人之欲发汗者,饮热茶不如啜热粥也。

初拟此方时,惟用以治温病。实验既久,知伤寒两三日后,身不恶寒而发热者,用之亦效。丙辰正月上旬,愚随巡防营,自广平移居德州。自邯郸上火车,自南而北,复自北而南,一昼夜绕行千里余。车窗多破,风寒彻骨。至德州,同行病者五六人,皆身热无汗。遂用生石膏、粳米各十余两,饭甑煮烂熟,俾病者尽量饮其热汤,皆周身得汗而愈,一时称快。

沈阳县知事朱霭亭夫人,年五旬。于戊午季秋,得温病甚剧。时愚初至奉天,霭亭系愚同乡,求为诊治。见其以冰囊作枕,复悬冰囊贴面之上侧。盖从前求东人调治,如此治法,东人之所为也。合目昏昏似睡,大声呼之,毫无知觉。其脉洪大无伦,按之甚实。愚谓霭亭曰:此病阳明府热,已至极点。外治以冰,热愈内陷。然此病尚可为,非重用生石膏不可。霭亭韪愚言,遂用生石膏细末四两、粳米八钱,煎取清汁四茶杯,徐徐温灌下。约历十点钟,将药服尽,豁然顿醒。后又用知母、花粉、玄参、白芍诸药,少加连翘以清其余热,服两剂全愈。霭亭喜甚,命其公子良佐从愚学医云。

镇逆白虎汤

治伤寒温病,邪传胃腑,燥渴身热,白虎证俱,其人胃气上逆,心下满闷者。

生石膏捣细，三两　知母两半　清半夏八钱　竹茹粉六钱

用水五盅，煎汁三盅，先温服一盅，病已愈者，停后服，若未全愈者，过两点钟再温服一盅。《伤寒论》白虎汤治阳明府热之圣药也。盖外邪炽盛，势若燎原，胃中津液立就枯涸。故用石膏之辛寒以祛外感之邪，知母之凉润以滋内耗之阴。特是石膏质重（虽煎作汤性亦下坠），知母味苦，苦降与重坠相并，下行之力速，胃腑之热或难尽消，且恐其直趋下焦而为泄泻也，故又藉粳米之浓汁，甘草之甘味，缓其下趋之势，以待胃中微丝血管徐徐吸去，由肺升出为气，由皮肤渗出为汗，余入膀胱为溺，而内蕴之热邪随之俱清，此仲景制方之妙也。然病有兼证，即用药难拘成方。犹是白虎汤证也，因其人胃气上逆，心下胀满，粳米、甘草不可复用，而以半夏、竹茹代之，取二药之降逆，以参赞石膏、知母成功也。

一妇人，年三十余，得温证。始则呕吐，五六日间，心下满闷，热而且渴。脉洪滑有力，舌苔黄厚。闻其未病之先，曾有郁怒未伸，因得斯证。俗名夹恼伤寒。然时当春杪，一得即不恶寒，乃温病，非伤寒也，为疏此方。有一医者在座，系病家姻亲，非但延之治病，且以视他医之用方也。疑而问曰：此证因胃气上逆作胀满，始将白虎汤方另为更定，何以方中不用开通气分之药，若承气汤之用厚朴、枳实，而惟用半夏、竹茹乎？答曰：白虎汤用意，与承气迥异。盖承气汤乃导邪下行之药，白虎汤乃托邪外出之药。故服白虎汤后，多有得汗而解者。间有服后未即得汗，而大热既消，其饮食之时恒得微汗，余热亦由此尽解。若因气逆胀满，恣用破气之药伤其气分，不能托邪外出，将邪陷愈深，胀满转不能消，或更增剧。试观《伤寒论》多有因误下伤其气分成结胸、成心下痞硬证，不可不知也。再试观诸泻心，不轻用破气之品，却有半夏泻心汤；又仲景治“伤寒解后，气逆欲呕”有竹叶石膏汤，半夏与石膏并用；治“妇人乳中虚，烦乱呕逆”有竹皮大丸，竹茹与石膏并用；是半夏、竹茹善降逆气可知也。今师二方之意，用之以易白虎汤

中之甘草、粳米，降逆气而不伤正气，服后仍可托邪外出，由汗而解，而胀满之证，亦即消解无余。此方愚用之屡矣，未有不随手奏效者。医者闻言省悟，听愚用药。服后，病人自觉胀满之处如以手推排下行，病亦遂愈。

白虎加人参以山药代粳米汤

治寒温实热已入阳明之府，燥渴嗜饮凉水，脉象细数者。

生石膏捣细，三两　知母一两　人参六钱　生山药六钱　粉甘草三钱

上五味，用水五盅，煎取清汁三盅，先温服一盅，病愈者，停后服。若未全愈者，过两点钟再服一盅。至其服法详细处，与仙露汤同。

按：伤寒法，白虎汤用于汗、吐、下后，当加人参。究之脉虚者，即宜加之，不必在汗、吐、下后也。愚自临证以来，遇阳阴热炽，而其人素有内伤，或元气素弱，其脉或虚数，或数微者，皆投以白虎加人参汤。实验既久，知以生山药代粳米，则其方愈稳妥，见效亦愈速。盖粳米不过调和胃气，而山药兼能固摄下焦元气。使元气素虚者不至因服石膏、知母而作滑泻。且山药多含有蛋白之汁，最善滋阴，白虎汤得此既祛实火，又清虚热，内伤外感须臾同愈。愚用此方救人多矣。略列数案于下，以资参考。

一叟，年近六旬。素羸弱劳嗽，得伤寒证三日，昏愦不知人。诊其脉甚虚数，而肌肤烙手，确有实热。知其脉虚证实，邪火横恣，元气又不能支持。故传经犹未深入，而即昏愦若斯也。踌躇再四，乃放胆投以此汤。将药煎成，乘热徐徐灌之。一次只灌下两茶匙。阅三点钟，灌药两盅，豁然顿醒。再尽其余，而病愈矣。

一叟，年六旬。素亦羸弱多病，得伤寒证，绵延十余日。舌苔黄厚而干，心中热渴，时觉烦躁。其不烦躁之时，即昏昏似睡，呼之眼微开，精神之衰惫可知。脉象细数，按之无力。投以凉润之

剂，因其脉虚，又加野台参佐之。大便忽滑泻，日下数次。因思此证，略用清火之药即滑泻者，必其下焦之气化不固。先用药固其下焦，再清其上焦、中焦未晚也。遂用熟地黄二两、酸石榴一个，连皮捣烂，同煎汤一大碗。分三次温饮下，大便遂固。间日投以此方，将山药改用一两，以生地黄代知母。煎汤成，徐徐温饮下，一次只饮药一大口。阅八点钟，始尽剂，病愈强半。翌日又按原方如法煎服，病又愈强半。第三日又按其方服之，尽剂而愈。

按：熟地黄原非治寒温之药，而病至极危时，不妨用之，以救一时之急。故仲景治脉结代，有炙甘草汤，亦用干地黄（即今生地），结代亦险脉也。如无酸石榴时，可用龙骨（煅捣）、牡蛎（煅捣）各五钱代之。

一叟，年六旬余。素吸鸦片，羸弱多病，于孟冬感冒风寒，其脉微弱而浮。愚用生黄耆数钱，同表散之药治之，得汗而愈。间日，因有紧务事，冒寒出门，汗后重感，比前较剧。病卧旅邸，不能旋里，因延彼处医者诊治。时身热饮水，病在阳明之府，医者因其脉微弱，转进温补，病益进。更延他医，以为上有浮热，下有实寒，用附子、吴茱萸，加黄连治之。服后，齿龈尽肿，且甚疼痛，时觉烦躁，频频饮水，不能解渴，不得已复来迎愚。至诊其脉细而数，按之略实。遂按以此汤，加玄参六钱，以散其浮游之热。一剂牙疼即愈，烦躁与渴亦见轻。翌日用原方去玄参，将药煎成，调入生鸡子黄三枚，作三次温饮下，大便得通而愈。

一人，年二十。资禀素弱，偶觉气分不舒，医者用三棱、延胡等药破之。自觉短气，遂停药不敢服。隔两日，忽发喘逆，筋惕肉动，精神恍惚。脉数至六至，浮分摇摇，按之若无。肌肤甚热，上半身时出热汗，自言心为热迫，甚觉怔忡。其舌上微有白苔，中心似黄。统观此病情状，虽陡发于一日，其受外感已非一日。盖其气分不舒时，即受外感之时，特其初不自觉耳。为其怔忡太甚，不暇取药，急用生鸡子黄四枚，温开水调和，再将其碗置开水盆中，候温服之，喘遂止，怔忡亦见愈。继投以此汤，煎汁一大碗，仍调入生鸡子黄三枚，徐徐温饮下。自晚十点钟至早七点钟，尽剂而病若失。因其从前服药伤气，俾用玄参一两，潞参五钱，连服数剂以善其后。

一童子，年十七。于孟夏得温证，八九日间，呼吸迫促，频频咳吐，痰血相杂。其咳吐之时，疼连胸胁，上焦微嫌发闷。诊其脉，确有实热，而数至七至，摇摇无根。盖其资禀素弱，又兼读书劳心，其受外感又甚剧，故脉象若是之危险也。为其胸胁疼闷兼吐血，遂减方中人参之半，加竹茹、三七（捣细冲服）各二钱。用三七者，不但治吐血，实又兼治胸胁之疼也。一剂血即不吐，诸病亦见愈，又服一剂全愈。

一农家孺子，年十一。因麦秋农家忙甚，虽幼童亦作劳田间，力薄不堪重劳，遂得温病。手足扰动，不能安卧，谵语不休，所言者皆劳力之事，昼夜目不能瞑。脉象虽实，却非洪滑。拟投以此汤，又虑小儿少阳之体，外邪方炽，不宜遽用人参，遂用生石膏两半，蝉退一钱，煎服后，诸病如故。复来询方，且言其苦于服药，昨所服者，呕吐将半。愚曰：单用生石膏二两，煎取清汁，徐徐温饮之，即可不吐，乃如言服之，病仍不愈。再为诊视，脉微热退，谵语益甚，精神昏昏，不省人事。急用野台参两半，生石膏二两，煎汁一大碗，分数次温饮下。身热脉起，目遂得瞑，手足稍安，仍作谵语。又于原渣加生石膏、麦冬各一两，煎汁二盅，分两次温饮下，降大便一次，其色甚黑，病遂愈。

按：此证若早用人参，何至病势几至莫救。幸即能省悟，犹能竭力挽回，然亦危而后安矣。愚愿世之用白虎汤者，宜常存一加人参之想也。

又按：此案与前案观之，凡用白虎汤而宜加人参者，不必其脉现虚弱之象也。凡谂知其人劳心过度，或劳力过度，或在老年，或有宿疾，或热已入阳明之府，脉象虽实，而无洪滑之象，或脉有实热，而至数甚数者，用白虎汤时，皆宜酌加人参。

又寒温证表里皆虚，汗出淋漓，阳明胃腑仍有实热者，用此汤时，宜加龙骨、牡蛎。一童子，年十六，于季冬得伤寒证。因医者用发表药太过，周身时时出汗，仍表里大热，心中怔忡，精神恍惚。脉象洪数，按之无力。遂用此汤，加龙骨、牡蛎（皆不煅）各一两。煎汁一大碗，分数次温饮下，尽剂而愈。

又仲景治伤寒脉结代者，用炙甘草汤，诚佳方也。愚治寒温，若其外感之热不盛，遇此等脉，即遵仲景之法。若其脉虽结代，而外感之火甚实者，亦用白虎加人参以山药代粳米汤。曾治一叟，年六旬余。于孟冬得伤寒证，五六日间，延愚诊视。其脉洪滑，按之亦似有力。表里俱觉发热，间作呻吟，又兼喘逆，然不甚剧。投以白虎汤，一剂大热稍减。再诊其脉，或七八动一止，或十余动一止，两手皆然，而重按无力。遂于原方中加人参八钱，兼师炙甘草汤中用干地黄之意，以生地代知母。煎汁两盅，分二次温饮下，脉即调匀，且较前有力，而热仍如故。从前方中生石膏二两遂加倍为四两，煎汁一大碗，俾徐徐温饮下，尽剂而愈。

按：治此证时，愚习用白虎汤，而犹未习用白虎汤加参也。自此以后，凡年过六旬之人，即脉甚洪实，用白虎汤时，亦必少加人参二三钱。

结代之脉虽并论，究之结脉轻于代脉，故结脉间有宜开通者。曾治一叟，年六十余，大便下血。医治三十余日，病益进。日下血十余次，且多血块，精神昏愦。延为诊视，脉洪实异常，至数不数，惟右部有止时，其止无定数，乃结脉也。其舌苔纯黑，知系温病大实之证。从前医者，但知治其便血，不知治其温病可异也。投以白虎加人参以山药代粳米汤，将石膏改用四两，煎汤三盅，分三次温饮下。每次送服旱三七细末一钱。如此日服一剂，两日血止，大便仍滑泻，脉象之洪实减半，而其结益甚，且腹中觉胀。询其病因，知得诸恼怒之后。遂改用莱菔子六钱，而佐以白芍、滑石、花粉、茅根、甘草诸药，一剂胀消，脉之至数调匀，仍稍有洪实之象，滑泻亦减。再投以加味天水散作汤服之，病遂全愈。

寒温之证，最忌舌干，至舌苔薄而干，或干而且缩者，尤为险证。而究其原因，却非一致。有因真阴亏损者，有因气虚不上潮者，有因气虚更下陷者，皆可治以白虎加人参以山药代粳米汤。盖人参之性大能补气，元气旺而上升，自无下陷之虞，而与石膏同用，又大能治外感中之真阴亏损。况又有山药、知母以濡润之乎！若脉象虚数者，又宜多用人参，减石膏一两，再加玄参、生地滋阴之品。煎汁三四茶盅，徐徐温饮下，一次只饮一大口，防其寒凉下侵，至大便滑泻，又欲其药力息息上达，助元气以生津液。饮完一剂，再煎一剂，使药力昼夜相继，数日舌润火退，其病自愈。一人，年二十余，素劳力太过，即觉气分下陷。一岁之间，为治愈三次。至秋杪感冒时气，胸中烦热满闷，燥渴引饮，滑泻不止，微兼喘促。舌上无苔，其色鲜红，兼有砂粒。延医调治，投以半补半破之剂。意欲止其滑泻兼治其满闷也。服药二剂，滑泻不止。后愚为诊视，其脉似有实热，重按无力。遂先用拙拟加味天水散（在第三卷）止其滑泻。方中生山药用两半、滑石用一两，一剂泻止。继服滋阴清火之剂，数剂喘促亦愈，火亦见退。唯舌干连喉，几不能言，频频饮水，不少濡润，胸中仍觉满闷。愚恍悟曰：此乃外感时气，挟旧病复发，故其脉象虽热，按之不实。其舌干如斯者，津液因气分下陷而不上潮也。其胸中满闷者，气分下陷，胸中必觉短气，粗人不善言病情，故漫言满闷也。此时大便不行已五日。遂投以白虎加人参以山药代粳米汤，一剂病愈十之七八，而舌之干亦减半。又服一剂，大便得通，病觉全愈。舌上仍无津液，又用潞参一两，玄参两半，日服一剂，三日后舌上津液滋润矣。

一童子，年十三。于孟冬得伤寒证，七八日间，喘息鼻煽动，精神昏愦，时作谵语，所言者皆劳力之事。其脉微细而数，按之无力。欲视其舌，干缩不能外伸，启齿探视，舌皮有瘢点作黑色，似苔非苔，频饮凉水，毫无濡润之意。愚曰：此病必得之劳力之余，胸中大气下陷，故津液不能上潮，气陷不能托火外出，故脉道瘀塞，不然何以脉象若是，恣饮凉水而不滑泻乎？病家曰：先生之言诚然，从前延医服药，分毫无效，不知尚可救否？曰：此病按寻常治法，一日只服药一剂，即对证亦不能见效。听吾用药勿阻，定可挽回。遂治以白虎加人参以山药代粳米汤，煎汁一大碗，徐徐温饮下，一昼夜间连进二剂，其病遂愈。

又按：脉虚数而舌干者，大便虽多日不行，断无可下之理，即舌苔黄而且黑亦不可下。惟按上所载治法，使其大便徐徐自通，方为稳善。若大便通后，而火犹炽，舌仍干者，可用潞参一两，玄参二两煮汁，徐徐饮之，以舌润火退为度。若或因服药失宜，大便通后，遂滑泻，其虚火上逆，舌仍干者，可用拙拟滋阴固下汤（在第五卷）去滑石，加沙参数钱。若其为日既久，外感之火全消，而舌干神昏，或呼吸之间，常若气不舒，而时作太息者，此大气因服药下陷，病虽愈而不能自复也。宜单用人参两许煎汤服之，或少加柴胡亦可（此证有案在第四卷升陷汤下，宜参观）。若微有余热，可加玄参佐之。

寒温下后不解，医者至此，恒多束手。不知《伤寒论》原有治此证的方，即白虎加人参汤也。其一百六十八节云："伤寒病，若吐若下后，七八日不解，热结在里，表里俱热，时时恶风，大渴，舌上干燥而烦，欲饮水数升者，白虎加人参汤主之。"愚生平治寒温，未有下后不解者，于仙露汤后曾详论之。然恒有经他医下后不解，更延愚为诊治者。其在下后多日，大便未行，脉象不虚弱者，即按《伤寒论》原方。若在甫下之后，或脉更兼虚弱，即以山药代粳米，或更以生地代知母，莫不随手奏效。盖甫下之后，大便不实，骤用寒凉，易至滑泻。而山药收涩，地黄黏润，以之代粳米、知母，实有固下之力，而于脉之兼虚弱者，则尤宜也。况二药皆能滋真阴，下后不解，多系阴分素虚之人，阴分充足，自能胜外感之余热也。

寒温之证，过十余日大热已退，或转现出种种危象，有宜单治以人参，不必加人参于白虎汤中者。王宇泰曰：余每治伤寒温热等证，为庸医妄汗误下，已成坏证，危在旦夕者，以人参二两，童子小便煎之，水浸冰冷，饮之立效。又张致和曾治一伤寒坏证，势近垂危，手足俱冷，气息将断。用人参一两，附子一钱，于石铫内煎至一碗，新汲水浸之冰冷，一服而尽。少顷病人汗出，鼻梁尖上涓涓如水。盖鼻梁应脾，若鼻端有汗者可救。以土在人身之中周遍故也。

又愚曾治一温证，已过两旬，周身皆凉，气息奄奄。确知其因误治，胸中大气下陷。遂用人参一两，柴胡二钱，作汤灌之，两剂全愈。此证详案，在拙拟升陷汤（在第四卷）下可参观。

白虎汤加人参，又以山药代粳米，既能补助气分托邪外出，更能生津止渴、滋阴退热，洵为完善之方。间有真阴太虚，又必重用滋阴之药以辅翼之，始能成功者。一媪，年过七旬，于孟夏得温证，五六日间，身热燥渴，精神昏愦，舌似无苔，而舌皮数处作黑色，干而且缩。脉细数，按之无力。当此高年，审证论脉，似在不治。而愚生平临证，明明见不可治之证，亦必苦心研究而设法治之，此诚热肠所迫，不能自已，然亦往往多有能救者。踌躇再四，为疏两方：一方即白虎加人参以山药代粳米汤；一方用熟地黄二两、生山药、枸杞各一两，真阿胶（不炒）五钱，煎汤后，调入生鸡子黄四枚。二方各煎汁一大碗，徐徐轮流温服，阅十点钟，尽剂而愈。自言从前服药，皆不知觉，此时则犹如梦醒。视其舌上犹干黑，然不缩矣。其脉至数仍数，似有余热。又用玄参二两，潞参一两，煎汤一大碗，徐徐温服，一日一剂。两日大便得通，再视其舌，津液满布，黑皮有脱去者矣。

隔数日，其夫年与相等，亦受温病。四五日间，烦热燥渴。遣人于八十里外致冰一担，日夜食之，烦渴如故。复迎愚诊治。其脉洪滑而长,重按有力,舌苔白厚,中心微黄。知其年虽高而火甚实也。遂投以白虎加人参以山药代粳米汤。将方中石膏改用四两,连进两剂,而热渴俱愈。其家人疑而问曰:此证从前日食冰若干,热渴分毫不退,今方中用生石膏数两,连进两剂而热渴俱愈,是石膏之性凉于冰远矣。愚曰:非也。石膏原不甚凉,然尽量食冰不愈而重用生石膏即愈者,因石膏生用能使寒温之热有出路也。西人不善治寒温,故遇寒温实热证最喜用冰,然多有不愈者。至石膏生用,性能发汗,其热可由汗解。即使服后无汗,亦可宣通内蕴之热,由腠理毛孔息息达出,人自不觉耳。

按:此证与前证,年岁同,受病之时亦同,而一则辅以熟地、枸杞之类,以滋真阴;一则重加生石膏,以清大热。此乃随病脉之虚实,活泼加减,所以投之辄效也。

又按:用熟地治寒温,恒为医家所訾。然遇其人真阴太亏,不能支持外感之热者,于治寒温病中,放胆加熟地以滋真阴,恒能挽回人命于顷刻。

曾治一室女,资禀素羸弱,得温病五六日,痰喘甚剧。治以《金匮》小青龙汤加石膏,一剂喘顿止。时届晚八点钟,一夜安稳。至寅时喘复作,不若从前之剧,而精神恍惚,心中怔忡。再诊其脉,如水上浮麻不分至数,按之即无,此将脱之候也。取药不暇,幸有预购山药两许,急煎服之,病少愈。此际已疏方取药,方系熟地四两,生山药一两,野台参五钱,而近处药房无野台参,并他参亦鬻尽,再至他处,又恐误事,遂单煎熟地、山药饮之,病愈强半。一日之内,按其方连进三剂,病遂全愈。

按:此证原当用拙拟来复汤(在第一卷),其方重用山萸肉以收脱,而当时愚在少年,其方犹未拟出,亦不知重用萸肉,而自晨至暮,共服熟地十二两,竟能救此垂危之证,熟地之功用诚伟哉!又此证初次失处,在服小青龙汤后未用补药。愚经此证后,凡遇当用小青龙汤而脉稍弱者,服后即以补药继之,或加人参于汤中,恐其性热，可将所加之石膏加重。

又按：张氏《八阵》、赵氏《医贯》、冯氏《锦囊》皆喜重用熟地，虽外感证亦喜用之，其立言诚有偏处。然当日必用之屡次见效，而后笔之于书。张氏书中载有：治一老年伤寒，战而不汗，翌日届其时，犹有将汗之意。急与一大剂八味地黄汤以助其汗。服后，遂得大汗，阅数时周身皆凉，气息甚微，汗犹不止。精神昏昏，复与原汤一剂，汗止而精神亦复。

夫用其药发汗，即用其药止汗，运用之妙，颇见慧心。又赵氏书中谓：六味地黄汤能退寒温之实热，致贻后世口实。然其言亦非尽不验。忆昔乙酉、丙戌数年间之寒温病，热入阳明府后，凡于清解药中，能重用熟地以滋阴者，其病皆愈。此乃一时气运使然，不可笔之于书以为定法也。又冯氏所著本草，谓熟地能大补肾中元气，此亦确论。凡下焦虚损，大便滑泻，服他药不效者，单服熟地即可止泻。然须日用四五两，煎浓汤服之亦不作闷（熟地少用则作闷，多用转不闷），少用则无效。又善治劳嗽气不归根。曾治一媪，劳喘甚剧，十年未尝卧寝。俾每日用熟地煎汤，当茶饮之，数日即安卧。其家反惧甚，以为如此改常，恐非吉兆，而不知其病之愈也。

由是观之，熟地能补肾中元气可知。至陈修园则一概抹倒，直视熟地为不可用，岂能知熟地哉！寒温传里之后，其人下焦虚惫太甚者，外邪恒直趋下焦作泄泻，亦非重用熟地不能愈。岁在癸巳，应试都门，曾谒一部郎，其家有女仆，年三十余。得温病十余日，势至垂危，将舁于外，问还有治否？因为诊视，其证昼夜泄泻，昏不知人，呼之不应，其脉数至七至，按之即无，而却无大热。遂用熟地二两，生山药、生杭芍各一两，甘草三钱，煎汤一大碗，趁热徐徐灌之，尽剂而愈。

又一童子，年十四五。伤寒已过旬日，大便滑泻不止，心中怔忡异常，似有不能支持之状。脉至七至，按之不实。医者辞不治。

投以熟地、生山药、生杭芍各一两，滑石八钱，甘草五钱。煎汤一大碗，徐徐温饮下，亦尽剂而愈。

至产后之证，忌用寒凉。而果系产后温证，心中燥热，舌苔黄厚，脉象洪实，亦宜投以白虎加人参以山药代粳米汤，而更以玄参代知母则尤妥善。盖愚于产后温证之轻者，其热虽入阳明之府，脉象不甚洪实，恒重用玄参一两或至二两，辄能应手奏效；若系剧者，必白虎加人参以山药代粳米汤，而更以玄参代知母方能有效。诚以石膏、玄参《本经》皆明载其治产乳。故于产后温病之轻者，可单用玄参，至温病之剧者，不妨石膏、玄参并用也。然用石膏必须佐以人参，因其时当产后，其热虽实，而体则虚也。不用知母者，《本经》未载其治产乳，不敢师心自用，漫以凉药治产后也。

友人吴瑞五，深通医学，尤笃信《衷中参西录》诸方，用之辄能奏效。其侄文博亦知医，有戚家延之治产后病。临行瑞五嘱之曰：果系产后温热，阳明胃腑大实，非用《衷中参西录》中白虎加人参以山药代粳米汤，更以玄参代知母不可。及至诊之，果系产后温证，病脉皆甚实。文博遵所嘱，开方取药，而药坊皆不肯与，谓产后断无用生石膏之理。病家因此生疑，文博辞归。病家又延医治数日，病势垂危，复求为诊治。携药而往，如法服之，一剂而愈。

宁嗽定喘饮

治伤寒温病，阳明大热已退，其人或素虚，或在老年，至此益形怯弱，或喘，或嗽，或痰涎壅盛，气息似甚不足者。

生怀山药两半　甘蔗自然汁一两　酸石榴自然汁六钱　生鸡子黄四个

先将山药煎取清汤一大碗，再将余三味调入碗中。分三次温饮下，约两点钟服一次。若药亦凉，再服时须将药碗置开水中温之，然不可过热，恐鸡子黄熟，服之即无效。

一周姓叟，年近七旬，素有劳疾，且又有鸦片嗜好，于季秋患温病，阳明府热炽盛，脉象数而不实，喘而兼嗽，吐痰稠黏。投以白虎加人参汤，以生山药代粳米。一剂，大热已退，而喘嗽仍不愈，且气息微弱，似不接续。其家属惶恐，以为难愈。且言如此光景，似难再进药。愚曰：勿须用药，寻常服食之物即可治愈矣。为开此方，病家视之，果系寻常食物。知虽不对证，亦无妨碍。遂如法服之，二剂全愈。

荡胸汤

治寒温结胸，其证胸膈痰饮，与外感之邪互相凝结，上塞咽喉，下滞胃口，呼吸不利，满闷短气，饮水不能下行，或转吐出，兼治疫证结胸。

蒌仁新炒者，捣，二两　生赭石研细，二两　苏子炒捣，六钱　芒硝冲服，四钱

用水四盅，煎取清汁两盅，先温服一盅。结开，大便通行，停后服。若其胸中结犹未开，过两点钟，再温服一盅。若胸中之结已开，而大便犹未通下，且不觉转矢气者，仍可温服半盅。伤寒下早成结胸，至温病未经下者，亦可成结胸。至疫病自口鼻传入，遇素有痰饮者，其疹疠之气，与上焦痰饮互相胶漆，亦成结胸；《伤寒论》陷胸汤丸三方，皆可随证之轻重高下借用。特是大陷胸汤、丸中皆有甘遂，世俗医者，恒望而生畏。至小陷胸汤，性虽平和，又有吴又可瘟疫忌用黄连之说存于胸中，遂亦不肯轻用。及遇此等证，而漫用开痰、破气、利湿之品，若橘红、莱菔、苍术、白芥、茯苓、厚朴诸药，汇集成方。以为较陷胸诸汤、丸稳，而且病家服之，以为药性和平，坦然无疑。不知破其气而气愈下陷，利其湿而痰愈稠黏。如此用药，真令人长太息者也。愚不得已，将治结胸诸成方变通汇萃之。于大陷胸汤中取用芒硝，于小陷胸汤中取用蒌实。又于治心下痞硬之旋覆代赭石汤中取用赭石，而复加苏子以

为下行之向导，可以代大陷胸汤、丸。少服之，亦可代小陷胸汤。非欲与《伤寒论》诸方争胜也，亦略以便流俗之用云尔。

一媪，年六十余。当孟夏晨饭之际，忽闻乡邻有斗者，出视之，见强者凌弱太甚，心甚不平；又兼饭后有汗受风，遂得温证。表里俱热，胃口杜塞，腹中痛疼，饮水须臾仍吐出。七八日间，大便不通。其脉细数，按之略实。自言心中燥渴，饮水又不能受，从前服药止吐，其药亦皆吐出。若果能令饮水不吐，病犹可望愈。愚曰：易耳。为开此汤，加生石膏二两，野台参五钱，煎汤一大碗，分三次温饮下。晚间服药，翌晨大便得通而愈。当大便未通时，曾俾用山萸肉（去净核）二两煎汤，以备下后心中怔忡及虚脱。及大便通后，微觉怔忡，服之即安。

一室女得温病，二三日间，痰涎郁塞，胸膈满闷异常，频频咳吐，黏若胶漆，且有喘促之意，饮水停滞胃口，间或吐出，其脉浮滑。问之微觉头疼，知其表证犹未罢也。遂师河间双解散之意，于荡胸汤中加连翘、蝉退各三钱。服后微汗，大便得通而愈。

一室女，于中秋节后，感冒风寒。三四日间，胸膈满闷，不受饮食，饮水一口亦吐出，剧时，恒以手自挠其胸。其脉象滑实，右部尤甚。本拟用荡胸汤，恐其闻药味呕吐（荡胸汤中不用大黄者，为其气浓味苦。呕吐者，不待药力施行即吐出。然仍不如单用赭石更稳妥），遂单用赭石两半，煎汤饮下，顿饭顷，仍吐出。盖其胃口皆为痰涎壅滞，仅用赭石两半，药不胜病，下行不通，复转而吐出也。又用赭石四两，煎汤一大碗，分三次，陆续温饮下。胸次虽通，饮水不吐，翌日脉变洪长，其舌苔从前微黄，忽改黑色。遂重用白虎汤，连进两剂，共用生石膏半斤，大便得通而愈。

一童子，年十四岁，得温病。六七日间胸膈痰涎壅滞，剧时杜塞咽喉，两目上翻，身躯后挺，有危在顷刻之势。其脉关前洪滑有力。其家固设有药坊，愚因谓其父曰：此病虽剧，易治耳。用新炒蒌仁四两（用新炒者取其气香）捣碎，煮汤一大碗，分两次服下即愈矣。盖彼时荡胸汤，犹未拟出也。其家人闻愚言，私相计曰：如此重病，而欲用药一味治愈之，先生果神仙乎？盖誉之而实疑之也。其父素晓医理，力主服之，尽剂而愈。隔数日，其邻家童子亦患此证，用新炒蒌仁三两，苏子五钱，亦一剂而愈。

奉天鼓楼南，连奉澡塘曲玉轩得温病。恶心呕吐，五日不能饮食，来院求为诊治。其脉浮弦，数近六至，重按无力，口苦心热，舌苔微黄。因思其脉象浮弦者，少阳、阳明二经之气化挟温热之气上逆也。按之无力者，吐久不能饮食，缺乏水谷之气也。至数近六至者，热而兼虚，故呈此数象也。因思石膏之性能清热镇逆，且无臭味，但以之煮水饮之，或可不吐。遂用生石膏细末两半，煎汤两茶杯，分二次温饮下。初次饮未吐，至二次仍吐出。病人甚觉惶恐，加以久不饮食，几难支持。愚曰：勿恐。再用药末数钱，必然能止呕吐。遂单用生赭石细末四钱，俾以开水送下。须臾觉恶心立止，胸次通畅，饥而思食。遂食薄粥一瓯，觉下行顺利，从此不复呕吐，而心中犹觉发热，舌根肿胀，言语不利。遂用生石膏一两，丹参、乳香、没药、连翘各三钱，两剂而愈。

奉天大东关安靴铺，安显之夫人，年四十许。临产双生，异常劳顿。恶心呕吐，数日不能饮食，精神昏愦，形势垂危。群医辞不治，延为诊视。其脉洪实，面有火色，舌苔厚而微黄。愚曰：此产后温也。其呕吐若是者，乃阳明热实，胃腑之气上逆也。投以生赭石、玄参（《本经》谓玄参主产乳）各一两，一剂而呕吐止，可进饮食。继仍用玄参同白芍、连翘以清其余热，遂全愈。

一味莱菔子汤

治同前证。

莱菔子生者一两，熟者一两

共捣碎，煎汤一大茶杯，顿服之。

奉天烟酒公卖局科员许寿庵，年二十余，得温病。三四日觉中脘郁结，饮食至其处不下行，仍上逆吐出，来院求为诊治。其脉沉滑而实，舌苔白而微黄。表里俱觉发热，然不甚剧。自言素有痰饮，受外感益甚。因知其中脘之郁结，确系外感之邪与痰饮相凝滞也。先投以荡胸汤，两点钟后，仍复吐出。为拟此方，一剂结开，可受饮食。继投以清火理痰之品，两剂全愈。

按：此证若服荡胸汤，将方中赭石细末留出数钱，开水送下，再服汤药亦可不吐，其结亦必能开，非莱菔子汤之力胜于荡胸汤也。而试之偶效，尤为载此方者，为药性较荡胸汤尤平易，临证者与病家，皆可放胆用之而无疑也。若此方不效者，亦可改用荡胸汤，先将赭石细末送下数钱之法。

镇逆承气汤

治寒温阳明府实，大便燥结，当用承气下之，而呕吐不能受药者。

芒硝六钱　赭石研细，二两　生石膏捣细，二两　潞党参五钱

上药四味，用水四盅，先煎后三味，汤将成，再加芒硝，煎一两沸，取清汁二盅，先温服一盅。过三点钟，若腹中不觉转动，欲大便者，再温服余一盅。

一邻妇，年二十余。得温病已过十日，上焦燥热、呕吐，大便燥结，自病后未行。延医数次服药皆吐出，适愚自他处归，诊其脉，关前甚洪实，一息五至余，其脉上盛于下一倍，所以作呕吐。其至数者，吐久伤津液也。为拟此汤，一剂热退呕止，大便得通而愈。

或问：此证胃腑热实，大肠燥结，方中何以复用党参？答曰：此证多有呕吐甚剧，并水浆不能存者，又有初病即呕吐，十数日不止者，其胃气与胃中津液必因呕吐而大有伤损，故用党参补助胃中元气。且与凉润之石膏并用，大能滋胃中津液，俾胃中气足液生，自能运转药力下至魄门以通大便也。愚用此方救人多矣，果

遇此等证，放胆投之，无不效者。

一人，年四十许。二便不通，呕吐甚剧，不受饮食，倩人询方。疑系外感之热所致，问其心中发热否？言来时未尝言及。遂为约略疏方，以赭石二两以止其呕吐，生杭芍一两以通小便，芒硝三钱以通大便。隔日，其人复来，言服后呕吐即止，二便亦通，此时心中发热且渴如故。既曰如故，是其从前原有热渴之病，阳明之府证已实，特其初次遣人未尝详言也。投以大剂白虎加人参汤，一剂而愈。

按：此证亦镇逆承气汤证，因其证两次始述明，遂致将方中药品前后两次分用之，其病亦即前后两次而愈矣。

原一、二、三期合编第七卷

治瘟疫瘟疹方

青盂汤

治瘟疫表里俱热，头面肿疼，其肿或连项及胸，亦治阳毒发斑疹。

荷叶一个，用周遭边浮水者良，鲜者尤佳　生石膏捣细，一两　真羚羊角二钱，另煎兑服　知母六钱　蝉退去足土，三钱　僵蚕二钱　金线重楼切片，二钱　粉甘草钱半

《易·系辞》谓“震为萑苇”。荷生水中，藕茎皆中空，亦萑苇类也。其叶边平兜，茎在中央，更有震卦仰盂之象，故能禀初阳上升之气，为诸药之舟楫，能载清火解毒之药上至头面，且其气清郁，更能解毒逐秽，施于疫毒诸证尤宜也。至于叶宜取其浮水者，以水为二分氢气，一分氧气，化合而成。浮水者，贴水而生，得水面氢气最多，故善发表。如浮萍之生于水面，而善发汗也。

金线重楼一名蚤休，一名紫河车草，味甘而淡，其解毒之功可仿甘草。然甘草性温，此药性凉，以解一切热毒，尤胜于甘草，故名蚤休。言若中一切蛊毒，或蝎螫蛇咬，或疮疡用之而皆可早早止住。古蚤与早，原相通也。古谚赞蚤休曰：“七叶一枝花，深山是我家。痈疽遇着我，一似手捻拿。”盖此物七叶对生茎腰，状如莲花一朵，自叶中心出茎，至巅开花一朵，形扁而黄，花上有黄丝下垂，故又名金线重楼。重楼者，其叶与花似各作一层也。其名紫河车草者，盖紫河为初生之地点，其处蕃多，可采之盈车，俗名为草河车误矣。其形状皮色皆如干姜，若皮不黄，而微带紫色者，

其味必微辣而不甘，含有毒性，即不可用。若无佳者，方中不用此味亦可。

羚羊角与犀角，皆性凉而解毒。然犀禀水土之精气而生，为其禀土之精，故能入胃，以消胃腑之实热。为其禀水之精，故又能以水胜火兼入心中，以消心脏本体之热力。而疫邪之未深入者，转因服犀角后，心气虚冷，不能捍御外邪，致疫邪之恣横，竟犯君主之宫，此至紧要之关系，医者不可不知。羚羊角善清肝胆之火，兼清胃腑之热。其角中天生木胎，性本条达，清凉之中大具发表之力，与石膏之辛凉，荷叶、连翘之清轻升浮者并用，大能透发温疫斑疹之毒火郁热，而头面肿处之毒火郁热，亦莫不透发消除也。曾治一六岁孺子，出疹三四日间，风火内迫，喘促异常。单投以羚羊角三钱，须臾喘止，其疹自此亦愈。夫疹之毒热，最宜表散清解，乃至用他药表散清解无功，势已垂危，而单投以一味羚羊角，即能挽回，其最能清解而兼能表散可知也。且其能避蛊毒，《本经》原有明文。疫病发斑，皆挟有毒疠之气也。

僵蚕乃蚕将脱皮时，因受风不能脱下而僵之蚕。因其病风而僵，故能为表散药之向导，而兼具表散之力。是以痘疹不出者，僵蚕最能表出之。不但此也，僵蚕僵而不腐，凡人有肿疼之处，恐其变为腐烂，僵蚕又能治之，此气化相感之妙也。今坊间鬻者，多用缫丝所剩之蚕充之，其蚕能敛戢心火，与僵蚕性正相反。用此药者，当加审慎，必色白而直，且分毫无乱丝者，乃为真僵蚕。又药坊中，恒误僵蚕为姜蚕，而以姜水炒之，甚非所宜。盖此药经火炒后，则发表之力顿减矣。

疫与寒温不同，寒温者，感时序之正气，因其人卫生之道，于时序之冷暖失宜，遂感其气而为病。其病者，偶有一二人，而不相传染。疫者，感岁运之戾气，因其岁运失和，中含毒气，人触之即病。《内经·刺法论》所谓，无问大小，病状相似者是也。其病者，挨户挨村，若徭役然，故名曰疫，且又互相传染也。《内经·本病论》有五疫之名，后世约分为寒疫、温疫。治温疫，世习用东垣普济消毒饮；治寒疫，世习用巢谷世圣散子。然温疫多而寒疫少，拙拟之清盂汤，实专为治温疫设也。

病疫相传染者，以其气自口鼻而入也。其初弥漫于上焦，或烦热头疼，外薄于营卫，或身热无汗，与温病初得者相似。然温病初得，用辛凉解肌即可愈，若疫病，则必须兼用解毒之药。至其传经已深，所现之证有与寒温相似者，皆可用治寒温之药治之，然始终宜佐以解毒之药。究之其变证多端，万言难罄。方书中惟喻氏《医门法律》、陆氏《世补斋》论之甚详。今录二家之说于下，以备参考。

喻嘉言曰：圣王御世，春无愆阳，夏无伏阴，秋无凄风，冬无苦雨。乃至民无夭札，物无疵疠，太和之气弥漫乾坤，安有所谓瘟疫哉！然而《周礼》傩以逐疫，方氏掌之，则瘟疫之由来，古有之矣。乡人傩，孔子朝服而致其诚敬。盖以装演巨象为傩人，不过仿佛其形；圣人以正气充塞其间，俾疫气潜消，乃位育之实功耳。古人元旦汲清泉，以饮芳香之药，上巳采兰草，以袭芳香之气，重涤秽也。后汉张仲景著《伤寒论》欲明冬寒春温，夏秋暑热之正，自不能并入疫病以混常法。然至理已毕具于脉法中。夫四时不正之气，感之者因而致病，初不名为疫也。因病致死，病气尸气，混合不正之气，斯为疫矣。以故鸡瘟死鸡，猪瘟死猪，牛马瘟死牛马，推之于人，何独不然？所以饥馑兵凶之际，疫病盛行，大率春夏之交为甚。盖温暑湿热之气交结互蒸，人在其中无隙可避。病者当之，魄汗淋漓，一人病气，足充一室。况连床并榻，沿户阖境，共酿之气，益以出户尸虫，载道腐墐，燔柴掩席，委壑投崖，种种恶秽，上混苍天清净之气，下败水土物产之气，人受之者，亲上亲下病从其类，有必然之势也。如世俗所称大头瘟者，头面腮颐肿如瓜瓤者是也。所称虾蟆瘟者，喉痹失音，颈筋胀大者是也。所称瓜瓤瘟者，胸高胁起，呕汁如血者是也。所称疙瘩瘟者，遍身红肿，发块如榴者是也。所称绞肠瘟者,腹鸣干呕,水泻不通者是也。所称软腿瘟者,便清泄白,足重难移者是也。小儿痘疹尤多。以上疫证,不明治法,咸诿之世运,良可伤悼。大率瘟疫痘疹,古昔无传,不得圣言折衷,是以多入迷途。曾不若俗见,摸索病状,反可顾名思义。昌幸微窥仲景一斑。其《平脉篇》(有谓系叔和所作者,然其文甚古奥)中云,寸口脉阴阳俱紧者,法当清邪中于上焦,浊邪中于下焦。清邪中上,名曰洁也。浊邪中下,名曰浑也。阴中于邪,必内栗也。表气微虚,里气不守,故使邪中于阴也。阳中于邪,必发热头痛,项强颈挛,腰痛胫酸。所谓阳中雾露之气,故清邪中上。浊邪中下,阴气为栗,足膝逆冷,便溺妄出,表气微虚,里气微急,三焦相溷,内外不通,上焦拂郁,脏气相熏,口烂食断也;中焦不治,胃气上冲,脾气不能转,胃气为浊,营卫不通,血凝不流。若卫气前通者,小便赤黄,与热相搏,因热作使,游于经络,出入脏腑,热气所过,则为痈脓。若阴气前通者,阳气厥微,阴无所使,客气入内,嚏而出之,声嗢咽塞,寒厥相逐,为热为拥,血凝自下,状如豚肝。阳明相厥,脾气孤弱,五液注下,下焦不阖,清便下重,令便数难,脐筑湫痛,命将难全。凡二百六十九字,阐发奥理,全非伤寒中所有之事。乃论疫邪从入之门,变病之总。所谓赤文绿字,开天辟地之宝符,人自不识耳。篇中大意谓,人之鼻孔通于天,故阳中雾露之邪者,为清邪自鼻气而上入于阳,则发热头疼,颈挛,正与俗称大头瘟、虾蟆瘟之说符也。人之口气通于地,故阴中水土之邪者,为饮食浊味自口舌而下入于阴,则其人必先内栗,足膝逆冷,便溺妄出,清便下重,脐筑湫痛,正与俗称绞肠瘟、软脚瘟之说符也。然从鼻口所入之邪,必先注中焦,以次分布上下。故中焦受邪,因而不治,则胃中为浊,营卫不通,血凝不流,其酿变即现中焦。俗称瓜瓤瘟、疙瘩瘟证,则又阳毒痈脓、阴毒遍身青紫之类也。此三焦定位之邪也。若三焦邪混而为一,内外不通,脏气熏蒸,上焦拂郁,则口烂食断。若卫气前通者,因热作使,游行经络脏腑，则为痈脓。营气前通者，因召客邪，嚏出声嗢咽塞，热拥不行，而下血如豚肝。然以营卫渐通，故非危候。若上焦之阳、下焦之阴两不相接，则脾气于中难以独运。斯五液注下，下焦不阖，而命难全矣。伤寒之邪先行身之背，次行身之前，次行身之侧，由外廓而入。瘟疫之邪则直行中道，流布三焦。上焦为清阳，故清邪从之上入。下焦为浊阴，故浊邪从之下入。中焦为阴阳交界，凡清浊之邪，必从此区分。甚者三焦相溷，上行极而下，下行极而上，故声嗢咽塞、口烂食断者，亦复下血如豚肝。非定中上不及下，中下不及上也。伤寒邪中外廓，故一表即散。疫邪行在中道，故表之不散。伤寒邪入胃腑，则腹满便结，故可攻下。疫邪在三焦，散漫不收，下之复合。治法，未病前预饮芳香正气药，则邪不能入，此为上也。邪既入，即以逐秽为第一义。上焦如雾，升而逐之，兼以解毒。中焦如沤，疏而逐之，兼以解毒。下焦如渎，决而逐之，兼以解毒。营卫既通，乘势追拔，勿使潜滋。

陆九芝曰：《内经》五疫之至，各随其所值之年，由伏而发。其治尽于"木郁达之、火郁发之、土郁夺之、金郁泄之、水郁折之"五法。盖治疫独讲太少之五运，与司天主客之六气。就寒温两面而言，却是温疫多而寒疫少。故五运之有木、火、土、金、水，半寒而半温也。六气之有温寒、寒湿、风火、火风、燥火、火燥也，温又多于寒也。然正不得以温多于寒，而遂置寒疫于不问也。周禹载于温独说春温，而于疫又独说温疫，则既不解温之无寒，又不解疫之有寒故耳，黄坤载则知有寒疫矣。然于温疫则曰无内热，无内热何以谓之温乎？于寒疫则反用石膏，用石膏何以谓之寒乎？喻嘉言论疫专主三焦，颇得治疫之法。坤载于疫遍说六经。夫疫之小者不分经络，疫之大者顷刻变生，尚何六经传遍之有？只是仲景六经之药，不外温清两法，以之分治两疫，亦为甚合。大抵以温而疫，则论中芩、连、栀、柏之统于膏、黄者可用也。以寒而疫，则论中吴萸、蜀椒之统于姜、附者可用也。余独举运气一方冠其首，而又举普济消毒饮之治温疫者,以盖清法。举如圣散子之治寒疫者,以盖温法。而禹载之惑可解,坤载之混可别,及嘉言治温而用姜、附,即鞠通本之而用桂枝者皆可删。总而言之,不传染而有热无寒者,是曰温;传染而有热有寒者,是为疫。不得以治寒疫者治温疫,更不得以治寒疫治温病也。

一妇人,年四十许,得大头瘟证。头面肿大疼痛,两目肿不能开,上焦烦热,心中怔忡。彼家误为疮毒,竟延疡医治疗。医者自出药末,敷头面,疼稍愈。求其出方治烦热怔忡。彼言专习外科,不管心中之病。时愚应他家延请,适至其村,求为诊治。其脉洪滑有力,关前益甚。投以青盂汤,将方中石膏改用二两,煎汁两茶盅,分二次温饮下,尽剂而愈。

一人,年三十余,初则感冒发颐,数日颔下颈项皆肿,延至膺胸渐肿而下。其牙关紧闭,惟自齿缝可进稀汤,而咽喉肿疼又艰于下咽。延医调治,服清火解毒之药数剂,肿势转增。时当中秋节后,淋雨不止,因病势危急,冒雨驱车迎愚。既至,见其颔下连项壅肿异常,状类时毒(疮中有时毒证),抚之硬而且热,色甚红,纯是一团火毒之气,下肿已至心口,自牙缝中进水半口,必以手掩口,十分努力始能下咽,且痰涎壅滞胸中,上至咽喉,并无容水无处,进水少许必换出痰涎一口,且觉有气自下上冲,常作呃逆,连连不止。诊其脉洪滑而长,重按有力,兼有数象。愚谓病家曰:此世俗所称虾蟆瘟也。毒热炽盛,盘踞阳明之府,若火之燎原,必用生石膏清之乃可缓其毒热之势。从前医者在座,谓曾用生石膏一两毫无功效。愚曰:石膏乃微寒之药,《本经》原有明文,如此热毒仅用两许,何能见效?遂用生石膏四两,清半夏四钱,金线重楼三钱,连翘、蝉退各一钱,煎服后,觉药停胸间不下,其热与肿似有益增之势,知其证兼结胸,火热无下行之路,故益上冲也。幸药坊即在本村,复急取生石膏四两,赭石三两,又煎汤徐徐温饮下,仍觉停于胸间。又急取赭石三两,蒌仁二两,芒硝八钱,又煎汤饮下，胸间仍不开通。此时咽喉益肿，再饮水亦不能下。病家惶恐无措，愚晓之曰：我所以亟亟连次用药者，正为此病肿势浸长，恐稍迟缓则药不能进。今其胸中既贮如许多药，断无不下行之理。药下行则结开便通，毒火随之下降，而上焦之肿热必消矣。时当晚十点晚，至夜半觉药力下行，黎明下燥粪数枚，上焦肿热觉轻，水浆可进，晨饭时牙关亦微开，服茶汤一碗，午后肿热又渐增，抚其胸热犹烙手，脉仍洪实，意其燥结必未尽下，遂投以大黄四钱，芒硝五钱，又下燥粪兼有溏粪，病遂大愈。而肿处之硬者仍不甚消，胸间抚之犹热，脉象亦仍有余热，又用生石膏三两，金银花、连翘、金线重楼各数钱，煎汁一大碗，分数次温饮下，日服一剂，三日全愈（按此证二次用石膏、赭石之时即宜加大黄、芒硝）。

一人，年二十余，得温疫。三四日间头面悉肿，其肿处皮肤内含黄水，破后且溃烂，身上间有斑点，闻人言此证名大头瘟。其溃烂之状，又似瓜瓤瘟，最不易治。惧甚，求为诊视。其脉洪滑而长，舌苔白而微黄。问其心中惟觉烦热，嗜食凉物。遂晓之曰：此证不难治。头面之肿烂，周身之斑点，无非热毒入胃而随胃气外现之象。能放胆服生石膏，可保全愈。遂投以青盂汤，方中石膏改用三两，知母改用八钱，煎汁一大碗，分数次温饮下。一剂病愈强半。翌日，于方中减去荷叶、蝉退，又服一剂全愈。

按：发斑之证异于疹者，以其发处不高，以手拂之，与肤平也。其证有阳毒、阴毒之分。阳毒发斑，系阳明毒热伤血所致。阴毒发斑，或为寒疫之毒，或因汗、吐、下后中气虚乏，或因过服凉药，遂成阴证，寒伏于下，逼其无根之火上独熏肺而发斑。其色淡红，隐隐见于肌表，与阳证发斑色紫赤者不同。愚生平所治发斑，皆系阳证，至阴证实未之见，其证之甚少可知。然正不可因阴证者甚少，而阴阳之际不详辨也。今采古人阳毒、阴毒发斑治验之案数条于下，以备参观。庶几胸有定见，临证时不至误治也。

吕沧洲云：一人，伤寒十余日，身热而静，两手脉尽伏。医者以为坏证弗与药。余诊之，三部脉举按皆无。舌苔滑，两颧赤如火，语言不乱。因告之曰：此子必大发赤斑，周身如锦纹。夫血脉之波澜也，今血为邪热所搏，掉而为斑，外现于皮肤，呼吸之气无形可倚，犹沟渠之水，虽有风不能成波澜也，斑消则脉出矣。及揭其衾，而赤斑烂然。与白虎加人参汤化其斑，脉乃复常。

按：发斑至于无脉，其证可谓险矣。即遇有识者，细诊病情，以为可治，亦必谓毒火郁热盘踞经络之间，以阻塞脉道之路耳。而沧洲独断为发斑则伤血，血伤则脉不见。是诚沧洲之创论，然其言固信而有征也。忆己亥春，尝治一少年吐血证。其人大口吐血，数日不止，脉若有若无，用药止其血后，脉因火退，转分毫不见。愚放胆用药调补之，竟得无恙（此证详案在第二卷寒降汤下）。夫吐血过多可至无脉，以证沧洲血伤无脉之说确乎可信，此阳毒发斑也。

许叔微治一人，内寒外热而发斑。六脉沉细，肩背胸胁斑出数点，随出随隐，旋更发出，语言狂乱，非谵语也，肌表虽热，以手按之须臾，冷透如冰。与姜、附等药数服后，得大汗而愈，此阴毒发斑也。

吴仁斋治一人，伤寒七八日，因服凉药太过，遂变身冷，手足厥逆，通身黑斑，惟心头温暖，乃伏火也。诊其六脉沉细，昏沉不知人事，亦不能言语，状似尸厥。遂用人参三白汤，加熟附子半枚，干姜二钱，水煎服下。待一时许，斑色渐红，手足渐暖。而苏醒后，复有余热不清，此伏火后作也。以黄连解毒汤、竹叶石膏汤调之而愈，此阴毒发斑中有伏阳也。

虞天民曰：有内伤证，亦出斑疹，但微见红。此胃气极虚，一身之火游行于外。当补益气血，则中有主而气不外游，荣有养而血不外散，此证尤当慎辨。洪吉人解之曰：按此证与阳毒发斑不同，亦与阴毒发斑不同，其方当用补中益气汤，加归、芍之类。

瘟毒之病，有所谓羊毛瘟者（亦名羊毛疹）。其证亦系瘟疫，而心中兼有撩乱之证。若视其前后对心处有小痤(俗名疙瘩),以针鼻点之,其顶陷而不起,其中即有白毛,当以针挑出之。若恐挑之不净,可用发面馍馍去皮,杂以头发,少蘸香油,周身搓擦。再审其证之虚实凉热,投以治疫病之药即愈。此证古书不载,而今人患此证者甚多,其白毛即周身之汗毛,大抵因有汗受风闭其毛孔,而汗毛不能外出,因不外出,所以作白色(若用黄酒和荞麦面擦之更好)。

护心至宝丹

治瘟疫自肺传心,其人无故自笑,精神恍惚,言语错乱。

生石膏捣细,一两　人参二钱　犀角二钱　羚羊角二钱　朱砂研细,三分　牛黄研细,一分

将药前四味共煎汤一茶盅,送服朱砂、牛黄末。

此证属至危之候,非寻常药饵所能疗治。故方中多用珍异之品,借其宝气以解入心之热毒也。

瘟疫之毒未入心者,最忌用犀角。于前青盂汤下,曾详言之。而既入心之后,犀角又为必须之药。

按:瘟疫之毒,随呼吸之气传入,原可入肺。心与肺同居膈上,且左心房之血脉管与右心房之回血管,又皆与肺循环相通,其相传似甚易。而此证不常有者,因有包络护于心上代之受邪,由包络下传三焦,为手厥阴、少阳脏腑之相传,此心所以不易受邪也。愚临证二十余年,仅遇一媪患此证,为拟此方,服之而愈。

清疹汤

治小儿出疹,表里俱热,或烦躁引饮,或喉疼声哑,或喘逆咳嗽。

生石膏捣细,一两　知母六钱　羚羊角二钱　金线重楼切片,钱半　薄荷叶二钱　青连翘二钱　蝉退去足土,钱半　僵蚕二钱

用水煎取清汤一盅半,分二次温饮下,以服后得微汗为佳。若一次得微汗者,余药仍可再服。若服一次即得大汗者,余药当停服。此药分量系治七八岁以上者,若七八岁以下者,可随其年之大小,斟酌少用。或将药减半,或用三分之一皆可。

喉疼声哑者,可将石膏加重五钱,合前得两半。若疹出不利者,用鲜苇根(活水中者更佳)一大握去节水煎沸,用其水煎药。

疹证多在小儿,想小儿脏腑间原有此毒,又外感时令之毒气而发,则一发表里俱热。若温病初得之剧者,其阳明经府之间,皆为热毒之所弥漫。故治此证,始则发表,继则清解,其有实热者,皆宜用石膏。至喉疼声哑者,尤为热毒上冲,石膏更宜放胆多用。惟大便滑泻者,石膏、知母皆不宜用,可去此二药,加滑石一两,甘草三钱。盖即滑泻亦非凉证,因燥渴饮水过多,脾胃不能运化故也。故加滑石以利其小便,甘草以和其脾胃,以缓水饮下趋之势。若其滑泻之甚者,可用拙拟滋阴宣解汤(在第五卷)即可止泻,又可表疹外出也。然此证最忌滑泻,恐其毒因滑泻内陷即不能外出。若服以上方而滑泻不止,可用生山药两许,轧细煮作粥,再将熟鸡子黄两三枚捏碎调粥中服之,其滑泻必止。泻止后,再徐徐以凉药清补之。

羚羊角最为治疹良药,于前青盂汤后曾论及之。惜此药今昂贵,坊间且多以他角伪充。若系整者,其角上有节若螺纹,而非若螺纹之斜绕,至其角尖二寸许则无螺纹矣。其中有木胎,作苍黄参半之色(其色似木非真木也),是为真者。可锉取其周遭及角尖,用时另煮,兑药中服,或与所煮他药,前后随服皆可。盖以其药珍重,不欲以他药渣混之也。若药坊已切成片,真伪亦可辨。其真者,片甚硬,其中碎片甚多,以其硬而脆故也。其色有直白者,有间带苍黄色者,即其近木胎处也。以火燃之,无腥臭气,而转有清郁之气(角上之节有假作旋成者,细审可辨)。

壬寅之岁,曾训蒙于邑之仁村,愚之外祖家也。季春夜半,表弟刘铭轩叩门求方，言其子（年六岁）于数日间出疹，因其苦于服药，强令服即作呕吐，所以未来询方。今夜忽大喘不止，有危在顷刻之势，不知还可救否，遂与同往视之。见其不但喘逆迫促，且精神恍惚，肢体骚扰不安。脉象摇摇而动，按之无根。知其毒火内攻，而肝风已动也。为其苦于服药，遂但取羚羊角三钱，幸药坊即在本村，须臾药至，急煎成汤。视其服下，过二十分钟即安然矣，其疹从此亦愈。其舅孙宝轩沧洲名医也。翌日适来省视，见愚所用羚羊角，讶为仙方（此证于青盂汤下曾略言之）。

奉天北关友人，朱贡九之哲嗣文治，年五岁。于庚申立夏后，周身壮热，出疹甚稠密。脉甚洪数，舌苔白厚，知其疹而兼瘟也。欲以凉药清解之，因其素有心下作疼之病，出疹后贪食鲜果，前一日犹觉疼，又不敢投以重剂。遂勉用生石膏、玄参各六钱，薄荷叶、蝉退各一钱，连翘二钱。晚间服药，至翌日午后视之，其热益甚，喉疼，气息甚粗，鼻翅煽动，且自鼻中出血少许，有烦躁不安之意。愚不得已，重用生石膏三两，玄参、麦冬（带心）各四钱，仍少佐以薄荷叶、连翘诸药。俾煎汤二茶盅，分三次温饮下。至翌日视之，则诸证皆轻减矣。然余热犹炽，而大便虽下一次，仍系燥粪。询其心犹发热，脉仍有力。遂于凉解药中，仍用生石膏一两，连服两剂，壮热始退。继用凉润清解之剂调之全愈。

按：此证初次投以生石膏、玄参各六钱，其热不但不退而转见增加，则石膏之性原和平，确非大凉可知也。至其证现种种危象，而放胆投以生石膏三两，又立能挽回，则石膏对于有外感实热诸证，直胜金丹可知。近世笃信西术者，恒目石膏为无用之物，彼亦曾亲自试验，若愚之放胆用生石膏乎？盖彼所谓石膏无用者，不过用石膏四五钱，极多或至一两，如此以治壮盛之火则诚无用矣。若更用煅者，则不惟无用，而且足害人矣。夫人非圣神，何能出言皆是，世人素重其人，竟于其出言偶差者，亦笃信之，误人即不可胜计。愚愿负当世哲学之名者，其于出言之际，尚自加审慎哉！

又此证因心下素有疼病,故石膏、玄参初止用六钱。若稍涉游移,并石膏、玄参亦不敢用,再认定疹毒,宜托之外出而多用发表之品,则翌日现证之危险必更加剧。即后投以大剂凉药,亦不易挽回也。目睹耳闻,知孺子罹瘟疹之毒,为俗医药误者甚多。故于记此案时,而再四详而申明。夫孺子何辜,疾厄可悯,孰任救人之责者,尚其深思愚言哉!

瘟疫之证,虽宜重用寒凉,然须谨防其泄泻。若泄泻,则气机内陷,即无力托毒外出矣。是以愚用大剂寒凉,治此等证时,必分三四次徐徐温服下,俾其药力长在上焦,及行至下焦,其寒凉之性已为内热所化,自无泄泻之弊。而始终又须以表散之药辅之,若薄荷、连翘、蝉退、僵蚕之类。则火消毒净,疹愈之后亦断无他患矣。若至升麻、羌活之药,概不敢用。友人刘仲华,济南博雅士也,精通医学。曾治一孺子,出疹刚见点即回。医者用一切药皆不能表出。毒气内攻,势甚危急,众皆束手。仲华投以《伤寒论》麻杏甘石汤,一剂疹皆发出,自此遂愈。夫麻杏甘石汤为汗后、下后,汗出而喘无大热者之方,仲华用以治疹,竟能挽回人命于顷刻,可为善用古方者矣(用此方者,当视其热度之高低,热度高者石膏用一两,麻黄用一钱,热度低者石膏用一两,麻黄用二钱)。

前贤善治小儿者,首推钱仲阳。方书载有睦亲宫十太尉病疮疹,众医治之。王曰:疹未出属何脏腑?一医言胃气热,一医言伤寒不退,一医言疹在母腹中有毒。钱氏曰:若胃气热何以乍凉乍热?若言在母腹中有毒属何脏也?医曰:在脾胃。钱氏曰:既在脾胃,何以惊悸?夫胎在腹中,月至六七,则已成形。食母秽液,入儿五脏。食至十月,满胃脘中。至生之时,口有不洁,产母以手试净,则无疾病。俗以黄连汁压之,方下脐粪及涎秽也。此亦母之不洁,余气入儿脏中,本先因微寒入而成,疮疹未出,五脏皆见病证,内一脏受秽多者,乃出疮疹。初欲病时,先呵欠、顿闷,惊悸、乍凉乍热、手足冷、面腮赤、颊赤、嗽、喷嚏,此五脏证俱见。呵欠、顿闷、肝也；时发惊悸，心也；乍凉乍热、手足冷，脾也；面赤、腮颊赤、喷嚏，肺也。惟肾无候，以在腑下，不能食秽。故凡疮疹乃五脏毒，若出归一证。肝水泡，肺脓疱，心斑，脾疹，惟肾不食秽毒而无诸证。疮黑者属肾，由不慎风冷而不饱，内虚也。又用抱龙丸数服愈。以其别无他候，故未发出，则见五脏证，既出则归一脏矣。

按：此论实能将疹之由来，阐发无余蕴矣。尝读赵晴初医话稿，谓斑疹之证，恒有发于肠胃嗌膈之间。因肌肤间不见，往往不知为斑疹而误治者。愚初因无征，未能确信。后见有猪病瘟死者，剖解视之，其脏腑间皆有红点甚多。由斯观之，斑疹内发而外不见之说，确乎可信。斯在临证者，精心考验，见有若发斑疹病状，而外不见斑疹，亦宜用治斑疹之法治之也。

治疟疾方

加味小柴胡汤

治久疟不愈，脉象弦而无力。

柴胡三钱　黄芩三钱　知母三钱　潞参三钱　鳖甲醋炙，三钱　清半夏二钱　常山酒炒，钱半　草果一钱　甘草一钱　酒曲三钱　生姜三钱　大枣两枚，擘开

疟初起者减潞参、鳖甲。热甚者，加生石膏五六钱或至一两。寒甚者，再加草果五分或至一钱（神曲皆发不好，故方中用酒曲）。

疟邪不专在少阳，而实以少阳为主，故其六脉恒露弦象。其先寒者，少阳之邪外与太阳并也。其后热者，少阳之邪内与阳明并也。故方中用柴胡以升少阳之邪，草果、生姜以祛太阳之寒，黄芩、知母以清阳明之热。又疟之成也，多挟痰、挟食，故用半夏、常山以豁痰，酒曲以消食也。用人参，因其疟久气虚，扶其正即所以逐邪外出。用鳖甲者，因疟久则胁下结有痞积（方书名疟母，实由

肝脾胀大)，消其痞积，然后能断疟根株。用甘草、大枣者，所以化常山之猛烈而服之不至瞑眩也。

或问：叶氏医案，其治疟之方，多不用柴胡。其门人又有相传之说，谓不宜用柴胡治疟。若误用之，实足偾事。其说果可信乎？答曰：叶氏当日声价甚高，疟原小疾，初起之时，鲜有延之诊治者。迨至疟久，而虚证歧出，恒有疟邪反轻，而他病转重，但将其病之重者治愈，而疟亦可随愈，此乃临证通变之法，非治疟之正法也。至于病在厥阴，亦有先寒后热，出汗少愈，形状类疟之证。此系肝气虚极将脱，若误认为疟，用柴胡升之，凶危立见。此当重用山萸肉，以敛而补之(观第一卷来复汤后医案，自明其理)，是以《本经》山茱萸亦主寒热也。叶氏门人所谓误用柴胡足偾事者，大抵指此类耳。

或问：叶氏治疟，遇其人阴虚燥热者，恒以青蒿代柴胡，后之论者，皆赞其用药，得化裁通变之妙。不知青蒿果可以代柴胡乎？答曰：疟邪伏于胁下两板油中，乃足少阳经之大都会。柴胡之力能入其中，升提疟邪透膈上出，而青蒿无斯力也。若遇阴虚者，或热入于血分者，不妨多用滋阴凉血之药佐之。若遇燥热者，或热盛于气分者，不妨多用清燥散火之药佐之。曾治一人，疟间日一发。热时若燔，即不发疟之日，亦觉心中发热，舌燥口干，脉象弦长(凡疟脉皆弦)，重按甚实，知其阳明火盛也。投以大剂白虎汤，加柴胡三钱。服后顿觉心中清爽，翌晨疟即未发。又煎前剂之半，加生姜三钱，服之而愈。又尝治一人得温病，热入阳明之府。舌苔黄厚，脉象洪长，又间日一作寒热，此温而兼疟也。然其人素有鸦片嗜好，病虽实，而身体素虚。投以拙拟白虎加人参以麦冬代知母山药代粳米汤(在第六卷)，亦少加柴胡，两剂而愈。

或问：太阳主皮肤，阳明主肌肉，少阳介于皮肤肌肉之间，故可外与太阳并，内与阳明并。今言疟邪伏于胁下两板油中，则在阳明之里矣，又何能外与太阳并，内与阳明并？答曰：此段理解，至精至奥，千古未发。今因子问，愚特详悉言之。人身十二经，手足各六。其他手足同名之经，原各有界限。独少阳经，《内经》谓之游部。所谓游部者，其手足二经，一脉贯通，自手至足，自足至手，气化游行，而毫无滞碍也。故方书论三阳之次第，外太阳，其内少阳，又其内阳明。是少阳在太阳之内，阳明之外也。此指手少阳而言，乃肥肉、瘦肉中间之脂膜，以三焦为府者也。至其传经之先后，即由太阳而阳明，由阳明而少阳。是少阳不惟在太阳之内，并在阳明之内也。此指足少阳而言，即两胁下之板油，以胆为府者也，疟邪伏于其中，其初发也，由板油而达三焦，由三焦而及肥肉、瘦肉间之脂膜，遂可与太阳相并，而为表寒之证。此太阳指太阳之经而言，非指府也。迨至疟邪不能外出，郁而生热，其热由肌肉而内陷，缘三焦直达于胃（三焦即膜油原与胃相连），遂可与阳明相并而成里热之证。此指阳明之府而言（胃之阳明之府），非指经也。若但认为阳明之经相并，其热惟在于肌肉间，何以疟当热时，脉现洪实，不但周身发热，胃中亦觉大热，而嗜饮凉水乎？盖古籍立言简括，经府未尝指明，后世方书，又不明少阳为游部之理，而分手足少阳为二经，是以对于此等处，未有一显明发挥者。

西人治疟，恒用鸡纳霜，于未发疟之日，午间、晚间各服半瓦，白糖水送下。至翌晨又如此服一次，其疟即愈。

按：鸡纳霜系用鸡纳树皮熬炼成霜。其树生于南美洲，其皮有红者、黄者、金黄者。炼霜以其皮金黄者为上，故又称金鸡纳霜。此药又名规尼涅，若制以硫酸，名硫酸规尼涅，制以盐酸，名盐酸规尼涅，性皆凉，而盐酸者较尤凉。若治疟，宜用盐酸者，省文曰盐规。为其为树皮之液炼成，故能入三焦外达腠理而发汗（腠理系皮里之膜亦属少阳，方书有谓系肥肉瘦肉中间之膜者非是）。为三焦为手少阳之府，原与足少阳一脉贯通，故又能入胁下板油之中，搜剔疟邪之根蒂也。

治疟便方，有单用密陀僧者，然其药制之不能如法，轻率服之,实与性命有关。《医活稿》曾载有医案可考也,即制之如法,服之为行险之道。

治霍乱方

急救回生丹

治霍乱吐泻转筋,诸般痧证暴病,头目眩晕,咽喉肿疼,赤痢腹疼,急性淋证。

霍乱之证,西人所谓虎列拉也。因空气中有时含有此毒,而地面积秽之处,又酿有毒气与之混合(观此证起点多在大埠不洁之处可知),随呼吸之气入肺,由肺传心胞(即心肺相连之脂膜),由心胞传三焦(上焦心下膈膜,中焦包脾连胃脂膜,下焦络肠包肾脂膜),为手厥阴、少阳脏腑之相传。然其毒入三焦,其人中气充盛,无隙可乘,犹伏而不动。有时或饮食过量,或因寒凉伤其脾胃,将有吐泻之势。毒即乘虚内袭,盘踞胃肠,上下不通,遂挥霍撩乱,而吐泻交作矣。吐泻不已,其毒可由肠胃而入心,更由心而上窜于脑,致脑髓神经与心俱病,左心房输血之力与右心房收血之力为之顿减,是以周身血脉渐停,而通体皆凉也。其证多发于秋际者,因此毒气酿成多在夏令。人当暑热之时,周身时时有汗,此毒之伏于三焦者,犹得随汗些些外出。迨至秋凉汗闭,其毒不得外出,是以蓄极而动,乘脾胃之虚而内攻也。故治此证者,当以解毒之药为主,以助心活血之药为佐,以调阴阳奠中土之药为使。爰拟方于下,名之曰急救回生丹。

朱砂顶高者一钱五分。此药为水银、硫黄二原质合成。此二原质皆善消毒菌,化合为朱砂,又色赤入心,能解心中窜入之毒。且又重坠,善止呕吐,俾服药后不致吐出。

冰片三分。真好冰片,出于杉树及加尔普斯科树,其次者,系樟脑炼成。此方中冰片,宜用樟脑炼成者。因樟脑之性,原善振兴心脏，通活周身血脉，尤善消除毒菌。特其味稍劣，炼之为冰片，味较清馥。且经炼，而其力又易上升至脑，以清脑中之毒也。

薄荷冰二分。此药善解虎列拉之毒，西人屡发明之。且其味辛烈香窜，无窍不通，无微不至，周身之毒皆能扫除。矧与冰片，又同具发表之性。服之能作汗解，使内蕴之邪由汗透出。且与冰片皆性热用凉，无论症之因凉因热，投之咸宜也（西药房名薄荷冰为薄荷脑）。

粉甘草细末一钱。此药最善解毒，又能调和中宫，以止吐泻。且又能调和冰片、薄荷冰之气味，使人服之不致过于苛辣也。

上药四味共研细，分作三次服，开水送下，约半点钟服一次。若吐剧者，宜于甫吐后急服之。若于将吐时服之，恐药未暇展布即吐出。服后温覆得汗即愈。服一次即得汗者，后二次仍宜服之。若服完一剂未全愈者，可接续再服一剂。若其吐泻已久，气息奄奄有将脱之势，但服此药恐不能挽回，宜接服后急救回阳汤（方在后）。

己未秋，奉天霍乱盛行。时愚在奉天立达医院，拟得此方，用之甚效。适值警务处长莲波王君，任防疫总办，问愚有何良方救此危险之证，因语以此方。王君言，若药坊间配制恐不如法，即烦院中为制三十剂，分于四路防疫所。若果效时，后再多制。愚遂亲自监视，精制三十剂付之。竖日来信言，药甚效验；又俾制五十剂。又翌日来信言，此药效验异常；又俾制一百二十剂。愚方喜此药可以广传救人疾苦，孰意翌日自京都购得周氏回生丹到，此药即停止矣。因思自古治霍乱无必效之方，此方既如此效验，若不自我传遍寰区，恐难告无罪于同胞。遂将霍乱之病由与治法及用法之意，详书一纸，登诸报章。又将登报之文，寄于直隶故城县知事友人袁霖普，而袁君果能用方救人若干，推行遍于直隶、山东诸州县。

附录　直隶故城县知事袁霖普来函，论急救回生丹之效果。

寿甫仁兄雅鉴：前次寄来急救回生丹方，不知何以斟酌尽善。初故城闹疫，按方施药六十剂，皆随手辄效。后故城外镇郑家口闹疫，又施药二百剂，又莫不全活。继遂将其方刷印数百张，直隶百余县，山东数十县，每县署寄去一张。目下又呈明省长登《北洋公报》矣。锡类推仁，我兄之功德真无量哉！

卫生防疫宝丹

治霍乱吐泻转筋，下痢腹疼，及一切痧症。平素口含化服，能防一切疠疫传染。

粉甘草细末，十两　细辛细末，两半　香白芷细末，一两　薄荷冰细末，四钱　冰片细末，二钱　朱砂细末，三两

先将前五味和匀，用水为丸如桐子大，晾干（不宜日晒），再用朱砂为衣，勿令余剩。装以布袋，杂以琉珠，来往撞荡，务令光滑坚实。如此日久，可不走气味。若治霍乱证，宜服八十丸，开水送服。余证宜服四五十丸。服后均宜温覆取微汗。若平素含化以防疫疠，自一丸至四五丸皆可。此药又善治头疼、牙疼（含化），心下、胁下及周身关节经络作疼，气郁、痰郁、食郁、呃逆、呕哕。醒脑养神，在上能清，在下能温，种种利益，不能悉数。

附录　奉天抚顺县瓢尔屯煤矿经理尚席珍君来函，论卫生防疫宝丹之效果。

寿甫仁兄伟鉴：向在院中带来卫生防疫宝丹二百包，原备矿上工人之用，后值霍乱发生，有工人病者按原数服药四十丸，病愈强半，又急续服四十丸，遂脱然全愈。后有病者数人，皆服药八十丸。中有至剧者一人，一次服药一百二十丸，均完全治愈。近处有此证者，争来购求此药，亦服之皆愈。一方呼为神丹，二百包倏忽告尽。乞于邮便再为寄数百包来，以救生命，是所切盼。

附录　直隶故城县知事袁霖普君来函，论卫生防疫宝丹之效果。

寿甫仁兄道鉴：前接卫生防疫宝丹方，弟照方配制，不料时疫盛行，各县染此病者，伤人甚夥，弟除传布各县、各乡之外，前后已配药六大料，救活病人已及千矣。刻又陈请省长、警务处长，登之《北洋公报》，使各县皆得知之。人之欲善，谁不如我，倘各县均肯舍药，则救人无算矣。弟虽费钱不少，然私心窃慰，愈征我兄为救世之人，非偶然也。翘首北望，不胜欣颂，兼为群黎致谢焉。

按：此二方，后方较前方多温药两味。前方性微凉，后方则凉热平均矣。用者斟酌于病因，凉热之间分途施治可也。后方若临证急用，不暇为丸，可制为散，每服一钱，效更速。

急救回阳汤

治霍乱吐泻已极，精神昏昏，气息奄奄，至危之候。

潞党参八钱　生山药一两　生杭芍五钱　山萸肉去净核，八钱　炙甘草三钱　赭石研细，四钱　朱砂研细，五分

先用童便半盅炖热，送下朱砂，继服汤药。

以上二方皆为治霍乱之要药矣。然彼以祛邪为主，此以扶正为主。诚以得此证者，往往因治不如法，致日夜吐泻不已，虚极将脱，危在目前。病势至此，其从前之因凉因热皆不暇深究。惟急宜重用人参以回阳，山药、芍药以滋阴，山萸肉以敛肝气之脱（此证吐泻之始，肝木助邪侮土，吐泻之极而肝气转先脱），炙甘草以和中气之漓，此急救回阳汤所以必需也。用赭石者，不但取其能止呕吐，俾所服之药不致吐出，诚以吐泻已久，阳明将离，赭石色赤入心，能协同人参，助心气下降。而方中山药，又能温固下焦，滋补真阴，协同人参以回肾气之下趋，使之上行也。用朱砂且又送以童便者，又以此时百脉闭塞，系心脏为毒气所伤，将熄其鼓动之机，故用朱砂直入心以解毒，又引以童便使毒气从尿道泻出，而童便之性又能启发肾中之阳上达，以应心脏也。是此汤为回阳之剂，实则交心肾和阳明之剂也。服此汤后，若身温脉出，觉心中发

热有烦躁之意者，宜急滋其阴分。若玄参、生芍药之类，加甘草以和之，煎一大剂，分数次温饮下。此《伤寒论·太阳篇》，先用甘草干姜汤，继用芍药甘草汤之法也。

门人高如璧曾治一少妇。吐泻一昼夜，甚是困惫，浓煎人参汤，送服益元散而愈。盖独参汤能回阳，益元散能滋阴，又能和中（滑石、甘草能和中以止吐泻）解毒（甘草、朱砂能解毒），且可引毒气自小便出，是以应手奏效。此亦拙拟急救回阳汤之意也。

此证之转筋者，多因吐泻不已，肝木乘脾气之虚而侮土。故方书治转筋多用木瓜，以其酸能敛肝，即所以平肝也。然平肝之药，不必定用木瓜。壬寅秋际，霍乱流行，曾单用羚羊角三钱治愈数人。因羚羊角善解热毒，又为平肝之妙药也。又曾有一人，向愚询治泄泻之方，告以酸石榴连皮捣烂，煎汤服之。后值霍乱发生，其人用其方治霍乱初起之泄泻者，服之泻愈，而霍乱亦愈。由是观之，石榴亦为敛肝之要药，而敛肝之法，又实为治霍乱之要着也。

霍乱之证有实热者居多，其真寒凉者，不过百中之一二。即百脉闭塞，周身冰冷，但其不欲覆被，思饮凉水，即不可以凉断，当先少少与以凉水，若饮后病增重者，其人虽欲复饮，而不至急索者，凉水可勿与也。若饮后病不增重，须臾不与，有不能忍受之状，可尽量与之，任其随饮随吐，借凉水将内毒换出，亦佳方也。曾遇有恣饮凉水而愈者，问之，言当病重之时，若一时不饮凉水，即觉不能复活，则凉水之功用可知矣。然凉水须用新汲井泉水方效。无井泉水处，可以冰水代之，或吞服小冰块亦佳。

王孟英曰：鸡矢白散，为《金匮》治霍乱转筋入腹之方。愚仿其意，拟得蚕矢汤，治霍乱转筋，腹疼，口渴，烦躁，危急之证甚效。方用晚蚕砂、木瓜各三钱，生薏仁、大豆芽（如无可代以生麦芽）各四钱，川黄连、炒山栀各二钱，醋炒半夏、酒炒黄芩、吴茱萸各一钱，以阴阳水煎，稍凉，徐徐服之。丁酉八九月间，吾杭盛行霍乱转筋之证。有沈氏妇者,夜深患此,继即音哑腹寒。比晓,其夫皇皇求为救治。诊其脉弦细以涩,两尺如无。口极渴而沾饮即吐不已。腓坚硬如石,其时疼楚异常。因拟此方治之,徐徐凉饮,药入口竟得不吐。外以好烧酒令人用力摩擦转筋坚硬之处,擦将一时许,其硬块始渐软散,而筋不转,吐泻亦减。甫时复与前药半剂,夜间居然安寐矣。后治相类者多人,悉以是法获效。

陆九芝曰:霍乱一证有寒有热,热者居其九,寒者居其一。凡由高楼大厦,乘凉饮冷而得之者,仲景则有理中、四逆诸方。后世亦有浆水、大顺、复元、冷香饮子诸方。病多属寒,药则皆宜热。若夫春分以后,秋分以前,少阳相火、少阴君火、太阴湿土,三气合行其令。天之热气则下降,地之湿气则上腾。人在气交之中,清气在阴,浊气在阳,阴阳反戾,清浊相干,气乱于中,而上吐下泻。治此者,宜和阴阳,分清浊,以定其乱,乱定即无不愈。此则病非寒也,而亦非尽用寒药也。即如薷藿、平陈、胃苓等汤习用之剂,亦皆温通,特不用姜、附、丁、萸之大辛大热者耳。又有不吐不泻而挥霍撩乱者,则多得之饱食之后。凡夏月猝然冒暑,惟食填太阴,亦曰饱食填息。此证为病最速,为祸最酷,而人多忽之。即有知者,亦仅以停食为言,绝不信其为闭证之急者。闭则手足肢冷,六脉俱伏,甚则喜近烈日。此乃邪闭而气道不宣,其畏寒也,正其热之甚也。此等证,只欠一吐法耳。自吐法之不讲,本属一吐即愈之病,而竟不知用也。此外更有四肢厥逆,甚至周身如冰,而竟不恶寒,反有恶热者。此更是内真热,外假寒,即厥阴中热深厥深之象。岂独不可用四逆、理中,即姜汤米饮及五苓散中之桂枝,亦不可用。而且宜苦寒之剂,佐以挑痧刮痧等法,刺出其恶血以泄热毒者。同治壬戌,江苏沪渎,时疫盛行,绵延而至癸亥。余尝以石膏、芩、连,清而愈之者,则暑湿热之霍乱也。以凉水调胆矾吐而愈之者,则饱食填息之霍乱也。其肢皆冷,而其脉皆伏,维时大医,竟用丁、萸、桂、附,日误数人,而竟不知改图,岂不深可惜哉!

上所录二则,皆于霍乱之证有所发明,故详志之,以备采择。

霍乱之证宜兼用外治之法,以辅药饵所不逮。而外治之法,当以针灸为最要。至应针之处,若十宣、中脘、尺泽、足三里、阴陵、承山、太溪、太仓、太冲、公孙等穴(约略举之未能悉数),习针灸者大抵皆知。惟督脉部分,有素髎穴,刺同身寸之三分出血,最为治霍乱之要着,凡吐泻交作,心中撩乱者,刺之皆效。诸针灸之书,皆未言其能治霍乱。世之能针灸者,间有知刺其处者,而或刺鼻准之尖,或刺鼻柱中间,又多不能刺其正穴。两鼻孔中间为鼻柱,《内经》王注,谓此穴在鼻柱之上端,则非鼻准之尖,及鼻柱中间可知。然刺未中其正穴者,犹恒有效验,况刺中其正穴乎?盖此穴通督脉,而鼻通任脉,刺此一处,则督任二脉可互相贯通,而周身之血脉亦因之可贯通矣。

量穴之法,必用同身之寸。而同身之寸,针灸家恒以手中指中节为准法。不知此法,惟量臂上之穴用之。若头上之穴,横量时以眼之长为一寸,竖量时,以两眉中间至鼻尖为二寸。身上之穴,横量时以两乳头中间为八寸,竖量时以当膈歧骨下至脐中为八寸。腿上之穴,以足大指尖至与跟齐为九寸。然如此,仍不能毫厘不差。是在临证者,细相其人之形体,而活泼斟酌可也。

又宜佐以刮痧之法。盖此证病剧之时,周身冰冷,回血管之血液凝滞不行。当用细口茶碗,将碗边一处少涂香油。两手执定其无油之处,先刮其贴脊两旁,脊椎上亦可轻刮,以刮处尽红为度。盖以脏腑之系皆连于脊,而诸脏腑腧穴,亦贴脊两旁,故以刮此处为最要。要刮时又宜自上而下挨次刮之,可使毒气下行。次刮其胸与胁,次刮其四肢曲处(尺泽、委中)及腿内外胻,至头额项肩,亦可用钱刮之。又当兼用放痧之法,将四肢回血管之血,用手赶至腿臂曲处,用带上下扎紧,于尺泽、委中两旁回血管,用扁针刺出其血,以助其血脉之流通,且又放出碳气,俾霍乱之毒菌,从此轻减也。

又宜佐以温体之法。用滚水煮新砖八个,以熨腑下及四肢曲处,及两脚涌泉穴。或水煮粗厚之布,乘热迭数层,覆于转筋之处。即不转筋者,亦可覆于少腹及腿肚之上,凉则易之。或以茶壶及水笼袋,满贮热水,以熨各处。或醋炒葱白(切丝),或醋炒干艾叶(揉碎)熨之,或用手蘸火酒或烧酒,急速擦摩其周身及腿肚发硬之处。种种助暖之法不一,临证者随事制宜可也。

西人治霍乱用鸦片丁儿(酒也)、依的儿制缬草丁儿、芳香丁儿(即亚香淡酒善透窍通络)各十瓦,薄荷油一瓦,混和为滴剂。每半小时服十五滴至三十滴。

又有注射之法,樟脑、依的儿各五瓦,混溶于七十五倍之蒸馏水中,加三十八度之温,以注射于两臂尺泽穴以上之回血管,或胸侧或腹部之皮下蜂窝织内。此方亦可于无病注射,为预防剂。然预防者不必尽剂,可用其三分之一或至一半。

又方,盐酸莫儿比涅十分瓦之二,蒸馏水十瓦(药水如此混和用时不止此数),或一筒或半筒,注于皮下,如前。

又方,盐酸歇鲁因十分瓦之一,蒸馏水十瓦,或一筒或半筒,注于皮下,如前。

又方,碳酸那笃留谟一瓦,食盐(炼净无土垢者)六瓦,蒸馏水一千瓦,注于皮下,如前。

呕吐太甚者,可用上列诸方注于当心窝之皮肤内。腿筋转者,可用诸方注于腿肚之皮肤(承山穴处),腹中疼甚者可用诸方作灌肠之剂。又凡注于皮下者,亦可注于回血管;注于回血管者,亦可注于皮下,然皆温用不宜凉用。

缬草即中药甘松。其功用详载于加味补血汤(在后)下。至依的儿制缬草丁儿,乃缬草所浸之酒一分,混和以依的儿精五分。其用量,自十分瓦之三至一瓦,为虚脱状态之兴奋药。依的儿为由硫酸及酒精制出之精液。其功用先能兴奋,后则麻醉,为哥罗仿谟(行手术时蒙药)之代用品。对于一切虚脱状态及昏倒,用之立能兴奋回苏。又于种种疼痛、胃疼、强剧之呕吐及痉挛证状等，一日用数次。用量自五滴至二十五滴（依的儿一滴为百分之二瓦）。

盐酸莫儿比涅，即莫儿比涅而制以盐酸者也。莫儿比涅省文曰盐莫。旧译作吗啡，原系由鸦片中炼出之精液。每干燥鸦片十分，含有莫儿比涅一分强。以盐酸制之，为色白中性极苦之针状结晶。用量自千分瓦之一至百分瓦之一，可为兴奋之药，若再多用则麻醉，其毒较鸦片尤烈，不可轻用，小儿尤不宜轻用。

盐酸歇鲁因，系用盐酸制歇鲁因而成。歇鲁因者以莫儿比涅与盐化亚含知尔加热而制之。再以歇鲁因溶解于盐酸，而制为白色结晶性之粉末。肺劳家用为镇咳定喘之要品。愈疼楚，催眠睡，善治气管枝加答儿。其用量，一次千分瓦之一至千分瓦之五，一日数次。

碳酸那笃留谟，系碳酸制碳酸留谟而成。那笃留谟者，为金属含盐之药品，制以碳酸，为无色半透明之菱角结晶。能振兴胃中消化之机能，治呼吸器中之加答儿，胆汁排泄之障碍及胆道加答儿郁积性黄疸，肝脏胀大。祛痰止呕，通利大便。于糖尿病，用其大量有殊效。丁仲祜谓此药内服，刺激食管黏膜过甚，往往诱起炎证。可以重碳酸那笃留谟代之。重碳酸那笃留谟，即那笃留谟制以重碳酸。其功用与碳酸那笃留谟相似，较少刺激之性。每次用量，一瓦至一瓦五分。

西人对于紧要传染之证，皆亟亟以扑灭毒菌为务。然其扑灭之法，惟知以毒攻毒，而不知用化毒之药，使毒菌暗消于无形。至于补正以胜毒，尤非西人所能知也。所谓以毒攻毒者，上所录之西药是也。遇身体壮实者，服之幸可救愈。若其身体本弱，吐泻又至极点，有奄奄欲脱之势，非补正以胜毒与化毒之药并用不可。所谓补正者，如拙拟急救回阳汤中人参、山药、萸肉诸药是也。所谓化毒者，如拙拟急救回生丹、卫生防疫宝丹及急救回阳汤中之朱砂是也。盖凡药中珍贵之品，皆有独具之良能。如朱砂、珠、黄、犀、麝之类是也。其独具之良能，化学家无从实验，故西人皆不知用。壬寅秋日，霍乱流行。执友毛仙阁之侄，受此证，至垂危，衣冠既华，舁之床上。仙阁见其仍有微息，遂研朱砂钱许，和童便灌之，其病由此竟愈。又一女子受此病，至垂危，医者辞不治。时愚充教员于其处，求为诊治，亦用药无效。适有摇铃卖药者，言能治此证，亦单重用朱砂钱许，治之而愈。从此知朱砂善化霍乱之毒菌。至己未在奉天拟得急救回生丹、卫生防疫宝丹，两方皆重用朱砂，治愈斯岁之患霍乱者若干，益信其有善化霍乱毒菌之专长也。若但以原质论，朱砂之原质为水银、硫黄。今试以水银、硫黄二药并用，能治朱砂所治之证乎？吾知其必不能也。夫人命至重，国粹宜保，世之惟知重西医者，尚其深思愚言哉！

治内外中风方

搜风汤

治中风。

防风六钱　真辽人参四钱，另炖同服，贫者可用野台参七钱代之，高丽参不宜用　清半夏三钱　生石膏八钱　僵蚕二钱　柿霜饼五钱，冲服　麝香一分，药汁送服

中风之证多因五内大虚，或秉赋素虚，或劳力、劳神过度，风自经络袭入，直透膜原而达脏腑，令脏腑各失其职。或猝然昏倒，或言语蹇涩，或溲便不利，或溲便不觉，或兼肢体痿废偏枯，此乃至险之证。中之轻者，犹可迟延岁月，中之重者，治不如法，危在翘足间也。故重用防风引以麝香深入脏腑以搜风。犹恐元气虚弱，不能运化药力以逐风外出，故用人参以大补元气，扶正即以胜邪也。用石膏者，因风蕴脏腑多生内热，人参补气助阳分亦能生热，石膏质重、气轻、性复微寒，其重也能深入脏腑，其轻也能外达

皮毛，其寒也能祛脏腑之热，而即解人参之热也。用僵蚕者，徐灵胎谓邪之中人，有气无形，穿经入络，愈久愈深，以气类相反之药投之，则拒而不入，必得与之同类者和入诸药使为向导，则药至病所，而邪与药相从，药必渐发，邪或从毛孔出，从二便出，不能复留，此从治之法也。僵蚕因风而僵，与风为同类，故善引祛风之药至于病所成功也。用半夏、柿霜者，诚以此证皆痰涎壅滞，有半夏以降之，柿霜以润之，而痰涎自息也。

此证有表不解，而浸生内热者。宜急用发汗药，解其表，而兼清其内热。又兼有内风煽动者，可与后内中风治法汇通参观，于治外感之中兼有熄内风之药，方为完善。

中风之证，有偏寒者，有偏热者，有不觉寒热者。拙拟此方治中风之无甚寒热者也。若偏热者，宜《金匮》风引汤加减（干姜、桂枝宜减半）。若偏寒者，愚别有经验治法。曾治一媪，年五十许，于仲冬忽然中风昏倒，呼之不应，其胸中似有痰涎壅滞、大碍呼吸。诊其脉，微细欲无，且迟缓。知其素有寒饮，陡然风寒袭入，与寒饮凝结为恙也。急用胡椒三钱捣碎，煎两三沸，取浓汁多半茶杯灌之，呼吸顿觉顺利。继用干姜六钱，桂枝尖、当归各三钱，连服三剂，可作呻吟，肢体渐能运动，而左手足仍不能动。又将干姜减半，加生黄耆五钱，乳香、没药各三钱，连服十余剂，言语、行动遂复其常。

若其人元气不虚，而偶为邪风所中，可去人参，加蜈蚣一条，全蝎一钱。若其证甚实，而闭塞太甚者，或二便不通，或脉象郁涩，可加生大黄数钱，内通外散，仿防风通圣散之意可也。徐灵胎曾治一人，平素多痰，手足麻木，忽昏厥遗尿，口噤手拳，痰声如锯。医者进参、附、熟地等药，煎成未服。诊其脉洪大有力，面赤气粗。此乃痰火充实，诸窍皆闭，服参、附立危。遂以小续命汤去桂、附，加生军一钱为末，假称他药纳之，恐旁人之疑骇也。三剂而有声，五剂而能言。然后以养血、消痰之药调之，一月后，步履如初。此案与愚所治之案对观,则凉热之间昭然矣。又遗尿者多属虚,而此案中之遗尿则为实,是知审证者,不可拘于一端也。然真中风证极少,类中风者极多,中风证百人之中真中风不过一二人。审证不确,即凶危立见,此又不可不慎也。

熄风汤

治类中风。

人参五钱　赭石煅研,五钱　大熟地一两　山萸肉去净核,六钱　生杭芍四钱　乌附子一钱　龙骨不用煅,五钱,捣　牡蛎不用煅,五钱,捣

类中风之证,其剧者忽然昏倒,不省人事,所谓尸厥之证也。秦越人论虢太子尸厥谓"上有绝阳之络,下有破阴之纽"。妙哉其言也!盖人之一身,阴阳原相维系。阳性上浮而阴气自下吸之,阴性下降而阳气自上提之,阴阳互根,浑沦环抱,寿命可百年无恙也。有时保养失宜,下焦阴分亏损,不能维系上焦阳分,则阳气脱而上奔,又兼肾水不能濡润肝木,则肝风煽动,痰涎上壅,而猝然昏倒,僵直如尸矣。故用赭石佐人参,以挽回其绝阳之路,更有龙骨、牡蛎以收敛之,则阳能下济。用萸肉佐熟地以填补其破阴之纽,更有附子以温煦之,则阴可上达。用芍药者,取其与附子同用,能收敛浮越之元气归藏于阴也。且此证肝风因虚而动,愈迫阳气上浮。然此乃内生之风,非外来之风也。故宜用濡润收敛之品以熄之。芍药与龙骨、牡蛎、萸肉又为宁熄内风之妙品也。若其肝风虽动,而阴阳不至离绝,其人或怔忡不宁,或目眩头晕,或四肢间有麻木之时,可单将方中龙骨、牡蛎、萸肉各七八钱,更加柏子仁一两以滋润肝木,其风自熄。盖肝为将军之官,内寄龙雷之火,最难驯服。惟养之镇之,恩威并用,而后骄将不难统驭也。

或问:中风之证,河间主火,东垣主气,丹溪主湿,所论虽非真

中风，亦系类中风，陈修园概目为小家技者何也？答曰：以三子意中几无所谓真中风，直欲执其方以概治中风之证也。如河间地黄饮子治少阴气厥不至，舌喑不能言，足废不能行，果其病固不差，其方用之多效。倘其证兼外感，服之转能固闭风邪，不得外出，遗误非浅。若《金匮》侯氏黑散、风引汤诸方，既治外感，又治内伤，而其所用之药，不但并行不悖，且能相助为理，超超玄著，神妙无穷，以视三子之方，宁非狭小。夫经方既如此超妙，而愚复有熄风汤与前搜风汤之拟者，非与前哲争胜也。盖为仓猝救急之计，与侯氏黑散诸方用意不同也。

按：类中风之证不必皆因虚。王孟英曰：若其平素禀阳盛，过啖肥甘，积热酿毒，壅塞隧络，多患类中风。宜化痰清热，流利机关。自始至终，忌投补滞。徐氏《洄溪医案》中所治中风案最精当。

逐风汤

治中风抽掣及破伤后受风抽掣者。

生箭耆六钱　当归四钱　羌活二钱　独活二钱　全蝎二钱　全蜈蚣大者，两条

蜈蚣最善搜风，贯串经络脏腑无所不至，调安神经又具特长（因其节节有脑，是以善理神经）。而其性甚和平，从未有服之觉瞑眩者。曾治一媪，年六旬。其腿为狗咬破受风，周身抽掣。延一老医调治，服药十余日，抽掣愈甚。所用之药，每剂中皆有全蝎数钱，佐以祛风、活血、助气之药，仿佛此汤而独未用蜈蚣。遂为拟此汤，服一剂而抽掣即止。又服一剂，永不反复。

又治一人，年三十余，陡然口眼歪斜。其受病之边，目不能瞬。俾用蜈蚣二条为末，防风五钱，煎汤送服，三次全愈。审斯则蜈蚣逐风之力，原迥异于他药也。且其功效，不但治风也，愚于疮痈初起甚剧者，恒加蜈蚣于托药之中，莫不随手奏效。虽本草谓

有坠胎之弊，而中风抽掣，服他药不效者，原不妨用。《内经》所谓“有故无殒，亦无殒也”。况此汤中又有黄耆、当归以保摄气血，则用分毫何损哉！

加味黄耆五物汤

治历节风证，周身关节皆疼，或但四肢作疼，足不能行步，手不能持物。

生箭耆一两　于术五钱　当归五钱　桂枝尖三钱　秦艽三钱　广陈皮三钱　生杭芍五钱　生姜五片

热者加知母，凉者加附子，脉滑有痰者加半夏。

《金匮》桂枝芍药知母汤，治历节风之善方也。而气体虚者用之，仍有不效之时，以其不胜麻黄、防风之发也。今取《金匮》治风痹之黄芪五物汤，加白术以健脾补气，而即以逐痹（《本经》逐寒湿痹）。当归以生其血，血活自能散风（方书谓血活风自去）。秦艽为散风之润药，性甚和平，祛风而不伤血。陈皮为黄耆之佐使，而其里白似肌肉，外红似皮肤，筋膜似脉络，棕眼似毛孔，又能引肌肉经络之风达皮肤由毛孔而出也。广橘红其大者皆柚也，非橘也。《本经》原橘柚并称，故用于药中，橘柚似无须分别（他处柚皮不可入药）。且名为橘红，其实皆不去白，诚以原不宜去也。

加味玉屏风散

作汤服。治破伤后预防中风，或已中风而瘛疭，或因伤后房事不戒以致中风。

生箭耆一两　白术八钱　当归六钱　桂枝尖钱半　防风钱半　黄蜡三钱　生白矾一钱

此方原为预防中风之药，故用黄耆以固皮毛，白术以实肌肉，黄蜡、白矾以护膜原。犹恐破伤时微有感冒，故又用当归、防风、桂枝以活血散风。其防风、桂枝之分量特轻者，诚以此方原为预防中风而设,故不欲重用发汗之药以开腠理也。自拟此方以来,凡破伤后恐中风者,俾服药一剂,永无意外之变,用之数十年矣。表侄高淑言之族人,被贼用枪弹击透手心,中风抽掣,牙关紧闭。自牙缝连灌药无效,势已垂危。从前,其庄有因破伤预防中风服此方者,淑言见而录之。至此,淑言将此方授族人,一剂而愈。

又一人,被伤后,因房事不戒,中风抽掣,服药不效。友人毛仙阁治之,亦投以此汤而愈。

夫愚拟此方,原但为预防中风,而竟如此多效,此愚所料不及者也。盖《本经》原谓黄耆主大风,方中重用黄耆一两,又有他药以为之佐使,宜其风证皆可治也。若已中风抽掣者,宜加全蜈蚣两条。若更因房事不戒以致中风抽风者,宜再加真鹿角胶三钱(另煎兑服),独活一钱半。若脉象有热者,用此汤时,知母、天冬皆可酌加。

镇肝熄风汤

治内中风证(亦名类中风,即西人所谓脑充血证),其脉弦长有力(即西医所谓血压过高),或上盛下虚,头目时常眩晕,或脑中时常作疼发热,或目胀耳鸣,或心中烦热,或时常噫气,或肢体渐觉不利,或口眼渐形歪斜,或面色如醉,甚或眩晕,至于颠仆,昏不知人,移时始醒,或醒后不能复原,精神短少,或肢体痿废,或成偏枯。

怀牛膝一两　生赭石轧细,一两　生龙骨捣碎,五钱　生牡蛎捣碎,五钱　生龟板捣碎,五钱　生杭芍五钱　玄参五钱　天冬五钱　川楝子捣碎,二钱　生麦芽二钱　茵陈二钱　甘草钱半

心中热甚者,加生石膏一两。痰多者,加胆星二钱。尺脉重按虚者,加熟地黄八钱,净萸肉五钱。大便不实者,去龟板、赭石,加赤石脂(喻嘉言谓石脂可代赭石)一两。

风名内中,言风自内生,非风自外来也。《内经》谓:“诸风掉

眩,皆属于肝。”盖肝为木脏,于卦为巽,巽原主风。且中寄相火,征之事实,木火炽盛,亦自有风。此因肝木失和,风自肝起。又加以肺气不降,肾气不摄,冲气、胃气又复上逆。于斯,脏腑之气化皆上升太过,而血之上注于脑者,亦因之太过,致充塞其血管而累及神经。其甚者,致令神经失其所司,至昏厥不省人事。西医名为脑充血证,诚由剖解实验而得也。是以方中重用牛膝以引血下行,此为治标之主药。而复深究病之本源,用龙骨、牡蛎、龟板、芍药以镇熄肝风。赭石以降胃、降冲。玄参、天冬以清肺气,肺中清肃之气下行,自能镇制肝木。至其脉之两尺虚者,当系肾脏真阴虚损,不能与真阳相维系。其真阳脱而上奔,并挟气血以上冲脑部,故又加熟地、萸肉以补肾敛肾。从前所拟之方,原止此数味。后因用此方效者固多,间有初次将药服下,转觉气血上攻而病加剧者,于斯加生麦芽、茵陈、川楝子即无斯弊。盖肝为将军之官,其性刚果。若但用药强制,或转激发其反动之力。茵陈为青蒿之嫩者,得初春少阳生发之气,与肝木同气相求,泻肝热兼舒肝郁,实能将顺肝木之性。麦芽为谷之萌芽,生用之亦善,将顺肝木之性使不抑郁。川楝子善引肝气下达,又能折其反动之力。方中加此三味,而后用此方者,自无他虞也。心中热甚者,当有外感,伏气化热,故加石膏。有痰者,恐痰阻气化之升降,故加胆星也。

按:内中风之证,曾见于《内经》,而《内经》初不名为内中风,亦不名为脑充血,而实名之为煎厥、大厥、薄厥。今试译《内经》之文以明之,《内经·脉解篇》曰:“肝气当治而未得,故善怒,善怒者名曰煎厥。”盖肝为将军之官,不治则易怒,因怒生热,煎耗肝血,遂致肝中所寄之相火,掀然暴发,挟气血而上冲脑部,以致昏厥。此非因肝风内动,而遂为内中风之由来乎?

又:《内经·调经论》曰:“血之与气,并走于上,此为大厥,厥则暴死。气反则生,气不反则死。”盖血不自升,必随气而上升,上升之极,必致脑中充血。至所谓气反则生,气不反则死者,盖气反而下行，血即随之下行，故其人可生。若其气上行不反，血必随之充而益充，不至血管破裂不止，犹能望其复苏乎？读此节经文，内中风之理明，脑充血之理亦明矣。

又《内经·生气通天论》曰："阳气者大怒则形绝，血宛（即郁字）于上，使人薄厥。"观此节经文，不待诠解，即知其为肝风内动，以致脑充血也。其曰薄厥者，言其脑中所菀之血，激薄其脑部，以至于昏厥也。细思三节经文，不但知内中风，即西医所谓脑充血。且更可悟得此证治法，于经文之中，不难自拟对证之方，而用之必效也。

特是证名内中风，所以别外受之风也。乃自唐宋以来，不论风之外受内生，浑名曰中风。夫外受之风为真中风，内生之风为类中风，其病因悬殊，治法自难从同。若辨证不清，本系内中风，而亦以祛风之药发表之，其脏腑之血，必益随发表之药上升，则脑中充血必益甚，或至于血管破裂，不可救药。此关未透，诚唐宋医学家一大障碍也。迨至宋末刘河间出，悟得风非皆由外中，遂创为五志过极动火，而猝中之论，此诚由《内经》"诸风掉眩，皆属于肝"句悟出。盖肝属木，中藏相火，木盛火炽，即能生风也。大法以白虎汤、三黄汤沃之，所以治实火也。以逍遥散疏之，所以治郁火也（逍遥散中柴胡能引血上行最为忌用，是以镇肝熄风汤中止用茵陈、生麦芽诸药疏肝）。以通圣散（方中防风亦不宜用）、凉膈散双解之，所以治表里之邪火也。以六味汤滋之，所以壮水之主，以制阳光也。以八味丸引之，所谓从治之法，引火归源也（虽曰引火归源而桂、附终不宜用）。细审河间所用之方，虽不能丝丝入扣，然胜于但知治中风、不知分内外者远矣。且其谓有实热者，宜治以白虎汤，尤为精确之论。愚治此证多次，其昏仆之后，能自苏醒者多，不能苏醒者少。其于苏醒之后，三四日间，现白虎汤证者，恒十居六七。因知此证，多先有中风基础伏藏于内，后因外感而激发。是以从前医家统名为中风。不知内风之动，虽由于外感之激发，然非激发于外感之风，实激发于外感之因风生热，内外两热相并，遂致内风暴动。此时但宜治外感之热，不可再散外感之风。此所以河间独借用白虎汤，以泻外感之实热，而于麻、桂诸药概无所用。盖发表之药皆能助血上行，是以不用，此诚河间之特识也。吾友张山雷君(江苏嘉定人)，当世之名医也。著有《中风斠诠》一书，发明内中风之证，甚为精详。书中亦独有取于河间，可与拙论参观矣。

后至元李东垣、朱丹溪出，对于内中风一证，于河间之外，又创为主气、主湿之说。东垣谓人之元气不足，则邪凑之，令人猝倒僵仆，如风状。夫人身之血，原随气流行，气之上升者过多，可使脑部充血，排挤脑髓神经。至于昏厥，前所引《内经》三节文中已言之详矣。若气之上升者过少，又可使脑部贫血，无以养其脑髓神经，亦可至于昏厥。是以《内经》又谓："上气不足，脑为之不满，耳为之苦鸣，头为之倾，目为之眩。"观《内经》如此云云，其剧者，亦可至于昏厥。且其谓脑为之不满，实即指脑中贫血而言也。由斯而论，东垣之论内中风，由于气虚邪凑，原于脑充血者之中风无关，而实为脑贫血者之中风，开其治法也。是则河间之主火，为脑充血，东垣之主气，为脑贫血，一实一虚，迥不同也。至于丹溪则谓东南气温多湿，有病风者，非风也。由湿生痰，痰生热，热生风。此方书论中风者，所谓丹溪主湿之说也。然其证原是痰厥，与脑充血、脑贫血皆无涉。即使二证当昏厥之时，间有挟痰者，乃二证之兼证，非二证之本病也。

又按：其所谓因热生风之见解，似与河间主火之意相同，而实则迥异。盖河间所论之火生于燥，故所用之药，注重润燥滋阴。丹溪所论之热生于湿，其所用之药，注重去湿利痰。夫湿非不可以生热，然因湿生热，而动肝风者甚少矣(肝风之动多因有燥热)。是则二子之说，仍以河间为长也。

又读《史记》扁鹊传，所治虢太子尸厥证，亦系内中风，而实为内中风之上盛下虚者。观者未见太子也，而谓太子“其耳必鸣，其鼻必张”。其所以耳鸣、鼻张者，实因脑中气血充盛之所排挤，岂非上盛乎？乃其见太子也，则谓上有绝阳之络，下有破阴之纽。所谓上有绝阳之络者，即谓脑中血管，为过盛之气血排挤，将破裂也。所谓下有破阴之纽者，盖谓其下焦阴分亏损，不能吸摄其阳分，是以其真阳上脱，挟气血而充塞脑部也。观扁鹊之所云云，虢太子之尸厥，其为内中风之上盛下虚者，确乎无疑。当时扁鹊救醒虢太子，系用针砭法，后亦未言所用何药。今代为拟方，当于镇肝熄风汤中，加敛肝补肾之品。若方后所注加萸肉、熟地黄者，即为治此证之的方矣。

按：此证若手足渐觉不遂，口眼渐形歪斜，是其脑髓神经已为充血所累，其血管犹不至破裂也。若其忽然昏倒，移时复醒者，其血管或有罅漏，出血不多，犹不至破裂甚剧者也。若其血管破裂甚剧，即昏仆不能复苏矣。是以此证宜防之于预，当其初觉眩晕头疼，或未觉眩晕头疼，而其脉象大而且硬，或弦长有力，即宜服镇肝熄风汤。迨服过数剂后，其脉必渐渐和缓，后仍接续服之。必服至其脉与常脉无异，而后其中风之根蒂始除。若从前失治，至忽焉昏倒，而移时复苏醒者，其肢体必有不遂之处。盖血管所出之血，若黏滞其左边司运动之神经，其右边手足即不遂。若黏滞其右边神经，而左边手足即不遂（左边神经管右半身，右边神经管左半身）。若左右神经皆受伤损，其人恒至全体痿废。治之者，亦宜用镇肝熄风汤。服至脉象如常，其肢体即渐能动转。然服过数剂之后，再于方中加桃仁、红花、三七诸药，以化其脑中瘀血，方能奏效。

又按：此证自唐宋以来，浑名之曰中风。治之者，亦不分其为内中、外中，而概以风药发之，诚为治斯证者之误点。至清中叶王勋臣出。对于此证，专以气虚立论。谓人之元气，全体原十分，有时损去五分，所余五分，虽不能充体，犹可支持全身。而气虚者经络必虚,有时气从经络虚处透过,并于一边,彼无气之边,即成偏枯。爰立补阳还五汤,方中重用黄耆四两,以峻补气分,此即东垣主气之说也。然王氏书中,未言脉象何如。若遇脉之虚而无力者,用其方原可见效。若其脉象实而有力,其人脑中多患充血,而复用黄耆之温而升补者,以助其血愈上行,必至凶危立见,此固不可不慎也。前者邑中有某孝廉,右手废不能动,足仍能行。其孙出门,遇一在津业医者甫归,言此证甚属易治,遂延之诊视。所立病案言脉象洪实,已成痪证无疑。其方仿王氏补阳还五汤,有黄耆八钱。服药之后,须臾昏厥不醒矣。夫病本无性命之忧,而误服黄耆八钱,竟至如此,可不慎哉!五期《衷中参西录》第三卷中,有论脑充血之原因及治法,且附有验案数则,其所论者,实皆内中风证也。宜与上所论者汇通参观。

刘铁珊将军丁卯来津后,其脑中常觉发热,时或眩晕,心中烦躁不宁,脉象弦长有力,左右皆然,知系脑充血证。盖其愤激填胸,焦思积虑者已久,是以有斯证也。为其脑中觉热,俾用绿豆实于囊中作枕,为外治之法。又治以镇肝熄风汤,于方中加地黄一两,连服数剂,脑中已不觉热。遂去川楝子,又将生地黄改用六钱。服过旬日,脉象和平,心中亦不烦躁,遂将药停服。又天津铃铛阁街,于氏所娶新妇,过门旬余,忽然头疼。医者疑其受风,投以发表之剂。其疼陡剧,号呼不止。其翁在中国银行司账,见同伙沈君阅五期《衷中参西录》,见载有脑充血头疼诸案,遂延愚为之诊视。其脉弦硬而长,左部尤甚。知其肝胆之火上冲过甚也。遂投以镇肝熄风汤,加龙胆草三钱,以泻其肝胆之火。一剂病愈强半,又服两剂,头已不疼,而脉象仍然有力。遂去龙胆草,加生地黄六钱。又服数剂,脉象如常,遂将药停服。

附录 湖北天门崔兰亭君来函:张港杨新茂粮行主任患脑充血证,忽然仆地,上气喘急,身如角弓,两目直视。全家惶恐,众医束手,殓服已备,迎为诊治。遵先生五期建瓴汤原方治之,一剂病愈强半，后略有加减，服数剂，脱然全愈。

按：此镇肝熄风汤，实由五期中建瓴汤加减而成。故附录其来函于此，俾医界同人知此二方，任用其一，皆可治脑充血证也。

或问：中风无论内外，其肢体恒多痿废，即其经络必多闭塞，而方中重用龙骨、牡蛎，独不虞其收涩之性，益致经络闭塞乎？答曰：妙药皆令人不易测，若但以收涩视龙骨、牡蛎，是未深知龙骨、牡蛎者也。《神农本经》谓龙骨能消癥瘕，其能通血脉、助经络之流通可知。后世本草谓牡蛎能开关节老痰，其能利肢体之运动可知。是以《金匮》风引汤，原治热瘫痫，而方中龙骨、牡蛎并用也。

曾治一叟，年近六旬，忽得痿废证，两手脉皆弦硬，心中骚扰不安，夜不能寐。每于方中重用龙骨、牡蛎，再加降胃之药，脉始柔和，诸病皆减。二十剂外，渐能步履。审斯则龙骨、牡蛎之功用，可限量哉！又尝治一媪，年过七旬，陡然左半身痿废。其左脉弦硬而大，有外越欲散之势（按：西法左半痿废，当右脉有力，然间有脉有力与痿废皆在一边者）。投以镇肝熄风汤，又加净萸肉一两，一剂而愈。夫年过七旬，痿废鲜有愈者。而山萸肉味酸性温，禀木气最厚。夫木主疏通，《神农本经》谓其能逐寒湿痹，后世本草谓其能通利九窍。在此方中，而其酸收之性又能协同龙骨、牡蛎，以敛戢肝火肝气，使不上冲脑部，则神经无所扰害，自不失其司运动之机能，故痿废易愈也。且此证又当日得之即治，其转移之机关，尤易为力也。统观此二案，可无疑于方中之用龙骨、牡蛎矣。

加味补血汤

治身形软弱，肢体渐觉不遂，或头重目眩，可神昏健忘，或觉脑际紧缩作疼，甚或昏仆移时苏醒致成偏枯，或全身痿废，脉象迟弱，内中风证之偏虚寒者（肝过盛生风，肝虚极亦可生风），此即西人所谓脑贫血病也，久服此汤当愈。

生箭耆一两　当归五钱　龙眼肉五钱　真鹿角胶三钱，另炖同服　丹参三钱　明乳香三钱　明没药三钱　甘松二钱

服之觉热者，酌加天花粉、天冬各数钱。觉发闷者，加生鸡内金钱半或二钱。服数剂后，若不甚见效，可用所煎药汤送服麝香二厘（取其香能通窍），或真冰片半分亦可。若服后仍无甚效，可用药汤送制好马钱子二分（制马钱子法详后振颓丸下）。

脑充血者，其脑中之血过多，固能伤其脑髓神经。脑贫血者，其脑中之血过少，又无以养其脑髓神经。是以究其终极，皆可使神经失其所司也。古方有补血汤，其方黄耆、当归同用，而黄耆之分量竟四倍于当归。诚以阴阳互为之根，人之气壮旺者，其血分自易充长。况人之脑髓神经，虽赖血以养之，尤赖胸中大气上升以斡旋之。是以《内经》谓："上气不足，脑为之不满，耳为之苦鸣，头为之倾，目为之眩。"所谓上气者，即胸中大气上升于脑中者也。因上气不足，血之随气而注于脑者必少，而脑为之不满，其脑中贫血可知。且因上气不足，不能斡旋其神经，血之注于脑者少，无以养其神经，于是而耳鸣、头倾、目眩，其人可忽至昏仆可知。由此知因脑部贫血以成内中风证者，原当峻补其胸中大气，俾大气充足，自能助血上升，且能斡旋其脑部，使不至耳鸣、头倾、目眩也。是以此方不以当归为主药，而以黄耆为主药也。用龙眼肉者，因其味甘色赤，多含津液，最能助当归以生血也。用鹿角胶者，因鹿之角原生于头顶督脉之上，督脉为脑髓之来源，故鹿角胶之性善补脑髓。凡脑中血虚者，其脑髓亦必虚，用之以补脑髓，实可与补血之药相助为理也。用丹参、乳香、没药者，因气血虚者，其经络多瘀滞，此于偏枯痿废亦颇有关系，加此通气活血之品，以化其经络之瘀滞，则偏枯痿废者自易愈也。用甘松者，为其能助心房运动有力，以多输血于脑，且又为调养神经之要品，能引诸药至脑以调养其神经也。用麝香、梅片者，取其香能通窍以开闭也。用制过马钱子者，取其能瞤动脑髓神经使之灵活也。

按：甘松即西药中之缬草，此系东人之名。西人则名为拉底克斯瓦洛兰内，其气香味微酸。《本经》谓其治暴热、火疮、赤气、疥瘙、疽痔、马鞍、热气。《别录》谓其治痈肿、浮肿、结热、风痹、不足、产后痛。《甄权》谓其治毒风瘰痹，破多年凝血，能化脓为水，产后诸病，止腹痛、余疹、烦渴。《大明》谓其除血气心腹痛、破癥结、催生、落胞、血晕、鼻血、吐血、赤白带下、眼障膜、丹毒、排脓、补瘘。西人则以为兴奋之品，善治心脏麻痹、霍乱转筋。东人又以为镇静神经之特效药，用治癫狂、痫痉诸病。盖为其气香，故善兴奋心脏，使不至于麻痹，而其馨香透窍之力，亦自能开痹通瘀也。为其味酸，故能保安神经，使不至于妄行，而酸化软坚之力，又自能化多年之癥结，使尽消融也。至于其能补瘘，能治霍乱转筋者，即心脏不麻痹，神经不妄行之功效外著者也。孰谓中西医理不相贯通哉！

邻村龙潭庄高姓叟，年过六旬，渐觉两腿乏力，浸至时欲眩仆，神昏健忘。恐成痿废，求为诊治。其脉微弱无力。为制此方服之，连进十剂，两腿较前有力，健忘亦见愈，而仍有眩晕之时。再诊其脉，虽有起色，而仍不任重按。遂于方中加野台参、天门冬各五钱，威灵仙一钱，连服二十余剂始愈。用威灵仙者，欲其运化参、耆之补力，使之灵活也。

门人张甲升曾治一人，年三十余。于季冬负重贸易，日行百余里。歇息时，又屡坐寒地。后觉腿疼，不能行步，浸至卧床不能动转，周身筋骨似皆痿废，服诸药皆不效。甲升治以加味补血汤，将方中乳香、没药皆改用六钱，又加净瘈肉一两。数剂后，腿即不疼。又服十余剂，遂全愈。

按：加味补血汤，原治内中风之气血两亏者，而略为变通，即治腿疼如此效验，可谓善用成方者矣。

治小儿风证方

定风丹

治初生小儿绵风，其状逐日抽掣，绵绵不已，亦不甚剧。

生明乳香三钱　生明没药三钱　朱砂一钱　全蜈蚣大者，一条

共为细末，每小儿哺乳时，用药分许，置其口中，乳汁送下，一日约服药五次。

一小儿，生后数日即抽绵风。一日数次，两月不愈。为拟此方，服药数日而愈。所余之药，又治愈小儿三人。

按：此方以治小儿绵风或惊风，大抵皆效。而能因证制宜，再煮汤剂以送服此丹，则尤效。宗弟相臣，青县之名医也。喜用此丹以治小儿惊风。又恒随证之凉热虚实，作汤剂以送服此丹。其所用之汤药方，颇有可采。爰录其治验之原案二则于下。

附录　原案一：己巳端阳前，友人黄文卿幼子，生六月，头身胎毒终未愈。禀质甚弱，忽肝风内动，抽掣绵绵不休。囟门微凸，按之甚软，微有赤色。指纹色紫为爪形。目睛昏而无神，或歪。脉浮小无根。此因虚气化不固，致肝阳上冲脑部扰及神经也。文卿云：此证西医已诿为不治，不知尚有救否？答曰：此证尚可为，听吾用药，当为竭力治愈。遂先用定风丹三分，水调灌下。继用生龙骨、生牡蛎、生石决明以潜其阳。钩藤钩、薄荷叶、羚羊角（锉细末，三分）以熄其风。生箭耆、生山药、山萸肉、西洋参以补其虚。清半夏、胆南星、粉甘草以开痰、降逆、和中。共煎汤多半杯，调入定风丹三分，频频灌之。二剂肝风止，又增损其方，四剂全愈。

按：黄耆治小儿百病明载《本经》，惟此方用之，微有升阳之嫌。然《本经》又谓其主大风，肝风因虚内动者，用之即能熄风可知。且与诸镇肝敛肝之药并用，若其分量止用二三钱，原有益而无损也。

原案二：天津饭店聂姓幼子，生七月。夜间忽患肝风，抽动喘息，不知啼。时当仲夏，天气亢旱燥热。察其风关、气关纹红有爪形，脉数身热，知系肝风内动。急嘱其乳母，将小儿置床上，不致怀抱两热相并。又嘱其开窗，以通空气。先用急救回生丹吹入鼻中，以镇凉其脑系，遂灌以定风丹三分，又用薄荷叶、黄菊花、钩藤钩、栀子、羚羊角以散风清热，生龙骨、生牡蛎、生石决明以潜阳镇逆，天竹黄、牛蒡子、川贝母以利痰定喘，将药煎好，仍调入定风丹三分，嘱其作数次灌下，勿扰其睡。嗣来信，一剂熄风而病愈矣。

按：此二证虽皆系肝风内动抽掣，而疾因虚实迥异。相臣皆治以定风丹，而其煎汤送服之药，因证各殊。如此善用成方，可为妙手灵心矣。

附方　鲍云韶《验方新编》预防小儿脐风散方，用枯矾、硼砂各二钱半，朱砂二分，冰片、麝香各五厘，共为末。凡小儿降生后，洗过，即用此末擦脐上。每小儿换襁布时，仍擦此末。脐带落后，亦仍擦之。擦完一料，永无脐风之证。

按：此方最妙，愚用之多次皆效。真育婴之灵丹也。

镇风汤

治小儿急惊风。其风猝然而得，四肢搐搦，身挺颈痉，神昏面热，或目睛上窜，或痰涎上壅，或牙关紧闭，或热汗淋漓。

钩藤钩三钱　羚羊角一钱，另炖兑服　龙胆草二钱　青黛二钱　清半夏二钱　生赭石轧细，二钱　茯神二钱　僵蚕二钱　薄荷叶一钱　朱砂二分，研细送服

磨浓生铁锈水煎药。

小儿得此证者，不必皆由惊恐，有因外感之热，传入阳明而得者，方中宜加生石膏，有因热疟而得者，方中宜加生石膏、柴胡。

急惊之外，又有所谓慢惊者。其证皆因寒，与急惊之因热者有冰炭之殊。方书恒以一方治急慢惊风二证，殊属差谬。慢惊之证，

惟庄在田《福幼编》辨之最精,用方亦最妙。其辨慢惊风共十四条。一、慢惊吐泻,脾胃虚寒也。一、慢惊身冷,阳气抑遏不出也。一、慢惊鼻风煽动,真阴失守,虚火烧肺也。一、慢惊面色青黄及白,气血两虚也。一、慢惊口鼻中气冷,中寒也。一、慢惊大小便清白,肾与大肠全无火也。一、慢惊昏睡露睛,神气不足也。一、慢惊手足抽掣,血不行于四肢也。一、慢惊角弓反张,血虚筋急也。一、慢惊乍寒乍热,阴血虚少,阴阳错乱也。一、慢惊汗出如洗,阴虚而表不固也。一、慢惊手足瘈疭,血不足养筋也。一、慢惊囟门下陷,虚至极也。一、慢惊身虽发热,口唇焦裂出血却不喜饮冷茶水,进以寒凉愈增危笃,以及所吐之乳,所泻之物皆不甚消化,脾胃无火可知。唇之焦黑,乃真阴之不足也明矣。其证多得之吐泻之余、久疟、久痢,或痘后,或因风寒饮食积滞过用攻伐之药伤脾,或禀赋本虚,或误服凉药,或因急惊而用药攻降太过,或失于调养,皆可致此证也。其治法,先用逐寒荡惊荡,大辛大热之剂冲开胸中寒痰,可以受药不吐,然后接用加味理中地黄汤,诸证自愈。

附方 逐寒荡惊汤:用胡椒、炮姜、肉桂各一钱,丁香十粒,共捣成细渣。以灶心土三两煮汤,澄清,煎药大半茶杯(药皆捣碎不可久煎,肉桂又忌久煎,三四沸即可),频频灌之。接服加味理中地黄汤,定获奇效。

按:此汤当以胡椒为君,若遇寒痰结胸之甚者,当用二钱,而稍陈者,又不堪用。族侄荫棻六岁时,曾患此证。饮食下咽,胸膈格拒,须臾吐出。如此数日,昏睡露睛,身渐发热。投以逐寒荡惊汤原方,尽剂未吐。欲接服加味理中地黄汤,其吐又作。恍悟此药取之乡间小药坊,其胡椒必陈。且只用一钱,其力亦小。遂于食料铺中,买胡椒二钱,炮姜、肉桂、丁香仍按原方,煎服一剂。而寒痰开豁,可以受食。继服加味理中地黄汤,一剂而愈。

又方中所用灶心土,须为变更。凡草木之质,多含碱味。草木烧化,其碱味皆归灶心土中。若取其土煎汤,碱味浓厚,甚是难服，且与脾胃不宜。以灶圹内周遭火燎红色之土代之，则无碱味，其功效远胜于灶心土。

附方 加味理中地黄汤：用熟地五钱，焦白术三钱，当归、党参、炙耆、故纸（炒捣）、枣仁（炒捣）、枸杞各二钱，炮姜、萸肉（去净核）、炙草、肉桂各一钱，生姜三片，红枣三枚（擘开），胡桃二个（用仁）打碎为引。仍用灶心土（代以灶圹土）二两，煮水煎药。取浓汁一茶杯，加附子五分，煎水搀入。量小儿大小，分数次灌之。如咳嗽不止者，加米壳、金樱子各一钱。如大热不退者，加生白芍一钱。泄泻不止，去当归加丁香七粒。隔二三日，止用附子二三分。盖因附子大热，中病即宜去之。如用附子太多，则大小便闭塞不出。如不用附子，则脏腑沉寒，固结不开。若小儿虚寒至极，附子又不妨用一二钱。此所谓神而明之，存乎其人，用者审之。若小儿但泻不止，或微见惊搐，尚可受药，吃乳便利者，并不必服逐寒荡惊汤，只服此汤一剂，而风定神清矣。若小儿尚未成慢惊，不过昏睡发热，或有时热止，或昼间安静，夜间发热，均宜服之。若新病壮实之小儿，眼红口渴者，乃实火之证，方可暂行清解。但果系实火，必大便闭结，气壮声洪，且喜多饮凉水。若吐泻交作，则非实火可知。此方补造化阴阳之不足，有起死回生之功。倘大虚之后，服一剂无效，必须大剂多服为妙。方书所谓天吊风、慢脾风皆系此证。

按：此原方加减治泻不止者，但加丁香，不去当归。而当归最能滑肠，泻不止者，实不宜用，若减去当归，恐滋阴之药少，可多加熟地一二钱（又服药泻仍不止者，可用高丽参二钱捣为末，分数次用药汤送服，其泻必止）。

又按：慢惊风不但形状可辨，即其脉亦可辨。族侄荫棠七八岁时，疟疾愈后，忽然吐泻交作，时霍乱盛行，其家人皆以为霍乱证。诊其脉弦细而迟，六脉皆不闭塞。愚曰：此非霍乱。吐泻带有黏涎否，其家人谓偶有带时。愚曰：此寒痰结胸，格拒饮食，乃慢惊风将成之兆也。投以逐寒荡惊汤、加味理中地黄汤各一剂而愈。

又此二汤治慢惊风，虽甚效验。然治此证者，又当防之于预，乃为完全之策。一孺子，年五六岁。秋夏之交，恣食瓜果当饭。至秋末，其行动甚迟，正行之时，或委坐于地。愚偶见之，遂恳切告其家人曰：此乃慢惊风之先兆也。小儿慢惊风证，最为危险，而此时调治甚易，服药两三剂，即无患矣。其家人不以为然。至冬初，慢惊之形状发现，呕吐不能受食，又不即治。迁延半月，病热垂危，始欲调治，而服药竟无效矣。

又有状类急惊，而病因实近于慢惊者。一童子，年十一二，咽喉溃烂。医者用吹喉药吹之，数日就愈。忽然身挺，四肢搐搦，不省人事，移时始醒，一日数次。诊其脉甚迟濡。询其心中，虽不觉凉，实畏食凉物，其呼吸似觉短气。时当仲夏，以童子而畏食凉，且征以脉象病情，其为寒痰凝结，瘀塞经络无疑。投以《伤寒论》白通汤，一剂全愈。

治痫风方

加味磁朱丸

治痫风。

磁石二两，能吸铁者，研极细水飞出，切忌火煅　赭石二两　清半夏二两　朱砂一两

上药各制为细末，再加酒曲半斤，轧细过罗，可得细曲四两。炒熟二两，与生者二两，共和药为丸，桐子大。铁锈水煎汤，送服二钱，日再服。

磁石为铁氧二种原质化合，含有磁气。其气和异性相引，同性相拒，颇类电气，故能吸铁。煅之则磁气全无，不能吸铁，用之即无效。然其石质甚硬，若生用入丸散中，必制为极细末，再以水飞之，用其随水飞出者方妥。或和水研之，若拙拟磨翳散（在第八

卷)之研飞炉甘石法,更佳。

又朱砂无毒,而煅之则有毒。按化学之理,朱砂原硫黄、水银二原质合成。故古方书皆谓朱砂内含真汞,汞即水银也。若煅之,则仍将分为硫黄、水银二原质,所以有毒。又原方原用神曲,而改有酒曲者,因坊间神曲窨发皆未能如法,多带酸味,转不若造酒曲者,业有专门,曲发甚精,用之实胜于神曲也。

磁朱丸方,乃《千金方》中治目光昏耗、神水宽大之圣方也。李濒湖解曰:磁石入肾,镇养真阴,使肾水不外移。朱砂入心,镇养心血,使邪火不上侵。佐以神曲消化滞气,温养脾胃生发之气,乃道家媒合婴儿姹女之理。

按:道家以肾为婴儿,心为姹女,脾为黄婆。每当呼气外出之时,肾气随呼气上升,是婴儿欲有求于姹女也。当此之际,即借脾土镇静之力,引心气下降,与肾气相会。此所谓心肾相交,即道家所谓黄婆媒合婴儿姹女之理也。然从前但知治眼疾而不知治痫风。至柯韵伯称此方治痫风如神,而愚试之果验。然不若加赭石、半夏之尤为效验也。

此方所以能治痫风者,因痫风之根伏藏于肾。有时肾中相火暴动,痫风即随之而发。以致痰涎上涌,昏不知人。夫相火为阴中之火,与雨间之电气为同类。夫电气喜缘铁传递,磁石中含铁质,且能吸铁,故能伏藏电气,即兼能伏藏与电气同类之相火也。又相火之发动,恒因君火之潜通,有朱砂之宁静心火,则相火愈不妄动矣。又电气入土则不能发声。故喻嘉言谓,伏制阴分之火,当以培养脾土为主。盖以土能制电,即能制水中之火,有神曲以温补脾胃,则相火愈深潜藏矣。原方止此三味,为加赭石、半夏者,诚以痫风之证,莫不气机上逆,痰涎上涌,二药并用,既善理痰,又善镇气降气也。送以铁锈汤者,以相火生于命门,寄于肝胆,相火之暴动实于肝胆有关。此肝胆为木脏,即为风脏,内风之煽动,亦莫不于肝胆发轫;铁锈乃金之余气,故取金能制木之理,镇肝胆以熄内风;又取铁能引电之理,借其重坠之性,以引相火下行也。

友人祁伯卿之弟患痫风,百药不效。后得一方,用于熊胆若黄豆粒大一块(约重分半),凉水少许浸开服之(冬月宜温水浸开温服),数次而愈。伯卿向愚述之,因试其方果效。

通变黑锡丹

治痫风。

铅灰研细,二两　硫化铅研细,一两　麦曲炒熟,两半

上三味,水和为丸,桐子大。每服五六丸,多至十丸。用净芒硝四五分,冲水送服。若服药后,大便不利者(铅灰、硫化铅皆能涩大便),芒硝又宜多用。

古方有黑锡丹,用硫黄与铅化合,以治上热下凉,上盛下虚之证,洵为良方。而犹未尽善者,因其杂以草木诸热药,其性易升浮,即不能专于下达。向曾变通其方,专用硫化铅和熟麦曲为丸。以治痫风数日一发者,甚有效验。乃服至月余,因觉热停服,旬余病仍反复。遂又通变其方,多用铅灰,少用硫化铅,俾其久服不致生热。加以累月之功,痫风自能除根。更佐以健脾、利痰、通络、清火之汤剂,治法尤为完善(七卷中有愈痫丹方宜参观)。

取铅灰法:用黑铅数斤,熔化后,其面上必有浮灰。屡次熔化,即可屡次取之。

制硫化铅法:用黑铅四两,铁锅内熔化。再用硫黄细末四两,撒于铅上。硫黄皆着,急用铁铲拌炒。铅经硫黄烧炼,结成砂子,取出晾冷,碾轧成饼者(系未化透之铅)去之,余者再用乳钵研极细。

一味铁氧汤

治痫风及肝胆之火暴动成胁疼,或头疼目眩,或气逆喘吐,上焦烦热,至一切上盛下虚之证皆可。用其汤煎药,又兼能补养

血分。

方用长锈生铁和水磨取其锈，磨至水皆红色，煎汤服之。

化学家名铁锈为铁氧，以铁与氧气化合而成锈也。其善于镇肝胆者，以其为金之余气，借金以制木也。其善治上盛下虚之证者，因其性重坠，善引逆上之相火下行。相火为阴中之火，与电气为同类，此即铁能引电之理也。其能补养血分者，因人血中原有铁锈，且取铁锈嗅之，又有血腥之气，此乃以质补质，以气补气之理。且人身之血，得氧气则赤，铁锈原铁与氧气化合，故能补养血分也。西人补血之药，所以有铁酒。

一六岁幼女，初数月一发痫风，后至一日数发，精神昏昏若睡，未有醒时。且两目露睛，似兼慢惊。遂先用《福幼编》治慢惊之方治之，而露睛之病除。继欲治其痫风，偶忆方书有用三家磨刀水洗疮法。因思三乃木数，可以入肝，铁锈又能镇肝，以其水煎药，必能制肝胆上冲之火，以熄内风。乃磨水者，但以水贮罐中，而煎药者，误以为药亦在内，遂但煎其水服之，其病竟愈。后知药未服，仍欲煎服。愚曰：磨刀水既对证，药可不服。自此日煎磨刀水服两次。连服数日，痫风永不再发。

一人，年三十许，痫风十余年不愈，其发必以夜。授以前加味磁朱丸方，服之而愈。年余其病又反复，然不若从前之剧。俾日磨浓铁锈水煎汤服之，病遂除根。

族家嫂，年六旬。夜间忽然呕吐头疼，心中怔忡甚剧，上半身自汗，其家人以为霍乱证。诊其脉，关前浮洪，摇摇而动。俾急磨浓铁锈水，煎汤服下即愈。

友人韩厘廷曾治一人，当恼怒之后，身躯忽然后挺，气息即断，一日数次。厘廷诊其脉，左关虚浮。遂投以萸肉（去净核）、龙骨、牡蛎（皆不用煅）、白芍诸药，用三家磨刀水煎之，一日连服二剂，病若失。

西药治痫风者，皆系麻醉脑筋之品，强制脑筋使之不发，鲜能祓除病根，然遇痫风之剧而且勤，身体羸弱，不能支持者，亦可日服其药两次，以图目前病不反复，而徐以健脾、利痰、通络、清火之药治之。迨至身形强壮，即可停止西药，而但治以健脾、利痰、通络、清火之品，或更佐以镇惊（若朱砂、磁石类）、祛风（若蜈蚣、全蝎类）、透达脏腑（若麝香、牛黄类）之品，因证制宜，病根自能祓除无余也。爰将西药之可用者，开列于下。

臭剥，系貌罗谟与加留谟化合，故亦名貌罗加留谟。为光白色、方形结晶，无臭气，有辛咸味。乃麻醉镇痉药。在神经系统能呈镇静作用，故为神经诸病及癫痫病之特效药。至因神经不眠、妊妇呕吐、男子梦遗等证，用之皆效。每服一瓦，可渐加至三瓦。久服伤脾胃，昏入神智。此药宜与臭素安母纽谟、臭素那笃留谟同用（三药等分可服两瓦）。盖三种皆为盐基同性之药，那笃留谟不损神智，伤脾胃较甚，安母纽谟不伤脾胃，力则稍逊。

抱水过鲁拉儿，为无色透明斜系棱柱结晶。有特异之香气，味微苦，兼苛辣。乃亚舍答儿、亚尔垤非笃之三格儿化合物。长于催睡镇痉，功用与臭剥相近，而其力实猛于臭剥且长于臭剥。用之大量，一次不过半瓦。愚常用臭剥与臭素安母纽谟各两瓦，抱水过鲁拉儿一瓦，掺炒熟麦面十瓦，为丸桐子大，名之曰抱水三物丸。每服十五六丸，以治痫痉、不睡、梦遗甚效。

治肢体痿废方

补偏汤

治偏枯。

生黄耆一两五钱　当归五钱　天花粉四钱　天冬四钱　甘松三钱　生明乳香三钱　生明没药三钱

偏枯之证，因其胸中大气虚损，不能充满于全身，外感之邪即于其不充满之处袭之经络，闭塞血脉，以成偏枯之证。病在左者，宜用鹿茸(汤浸,兑服)、鹿角(锉细,炙服),或鹿角胶(另炖,同服)作引。病在右者,宜用虎骨(锉细,炙服)或虎骨胶(另炖,同服)作引(作引之理,详第四卷活络效灵丹下)。初服此汤时,宜加羌活二钱,全蜈蚣一条(焙焦,研服),以祛风通络,三四剂后去之。脉大而弦硬者,宜加山萸肉(核皆去净)、生龙骨、生牡蛎各数钱,至脉见和软后去之。服之觉闷者,可佐以疏通之品,如丹参、生鸡内金(捣细)、陈皮、白芥之类,凡破气之药皆不宜用。觉热者,可将花粉、天冬加重,热甚者可加生石膏数钱,或至两许。试观《金匮》治热瘫痫有风引汤,方中石膏与寒水石并用,《千金》小续命汤为六经中风之通剂,去附子,加石膏、知母名白虎续命汤,古法可考也。觉凉者,宜去花粉、天冬。凉甚者加附子、肉桂(捣细,冲服)。

甘松西人名拉底克斯瓦洛兰内,东人名缬草,气香味微酸。《本经》谓其治暴热、火疮、赤气、疥瘙、疽。《别录》谓其除浮肿、结热、风痹、不足。《甄权》谓其治毒风瘴痹、破多年凝血,产后诸病。《日华》谓其治血气心腹疼、癥结、血动鼻衄、吐血、赤白带下、赤眼障膜、丹毒,排脓补痿。西人则以为兴奋之品,用治霍乱转筋。东人谓有镇静神经之效,用治癫狂痫痉。盖甘松气香能通,故善助心脏之兴奋,味酸能敛,故善制脑筋之妄行,其性善化湮瘀活血脉,故能愈疼消癥,善治一切血证及风痹、瘴痹痿废也。且能助心脏调脑筋,尤为痿痹之要着也。

或问:王勋臣谓,偏枯原非中风,元气全体原有十分,有时损去五分余五分,虽不能充体,犹可支持全身,而气虚者经络必虚,有时气从经络虚处透过,并于一边,彼无气之边即成偏枯。故患此证者,未有兼发寒热头疼诸证者。若执王氏之说,则《灵枢经》所谓虚邪偏客于半身,其入深者内居荣卫,荣卫衰则真气去,邪风独留,发为偏枯,与《素问》所谓风中五脏六腑之俞,所中则为偏枯者,皆不足言欤?答曰:王氏谓偏枯因气虚诚为卓识,而必谓偏枯不因中风,乃王氏阅历未到也。忆数年前,族家姊,年七旬有三，得偏枯证三四日间，脉象洪实，身热燥渴，喘息迫促，舌强直几不能言。愚曰：此乃瘫痪基础预伏于内，今因外感而发也。然外感之热已若燎原，宜先急为治愈，然后再议他证。遂仿白虎加人参之意，共用生石膏十两，大热始退（详案在第六卷仙露汤下）。审是则偏枯之根源，非必由中风。而其初发之机，大抵皆由中风，特中风有轻重，轻者人自不觉有外感耳。

或又问曰：王氏之论既非吻合，而用其补阳还五汤者何以恒多试验？答曰：王氏之补阳还五汤以补气为主，故重用黄耆四两为君，而《神农本经》黄耆原主大风。许胤宗治中风不醒，不能进药者，用黄耆、防风数斤，煮汤乘热置病人鼻下熏之，病人即醒，则黄耆善治风可知。由是观之，王氏之论非吻合，王氏之方实甚妥善也。且治偏枯当补气分，亦非王氏之创论也。《金匮》治风痹身体麻木，有黄芪五物汤，方中亦以黄耆为君，实王氏补阳还五汤之权舆也。

或问：偏枯之证既有外感袭入经络，闭塞血脉，子方中复有时加龙骨、牡蛎、萸肉收涩之品，其义何居？答曰：龙骨敛正气而不敛邪气，此徐灵胎注《本经》之言，诚千古不刊之名论也。而愚则谓龙骨与牡蛎同用，不惟不敛邪气，转能逐邪气使之外出，陈修园谓龙属阳而潜于海，故其骨能引逆上之火、泛滥之水下归其宅。若与牡蛎同用，为治痰之神品。而愚则谓龙骨、牡蛎同用，最善理关节之痰。凡中风者，其关节间皆有顽痰凝滞，是以《金匮》风引汤治热瘫痫，而龙骨、牡蛎并用也。不但此也，尝诊此证，左偏枯者其左脉必弦硬，右偏枯者其右脉必弦硬。夫弦硬乃肝木生风之象，其内风兼动，可知龙骨、牡蛎大能宁静内风，使脉之弦硬者变为柔和。曾治一叟，年近六旬，忽得痿废证。两手脉皆弦硬，心中骚扰不安，夜不能寐。每于方中重用龙骨、牡蛎，再加降胃之药，脉始柔和，诸病皆减，二十剂外，渐能步履。审是则龙骨、牡蛎之功用可限量哉！至萸肉为补肝之主药，其酸温之性又能引诸药入肝为熄风。曾治一媪，年过七旬，陡然左半身痿废，其左脉弦硬而大，有外越欲散之势，投以此汤加萸肉一两，一剂而愈。夫年过七旬，瘫痪鲜而愈者，盖萸肉禀木气最厚，木主疏通，《神农本经》谓其逐寒湿痹，后世本草亦谓其能通利九窍。李士材治肝虚胁疼，与当归同用，其方甚效。愚尝治肝虚筋病，两腿牵引作疼甚剧者，尝重用至两许，佐以活气血之药，即遂手奏效（详案在第二卷曲直汤下），是萸肉既能补正，又善逐邪，酸收之中，实大具条畅之性，故于偏枯之证，脉之弦硬而大者，特之亦即有捷效也。

按：过酸则伤筋，故病忌食酸。萸肉至酸，而转能养筋，此亦药性之特异者也。

或问：西人谓人身之知觉运动，皆脑气筋主之。故于偏枯痿废诸证，皆谓脑气筋受病，而子之论则责重胸中大气，岂西人脑气筋之说不足凭欤？答曰：人之胸中大气能斡旋全身，故司运动，能保合神明，故司知觉。西人不知胸中大气，遂于百体之知觉运动专之属脑气筋，不知百体之知觉运动虽关乎脑气筋，而脑筋之病与不病又关乎胸中大气。《内经》云："上气不足，脑为之不满，耳为之苦鸣，头为之倾，目为之眩。"由是观之，脑气筋为上气之所统摄，即为大气之所统摄，而深有赖于大气斡旋之力也。且愚临证体验多年，遇有大气猝然下陷，不能与外气相接者，其人即呼吸顿停，昏不知人，而脑气筋司知觉、司运动之良能，亦因而顿失。迨大气徐徐上升，达于心部，神明有依，始能知觉。达于肺部，呼吸复常，始能运动。拙拟升陷汤（在第四卷）后，有友人赵厚庵自述之言可验也。由是知脑气筋不过藉大气斡旋之力，于人之能知觉、能运动者，以运用其驱，使之权而已，岂与大气比哉！试再即前哲之言征之，唐容川曰：西医知脑髓之作用，而不知脑髓之来历，所谓脑气筋，但言其去路，而不知髓有来路，所以西法无治髓之药也。不知背脊一条髓筋，乃是髓入于脑之来路，盖《内经》明言，肾藏精，精生髓。细按其道路，则以肾系贯脊而生，脊髓上循人脑，于是而为脑髓，是脑非生髓之所，乃聚髓之所，故名髓海。既聚于此，而又散走脏腑肢体以供使用，是脏腑肢体能使脑髓，而非脑髓用脏腑肢体也。又曰：肾系贯脊，通于脊髓。肾精足则入脊化髓，上循脑而为脑髓，是脑者，精气之所会，髓足则精气能供五脏六腑之驱使，故知觉运动无不爽健。即此论观之，若其人大气充盛，肾脏充实，脑气筋亦断无自病之理也。

振颓汤

治痿废。

生黄耆六钱　知母四钱　野台参三钱　于术三钱　当归三钱　生明乳香三钱　生明没药三钱　威灵仙钱半　干姜二钱　牛膝四钱

热者，加生石膏数钱，或至两许。寒者，去知母，加乌附子数钱。筋骨受风者，加明天麻数钱。脉弦硬而大者，加龙骨、牡蛎各数钱，或更加山萸肉亦佳。骨痿废者，加鹿角胶、虎骨胶各二钱（另炖，同服）。然二胶伪者甚多，若恐其伪，可用续断、菟丝子各三钱代之。手足皆痿者，加桂枝尖二钱。

痿证之大旨，当分为三端，有肌肉痹木，抑搔不知疼痒者。其人或风寒袭入经络，或痰涎郁塞经络，或风寒痰涎，互相凝结经络之间，以致血脉闭塞，而其原因，实由于胸中大气虚损。盖大气旺，则全体充盛，气化流通，风寒痰涎皆不能为恙。大气虚，则腠理不固，而风寒易受，脉管湮淤，而痰涎易郁矣。有周身之筋拘挛，而不能伸者。盖人身之筋以宗筋为主，而能荣养宗筋者，阳明也。其人脾胃素弱，不能化谷生液，以荣养宗筋，更兼内有蕴热以铄耗之，或更为风寒所袭，致宗筋之伸缩自由者，竟有缩无伸，浸成拘挛矣。有筋非拘挛，肌肉非痹木，惟觉骨软不能履地者。乃骨髓枯涸，肾虚不能作强也。故方中用黄耆以补大气，白术以健脾胃，当归、乳香、没药以流通血脉。灵仙以袪风消痰，恐其性偏走泄，而以人参之气血兼补者佐之。干姜以开气血之痹，知母以解干姜、人参之热，则药性和平，可久服而无弊。其阳明有实热者，加石膏以清阳明之热，仿《金匮》风引汤之义也。营卫经络有凝寒者，加附子以解营卫经络之寒，仿《金匮》近效术附汤之义也。至其脉弦硬而大，乃内风煽动，真气不固之象，故加龙骨、牡蛎以熄内风敛真气。骨痿者加鹿角胶、虎骨胶取其以骨补骨也。筋骨受风者，加明天麻取其能搜筋骨之风，又能补益筋骨也。若其痿专在于腿，可但用牛膝以引之下行。若其人手足并痿者，又宜加桂枝兼引之上行。盖树之有枝，犹人之有指臂，故桂枝虽善降逆气，而又能引药力达于指臂间也。

或问：此方治痿之因热者，可加生石膏至两许，其证有实热可知，而方中仍用干姜何也？答曰：《金匮》风引汤治热瘫痫之的方，原石膏、寒水石与干姜并用。盖二石性虽寒而味则淡。其寒也能胜干姜之热，其淡也不能胜干姜之辣。故痿证之因热者，仍可借其异常之辣味，以开气血之痹也。

振颓丸

前证之剧者，可兼服此丸，或单服此丸亦可。并治偏枯、痹木诸证。

人参二两　于术炒，二两　当归一两　马钱子法制，一两　乳香一两　没药一两　全蜈蚣大者，五条，不用炙　穿山甲蛤粉炒，一两

共轧细过罗，炼蜜为丸，如桐子大。每服二钱，无灰温酒送下，日再服。

马钱子即番木鳖，其毒甚烈，而其毛与皮尤毒。然制之有法，则有毒者可至无毒。而其开通经络，透达关节之力，实远胜于他药也。今将制马钱子法详载于下。庶后有用此方者，如法制之，而不至误人也。

法：将马钱子先去净毛，水煮两三沸即捞出。用刀将外皮皆刮净，浸热汤中，旦暮各换汤一次，浸足三昼夜，取出。再用香油煎至纯黑色，掰开视其中心微有黄意，火候即到。将马钱子捞出，用温水洗数次，将油洗净。再用沙土同入锅内炒之。土有油气，换土再炒，以油气尽净为度。

姜胶膏

用贴肢体受凉疼痛，或有凝寒阻遏血脉，麻木不仁。

鲜姜自然汁一斤　明亮水胶四两

上二味同熬成稀膏，摊于布上，贴患处，旬彐一换。凡因受寒肢体疼痛，或因受寒肌肉麻木不仁者，贴之皆可治愈。即因受风而筋骨疼痛，或肌肉麻木者，贴之亦可治愈。惟有热肿疼者，则断不可用。

有人因寝凉炕之上，其右腿外侧时常觉凉，且有时疼痛，用多方治之不效。语以此方，贴至二十日全愈。

又有人常在寒水中捕鱼，为寒水所伤。自膝下被水浸处皆麻木，抑骚不知疼痒，渐觉行动乏力。语以此方，俾用长条布摊药膏缠于腿上。其足趺、足底皆贴以此膏，亦数换而愈。盖此等证心中无病，原宜外治。鲜姜之辛辣开通，热而能散，故能温暖肌肉，深透筋骨，以除其凝寒痼冷，而涣然若冰释也。用水胶者，借其黏滞之力，然后可熬之成膏也。若证因受风而得者，拟用细辛细末掺于膏药之中，或用他祛风猛悍之药，掺于其中，其奏效当更捷也。

原一、二、三期合编第八卷

治女科方

玉烛汤

治妇女寒热往来，或先寒后热，汗出热解，或月事不调，经水短少。

生黄耆五钱　生地黄六钱　玄参四钱　知母四钱　当归三钱　香附醋炒，三钱　柴胡一钱五分　甘草一钱五分

汗多者，以茵陈易柴胡，再加萸肉数钱。热多者，加生杭芍数钱。寒多者，加生姜数钱。

妇女多寒热往来之证，而方书论者不一说。有谓阳分虚则头午寒，阴分虚则过午热者。夫午前阳盛，午后阳衰而阴又浸盛。当其盛时，虚者可以暂实。何以其时所现之病状，转与时成反比例也。有谓病在少阳则寒热往来，犹少阳外感之邪，与太阳并则寒，与阳明并则热者。而内伤之病原无外邪，又何者与太阳、阳明并作寒热也。有谓肝虚则乍热乍寒者。斯说也，愚曾验过。遵《本经》山茱萸主寒热之旨，单重用山萸肉（去净核）二两煎汤，服之立愈（验案在第一卷来复汤下）。然此乃肝木虚极，内风将动之候，又不可以概寻常寒热也。盖人身之气化，原与时序之气化息息相通。一日之午前，犹一岁之有春夏。而人身之阳气，即感之发动，以敷布于周身。妇女性多忧思，以致脏腑经络多有郁结闭塞之处，阻遏阳气不能外达，或转因发动而内陷，或发动不遂，其发动排挤经络愈加闭塞。于是周身之寒作矣。迨阳气蓄极，终当愤发。而其愤发之机与抑遏之力，相激相荡于脏腑经络之间，热

又由兹而生，此前午之寒，所以变后午之热也。黄耆为气分之主药，能补气更能升气。辅以柴胡之轩举，香附之宣通，阳气之抑遏者皆畅发矣。然血随气行，气郁则血必瘀，故寒热往来者，其月事恒多不调，经血恒多虚损，用当归以调之，地黄以补之，知母、元参与甘草甘苦化阴以助之，则经血得其养矣。况地黄、知母诸凉药与黄耆温热之性相济，又为燮理阴阳调和寒热之妙品乎！至方书有所谓日晡发热者，日晡者，申时也，足少阴肾经主令之候也。其人或肾经阴虚，至此而肾经之火乘时而动，亦可治以此汤。将黄耆减半，地黄改用一两。有经闭结为癥瘕，阻塞气化作寒热者，可用后理冲汤。有胸中大气下陷作寒热者，其人常觉呼吸短气，宜用拙拟升陷汤（在第四卷）。方后治验之案，可以参观。

附方　西人铁锈鸡纳丸：治妇女经血不调，身体羸弱咳喘，或时作寒热甚效。方用铁锈、没药（忌火）各一钱，金鸡纳霜、花椒各五分，共为细末，炼蜜为丸六十粒。每服三粒至五粒。

按：铁锈乃铁与氧气化合而成，人身之血得氧气而赤。铁锈中含氧气，而又色赤似血，且嗅之兼有血腥之气，故能荣养血分，流通经脉。且人之血中，实有铁锈，以铁锈补血更有以铁补铁之妙也。金鸡纳霜，加味小柴胡汤（在第七卷）下，曾详其药之原质及其治疟之功用。此方中亦用之者，为其善治贫血，且又能入手足少阳之经，以调和寒热也。又佐以花椒者，恐金鸡纳霜之性偏于寒凉，而以辛热济之，使归于和平也。

东亚人有中将汤，以调妇女经脉，恒有效验。其方秘而不传。留学东亚者，曾以化验得之。门人高如璧曾开其方相寄，药品下未有分量。愚为酌定其分量，用之甚有功效，亦与东人制者等。今将其方开列于下，以备选用。

延胡索醋炒，三钱，当归六钱，官桂二钱，甘草二钱，丁香二钱，山楂核醋炒，三钱，郁金醋炒，二钱，沙参四钱，续断酒炒，三钱，肉蔻赤石脂炒，三钱（去石脂不用），苦参三钱，怀牛膝三钱，共十二味，轧作粗渣，分三剂。每用一剂，开水浸盖碗中约半点钟，将其汤饮下。如此浸服二次，至第三次用水煎服。日用一剂，数剂经脉自调。此方中凉热、补破、涩滑之药皆有。愚所酌分量，俾其力亦适相当，故凡妇女经脉不调证，皆可服之，而以治白带证尤效。

理冲汤

治妇女经闭不行，或产后恶露不尽，结为癥瘕。以致阴虚作热，阳虚作冷，食少劳嗽，虚证沓来。服此汤十余剂后，虚证自退，三十剂后，瘀血可尽消。亦治室女月闭血枯。并治男子劳瘵，一切脏腑癥瘕、积聚、气郁、脾弱、满闷、痞胀、不能饮食。

生黄耆三钱　党参二钱　于术二钱　生山药五钱　天花粉四钱　知母四钱　三棱三钱　莪术三钱　生鸡内金黄者，三钱

用水三盅，煎至将成，加好醋少许，滚数沸服。

服之觉闷者，减去于术；觉气弱者，减三棱、莪术各一钱；泻者，以白芍代知母，于术改用四钱；热者，加生地、天冬各数钱；凉者，知母、花粉各减半，或皆不用。凉甚者，加肉桂（捣细冲服）、乌附子各二钱。瘀血坚甚者，加生水蛭（不用炙）二钱。若其人坚壮无他病，惟用以消癥瘕积聚者，宜去山药。室女与妇人未产育者，若用此方，三棱、莪术宜斟酌少用，减知母之半，加生地黄数钱，以濡血分之枯。若其人血分虽瘀，而未见癥瘕，或月信犹未闭者，虽在已产育之妇人，亦少用三棱、莪术。若病人身体羸弱，脉象虚数者，去三棱、莪术，将鸡内金改用四钱，因此药能化瘀血，又不伤气分也。迨气血渐壮，瘀血未尽消者，再用三棱、莪术未晚。若男子劳瘵，三棱、莪术亦宜少用，或用鸡内金代之亦可。初拟此方时，原专治产后瘀血成癥瘕，后以治室女月闭血枯亦效，又间用以治男子劳瘵亦效验，大有开胃进食，扶羸起衰之功。《内经》有四乌鲗骨一芦茹丸，原是男女并治，为调血补虚之良方。此方窃师《内

经》之意也。

从来医者调气行血，习用香附而不习用三棱、莪术。盖以其能破癥瘕，遂疑其过于猛烈。而不知能破癥瘕者，三棱、莪术之良能，非二药之性烈于香附也。愚精心考验多年，凡习用之药，皆确知其性情能力。若论耗散气血，香附犹甚于三棱、莪术。若论消磨癥瘕，十倍香附亦不及三棱、莪术也。且此方中，用三棱、莪术以消冲中瘀血，而即用参、耆诸药，以保护气血，则瘀血去而气血不至伤损。且参、耆能补气，得三棱、莪术以流通之，则补而不滞，而元气愈旺。元气既旺，愈能鼓舞三棱、莪术之力以消癥瘕，此其所以效也。

一妇人，年三十余。癥瘕起于少腹，渐长而上。其当年长者稍软，隔年即硬如石。七年之间，上至心口，旁塞两胁，饮食减少，时觉昏愦；剧时昏睡一昼夜，不饮不食。屡次服药竟分毫无效。后愚为诊视，脉虽虚弱，至数不数，许为治愈，授以此方。病人自揣其病，断无可治之理，竟置不服。次年病益进，昏睡四日不醒。愚用药救醒之，遂恳切告之曰：去岁若用愚方，病愈已久，何至危困若斯。然此病尚可为，甚勿再迟延也，仍为开前方。病人喜，信愚言，连服三十余剂，磊块皆消。惟最初所结之病根，大如核桃之巨者尚在。又加生水蛭（不宜炙）一钱，服数剂全愈。

一妇人，年二十余。癥瘕结于上脘，其大如橘，按之甚硬，时时上攻作疼，妨碍饮食。医者皆以为不可消。后愚诊视，治以此汤，连服四十余剂，消无芥蒂（方中鸡内金既能善消积，又善为胃引经）。

一媪，年六旬。气弱而且郁，心腹满闷，不能饮食，一日所进谷食不过两许，如此已月余矣。愚诊视之，其脉甚微细，犹喜至数调匀，知其可治。遂用此汤，将三棱、莪术各减一钱，连服数剂，即能进饮食。又服数剂，病遂全愈。

奉天省议员孙益三之夫人，年四十许。自幼时有癥瘕结于下脘,历二十余年。癥瘕之积竟至满腹,常常作疼,心中怔忡,不能饮食,求为诊治。因思此证久而且剧,非轻剂所能疗。幸脉有根柢,犹可调治。遂投以理冲汤,加水蛭三钱。恐开破之力太过,参、耆又各加一钱,又加天冬三钱,以解参、耆之热。数剂后,遂能进食。服至四十余剂,下瘀积若干,癥瘕消有强半。益三柳河人,因有事与夫人还籍,药遂停止。阅一载,腹中之积又将复旧,复来院求为诊治。仍照前方加减,俾其补破凉热之间,与病体适宜。仍服四十余剂,积下数块。又继服三十余剂,瘀积大下。其中或片或块且有膜甚厚,若胞形。此时身体觉弱,而腹中甚松畅。恐瘀犹未净,又调以补正活血之药,以善其后。

隔数月,益三又介绍其同邑友人王尊三之夫人来院求为治癥瘕。自言瘀积十九年矣,满腹皆系硬块。亦治以理冲汤,为其平素气虚,将方中参耆加重,三棱、莪术减半。服数剂,饮食增加,将三棱、莪术渐增至原定分量。又服数剂,气力较壮,又加水蛭二钱,樗鸡(俗名红娘)十枚。又服二十余剂,届行经之期,随经下紫黑血块若干,病愈其半。又继服三十剂,届经期瘀血遂大下,满腹积块皆消。又俾服生新化瘀之药,以善其后。

一少年,因治吐血,服药失宜,痃癖结于少腹(在女子为癥瘕,在男子为痃癖),大如锦瓜。按之甚坚硬,其上相连有如瓜蔓一条,斜冲心口,饮食减少,形体羸弱。其脉微细稍数。治以此汤,服十余剂痃癖全消。

人之脏腑一气贯通,若营垒连络,互为犄角。一处受攻,则他处可为之救应。故用药攻病,宜确审病根结聚之处,用对证之药一二味,专攻其处。即其处气血偶有伤损,他脏腑气血犹可为之输将贯注,亦犹相连营垒之相救应也。又加补药以为之佐使,是以邪去正气无伤损。世俗医者不知此理,见有专确攻病之方,若拙拟理冲汤者,初不审方中用意何如,君臣佐使何如,但见方中有三棱、莪术,即望而生畏,不敢试用。自流俗观之,亦似慎重,及观其临证调方，漫不知病根结于何处，惟是混开混破。恒集若香附、木香、陈皮、砂仁、枳壳、厚朴、延胡、灵脂诸药，或十余味或数十味为一方。服之令人脏腑之气皆乱，常有病本可治，服此等药数十剂而竟至不治者。更或见有浮火虚热，而加芩、栀、蒌实之属，则开破与寒凉并用，虽脾胃坚壮者，亦断不能久服，此其贻害尤甚也。愚目击此等方，莫不直指其差谬，闻者转以愚好诋毁医辈，岂知愚心之愤惋，有不能自已者哉！

理冲丸

治同前证。

水蛭不用炙，一两　生黄耆一两半　生三棱五钱　生莪术五钱　当归六钱　知母六钱　生桃仁带皮尖，六钱

上药七味，共为细末，炼蜜为丸，桐子大，开水送服二钱，早晚各一次。

仲景抵当汤、大黄䗪虫丸、百劳丸，皆用水蛭，而后世畏其性猛，鲜有用者，是未知水蛭之性也。《本经》曰：水蛭气味咸平无毒，主逐恶血、瘀血、月闭，破癥瘕、积聚、无子、利水道。徐灵胎注云：凡人身瘀血方阻，尚有生气者易治，阻之久则生气全消而难治。盖血既离经，与正气全不相属，投之轻药，则拒而不纳，药过峻，又转能伤未败之血，故治之极难。水蛭最善食人之血，而性又迟缓善入。迟缓则生血不伤，善入则坚积易破，借其力以消既久之滞，自有利而无害也。观《本经》之文与徐氏之注，则水蛭功用之妙，为何如哉！特是徐氏所谓迟缓善人者，人多不解其理。盖水蛭行于水中，原甚迟缓。其在生血之中，犹水中也，故生血不伤也。着人肌肉，即紧贴善入。其遇坚积之处，犹肌肉也，故坚积易消也。

水蛭破瘀血而不伤新血，徐氏之论确矣。不但此也，凡破血之药多伤气分，惟水蛭味咸专入血分，于气分丝毫无损。且服后

腹不觉疼,并不觉开破,而瘀血默消于无形,真良药也。愚治妇女月闭癥瘕之证,其脉不虚弱者,恒但用水蛭轧细,开水送服一钱,日两次。虽数年瘀血坚结,一月可以尽消。

水蛭、虻虫皆为破瘀血之品。然愚尝单用以实验之,虻虫无效,而水蛭有效。以常理论之,凡食血之物,皆能破血。然虻虫之食血以嘴,水蛭之食血以身。其身与他物紧贴,即能吮他物之血。故其破瘀血之功独优。至破瘀血而不伤新血者,徐氏之注详矣,而犹有剩义。盖此物味咸气腐,与瘀血气味相近,有同气相求之妙。至新血虽亦味咸,却无腐气,且其质流通似水。水蛭之力在新血之中,若随水荡漾而毫无着力之处,故不能伤新血也。

《本经》水蛭文中"无子"二字,原接上文主字,一气读下,言能主治妇人无子也。盖无子之病,多因血瘀冲中,水蛭善消冲中瘀血,故能治之。而不善读《本经》者,恒多误解。友人韩厘廷治一少妇,月信不通,曾用水蛭。后有医者谓,妇人服过水蛭,即终身不育,病家甚是懊悔。后厘廷闻知,向愚述之。愚曰:水蛭主治妇人无子,《本经》原有明文,何医者之昧昧也。后其妇数月即孕,至期举一男,甚胖壮。

近世方书,多谓水蛭必须炙透方可用,不然则在人腹中能生殖若干水蛭害人,诚属无稽之谈。曾治一妇人,经血调和,竟不产育。细询之,少腹有癥瘕一块。遂单用水蛭一两,香油炙透,为末。每服五分,日两次,服完无效。后改用生者,如前服法。一两犹未服完,癥瘕尽消,逾年即生男矣。此后屡用生者,治愈多人,亦未有贻害于病愈后者。

或问:同一水蛭也,炙用与生用其功效何如此悬殊?答曰:此物生于水中,而色黑(水色)、味咸(水味)、气腐(水气),原得水之精气而生。炙之则伤水之精气,故用之无效。水族之性,如龙骨、牡蛎、龟板大抵皆然。故王洪绪《证治全生集》谓用龙骨者,宜悬于井中,经宿而后用之,其忌火可知,而在水蛭为尤甚。特是水蛭不炙，为末甚难，若轧之不细，晒干再轧或纸包置炉台上令干亦可。此须亲自检点，若委之药坊，至轧不细时，必须火焙矣。西人治火热肿疼，用活水蛭数条，置患处，覆以玻璃杯，使吮人毒血，亦良法也。

方中桃仁不去皮尖者，以其皮赤能入血分，尖乃生发之机，又善通气分。杨玉衡《寒温条辨》曾有斯说。愚疑其有毒，未敢遽信。遂将带皮生桃仁，嚼服一钱，心中安然，以后始敢连皮尖用之。至于不炒用，而生用者，凡果中之仁，皆含生发之气，原可藉之以流通既败之血也。徐氏《本经百种注》曰：桃得三月春和之气以生，而花鲜明似血，故凡血瘀、血枯之疾，不能调和畅达者，此能入于其中而和之、散之。然其生血之功少，而去瘀之功多者，盖桃核本非血类，实不能有所补益。若癥瘕皆已败之血，非生气不能流通，桃之生气在于仁，而味苦又能开泄，故能逐旧而不伤新也。夫既藉其生气以流通气血，不宜炒用可知也。若入丸剂，蒸熟用之亦可。然用时须细心检点，或说给病家检点，恐药坊间以带皮之生杏仁伪充，则有毒不可服矣。

附方　秘传治女子干病方：用红蜩螺（榆树内红虫大如蚕）二个，樗树（此树如椿而味臭，俗名臭椿）荚二个，人指甲全的，壮年男子发三根。用树荚夹蜩螺、指甲以发缠之，将发面馒头如大橘者一个，开一孔，去中瓤俾可容药。纳药其中，仍将外皮原开下者杜孔上，木炭火煨，存性为细末，用黄酒半斤炖开，兑童便半茶盅送服。忌腥冷、惊恐、恼怒。此方用过数次皆验，瘀血开时必吐衄，又兼下血，不必惊恐，移时自愈，以治经水一次未来者尤效。

安冲汤

治妇女经水行时多而且久，过期不止或不时漏下。

白术炒，六钱　生黄耆六钱　生龙骨捣细，六钱　生牡蛎捣细，六钱　大生地六钱　生杭芍三钱　海螵蛸捣细，四钱　茜草三钱

川续断四钱

友人刘干臣其长郎妇，经水行时多而且久，淋漓八九日始断，数日又复如故。医治月余，初稍见轻，继又不愈。延愚诊视，观所服方，即此安冲汤，去茜草、螵蛸。遂仍将二药加入，一剂即愈。又服一剂，永不反复。干臣疑而问曰：茜草、螵蛸治此证如此效验，前医何为去之？答曰：彼但知茜草、螵蛸能通经血，而未见《内经》用此二药雀卵为丸，鲍鱼汤送下，治伤肝之病，时时前后血也。故于经血过多之证，即不敢用。不知二药大能固涩下焦，为治崩之主药也。海螵蛸为乌贼鱼骨，其鱼常口中吐墨，水为之黑，故能补益肾经，而助其闭藏之用。友人孙荫轩夫人，曾患此证甚剧。荫轩用微火将海螵蛸煨至半黑半黄为末，用鹿角胶化水送服，一次即愈，其性之收涩可知。茜草一名地血，可以染绛，《内经》名茹芦，即茹芦根也。蒲留仙《聊斋志异》载，有人欲乌其须，或戏授以茜草细末，其须竟成紫髯，洗之不去。其性之收涩，亦可知也。干臣又问曰：二药既收涩若此，而又能通经络者何也？答曰：螵蛸可以磋物，故能消瘀。茜草色赤似血，故能活血。且天下妙药，大抵令人难测，如桂枝能升元气，又能降逆气；山萸肉能固脱，又能通利九窍。凡若此者，皆天生使独，而不可以气、形、味、色推求者也。曾游东海之滨，见海岸茜草蕃生。其地适有膈上瘀血者，俾剖取茜草鲜根，煮汁，日日饮之，半月而愈。

一妇人，年三十余。夫妻反目，恼怒之余，经行不止，且又甚多。医者用十灰散加减，连服四剂不效。后愚诊视，其右脉弱而且濡。询其饮食多寡，言分毫不敢多食，多即泄泻。遂投以此汤，去黄耆，将白术改用一两。一剂血止，而泻亦愈。又服一剂，以善其后。

一妇人，年二十余。小产后数日，恶露已尽，至七八日，忽又下血。延医服药，二十余日不止。诊其脉洪滑有力，心中热而且渴。疑其夹杂外感，询之身不觉热，又疑其血热妄行，遂将方中生地改用一两，又加知母一两，服后血不止，而热渴亦如故。因思此证实兼外感无疑。遂改用白虎加人参汤，以山药代粳米。方中石膏重用生者三两。煎汤两盅，分两次温饮下。外感之火遂消，血亦见止。仍与安冲汤一剂，遂全愈。又服数剂以善其后。

固冲汤

治妇女血崩。

白术炒，一两　生黄耆六钱　龙骨煅，捣细，八钱　牡蛎煅，捣细，八钱　萸肉去净核，八钱　生杭芍四钱　海嘌蛸捣细，四钱　茜草三钱　棕边炭二钱　五倍子轧细，五分，药汁送服

脉象热者，加大生地一两。凉者，加乌附子三钱。

从前之方，龙骨、牡蛎皆生用，其理已详于理冲丸下。此方独用煅者，因煅之则收涩之力较大，欲借之以收一时之功也。

一妇人，年三十余。陡然下血，两日不止。及愚诊视，已昏愦不语，周身皆凉，其脉微弱而迟。知其气血将脱，而元阳亦脱也。遂急用此汤，去白芍，加野台参八钱，乌附子三钱。一剂血止，周身皆热，精神亦复。仍将白芍加入，再服一剂，以善其后。

长子荫潮曾治一妇人，年四十许。骤得下血证甚剧，半日之间，即气息奄奄，不省人事。其脉右寸关微见，如水上浮麻，不分至数，左部脉皆不见。急用生黄耆一两，大火煎数沸灌之，六部脉皆出。然微细异常，血仍不止。观其形状，呼气不能外出，又时有欲大便之意，知其为大气下陷也（大气下陷，详第四卷升陷汤下），遂为开固冲汤方，将方中黄耆改用一两。早十一点钟，将药服下，至晚三点钟，即愈如平时（后荫潮在京，又治一血崩证，先用固冲汤不效，加柴胡二钱，一剂即愈，足见柴胡升提之力，可为治崩要药）。

或问：血崩之证，多有因其人暴怒，肝气郁结，不能上达，而转下冲肾关，致经血随之下注者，故其病俗亦名之曰气冲。兹方中多用涩补之品，独不虑于肝气郁者有妨碍乎？答曰：此证虽有因

暴怒气冲而得者，然当其血大下之后，血脱而气亦随之下脱，则肝气之郁者，转可因之而开。且病急则治其标，此证诚至危急之病也。若其证初得，且不甚剧，又实系肝气下冲者，亦可用升肝理气之药为主，而以收补下元之药辅之也。

附方 《傅青主女科》有治老妇血崩方，试之甚效。其方用生黄耆一两，当归一两（酒洗），桑叶十四片，三七末三钱（药汁送下），水煎服，二剂血止，四剂不再发。若觉热者，用此方宜加生地两许。

温冲汤

治妇人血海虚寒不育。

生山药八钱 当归身四钱 乌附子二钱 肉桂去粗皮，二钱，后入 补骨脂炒捣，三钱 小茴香炒，二钱 核桃仁二钱 紫石英煅研，八钱 真鹿角胶二钱，另炖，同服，若恐其伪，可代以鹿角霜三钱

人之血海其名曰冲。在血室之两旁，与血室相通。上隶于胃阳明经，下连于肾少阴经。有任脉以为之担任，督脉为之督摄，带脉为之约束。阳维、阴维、阳跷、阴跷为之拥护，共为奇经八脉。此八脉与血室男女皆有。在男子则冲与血室为化精之所。在女子则冲与血室实为受胎之处。《内经·上古通天论》所谓“太冲脉盛，月事以时下，故有子”者是也。是以女子不育，多责之冲脉。郁者理之，虚者补之，风袭者祛之，湿盛者渗之，气化不固者固摄之，阴阳偏胜者调剂之。冲脉无病，未有不生育者。而愚临证实验以来，凡其人素无他病，而竟不育者，大抵因相火虚衰，以致冲不温暖者居多。因为制温冲汤一方。其人若平素畏坐凉处，畏食凉物，经脉调和，而艰于生育者，即与以此汤服之。或十剂，或数十剂，遂能生育者多矣。

一妇人，自二十出嫁，至三十未育子女。其夫商治于愚。因细询其性质禀赋，言生平最畏寒凉，热时亦不敢食瓜果。其经脉

则大致调和,偶或后期两三日。知其下焦虚寒,因思《本经》谓紫石英“气味甘温,治女子风寒在子宫,绝孕十年无子”。遂为拟此汤,方中重用紫石英六钱,取其性温质重,能引诸药直达于冲中,而温暖之。服药三十余剂,而畏凉之病除。后数月遂孕,连生子女。益信《本经》所谓治十年无子者,诚不误也。

清带汤

治妇女赤白带下。

生山药一两　生龙骨捣细,六钱　生牡蛎捣细,六钱　海螵蛸去净甲,捣,四钱　茜草三钱

单赤带,加白芍、苦参各二钱。单白带,加鹿角霜、白术各三钱。鹿角霜系鹿角沉埋地中,日久欲腐,掘地而得者。其性微温,为补督、任、冲三脉之要药。盖鹿角甚硬,埋久欲腐,服之转与肠胃相宜,而易得其气化也。药房鬻者,多系用鹿角煅透为霜,其性燥,不如出土者。至谓系熬鹿角胶所余之渣者,则非是。

带下为冲任之证,而名谓带者,盖以奇经带脉,原主约束诸脉,冲任有滑脱之疾,责在带脉不能约束,故名为带也。然其病非仅滑脱,也若滞下。然滑脱之中,实兼有瘀滞。其所瘀滞者,不外气血。而实有因寒、因热之不同。此方用龙骨、牡蛎以固脱,用茜草、海螵蛸以化滞,更用生山药以滋真阴、固元气。至临证时,遇有因寒者,加温热之药。因热者,加寒凉之药,此方中意也。而愚拟此方,则又别有会心也。尝考《神农本经》龙骨善开癥瘕,牡蛎善消鼠瘘,是二药为收涩之品,而兼具开通之力也。又考轩岐《内经》四乌贼鱼骨一藘茹丸,以雀卵鲍鱼汤送下,治伤肝之病,时时前后血。乌贼鱼骨即海螵蛸,芦茹即茜草,是二药为开通之品,而实具收涩之力也。四药汇集成方,其能开通者,兼能收涩,能收涩者,兼能开通,相助为理,相得益彰。此中消息之妙,有非言语所能罄者。

一妇人,年二十余,患白带甚剧,医治年余不愈。后愚诊视,脉甚微弱。自言下焦凉甚,遂用此方,加干姜六钱,鹿角霜三钱,连服十剂全愈。

又一媪,年六旬。患赤白带下,而赤带多于白带,亦医治年余不愈。诊其脉甚洪滑。自言心热头昏,时觉眩晕,已半载未起床矣。遂用此方,加白芍六钱,数剂白带不见,而赤带如故,心热、头眩晕亦如故。又加苦参、龙胆草、白头翁各数钱。连服七八剂,赤带亦愈,而诸疾亦遂全愈。自拟此方以来,用治带下,愈者不可胜数,而独载此两则者,诚以二证病因寒热悬殊,且年少者用此方,反加大热之药;年老者用此方,反加苦寒之药。欲临证者,当知审证用药,不可拘于年岁之老少也。

按:白头翁不但治因热之带证甚效也。邑治东二十里,有古城址基,周十余里,愚偶登其上,见城背阴多长白头翁,而彼处居人未之识也,遂剖取其鲜根,以治血淋、溺血与大便下血之因热而得者甚效,诚良药也。是以仲景治厥阴热痢有白头翁汤也。愚感白头翁具此良材,而千百年埋没于此不见用,因作俚语以记之曰:白头翁住古城阴,埋没英材岁月深,偶遇知音来劝驾,出为斯世起痾沉。

带证,若服此汤未能除根者,可用此汤送服秘真丹(在第二卷)一钱。

按:带下似滞下之说,愚向持此论。后观西法,亦谓大肠病则流白痢,子宫病则流白带,其理相同。法用儿茶、白矾、石榴皮、没石子等水洗之。若此证之剧者,兼用其外治之法亦可。又其内治白带法,用没石子一两捣烂,水一斤半,煎至一斤,每温服一两,日三次。或研细作粉,每服五分,日二次亦可。又可单以之熬水洗之,或用注射器注射之。

按:没石子味苦而涩,苦则能开,涩则能敛,一药而具此两长,原与拙拟清带汤之意相合。且其收敛之力最胜。凡下焦滑脱之疾，或大便滑泻，或小便不禁，或男子遗精，或女子崩漏，用之皆效验。今之医者，多忽不知用，惜哉！又东人中将汤，治白带亦甚效。玉烛汤下载有其方，可采用。若以治赤带，方中官桂、丁香，宜斟酌少用，苦参宜多用。

加味麦门冬汤

治妇女倒经。

干寸冬带心，五钱　野台参四钱　清半夏三钱　生山药四钱，以代粳米　生杭芍三钱　丹参三钱　甘草二钱　生桃仁带皮尖，捣，二钱　大枣三枚，擘开

妇女倒经之证，陈修园《女科要旨》借用《金匮》麦门冬汤，可谓特识。然其方原治"火逆上气，咽喉不利"。今用以治倒经，必略为加减，而后乃与病证吻合也。

或问：《金匮》麦门冬汤所主之病，与妇人倒经之病迥别，何以能借用之而有效验？答曰：冲为血海，居少腹之两旁。其脉上隶阳明，下连少阴。少阴肾虚，其气化不能闭藏以收摄冲气，则冲气易于上干。阳明胃虚，其气化不能下行以镇安冲气，则冲气亦易于上干。冲中之气既上干，冲中之血自随之上逆，此倒经所由来也。麦门冬汤于大补中气以生津液药中，用半夏一味，以降胃安冲，且以山药代粳米，以补肾敛冲，于是冲中之气安其故宅，冲中之血自不上逆，而循其故道矣。特是经脉所以上行者，固多因冲气之上干，实亦下行之路有所壅塞。观其每至下行之期，而后上行可知也。故又加芍药、丹参、桃仁以开其下行之路，使至期下行，毫无滞碍。是以其方非为治倒经而设，而略为加减，即以治倒经甚效，愈以叹经方之函盖无穷也。

按：用此方治倒经大抵皆效，而间有不效者，以其兼他证也。曾治一室女，倒经年余不愈，其脉象微弱。投以此汤，服药后甚觉短气。再诊其脉，微弱益甚。自言素有短气之病，今则益加重耳。

恍悟其胸中大气必然下陷,故不任半夏之降也。遂改用拙拟升陷汤(在第四卷),连服十剂。短气愈,而倒经之病亦愈。

又一少妇,倒经半载不愈。诊其脉微弱而迟,两寸不起,呼吸自觉短气,知其亦胸中大气下陷。亦投以升陷汤,连服数剂,短气即愈,身体较前强壮,即停药不服。其月经水即顺,逾十月举男矣。

或问:倒经之证,既由于冲气、胃气上逆,大气下陷者,其气化升降之机正与之反对,何亦病倒经乎?答曰:此理甚微奥,人之大气,原能斡旋全身,为诸气之纲领。故大气常充满于胸中,自能运转胃气使之下降,镇摄冲气使不上冲。大气一陷,纲领不振,诸气之条贯多紊乱,此乃自然之理也。是知冲气、胃气之逆,非必由于大气下陷,而大气下陷者,实可致冲胃气逆也。致病之因既不同,用药者岂可胶柱鼓瑟哉!

寿胎丸

治滑胎。

菟丝子炒熟,四两　桑寄生二两　川续断二两　真阿胶二两

上药将前三味轧细,水化阿胶和为丸,一分重(干足一分)。每服二十丸,开水送下,日再服。气虚者,加人参二两。大气陷者,加生黄耆三两(大气陷证,详第四卷升陷汤下)。食少者,加炒白术二两。凉者,加炒补骨脂二两。热者,加生地二两。

菟丝无根,蔓延草木之上,而草木为之不茂,其善吸他物之气化以自养可知。胎在母腹,若果善吸其母之气化,自无下坠之虞。且男女生育,皆赖肾脏作强。菟丝大能补肾,肾旺自能荫胎也。寄生根不着土,寄生树上,又复隆冬茂盛,雪地冰天之际,叶翠子红,亦善吸空中气化之物。且其寄生于树上,亦犹胎之寄母腹中,气类相感,大能使胎气强壮,故《本经》载其能安胎。续断亦补肾之药,而其节之断处,皆有筋骨相连,大有连属维系之意。阿胶系

驴皮所熬，驴历十二月始生，较他物独迟。以其迟，挽流产之速，自当有效。且其胶系阿井之水熬成，阿井为济水之伏流，以之熬胶，最善伏藏血脉，滋阴补肾，故《本经》亦载其能安胎也。至若气虚者，加人参以补气。大气陷者，用黄耆以升补大气。饮食减少者，加白术以健肝脾胃。凉者，加补骨脂以助肾中之阳（补骨脂善保胎，修园曾详论之）。热者，加生地黄以滋肾中之阴。临时斟酌适宜，用之无不效者。

友人张洁泉善针灸，其夫人素有滑胎之病。是以洁泉年近四旬，尚未育麟。偶与谈及，问何以不治。洁泉谓每次服药，皆无效验，即偶足月，产下亦软弱异常，数日而殇。此盖关于禀赋，非药力所能挽回也。愚曰：挽回此证甚易，特视用药何如耳。时其夫人受孕三四月，遂治以此方，服药两月，至期举一男，甚强壮。

按：此方乃思患预防之法，非救急之法。若胎气已动，或至下血者，又另有急救之方。曾治一少妇，其初次有妊，五六月而坠。后又有妊，六七月间，忽胎动下血，急投以生黄耆、生地黄各二两，白术、山萸肉（去净核）、龙骨（煅捣）、牡蛎（煅捣）各一两，煎汤一大碗，顿服之，胎气遂安。将药减半，又服一剂。后举一男，强壮无恙。

安胃饮

治恶阻。

清半夏一两，温水淘洗两次，毫无矾味，然后入煎　净青黛三钱　赤石脂一两

用作饭小锅，煎取清汁一大碗，调入蜂蜜二两，徐徐温饮下。一次只饮一口，半日服尽。若服后吐仍未止，或其大便燥结者，去石脂加生赭石（轧细）一两。若嫌青黛微有药味者，亦可但用半夏、赭石。

或问：《本经》谓赭石能坠胎，此方治恶阻，而有时以赭石易

石脂,独不虑其有坠胎之弊乎？答曰:恶阻之剧者,饮水一口亦吐出,其气化津液不能下达,恒至大便燥结,旬余不通。其甚者,或结于幽门(胃下口)、阑门(大小肠相接处),致上下关格不通,满腹作疼,此有关性命之证也。夫病既危急,非大力之药不能挽回。况赭石之性,原非开破,其镇坠之力,不过能下有形滞物。若胎至六七个月,服之或有妨碍,至恶阻之时,不过两三个月,胎体未成,惟是经血凝滞,赭石毫无破血之性,是以服之无妨。且呕吐者,其冲气、胃气皆上逆,借赭石镇逆之力,以折其上逆之机,气化乃适得其平,《内经》所谓"有故无殒,亦无殒也"。愚治恶阻之证,遇有上脘固结,旬日之间勺饮不能下行,无论水与药,入口须臾即吐出,群医束手,诿谓不治,而愚放胆重用生赭石数两,煎汤一大碗,徐徐温饮下。吐止、结开、便通,而胎亦无伤。拙拟参赭镇气汤(在第二卷)下,载有详案可考也。

半夏辛温下行,为降逆止呕之主药。坊间皆制以白矾,服之转令人呕吐。清半夏其矾虽较少,然亦必淘洗数次,始无矾味。特是既经矾煮,又经淘洗,致半夏降逆止呕之力大减。遇病之剧者,恒不能胜病,故必须以他药辅之。愚有鉴于此,恒自制半夏用之。法用生半夏数斤,冷时用温水浸之,日换水二次,热时以井泉水,日换水三四次,约浸二十余日。试嚼服半粒,觉辣味不甚猛烈,乘湿切片,晒干囊装,悬于透风之处。每用一两,煎汤两茶盅,调入净蜂蜜二两,徐徐咽之。无论呕吐如何之剧,未有不止者。盖古人用半夏,原汤泡七饮即用,初未有用白矾制之者也。

西人治恶阻,习用臭剥。此药之性质及用量,皆详于加味磁朱丸下(在第七卷)。然愚尝试之,有效有不效。大抵恶阻之轻者,用之即效。而其剧者,徒用此药,仍不能止呕吐也。若用铁氧汤(在第七卷)送服,则其效验较大。

大顺汤

治产难，不可早服，必胎衣破后，小儿头至产门者，然后服之。

野党参一两　当归一两　生赭石轧细，二两

用卫足花子炒爆一钱作引，或丈菊花瓣一钱作引皆可，无二物作引亦可。

或疑赭石乃金石之药，不可放胆重用。不知赭石性至和平，虽重坠下行，而不伤气血，况有党参一两以补气，当归一两以生血。且以参、归之微温，以济赭石之微凉，温凉调和愈觉稳妥也。矧产难者非气血虚弱，即气血壅滞，不能下行。人参、当归虽能补助气血，而性皆微兼升浮，得赭石之重坠，则力能下行，自能与赭石相助为理，以成催生开交骨之功也。至于当归之滑润，原为利产良药，与赭石同用，其滑润之力亦愈增也。

族侄妇，临盆两日不产。用一切催生药，胎气转觉上逆。为制此汤，一剂即产下。

一妇人，临产交骨不开，困顿三日，势甚危急。亦投以此汤，一剂而产。自拟得此方以来，救人多矣。放胆用之，皆可随手奏效。

卫足花即葵花，其子即冬葵子。缘此花若春日早种，当年即可结子。而用以催生，则季夏种之，经冬至明年结子者尤效，故名曰冬葵子。今药坊所鬻者，皆以丈菊子为冬葵子，殊属差误。孔子曰："鲍庄子之智不如葵，葵犹能卫其足。"诚以此花叶茂丛生，自叶中出茎，茎下边皆被叶卫护，故亦名卫足花。俗呼为守足花，音虽异而义则同。有如促织，北方亦呼为趣织也。又名一丈红，为其茎高一丈，而花色红也。其花如木槿，叶如木芙蓉，故高丽咏一丈红诗有"花与木槿花相似，叶共芙蓉叶一般，五尺栏杆遮不住，犹留一半与人看"之句。结实大如钱，作扁形，其中子如榆荚。至于丈菊茎长丈许，干粗如竹，叶大如茼，花大如盘盂，单瓣黄色，其花心成窠如蜂房。迨中心结子成熟，而周遭花瓣不凋枯。一名迎阳花，一名西番葵，俗呼为向日葵。不知向日葵之名，古人原属之卫足花，非属之丈菊也。司马温公诗曰："四月清和雨乍晴，南山当户转分明，更无柳絮因风起，惟有葵花向日倾。"夫丈菊原无宿根，季春下种，四月苗不盈尺。而卫足花正开，温公诗中所谓葵花向日倾者，确指卫足花无疑矣。或谓《群芳谱》谓丈菊花有毒，能坠胎，孕妇忌经其下。子得花之余气，自当长于催生。答曰：丈菊之花，虽有坠胎之弊，催生却有功效。其子则用之无效，惟治淋有效。至于卫足之子，用锅炒爆其甲。朝种之，暮即生出土外。物生之神速，以此为最，故尤为催生之妙品也。且丈菊春种秋收，不能经冬。若以其花向日，亦呼之曰葵则可，而断不可名之曰冬葵也。

按：葵菜古人推为百菜之长，以其宿根年年生长，且又发生最早，性甚耐旱，即不堪种植之处，种之无不番生。其叶春、夏、秋三时皆可食。且含汁黏滑，又能养人。八口之家，有葵二亩，荒年可以无饥。葵之关乎民命者如此，所以论荒政者，以种葵为要图。而"马践园葵，鲁之民为之经岁不饱"也。今人不知种之以备荒荐，果何故耶？

和血熄风汤

治产后受风发搐。

当归一两　生黄耆六钱　真阿胶不炒，四钱　防风三钱　荆芥三钱　川芎三钱　生杭芍二钱　红花一钱　生桃仁带皮尖，钱半，捣

此方虽治产后受风，而实以补助气血为主。盖补正气，即所以逐邪气，而血活者，风又自去也（血活风自去，方书成语）。若产时下血过多或发汗过多，以致发搐者，此方仍不可用，为其犹有发表之药也。当滋阴养血，以荣其筋，熄其内风，其搐自止。若血虚而气亦虚者，又当以补气之药辅之。而补气之药以黄耆为最，因

黄耆不但补气，实兼能治大风也（《本经》谓黄耆主大风）。

一妇人，产后七八日发搐，服发汗之药数剂不效，询方于愚。因思其屡次发汗不效，似不宜再发其汗，以伤其津液。遂单用阿胶一两，水融化，服之而愈。

一妇人，产后十余日，周身汗出不止，且发搐。治以山萸肉（去净核）、生山药各一两，煎服两剂，汗止而搐亦愈。

东海渔家妇，产后三日，身冷无汗，发搐甚剧。时愚游海滨，其家人造寓求方。其地隔药房甚远，而海滨多产麻黄，可以采取。遂俾取麻黄一握，同鱼鳔胶一具，煎汤一大碗，乘热饮之，得汗而愈。用鱼鳔胶者，亦防其下血过多，因阴虚而发搐，且以其物为渔家所固有也。

一妇人，产后发汗过多，覆被三层皆湿透，因致心中怔忡，精神恍惚，时觉身飘飘上至屋顶，此虚极将脱，而神魂飞越也。延愚诊视，见其汗出犹不止，六脉皆虚浮，按之即无。急用生山药、净萸肉各一两，生杭芍四钱，煎服。汗止精神亦定。翌日药力歇，又病而反复。时愚已旋里。病家复持方来询。为添龙骨、牡蛎（皆不用煅）各八钱，且嘱其服药数剂，其病必愈。孰意药坊中，竟谓方中药性过凉，产后断不宜用，且言此证系产后风，彼有治产后风成方，屡试屡验，怂恿病家用之。病家竟误用其方，汗出不止而脱。夫其证原属过汗所致，而再以治产后风发表之药，何异鸠毒？斯可为发汗不审虚实者之炯戒矣。

《傅青主女科》曰：产后气血暴虚，百骸少血濡养，忽然口紧牙紧，手足筋脉拘搐，类中风痫痉，虽虚火泛上有痰，皆当以末治之。勿执偏门，而用治风消痰方，以重虚产妇也。当用生化汤，加参、耆以益其气。又曰：产后妇人，恶寒恶心，身体颤动，发热作渴，人以为产后伤寒也，谁知其气血两虚，正不敌邪而然乎？大抵人之气不虚，则邪断难入。产妇失血过多，其气必大虚，气虚则皮毛无卫，邪原易入。不必户外之风来袭体也，即一举一动，风可乘虚而入。然产后之风，易入亦易出，凡有外感之邪，俱不必祛风。况产后之恶寒者，寒由内生也。发热者，热由内弱也。身颤者，颤由气虚也。治其内寒，外寒自散，治其内弱，外热自解，壮其元气而身颤自除也。

按：傅氏之论甚超。特其虽有外感，不必祛风二句，不无可议。夫产后果有外感，原当治以外感之药，惟宜兼用补气生血之药，以辅翼之耳。若其风热已入阳明之府，表里俱热，脉象洪实者，虽生石膏亦可用。故《金匮》有竹皮大丸，治妇人乳中虚，烦乱呕逆，方中原有石膏。《神农本经》石膏治产乳，原有明文。特不宜与知母并用。又宜仿白虎加人参汤之意，重用人参，以大补元气。更以玄参代知母，始能托邪外出。则石膏之寒凉，得人参之温补，能逗留胃中，以化燥热，不至直趋下焦，而与产妇有碍也。拙拟仙露汤（在第六卷）后曾详论之，且有名医治验之案可参观。

附方　《医林改错》治产后风，有黄耆桃红汤，方用生黄耆半斤，带皮尖生桃仁三钱捣碎，红花二钱，水煎服。

按：产后风项背反张者，此方最效。

附方　俗传治产后风方，当归五钱，麻黄、红花、白术各三钱，大黄、川芎、肉桂、紫菀各二钱，煎服。

按：此方效验异常，即至牙关紧闭，不能用药者，将齿拗开灌之，亦多愈者。人多畏其有大黄而不敢用。不知西人治产后风，亦多用破血之药。盖以产后有瘀血者多，此证用大黄以破之，所谓血活风自去也。况犹有麻、桂之辛热，归、术之补益，以调燮之乎！

滋阴清胃汤

治产后温病，阳明府实，表里俱热者。

玄参两半　当归三钱　生杭芍四钱　甘草钱半　茅根二钱

上药五味，煎汤两盅，分二次温服，一次即愈者，停后服。

产后忌用寒凉，而温热入阳明府后，又必用寒凉方解，因此医者恒多束手。不知石膏、玄参《本经》皆明载治产乳。是以热入阳明之重者，可用白虎加人参以山药代粳米汤（在第六卷），更以玄参代知母（方后有案）。有稍轻者，治以此汤，皆可随手奏效。愚用此两方，救人多矣。临证者当笃信《本经》，不可畏石膏、玄参之寒凉也。况石膏、玄参《本经》原皆谓其微寒，并非甚寒凉之药也。

滋乳汤

治少乳，其乳少由于气血虚或经络瘀者，服之皆有效验。

生黄耆一两　当归五钱　知母四钱　玄参四钱　穿山甲炒捣，二钱　六路通大者三枚，捣　王不留行炒，四钱

用丝瓜瓤作引，无者不用亦可。若用猪前蹄两个煮汤，用以煎药更佳。

消乳汤

治结乳肿疼或成乳痈新起者，一服即消。若已作脓，服之亦可消肿止疼，俾其速溃。并治一切红肿疮疡。

知母八钱　连翘四钱　金银花三钱　穿山甲炒捣，二钱　瓜蒌切丝，五钱　丹参四钱　生明乳香四钱　生明没药四钱

在德州时，有军官张宪臣之夫人，患乳痈肿疼甚剧，投以此汤，两剂而愈。然犹微有疼时，怂恿其再服一两剂，以消其芥蒂。以为已愈，不以为意。隔旬日，又复肿疼，复求为治疗。愚曰：此次服药不能尽消，必须出脓少许，因其旧有芥蒂未除，至今已溃脓也。后果服药不甚见效。遂入西医院中治疗，旬日后，其疮外破一口，医者用刀阔之，以期便于敷药。又旬日，内溃益甚，满乳又破七八个口，医者又欲尽阔之使通。病人惧，不敢治，强出院还家，复求治于愚。见其各口中皆脓乳并流，外边实不能敷药。然

内服汤药，助其肌肉速生，自能排脓外出，许以十日可为治愈。遂将内托生肌散（在后）作汤药服之，每日用药一剂，煎服二次，果十日全愈。

表侄刘子韫，从愚学医，颖悟异常，临证疏方，颇能救人疾苦。曾得一治结乳肿疼兼治乳痈方，用生白矾、明雄黄、松萝茶各一钱半，共研细，分作三剂，日服一剂，黄酒送下，再多饮酒数杯更佳。此方用之屡次见效，真奇方也。若无松萝茶，可代以好茶叶。

升肝舒郁汤

治妇女阴挺，亦治肝气虚弱，郁结不舒。

生黄耆六钱　当归三钱　知母三钱　柴胡一钱五分　生明乳香三钱　生明没药三钱　川芎一钱五分

肝主筋，肝脉络阴器，肝又为肾行气。阴挺自阴中挺出，形状类筋之所结。病之原因为肝气郁而下陷无疑也。故方中黄耆与柴胡、芎藭并用，补肝（黄耆补肝之理，详第四卷醒脾升陷汤下）即以舒肝，而肝气之陷者可升。当归与乳香、没药并用，养肝即以调肝，而肝气之郁者可化。又恐黄耆性热，与肝中所寄之相火不宜，故又加知母之凉润者，以解其热也。

一妇人，年三十余。患此证，用陈氏《女科要旨》治阴挺方，治之不效。因忆《傅氏女科》有治阴挺之方，其证得之产后，因平时过怒伤肝，产时又努力太过，自产门下坠一片，似筋非筋，似肉非肉，用升补肝气之药，其证可愈。遂师其意，为制此汤服之。数剂即见消，十剂全愈。

一室女，年十五。因胸中大气下陷，二便觉常下坠，而小便尤甚。乃误认为小便不通，努力强便，阴中忽坠下一物，其形如桃，微露其尖，牵引腰际下坠作疼，夜间尤甚，剧时号呼不止。投以理郁升陷汤（在第四卷），将升麻加倍，二剂疼止，十剂后，其物全消。盖理郁升陷汤，原与升肝舒郁汤相似也。

资生通脉汤

治室女月闭血枯，饮食减少，灼热咳嗽。

白术炒，三钱　生怀山药一两　生鸡内金黄色的，二钱　龙眼肉六钱　山萸肉去净核，四钱　枸杞果四钱　玄参三钱　生杭芍三钱　桃仁二钱　红花钱半　甘草二钱

灼热不退者，加生地黄六钱或至一两。咳嗽者，加川贝母三钱，米壳二钱（嗽止去之）。泄泻者，去玄参，加熟地黄一两，云苓片二钱，或更酌将白术加重。服后泻仍不止者，可于服药之外，用生怀山药细末煮粥，搀入捻碎熟鸡子黄数枚，用作点心，日服两次，泻止后停服。大便干燥者，加当归、阿胶各数钱。小便不利者，加生车前子三钱（袋装），地肤子二钱，或将芍药（善治阴虚小便不利）加重。肝气郁者，加生麦芽三钱，川芎、莪术各一钱。汗多者，将萸肉改用六钱，再加生龙骨、生牡蛎各六钱。

室女月闭血枯，服药愈者甚少，非其病难治，实因治之不得其法也。《内经》谓："二阳之病发心脾，有不得隐曲，在女子为不月。"夫二阳者，阳明胃腑也。胃腑有病，不能消化饮食，推其病之所发，在于心脾。又推其心脾病之所发，在于有不得隐曲（凡不能自如者，皆为不得隐曲）。盖心主神，脾主思，人有不得隐曲，其神思郁结，胃腑必减少酸汁（化食赖酸汁，欢喜则酸汁生者多，忧思则酸汁生者少），不能消化饮食，以生血液，所以在女子为不月也。夫女子不月，既由于胃腑有病，不能消化饮食。治之者，自当调其脾胃，使之多进饮食，以为生血之根本。故方中用白术以健胃之阳，使之瞤动有力（饮食之消亦仗胃有瞤动）。山药、龙眼肉以滋胃之阴，俾其酸汁多生。鸡内金原含有酸汁，且能运化诸补药之力，使之补而不滞。血虚者必多灼热，故用玄参、芍药以退热。又血虚者，其肝肾必虚，故用萸肉、枸杞以补其肝肾。甘草为补脾胃之正药，与方中萸肉并用，更有酸甘化阴之妙。桃仁、红花为破血之

要品，方中少用之，非取其破血，欲藉之以活血脉、通经络也。至方后附载因证加减诸药，不过粗陈梗概，至于证之变更多端，尤贵临证者因时制宜耳。

沧州城东，曹庄子曹姓女，年十六岁，天癸犹未至。饮食减少，身体羸瘦，渐觉灼热。其脉五至，细而无力。治以资生通脉汤，服至五剂，灼热已退，饮食加多。遂将方中玄参、芍药各减一钱，又加当归、怀牛膝各三钱。服至十剂，身体较前胖壮，脉象亦大有起色。又于方中加樗鸡（俗名红娘虫）十枚，服至七八剂，天癸遂至。遂减去樗鸡，再服数剂，以善其后。

奉天大南关马氏女，自十四岁月事已通，至十五岁秋际，因食瓜果过多，泄泻月余方愈，从此月事遂闭。延医诊治，至十六岁季夏，病浸增剧。其父原籍辽阳，时充奉天兵工厂科长。见愚所著《衷中参西录》，因求为诊治。其身形瘦弱异常，气息微喘，干嗽无痰，过午潮热，夜间尤甚，饮食减少，大便泄泻。其脉数近六至，微细无力。俾先用生怀山药细末八钱，水调煮作粥，又将熟鸡子黄四枚，捻碎搀粥中，再煮一两沸，空心时服。服后须臾，又服西药百布圣二瓦，以助其消化。每日如此两次，用作点心，服至四日，其泻已止。又服数日，诸病亦稍见轻。遂投以资生通脉汤，去玄参，加生地黄五钱，川贝三钱，连服十余剂，灼热减十分之八，饮食加多，喘嗽亦渐愈。遂将生地黄换作熟地黄，又加怀牛膝五钱，服至十剂，自觉身体爽健，诸病皆无，惟月事犹未见。又于方中加䗪虫（即土鳖虫，背多横纹者真，背光滑者非是）五枚，樗鸡十枚，服至四剂，月事已通。遂去䗪虫、樗鸡，俾再服数剂，以善其后。

甘肃马姓，寓天津英租界安居里，有女十七岁。自十六岁秋际，因患右目生内障，服药不愈，忧思过度，以致月闭。自腊月服药，直至次年孟秋月底不愈。其兄向为陆军团长，时赋闲家居，喜涉阅医书。见愚新出版五期《衷中参西录》，极为推许。遂来寓问询，求为诊治。其人体质瘦弱，五心烦热。过午两颧色红，灼热益甚，心中满闷，饮食少许，即停滞不下，夜不能寐。脉搏五至，弦细无力。为其饮食停滞，夜不能寐，投以资生通脉汤，加生赭石(研细)四钱，熟枣仁三钱，服至四剂，饮食加多，夜已能寐，灼热稍退，遂去枣仁，减赭石一钱，又加地黄五钱，丹皮三钱，服药十剂，灼热大减。又去丹皮，将龙眼肉改用八钱，再加怀牛膝五钱。连服十余剂，身体浸壮健。因其月事犹未通下，又加䗪虫五枚、樗鸡十枚。服至五剂，月事已通。然下者不多，遂去樗鸡、地黄，加当归五钱，俾服数剂，以善其后。

治眼科方

蒲公英汤

治眼疾肿疼，或胬肉遮睛，或赤脉络目，或目睛胀疼，或目疼连脑，或羞明多泪，一切虚火实热之证。

鲜蒲公英四两，根、叶、茎、花皆用，花开残者去之，如无鲜者可用干者二两代之。

上一味煎汤两大碗，温服一碗。余一碗乘热熏洗(按：目疼连脑者，宜用蒲公英二两，加怀牛膝一两煎汤饮之)。

此方得之姻兄于俊卿。言其令堂尝患眼疾，疼痛异常，延医调治，数月不愈，有高姓媪，告以此方，一次即愈。愚自得此方后，屡试皆效，甚是奇异，诚良方也。夫蒲公英遍地皆有，仲春生苗，季春开花色正黄，至初冬其花犹有开者，状类小菊，其叶似大蓟，田家采取生啖，以当菜蔬。其功长于治疮，能消散痈疔毒火，然不知其能治眼疾也。使人皆知其治眼疾，如此神效，天下无瞽目之人矣。

古服食方，有还少丹。蒲公英连根带叶取一斤，洗净，勿令见天日，晾干，用斗子解盐(即《本经》大盐晒于斗之中者，出山西解池)一两，香附子五钱，二味为细末，入蒲公英，水内淹一宿，分为十二团，用皮纸三四层裹扎定，用六一泥（即蚯蚓泥）如法固济，灶内焙干，乃以武火煅通红为度，冷定取出，去泥为末，早晚擦牙漱之，吐咽任便，久久方效。年未及八十者，服之须发反黑，齿落更生。年少服之，至老不衰。由是观之，其清补肾经之功可知。且其味苦，又能清心经之热，所以治眼疾甚效者，或以斯欤！

磨翳水

治目翳遮睛。

生炉甘石一两　硼砂八钱　胆矾二钱　薄荷叶三钱　蝉退带全足，去翅土，三钱

上药五味，将前三味药臼捣细，再将薄荷、蝉退煎水一大盅，用其水和所捣药末，入药钵内研至极细，将浮水者随水飞出，连水别贮一器，待片时，将浮头清水，仍入钵中，和所余药渣研细，仍随水飞出，如此不计次数，以飞净为度。若飞过者还不甚细，可再研再飞，以极细为度。制好连水贮瓶中，勿令透气。用时将瓶中水药调匀，点眼上，日五六次。若目翳甚厚，已成肉螺者，加真藏硇砂二分，另研调和药水中。此方效力全在甘石生用。然生用则质甚硬，又恐与眼不宜。故必如此研细水飞，然后可以之点眼。

磨翳散

治目睛胀疼，或微生云翳，或赤脉络目，或目眦溃烂，或偶因有火视物不真。

生炉甘石三钱　硼砂二钱　黄连一钱　人指甲五分，锅焙脆，无翳者不用

上药先将黄连捣碎，泡碗内，冷时两三日，热时一日，将泡黄连水过罗，约得清水半茶盅，再将余三味捣细，和黄连水入药钵中研之，如研前药之法，以极细为度。研好连水带药用大盘盛之。白日置阴处晾之，夜则露之。若冬日微晒亦可。若有风尘时，盖

以薄纸。俟干，贮瓶中，勿透气。用时凉水调和，点眼上，日三四次。若有目翳，人乳调和点之。若目翳大而厚者，不可用黄连水研药，宜用蝉退（带全足，去翅土）一钱，煎水研之。盖微茫之翳，得清火之药即退。若其翳已遮睛，治以黄连成冰翳，而不能消矣。

明目硼硝水

治眼疾暴发红肿疼痛。或眦多胬内，或渐生云翳及因有火而眼即发干昏花者。

硼砂五钱　芒硝三钱，硝中若不明亮，用水化开，澄去其中泥土

上药和凉水多半盅，研至融化。用点眼上，一日约点三十次。若陈目病一日点十余次。冬日须将药碗置热水中，候温点之。

清脑黄连膏

治眼疾由热者。

黄连二钱为细末，香油调如薄糊，常常以鼻闻之，日约二三十次。勿论左右眼患证，应须两鼻孔皆闻。

目系神经连于脑，脑部因热生炎，病及神经，必生眼疾。彼服药无捷效者，因所用之药不能直达脑部故也。愚悟得此理，借鼻窍为捷径，以直达于脑。凡眼目红肿之疾，及一切目疾之因热者，莫不随手奏效。

益瞳丸

治目瞳散大昏耗，或觉视物乏力。

萸肉去净核，二两　野台参六钱　柏子仁炒，一两　玄参一两　菟丝子炒，一两　羊肝一具，切片，焙干

上药共为细末，炼蜜为丸，桐子大。每服三钱，开水送下，日两次。

一妇人，年三旬。瞳子散大，视物不真，不能针黹。屡次服药

无效，其脉大而无力。为制此丸，服两月全愈。

羊肝猪胆丸

治同前证，因有热而益甚者。

羊肝一具，切片晒干，冬用可用慢火焙干

上一味轧细，用猪胆汁和为丸，桐子大，朱砂为衣。每服二钱，开水送下，日再服。

按：此方若用熊胆为丸更佳，而内地鲜熊胆不易得，至干者又难辨其真伪，不如径用猪胆汁为稳妥也。

西人治瞳子散大，用必鲁加儿必涅点之，瞳子立时收缩。然历一日夜之后，则收缩仍复散大。日点一次，旬日之外，自能不散大矣。

按：必鲁加儿必涅一名波路加便，一名匹克边。其原质出巴西所产芸香科耶仆兰日叶中。若以盐酸制之，为白色中性之结晶，名盐酸必鲁加儿必涅。其功用尤良，能收缩平滑肌，缩小瞳孔，增加唾液分泌，能泄泻排除身体中蓄积之水分，自小便出。在耳科用于鼓室及迷路内有渗出物者，而改良其所觉。在眼科不但缩小瞳子，且能退炎清热。然系猛悍之药不可多用。内服一次之极量，为百分瓦之二。一日之极量，为百分瓦之五（温水溶服）。若外用为点眼药，宜溶解于百倍蒸馏水中，或五十倍蒸馏水中（此为至浓之液）用之。

附方　护眉神应散：治一切眼疾。无论气蒙、火蒙、内螺、云翳，或瞳人反背，未过十年者，皆见效。方用炉甘石一两煅透，童便淬七次，珍珠二颗，大如绿豆以上者，纳通草中煅之，珠爆即速取出，血琥珀三分，真梅片二分，半两钱、五铢钱（俗名马镫钱）、开元钱各一个，皆煅红醋淬七次。共为细末，乳调涂眉上，日二三次。

一室女，病目年余，医治无效，渐生云翳。愚为出方，服之见轻，停药仍然反复。后得此方，如法制好。涂数次即见轻，未尽剂而愈，妙哉！

按：此方若加薄荷冰二分更效。

瞳人反背之证，最为难治，以其系目系神经病也。盖目系神经，若一边纵、一边缩，目之光线必斜，视物即不真。若纵缩之距离甚大，其瞳人即可反背。治此证者，当以养其目系神经为主。此方多用金石珍贵之品，其中含有宝气。凡物之含有宝气者，皆善能养人筋肉，使筋肉不腐烂。目系神经，即脑气筋之连于目者。以此药涂眉上，中有冰片之善通窍透膜者，能引药气直达脑部，以养目系神经，目系神经之病者自愈。而瞳人反背及一切眼疾，亦自愈矣。

附方 治暴发眼便方，其眼疾初得肿疼者，用生姜三四钱，食盐一大撮，同捣烂，薄布包住，蘸新汲井泉水，擦上下眼皮，屡蘸屡擦，以擦至眼皮极热为度。擦完用温水将眼皮洗净。轻者一次即愈，重者一日擦两次亦可愈。然擦时须紧闭其目，勿令药汁入眼中。

附案 《晋书》盛彦母氏失明，躬自侍养，母食必自哺之。母病既久，至于婢使，数见捶鞭。婢愤恨，伺彦暂行，取蛴螬炙饴之，母食以为美，然疑是异物，密藏以示彦。彦见之，抱母恸哭，绝而复苏。母目豁然，从此遂愈。

又陆定圃曰：余在曲江，有将官以瞽离军，嘱其子，俾馐事供蛴螬，须秘之防其父知，旬日后目明，趋庭申谢。

按：蛴螬生粪土中，形状如蚕（俗名地蚕），遍处皆有。《本经》谓：主目中淫肤、青翳、白膜，其善治目翳可知。内障宜油炙服之，外障宜取其汁滴目中。

西人点眼药水，恒用皓矾和水为之。按皓矾一名硫酸亚铅，一名锌磺氧四。其状为透映棱柱形结晶，有奇烈不快之味，乃亚铅化合物中最通用之药物。其性微凉，善收敛，微有蚀腐作用。

每用一瓦，融化以一百二十瓦之温水，作点眼药，能清火治目眦溃烂，久之亦能消翳（若用皓矾两瓦，加硼酸一瓦，同融水，点眼更佳）。

治咽喉方

咀华清喉丹

治咽喉肿疼。

大生地黄切片，一两　硼砂研细，钱半

将生地黄一片裹硼砂少许，徐徐嚼细咽之，半日许宜将药服完。

生地黄之性能滋阴清火，无论虚热、实热服之皆宜。硼砂能润肺，清热化痰，消肿止疼。二药并用，功力甚大。而又必细细嚼服者，因其病在上，煎汤顿服，恐其力下趋，而病转不愈。且细细嚼咽，则药之津液常清润患处也。此方愚用之屡矣，随手奏效者不胜纪矣。

咽喉之证，有热，有凉，有外感，有内伤。《白喉忌表抉微》一书，此时盛行于世。其所载之方，与所载宜用宜忌之药，皆属稳善。惟其持论，与方中所用之药有自相矛盾处。谆谆言忌表矣，而其养阴清肺汤，用薄荷二钱半，岂非表药乎？至于他方中，所用之葛根、连翘亦发表之品也。盖白喉之证，原亦温病之类。人之外肤肺主之，人之内肤三焦主之。盖此证心肺先有蕴热，外感之邪又袭三焦，而内逼心肺。则心肺之热遂与邪气上并，而现证于喉。三焦色白，故喉中作白色。既有外邪，原宜发表，因有内热，实大忌用辛热之药发表。惟薄荷、连翘诸药，辛凉宣通，复与大队凉润之药并用，既能散邪，尤能清热，所以服之辄效也。若其内热炽盛，外感原甚轻者，其养阴清肺汤亦可用，特其薄荷宜斟酌少用，不必定用二钱半也。至谓其喉间肿甚者加煅石膏四钱，微有可议。夫石膏之性，生则散、煅则敛。第一卷例言中论之甚详。炽盛之火散之则消，敛之则实，此又不可不知也。况石膏生用，原不甚凉，故《本经》谓微寒，又何必如此之小心乎？今将其养阴清肺汤，详录于下，以备采用。

附方 养阴清肺汤：大生地一两，寸麦冬六钱，生白芍四钱，薄荷二钱半，玄参八钱，丹皮四钱，贝母四钱，生甘草二钱。喉间肿甚者，加生石膏（原用煅石膏）四钱。大便燥结者，加清宁丸二钱，玄明粉二钱。胸下胀闷，加神曲、焦山楂各二钱。小便短赤者，加木通、泽泻各一钱，知母二钱。燥渴者，加天冬、马兜铃各三钱。面赤身热，或舌苔黄色者，加金银花四钱，连翘二钱。

白喉之证，间有《忌表抉微》诸方不效，而反加剧者。曾治一贵州人，孙抟九，年二十，肄业于奉天高等师范学校，得白喉证。屡经医治，不外《忌表抉微》诸方加减。病日增重，医者诿谓不治。后愚为诊视，其脉细弱而数，黏涎甚多，须臾满口，即得吐出。知系脾肾两虚，肾虚气化不摄，则阴火上逆，痰水上泛。而脾土虚损，又不能制之（若脾土不虚，不但能制痰水不泛，并能制阴火上逆），故其咽喉肿疼，黏涎若是之多也。投以六味地黄汤，加于术，又少加苏子。连服十剂全愈。

咽喉之证，热者居多。然亦兼有寒者，不可不知。王洪绪曰：咽喉之间素分毫无病，顷刻之间，或疼或闷，此系虚寒、阴火之证。用肉桂、炮姜、甘草各五分，置碗内浸以滚水，乃将碗置于滚水中，饮药一口，徐徐咽下立愈。或用乌附之片，涂以鲜蜜，火炙透至黑，取一片口含咽津，至片不甜时，再换一片，亦立愈。按王氏之说，咽喉陡然疼闷者，皆系因寒。然亦有因热者，或其人素有蕴热，陡然为外感所束，或劳碌过度，或暴怒过度，皆能使咽喉骤觉疼闷。斯在临证者，于其人之身体性情动作之际，细心考验，再能以脉象之虚实凉热，自无差谬。若仍恐审证不确，察其病因似寒，而尤恐病因是热，可用蜜炙附子片试含一片，以细验其病之进退亦可。

赵晴初曰：鸡蛋能去喉中之风，余治一幼童喉风证，与清轻甘凉法，稍加辛药，时止时发。后有人教服鸡蛋，顶上针一孔，每日生吞一枚，不及十枚，病愈不复发。

友人齐自芸曰：平阳何汉卿游戎患喉疼。医者治以苦寒之药，愈治愈甚，渐至舌硬。后有人教用棉子油煎生鸡蛋，煎至外熟，里仍微生，日服二枚，未十日遂大愈。

咽喉肿疼证，有外治异功散方甚效。其方用斑蝥一钱，真血竭、制乳香、制没药、上麝香、全蝎、大玄参、上梅片各分半，将斑蝥去翅足，糯米拌炒，以米色微黄为度，去糯米。用诸药共研细，瓶收贮，勿令透气。遇有咽喉肿疼证，将药捏作小块，如黄豆粒大，置在小膏药上，左肿贴右，右肿贴左，若左右俱肿，均贴在结喉（项间高骨）旁边软处。阅五六时，即揭去膏药，有水泡，用银针挑破，拭净毒水，能消肿止疼，真救急之良方也。

治牙疳方

古方马乳饮

治青腿牙疳。

用青白马乳，早、午、晚随挤随服甚效。如无青白马，杂色马亦可。若马乳自他处取来，可将碗置于开水盆中温之。

此方出于《医宗金鉴》，其原注云：此证自古方书罕载其名，仅传于雍正年间，北路随营医官陶起麟谓，军中凡病腿肿色青者，其上必发牙疳。凡病牙疳腐血者，其下必发青腿，二者相因而至。推其病原，皆因上为阳火炎炽，下为阴寒闭郁，以至阴阳上下不交，各自为寒为热，凝结而生此证也。相近内地亦间有之，边外虽亦有，而不甚多，惟内地人初居边外，得此证者十居七八。盖内地之人本不耐边外严寒，更不免坐卧湿地，故寒湿之痰生于下，致腿青肿。其病形如云片,色似茄黑,肉体顽硬,所以步履艰难也。又缘边外缺少五谷,多食牛羊等肉,其热与湿合蒸,瘀于胃中,毒火上薰,致生牙疳。牙龈浮肿出血,若穿腮破唇,腐烂色黑,即为危候。惟相传有服马乳之法,用之颇有效验云云。

按:此证愚未见过,友人毛仙阁曾遇此证治愈。其方愚犹记其大概。爰列于下,以备采用。

金银花五钱　连翘三钱　菊花三钱　明乳香四钱　明没药四钱　怀牛膝五钱　山楂片三钱　真鹿角胶四钱,捣为细末,分两次,用头煎、二煎汤药送服

按:此方若服之出汗,即可见愈。然方中连翘、菊花发汗之力甚微,恐服之不能出汗,当于服药之后,再服西药阿斯必林一瓦,则无不出汗矣。至汗后服第二剂时,宜将菊花减半。

敷方疳散药方

煅甘石二钱　镜面朱砂二分　牛黄五厘　珍珠煅,五厘

共研细,日敷三次。

牙疳敷藤黄法

己巳春,阅沪上《幸福医学报》,载有时贤章成之言,有误用藤黄治愈走马牙疳之事,甚为奇异。兹特录其原文于下,以供医界之研究。

《幸福报》原文:丁卯三月,余偕友数人,偶至仁溏观优。有潘氏子,年四岁,患走马牙疳。起才三日,牙龈腐化,门牙已脱数枚,下唇已溃穿,其势甚剧。问尚有可救之理否。询其由,则在发麻之后。实为邪热入胃,毒火猖狂,一发难遏,证情危险。告以只有白马乳凉饮,并不时洗之,涂以人中白,内服大剂白虎汤,或有可救。但势已穿唇,效否不敢必耳。因书生石膏、生知母、生打寒水石、象贝等为方与之。其时同游者,有老医倪君景迁,因谓之

曰，牛黄研末，外掺腐烂之处，亦或可治。遂彼此各散。后数日，则此儿竟已痊愈，但下唇缺不能完。因询其用何物疗治，乃得速效若斯。则曰，用倪先生说，急购藤黄屑而掺之，果然一掺腐势即定，血水不流，渐以结靥落痂，只三日耳。内服石膏等一方，亦仅三服，此儿获愈，诚二位先生再造之恩也云云。因知乡愚无识，误听牛黄为藤黄。然以此一误，而竟治愈极重之危证。开药学中从古未有之实验，胡可以不志也。尝考李氏《纲目》蔓草中曾载藤黄，而功用甚略。至赵恕轩《本草纲目拾遗》言之甚详。虽曰有毒，而可为内服之品，且引《粤志》谓其性最寒，可治眼疾，味酸涩，治痈肿，止血化毒，敛金疮，能除虫，同麻油白腊熬膏，敷金疮汤火等伤，止疼收口，其效如神。而其束疮消毒之用又甚多，可知此药竟是外科中绝妙良药。而世多不知用者，误于李氏《海药本草》有毒之两字。而张石顽更以能治蛀齿，点之即落，而附会为毒，损骨伤肾，于是畏之甚于蛇蝎，实不知石顽不可信。今之画家，常以入口，虽曰与花青并用，可解其毒，余以为亦理想之谈耳。既曰性寒，毒于何有？然后知能愈牙疳，正是寒凉作用。且其味酸涩，止血、止疼、收口、除虫皆其能治牙疳之切实发明也。

按：走马牙疳之原因，有内伤外感之殊。得于由内伤者轻而缓，由外感者重而急。此幼童得于麻疹之后，其胃中蕴有瘟毒上攻，是以三日之间，即腐烂如此。幸内服石膏、寒水石，外敷藤黄，内外夹攻，皆中要肯，是以其毒易消，结痂亦在三日内也。若当牙疳初起之时，但能用药消其内蕴之毒热，即外不敷药，亦可治愈。曾治天津竹远里于氏幼童，年六七岁，身出麻疹，旬日之外热不退，牙龈微见腐烂。其家人惧甚，恐成走马牙疳，急延愚为诊视。脉象有力而微弦，知毒热虽实，因病久者，气分有伤也。问其大便，三日未行。遂投以大剂白虎加人参汤，方中生石膏用三两，野党参用四钱，又加连翘数钱，以托疹毒外出。煎汤三茶盅，俾分三次温饮下。又用羚羊角一钱，煎水一大茶盅，分数次当茶饮之，尽剂热退而病愈。牙龈腐烂之处亦遂自愈。

治疮科方

消瘰丸

治瘰疬。

牡蛎煅，十两　生黄耆四两　三棱二两　莪术二两　朱血竭一两　生明乳香一两　生明没药一两　龙胆草二两　玄参三两　浙贝母二两

上药十味，共为细末，蜜丸，桐子大。每服三钱，用海带五钱，洗净切丝，煎汤送下，日再服。

瘰疬之证，多在少年妇女，日久不愈，可令信水不调，甚或有因之成劳瘵者。其证系肝胆之火上升，与痰涎凝结而成。初起多在少阳部位，或项侧，或缺盆，久则渐入阳明部位。一颗垒然高起者为瘰，数颗历历不断者为疬。身体强壮者甚易调治。曾治一少年，项侧起一瘰疬，其大如茄，上连耳，下至缺盆。求医治疗，言服药百剂，亦不能保其必愈。而其人家贫佣力，为人芸田，不惟无钱买如许多药，即服之亦不暇。然其人甚强壮，饮食甚多，俾于一日三餐之时，先用饭汤送服煅牡蛎细末七八钱，一月之间消无芥蒂。又治一妇人，在缺盆起一瘰疬，大如小橘。其人亦甚强壮无他病，俾煮海带汤，日日饮之，半月之间，用海带二斤而愈。若身体素虚弱者，即煮牡蛎、海带，但饮其汤，脾胃已暗受其伤。盖其咸寒之性与脾胃不宜也。此方重用牡蛎、海带，以消痰软坚，为治瘰疬之主药，恐脾胃弱者，久服有碍，故用黄耆、三棱、莪术以开胃健脾（三药并用能开胃健脾，第一卷十全育真汤下曾详之言），使脾胃强壮，自能运化药力，以达病所。且此证之根在于肝胆，而三棱、莪术善理肝胆之郁。此证之成，坚如铁石，三棱、莪术善开至坚之结。又佐以血竭、乳香、没药，以通气活血，使气血毫无滞碍，瘰疬

自易消散也。而犹恐少阳之火炽盛,加胆草直入肝胆以泻之,玄参、贝母清肃肺金以镇之。且贝母之性,善于疗郁结利痰涎,兼主恶疮;玄参之性,《名医别录》谓其散颈下核,《开宝本草》谓其主鼠瘘,二药皆善消瘰疬可知。族侄女患此证,治数年不愈。为制此方,服尽一料而愈。

按:方中谓牡蛎左顾者佳,然左顾右顾辨之颇难。此物乃海中水气结成,亿万相连,或覆或抑,积聚如山,古人谓之蚝山。覆而生者其背凸,仍覆置之,视其头向左回者为左顾。仰而生者其背凹,仍仰置之,其头亦向左回者为右顾。若不先辨其覆与仰,何以辨其左右顾乎?然瘰疬在左边左顾者佳,若瘰疬在右边,用左顾者未必胜于右顾者也。

血竭,色赤味辣。色赤故入血分,味辣故入气分,其通气活血之效,实较乳香、没药为尤捷。诸家本草未尝言其辣,且有言其但入血分者,皆未细心实验也。然此药伪者甚多,必未研时微带紫黑,若血干之色。研之红如鸡血,且以置热水中则溶化,须臾复凝结水底成块者,乃为真血竭。

消瘰膏

消瘰疬。

生半夏一两　生山甲三钱　生甘遂一钱　生马钱子剪碎,四钱　皂角三钱　朱血竭二钱

上药,前五味用香油煎枯,去渣,加黄丹收膏,火候到时,将血竭研细搀膏中熔化,和匀,随疮大小摊作膏药。临用时每药一贴,加麝香少许。

友人之女,年五岁。项间起瘰疬数个,年幼不能服药,为制此药,贴之全愈。

凡膏药中用黄丹,必以火炒过,然后以之熬膏,其胶黏之力始大。而麝香不早加入膏药中者,以麝香忌火也。

化腐生肌散

治瘰疬已溃烂者，用此药擦之。他疮破后者亦可用之。

炉甘石煅，六钱　乳香三钱　没药三钱　明雄黄二钱　硼砂三钱　硇砂二分　冰片三分

共研细，收贮瓶中勿令透气。日擦患处三四次，用此药长肉。将平时收口不速者，可加珍珠一分，煅研细搀入。其煅法详护眉神应散后。

西药之防腐生肌者，首推沃度仿谟，以之和于十倍或二十倍之脂肪油中，日涂疮上二三次，或作药棉塞疮孔，其防腐生肌之力甚优。

又治皮肤疮疡毒痤火毒，恒用海碘酒涂之，两三次即消。海碘酒者，用海碘、沃剥等分，而溶以二十五倍之烧酒也。

沃度仿谟一名黄碘，为有光泽，黄色小叶形或小板形之结晶，有烧臭味，为防腐生肌之要品。系用沃度制成，沃度即海碘也。其原质存于海草中，若昆布、海带、海藻之类。其形状为灰黑色菱角形小板形状，或叶状之干燥结晶，有金属样光泽，放特异之臭气。其性善变物质，以之接触于皮肤，皮肤即变褐色。二三日后作屑脱落，故善消皮肤之毒。

沃剥即沃度加留谟之省文，一名沃度加里。其原质存于海水之海产动物、植物或矿泉中。其人工的制法，于加里卤液中溶解沃度，同时其生成之沃度酸盐，以木炭还原之，即成白色干燥骰形之结晶，有特异之辛咸味。其功用近于沃度，而无沃度之腐蚀性，故宜与沃度同用。

内托生肌散

治瘰疬疮疡破后，气血亏损不能化脓生肌，或其疮数年不愈，外边疮口甚小，里边溃烂甚大，且有串至他处不能敷药者。

生黄耆四两　甘草二两　生明乳香一两半　生明没药一两半　生杭芍二两　天花粉三两　丹参一两半

上七味共为细末，开水送服三钱，日三次。若将散剂变作汤剂，须先将花粉改用四两八钱，一剂分作八次煎服，较散剂生肌尤速。

从来治外科者，于疮疡破后不能化脓生肌者，不用八珍即用十全大补。不知此等药若遇阳分素虚之人服之犹可，若非阳分素虚或兼有虚热者，连服数剂有不满闷烦热、饮食顿减者乎？夫人之后天赖水谷以生气血，赖气血以生肌肉，此自然之理也。而治疮疡者，欲使肌肉速生，先令饮食顿减，斯犹欲树之茂而先戕其根也。虽疮家阴证，亦可用辛热之品。然林屋山人阳和汤，为治阴证第一妙方。而重用熟地一两以大滋真阴，则热药自无偏胜之患。故用其方者，连服数十剂而无弊也。如此方重用黄耆补气分以生肌肉，有丹参以开通之，则补而不滞，有花粉、芍药以凉润之，则补而不热，又有乳香、没药、甘草化腐解毒，赞助黄耆以成生肌之功。况甘草与芍药并用，甘苦化合味同人参，能双补气血，则生肌之功愈速也。至变散剂为汤剂，花粉必加重者，诚以黄耆煎之则热力增，花粉煎之则凉力减，故必加重而其凉热之力始能平均相济也。至黄耆必用生者，因生用则补中有宣通之力，若炙之则一于温补，固于疮家不宜也。

林屋山人《证治全生集》黄耆、甘草皆忌炙用。集中载，治一王姓媳，颈内瘰疬数个，两腋恶核三个，又大腿患一毒不作肿疼，百日余渐发大，形大如斗，按之如石，皮现青筋，常作抽疼。经治，数人皆称曰瘤。余曰：瘤乃软者，世无石硬之瘤，而此是石疽也。问可治否？答曰：初起时皆可消，日久发大，上现青筋纹，虽按之如故，然其根下已成脓矣，如偶作一抽之疼，乃有脓之证也。上现青筋者，其内已作黄浆可知。如上现小块高低如石岩者不治。如现红筋者，其内已通血海不治。倘生斑点即自溃之证，若溃即放血，三日内毙。今患处现青筋者，医至半软为半功，溃后脓浓厚，可冀收功也。遂外以鲜商陆捣涂，内服阳和汤，十日则一抽之疼止，十三剂里外作痒，十六剂顶软，十八剂连根皆软，其颈项之瘰疬两腋之恶核皆消。止剩石疽高起，内脓垂下。令服参一钱，因在筋络之处，先以银针刺穿，后以刀阔其口，以纸钉塞孔内。次日两次流水斗许，大剂滋补托里，则去人参倍增生黄耆，连服十剂亦见愈。适有伊戚亦外科家，令其耆、草换炙者，服不三日，四围发肿，内作疼痛。复延余治，仍令照前方服二十剂，外以阳和膏随其根盘贴满，独留疮口，且以布条紧束。人问因何用膏贴又加布束？答曰：凡属阴疽，外皮活，内膜生，开深伤膜，膜烂则无治。所出之脓在皮里膜外，仅似空弄，又不能以生肌药放入，故内服温补滋阴活血之剂，外贴活血温暖膏药，加之以紧束，使其皮膜相连，易于脓尽，且易于接连生肌。果束后数日，内腔浓厚，加参服两月收功。

一人年二十余。因抬物用力过度，腰疼半年不愈。忽于疼处发出一疮，在脊梁之旁，微似红肿，状若覆盂，大径七寸。疡医以为腰疼半年，始现此疮，其根蒂必深而难治。巨其内外发热，饮食懒进，舌苔黄厚，脉象滑数。知其证兼外感实热，投以白虎加人参汤，热退能食。数日又复虚汗淋漓，昼夜不止，遂用龙骨、牡蛎（皆不用煅）、生杭芍、生山药各一两为方，两剂汗止。继治以清火、消肿、解毒之药，若拙拟消乳汤，去瓜蒌加金线重楼、三七（冲服）之类，更加鹿角霜钱许以引经。惟消乳汤以知母为君重八钱，兹则所用不过五六钱。外用五倍子、三七、枯矾、金线重楼、白及为末，以束其根；乳香、没药、雄黄、金线重楼、三七为末，以敷其顶，皆用醋调之。旬日疮消三分之二，其顶甚软。遂以乌金膏（以雄黄炒巴豆仁至黑色，研细，名乌金膏）调香油敷其软处。二日，疮破出稠脓若干。将此内托生肌散改作汤剂投之，外敷拙拟化腐生肌散。七八日间疮口长平，结痂而愈。自言其疮自始至终未尝觉疼，盖因用药节节得着也。然徒精外科者，又何能治此疮乎？

徐灵胎治疮最重围药，以围药束住疮根，不使毒势散漫，又能阻隔周身之热力不贯注于疮，则疮必易愈。愚治此疮所用束根之药，实师徐氏之意也。

洗髓丹

治杨梅疮毒蔓延周身，或上至顶，或下至足，或深入骨髓，无论陈、新、轻、剧，服之皆有奇效。三四日间疮痂即脱落。

净轻粉二钱，炒至光色减去三分之二，研细，盖此药炒之则烈性少缓，若炒之过度，又恐无力，火候宜中，用其大片即净轻粉　**净红粉**一钱，研细，须多带紫黑片者用之，方有效验　**露蜂房**如拳大者一个，大者可用一半，小者可用两个，炮至半黑半黄色，研细，炮时须用物按之着锅　**核桃**十个，去皮捣碎，炮至半黑半黄色，研细，纸包数层，压去其油，盖油多即不好为丸用

上诸药用熟枣肉为丸，黄豆粒大，晒干，分三次服之。服时须清晨空心，开水送下，至午后方可饮食，忌腥半月。服后口含柳棍，有痰涎即吐出，愈多吐愈好。睡时将柳棍横含，两端各系一绳，两绳之端结于脑后，防睡着掉落。又须将柳棍勤换，即将药服完仍须如此，必待不吐痰涎时，方可不含柳棍。其药日服一次，若恶心太甚者，可间日一服。制此药时，须自经手，将轻粉、红粉称极准，其秤当以库秤为定法，轻粉须称准后再炒。

此方人多有疑其服之断生育者，非也。轻粉虽烈，煅之则烈性顿减，红粉虽性近轻粉而止用一钱，且分作三日服之，又有枣肉之甘缓以解毒，核桃仁多用至十枚，峻补肾经以防患，配合得宜，服之自有益无害。此方愚用屡矣，服后生男女者，不胜纪也。

杨梅之毒先中于精室之中，其处在大肠之前，膀胱之后，有脂膜两片相并。在男子为精室，女子为血室，原男以化精，女以系胞之所。此与下焦脂膜相连，其毒即可由下焦蔓延于中焦、上焦以

外达于周身。且下焦脂膜与肠相连,其毒可由下焦而入肠。中焦脂膜络脾连胃,其毒可由中焦脂膜入脾以达于胃,或由与胃相连处直达于胃。夫毒在肠胃可用降药下之,而其散漫于周身者不能下也。且精室通肾,肾原主骨,而其毒之由肾入骨者愈不能下也。惟轻粉系水银同矾石升炼而成,红粉亦系水银同矾石、硝石诸药升炼而成,其质本重坠,故能深入,其成于升炼,故能飞扬。是以内浃有髓、中通脏腑、外达皮肤,善控周身之毒涎,借径于阳明经络,自齿龈(上龈属足阳明,下龈属手阳明)而出也。蜂房乃蜂采取窗纸、腐木与其口中毒涎黏结而成,故仍能引人身之毒涎透出口齿,且有以毒攻毒之妙用,为轻粉、红粉之佐使。毒涎之出者愈多,即内毒之消者愈速矣。核桃乃果核最大者。夫果之有核,犹人之有骨,是以骨称骸骨,其字旁皆从亥也。核桃之核若是其大,其仁且又润而多脂,性能补骨益髓可知。且又善解疥癣之毒,其能解他疮之毒亦可知。加于此药之中,补正兼以逐邪,毒之深入骨髓者亦不难消除矣。至于丸以枣肉,取其甘缓之性,能缓二粉之猛悍,又能补助肠胃,使不为毒药所伤也。

服药之后,其牙龈必肿,间有烂者,因毒涎皆从此出故也。然内毒既清,外证不治自愈,或用甘草、硼砂、金银花熬水漱之亦可。

蜂房有三种:有黄色大蜂,其房上下恒作数层,其毒甚大不宜用。曾见有以之煎水漱牙疼者,其牙龈遂皆溃烂脱牙十余枚。有黄色小蜂其房甚小,房孔仅如绿豆,虽无大毒而力微,又不堪用。惟其蜂黄而兼红,大近寸许,恒在人家屋中垒房,俗呼为马蜂,其房入药最宜。然其房在树上者甚少,若无在树上之露蜂房,在屋中者亦可用,特稍宜加重耳。

杂录

服硫黄法

尝观葛稚川《肘后方》,首载扁鹊玉壶丹,系硫黄一味九转而成。治一切阳分衰惫之病。而其转法所需之物颇难备具,今人鲜有服者。愚临证实验以来,觉服制好之熟硫黄,犹不若径服生者其效更捷。盖硫黄制熟则力减,少服无效,多服又有燥渴之弊,服生硫黄少许,即有效而又无他弊也。十余年间,用生硫黄治愈沉寒锢冷之病不胜计。盖硫黄原无毒,其毒也即其热也,使少服不令觉热,即于人分毫无损,故不用制熟即可服,更可常服也。且自古论硫黄者,莫不谓其功胜桂、附,惟径用生者系愚之创见,而实由自家徐徐尝验,确知其功效甚奇,又甚稳妥,然后敢以之治病。今邑中日服生硫黄者数百人,莫不饮食加多,身体强壮,皆愚为之引导也。今略举生硫黄治验之病数则于下:

一孺子三岁失乳。频频滑泻,米谷不化,瘦弱异常。俾嚼服生硫黄如绿豆粒大两块,当日滑泻即愈,又服数日,饮食加多,肌肉顿长。后服数月,严冬在外嬉戏,面有红光,亦不畏寒。

一叟年近六旬,得水肿证。小便不利,周身皆肿,其脉甚沉细,自言素有疝气,上焦常觉寒凉。愚曰:欲去下焦之寒,非服硫黄不可。且其性善利水,施之火不胜水而成水肿者尤为对证。为开苓桂术甘汤加野台参三钱,威灵仙一钱,一日煎渣再服,皆送服生硫黄末二分。十日后,小便大利,肿消三分之二。下焦仍觉寒凉,遂停汤药,单服硫黄试验,渐渐加多,一月共服生硫黄四两,周身肿尽消,下焦亦觉温暖。

一人年十八九,常常呕吐涎沫,甚则吐食。诊其脉象甚迟濡,投以大热之剂毫不觉热,久服亦无效验。俾嚼服生硫黄如黄豆粒大,徐徐加多,以服后移时觉微温为度。后一日两次服,每服至二钱,始觉温暖。共服生硫黄四斤,病始除根。

一数月孺子,乳汁不化,吐泻交作,常常啼号,日就羸瘦。其啼时蹙眉,似有腹疼之意。俾用生硫黄末三厘许,乳汁送服,数次而愈。

一人年四十许,因受寒腿疼不能步履。投以温补宣通之剂愈后,因食猪头(猪头咸寒,与猪肉不同)反复甚剧,疼如刀刺,再服前药不效。俾每于饭前嚼服生硫黄如玉秫粒大,服后即以饭压之。试验加多,后每服至钱许,共服生硫黄二斤,其证始愈。

一叟年六十有一,频频咳吐痰涎,兼发喘逆。人皆以为劳疾,未有治法。诊其脉甚迟,不足三至,知其寒饮为恙也。投以拙拟理饮汤(在第三卷)加人参、附子各四钱,喘与咳皆见轻而脉之迟仍旧。因思脉象如此,非草木之品所能挽回。俾服生硫黄少许,不觉温暖,则徐徐加多,两月之间,服生硫黄斤余,喘与咳皆愈,脉亦复常。

一妇人年五旬,上焦阳分虚损,寒饮留滞作嗽,心中怔忡,饮食减少,两腿畏寒,卧床不起者已二年矣。医者见其咳嗽怔忡,犹认为阴分虚损,复用熟地、阿胶诸滞泥之品,服之病益剧。后愚诊视,脉甚弦细,不足四至,投以拙拟理饮汤加附子三钱,服七八日咳嗽见轻,饮食稍多,而仍不觉热,知其数载沉疴,非程功半载不能愈也。俾每日于两餐之间服生硫黄三分,体验加多,后服数月,其病果愈。

按:古方中硫黄皆用石硫黄,而今之硫黄皆出于石,其色黄而亮,砂粒甚大,且无臭气者即堪服食。且此物燃之虽气味甚烈,嚼之实无他味。无论病在上在下,皆宜食前嚼服,服后即以饭压之。若不能嚼服者,为末开水送服亦可,且其力最长,即一日服一次,其热亦可昼夜不歇。

解砒石毒兼解洋火毒方

初受其毒者,在胃上脘,用生石膏一两,生白矾五钱共轧细,先用鸡子清七枚调服一半即当吐出。若犹未吐或吐亦不多,再用生鸡子清七枚调服余一半,必然涌吐。吐后若有余热,单用生石膏细末四两,煮汤两大碗,将碗置冰水中或新汲井泉水中,俾速冷分数次饮下,以热消为度。若其毒已至中脘,不必用吐药,可单用生石膏细末二三两,如前用鸡子清调服,酌热之轻重或两次服完,或三次四次服完,毒解不必尽剂。且热消十之七八即不宜再服石膏末。宜仍如前煮生石膏汤饮之,以消其余热。若其毒已至下脘,宜急导之下行自大便出,用生石膏细末二两,芒硝一两,如前用鸡子清调服。毒甚者一次服完,服后若有余热,可如前饮生石膏汤。此方前后虽不同,而总以石膏为主,此乃以石治石,以石之凉者治石之热者。愚用此方救人多矣,虽在垂危之候,放胆用之,亦可挽救。

治梦遗运气法

语有之,心病难医。少年梦遗之病所谓心病也,故治此病者用药颇难见功。曾见方书载有人患此病百药不效,有僧教以自尾闾(脊骨尽处)将气提起如忍大便之状,且耸肩缩颈,如用力顶重物,其病遂愈。

按:人之脑髓神经,循脊下行,而后人有梦遗之患。僧所云云,仿佛若道家逆转河车工夫,是以有效。然此僧特约略言之,今若更能借呼吸之外气,以运内气之升降,其法始备,而以治此证尤验。欲行其法者,当收视返听,一志凝神,使所吸之气下行归根。当其吸气下行之时,即以意默运真气,转过尾闾,循夹脊而上贯脑部。略停一停,又乘气外出之机,以意送此气下归丹田。真气之升降,借助于呼吸之外气,而实与呼吸外气之升降,息息逆行,《丹经》所谓巽风倒吹也。如此呼吸如环，督任流通，气化团结，梦遗自除也。

或问：《道书真诠》谓通督任之法，当默默凝神，常照气穴（《丹经》云：凝神入气穴）。迨至元气充满，自能冲开督脉，循脊上行至脑，复转而下行与任脉相通。由是观之，当精勤内炼以听督作之自通，而非有所矫强于其间也。今谓通督任之法如此，果真能通督任乎？若非督任真通，何以谓小周天乎？答曰：道家有以气通督任之法，有以意通督任之法。气通督任者，纯凭先天内炼工夫，一毫不着后天迹象。迨至日积月累，元气充足，勃然而动，冲开督脉以通任脉。有水到渠成之妙，诚有如子所云者，然若此则金丹基础已立，功候不易到也。至于意通督任者，即愚上所云云者是也。此道家因向道者不能尽除其欲心，致有梦遗之病，乃设此意通督任之法。遵而行之，可以清心寡欲，可以秘气藏真，虽系后天有迹象工夫，以之修道规不足，以之治病则有余也。亦名之小周天者，美其名以动人之信仰而厚其笃行之力也。

或问：意通督任之法，必藉呼吸之气以升降矣。至气通督任者，亦有藉于呼吸之气否？答曰：子所问者，乃道家至要至秘之处，各丹书皆未明揭，因非其人不敢传也。愚原门外汉，何能道其精详，然可为子约略言也。方元气之通督脉也，恒在人不及防备之时，其气陡然起于虚危，过尾闾、透夹脊、循督、贯脑，此时无所借于呼吸，亦不暇用其呼吸也。迨积之又久，此气发动十余次，不能自通于任脉，转有蓄极下行之势，于斯知其火候已到，默默静候。迨其气又发动，即可助以呼吸之气，立定天心之主宰，藉巽风倒吹以默运法轮，其气自能由督脉而达任脉。然此乃随元气自然发动之机而默为辅相，非有所矫强于其间也。有志之士，由此约略者而深求之，自能得其精详矣。

梦遗之证若治以药饵，宜于临睡时，浓煎龙骨牡蛎汤，送服抱水三物丸（附载于第七卷一味铁氧汤后）二十丸，颇有效验，连服一月可以除根。

跋

《医学衷中参西录》八卷，盐山张君寿甫著。余与君素不识，戊午権税沈阳，斯书由天地新学社出版印行。购而阅之，喜其所立各方，附以论说、医案，多有发前人所未发者，洵医中巨擘也。会友人妻，患癥瘕数年未愈，叠更多医，浸至食少疼剧，缠绵床褥者一月，向余索方。录书中理冲汤方与之，与十余剂，饮食日进，疼止魂消，病遂愈。益信君之方诚历试不爽，确有心得者也。以奉省良医之少也谋之，刘君海泉乃介天地新学社友人，聘君来奉开办立达医院，为拯救一方疾苦计。果治愈垂危之证多人，声誉大起。今春斯书再版行印，余任校雠之役，爰将与君相知及用君方获效之故，缀数语于卷末。

己未暮春宛平齐福田自芸敬跋于沈阳権税公所

民国九年于役运城，维新医院院长姚君汇川，出盐山张寿甫先生所著《医学衷中参西录》，见赠曰：此作医中济世慈航也。受而读之，觉语语具有至理，脉脉无不贯通，遵古更与古为新，喜新更独辟机缄。欣忭之余，恨未一见其人。戊辰春游津沽，闻人传四大名医，寿甫先生其一，追念曩事，益用神往，然犹未悉悬壶所在也。及卜居东门内，乃稍稍知中西汇通医社为先生著书传道之地，斯社去蜗居非遥遥，久乃得知，岂景仰不诚耶？抑天之悭我缘耶？喜极趋谒，即日订交。慨自先君理亭公，心精农轩，玉札丹砂待用无遗，翼不能肯构，顾一行作吏，遑遑交城、平陆间。俄而从戎，俄而司侯，医国不称，并先人所传，医人者亦俱坠焉，宁不愧颜！今邂逅先生于海角，虽迟之又久，终邀天假，或者先人之泽之未泯欤？夫医理至微也，中西得其一已不易，况融会贯通，更独出己见，先生诚医界之伟人乎！兹值先生重印《医学衷中参西录》前三期将竣，因缀数行于末，以志平素景仰之忱云。

民国十八年秋晋城桐皋张凤翼谨跋于天津特别市公安局

医学衷中参西录

原第四期

李 序

今之研究医学,著书立说者多矣,而其所著之书,诚能推之四海而准,传之千秋可法者,原旷世不一见也。吾师张寿甫先生,盐山名儒,自弱冠研究经学,于书无所不读,而又兼通医学。初志本期以注疏五经名世,后慨医学颓废,人多夭枉,遂专注重医学,以振兴中华医学为己任。著《医学衷中参西录》一书,出版三次,每次增加二十余万言,不胫而走,风行海内,远至台湾、香港,亦多有购此书者。宜《山西医学杂志》称为"医书中第一可法之书"也。近时各省所立医学校,多以此书为讲义;各种医学社会所出志报,又莫不以得登先生撰著为荣。即依编《如皋医学报》亦蒙先生时惠鸿篇,若先生者,诚执全国医坛之牛耳者也。近因四方学者,见先生医学迥异恒流,而函催四期《医学衷中参西录》者日益加多。先生感同人热忱,鸠集数年撰著约三十余万言,卷帙浩繁,付梓不易,乃分为三种:曰药物讲义、曰医论、曰医案。今先出药物讲义为四期版,于中西药物皆备其要,而于中药尤能独辟新义,发千古所未发,于生平得力之处,尽情披露无遗,足见先生嘉惠医林之意至为深切矣。依也不才,自惭失学,每一思之,辄觉汗颜。幸祖遗薄田数顷,躬耕余暇时,研究书画、诗文、医学,多泛览,无师承。迩来书师郑先生海藏,画师林先生畏庐,诗师吴先生东图,医即师我寿甫先生。然诗文、书画即不佳,亦无甚关重,医学则人命所关,故又三致意焉。幸蒙我师时惠教言,因得稍识医学门径,他日有成,终不敢忘先生之赐也。依愧不文,勉为之序。

癸亥季冬如皋门生李慰农敬序于如不及斋

例 言

一、此书为四期《医学衷中参西录》,因专讲中西药物,是以又名药物讲义。

二、《医学衷中参西录》共出版四次,其二期、三期版,皆即原本增加,故三期之中,一期、二期皆备。至此四期,则各自为书,不增加于三期之中,而实于三期互相发明。

三、此书中药,于常用之品亦多未备,非略也。盖凡所载者,皆自抒心得,于寻常讲解之外,另有发明,其不能另有发明者,虽常用之药亦不载。

四、此书中药,未详地道及成色优劣,因诸家本草,于此等处皆详载之,出书非为初习本草者设,为精研药性者设,故不载也。

五、此书于西药,无多发明,以愚原非西医专家,不过于紧要之药,略录数十味,间附以论说,思为中医欲兼学西医者之嚆矢。

六、此书无论中西药品,凡所言之气味,与他书不同者,皆自尝试而得,以求药味之实际,非敢妄为改易也。

七、中药大抵宜食前服,西药则皆宜食后服,以其性多剧烈之品,故不宜空腹服之。

八、西药为其剧烈,所以少服,少服又恐药力不能接续,所以皆宜日服数次,至药下未明言者,亦应如此服法。

九、用西药,即宜用西药分量,书中所谓瓦,系中量二分六厘四毫,其作一·〇式者,一瓦也,作一〇·〇式者,十瓦也,作一〇〇·〇式者,百瓦也。点上为整数,故皆足一瓦以上之数。至不足一瓦之分数,则皆在点下,其作〇·一式者,十分瓦之一也,其作〇·五式者,十分瓦之五也(即半瓦),作〇·〇五式者,百分瓦之五也,盖按算数之定式,原点上为整数,点下为分数也。

十、荜澄茄中西药中皆有之，而此书载于西药之中，因西人论此药功用与中说不同，且其所论之功用，又确实可以征信，至购此药时，又必购于西药房中，用之方效。盖此药在中药为背用之药，皆陈腐不堪用，而西人最习用之，且所制之末又精工也。

十一、斯书前曾出版于民纪十三年，今已尽售，因即原版，增加药味，讲论若干，出再版，故名为《增广衷中参西录》四期，所以别于初出之版也。

原第四期第一卷

石膏解

石膏之质，中含硫氧，是以凉而能散，有透表解肌之力。外感有实热者，放胆用之直胜金丹。《神农本经》谓其微寒，则性非大寒可知。且谓其宜于产乳，其性尤纯良可知。医者多误认为大寒而煅用之，则宣散之性变为收敛（点豆腐者必煅用，取其能收敛也），以治外感有实热者，竟将其痰火敛住，凝结不散，用至一两即足伤人，是变金丹为鸩毒也。迨至误用煅石膏偾事，流俗之见，不知其咎在煅不在石膏，转谓石膏煅用之其猛烈犹足伤人，而不煅者更可知矣。于是一倡百和，遂视用石膏为畏途，即有放胆用者，亦不过七八钱而止。夫石膏之质甚重，七八钱不过一大撮耳。以微寒之药，欲用一大撮扑灭寒湿燎原之热，又何能有大效？是以愚用生石膏以治外感实热，轻证亦必至两许。若实热炽盛，又恒重用至四五两，或七八两，或单用，或与他药同用，必煎汤三四茶杯，分四五次徐徐温饮下，热退不必尽剂。如此多煎徐服者，欲以免病家之疑惧，且欲其药力常在上焦、中焦，而寒凉不至下侵致滑泻也。盖石膏生用以治外感实热，断无伤人之理，且放胆用之，亦断无不退热之理。惟热实脉虚者，其人必实热兼有虚热，仿白虎加参汤之义，以人参佐石膏亦必能退热。特是药房轧细之石膏多系煅者，即方中明开生石膏，亦恒以煅者充之，因煅者为其所素备，且又自觉慎重也。故凡用生石膏者，宜买其整块明亮者，自监视轧细（凡石质之药不轧细，则煎不透）方的。若购自药房中难辨其煅与不煅，迨将药煎成，石膏凝结药壶之底，倾之不出者，必系煅石膏，其药汤即断不可服。

附案 长子荫潮，七岁时，感冒风寒，四五日间，身大热，舌苔黄而带黑。孺子苦服药，强与之即呕吐不止。遂单用生石膏两许，煎取清汤，分三次温饮下，病稍愈。又煎生石膏二两，亦徐徐温饮下，病又见愈。又煎生石膏三两，徐徐饮下如前，病遂全愈。夫以七岁孺子，约一昼夜间，共用生石膏六两，病愈后饮食有加，毫无寒中之弊，则石膏果大寒乎？抑微寒乎？此系愚初次重用石膏也。故第一次只用一两，且分三次服下，犹未确知石膏之性也。世之不敢重用石膏者，何妨若愚之试验加多以尽石膏之能力乎？

同邑友人赵厚庵之夫人，年近六旬得温病，脉数而洪实，舌苔黄而干，闻药气即呕吐。俾单用生石膏细末六两，以作饭小锅（不用药甑，恐有药味复呕吐）煎取清汤一大碗，恐其呕吐，一次只温饮一口，药下咽后，觉烦躁异常，病家疑药不对证。愚曰："非也，病重药轻故也。"饮至三次，遂不烦躁，阅四点钟尽剂而愈。

同邑友人毛仙阁之三哲嗣印棠，年三十二岁，素有痰饮，得伤寒证，服药调治而愈。后因饮食过度而复，服药又愈。后数日又因饮食过度而复，医治无效。四五日间，延愚诊视，其脉洪长有力，而舌苔淡白，亦不燥渴，食梨一口即觉凉甚，食石榴子一粒，心亦觉凉。愚舍证从脉，为开大剂白虎汤方，因其素有痰饮，加清半夏数钱，其表兄高夷清在座，邑中之宿医也，疑而问曰："此证心中不渴不热，而畏食寒凉如此，以余视之虽清解药亦不宜用，子何所据而用生石膏数两乎？"答曰："此脉之洪实，原是阳明实热之证，其不觉渴与热者，因其素有痰饮湿盛故也。其畏食寒凉者，因胃中痰饮与外感之热互相胶漆，致胃腑转从其化与凉为敌也。"仙阁素晓医学，信用愚言，两日夜间服药十余次，共用生石膏斤余，脉始和平，愚遂旋里。隔两日复来相迎，言病人反复甚剧，形状异常，有危在顷刻之虑。因思此证治愈甚的，何至如此反复。即至（相隔三里强），见其痰涎壅盛，连连咳吐不竭，精神恍惚，言语错乱，身体颤动，诊其脉平和无病，惟右关胃气稍弱。愚恍然会悟，急谓其家人曰："此证万无闪失，前因饮食过度而复，此次又因戒饮食过度而复也。"其家人果谓有鉴前失，数日之间，所与饮食甚少。愚曰："此无须用药，饱食即可愈矣。"其家人虑其病状若此，不能进食。愚曰："无庸如此多虑，果系由饿而得之病，见饮食必然思食。"其家人依愚言，时已届晚八句钟，至黎明进食三次，每次撙节与之，其病遂愈。

西药有安知歇貌林，又名退热冰。究其退热之效，实远不如石膏。盖石膏之凉，虽不如冰，而其退热之力，实胜冰远甚。邻村龙潭庄张叟，年过七旬，于孟夏得温病，四五日间烦热燥渴，遣人于八十里外致冰一担，日夜放量食之，而烦渴如故。其脉洪滑而长，重按有力，舌苔白厚，中心微黄，投以白虎加人参汤，方中生石膏重用四两，煎汤一大碗，分数次温饮下，连进二剂，烦热燥渴全愈。

又沈阳县尹朱霭亭夫人，年过五旬，于戊午季秋得温病甚剧。先延东医治疗，所服不知何药，外用冰囊以解其热。数日热益盛，精神昏昏似睡，大声呼之亦无知觉，其脉洪实搏指。俾将冰囊撤去，用生石膏细末四两，粳米八钱，煎取清汁四茶杯，约历十句钟，将药服尽，豁然顿醒。霭亭喜甚，命其公子良佐从愚学医。

又友人毛仙阁夫人，年近七旬，于正月中旬，伤寒无汗。原是麻黄汤证，因误服桂枝汤，汗未得出，上焦陡觉烦热恶心，闻药气即呕吐，但饮石膏所煮清水及白开水亦呕吐。惟昼夜吞小冰块可以不吐，两日之间，吞冰若干，而烦热不减，其脉关前洪滑异常。俾用鲜梨片蘸生石膏细末嚼咽之，遂受药不吐，服尽二两而病愈。

石膏之性，又善清瘟疹之热。奉天友人朱贡九之哲嗣文治，年五岁，于庚申立夏后，周身壮热，出疹甚稠密，脉象洪数，舌苔白厚，知其疹而兼瘟也。欲用凉药清解之，因其素有心下作疼之病，出疹后贪食鲜果，前一日犹觉疼，又不敢投以重剂，遂勉用生石膏、玄参各六钱，薄荷叶、蝉退各一钱，连翘二钱。晚间服药，至翌日午后视之，气息甚粗，鼻翅煽动，咽喉作疼，且自鼻中出血少许，大有烦躁不安之象。愚不得已，重用生石膏三两，玄参、麦冬（带心）各六钱，仍少佐以薄荷、连翘诸药，俾煎汤三茶盅，分三次温饮下。至翌日视之，则诸证皆轻减矣。然余热犹炽，其大便虽行一次，仍系燥粪，其心中犹发热，脉仍有力。遂于清解药中，仍加生石膏一两，连服二剂，壮热始退，继用凉润清毒之药，调之全愈。

石膏之性，又善清咽喉之热。沧州友人董寿山，年三十余，初次感冒发颐，数日颔下颈项皆肿，延至膺胸，复渐肿而下。其牙关紧闭，惟自齿缝可进稀汤，而咽喉肿疼，又艰于下咽。延医调治，服清火解毒之药数剂，肿热转增。时当中秋节后，淋雨不止，因病势危急，冒雨驱车三十里迎愚诊治。见其颔下连项壅肿异常，状类时毒（疮家有时毒证），抚之硬而且热，色甚红，纯是一团火毒之气，下肿已至心口，自牙缝中进水半口，必以手掩口，十分努力方能下咽。且痰涎壅滞胸中，上至咽喉，并无容水之处，进水少许，必换出痰涎一口。且觉有气自下上冲，时作呃逆，连连不止，诊其脉洪滑而长，重按有力，兼有数象。愚曰："此病俗所称虾蟆瘟也，毒热炽盛，盘踞阳明之府，若火之燎原，必重用生石膏清之，乃可缓其毒热之势。"从前医者在座，谓："曾用生石膏一两，毫无功效。"愚曰："石膏乃微寒之药，《本经》原有明文，如此热毒，仅用两许何能见效？"遂用生石膏四两，金线重楼（此药须色黄、味甘、无辣味者方可用，无此则不用亦可）、清半夏各三钱，连翘、蝉退各一钱（为咽喉肿甚，表散之药不敢多用），煎服后，觉药停胸间不下，其热与肿似有益增之势，知其证兼结胸，火热无下行之路，故益上冲也。幸药房即在本村，复急取生石膏四两，生赭石三两，又煎汤徐徐温饮下，仍觉停于胸间。又急取生赭石三两，蒌仁二两，芒硝八钱，又煎汤饮下，胸间仍不开通。此时咽喉益肿，再饮水亦不能下，病家惶恐无措。愚晓之曰："我所以亟亟连次用药者，正为此病肿势浸增，恐稍迟缓，则药不能进，今其胸中既贮如许多药，断无不下行之理,药下行则结开便通,毒火随之下降,而上焦之肿热必消矣。”时当晚十句钟,至夜半药力下行,黎明下燥粪数枚,上焦肿热觉轻,水浆可进。晨饭时,牙关亦微开,服茶汤一碗。午后,肿热又渐增,抚其胸热犹烙手,脉仍洪实。意其燥结必未尽下,遂投以大黄六钱,芒硝五钱,又下燥粪兼有溏粪,病遂大愈。而肿处之硬者,仍不甚消,胸间抚之犹热,脉象亦仍有余热。又用生石膏三两,金银花、连翘各数钱,煎汤一大碗,分数次温饮下,日服一剂,三日全愈(按此证二次即当用芒硝、大黄)。

石膏之性,又善清头面之热。愚在德州时,一军士年二十余,得瘟疫,三四日间,头面悉肿,其肿处皮肤内含黄水,破后且溃烂,身上间有斑点。闻人言此证名大头瘟,其溃烂之状,又似瓜瓤瘟,最不易治。惧甚,求为诊视。其脉洪滑而长,舌苔白而微黄,问其心中,惟觉烦热,嗜食凉物。遂晓之曰:“此证不难治,头面之肿烂,周身之斑点,无非热毒入胃,而随胃气外现之象,能放胆服生石膏可保全愈。”遂投以拙拟青盂汤(方载三期七卷,系荷叶一个用周遭边,生石膏一两,羚羊角二钱,知母六钱,蝉退、僵蚕、金线重楼、粉甘草各钱半),方中石膏改用三两,知母改用八钱,煎汁一大碗,分数次温饮下,一剂病愈强半,翌日于方中减去荷叶、蝉退,又服一剂全愈。

外感痰喘,宜投以《金匮》小青龙加石膏汤。若其外感之热,已入阳明之府,而小青龙中之麻、桂、姜、辛诸药,实不宜用。曾治奉天同善堂中孤儿院刘小四,年八岁。孟秋患温病,医治十余日,病益加剧。表里大热,喘息迫促,脉象洪数,重按有力,知犹可治。问其大便,两日未行,投以大剂白虎汤,重用生石膏二两半,用生山药一两以代方中粳米。且为其喘息迫促,肺中伏邪,又加薄荷叶一钱半以清之。俾煎汤两茶盅,作两次温饮下,一剂病愈强半,又服一剂全愈。

又邑北境于常庄于某,年四十余。为风寒所束不得汗,胸中烦热，又兼喘促，医者治以苏子降气汤，兼散风清火之品，数剂，病益进。诊其脉，洪滑而浮，投以拙拟寒解汤（方载三期五卷，系生石膏一两，知母八钱，连翘、蝉退各钱半），须臾上半身即出汗，又须臾觉药力下行，其下焦及腿亦皆出汗，病若失。

用生石膏以退外感之实热，诚为有一无二之良药。乃有时但重用石膏不效，必仿白虎加人参汤之义，用人参以辅之，而其退热之力始大显者，兹详陈数案于下，以备参观。

伤寒定例，汗、吐、下后，用白虎汤者加人参，渴者用白虎汤亦加人参。而愚临证品验以来，知其人或年过五旬，或壮年在劳心劳力之余，或其人素有内伤，或禀赋羸弱，即不在汗、吐、下后与渴者，用白虎汤时，亦皆宜加人参。曾治邑城西傅家庄傅寿朋，年二十。身体素弱，偶觉气分不舒。医者用三棱、延胡等药破之，自觉短气，遂停药不敢服。隔两日忽发喘逆，筋惕肉动，精神恍惚。脉数至六至，浮分摇摇，按之若无。肌肤甚热，上半身时出热汗。自言心为热迫，甚觉怔忡。其舌上微有白苔，中心似黄。统观此病情状，虽陡发于一日，其受外感已非一日，盖其气分不舒时，即受外感之时，特其初不自觉耳。为其怔忡太甚，不暇取药，急用生鸡子黄四枚，温开水调和，再将其碗置开水盆中，候温服之，喘遂止，怔忡亦见愈。继投以大剂白虎加人参汤，方中生石膏用三两，人参用六钱，更以生怀山药代方中粳米，煎汤一大碗，仍调入生鸡子黄三枚，徐徐温饮下，尽剂而愈。

又邑北六间房王姓童子，年十七，于孟夏得温病。八九日间呼吸迫促，频频咳吐，痰血相杂。其咳吐之时疼连胸肋，上焦微嫌发闷。诊其脉确有实热，而数至七至（凡用白虎汤者，见其脉数至七至或六至余者，皆宜加参），摇摇无根。盖其资禀素弱，又兼读书劳心，其受外感又甚剧，故脉象若是之危险也。为其胸肋疼闷，兼吐血，拟用白虎加人参汤，以生山药代粳米，而人参不敢多用。方中之生石膏仍用三两，人参用三钱，又加竹茹、三七（捣细冲服）各二钱，煎汤一大碗，徐徐温饮下，一剂血即止，诸病亦见愈。又服一剂全愈。用三七者，不但治吐血，实又兼治胸胁之疼也。

寒温之证，最忌舌干，至舌苔薄而干，或干而且缩者，尤为险证。而究其原因，却非一致，有因真阴亏损者，有因气虚不上潮者，有因气虚更下陷者，皆可治以白虎加人参汤，更以生山药代方中粳米，无不效者。盖人参之性，大能补气，元气旺而上升，自无下陷之虞。而与石膏同用，又大能治外感中之真阴亏损。况又有山药、知母以濡润之乎？若脉象虚数者，又宜多用人参，再加玄参、生地滋阴之品，煎汤四五茶盅，徐徐温饮下。一次只饮一大口，防其寒凉下侵，致大便滑泻，又欲其药力息息上达，升元气以生津液，饮完一剂，再煎一剂，使药力昼夜相继，数日火退舌润，其病自愈。曾治一邻村刘姓童子，年十三岁，于孟冬得伤寒证，七八日间，喘息鼻煽动，精神昏愦，时作谵语，所言皆劳力之事。其脉微细而数，按之无力。欲视其舌，干缩不能外伸。启齿视舌皮若瘢点作黑色，似苔非苔，频饮凉水毫无濡润之意。愚曰此病必得之劳力之余，胸中大气下陷，故津液不能上潮，气陷不能托火外出，故脉道瘀塞，不然何以脉象若是，恣饮凉水而不滑泻乎？病家曰：先生之言诚然，从前延医服药分毫无效，不知尚可救否？曰：此证按寻常治法一日只服药一剂，即对证亦不能见效，听吾用药勿阻，定可挽回。遂用生石膏四两，党参、知母、生山药各一两，甘草二钱，煎汤一大碗，徐徐温饮下，一昼夜间，连进二剂，其病遂愈。

仲景治伤寒脉结代者，用炙甘草汤，诚佳方也。愚治寒温，若其外感之热不盛，遇此等脉，即遵仲景之法。若其脉虽结代，而外感之热甚实者，宜用白虎加人参汤，若以山药代粳米，生地代知母更佳。有案详人参解中，可参观。

从来产后之证，最忌寒凉。而果系产后温病，心中燥热，舌苔黄厚，脉象洪实，寒凉亦在所不忌。然所用寒凉之药，须审慎斟酌，不可慢然相投也。愚治产后温证之轻者，其热虽入阳明之府，而脉象不甚洪实，恒重用玄参一两，或至二两，辄能应手奏效。若系剧者，必用白虎加人参汤方能退热。然用时须以生山药代粳米、玄参代知母，方为稳妥。处方编中白虎加人参以山药代粳米汤下附有验案可参观。盖以石膏、玄参，《本经》皆明言其治产乳，至知母条下则未尝言之，不敢师心自用也。

铁岭友人吴瑞五精医学，尤笃信拙著《衷中参西录》中诸方，用之辄能奏效。其侄文博亦知医。有戚家延之治产后病，临行瑞五嘱之曰："果系产后温热，阳明胃腑大实，非用白虎加人参汤不可，然用时须按《医学衷中参西录》中讲究，以生山药代粳米、玄参代知母，方为万全之策，审证确时，宜放胆用之，勿为群言所阻挠也。"及至诊视，果系产后温病，且证脉皆大实，文博遵所嘱开方取药，而药房皆不肯与，谓产后断无用石膏之理，病家因此生疑。文博辞归，病家又延医治数日，病势垂危，复求为诊治。文博携药而往，如法服之，一剂而愈。

又沧州友人董寿山曾治一赵姓妇，产后八九日，忽得温病，因误汗致热渴喘促，舌苔干黄，循衣摸床，呼索凉水，病家不敢与。脉弦数有力，一息七至。急投以白虎加人参汤，以山药代粳米，为系产后，更以玄参代知母。方中生石膏重用至四两，又加生地、白芍各数钱，煎汤一大碗，分四次温饮下，尽剂而愈。当时有知医者在座，疑而问曰："产后忌用寒凉，何以能放胆如此，重用生石膏，且知母、玄参皆系寒凉之品，何以必用玄参易知母乎？"答曰："此理俱在《医学衷中参西录》中。"因于行箧中出书示之，知医者观书移时，始喟然叹服。

又铁岭门生杨鸿恩，曾治其本村张氏妇，得温病继而流产。越四五日，其病大发。遍请医生，均谓温病流产，又兼邪热太甚，无方可治。有人告以鸿恩自奉天新归，其夫遂延为诊治。见病人目不识人，神气恍惚，渴嗜饮水，大便滑泻，脉数近八至，且微细无力,舌苔边黄中黑,缩不能伸,其家人泣问:“此病尚可愈否?”鸿恩答曰:“按常法原在不治之例,然予受师传授,竭吾能力,或可挽回。”为其燥热,又兼滑泻,先投以《医学衷中参西录》滋阴清燥汤(方见山药解),一剂泻止,热稍见愈。继投以大剂白虎加人参汤,为其舌缩,脉数,真阴大亏,又加枸杞、玄参、生地之类,煎汤一大碗,调入生鸡子黄三枚,分数次徐徐温饮下。精神清爽,舌能伸出,连服三剂全愈。众人皆曰“神医”。鸿恩曰:“此皆遵予师之训也,若拘俗说,产后不敢用白虎汤,庸有幸乎?特用白虎汤,须依汗、吐、下后之例加人参耳。予师《医学衷中参西录》中论之详矣。”

在女子有因外感之热内迫,致下血不止者,亦可重用白虎加人参汤治之。邻村泊北庄李氏妇,产后数日,恶露已尽,至七八日,忽又下血。延医服药,二十余日不止,其脉洪滑有力,心中热而且渴。疑其夹杂外感,询之身不觉热,舌上无苔,色似微白,又疑其血热妄行,投以凉血兼止血之药,血不止而热渴亦如故。因思此证实夹杂外感无疑,遂改用白虎加人参汤,方中生石膏重用三两,更以生山药代粳米,煎汤三盅,分三次温饮下,热渴遂愈,血亦见止,又改用凉血兼止血之药而愈。

痢证身热不休,服一切清火之药,而热仍不休者,方书多诿为不治。夫治果对证,其热焉有不休之理。此乃因痢证夹杂外感,其外感之热邪,随痢深陷,弥漫于下焦经络之间,永无出路,以致痢为热邪所助,日甚一日而永无愈期。夫病有兼证,即治之宜有兼方也,斯非重用生石膏更助以人参以清外感之热不可。

曾治邑诸生王荷轩,年六十七,于中秋得痢证,医治二十余日不效。后愚诊视,其痢赤白胶滞下行,时觉肠中热而且干,小便亦觉发热,腹中下坠,并迫其脊骨尽处亦下坠作疼,且眩晕,其脉洪长有力,舌有白苔甚厚。愚曰:“此外感之热,挟痢毒之热下迫,故现种种病状,非治痢兼治外感不可。”遂用生石膏二两,生杭芍八钱，生怀山药六钱，野台参五钱，甘草二钱，此即白虎加人参汤以芍药代知母、山药代粳米也（此方载三期三卷，名通变白虎加人参汤）。煎汤两茶盅，分二次温饮下，日进一剂，两日全愈。而脉象犹有余热，拟再用石膏清之，病家疑年高之人，石膏不可屡服。愚亦应聘他往，后二十余日其痢复作。延他医治疗，于治痢药中，杂以甘寒濡润之品，致外感余热永留不去，其痢虽愈，屡次反复。延至明年季夏，反复甚剧，复延愚诊治，其脉象病证皆如前。因谓之曰："去岁若肯多服生石膏数两，何至有以后屡次反复，今不可再留邪矣。"仍投以原方，连服三剂病愈，而脉亦安和。

按：此证三次皆随手奏效者，诚以石膏得人参之助，能使深陷之热邪徐徐上升外散，消解无余。加以芍药、甘草，以理下重腹疼，山药以滋阴固下，所以热消而痢亦愈也。又此证因初次外感之热邪未清，后虽经屡次服凉药清解，其热仍固结莫解。迨蓄至期年之久，热邪勃然反复，必俟连次重用生石膏，始能消解无余。因悟得凡无新受之外感，而其脉象确有实热，屡服凉药不效，即稍效而后仍反复者，皆预有外感邪热伏藏其中，均宜重用生石膏清之，或石膏与人参并用以清之也。不然，则外邪溜滞，消铄真阴，经年累月而浸成虚劳者多矣。志在活人者，何不妨之于预，而有采于刍荛之言也。

又表兄张申甫之妻高氏，年五十余，素有疾病。于季夏晨起偶下白痢，至暮十余次。秉烛后，忽然浑身大热，不省人事，循衣摸床，呼之不应。其脉洪而无力，肌肤之热烙手。知其系气分热痢，又兼受暑，多病之身不能支持，故精神昏愦如是也。急用生石膏三两，野党参四钱，煎汤一大碗，徐徐温饮下。至夜半尽剂而醒，痢亦遂愈，诘朝煎渣再服，其病脱然。

上所载痢证医案二则，皆兼外感之热者也。故皆重用生石膏治之，非概以其方治痢证也。拙著《医学衷中参西录》中，治痢共有七方，皆随证变通用之，确有把握，前案所用之方，乃七方之一也。愚用此方治人多矣，脉证的确，用之自无差忒也。

尝观丁仲祜所译东人《赤痢新论》，有医案二则，一为宫野某女，一为田中某女，皆痢而兼瘟。身发剧热，心机亢进，脉搏百一十至，神昏谵语。若投以拙拟重用生石膏之方皆可随手奏效，乃东人不知治瘟但知治痢，致二证皆至不起。夫著《赤痢新论》者，为志贺洁系东人，著名医学博士，能于痢证中考验出阿米巴赤痢，谓起于热带而渐及于温带、寒带。其痢毒为动物之菌，寄居人腹为其为慢性之痢。且为动物之菌，故其治法与寻常赤痢不同（治法详三期三卷）。其研究痢证可谓精矣，而竟于痢而兼瘟之证研究未到，诚以东人崇尚西法，不善治瘟且不知用石膏，故于痢证兼瘟者犹一间未达也。

疟疾虽在少阳，而阳明兼有实热者，亦宜重用生石膏。曾治邻村李酿泉，年四十许，疟疾间日一发，热时若燔，即不发之日亦觉表里俱热。舌燥口干，脉象弦长，重按甚实。此少阳邪盛，阳明热盛，疟而兼温之脉也。投以大剂白虎汤加柴胡三钱，服后顿觉清爽。翌晨疟即未发，又煎服前剂之半，加生姜三钱，温疟从此皆愈。至脉象虽不至甚实，而按之有力，常觉发热懒食者，愚皆于治疟剂中，加生石膏两许以清之，亦莫不随手奏效也。

且重用石膏治疟，亦非自愚昉也。袁简斋曰："丙子九月，余患疟，饮吕医药，至日昃忽呕吐，头眩不止。家慈抱余起坐，觉血气自胸愤起，性命在呼吸间。忽有征友赵藜村来访，家人以疾辞。曰：'我解医。'乃延入诊脉看方，笑曰：'容易。'命速买石膏，加他药投之。余甫饮一勺，如以千钧之石，将肠胃压下，血气全消。未半盂，沉沉睡去，头上微汗，朦胧中闻先慈啃曰：'岂非仙丹乎？'睡须臾醒，君犹在座。问：'思西瓜否？'曰：'想甚。'即买西瓜。曰：'凭君尽量，我去矣。'食片许，如醍醐灌顶，头目为清，晚食粥。次日来曰：'君所患者阳明经疟，吕医误为太阳经，以升麻、羌活二味升提之，将君气血逆流而上，惟白虎汤可治，然亦危矣。'"详观此案，石膏用之得当，直胜金丹，诚能挽回人命于顷刻也。

石膏之性，又善治脑漏。方书治脑漏之证，恒用辛夷、苍耳。然此证病因，有因脑为风袭者，又因肝移热于脑者。若因脑为风袭而得，其初得之时，或可用此辛温之品散之，若久而化热，此辛温之药即不宜用，至为肝移热于脑，则辛温之药尤所必戒也。近治奉天大西关溥源酱房郭玉堂，得此证半载不愈。鼻中时流浊涕，其气腥臭，心热神昏，恒觉眩晕。其脉左右皆弦而有力，其大便恒干燥，知其肝移热于脑，其胃亦移热于脑矣。恐其病因原系风袭，先与西药阿斯必林瓦许以发其汗，头目即觉清爽。继为疏方，用生石膏两半，龙胆草、生杭芍、玄参、知母、花粉各四钱，连翘、金银花、甘草各二钱，薄荷叶一钱。连服十剂，石膏皆用两半，他药则少有加减，其病遂脱然全愈。

又治奉天测量局护兵某，得此证七八日，其脉浮而有力，知其因风束生热也。亦先用阿斯必林瓦许汗之。汗后，其鼻中浊涕即减，亦投以前方，连服三剂全愈。

《本经》谓石膏能治腹痛，诚有效验。曾治奉天清丈局司书刘锡五腹疼，三年不愈。其脉洪长有力，右部尤甚，舌心红而无皮，时觉头疼眩晕，大便干燥，小便黄涩，此乃伏气化热，阻塞奇经之经络，故作疼也。为疏方，生石膏两半，知母、花粉、玄参、生杭芍、川楝子各五钱，乳香、没药各四钱，甘草二钱，一剂疼愈强半。即原方略为加减，又服数剂全愈。

又愚弱冠，后出游津门，至腊底还里，有本村刘氏少年，因腹疼卧病月余，昼夜号呼，势极危险。延医数人，皆束手无策。闻愚归，求为诊视。其脉洪长有力，盖从前之疼犹不至如斯，为屡次为热药所误，故疼益加剧耳。亦投以前方，惟生石膏重用二两，一剂病大轻减。后又加鲜茅根数钱，连服两剂全愈。盖此等证，大抵皆由外感伏邪窜入奇经，久而生热。其热无由宣散，遂郁而作疼。医者为其腹疼，不敢投以凉药，甚或以热治热，是以益治益剧。然证之凉热脉自有分，即病人细心体验，亦必自觉。临证者尽心询问考究，自能得其实际也。

石膏之性，又最宜与西药阿斯必林并用。盖石膏清热之力虽大，而发表之力稍轻。阿斯必林之原质，存于杨柳树皮津液中，味酸性凉，最善达表，使内部之热由表解散，与石膏相助为理，实有相得益彰之妙也。如外感之热，已入阳明胃腑，其人头疼，舌苔犹白者，是仍带表证。愚恒用阿斯必林一瓦（合中量二分六厘四毫），白蔗糖化水送服以汗之。迨其汗出遍体之时，复用生石膏两许，煎汤乘热饮之（宜当汗正出时饮之），在表之热解，在里之热亦随汗而解矣。若其头已不疼，舌苔微黄，似无表证矣，而脉象犹浮，虽洪滑而按之不实者，仍可用阿斯必林汗之。然宜先用生石膏七八钱，或两许，煮汤服之，俾热势少衰，然后投以阿斯必林，则汗既易出，汗后病亦易解也。若其热未随汗全解，仍可徐饮以生石膏汤，清其余热。不但此也，若斑疹之毒，郁而未发，其人表里俱热，大便不滑泻者，可用生石膏五六钱，煎汤冲服阿斯必林半瓦许，俾服后，微似有汗，内毒透彻，斑疹可全然托出。若出后壮热不退，胃腑燥实，大便燥结者，又可多用生石膏至二三两许，煎汤一大碗（约有三四茶杯），冲阿斯必林一瓦，或一瓦强，一次温饮数羹匙。初饮略促其期，迨热见退，或大便通下，尤宜徐徐少饮，以壮热全消，仍不至滑泻为度。如此斟酌适宜，斑疹无难愈之证矣。石膏与阿斯必林，或前后互用，或一时并用，通变化裁，存乎其人，果能息息与病机相赴，功效岂有穷哉！

西人、东人治热性关节肿疼，皆习用阿斯必林。而关节肿疼之挟有外感实热者，又必与石膏并用，方能立见奇效。奉天陆军参谋长赵海珊之侄，年六岁。脑后生疮，漫肿作疼，继而头面皆肿，若赤游丹毒。继而作抽掣，日甚一日。浸至周身僵直，目不能合，亦不能瞬，气息若断若续，呻吟全无。其家人以为无药可治，待时而已。阅两昼夜，形状如故，试灌以勺水，似犹知下咽。因转念或犹可治，而彼处医者，咸皆从前延请而屡次服药无效者也。其祖父素信愚，因其向患下部及两腿皆肿，曾为治愈。其父受瘟病甚险，亦舁至院中治愈。遂亦舁之来院（相距十里许），求为诊治。其脉洪数而实，肌肤发热。知其夹杂瘟病，阳明府证已实，势虽垂危，犹可挽回。遂用生石膏细末四两，以蒸汽水煎汤两茶杯，徐徐温灌之。周十二时剂尽，脉见和缓，微能作声。又用阿斯必林瓦半，仍以汽水所煎石膏汤，分五次送下，限一日夜服完。服至末二次，皆周身微见汗，其精神稍明了，肢体能微动。从先七八日不食，且不大便，至此可少进茶汤，大便亦通下矣。继用生山药细末煮作稀粥，调以白蔗糖，送服阿斯必林三分瓦之一，日两次，若见有热，即间饮汽水所煮石膏汤。又以蜜调黄连末，少加薄荷冰，敷其头面肿处，生肌散敷其疮口破处，如此调养数日，病势减退，可以能言。其左边手足仍不能动，试略为屈伸，则疼不能忍。细验之，关节处皆微肿，按之觉疼，知其关节之间，因外感之热而生炎也。遂又用鲜茅根煎浓汤（无鲜茅根可代以鲜芦根），调以白蔗糖，送服阿斯必林半瓦，日两次。俾服药后周身微似有汗，亦间有不出汗之时，令其关节中之炎热，徐徐随发表之药透出。又佐以健补脾胃之药，俾其多进饮食。如此旬余，左手足皆能运动，关节能屈伸，以后饮食复常，停药勿服，静养半月，行动如常矣。此证共用生石膏三斤，阿斯必林三十瓦，始能完全治愈。愚用阿斯必林治热性关节肿疼者多矣，为此证最险，故详记之。

丁仲祜《西药实验谈》载，东人用阿斯必林治愈关节急性偻麻质斯（即热性关节肿疼）之案甚夥，而其证之险，皆远逊于此证。若遇此证，不能重用生石膏，尚有何药能与阿斯必林并用，以挽回此极险之证乎？彼欲废弃中药者，尚其详观此案也。

上所录诸案，其为证不同，然皆兼有外感热实者也。乃有其人纯系内伤，脏腑失和，而前哲具有特识，亦有重用石膏者。徐灵胎曰："嘉兴朱宗臣，以阳盛阴亏之体，又兼痰凝气逆。医者以温补治之，胸膈痞塞，而阳道痿。群医谓脾肾两亏，将恐无治，就余于山中。余视其体，丰而气旺，阳升而阴不降，诸窍皆闭。笑谓之曰：‘此为肝肾双实证，先用清润之药，加石膏以降其逆气，后以消痰开胃之药涤其中宫，更以滋肾强阴之药镇其元气，阳事即通。’五月后，妾即怀孕，得一女，又一年复得一男。”

近治奉天南市场俊记建筑公司经理王海山，其证亦与前案朱宗臣之病相似。愚师徐氏之意，亦先重用生石膏以清其痰火，共服药十余剂全愈。海山年四十余，为无子，纳宠数年，犹未生育，今既病愈，想亦育麒不远矣。

吴鞠通曰：“何叟年六十二岁，手足拘挛。误服桂、附、人参、熟地等补阳，以致面赤，脉洪数，小便闭，身重不能转侧，手不能上至鬓，足蜷曲，丝毫不能转侧移动。细询病情，因纵饮食肉而然。所谓‘湿热不攘，大筋软短，小筋弛长，软短为拘，弛长为痿’者也。与极苦通小肠、淡渗利膀胱之方，用生石膏八两，飞滑石一两，茯苓皮六钱，桑枝、防己各五钱，晚蚕砂、龙胆草各四钱，穿山甲、胡黄连、洋芦荟、杏仁、地龙各三钱，白通草二钱，煮三碗，分三次服，日尽一剂。至七日后，小便红黑而浊。半月后手渐动，足渐伸。一月后下床，扶桌椅能行。四十日后走至檐前，不能下阶。又半月始下阶。三月后能行四十步，后因痰饮，用理脾肺之药收功。”杨华轩（南皮人，清同治时太医院医官）曰：“同邑某氏室女，周身拘挛，四肢不能少伸，年余未起床矣。诊其脉，阳明热甚，每剂药中必重用生石膏以清阳明之热，共用生石膏四斤，其病竟愈。”观此二案，石膏治外感兼治内伤，功用何其弘哉！

穷极石膏之功用，恒有令人获意外之效者。曾治奉天大西关马姓叟，年近六旬，患痔疮，三十余年不愈。后因伤寒证，热入阳明之府，投以大剂白虎汤数剂，其病遂愈，痔疮竟由此除根。

又治奉天商埠局旁吕姓幼童。年五六岁，每年患眼疾六七次，皆治于东人医院。东人谓此关于禀赋，不能除根。后患瘟疹，毒热甚恣，投以托毒清火之品。每剂中用生石膏两半，病愈后，其眼疾亦从此不再反复。

又友人张少白，曾治京都阎姓叟。年近七旬，素有劳疾，发则喘而且嗽。于冬日感冒风寒，上焦烦热，劳疾大作，痰涎胶滞，喘促异常。其脉关前洪滑，按之有力。少白治以生石膏二两以清时气之热，因其劳疾，加沉香五钱，以引气归肾。且以痰涎太盛，石膏能润痰之燥，不能行痰之滞，故又借其辛温之性，以为石膏之反佐也。一日连服二剂，于第二剂加清竹沥二钱，病若失。劳疾亦从此除根，永不反复。夫劳疾至年近七旬，本属不治之证，而事出无心，竟以重用石膏治愈之，石膏之功用，何其神哉！愚因闻此案，心有会悟，拟得治肺劳黄芪膏方(载处方编中)，其中亦用生石膏，服者颇有功效。

寒温阳明府病，原宜治以白虎汤，医者畏不敢用，恒以甘寒之药清之，遇病之轻者，亦可治愈，而恒至稽留余热(甘寒药滞泥，故能闭塞外感热邪)，变生他证。迨至病久不愈，其脉之有力者，仍可用白虎汤治之，其脉之有力而不甚实者，可用白虎加人参汤治之。曾治奉天中街内宾升靴铺中学徒，年十四五，得劳热喘嗽证。初原甚轻，医治数月，病势浸增，医者诿谓不治。遂来院求为诊视，其人羸弱已甚，而脉象有力，数近六至，疑其有外感伏热，询之果数月之前，曾患瘟病，经医治愈。乃知其决系外感留邪，问其心中时觉发热，大便干燥，小便黄涩，遂投以白虎加人参汤，去粳米加生怀山药一两，连服数剂，病若失。见者讶为奇异，不知此乃治其外感，非治其内伤，而能若是之速效也。

《内经》谓："冬伤于寒，春必病温。"是言伏气为病也。乃有伏气伏于膈膜之下(《内经》所谓横连膜原也)，逼近胃口，久而化热，不外发为温病，转上透膈膜，熏蒸肺脏，致成肿病者，若其脉有力，亦宜重用生石膏治之。曾治奉天小南关赵某，年四十许。始则发热懒食，继则咳嗽吐痰腥臭，医治三月，浸至不能起床。脉象滑实，右脉尤甚（伏邪之热，亦如寒温之脉，多右盛于左），舌有黄苔，大便数日一行。知系伏气为病，投以大剂白虎汤，以生山药代粳米，又加利痰解毒之品，三剂后病愈强半。又即其方加减，服至十余剂全愈。

又有伏气下陷于奇经诸脉中，久而化热，其热亦不能外发为温，有时随奇经之脉上升者；在女子又有热入血室而子宫溃烂者，爰录两案于下以证之。

安东尉之凤，年二十余。时觉有热，起自下焦，上冲脑部。其脑部为热冲激，头巅有似肿胀，时作眩晕，心中亦时发热，大便干燥，小便黄涩。经医调治，年余无效。求其处医士李亦泉寄函来问治法，其开来病案如此。且其脉象洪实，饮食照常，身体亦不软弱。知其伏有外感热邪，因其身体不弱，俾日用生石膏细末四两，煮水当茶饮之，若觉凉时即停服。后二十余日，其人忽来奉，言遵示服石膏六七斤，上冲之热见轻，而大便微溏，因停药不服。诊其脉仍然有力，问其心中仍然发热，大便自停药后即不溏矣。为开白虎加人参汤，方中生石膏重用三两，以生怀山药代粳米，连服六七剂，上冲之热大减，因出院还家。嘱其至家，按原方服五六剂，病当除根矣。

南皮张文襄公第十公子温卿夫人，年三十余。十年前，恒觉少腹切疼。英女医谓系子宫炎证，用药数次无效。继乃谓此病如欲除根，须用手术剖割，将生炎之处其腐烂者去净，然后敷药能愈。病人惧而辞之。后至奉，又延东女医治疗，用坐药兼内服药，数年稍愈，至壬戌夏令，病浸增剧，时时疼痛，间下脓血。癸亥正初，延愚诊治。其脉弦而有力，尺脉尤甚。自言疼处觉热，以凉手熨之稍愈。上焦亦时觉烦躁。恍悟此证当系曾受外感热入血室，医者不知，治以小柴胡汤加石膏，外感虽解，而血室之热未清。或伏气下陷入于血室，阻塞气化，久而生热，以致子宫生炎，浸至溃烂，脓血下注。为疏方，用金银花、乳香、没药、甘草以解其毒，天花粉、知母、玄参以清其热,复本小柴胡汤之义,少加柴胡提其下陷之热上出,诸药煎汤,送服三七细末二钱,以化腐生新。连服三剂病似稍轻,其热仍不少退。因思此证,原系外感稽留之热,非石膏不能解也。遂于原方中加生石膏一两,后渐加至二两,连服数剂,热退强半,疼亦大减。遂去石膏,服数剂渐将凉药减少,复少加健胃之品,共服药三十剂全愈。后在天津治冯氏妇此证,亦用此方。中有柴胡,即觉脓血不下行,后减去柴胡,为之治愈。

愚临证四十余年,重用生石膏治愈之证当以数千计。有治一证用数斤者,有一证而用至十余斤者,其人病愈之后,饮食有加,毫无寒胃之弊。又曾见有用煅石膏数钱,其脉即数动一止,浸至言语迟涩,肢体痿废者;有服煅石膏数钱,其胸胁即沉郁疼,服通气活血之药始愈者。至于伤寒瘟疫、痰火充盛,服煅石膏后而不可救药者尤不胜纪。世之喜用煅石膏者,尚其阅仆言而有所警戒哉!

或曰:石膏一物也,其于煅与不煅何以若是悬殊?答曰:石膏原质为硫氧氢钙化合,为其含有硫氧氢,所以有发散之力,煅之则硫氧氢之气飞腾,所余者惟钙。夫钙之性本敛而且涩,煅之则敛涩之力益甚,所以辛散者变为收敛也。

或曰:丁仲祜译西人医书,谓石膏不堪入药,今言石膏之效验如此,岂西人之说不足凭欤?答曰:石膏之原质为硫氧氢钙化合。西人工作之时,恒以硫氧钙为工作之料。迨工作之余即得若干石膏,而用之治病无效,以其较天产石膏,犹缺一原质,而不成其为石膏也。后用天产石膏,乃知其效验非常,遂将石膏及从前未信之中药两味,共列于石灰(即钙)基中。是故碳氧石灰牡蛎也,磷氧石灰鹿角霜也,硫氧氢石灰石膏也。其向所鄙弃者,今皆审定其原质而列为要药,西人可为善补过矣。何吾中华医界犹多信西人未定之旧说,而不知石膏为救颠扶危之大药乎?

《本经》谓石膏治金疮,是外用以止其血也。愚尝用煅石膏细末，敷金疮出血者甚效。盖多年壁上石灰，善止金疮出血，石膏经煅与石灰相近，益见煅石膏之不可内服也。

人参解

人参之种类不一，古所用之人参，方书皆谓出于上党，即今之党参是也。考《本经》载，人参味甘，未尝言苦，今党参味甘，辽人参则甘而微苦，古之人参其为今之党参无疑也。特是党参之性，虽不如辽人参之热，而其性实温而不凉，乃因《本经》谓其微寒，后世之笃信《本经》者，亦多以人参之性果然微寒，即释古方之用人参者，亦微寒之意以为诠解，其用意可谓尊经矣。然古之笃信《本经》而尊奉之者，莫如陶弘景。观其所著《名医别录》，以补《本经》所未备，谓人参能疗肠胃中冷，已不遵《本经》以人参为微寒可知。因此疑年湮代远，古经字句或有差讹，吾人生今之世，当实事求是，与古为新，今试即党参实验之，若与玄参等分并用，可使药性无凉热，即此可以测其热力矣（此即台党参而言，若潞党参其热稍差）。然辽东亦有此参，与辽人参之种类迥别，为其形状性味与党参无异，故药行名之为东党参，其功效亦与党参同。至于辽人参，其补力、热力皆倍于党参，而其性大约与党参相似，东人谓过服之可使脑有充血之病，其性补而上升可知，至化学家实验参之成分，谓中有灰色糖质，其能补益之力在此，不知所谓灰色糖质者，乃人参之所以能滋阴补血也。至人参补气之力，实倍于补血，特其补气之良能无原质可验，东人遂不信其有补气之力。即其卓卓名医猪子氏，竟谓人参征诸病床上之实验，若在病危急时毫无作用，惟数日或数周间接续服之始觉营养稍佳。夫人参为救危扶颠之大药，原能于呼吸之间挽回人命，猪子氏犹昧而不知甚矣，医学之难也。方书谓人参不但补气，若以补血药辅之亦善补血。愚则谓，若辅以凉润之药即能气血双补，盖平其热性不使耗阴，气盛自能生血也。至《本经》谓其主补五脏，安精神，定魂魄，止惊悸，除邪气，明目、开心、益智，无非因气血充足，脏腑官骸各得其养，自有种种诸效也。

当时之习尚虽皆珍重辽人参，然其品类不齐，野山自生者性近和平，而价值甚昂，原非常用之品。至种植之秧参，其性燥热，又不可轻用，以愚临证习用党参，辅佐得宜，自能挽回验证也。

凡药之性热而干燥者，恒生于热地，桂、附之生于川广者是也。物之性热而濡润者，恒生于寒地，人参之生于辽东山阴者是也。盖其本性既热，若复生于热地，即不能保其濡润之津液也。且既名为人参，必能参赞人身之气化而后名实相符，人身之气化，固阴阳俱备者也。彼因人参生于阴寒之地，而谓其偏于补阴者，于此义盖未之审也。

附人参形状考

人参无论野山、移山、种秧，其色鲜时皆白，晒干则红，浸以白冰糖水，晒干则微红，若浸之数次，虽晒干亦白矣。野山之参，其芦头（生苗之处，亦名露土）长而细，极长者可至二寸，细若韭莛，且多龃龉，有芦头短者则稍粗，至秧身之芦头，长不过七八分，其粗则过于箸矣。

人参之鲜者，皆有粗皮，制时用线七八条作一缕为弓弦，用此弦如拉锯状，来回将其粗皮磨去，其皮色始光润，至皮上之横纹以细密而深者为佳。野山之参一寸有二十余纹，秧参则一寸不过十余纹，且其纹形破裂，有似刀划，野山参之纹则分毫无破裂。然无论野参、秧参，其纹皆系生成，非人力所能为也。

人参之须以坚硬者为贵，盖野参生于坚硬土中，且多历岁月，其须自然坚硬；若秧参则人工种植，土松年浅，故其须甚软也。

至于野参之性温和、秧参之性燥热，人所共知，究其所以然之故，非仅在历年之浅深也。因种秧参者多撒砒石末于畦中，以防虫蚁之损伤，参得砒石之气故甚燥热，是以愚于治寒温方中当用参者，从不敢投以秧参，恒以野党参代之，亦能立起沉疴。至于西洋参，多系用秧参伪制，此愚在奉目睹，用者亦当审慎也。

山西党参种植者多，野生者甚少。凡野生者其横纹亦如辽人参，种植者则无横纹，或芦头下有横纹仅数道，且种者皮润肉肥，野者皮粗肉松，横断之中心有纹作菊花形。其芦头以粗大者为贵，名曰狮头党参，为其历年久远，屡次自芦头发生，故作此形。其参生于五台山者名台党参，色白而微黄，生于潞州太行紫团山者名潞党参，亦名紫团参，色微赤而细，以二参较之，台党参力稍大，潞党参则性平不热，以治气虚有热者甚宜。然潞党参野生者甚少，多系人种植者，至辽东所出之党参(为其形若党参，故俗名东党参)，状若台党参，皆系野生，其功用与山西之野台党参相近。

附案 邑中泊庄高某，年四十许，于季春得温病。屡经医者调治，大热已退，精神益惫，医者诿为不治。病家亦以为气息奄奄，待时而已。乃迟旬日而病状如故，始转念或可挽回。迎愚诊视，其两目清白无火，意昏愦不省人事，舌干如磋，却无舌苔，问之亦不能言，抚其周身皆凉，其五六呼吸之顷，必长出气一口，其脉左右皆微弱，至数稍迟，知其胸中大气因服开破降下药太过而下陷也。盖大气不达于脑中则神昏；大气不潮于舌本则舌干，神昏舌干，故问之不能言也；其周身皆凉者，大气陷后不能宣布营卫也；其五六呼吸之顷必长出气者，大气陷后胸中必觉短气，故太息以舒其气也。遂用野台参一两，柴胡二钱，煎汤灌之，一剂见轻，两剂全愈。

外甥王竹孙，年二十时，卧病数月不愈，精神昏愦，肢体酸懒，微似短气，屡次延医服药莫审病因，用药亦无效验。一日忽然不能喘息，张口呼气外出而气不上达，其气蓄极下迫肛门突出，约二十呼吸之顷，气息方通，一昼夜间如是者八九次。诊其脉关前微弱不起，知其胸中大气下陷，不能司肺脏呼吸之枢机也。遂投以人参一两，柴胡三钱，知母二钱，一剂而呼吸顺，又将柴胡改用二钱，知母改用四钱，再服数剂宿病亦愈。

按：拙著《医学衷中参西录》治大气下陷多重用生黄芪，取其补气兼能升也也。而此案与前案皆重用参者，因一当外感之余，津液铄耗，人参兼能滋津液；一当久病之余，元气亏损，人参兼能固元气也。

沈阳县署科长某，患梅毒，在东人医院治疗二十余日，头面肿大，下体溃烂，周身壮热，谵语不省人事，东人谓毒已走丹不可治。其友人警务处科员孙俊如，邀愚往东人院中为诊视。疑其证夹杂温病，遂用生石膏细末半斤，煮水一大瓶，伪作葡萄酒携之至其院中，托言探友，盖不欲东人知为疗治也。及入视病人，其头面肿而且红，诊其脉洪而实，知系夹杂温病无疑，嘱将石膏水徐徐温服。翌日又往视，其头面红肿见退，脉之洪实亦减半，而较前加数，仍然昏愦谵语，分毫不省人事。所饮石膏之水尚余一半，俾自购潞党参五钱，煎汤兑所余之石膏水饮之。翌日又往视之，则人事大清，脉亦和平。病人遂决意出彼院来院中调治，后十余日其梅毒亦愈。此证用潞党参者，取其性平不热也。

县治西曾家庄丁叟，年过六旬，于孟冬得伤寒证。五六日间，延愚诊视，其脉洪滑，按之亦似有力，表里俱觉发热，间作呻吟，气息微喘，投以白虎汤一剂，大热稍减。再诊其脉或七八动一止，或十余动一止，两手皆然，重按无力，遂于原方中加人参八钱，兼师炙甘草汤(亦名复脉汤)中重用干地黄之意，以生地代知母，煎汁两茶杯，分二次温饮下，脉即调匀，且较前有力，而热仍如故。又将方中石膏加倍(原方是二两倍作四两)，煎汤一大碗，俾徐徐温饮下，尽剂而愈。

本村崔姓童子，年十一岁。其家本业农，因麦秋忙甚，虽幼童亦作劳田间，力薄不堪重劳，遂得温病。手足扰动，不能安卧，谵语不休，所言者皆劳力之事，昼夜目不能瞑，脉虽有力，却非洪实。拟投以白虎加人参汤，又虑小儿少阳之体，外邪方炽，不宜遽用人参，遂用生石膏两半、蝉退一钱。煎服后诸病如故，复来询方，且言其苦于服药，昨所服者呕吐将半。愚曰："单用生石膏二两，煎取清汤徐徐温饮之，即可不吐。"乃如言服之，病仍不愈。再为诊视，脉微热退，谵语益甚，精神昏昏，不省人事。急用野台参两半，生石膏二两，煎汁一大碗，分数次温饮下，身热脉起，目遂得瞑，手足稍安，仍作谵语。又于原渣加生石膏、麦冬各一两，煎汤两盅，分两次温饮下，降大便一次，其色甚黑，病遂愈。

按：治此证及上证之时，愚习用白虎汤，犹未习用白虎加人参汤也。经此两证后，凡其人年过六旬，及劳心劳力之余，患寒温证，而宜用白虎汤者必加人参。且统观以上三案，未用参之先，皆病势垂危，甫加参于所服药中，即转危为安，用之得当，功效何其捷哉！

表兄王瑞亭年四十三岁，素吸鸦片，于仲冬得伤寒证。两三日间，烦躁无汗，原是大青龙汤证，因误服桂枝汤，烦躁益甚。迎愚诊视，其脉关前洪滑，而两尺无力，遂投以大剂凉润之品，而少用透表和中之药佐之，因其尺脉不实，嘱其煎汤二茶杯，作十余次饮下，一次止温饮一大口，防其寒凉侵下焦也。病家忽愚所嘱，竟顿饮之，遂致滑泻数次，多带冷沫，上焦益烦躁，鼻如烟熏，面如火炙，其关前脉大于从前一倍，数至七至，知其已成戴阳之证。急用人参一两，煎汤兑童便半茶杯（须用食盐酱童子之便，取其味咸能制参），置药杯于凉水盆中，候冷顿饮之，又急用玄参、生地、知母各一两，煎汤一大碗备用。自服参后，屡诊其脉，过半点钟脉象渐渐收敛，至数似又加数，遂急将备用之药炖极热，徐徐饮下，一次饮药一口，阅两点钟尽剂，周身微汗而愈。

吐血过多者，古方恒治以独参汤，谓血脱者先益其气也。然吐血以后，多虚热上升，投以独参汤恐转助其虚热，致血证仍然反复。愚遇此等证，亦恒用人参而以镇坠凉润之药辅之。曾治邻村曾氏叟，年六十四岁，素有劳疾，因劳嗽过甚，呕血数碗，其脉摇摇无根，或一动一止，或两三动一止，此气血亏极将脱之候也。诊脉时，见其所咳吐者痰血相杂，询其从前呕吐之时，先觉心中发热。为疏方，用野台参三钱，生山药一两，生赭石细末八钱，知母六钱，生杭芍、牛蒡子各四钱，三七细末二钱（药汁送服，方载三期三卷，名保元寒降汤），煎服一剂而血止，又服数剂脉亦调匀。

人参之性，虽长于补而有时善通。曾治邻村毛姓少年，伤寒已过旬日，阳明火实，大便燥结，原是承气汤证。然下不妨迟，愚对于此证，恒先用白虎汤清之，多有因服白虎汤大便得通而愈者。于是投以大剂白虎汤，一日连进二剂，至晚九句钟，火似见退而精神恍惚，大便亦未通行。诊其脉变为弦象，夫弦主火衰，亦主气虚，知其证清解已过，而其大便仍不通者，因其气分亏损，不能运行白虎汤凉润之力也。遂单用人参五钱煎汤俾服之，须臾大便即通，病亦遂愈。

按：凡服白虎汤后，大热已退，其大便犹未通者，愚恒用大黄细末一钱，或芒硝细末二钱，蜜水调服，大便即通，且通下即愈，断无降后不解之虞。而此证不用硝黄通其大便，转用人参通其大便，此《内经》所谓"塞因塞用"也。审脉无误，投药即随手奏效，谁谓中法之以脉断病者不足凭乎？

又按：此证气分既虚，初次即宜用白虎加人参汤，因火盛之时，辨脉未真，遂致白虎与人参前后分用，幸而成功。因此，自咎脉学之疏，益叹古人制言之精矣。

人参之性，用之得宜，又善利小便。曾治沧州刘姓媪，年过六旬，小便不利，周身皆肿。医者投以末药，下水数桶，周身肿尽消，言忌咸百日，盖方中重用甘遂也。数日肿复如故，一连服药三次皆然，此时小便滴沥全无，亦不敢再服前药。又延他医，皆以为服此等药愈后又反复者，断难再治，况其屡次服药而屡次反复者乎？后延愚诊视，其脉数而无力，按之即无，因谓病家曰："脉数者阴分虚也，无力者阳分虚也。水饮缘三焦下达必藉气化流通，而后能渗入膀胱出为小便。此脉阴阳俱虚，其气化必虚损不能流通小便，所以滴沥全无也。欲治此证，非补助其气化而兼流通其气化不可。《易》有之‘日往则月来，月往则日来，日月相推而明生焉；寒往则暑来，暑往则寒来，寒暑相推而岁成焉；往者屈也，来者信（读作伸）也，屈信相感而利生焉’。此天地之气化，即人身之气化也。”爰本此义以立两方。一方以人参为主，辅以麦冬以济参之热，灵仙以行参之滞，少加地肤子为向导，名之曰宣阳汤，以象日象暑；一方以熟地为主，辅以龟板以助熟地之润，芍药以行熟地之泥，亦少加地肤子为向导，名之曰济阴汤，以象月象寒。二方轮流服之，以象日月寒暑往来屈伸之义。俾先服济阴汤取其贞下起元也，服至三剂，小便见利。服宣阳汤亦三剂，小便大利，又接服济阴汤三剂，小便直如泉涌，肿遂尽消。

西洋参解

西洋参味甘微苦，性凉，能补助气分，兼能补益血分，为其性凉而补，凡欲用人参而不受人参之温补者，皆可以此代之。惟白虎加人参汤中之人参，仍宜用党参而不可代以西洋参，以其不若党参具有升发之力，能助石膏逐邪外出也。且《本经》谓人参味甘，未尝言苦，适与党参之味相符，是以古之人参，即今之党参，若西洋参与高丽参，其味皆甘而兼苦，故用于古方不宜也。西洋参产于法兰西国，外带粗皮则色黄，去粗皮则色白，无论或黄或白，以多有横纹者为真。愚用此参，皆用黄皮多横纹者，因伪造者能造白皮西洋参，不能造黄皮西洋参也。

黄耆解

黄耆性温，味微甘，能补气，兼能升气，善治胸中大气（即宗气，为肺叶阖辟之原动力）下陷。《本经》谓主大风者，以其与发表药同用，能祛外风，与养阴清热药同用，更能熄内风也。谓主痈疽、久败疮者,以其补益之力能生肌肉,其溃脓自排出也。表虚自汗者,可用之以固外表气虚。小便不利而肿胀者,可用之以利小便。妇女气虚下陷而崩带者,可用之以固崩带。为其补气之功最优,故推为补药之长,而名之曰耆也。

附案 沧州程家林董氏女,年二十余,胸胁满闷,心中怔忡,动则自汗,其脉沉迟微弱,右部尤甚,为其脉迟,疑是心肺阳虚,询之不觉寒凉,知其为胸中大气下陷也。其家适有预购黄耆一包,俾用一两煎汤服之。其族兄捷亭在座,其人颇知医学,疑药不对证。愚曰:"勿多疑,倘有差错,余职其咎。"服后,果诸病皆愈。捷亭疑而问曰:"《本经》黄耆原主大风,有透表之力,生用则透表之力益大,与自汗证不宜,其性升而能补,有膨胀之力,与满闷证不宜,今单用生黄耆两许,而两证皆愈,并心中怔忡亦愈,其义何居?"答曰:"黄耆诚有透表之力,气虚不能逐邪外出者,用于发表药中,即能得汗,若其阳强阴虚者,误用之则大汗如雨不可遏抑。惟胸中大气下陷,致外卫之气无所统摄而自汗者,投以黄耆则其效如神。至于证兼满闷而亦用之者,确知其为大气下陷,呼吸不利而作闷,非气郁而作闷也。至于心与肺同悬胸中,皆大气之所包举,大气升则心有所依,故怔忡自止也。"董生闻之,欣喜异常曰:"先生真我师也!"继加桔梗二钱,知母三钱,又服两剂以善其后。

奉天大东关于氏女,年近三旬,出嫁而孀,依于娘门。其人善英文英语,英商之在奉者,延之教其眷属。因病还家,夜中忽不能言,并不能息。其同院住者王子岗系愚门生,急来院扣门求为挽救。因向曾为诊脉,方知其气分甚弱,故此次直断为胸中大气下陷,不能司肺脏之呼吸,是以气息将停而言不能出也。急为疏方,用生箭耆一两,当归四钱,升麻二钱,煎服,须臾即能言语。翌晨,异至院中,诊其脉沉迟微弱,其呼吸仍觉气短,遂用原方减升麻之半,又加山药、知母各三钱,柴胡、桔梗各钱半(此方去山药,即拙拟升陷汤，载处方编中四卷专治大气下陷)，连服数剂全愈。

按：此证脉迟而仍用知母者，因大气下陷之脉，大抵皆迟，非因寒凉而迟也。用知母以济黄耆之热，则药性和平，始能久服无弊。

一妇人产后四五日，大汗淋漓，数日不止，形势危急，气息奄奄，其脉微弱欲无。问其短气乎？心中怔忡且发热乎？病人不能言而颔之。知其大气下陷，不能吸摄卫气，而产后阴分暴虚，又不能维系阳分，故其汗若斯之脱出也。遂用生黄耆六钱，玄参一两，净萸肉、生杭芍各五钱，桔梗二钱，一剂汗减，至三剂诸病皆愈。从前五六日未大便，至此大便亦通下。

邑六间房庄王氏女，年二十余，心中寒凉，饮食减少，延医服药，年余无效，且益羸瘦。后愚诊视，其左脉微弱不起，断为肝虚证。其父知医，疑而问曰："向延医诊治，皆言脾胃虚弱，相火衰损，故所用之方皆健脾养胃，补助相火，曾未有言及肝虚者，先生独言肝虚，但因左脉之微弱乎？抑别有所见而云然乎？"答曰："肝脏之位置虽居于右，而其气化实先行于左，试问病人，其左半身必觉有不及右半身处，是其明征也。"询之果觉坐时左半身下坠，卧时不敢向左侧，其父方信愚言，求为疏方。遂用生黄耆八钱，柴胡、川芎各一钱，干姜三钱，煎汤饮下，须臾左侧即可安卧，又服数剂，诸病皆愈。惟素有带证尚未除，又于原方加牡蛎数钱，服数剂带证亦愈。其父复疑而问曰："黄耆为补肺脾之药，今先生用以补肝，竟能随手奏效，其义何居？"答曰："同声相应，同气相求，孔子之言也。肝属木而应春令，其气温而性喜条达，黄耆之性温而上升，以之补肝，原有同气相求之妙用。愚自临证以来，凡遇肝气虚弱不能条达，用一切补肝之药皆不效，重用黄耆为主，而少佐以理气之品，服之覆杯即见效验，彼谓肝虚无补法者，原非见道之言也。"

《本经》谓黄耆主大风者，诚有其效。奉天铁岭傅光德夫人，年二十余。夏日当窗寝而受风，觉半身麻木，其麻木之边，肌肉消瘦，浸至其边手足若不随用。诊其脉，左部如常，右部似有郁象，而其麻木之边适在右，知其经络为风所袭不能宣通也。为疏方用生黄耆一两，当归八钱，羌活、知母、乳香、没药各四钱，全蝎二钱，全蜈蚣三条，煎汤服一剂见轻，又服两剂全愈。

《本经》谓黄耆主久败疮，亦在奇效。奉天高等师范书记张纪三，年三十余。因受时气之毒，医者不善为之清解，转引毒下行，自脐下皆肿，继又溃烂，睾丸露出，少腹出孔五处，小便时五孔皆出尿。中西医者皆以为不可治，遂舁之至院中求为治疗，惴惴惟恐不愈。愚晓之曰："此证尚可为，非多服汤药，俾其自内长肉以排脓外出不可。"为疏方生黄耆、花粉各一两，乳香、没药、银花、甘草各三钱，煎汤连服二十余剂。溃烂之处皆生肌排脓外出，结疤而愈，始终亦未用外敷生肌之药。

又在德州时，有军官张宪宸夫人，患乳痈，肿疼甚剧，投以消肿、清火、解毒之品，两剂而愈。然犹微有疼时，怂恿其再服一两剂以消其芥蒂。以为已愈，不以为意，隔旬日又复肿疼，复求为治疗。愚曰："此次服药，不能尽消，必须出脓少许，因其旧有芥蒂未除，至今已溃脓也。"后果服药不甚见效，遂入西人医院中治疗。旬日后其疮外破一口，医者用刀阔之，以期便于敷药。又旬日溃益甚，满乳又破七八个口，医者又欲尽阔之使通，病人惧不敢治，强出院还家，求治于愚。见其各口中皆脓乳并流，外边实不能敷药，然内服汤药助其肌肉速生，自能排脓外出，许以十日可为治愈。遂用生黄耆、花粉各五钱，生杭芍三钱，乳香、没药、丹参各二钱，俾煎汤服之，每日用药一剂，煎服二次，果十日全愈。

黄耆之性，又善利小便。盐山王瑞江，气虚水肿，两腿尤甚，用生黄耆、威灵侧治愈。奉天本溪湖煤铁公司科员王云锦，年四十余。溺道艰涩，滴沥不能成溜，每小便一次，必须多半点钟。自两胁下连腿作疼，剧时有如锥刺。其脉右部如常，左部甚微弱，知其肝气虚弱，不能条达，故作疼痛，且不能疏泄（《内经》谓肝主疏泄），故小便难也。为疏方用生黄耆八钱，净萸肉、知母各六钱，当归、丹参、乳香、没药、续断各三钱，煎服一剂，便难与腿胁疼皆见愈。又为加柴胡钱半，连服二十剂全愈。至于萸肉酸敛之性，或有疑其用于此方不宜者，观后山萸肉解自明矣。

奉天大西关万顺兴同事傅学诗，周身漫肿，自言常觉短气，其脉沉濡，右部尤甚。知其胸中大气下陷，气化不能升降，因之上焦不能如雾，所以下焦不能如渎，而湿气弥漫也。投以升陷汤，知母改用五钱，又加玄参、天冬、地肤子各三钱，连服数剂全愈。

又邻村李边务庄李晶波之夫人，产后小便不利，倩人询方，俾用生化汤加白芍治之不效。复来询方，言时或恶心呕吐，小便可通少许，恍悟此必因产时努力太过，或撑挤太甚，以致胞系了戾，是以小便不通，恶心呕吐，则气机上逆，胞系有提转之势，故小便可以稍通也。为拟方用生黄耆五钱，当归四钱，升麻、柴胡各二钱，煎汤服一剂而愈。此因黄耆协同升、柴，大能升举气化，胞系之了戾者，可因气化升举而转正也。

黄耆之性，又善开寒饮。台湾医士严坤荣来函，言其友避乱山中，五日未得饮食，甫归，恣饮新汲凉水，遂成寒饮结胸，喘嗽甚剧。医治二十余年，吐之、下之、温之，皆分毫无效。乞为疏方，并问《医学衷中参西录》载有服生硫磺法，不知东硫磺亦可服否？因作书以答之曰："详观来案，知此证乃寒饮结胸之甚者。拙著《医学衷中参西录》理饮汤（载三期三卷）原为治此证的方，特药味与分量当稍变更，今拟用生黄芪一两，干姜八钱，于术四钱，桂枝尖、茯苓片、炙甘草各三钱，川朴、陈皮各二钱，煎汤服。方中之义，用黄芪以补胸中大气，大气壮旺，自能运化水饮，仲景所谓"大气一转其气乃散"也。而黄耆生用，同干姜、桂枝又能补助心肺之阳，心肺阳足，如日丽中天，阴霾自开也。更用白术、茯苓以理脾之湿，厚朴、陈皮以通胃之气，气顺温消，痰饮自除。用炙甘草者，取其至甘之味，能调干姜之辣，而干姜得甘草且能逗留其热力，使之绵长，并能和缓其热力使不猛烈也。至东硫磺，择其纯黄无杂质者，亦可生服，特其热力甚微，必一次服至钱许方能有效，若于服汤药之外，兼用之以培下焦之阳，奏效当更捷也。”此信去后，两阅月又接其函，言遵方用药，十余剂病即脱然全愈。

黄耆不但能补气，用之得当，又能滋阴。本村张媪年近五旬，身热劳嗽，脉数至八至，先用六味地黄丸加减煎汤服不效，继用左归饮加减亦不效。踌躇再四，忽有会悟，改用生黄耆六钱，知母八钱，煎汤服数剂，见轻，又加丹参、当归各三钱，连服十剂全愈。盖人禀天地之气化以生，人身之气化即天地之气化。天地将雨之时，必阳气温暖上升，而后阴云四合，大雨随之。黄耆温升补气，乃将雨时上升之阳气也。知母寒润滋阴，乃将雨时四合之阴云也。二药并用，大具阳升阴应、云行雨施之妙。膏泽优渥，烦热自退，此不治之治也。况虚劳者多损肾，黄耆能大补肺气以益肾水之上源，使气旺自能生水，而知母又大能滋肺中津液，俾阴阳不至偏胜，而生水之功益普也。至数剂后，又加丹参、当归者，因血痹虚劳《金匮》合为一门，治虚劳者当防其血有痹而不行之处，故加丹参、当归以流行之也。

黄耆之性热矣，有时转能去热。奉天安东刘仲友，年五十许。其左臂常觉发热，且有酸软之意。医者屡次投以凉剂，发热如故，转觉脾胃消化力减，其右脉如常，左脉微弱，较差于右脉一倍，询其心中不觉凉热，知其肝木之气虚弱，不能条畅敷荣，其中所寄之相火郁于左臂之经络而作热也。遂治以生黄耆、净萸肉各八钱，知母五钱，当归、丹参、乳香、没药、赤芍各三钱，两剂左脉见起，又服十剂全愈。

黄耆之性，又善治肢体痿废，然须细审其脉之强弱。其脉之甚弱而痿废者，西人所谓脑贫血证也。盖人之肢体运动虽脑髓神经司之，而其所以能司肢体运动者，实赖上注之血以涵养之。其脉弱者，胸中大气虚损，不能助血上升以养其脑髓神经，遂致脑髓神经失其所司，《内经》所谓“上气不足，脑为之不满”也。拙拟有加味补血汤、干颓汤，方中皆重用黄芪。凡脉弱无力而痿废者，多服皆能奏效。若其脉强有力而痿废者，西人所谓脑充血证，又因上升之血过多，排挤其脑髓神经，俾失所司，《内经》所谓“血菀（同郁）于上，为薄厥”也。如此等证，初起最忌黄耆，误用之即凶危立见。迨至用镇坠收敛之品，若拙拟之镇肝熄风汤、建瓴汤治之。其脉柔和而其痿废仍不愈者，亦可少用黄耆助活血之品以通经络。若服药后，其脉又见有力，又必须仍辅以镇坠之品，若拙拟之起痿汤黄耆与赭石、䗪虫诸药并用也。

黄耆升补之力，尤善治流产崩滞。县治西傅家庄王耀南夫人，初次受妊，五月滑下二次，受妊至六七月时，觉下坠见血。时正为其姑治病，其家人仓猝求为治疗，急投以生黄耆、生地黄各二两，白术、净萸肉、煅龙骨、煅牡蛎各一两，煎汤一大碗顿服之，胎气遂安，又将药减半，再服一剂以善其后。至期举一男，强壮无恙。

沈阳县尹朱公之哲嗣际生，愚之门生也。黎明时来院扣门，言其夫人因行经下血不止，精神昏愦，气息若无。急往诊视，六脉不全，仿佛微动，急用生黄耆、野台参、净萸肉各一两，煅龙骨、煅牡蛎各八钱，煎汤灌下，血止强半，精神见复，过数点钟将药剂减半，又加生怀山药一两，煎服全愈。

同庄刘氏妇，四十许，骤然下血甚剧，半日之间气息奄奄，不省人事。求为诊治，时愚他出，小儿荫潮往视之，其左脉三部皆不见，右寸微见，如水上浮麻，莫辨至数，观其形状，呼吸不能外出，知其胸中大气下陷也。急用生黄耆一两，大火煎数沸灌之，迟须臾再诊其脉六部皆出，微细异常，血仍未止。投以固冲汤原方，将方中黄耆改用一两，一剂全愈。

邑北境大仁村刘氏妇，年二十余，身体羸弱，心中常觉寒凉，下白带甚剧，屡治不效，脉甚细弱，左部尤甚。投以生黄耆、生牡蛎各八钱，干姜、白术、当归各四钱，甘草二钱，数剂全愈。盖此证因肝气太虚，肝中所寄之相火亦虚，因而气化下陷，湿寒下注而为白带。故重用黄耆以补肝气，干姜以助相火，白术扶土以胜湿，牡蛎收涩以固下，更加以当归之温滑，与黄耆并用，则气血双补，且不至有收涩太过之弊（在下者引而竭之），甘草之甘缓，与干姜并用，则热力绵长，又不至有过热僭上之患，所以服之有捷效也。

又《绍兴医学报》载有胡适之者，以勤力用功过度，得消渴证，就治于京都协和医院，西医云是糖尿证，不可为矣。胡君归，殊焦灼。盖因西医某素有名，信其言之必确也。其友谓可请中医一治。胡谓中医无科学统系，殊难信用。友曰：此证西医已束手，与其坐以待毙，曷必不屑一试也。胡勉从之，中医至，诊毕曰：此易事也，可服黄耆汤，若不愈惟我是问。胡服后，病竟霍然愈。后西医闻之，托人介绍向中医取所用黄耆化验，此时正在化验中也。

按：炉心有氢气，人腹中亦有氢气，黄耆能引氢气上达于肺，与吸人之氧气相合而化水，又能鼓胃中津液上行，又能统摄下焦气化，不使小便频数，故能治消渴。三期二卷有玉液汤、滋膵饮，皆治消渴之方，原皆重用黄耆。

中医典籍丛刊

医学衷中参西录

张锡纯　著

【中】

中医古籍出版社
Publishing House of Ancient Chinese Medical Books

原第四期第二卷

山萸肉解

山萸肉味酸性温,大能收敛元气,振作精神,固涩滑脱。因得木气最厚,收涩之中兼具条畅之性,故又通利九窍,流通血脉,治肝虚自汗,肝虚胁疼腰疼,肝虚内风萌动。且敛正气而不敛邪气,与他酸敛之药不同,是以《本经》谓其逐寒湿痹也。其核与肉之性相反,用时务须将核去净,近阅医报有言核味涩,性亦主收敛,服之恒使小便不利,椎破尝之,果有有涩味者,其说或可信。

附案 友人毛仙阁之哲嗣印棠,年二十余。于孟冬得伤寒证,调治十余日,表里皆解。忽遍身发热,顿饭顷,汗出淋漓热顿解,须臾又热又汗,若是两昼夜,势近垂危。仓猝迎愚诊治,及至见汗出,浑身如洗,目上窜不露黑睛,左脉微细模糊,按之即无,此肝胆虚极,而元气欲脱也。盖肝胆虚者,其病象为寒热往来,此证之忽热忽汗,亦即寒热往来之意。急用净萸肉二两煎服,热与汗均愈其半,遂为疏方用净萸肉二两,生龙骨、生牡蛎各一两,生杭芍六钱,野台参四钱,炙甘草二钱(此方载三期一卷,名来复汤),连服两剂病若失。

一人年四十余,外感痰喘,愚为治愈。但脉浮力微,按之即无。愚曰:“脉象无根,当服峻补之剂,以防意外之变。”病家谓病人从来不受补药,服之则发狂疾,峻补之药,实不敢用。愚曰:“既畏补药如是,备用亦可。”病家依愚言。迟半日忽发喘逆,又似无气以息,汗出遍体,四肢逆冷,身躯后挺,危在顷刻。急用净萸肉四两,爆火煎一沸则饮下,汗与喘皆微止。又添水再煎数沸饮下,病又见愈。复添水将原渣煎透饮下,遂汗止喘定,四肢之厥逆亦回。

邻村李子勋，年五旬，偶相值，求为诊脉，言前月有病服药已愈，近觉身体清爽，未知脉象何如。诊之，其脉尺部无根，寸部摇摇有将脱之势，因其自谓病愈，若遽悚以危语，彼必不信，姑以脉象平和答之。遂秘谓其侄曰："令叔之脉甚危险，当服补敛之药，以防元气之暴脱。"其侄向彼述之，果不相信。后二日，忽遣人迎愚，言其骤然眩晕不起，求为诊治。既至，见其周身颤动，头上汗出，言语错乱，自言心怔忡不能支持，其脉上盛下虚之象较前益甚，急投以净萸肉两半，生龙骨、生牡蛎、野台参、生赭石各五钱，一剂即愈。继将萸肉改用一两，加生山药八钱，连服数剂，脉亦复常。

按：此方赭石之分量，宜稍重于台参。

邻村李志绾，年二十余，素伤烟色，偶感风寒，医者用表散药数剂治愈。间日，忽遍身冷汗，心怔忡异常，自言气息将断，急求为调治。诊其脉浮弱无根，左右皆然。愚曰："此证虽危易治，得萸肉数两，可保无虞。"时当霖雨，药坊隔五里许，遣快骑冒雨急取净萸肉四两，人参五钱。先用萸肉二两煎数沸，急服之，心定汗止，气亦接续，又将人参切作小块，用所余萸肉煎浓汤送下，病若失。

邑许孝子庄赵叟，年六十三岁，于仲冬得伤寒证，痰喘甚剧。其脉浮而弱，不任循按，问其平素，言有劳病，冬日恒发喘嗽。再三筹思，强治以小青龙汤去麻黄，加杏仁、生石膏，为其脉弱，俾预购补药数种备用。服药后喘稍愈，再诊其脉微弱益甚，遂急用净萸肉一两，生龙骨、生牡蛎各六钱，野台参四钱，生杭芍三钱为方，皆所素购也。煎汤甫成，此时病人呼吸俱微，自觉气息不续，急将药饮下，气息遂能接续。

又其族弟某，年四十八，大汗淋漓，数日不止，衾褥皆湿，势近垂危，询方于愚。俾用净萸肉二两，煎汤饮之，其汗遂止。翌晨迎愚诊视，其脉沉、迟、细、弱，而右部之沉细尤甚，虽无大汗，遍体犹湿。疑其胸中大气下陷，询之果觉胸中气不上升，有类巨石相压，乃恍悟前次之大汗淋漓，实系大气陷后，卫气无所统摄而外泄也。遂用生黄耆一两，萸肉、知母各三钱，一剂胸次豁然，汗亦尽止，又服数剂以善其后。

按：此证若非胸中大气虚陷，致外卫之气无所统摄而出汗者，投以生黄耆一两，其汗出必愈甚，即重用炙黄耆汗出亦必愈甚也。然此中理蕴甚深，三期四卷升陷汤后，发明大气之作用，大气下陷之病状，及黄耆所以能止汗之理，约数千言，兹不胜录也。

一妊妇得霍乱证，吐泻约一昼夜，病稍退，胎忽滑下。觉神气顿散，心摇摇似不能支持，迎愚诊视。既至则病势大革，殓服在身，将舁诸床，病家欲竟不诊视。愚曰："一息犹存，即可挽回。"诊之脉若有若无，气息奄奄，呼之不应，取药无及。其东邻为愚表兄刘玉珍，家有购药二剂未服，亦系愚方，共有萸肉六钱，急拣出煎汤灌下，气息稍大，呼之能应。又购取净萸肉、生山药各二两，煎汤一大碗，徐徐饮下，精神顿复。

邻村黄龙井庄周某，年三十许。当大怒之后，渐觉腿疼，日甚一日，两月之后，卧床不能转侧。医者因其得之恼怒之余，皆用舒肝理气之药，病转加剧。诊其脉左部微弱异常，自言凡疼甚之处皆热，恍悟《内经》谓过怒则伤肝，所谓伤肝者，乃伤肝经之气血，非必郁肝经之气血也。气血伤则虚弱随之，故其脉象如是也。其所以腿疼且觉热者，因肝主疏泄，中藏相火，肝虚不能疏泄，相火即不能逍遥流行于周身，以致郁于经络之间，与气血凝滞而作热作疼，所以热剧之处疼亦剧也。投以净萸肉一两，知母六钱，当归、丹参、乳香、没药各三钱（方载三期四卷，名曲直汤），连服十剂，热消疼止，步履如常。

邑友人丁翊仙之令堂，年近七旬，陡然腿疼，不能行动，夜间疼不能寐。翊仙驱车迎愚，且谓脉象有力，当是火郁作痛。及诊其脉，大而且弦，问其心中，亦无热意。愚曰："此脉非有火之象，其大也乃脾胃过虚，真气外泄也；其弦也肝胆失和，木盛侮土也。"为疏方用净萸肉、白术各六钱，人参、白芍各三钱，当归、陈皮各二钱，厚朴、乳香、没药各钱半，煎服数剂全愈。

邑六间房村王某，年二十余，资禀羸弱，又耽烟色，于秋初病虐，两旬始愈。一日大便滑泻数次，头面汗出如洗，精神颓废，昏昏似睡，其脉上盛下虚，两寸摇摇，两尺无根，数至七至，延医二人，皆不疏方。愚后至，为拟方：净萸肉、大熟地各一两，生山药、生龙骨、生牡蛎各六钱，茯苓、生杭芍各三钱，乌附子一钱（三期一卷载此方，名既济汤），服一剂而醒，又服两剂遂复初。

沧州友人张寿田，曾治一少年，素患心疼，发时昼夜号呼。医者屡用药开通，致大便滑泄，虚气连连下泄，汗出如洗，目睛上泛，心神惊悸，周身瞤动，须人手按，而心疼如故。延医数人，皆不疏方。寿田投以前方，将萸肉倍作二两，连进两剂，诸病皆愈，心疼竟从此除根。

寿田之侄甲升，从愚学医。曾治一人，年三十余，于季冬负重贸易，日行百里，歇息时又屡坐寒地，后觉腿疼不能行步，浸至卧床不能转侧，周身筋骨似皆痿废，延医调治罔效。甲升治以曲直汤，方中当归、丹参、乳香、没药皆改用四钱，去知母，加黄耆一两，服至五剂后，腿即不疼，又服十余剂全愈。

奉天开原友人，田聘卿之夫人，年五十余，素有心疼证，屡服理气活血之药，未能除根。一日反复甚剧，服药数剂，病未轻减。聘卿见三期一卷既济汤后，载有张寿田所治心疼医案，心有会悟，遂用其方加没药、五灵脂各数钱，连服数剂全愈，至此二年，未尝反复。由是观之，萸肉诚得木气最厚，故味虽酸敛，而性仍条畅，凡肝气因虚不能条畅而作疼者，服之皆可奏效也。

按：山茱萸酸敛之性，以之止汗固脱，犹在人意中，以之治心腹肢体疼痛，诚出人意外。然山茱萸主寒湿痹，《本经》原有明文，凡心腹肢体有所疼痛，皆其气血之痹而不行也。遵《本经》之旨以制方，而果能投之即效，读《本草》者，曷弗注意于《本经》哉？

山萸肉之性，又善治内部血管或肺络破裂，以致咳血、吐血久不愈者。曾治沧州路家庄马氏少妇，咳血三年，百药不效，即有愈时，旋复如故。后愚为诊视，其夜间多汗，遂用净萸肉、生龙骨、生牡蛎各一两，俾煎服，拟先止其汗，果一剂汗止，又服一剂咳血亦愈。盖从前之咳血久不愈者，因其肺中之络，或胃中血管有破裂处，萸肉与龙骨、牡蛎同用，以涩之、敛之，故咳血亦随之愈也。又治本村表弟张权，年三十许，或旬日，或浃辰之间，必吐血数口，浸至每日必吐，亦屡治无效。其脉近和平，微有芤象，亦治以此方，三剂全愈。后又将此方加三七细末三钱，煎药汤送服，以治咳血、吐血之久不愈者，约皆随手奏效。因将其方登于三期二卷，名补络补管汤，若遇吐血之甚者，宜再加赭石五六钱，与前三味同煎汤，送服三七细末更效。

山萸肉之性，又善熄内风。族家嫂，产后十余日，周身汗出不止，且四肢发搐，此因汗出过多而内风动也。急用净萸肉、生山药各二两，俾煎汤服之，两剂愈。

至外感之邪不净而出汗者，亦可重用山萸肉以敛之。邑进士张日睿之公子，年十八九，因伤寒服表药太过，汗出不止，心中怔忡，脉洪数不实，大便数日未行。为疏方用净萸肉、生山药、生石膏各一两，知母、生龙骨、生牡蛎各六钱，甘草二钱，煎服两剂全愈。

门生万泽东，曾治一壮年男子，因屡经恼怒之余，腹中常常作疼。他医用通气、活血、消食、祛寒之药，皆不效。诊其脉左关微弱，知系怒久伤肝，肝虚不能疏泄也。遂用净萸肉二两，佐以当归、丹参、柏子仁各数钱，连服数剂，腹疼遂愈。后凡遇此等证，投以此方皆效。

白术解

白术性温而燥，气香不窜，味苦微甘微辛，善健脾胃，消痰水，止泄泻。治脾虚作胀，脾湿作渴，脾弱四肢运动无力，甚或作疼。与凉润药同用，又善补肺；与升散药同用，又善调肝；与镇安药同用，又善养心；与滋阴药同用，又善补肾。为其具土德之全，为后天资生之要药，故能于金、木、水、火四脏，皆能有所补益也。

附案 一妇人年三十许，泄泻半载，百药不效，脉象濡弱，右关尤甚。知其脾胃虚也，俾用生白术轧细焙熟，再用熟枣肉六两，和为小饼，炉上炙干，当点心服之，细细嚼咽，未尽剂而愈。

一妇人因行经下血不止，服药旬余无效，势极危殆。诊其脉象浮缓，按之即无，问其饮食不消，大便滑泻。知其脾胃虚甚，中焦之气化不能健运统摄，下焦之气化因之不固也。遂于治下血药中，加白术一两，生鸡内金一两，服一剂血即止，又服数剂以善其后。

一室女腿疼，几不能步，治以三期四卷健运汤而愈。次年旧病复发，又兼腰疼，再服前方不效。诊其脉，右关甚濡弱，询其饮食甚少，遂用白术六钱，当归、陈皮各二钱，厚朴、乳香、没药各钱半（载三期四卷，名振中汤），服后饮食加多，至旬余，腰腿之疼全愈。

一媪年过六旬，陡然腿疼不能行动，夜间疼不能寐。其左部之脉大而弦，右部之脉大而浮，重诊之似有力非真有力，问其心中不觉凉热。乃知此非有火之脉，其大而浮也，乃脾胃过虚，真气外泄也；其大而弦也，乃肝胆失和，木盛侮土也。治以前方，加人参、白芍、净萸肉各数钱，补脾胃之虚，即以抑肝胆之盛，数剂而愈。

一人年二十二，喘逆甚剧，脉数至七至，投以滋阴兼纳气、降气之剂不效。后于方中加白术数钱，将药煎出，其喘促亦至极点，不能服药，将药重温三次，始强服下，一剂喘即见轻，连服数剂全愈。后屡用其方以治喘证之剧者,多有效验。

一少年咽喉常常发干,饮水连连不能解渴。诊其脉微弱迟濡,当系脾胃湿寒,不能健运,以致气化不升也。投以四君子汤加干姜、桂枝尖,方中白术重用两许,一剂其渴即止。

赭石解

赭石色赤,性微凉,能生血兼能凉血,而其质重坠。又善镇逆气,降痰涎,止呕吐,通燥结,用之得当能建奇效。其原质为铁氧化合而成,其结体虽坚而层层如铁锈(铁锈亦铁氧化合),生研服之不伤肠胃,即服其稍粗之末亦与肠胃无损。且生服则氧气纯全,大能养血,故《本经》谓其治赤沃漏下;《日华》谓其治月经不止也。若煅用之即无斯效,煅之复以醋淬之,尤非所宜。且性甚和平,虽降逆气而不伤正气,通燥结而毫无开破,原无需乎煅也。其形为薄片,迭迭而成,一面点点作凸形,一面点点作凹形者,方堪入药。

附案 邻村迟某,年四十许,当上脘处发疮,大如核桃,破后调治三年不愈。疮口大如钱,自内溃烂,循胁渐至背后,每日自背后排挤至疮口流出脓水若干。求治于愚,自言患此疮后三年未尝安枕,强卧片时,即觉有气起自下焦,上逆冲心。愚曰:"此即子疮之病根也。"俾用生芡实一两煮浓汁,送服生赭石细末五钱,遂可安卧。又服数次,彻夜稳睡。盖气上逆者乃冲气之上冲,用赭石以镇之,芡实以敛之,冲气自安其宅也。继用三期四卷活络效灵丹(当归、丹参、乳香、没药各五钱),加生黄耆、生赭石各三钱煎服,日进一剂,半月全愈。

邻村毛姓少年,于伤寒病瘥后,忽痰涎上壅,杜塞咽喉,几不能息。其父知医,用手大指点其天突穴(宜指甲贴喉,指端着穴,向下用力,勿向内用力),息微通,急迎愚调治。遂用香油二两炖热,调麝香一分灌之,旋灌旋即流出痰涎若干。继用生赭石一两,人参六钱,苏子四钱,煎汤,徐徐饮下,痰涎顿开。

天津杨柳青陆军连长周良坡夫人,年三十许。连连呕吐,五六日间勺水不存,大便亦不通行,自觉下脘之处疼而且结,凡药之有味者入口即吐,其无味者须臾亦复吐出,医者辞不治。后愚诊视其脉有滑象,上盛下虚,疑其有妊,询之月信不见者五十日矣。然结证不开,危在目前,《内经》谓:“有故无殒,亦无殒也。”遂单用赭石二两,煎汤饮下,觉药至结处不能下行,复返而吐出。继用赭石四两,又重罗出细末两许,将余三两煎汤,调细末服下,其结遂开,大便亦通,自此安然无恙,至期方产。

或问:赭石《别录》谓其坠胎,今治妊妇竟用赭石如此之多,即幸而奏效,岂非行险之道乎?答曰:愚生平治病,必熟筹其完全而后为疏方,初不敢为孤注之一掷也。赭石质重,其镇坠之力原能下有形滞物,若胎至六七个月时,服之或有妨碍,至受妊之初,因恶阻而成结证,此时其胞室之中不过血液凝结,赭石毫无破血之弊,且有治赤沃与下血不止之效,重用之亦何妨乎?况此证五六日间,勺饮不能下行,其气机之上逆,气化之壅滞,已至极点,以赭石以降逆开壅,不过调脏腑之气化使之适得其平,又何至有他虞乎?

或曰:赭石用于此证不虞坠胎,其理已昭然矣,至《本经》谓赭石治赤沃,《日华》谓其治下血不止,不知重坠下行之药,何以有此效乎?答曰:此理甚深,欲明此理,当溯本穷源,先知人身之元气为何气。盖凡名之为气,虽无形而皆有质,若空气扇之则成风,抛物其中能阻物力之动转是其质也。人脏腑中之气,大抵类斯,惟元气则不惟无形,而并无质,若深究其果系何气,须以天地间之气化征之。夫天地间无论氮、氧、碳、电诸气,皆有质,独磁气无质,故诸气皆可取而贮之,而磁气不能贮也,诸气皆可设法阻之(如电气可阻以玻璃),而磁气不能阻也(磁气无论隔何物皆能吸铁)。是以北极临地之中央,下蓄磁气以维系全球之气化,丹田为人之中央，内藏元气以维系全身之气化。由是观之，磁气者即天地之元气，而人身之元气，亦即天地间之磁气类也。其能与周身之血相系恋者，因血中含有铁锈，犹之磁石吸铁之理也。赭石为铁氧化合而成，服之能补益血中铁锈，而增长其与元气系恋之力，所以能治赤沃及下血不止也。

广平县教员吕子融夫人，年二十余，因恶阻呕吐甚剧。九日之间饮水或少存，食物则尽吐出。时方归宁，其父母见其病剧，送还其家，医者皆以为不可治。时愚初至广平寓学舍中，子融固不知愚能医也。因晓之曰："恶阻焉有不可治者，亦视用药何如耳。"子融遂延为诊视，脉象有力，舌有黄苔，询其心中发热，知系夹杂外感，遂先用生石膏两半，煎汤一茶杯，防其呕吐，徐徐温饮下，热稍退。继用生赭石二两，煎汤一大茶杯，分两次温饮下，觉行至下脘作疼，不复下行转而上逆吐出，知其下脘所结甚坚，原非轻剂所能通。亦用生赭石细末四两，从中再罗出极细末一两，将余三两煎汤，送服其极细末，其结遂开，从此饮食顺利，及期而产。

一室女，中秋节后，感冒风寒，三四日间，胸膈满闷，不受饮食，饮水一口亦吐出，剧时恒以手自挠其胸。脉象滑实，右部尤甚，遂单用生赭石细末两半，俾煎汤温饮下，顿饭顷仍吐出。盖其胃口皆为痰涎壅滞，药不胜病，下行不通复转而吐出也。遂更用赭石四两，煎汤一大碗，分三次陆续温饮下，胸次遂通，饮水不吐。翌日，脉象洪长，其舌苔从先微黄，忽变黑色，又重用白虎汤连进两大剂，每剂用生石膏四两，分数次温饮下，大便得通而愈。

一媪年过六旬。当孟夏晨饭时，忽闻乡邻有斗者，出视之，见强者凌弱太过，心甚不平，又兼饭后有汗受风，遂得温病，表里俱热，心满腹疼，饮水须臾仍吐出。七八日间，大便不通，脉细数，按之略实。自言心中烦渴，饮水又不能受。从前服药止吐，其药亦皆吐出。若果饮水不吐，犹可望愈。愚曰：易耳。遂用赭石、蒌仁各二两，苏子六钱，又加生石膏二两，野台参五钱，煎汤一大碗，俾分三次温饮下。晚间服药,翌晨大便得通而愈。当其服药之先,曾俾用净萸肉二两煎汤,以备下后心中怔忡及虚脱,迨大便通后,心中微觉怔忡,服之而安。

奉天小南门里,连奉澡塘司账曲玉轩,年三十余,得瘟病,两三日恶心作呕吐,五日之间饮食不能下咽,来院求为诊治。其脉浮弦,数近六至,重按无力,口苦心热,舌苔微黄。因思其脉象浮弦者,阳明与少阳合病也;二经之病机相并上冲,故作呕吐也;心热口苦者,内热已实也;其脉无力而数者,无谷气相助又为内热所迫也。因思但用生赭石煮水饮之,既无臭味,且有凉镇之力,或可不吐。遂用生赭石二两,煎水两茶杯,分二次温饮下,饮完仍复吐出,病人甚觉惶恐,加以久不饮食,形状若莫可支持。愚曰:“无恐,再用药末数钱,必能立止呕吐。”遂单用生赭石细末五钱,开水送服,觉恶心立止,须臾胸次通畅,进薄粥一杯,下行顺利。从此饮食不复呕吐,而心中犹发热,舌根肿胀,言语不利,又用生石膏一两,丹参、乳香、没药、连翘各三钱,连服两剂全愈。

癸亥秋,愚在奉天同善堂医学校讲药性,有学生李庆霖之族姊来奉,病于旅邸。屡经医治无效,病势危急,庆霖求为诊治。其周身灼热,脉象洪实,心中烦躁怔忡,饮食下咽即呕吐,屡次所服之药,亦皆呕吐不受。视其舌苔黄厚,大便数日未行,知其外感之热已入阳明之府,又挟胃气上逆,冲气上冲也。为疏方用生赭石细末八钱,生石膏细末两半,蒌仁一两,玄参、天冬各六钱,甘草二钱,将后五味煎汤一大茶杯,先用开水送服赭石细末,继将汤药服下,遂受药不吐,再服一剂全愈。

拙著《医学衷中参西录》有醴泉饮方,治虚劳发热,或喘或嗽,脉数而弱。方用生山药一两,大生地五钱,人参、玄参、天冬、生赭石各四钱,牛蒡子三钱,甘草二钱。初制此方时原无赭石,有丹参三钱,以运化人参之补力,用之多效。后治一少妇信水数月不行,时作寒热,干嗽连连,且兼喘逆,胸膈满闷不思饮食,脉数几至七至。治以有丹参原方不效，遂以赭石易丹参，一剂嗽与喘皆愈强半，胸次开通，即能饮食。又服数剂，脉亦和缓。共服二十剂，诸病全愈。后凡治妇女月闭血枯，浸至劳嗽，或兼满闷者，皆先投以此汤。俾其饮食增加，身体强壮，经水自通。间有瘀血暗阻经道，或显有癥瘕可征者，继服拙拟理冲汤丸（皆在三期八卷），以消融之，则妇女无难治之病矣。

沈阳商人娄顺田，年二十二，虚劳咳嗽，形甚羸弱，脉数八至，按之即无。细询之，自言曾眠热炕之上，晨起觉心中发热，从此食后即吐出，夜间咳嗽甚剧，不能安寝，因二十余日寝食俱废，遂觉精神恍惚，不能支持。愚闻之，知脉象虽危，仍系新证，若久病至此，诚难挽回矣。遂投以醴泉饮，为其呕吐将赭石改用一两，一剂吐即止，可以进食，嗽亦见愈，从前多日未大便，至此大便亦通下。如此加减服之，三日后，脉数亦见愈，然犹六至余，心中犹觉发热。遂将玄参、生地皆改用六钱，又每日于午时用白蔗糖冲水，送服阿斯必林七厘许，数日诸病皆愈，脉亦复常。

沈阳苏惠堂，年三十许，劳嗽二年不愈。动则作喘，饮食减少，更医十余人，服药数百剂，分毫无效，羸弱转甚。其姊丈李生在京师见《医学衷中参西录》，大加赏异，急邮函俾其来院诊治。其脉数六至，虽细弱仍有根柢，知其可治，自言上焦恒觉发热，大便四五日一行，时或干燥，投以醴泉饮。为其便迟而燥，赭石改用六钱，又加鸡内金二钱，恐其病久，脏腑经络多瘀滞也。数剂后，饭量加增，心中仍有热时，大便已不燥，间日一行。遂去赭石二钱，加知母二钱，俾于晚间服汤药后，用白蔗糖水送服阿斯必林四分瓦之一，得微汗后，令于日间服之，不使出汗，数日不觉发热，脉亦复常。惟咳嗽未能全愈，又用几阿苏六分，薄荷冰四分，和以绿豆粉为丸，梧桐子大，每服三丸，日两次，汤药仍照方服之，五六日后，咳嗽亦愈，身体从此康健。

人参可以救气分之脱，至气欲上脱者，但用人参转有助气上升之弊，必与赭石并用，方能引气归原，更能引人参补益之力下行，直至涌泉。友人毛仙阁次男媳，劳心之后，兼以伤心，忽喘逆大作，迫促异常。仙阁知医，自治以补敛元气之药，觉胸中窒碍不能容受，更他医以为外感，投以小青龙汤喘益甚。延愚诊视，其脉浮而微数，按之即无，知为阴阳两虚之证。盖阳虚则元气不能自摄，阴虚而肝肾又不能纳气，故其喘若是之剧也。遂用赭石、龙骨、牡蛎、萸肉各六钱，野台参、白芍各四钱，山药、芡实各五钱，苏子二钱，惟苏子炒熟，余皆生用(方载三期二卷，名参赭镇气汤)，煎服后，未及覆杯，病人曰："吾有命矣。"询之，曰："从前呼吸惟在喉间，今则转落丹田矣。"果一剂病愈强半，又服数剂全愈。后用此方治内伤之喘，愈者不胜纪。

参、赭并用，不但能纳气归原也，设如逆气上干，填塞胸臆，或兼呕吐，其证之上盛下虚者，皆可参、赭并用以治之。友人毛仙阁治一妇人，胸次郁结，饮食至胃不能下行，时作呕吐，其脉浮而不任重按。仙阁用赭石细末六钱，浓煎人参汤送下，须臾腹中如爆竹之声，胸次、胃中俱觉通豁，从此饮食如常，传为异事。

又友人高夷清曾治一人，上焦满闷，不能饮食，常觉有物窒塞，医者用大黄、蒌实陷胸之品，十余剂，转觉胸中积满，上至咽喉，饮水一口即溢出。夷清用赭石二两，人参六钱，俾煎服，顿觉窒塞之物降至下焦，又加当归、肉苁蓉，再服一剂，降下瘀滞之物若干，病若失。

《内经》谓：阳明厥逆，喘咳，身热，善惊，衄、呕血。黄坤载衍《内经》之旨，谓血之失于便溺者，太阴之不升也；亡于吐衄者，阳明之不降也。是语深明《内经》者也。盖阳明胃气，以息息下降为顺，时或不降，则必壅滞转而上逆，上逆之极，血即随之上升而吐衄作矣。治吐衄之证，当以降胃为主，而降胃之药，实以赭石为最效。然胃之所以不降，有因热者，宜降之以赭石，而以蒌仁、白芍诸药佐之；其热而兼虚者，可兼佐以人参；有因凉者，宜降以赭石而以干姜、白芍诸药佐之(因凉犹用白芍者,防干姜之热侵肝胆也。然吐衄之证,由于胃气凉而不降者甚少);其凉而兼虚者,可兼佐以白术;有因下焦虚损,冲气不摄上冲胃气不降者,宜降以赭石而以生山药、生芡实诸药佐之;有因胃气不降,致胃中血管破裂,其证久不愈者,宜降以赭石,而以龙骨、牡蛎、三七诸药佐之(诸方及所治之案,皆详于三期二卷)。无论吐衄之证,种种病因不同,疏方皆以赭石为主,而随证制宜,佐以相当之药品,吐衄未有不愈者。

近治奉天商埠警察局长张厚生,年近四旬,陡然鼻中衄血甚剧,脉象关前洪滑,两尺不任重按,知系上盛下虚之证,自言头目恒不清爽,每睡醒舌干无津,大便甚燥,数日一行。为疏方赭石、生地黄、生山药各一两,当归、白芍、生龙骨、生牡蛎、怀牛膝各五钱,煎汤送服旱三七细末二钱(凡用生地治吐血衄者,皆宜佐以三七,血止后不至瘀血留于经络),一剂血顿止。后将生地减去四钱,加熟地、枸杞各五钱,连服数剂,脉亦平和。

伤寒下早成结胸,瘟疫未下亦可成结胸。所谓结胸者,乃外感之邪与胸中痰涎互相凝结,滞塞气道,几难呼吸也。仲景有大陷胸汤丸,原为治此证良方,然因二方中皆有甘遂,医者不敢轻用,病家亦不敢轻服,一切利气理痰之药,又皆无效,故恒至束手无策。向愚治此等证,俾用新炒蒌仁四两,捣碎煮汤服之,恒能奏效。后拟得一方,用赭石、蒌仁各二两,苏子六钱(方载三期六卷,名荡胸汤),用之代大陷胸汤丸,屡试皆能奏效。若其结在胃口,心下满闷,按之作疼者,系小陷胸汤证,又可将方中分量减半以代小陷胸汤,其功效较小陷胸汤尤捷。自拟此方以来,救人多矣,至寒温之证已传阳明之府,却无大热,惟上焦痰涎壅滞,下焦大便不通者,亦可投以此方(分量亦宜斟酌少用),上清其痰,下通其便,诚一举两得之方也。

至寒温之证,不至结胸及心下满闷,惟逆气挟胃热上冲,不能饮食，并不能受药者，宜赭石与清热之药并用。曾治奉天大东关安家靴铺安显之夫人，年四十余，临产双生，异常劳顿，恶心呕吐，数日不能饮食，服药亦恒呕吐，精神昏愦，形势垂危，群医辞不治。延愚诊视，其脉洪实，面有火色，舌苔黄厚，知系产后温病，其呕吐若是者，阳明府热已实，胃气因热而上逆也。遂俾用玄参两半，赭石一两，同煎服，一剂即热退呕止，可以受食。继用玄参、白芍、连翘以清其余热，病遂全愈。至放胆用玄参而无所顾忌者，以玄参原宜于产乳，《本经》有明文也。

下有实寒，上有浮热之证，欲用温热之药以祛其寒，上焦恒格拒不受，惟佐以赭石使之速于下行，直达病所，上焦之浮热转能因之下降。曾治邻村星马村刘某，因房事后恣食生冷，忽然少腹抽疼，肾囊紧缩，大便不通，上焦兼有烦热。医者投以大黄附子细辛汤，上焦烦热益甚，两胁疼胀，便结囊缩，腹疼如故。病家甚觉惶恐，求为诊视。其脉弦而沉，两尺之沉尤甚。先用醋炒葱白熨其脐及脐下，腹中作响，大有开通之意，囊缩腹疼亦见愈，便仍未通。遂用赭石二两，乌附子五钱，当归、苏子各一两，煎汤饮下，即觉药力下行，过两句钟俾煎渣饮之，有顷降下结粪若干，诸病皆愈。

膈食之证，千古难治之证也。《伤寒论》有旋覆代赭石汤，原治伤寒汗、吐、下解后，心下痞硬噫气不除。周扬俊、喻嘉言皆谓治膈证甚效。然《本经》谓旋覆花味咸，若真好旋覆花实咸而兼有辛味（敝邑武帝台污所产旋覆花咸而辛），今药坊间所鬻旋覆花皆甚苦，实不堪用。是以愚治膈证，恒用其方去旋覆花，将赭石加重，其冲气上冲过甚，兼大便甚干结者，赭石恒用至两许，再加当归、柿霜、天冬诸药以润燥生津，且更临时制宜，随证加减，治愈者不胜录（三期二卷载治愈之案六则，并详记其加减诸法）。盖此证因胃气衰弱，不能撑悬贲门，下焦冲气又挟痰涎上冲，以杜塞之，是以不受饮食。故用人参以壮胃气，气壮自能撑悬贲门，使之宽展；赭石以降冲气，冲降自挟痰涎下行，不虑杜塞，此方之所以效也。若药房间偶有咸而且辛之旋覆花，亦可斟酌加入，然加旋覆花又须少减赭石也。此证有因贲门肿胀，内有瘀血致贲门窄小者，宜于方中加苏木、䗪虫（俗名土鳖）各二钱。

头疼之证，西人所谓脑气筋病也。然恒可重用赭石治愈。近在奉天曾治安东何道尹犹女，年二十余岁，每日至巳时头疼异常，左边尤甚，过午则愈。先经东人治之，投以麻醉脑筋之品不效。后求为诊视，其左脉浮弦有力者，系少阳之火挟心经之热，乘阳旺之时而上升，以冲突脑部也。为疏方赭石、龙骨、牡蛎、龟板、萸肉、白芍各六钱，龙胆草二钱，药料皆用生者，煎服一剂，病愈强半，又服两剂全愈。隔数日，又治警察厅书记鞠一鸣夫人，头疼亦如前状，仍投以此方，两剂全愈。

癫狂之证，亦西人所谓脑气筋病也，而其脑气筋之所以病者，因心与脑相通之道路（心有四支血脉管通脑）为痰火所充塞也。愚恒重用赭石二两，佐以大黄、朴硝、半夏、郁金，其痰火甚实者，间或加甘遂二钱（为末送服），辄能随手奏效。诚以赭石重坠之力，能引痰火下行，俾心脑相通之路毫无滞碍，则脑中元神，心中识神自能相助为理，而不至有神明瞀乱之时也。在奉天曾治洮昌都道尹公子凤巢，年近三旬，癫狂失心，屡经中西医治疗，四载分毫无效。来院求为诊治，其脉象沉实，遂投以上所拟方，每剂加甘遂二钱五分，间两日一服（凡药中有甘遂，不可连服），其不服汤药之二日，仍用赭石、朴硝细末各五钱，分两次服下，如此旬余而愈。

痫风之证，千古难治之证也。西人用麻醉脑筋之品，日服数次，恒可强制不发，然亦间有发时，且服之累年不能除根，而此等药常服，又有昏精神减食量之弊。庚申岁，在奉天立达医院因诊治此等证，研究数方，合用之，连治数人皆愈。一方用赭石六钱，于术、酒曲（用神曲则无效，且宜生用）、半夏、龙胆草、生明没药各三钱，此系汤剂；一方用真黑铅四两，铁锅内熔化，再加硫黄细末二两，撒于铅上，硫黄皆着，急用铁铲拌炒之，铅经硫黄烧炼，皆成红色，因拌炒结成砂子，取出凉冷，碾轧成饼者（系未化透之铅）去之，余者再用乳钵研极细末，搀朱砂细末与等分，再少加蒸熟麦面（以仅可作丸为度），水和作丸，半分重（干透足半分）；一方用西药臭剥、臭素、安母纽谟各二钱，抱水过鲁拉尔一钱，共研细，搀蒸燕麦面四钱，水和为丸，桐子大。上药早晚各服西药十四丸，午时服铅硫朱砂丸十二丸，日服药三次，皆煎汤剂送下，汤药一剂可煎三次，以递送三次所服丸药，如此服药月余，痫风可以除根。《内经》云："诸风掉眩，皆属于肝。"肝经风火挟痰上冲，遂致脑气筋顿失其所司，周身抽掣，知觉全无，赭石含有铁质，既善平肝，而其降逆之力又能协同黑铅、朱砂以坠痰镇惊，此其所以效也。而必兼用西药者，因臭剥、臭素诸药，皆能强制脑筋以治病之标，俾目前不至反复，而后得徐以健脾、利痰、祛风、清火之药以铲除其病根也。

方书所载利产之方，无投之必效者，惟方中重用赭石，可应手奏效。族侄荫棠媳，临产三日不下，用一切催生药，胎气转觉上逆。因其上逆，心忽会悟，为拟方用赭石二两，野台参、当归各一两，煎服后，须臾即产下。后用此方，多次皆效，即骨盘不开者，用之开骨盘亦甚效。盖赭石虽放胆用至二两，而有人参一两以补气，当归一两以生血，且以参、归之微温，以济赭石之微凉，温凉调和，愈觉稳妥也。矧产难者，非气血虚弱，即气血壅滞不能下行，人参、当归虽能补助气血，而性皆微兼升浮，得赭石之重坠则力能下行，自能与赭石相助为理，以成催生之功也。至于当归之滑润，原为利产良药，与赭石同用，其滑润之力亦愈增也。此方载三期八卷，名大顺汤。用此方时，若加卫足花子（炒爆），或丈菊花瓣更效。至二药之性及其形状与所以奏效之理，皆详载于大顺汤后，兹不俱录。

人之廉于饮食者，宜补以健脾之药，而纯用健补脾脏之品，恒多碍于胃气之降，致生胀满，是以补脾者宜以降胃之药佐之，而降胃之品又恒与气分虚弱者不宜。惟赭石性善降胃，而分毫不伤气分，且补药性多温，易生浮热，赭石性原不凉而能引热下行（所以诸家本草多言其性凉）。是以愚习用赭石，不但以之降胃也，凡遇有虚热之证，或其人因热痰嗽，或其人因热怔忡，但问其大便不滑泻者，方中加以赭石，则奏效必速也。

内中风之证，忽然昏倒不省人事，《内经》所谓“血之与气并走于上”之大厥也。亦即《史记·扁鹊传》所谓“上有绝阳之络，下有破阴之纽”之尸厥也。此其风非外来，诚以肝火暴动与气血相并，上冲脑部（西人剖验此证，谓脑部皆有死血，或兼积水），惟用药镇敛肝火，宁熄内风，将其上冲之气血引还，其证犹可挽回，此《金匮》风引汤所以用龙骨、牡蛎也。然龙骨、牡蛎虽能敛火熄风，而其性皆涩，欠下达之力，惟佐以赭石则下达之力速，上逆之气血即可随之而下。曾治奉天大北关开醋房者杜正卿，忽然头目眩晕，口眼歪邪，舌强直不能发言，脉象弦长有力，左右皆然，视其舌苔白厚微黄，且大便数日不行，知其证兼内外中风也。俾先用阿斯必林瓦半，白糖水送下以发其汗，再用赭石、生龙骨、生牡蛎、蒌仁各一两，生石膏两半，菊花、连翘各二钱，煎汤，趁其正出汗时服之，一剂病愈强半，大便亦通。又按其方加减，连服数剂全愈。

又治邻村韩姓媪，年六旬。于外感病愈后，忽然胸膈连心下突胀，腹脐塌陷，头晕项强，妄言妄见，状若疯狂，其脉两尺不见，关前摇摇无根，数至六至，此下焦虚惫冲气不摄，挟肝胆浮热上干脑部乱其神明也。遂用赭石、龙骨、牡蛎、山药、地黄（皆用生者）各一两，野台参、净萸肉各八钱，煎服一剂而愈。又少为加减再服一剂以善其后。

又治邻村生员刘树帜，年三十许，因有恼怒，忽然昏倒不省人事，牙关紧闭，唇齿之间有痰涎随呼气外吐，六脉闭塞若无。急用作嚏之药吹鼻中，须臾得嚏，其牙关遂开。继用香油两余炖温，调麝香末一分灌下，半句钟时稍醒悟能作呻吟，其脉亦出，至数五至余，而两尺弱甚，不堪重按。知其肾阴亏损，故肝胆之火易上冲出。遂用赭石、熟地、生山药各一两，龙骨、牡蛎、净萸肉各六钱，煎服后豁然顿愈。继投以理肝补肾之药数剂，以善其后。

按：此等证，当痰火气血上壅之时，若人参、地黄、山药诸药，似不宜用，而确审其系上盛下虚，若扁鹊传所云云者，重用赭石以辅之，则其补益之力直趋下焦，而上盛下虚之危机旋转甚速，莫不随手奏效也。

山药解

山药色白入肺，味甘归脾，液浓益肾，能滋润血脉，固摄气化，宁嗽定喘，强志育神，性平可以常服多服，宜用生者煮汁饮之，不可炒用，以其含蛋白质甚多，炒之则其蛋白质焦枯，服之无效。若作丸散，可轧细蒸熟用之。处方编中一味薯蓣饮后，附有用山药治愈之验案数则可参观。

附案 一室女，月信年余未见，已成劳瘵，卧床不起，治以拙拟资生汤（方载三期一卷），复俾日用生山药四两煮汁当茶饮之，一月之后，体渐复初，月信亦通，见者以此证可愈，讶为异事。

一妇人产后十数日，大喘大汗，身热劳嗽，医者用黄耆、熟地、白芍等药，汗出愈多。后愚诊视，脉甚虚弱，数至七至，审证论脉，似在不治。俾其急用生山药六两，煮汁徐徐饮之，饮完添水重煮，一昼夜所饮之水皆取于山药中，翌日又换山药六两，仍如此煮饮之，三日后诸病皆愈。

一人年四十余，得温病十余日，外感之火已消十之八九，大便忽然滑下，喘息迫促，且有烦渴之意，其脉甚虚，两尺微按即无。急用生山药六两，煎汁两大碗，徐徐温饮下，以之当茶，饮完煎渣再饮，两日共用山药十八两，喘与烦渴皆愈，大便亦不滑泻。

邻村泊庄高氏女，年十六七，禀赋羸弱，得外感痰喘证，投以《金匮》小青龙加石膏汤，一剂而愈。至翌日忽似喘非喘，气短不足以息，诊其脉如水上浮麻，不分至数，按之即无。愚骇曰："此将脱之证也。"乡屯无药局，他处取药无及，适有生山药两许，系愚向在其家治病购而未服者，俾急煎服之，下咽后气息既能接续，可容取药，仍重用生山药，佐以人参、萸肉、熟地诸药，一剂而愈。

一妇人年三十许，泄泻数月不止，病势垂危，倩人送信于其父母。其父将往瞻视，询方于愚，言从前屡次延医治疗，百药不效。俾用生山药轧细，煮粥服之，日三次，两日全愈，又服数日，身亦康健。

一娠妇，日发痫风，其脉无受娠滑象，微似弦而兼数，知阴分亏损血液短少也。亦俾煮山药粥服之即愈，又服数次，永不再发。

奉天大东关关氏少妇，素有劳疾，因产后暴虚，喘嗽大作。治以山药粥，日服两次。服至四五日，喘嗽皆愈，又服数日，其劳疾自此除根。

奉天大东关学校教员郑子绰之女，年五岁，秋日为风寒所束，心中发热。医者不知用辛凉表散，而纯投以苦寒之药，连服十余剂，致脾胃受伤，大便滑下，月余不止，而上焦之热益炽。医者皆辞不治，始求愚为诊视。其形状羸弱已甚，脉象细微浮数，表里俱热，时时恶心，不能饮食，昼夜犹泻十余次，治以山药粥，俾随便饮之，日四五次，一次不过数羹匙，旬日全愈。

寒温之证，上焦燥热、下焦滑泻者，皆属危险之候。因欲以凉润治燥热，则有碍于滑泻，欲以涩补治滑泻，则有碍于燥热。愚遇此等证，亦恒用生山药，而以滑石辅之，大抵一剂滑泻即止，燥热亦大轻减。若仍有余热未尽除者，可再徐调以凉润之药无妨。

奉天大东关旗人号崧宅者，有孺子，年四岁，得温病，邪犹在表，医者不知为之清解，遽投以苦寒之剂，服后连四五日滑泻不止，上焦燥热，闭目而喘，精神昏愦。延为诊治，病虽危险，其脉尚有根柢，知可挽回。遂用生山药、滑石各一两，生杭芍四钱，甘草三钱（方载三期五卷，名滋阴清燥汤），煎汤一大茶杯，为其幼小，俾徐徐温饮下，尽剂而愈。然下久亡阴，余有虚热，继用生山药、玄参各一两以清之，两剂热尽除。

同庄张氏女，适邻村郭氏，受妊五月，偶得伤寒，三四日间，胎忽滑下。上焦燥渴，喘而且呻，痰涎壅盛，频频咳吐，延医服药，病未去而转增滑泻，昼夜十余次，医者辞不治，且谓危在旦夕。其家人惶恐，因其母家介绍迎愚诊视。其脉似洪滑，重按指下豁然，两尺尤甚，然为流产才四五日，不敢剧用山药滑石方。遂先用生山药二两，酸石榴一个，连皮捣烂，同煎汁一大碗，分三次温饮下，滑泻见愈，他病如故。再诊其脉，洪滑之力较实，因思此证虽虚，且当忌用寒凉之时，然确有外感实热，若不解其热，他病何以得愈。时届晚三句钟，病人自言每日此时潮热，又言精神困倦已极，昼夜苦不得睡。遂放胆投以生山药两半，滑石一两，生杭芍四钱，甘草三钱，煎汤一大碗，徐徐温饮下，一次止饮药一口，诚以产后脉象又虚，欲其药力常在上焦，不欲其寒凉侵下焦也。斯夜遂得安睡，渴与滑泻皆愈，喘与咳亦愈其半。又将山药、滑石各减五钱，加生龙骨、生牡蛎各八钱，一剂而愈。

一媪年近七旬，素患漫肿，愚为调治，余肿虽就愈而身体未复。忽于季春得温病，上焦烦热，病家自剖鲜地骨皮煮汁饮之，稍愈，又饮数次遂滑泻，数日不止，而烦热益甚。延为诊视，脉浮滑而数，重按无力。病家因病者年高，又素有疾病，惴惴惟恐不愈，而愚毅然许为治愈。遂治以山药、滑石、白芍、甘草方，山药、滑石皆重用一两，为其表证犹在，加连翘、蝉退各三钱（方载三期五卷，名滋阴宣解汤），一剂泻止，烦热亦觉轻。继用拙拟白虎加人参以山药代粳米汤（方载三期六卷），煎汁一碗，一次止温饮一大口，防其再滑泻也，尽剂而愈。

邻村生员李子咸先生之女，年十四五，感冒风热，遍身疹瘾，烦渴滑泻，又兼喘促，其脉浮数无力。愚踌躇再四，他药皆不对证，亦重用生山药、滑石，佐以白芍、甘草、连翘、蝉退，两剂诸病皆愈。盖疹瘾最忌滑泻,滑泻则疹毒不能外出,故宜急止之。至连翘、蝉退,在此方中不但解表,亦善治疹瘾也。

奉天财政厅科员刘仙舫,年二十五六,于季冬得伤寒,经医者误治,大便滑泻无度,而上焦烦热,精神昏愦,时作谵语,脉象洪数,重按无力。遂重用生山药两半,滑石一两,生杭芍六钱,甘草三钱,一剂泻止,上焦烦热不退,仍作谵语。爰用玄参、沙参诸凉润之药清之,仍复滑泻,再投以前方一剂泻又止,而上焦之烦热益甚,精神亦益昏愦,毫无知觉。仙舫家营口,此时其家人毕至,皆以为不可复治。诊其脉虽不实,仍有根柢,至数虽数,不过六至,知犹可治,遂慨切谓其家人曰:"果信服余药,此病尚可为也。"其家人似领悟。为疏方用大剂白虎加人参汤,更以生山药一两代粳米,大生地一两代知母,煎汤一大碗,嘱其药须热饮,一次止饮一口,限以六句钟内服完,尽剂而愈。

山药又宜与西药白布圣并用。盖凡补益之药,皆兼有壅滞之性,山药之壅滞,较参、术、耆有差,而脾胃弱者多服、久服亦或有觉壅滞之时。佐以白布圣以运化之,则毫无壅滞,其补益之力乃愈大。奉天缉私督察处调查员罗荫华,年三十许,虚弱不能饮食,时觉眩晕,步履恒仆,自觉精神常欲涣散,其脉浮数细弱,知仓猝不能治愈。俾用生怀山药细末一两,煮作粥,调入白布圣五分服之,日两次,半月之后病大轻减,月余全愈。沧州兴业布庄刘俊卿之夫人,年五十余,身形瘦弱,廉于饮食,心中怔忡则汗出,甚则作抽掣,若痫风。医治年余,病转加甚。驰书询方,愚为寄方数次,病稍见轻,旋又反复。后亦俾用生山药末煮粥,调白布圣服之,四十余日病愈,身体健康。

友人朱钵文,滦州博雅士也,尤精于医。其来院中时,曾与论及山药与白布圣同服之功效。后钵文还里,值其孙未周岁失乳,食以牛乳则生热。钵文俾用山药稠粥,调以白布圣及白糖哺之,数月后其孙比吃乳时转胖。后将其方传至京师,京中用以哺小儿者甚多，皆胖壮无病。

法库万泽东之令堂，自三十余岁时，即患痰喘咳嗽，历三十年百药不效，且年愈高，病亦愈进，至民国十年春，又添发烧、咽干、头汗出、食不下等证。延医诊视，云是痰盛有火，与人参清肺汤加生地、丹皮等味，非特无效，反发热如火，更添泄泻，有不可终日之势。后忽见《医学衷中参西录》一味薯蓣饮，遂用生怀山药四两，加玄参三钱，煎汤一大碗，分数次徐徐温服，一剂即见效，至三剂病愈强半，遂改用生怀山药细末一两，煮作粥服之，日两次，间用开胃药，旬余而安，宿病亦大见轻，大约久服宿病亦可除根。泽东素知医，自此从愚学医。又万泽东之夫人，大便泄泻数年不愈，亦服山药粥而愈。

地黄解

鲜地黄性寒，微苦微甘，最善清热、凉血、化瘀血、生新血，治血热妄行吐血、衄血，二便因热下血。其中含有铁质，故晒之蒸之则黑，其生血、凉血之力，亦赖所含之铁质也。

干地黄（即药房中生地黄）经日晒干，性凉而不寒，生血脉，益精髓，聪明耳目。治骨蒸劳热，肾虚生热。

熟地黄用鲜地黄和酒，屡次蒸晒而成。其性微温，甘而不苦，为滋阴补肾主药。治阴虚发热，阴虚不纳气作喘，劳瘵咳嗽，肾虚不能漉水，小便短少，积成水肿，以及各脏腑阴分虚损者，熟地黄皆能补之。

附案 地黄之性，入血分不入气分，而冯楚瞻谓其大补肾中元气，论者多訾其说，然亦未可厚非也。癸巳秋，应试都门，曾在一部郎家饮酒，其家有女仆年三十许，得温病十余日，势至垂危，将舁于外。同坐贾佩卿谓愚知医，主家延为诊视。其证昼夜泄泻，昏不知人，呼之不应，其脉数至七至，按之即无。遂用熟地黄二两，生山药、生杭芍各一两，甘草三钱，煎汤一大碗，趁温徐徐灌之，尽剂而愈。

又治邻村泊庄高氏女，资禀素羸弱，得温病五六日，痰喘甚剧，投以《金匮》小青龙加石膏汤，喘顿止。时届晚八点钟，一夜安稳，至寅时喘复作，精神恍惚，心中怔忡。再诊其脉，如水上浮麻，按之即无，不分至数，此将脱之候也。急疏方用熟地黄四两，生山药一两，野台参五钱，而近处药房无野台参并他参亦鬻尽，遂单用熟地黄、生山药煎服，一日连进三剂，共用熟地黄十二两，其病竟愈（此证当用三期一卷来复汤，方中重用山萸肉二两，而治此证时其方犹未拟出）。当时方中若有野台参，功效未必更捷，至病愈之后，救脱之功将专归于野台参矣。

又邻村李边务李媪，年七旬，劳喘甚剧，十年未尝卧寝。俾每日用熟地煎汤当茶饮之，数日即安卧，其家人反惧甚，以为如此改常，恐非吉兆，而不知其病之愈也。

又邻村龙潭张媪，年过七旬，孟夏病温，五六日间，身热燥渴，精神昏愦，舌似无苔，而舌皮数处作黑色，干而且缩，脉细数无力。当此高年，审证论脉，似在不治。踌躇再四，为疏两方，一方即白虎加人参以山药代粳米汤；一方用熟地黄二两，生山药、枸杞各一两，真阿胶五钱，煎汤后，调入生鸡子黄四枚。二方各煎汤一大碗，徐徐轮流温服，尽剂而愈。

又奉天省长公署科长侯寿平之哲嗣，年五岁，因服凉泻之药太过，致成慢惊，胃寒吐泻，常常瘛疭，精神昏愦，目睛上泛，有危在倾刻之象。为处方用熟地黄二两，生山药一两，干姜、附子、肉桂各二钱，净萸肉、野台参各三钱，煎汤一杯半，徐徐温饮下，吐泻、瘛疭皆止，精神亦振，似有烦躁之意，遂去干姜加生杭芍四钱，再服一剂全愈。

统观以上诸案，冯氏谓地黄大补肾中元气之说，非尽无凭。盖阴者阳之守，血者气之配，地黄大能滋阴养血，大剂服之，使阴血充足，人身元阳之气，自不至上脱下陷也。

甘草解

甘草性微温，其味至甘，得土气最全。万物由土而生，复归土而化，故能解一切毒性。甘者主和，故有调和脾胃之功；甘者主缓，故虽补脾胃而实非峻补。炙用则补力较大，是以方书谓胀满证忌之。若轧末生服，转能通利二便，消胀除满。若治疮疡亦宜生用，或用生煮煎服亦可。其皮红兼入心，故仲景有甘草泻心汤，用连、芩、半夏以泻心下之痞，即用甘草以保护心主，不为诸药所伤损也。至白虎汤用之，是借其甘缓之性以缓寒药之侵下；通脉汤、四逆汤用之，是借其甘缓之性，以缓热药之僭上。与芍药同用，能育阴、缓中、止疼，仲景有甘草芍药汤；与干姜同用，能逗留其热力使之绵长，仲景有甘草干姜汤；与半夏、细辛诸药同用，能解其辛而且麻之味，使归和平。惟与大戟、芫花、甘遂、海藻相反，余药则皆相宜也。

古方治肺痈初起，有单用粉甘草四两，煮汤饮之者，恒有效验。愚师其意，对于肺结核之初期，咳嗽吐痰，微带腥臭者，恒用生粉甘草为细末，每服钱半，用金钱花三钱煎汤送下，日服三次，屡屡获效。若肺病已久，或兼吐脓血，可用粉甘草细末三钱，浙贝母、三七细末各钱半，共调和为一日之量，亦用金银花煎汤送下。若觉热者，可再加玄参数钱，煎汤送服。皮黄者名粉甘草，性平不温，用于解毒清火剂中尤良。

己未孟冬，奉天霍乱盛行，官银号总办刘海泉君谓，当拟方登报以救疾苦，愚因拟得两方登之于报，一为急救回生丹，用甘草细末一钱，朱砂细末钱半，冰片三分，薄荷冰（亦名薄荷脑）二分，共调匀，作三次服，约多半点钟服一次。一为卫生防疫宝丹，用甘草细末十两，细辛细末两半，香白芷细末一两，薄荷冰四钱，冰片二钱，水泛为丸，梧桐子大，用朱砂细末三两为衣，每服八十粒，多至一百二十粒。二方在奉天救人多矣。时桓仁友人袁霖普，为直隶故城县尹，致函问方，遂开两方与之。后来信用急救回生丹，施药二百六十剂，即治愈二百六十人，至第二年其处又有霍乱，袁君复将卫生防疫宝丹方制药六大料，治愈千人。二次袁君将其方传遍近处各县，救人尤多。二方中皆重用甘草，则甘草之功用可想也。然其所以如此奏效者，亦多赖将甘草轧细生用，未经蜜炙、水煮耳。诚以暴病传染皆挟有毒气流行，生用则其解毒之力较大，且甘草熟用则补，生用则补中仍有流通之力，故于霍乱相宜也。至于生用能流通之说，可以事实征之。

开原王姓幼童，脾胃虚弱，饮食不能消化，恒吐出，且小便不利，周身漫肿，腹胀大，用生甘草细末与西药百布圣各等分，每服一钱，日三次，数日吐止便通，肿胀皆消。

又铁岭友人魏紫绂，在通辽镇经理储蓄会，其地多甘草，紫绂日以甘草置茶壶中当茶叶冲水饮之，旬日其大小便皆较勤，遂不敢饮。后与愚觌面，为述其事，且问甘草原有补性，何以通利二便？答曰："甘草熟用则补，生用则通，以之置茶壶中虽冲以开水，其性未熟，仍与生用相近故能通也。"

又门生李子博言，曾有一孺子患腹疼，用暖脐膏贴之，后其贴处溃烂，医者谓多饮甘草水可愈。复因饮甘草水过多，小便不利，身肿腹胀，再延他医治之，服药无效。其地近火车站，火车恒装卸甘草，其姊携之拾甘草嚼之，日以为常，其肿胀竟由此而消。观此，则知甘草生用、熟用，其性竟若是悬殊，用甘草者，可不于生熟之间加之意乎？

朱砂解

朱砂味微甘性凉，生于山麓极深之处，为汞五硫一化合而成。硫属阳，汞属阴，为其质为阴阳团结，且又性凉体重，故能养精神、安魂魄、镇惊悸、熄肝风；为其色赤入心，能清心热，使不耗血，故能治心虚怔忡及不眠；为其原质硫汞，皆能消除毒菌，故能治暴病传染、霍乱吐泻；为其色赤为纯阳之色，故能驱除邪祟不祥：为其含汞质甚多，重坠下行，且色赤能入肾，导引肾气上达于心，则阴阳调和，水火既济；目得水火之精气以养其瞳子，故能明目；外用之，又能敷疮疡疥癞诸毒，亦藉其原质为硫汞化合之力也。

邹润安曰：凡药所以致生气于病中，化病气为生气也。凡用药取其禀赋之偏，以救人阴阳之偏胜也。是故药物之性，未有不偏者。徐洄溪曰：药之用，或取其气，或取其味，或取其色，或取其形，或取其质，或取其性情，或取其所生之时，或取其所成之地。愚谓：丹砂则取其质与气与色为用者也。质之刚是阳，内含汞则阴，气之寒是阴，色纯赤则阳，故其义为阳抱阴，阴承阳，禀自先天，不假作为。人之有生以前，两精相搏即有神，神依于精乃有气，有气而后有生，有生而后知识具以成其魂，鉴别昭以成其魄。故凡精气失其所养，则魂魄遂不安，欲养之安之，则舍阴阳紧相抱持，密相承接之丹砂又奚取乎？然谓主身体五脏百病，养精神，安魂魄，益气明目何也？夫固以气寒，非温煦生生之具，故仅能于身体五脏百病中，养精神、安魂魄、益气明目耳。若身体五脏百病中，其不必养精神、安魂魄、益气明目者，则不必用丹砂也。血脉不通者，水中之火不继续也；烦满消渴者，火中之水失滋泽也；中恶腹痛阴阳不相保抱，邪得乘间以入；毒气疥瘘诸疮，阳不畜阴而反灼阴，得惟药之阳抱阴，阴涵阳者治之，斯阳不为阴贼，阴不为阳累，诸疾均可已矣。

按：此为邹氏释《本经》之文，可谓精细入微矣。

壬寅秋月，霍乱流行。友人毛仙阁之侄，受此证至垂危，衣冠既华，舁之床上。仙阁见其仍有微息，遂研朱砂钱许，和童便灌之，其病由此竟愈。又一女子受此病至垂危，医者辞不治，时愚充教员于其处，求为诊治，亦用药无效。适有摇铃卖药者，言能治此证，亦单重用朱砂钱许，治之而愈。愚从此知朱砂善化霍乱之毒菌。至己未在奉天拟得急救回生丹、卫生防疫宝丹两方，皆重用朱砂，治愈斯岁之患霍乱者不胜纪，传之他省亦救人甚夥，可征朱砂之功效神奇矣。然须用天产朱砂方效，若人工所造朱砂（色紫成大块作锭形者，为人工所造朱砂），止可作颜料用，不堪入药。

鸦胆子解（俗名鸭蛋子，即苦参所结之子）

鸦胆子味极苦，性凉，为凉血解毒之要药。善治热性赤痢（赤痢间有凉者），二便因热下血，最能清血分之热及肠中之热，防腐生肌，诚有奇效。愚生平用此药治愈至险之赤痢不胜纪，用时去皮，每服二十五粒，极多至五十粒，白糖水送下。此物囫囵吞服，去皮时仁有破者，去之勿服，服之恐作呕吐。

按：鸦胆子诸家未言治疮解毒，而愚用之以治梅毒及花柳毒淋皆有效验，捣烂醋调敷疔毒，效验异常，洵良药也。

受业张方舆按：鸦蛋子又善治疣，疣即俗所谓瘊子也。以鸭蛋子去皮，取白仁之成实者，杵为末，以烧酒和涂少许，小作疮即愈。予面部生疣，以他法治愈，次年复发，凡三四年后，求治于寿师，师告以此方，按法涂之，二日患处烧烂如莲子大一块，并不觉痛，旋结痂而愈，永不复发。

龙骨解（附：龙齿）

龙骨味淡，微辛，性平，质最黏涩，具有翕收之力（以舌舐之即吸舌不脱，有翕收之力可知），故能收敛元气、镇安精神、固涩滑脱。凡心中怔忡，多汗淋漓，吐血、衄血，二便下血，遗精白浊，大便滑泻，小便不禁，女子崩带，皆能治之。其性又善利痰，治肺中痰饮咳嗽，咳逆上气；其味微辛，收敛之中仍有开通之力，故《本经》谓其主泻利脓血，女子漏下，而又主癥瘕坚结也。龙齿与龙骨性相近，而又饶镇降之力，故《本经》谓主小儿、大人惊痫，癫疾狂走，心下结气，不能喘息也。

龙之为物，历载于上古、中古各书，原可确信其有也。而西人则谓天地间决无此物，所谓龙骨者，乃山矿中之石类。诚如西人之说，则药肆所鬻之龙骨，何以宛有骨节，且有齿与角乎？愚尝与内炼诸道友谈及，而道友之内炼功深者，则谓两眉之间恒自见有阳光外现作金色，仿佛若龙。愚乃恍然悟会，古人所谓尸居龙见者，即此谓也。并悟天地间之所谓龙，原系天地间元阳之气，禀有元阳之灵，即有时得诸目睹，无非元阳之光外现也。然其光有象无质（此《易》所谓在天成象），故龙之飞腾变化，莫可端倪，此《易》之乾卦论纯阳之天德，而取象于龙，使龙实有体质，仍藐然一物耳，岂可以仿天德哉？然气化之妙用，恒阴阳互相应求，龙之飞也，太空之阴云应之，与之化合而成雨；龙之潜也，地下之阴气应之，与之化合而成形（此《易》所谓在地成形），所成之形名为龙骨，实乃龙身之模范也。迨阳气萌动上升，龙之元阳乘时飞去，而其化合所成之形质仍留地中，于是取以入药，最有翕收之力。凡人身阴阳将离，气血滑脱，神魂浮越之证，皆能愈之。以其原为真阴真阳之气化合而成，所以能使人身之阴阳互根，气血相恋，神魂安泰而不飞越也。如谓系他物之骨，久埋地中，得山陇之气化而为石性，若石蟹、石燕者，然而天地间何物之骨，有若是之巨者哉？

徐灵胎曰：龙得天地元阳之气以生，藏时多，见时少，其性至动而能静，故其骨最黏涩，能收敛正气，凡心神耗散、肠胃滑脱之疾皆能已之。且敛正气而不敛邪气，所以仲景于伤寒之邪气未尽者亦用之。

上所录徐氏议论极精微，所谓敛正气而不敛邪气，外感未尽亦可用之者，若仲景之柴胡加龙骨牡蛎汤、桂枝甘草龙骨牡蛎汤诸方是也。愚于伤寒、温病，热实脉虚，心中怔忡，精神骚扰者，恒龙骨与萸肉、生石膏并用，即可随手奏效（有案载萸肉条下可参观）。至其谓龙为元阳之气所生，愚因之则别有会心，天地有元阳，人身亦有元阳，气海中之元气是也。此元气在太极为未判阴阳，包括为先天生生之气即无极也。由此阳气上升而生心，阳气下降而生肾，阴阳判而两仪立矣。心阳也，而中藏血液；肾阴也，而中藏相火，阴中有阳，阳中有阴，而四象成矣。龙为天地之元阳所生，是以元气将涣散者，重用龙骨即能敛住，此同气感应之妙用也。且元气之脱，多由肝经（肝系下与气海相连，故元气之上脱者必由肝经），因肝主疏泄也。夫肝之取象为青龙，亦与龙骨为同气，是以龙骨之性，既能入气海以固元气，更能入肝经以防其疏泄元气，此乃天生妙药，是以《本经》列之上品也。且为其能入肝敛戢肝木，愚于忽然中风肢体不遂之证，其脉甚弦硬者，知系肝火肝风内动，恒用龙骨同牡蛎加于所服药中以敛戢之，至脉象柔和其病自愈，三期七卷有镇肝熄火汤，五期三卷有建瓴汤，皆重用龙骨，方后皆有验案可参观。

陈修园曰：痰水也，随火而上升。龙属阳而潜于海，能引逆上之火、泛滥之水下归其宅，若与牡蛎同用，为治痰之神品，今人止知其性涩以收脱，何其浅也！

王洪绪谓：龙骨宜悬于井中，经宿而后用之。观此，可知龙骨不宜煅用也。愚用龙骨约皆生用，惟治女子血崩，或将流产，至极危时恒用煅者，取其涩力稍胜，以收一时之功也。

牡蛎解

牡蛎味咸而涩，性微凉，能软坚化痰，善消瘰疬，止呃逆，固精，治女子崩带。《本经》谓其主温疟者，因温疟但在足少阳，故不与太阳相并为寒，但与阳明相并为热（此理参观五期一卷，少阳为游部论始明）。牡蛎之生，背西向东，为足少阳对宫之药，有自然感应之理，故能入其经而祛其外来之邪。主惊恚怒气者，因惊则由于胆，怒则由于肝，牡蛎咸寒属水，以水滋木，则肝胆自得其养。且其性善收敛有保合之力，则胆得其助而惊恐自除，其质类金石有镇安之力，则肝得其平而恚怒自息矣。至于筋原属肝，肝不病而筋之或拘或缓者自愈，故《本经》又谓其除拘缓也。

牡蛎所消之瘰疬，即《本经》所谓鼠瘘。《本经》载之，尽人皆能知之，而其所以能消鼠瘘者，非因其咸能软坚也。盖牡蛎之原质，为碳酸钙化合而成，其中含有沃度（亦名海典），沃度者善消瘤赘瘰疬之药也。处方编中消瘰丸下附有验案可参观。

方书谓牡蛎左顾者佳，然左顾右顾辨之颇难，因此物乃海中水气结成，亿万相连，或覆或仰，积聚如山，古人谓之蚝山（蚝即牡蛎）。覆而生者，其背凸，仍覆置之，视其头向左回者为左顾，仰而生者其背凹，仍仰置之，其头亦向左回者为左顾，若不先辨其覆与仰，何以辨其左顾右顾乎？然以愚意测之，若瘰疬在左边者用左顾者佳，若瘰疬在右边者，左顾者亦未必胜于右顾者也。

牡蛎若作丸散，亦可煅用，因煅之则其质稍软，与脾胃相宜也。然宜存性，不可过煅，若入汤剂仍以不煅为佳。

附案　一少年，项侧起一瘰疬，大如茄，上连耳，下至缺盆，求医治疗，言服药百剂，亦不能保其必愈，而其人家贫佣工，为人耘田，不惟无钱买如许多药，即服之亦不暇。然其人甚强壮，饮食甚多，俾于每日三餐之时，先用饭汤送服煅牡蛎细末七八钱，一月之间消无芥蒂。然此惟身体强壮，且善饭者，可如此单服牡蛎。若脾胃稍弱者，即宜佐以健补脾胃之药，不然恐瘰疬未愈，而脾胃先伤，转致成他病也。

石决明解

石决明味微咸，性微凉，为凉肝镇肝之要药。肝开窍于目，是以其性善明目，研细水飞作敷药，能除目外障，作丸散内服，能消目内障（消内障丸散优于汤剂）。为其能凉肝，兼能镇肝，故善治脑中充血作疼作眩晕，因此证多系肝气肝火挟血上冲也。是以愚治脑充血证，恒重用之至两许，其性又善利小便、通五淋，盖肝主疏泄为肾行气，用决明以凉之镇之，俾肝气肝火不妄动自能下行，肾气不失疏泄之常，则小便之难者自利，五淋之涩者自通矣。此物乃鳆甲也，状如蛤，单片附石而生，其边有孔如豌豆，七孔九孔者佳，宜生研作粉用之，不宜煅用。

玄参解

玄参色黑，味甘微苦，性凉多液，原为清补肾经之药，中心空而色白（此其本色，药房多以黑豆皮水染之，则不见其白矣），故又能入肺以清肺家燥热，解毒消火，最宜于肺病结核、肺热咳嗽。《本经》谓其治产乳余疾，因其性凉而不寒，又善滋阴，且兼有补性（凡名参者皆含有补性），故产后血虚生热及产后寒温诸证，热入阳明者用之最宜。愚生平治产后外感实热，其重者用白虎加人参汤以玄参代方中知母，其轻者用拙拟滋阴清胃汤（方载三期八卷，系玄参两半，当归三钱，生杭芍四钱，茅根二钱，甘草钱半），亦可治愈。诚以产后忌用凉药，而既有外感实热，又不得不以凉药清之，惟石膏与玄参，《本经》皆明载治产乳，故敢放胆用之。然用石膏又必加人参以辅之，又不敢与知母并用，至滋阴清胃汤中重用玄参，亦必以四物汤中归、芍辅之，此所谓小心放胆并行不背也。《本经》又谓，玄参能明目，诚以肝开窍于目，玄参能益水以滋肝木，故能明目，且目之所以能视者，在瞳子中神水充足，神水固肾之精华外现者也。以玄参与柏实、枸杞并用，以治肝肾虚而生热，视物不了了者，恒有捷效也。又外感大热已退，其人真阴亏损，舌干无津，胃液消耗，口苦懒食者，愚恒用玄参两许，加潞党参二三钱，连服数剂自愈。

当归解

当归味甘微辛，气香，液浓，性温，为生血活血之主药，而又能宣通气分，使气血各有所归，故名当归。其力能升（因其气厚而温）能降（因其味厚而辛），内润脏腑（因其液浓而甘），外达肌表（因其味辛而温）。能润肺金之燥，故《本经》谓其主咳逆上气；能缓肝木之急，故《金匮》当归芍药散，治妇人腹中诸疼痛；能补益脾血，使人肌肤华泽；生新兼能化瘀，故能治周身麻痹、肢体疼痛、疮疡肿疼；活血兼能止血，故能治吐血衄血（须用醋炒取其能降也），二便下血（须用酒炒取其能升也）；润大便兼能利小便，举凡血虚血枯、阴分亏损之证，皆宜用之。惟虚劳多汗、大便滑泻者，皆禁用。

受业孙静明按：凡治痢疾于消导化滞药中，加当归一二钱，大便时必觉通畅，此足证当归润大便之功效也。

当归之性虽温，而血虚有热者，亦可用之，因其能生血即能滋阴，能滋阴即能退热也。其表散之力虽微，而颇善祛风，因风着人体恒致血痹，血活痹开，而风自去也。至于女子产后受风发搐，尤宜重用当归，因产后之发搐，半由于受风，半由于血虚（血虚不能荣筋），当归既能活血以祛风，又能生血以补虚，是以愚治此等证，恒重用当归一两，少加散风之品以佐之，即能随手奏效。

附案 一少妇，身体羸弱，月信一次少于一次，浸至只来少许，询问治法。时愚初习医未敢疏方，俾每日单用当归八钱煮汁饮之，至期所来经水遂如常，由此可知当归生血之效也。

一人年四十余，得溺血证，自用当归一两酒煮饮之而愈。后病又反复，再用原方不效，求为诊治，愚俾单用去皮鸦胆子五十粒，冰糖化水送下而愈。后其病又反复，再服鸦胆子方两次无效，仍用酒煮当归饮之而愈。夫人犹其人，证犹其证，从前治愈之方，后用之有效有不效者，或因血证之前后凉热不同也，然即此亦可知当归之能止下血矣。

原第四期第三卷

芍药解

芍药味苦微酸，性凉多液（单煮之，其汁甚浓），善滋阴养血，退热除烦，能收敛上焦浮越之热下行自小便泻出，为阴虚有热小便不利者之要药。为其味酸，故能入肝以生肝血；为其味苦，故能入胆而益胆汁；为其味酸而兼苦，且又性凉，又善泻肝胆之热，以除痢疾后重（痢后重者，皆因肝胆之火下迫），疗目疾肿疼（肝开窍于目）。与当归、地黄同用，则生新血；与桃仁、红花同用，则消瘀血；与甘草同用，则调和气血，善治腹疼；与竹茹同用，则善止吐衄；与附子同用，则翕收元阳下归宅窟。惟力近和缓，必重用之始能建功。

芍药原有白、赤二种，以白者为良，故方书多用白芍。至于化瘀血，赤者较优，故治疮疡者多用之，为其能化毒热之瘀血不使溃脓也。白芍出于南方，杭州产者最佳，其色白而微红，其皮则红色又微重。为其色红白相兼，故调和气血之力独优。赤芍出于北方关东三省，各山皆有，肉红皮赤，其质甚粗，若野草之根，故张隐庵、陈修园皆疑其非芍药花根。愚向亦疑之，至奉后因得目睹，疑团方释，特其花叶皆小，且花皆单瓣，其花或粉红或紫色，然无论何色，其根之色皆相同。

附案 一童子年十五六岁，于季春得温病，经医调治，八九日间大热已退，而心犹发热，怔忡莫支，小便不利，大便滑泻，脉象虚数，仍似外邪未净，为疏方用生杭芍二两，炙甘草一两半，煎汤一大碗，徐徐温饮下，尽剂而愈。夫《本经》谓芍药益气，元素谓其止泻利，即此案观之洵不误也。然必以炙草辅之，其功效乃益显。

按：此证原宜用拙拟滋阴清燥汤，原有芍药六钱，甘草三钱，又加生怀山药、滑石各一两，而当时其方犹未拟出，但投以芍药、甘草，幸亦随手奏效。二方之中，其甘草一生用、一炙用者，因一则少用之以为辅佐品，借以调和药之性味，是以生用；一则多用之至两半，借其补益之力以止滑泻，是以炙用，且《伤寒论》原有芍药甘草汤为育阴之妙品，方中芍药、甘草各四两，其甘草亦系炙用也。

邻村黄龙井周宝和，年二十余，得温病，医者用药清解之，旬日其热不退。诊其脉左大于右者一倍，按之且有力。夫寒温之热传入阳明，其脉皆右大于左，以阳明之脉在右也。即传入少阳厥阴，其脉亦右大于左，因既挟有外感实热，纵兼他经，仍以阳明为主也。此证独左大于右，乃温病之变证，遂投以小剂白虎汤（方中生石膏只用五钱），重加生杭芍两半，煎汤两茶杯顿饮之，须臾小便一次甚多，病若失。

邻村霍氏妇，周身漫肿，腹胀小便不利，医者治以五皮饮不效。其脉数而有力，心中常觉发热，知其阴分亏损，阳分又偏盛也。为疏方用生杭芍两半，玄参、滑石、地肤子、甘草各三钱，煎服一剂即见效验，后即方略为加减，连服数剂全愈。

奉天大西关陈某，年四十余，自正月中旬，觉心中发热懒食，延至暮春，其热益甚，常常腹疼，时或泄泻，其脉右部弦硬异常，按之甚实，舌苔微黄。知系外感伏邪，因春萌动，传入胃腑，久而化热，而肝木复乘时令之旺以侮克胃土，是以腹疼且泄泻也。其脉象不为洪实而现弦硬之象者，因胃土受侮，亦从肝木之化也。为疏方用生杭芍、生怀山药、滑石、玄参各一两，甘草、连翘各三钱，煎服一剂，热与腹疼皆愈强半，可以进食，自服药后大便犹下两次，诊其脉象已近和平，遂将方中芍药、滑石、玄参各减半，又服一剂全愈。

奉天宪兵营陈连长夫人，年二十余，于季春得温病，四五日间延为诊治。其证表里俱热，脉象左右皆洪实，腹中时时切疼，大便日下两三次，舌苔厚而微黄，知外感邪热已入阳玥之府，而肝胆乘时令木气之旺，又挟实热以侮克中土，故腹疼而又大便勤也。亦投以前方，加鲜茅根三钱，一剂腹疼便泻即止，又服一剂全愈。观此二案，《伤寒论》诸方，腹痛皆加芍药，不待疏解而自明也。至于茅根入药，必须鲜者方效，若无鲜者可不用。

一妇人年三十许，因阴虚小便不利，积成水肿甚剧，大便亦旬日不通。一老医投以八正散不效，友人高夷清为出方，用生白芍六两，煎汤两大碗，再用生阿胶二两融化其中，俾病人尽量饮之，老医甚为骇疑，夷清力主服之，尽剂而二便皆通，肿亦顿消。后老医与愚睹面为述其事，且问此等药何以能治此等病？答曰：“此必阴虚不能化阳，以致二便闭塞，白芍善利小便，阿胶能滑大便，二药并用又大能滋补真阴，使阴分充足以化其下焦偏盛之阳，则二便自能利也。”

长子荫潮，治一水肿证，其人年六旬，二便皆不通利，心中满闷，时或烦躁，知其阴虚积有内热，又兼气分不舒也。投以生白芍三两，橘红、柴胡各三钱，一剂二便皆通。继服滋阴理气少加利小便之药全愈。

芎䓖解

芎䓖味辛，微苦，微甘，气香窜，性温。温窜相并，其力上升、下降、外达、内透无所不至。故诸家本草多谓其能走泄真气，然无论何药，皆有益有弊，亦视用之何如耳。其特长在能引人身清轻之气上至于脑，治脑为风袭头疼，脑为浮热上冲头疼，脑部充血头疼。其温窜之力，又能通活气血，治周身拘挛，女子月闭无子。虽系走窜之品，为其味微甘且含有津液，用之佐使得宜，亦能生血。

或问：芎䓖治脑为风袭头疼，以其有表散之力也，治浮热上冲头疼，因其能引凉药之力至脑以清热也，二证用芎䓖宜矣，至脑部充血头疼而治以芎䓖，不益引血上行乎？岂为其微苦而有降血下行之力乎？答曰：此理之精微可即化学明之，天地间诸气相并，惟氢气居最上一层，观氢气球在空气之中能自上升是也。人之脑中原多氢气，有时氢气缺乏，诸重浊之气即可乘脑部之空虚而上干，而上行养脑之血，或即因之而逾其常度，此脑充血之所由来也。芎䓖能引脏腑之氢气上达脑部，自能排挤重浊之气下降，而脑部之充血亦即可因之下降，犹无论何气，在氢气中自下沉也，此其所以治脑部充血头疼也。然愚治脑部充血头疼，另有妙方，不必重用芎䓖也。牛膝条下附载治愈之案，可参观。

四物汤中用芎䓖，所以行地黄之滞也。所以治清阳下陷时作寒热也。若其人阴虚火升，头上时汗出者，芎䓖即不宜用。

附案 友人郭省三夫人，产后头疼，或与一方当归、芎䓖各一两煎服即愈。此盖产后血虚兼受风也。愚生平用芎䓖治头疼不过二三钱。曾治一人，年三十余，头疼数年，服药或愈，仍然反复，其脉弦而有力，左关尤甚，知其肝血亏损，肝火炽盛也。投以熟地、柏实各一两，生龙骨、生牡蛎、龙胆草、生杭芍、枸杞各四钱，甘草、芎䓖各二钱，一剂疼止，又服数剂永不反复。又治一人，因脑为风袭头疼，用川芎、菊花各三钱，煎汤服之立愈。

大黄解

大黄味苦，气香，性凉，能入血分，破一切瘀血。为其气香，故兼入气分，少用之亦能调气，治气郁作疼。其力沉而不浮，以攻决为用，下一切癥瘕积聚。能开心下热痰以愈疯狂，降肠胃热实以通燥结，其香窜透窍之力又兼利小便（大黄之色服后入小便，其利小便可知）。性虽趋下而又善清在上之热，故目疼齿疼，用之皆为要药。又善解疮疡热毒，以治疔毒尤为特效之药（疔毒甚剧，他药不效者，当重用大黄以通其大便自愈）。其性能降胃热，并能引胃气下行，故善止吐衄，仲景治吐血、衄血有泻心汤，大黄与黄连、黄芩并用。《本经》谓其能"推陈致新",因有黄良之名。仲景治血痹虚劳,有大黄䗪虫丸,有百劳丸,方中皆用大黄,是真能深悟"推陈致新"之旨者也。

按:《金匮》泻心汤,诚为治吐血、衄血良方,惟脉象有实热者宜之。若脉象微似有热者,愚恒用大黄三钱,煎汤送服赤石脂细末四五钱。若脉象分毫无热,且心中不觉热者,愚恒用大黄细末、肉桂细末各六七分,用开水送服即愈。

凡气味俱厚之药,皆忌久煎,而大黄尤甚,且其质经水泡即软,煎一两沸药力皆出,与他药同煎宜后入,若单用之开水浸服即可,若轧作散服之,一钱之力可抵煎汤者四钱。

大黄之力虽猛,然有病则病当之,恒有多用不妨者。是以治癫狂其脉实者,可用至二两,治疗毒之毒热甚盛者,亦可用至两许。盖用药以胜病为准,不如此则不能胜病,不得不放胆多用也。

愚在籍时,曾至邻县海丰治病,其地有程子河为黄河入海故道,海中之船恒泊其处。其地有杨氏少妇,得奇疾,赤身卧帐中,其背肿热,若有一缕着身,即觉热不能忍,百药无效。后有乘船自南来赴北闱乡试者,精通医术,延为诊视。言系阳毒,俾用大黄十斤,煎汤十碗,放量饮之,数日饮尽,竟霍然全愈。为其事至奇,故附记之。

朴硝、硝石解

朴硝味咸,微苦,性寒,禀天地寒水之气以结晶,水能胜火,寒能胜热,为心火炽盛有实热者之要药。疗心热生痰,精神迷乱,五心潮热,烦躁不眠。且咸能软坚,其性又善消,故能通大便燥结,化一切瘀滞。咸入血分,故又善消瘀血,治妊妇胎殇未下。外用化水点眼,或煎汤熏洗,能明目消翳,愈目疾红肿。《本经》谓炼服可以养生,所谓炼者,如法制为玄明粉,则其性尤良也。然今时之玄明粉,鲜有如法炼制者,凡药房中所鬻之玄明粉多系风化朴硝，其性与朴硝无异。

附案 一少年女子，得疯疾癫狂甚剧，屡次用药皆未能灌下。后为设方，单用朴硝当盐，加于菜蔬中服之，病人不知，月余全愈，因将其方载于《医学衷中参西录》。后法库门生万泽东治一少女疯狂，强灌以药，竟将药碗咬破，仍未灌下。泽东素阅《医学衷中参西录》，知此方，遂用朴硝和鲜莱菔作汤，令病人食之，数日全愈。

奉天清丈局科员刘敷陈，年四十余，得结证，饮食行至下脘，复转而吐出，无论服何药亦如兹，且其处时时切疼，上下不通者已旬日矣。俾用朴硝六两，与鲜莱菔片同煮，至莱菔烂熟捞出，又添生片再煮，换至六七次，约用莱菔七八斤，将朴硝咸味借莱菔提之将尽，余浓汁四茶杯，每次温饮一杯，两点钟一次，饮至三次，其结已开，大便通下。其女公子时患痢疾，俾饮其余，痢疾亦愈。

奉天财政厅科长于允恭夫人，年近五旬，因心热生痰，痰火瘀滞，烦躁不眠，五心潮热，其脉象洪实。遂用朴硝和炒熟麦面炼蜜为丸，三钱重，每丸中约有朴硝一钱，早晚各服一丸，半月全愈。盖人多思虑，则心热气结，其津液亦恒随气结于心下，经心火灼炼而为热痰。朴硝咸且寒，原为心经对宫之药，其咸也属水，力能胜火，而又寒能胜热，且其性善消，又能开结，故以治心热有痰者最宜。至于必同麦面为丸者，以麦为心谷，心脏有病以朴硝泻之，即以麦面补之，补破相济为用，则药性归于和平，而后可久服也。

硝石即焰硝，俗名火硝。味辛微咸，性与朴硝相近，其寒凉之力逊于朴硝，而消化之力胜于朴硝，若与皂矾同用，善治内伤黄疸，消胆中结石、膀胱中结石（即石淋）及钩虫病（钩虫及胆石病，皆能令人成黄疸），处方编中有审定《金匮》硝石矾石散方，可参观。

厚朴解

厚朴味苦辛,性温,治胃气上逆,恶心呕哕,胃气郁结胀满疼痛,为温中下气之要药。为其性温味又兼辛,其力不但下行,又能上升外达,故《本经》谓其主中风伤寒头痛,《金匮》厚朴麻黄汤,用治咳而脉浮。与橘、夏并用,善除湿满;与姜、术并用,善开寒痰凝结;与硝、黄并用,善通大便燥结;与乌药并用,善治小便因寒白浊。味之辛者属金,又能入肺以治外感咳逆;且金能制木,又能入肝,平肝木之横恣以愈胁下焮疼;其色紫而含有油质,故兼入血分,《甄权》谓其破宿血,古方治月闭亦有单用之者。诸家多谓其误服能脱元气,独叶香岩谓"多用则破气,少用则通阳",诚为确当之论。

附案 一少妇因服寒凉开胃之药太过,致胃阳伤损,饮食不化,寒痰瘀于上焦,常常短气,治以苓桂术甘汤加干姜四钱、厚朴二钱,嘱其服后若不觉温暖,可徐徐将干姜加重。后数月见其家人,言干姜加至一两二钱,厚朴加至八钱,病始脱然。问何以并将厚朴加重,谓"初但将干姜加重则服之觉闷,后将厚朴渐加重至八钱,始服之不觉闷,而寒痰亦从此开豁矣"。由是观之,元素谓,寒胀之病,于大热药中兼用厚朴,为结者散之之神药,诚不误也。

愚二十余岁时,于仲秋之月,每至申酉时腹中作胀,后于将作胀时,但嚼服厚朴六七分许,如此两日,胀遂不作。盖以秋金收令太过,致腹中气化不舒,申酉又是金时,是以至其时作胀耳。服厚朴辛以散之,温以通之,且能升降其气化是以愈耳。

愚治冲气上冲,并挟痰涎上逆之证,皆重用龙骨、牡蛎、半夏、赭石诸药以降之、镇之、敛之,而必少用厚朴以宣通之,则冲气痰涎下降,而中气仍然升降自若无滞碍。

麻黄解

麻黄味微苦，性温，为发汗之主药。于全身之脏腑经络，莫不透达，而又以逐发太阳风寒为其主治之大纲。故《本经》谓其主中风伤寒头痛诸证，又谓其主咳逆上气者，以其善搜肺风，兼能泻肺定喘也。谓其破癥瘕积聚者，以其能透出皮肤毛孔之外，又能探入积痰凝血之中，而消坚化瘀之药可偕之以奏效也。且其性善利小便，不但走太阳之经，兼能入太阳之府，更能由太阳而及于少阴（是以伤寒少阴病用之），并能治疮疽白硬、阴毒结而不消。

太阳为周身之外廓，外廓者皮毛也，肺亦主之。风寒袭人，不但入太阳，必兼入手太阴肺经，恒有咳嗽微喘之证。麻黄兼入手太阴为逐寒搜风之要药，是以能发太阳之汗者不仅麻黄，而《伤寒论》治太阳伤寒无汗，独用麻黄汤者，治足经而兼顾手经也。

凡利小便之药，其中空者多兼能发汗，木通、萹蓄之类是也。发汗之药，其中空者多兼能利小便，麻黄、柴胡之类是也。伤寒太阳经病，恒兼入太阳之府（膀胱），致留连多日不解，麻黄治在经之邪，而在府之邪亦兼能治之。盖在经之邪由汗而解，而在府之邪亦可由小便而解，彼后世自作聪明，恒用他药以代麻黄者，于此义盖未之审也。

受风水肿之证，《金匮》治以越婢汤，其方以麻黄为主，取其能祛风兼能利小便也。愚平素临证用其方服药后果能得汗，其小便即顿能利下，而肿亦遂消。特是其方因麻黄与石膏并用，石膏之力原足以监制麻黄，恒有服之不得汗者，今变通其方，于服越婢汤之前，先用白糖水送服西药阿斯必林一瓦半，必能出汗，趁其正出汗时，将越婢汤服下，其汗出必益多，小便亦遂通下。

东人三浦博士，用麻黄十瓦，煎成水一百瓦，为一日之量，分三次服下，治慢性肾炎小便不利及肾脏萎缩。小便不利，用之有效有不效，以其证之凉热虚实不同，不知用他药佐之以尽麻黄之长也。试观《金匮》水气门越婢汤，麻黄辅以石膏，因其脉浮有热也（脉浮故系有风，实亦有热）；麻黄附子汤辅以附子，因其脉沉而寒也。通变化裁，息息与病机相符，是真善用麻黄者矣。

邹润安曰：麻黄之实，中黑外赤，其茎宛似脉络骨节，中央赤外黄白（节上微有白皮），实者先天，茎者后天。先天者物之性，其义为由肾及心；后天者物之用，其义为由心及脾胃。由肾及心，所谓肾主五液入心为汗也，由心及脾胃，所以分布心阳，外至骨节、肌肉、皮毛，使其间留滞无不倾囊出也。故栽此物之地，冬不积雪，为其能伸阳气于至阴之中，不为盛寒所遏耳。

古方中有麻黄，皆先将麻黄煮数沸吹去浮沫，然后纳他药。盖以其所浮之沫发性过烈，去之所以使其性归和平也。

麻黄带节发汗之力稍弱，去节则发汗之力较强，今时用者大抵皆不去节。至其根则纯系止汗之品，本是一物，而其根茎之性若是迥殊，非经细心实验，何以知之？

陆九芝谓：麻黄用数分，即可发汗，此以治南方之人则可，非所论于北方也。盖南方气暖，其人肌肤薄弱，汗最易出，故南方有麻黄不过钱之语。北方若至塞外，气候寒冷，其人之肌肤强厚，若更为出外劳碌，不避风霜之人，又当严寒之候，恒用至七八钱始能汗者。夫用药之道，贵因时、因地、因人，活泼斟酌以胜病为主，不可拘于成见也。

柴胡解

柴胡味微苦，性平，禀少阳生发之气。其气于时为春，于五行为木，故柴胡为足少阳主药，而兼治足厥阴。肝气不舒畅者，此能舒之。胆火甚炽盛者，此能散之。至外感在少阳者，又能助其枢转以透膈升出之。故《本经》谓其主寒热，寒热者少阳外感之邪也。又谓其主心腹肠胃中结气，饮食积聚，诚以五行之理，木能疏土，为柴胡善达少阳之木气，则少阳之气自能疏通胃土之郁，而其结气饮食积聚自消化也。

《本经》柴胡主寒热，山茱萸亦主寒热。柴胡所主之寒热，为少阳外感之邪，若伤寒疟疾是也，故宜用柴胡和解之；山萸肉所主之寒热，为厥阴内伤之寒热，若肝脏虚极忽寒忽热，汗出欲脱是也，故宜用山萸肉补敛之。二证之寒热虽同，而其病因判若天渊，临证者当细审之，用药慎勿误投也。

忆甲戌年，有王凤卜者，德州人，作商津门，病寒热，医者不知其为肝虚之寒热也，以为少阳伤寒，以柴胡、枳实等药投之。服后约半小时，忽全身颠抖不止，怔忡烦乱。急延余治，余持其脉，则手振颤不能循按。问："何以遽尔致此?"曰："因服药使然。"索方视之，曰："此必其肝阴素虚者也。更用柴胡、枳实，劫肝散气，祸不旋踵矣。"因忆寿师之言，乃急取生杭萸肉一两，煎汤送服朱砂细末五分而安。用柴胡者，不可不注意也。受业张方舆谨注。

柴胡非发汗之药，而多用之亦能出汗。小柴胡汤多用之至八两，按今时分量计之，且三分之(古方一煎三服，故可三分)，一剂可得八钱。小柴胡汤中如此多用柴胡者，欲藉柴胡之力升提少阳之邪，以透膈上出也。然多用之又恐其旁行发汗，则上升之力不专，小柴胡汤之去渣重煎，所以减其发汗之力也。

或疑小柴胡汤既非发汗之药，何以《伤寒论》百四十九节服柴胡汤后有汗出而解之语?不知此节文义，原为误下之后服小柴胡汤者说法。夫小柴胡汤系和解之剂，原非发汗之剂，特以误下之后，胁下所聚外感之邪，兼散漫于手少阳三焦，因少阳为游部，手足少阳原相贯彻也。此时仍投以小柴胡和解之，则邪之散漫于三焦者，遂可由手少阳外达之经络作汗而解，而其留于胁下者，亦与之同气相求，借径于手少阳而汗解，故于发热汗出上，特加一却字，言非发其汗而却由汗解也。然足少阳之由汗解原非正路，乃其服小柴胡汤后，胁下之邪欲上升透膈，因下后气虚不能助之透过，而其邪之散漫于手少阳者，且又以同类相招，遂于蓄极之时而开旁通之路,此际几有正气不能胜邪气之势。故必先蒸蒸而振,大有邪正相争之象,而后发热汗出而解,此即所谓战而后汗也。观下后服柴胡汤者,其出汗若是之难,则足少阳之病由汗解,原非正路益可知也。是以愚生平临证,于壮实之人用小柴胡汤时,恒减去人参;向于经医误下之后者,若用小柴胡汤必用人参以助其战胜之力。

用柴胡以治少阳外感之邪,不必其寒热往来也。但知其人纯系外感,而有恶心欲吐之现象,是即病在少阳,欲藉少阳枢转之机透膈上达也。治以小柴胡可随手奏效,此病机欲上者因而越之也。又有其人不见寒热往来,亦并不喜呕,惟频频多吐黏涎,斯亦可断为少阳病,而与以小柴胡汤。盖少阳之去路为太阴湿土。因包脾之脂膜原与板油相近,而板油亦脂膜,又有同类相招之义,此少阳欲传太阴,而太阴湿土之气经少阳之火锻炼,遂凝为黏涎频频吐出,投以小柴胡汤,可断其入太阴之路,俾由少阳而解矣。又柴胡为疟疾之主药,而小心过甚者,谓其人若或阴虚燥热,可以青蒿代之。不知疟邪伏于胁下两板油中,乃足少阳经之大都会,柴胡能入其中,升提疟邪透膈上出,而青蒿无斯力也。若遇阴虚者,或热入于血分者,不妨多用滋阴凉血之药佐之;若遇燥热者,或热盛于气分者,不妨多用润燥清火之药佐之。是以愚治疟疾有重用生地、熟地治愈者,有重用生石膏、知母治愈者,其气分虚者,又有重用参、耆治愈者,然方中无不用柴胡也。

附案 一人年过四旬,胁下焮疼,大便七八日未行,医者投以大承气汤,大便未通而胁下之疼转甚。其脉弦而有力,知系肝气胆火恣盛也。投以拙拟金铃泻肝汤(方载三期四卷,系川楝子五钱,乳香、没药各四钱,三棱、莪术各三钱,甘草一钱)加柴胡、龙胆草各四钱,服后须臾大便通下,胁疼顿愈。审是则《本经》谓"柴胡主肠胃中饮食积聚,推陈致新"者,诚非虚语也。且不但能通大便也,方书通小便亦多有用之者,愚试之亦颇效验。盖小便之下通,必由手少阳三焦，三焦之气化能升而后能降，柴胡不但升足少阳，实兼能升手少阳也。

桂枝解

桂枝味辛微甘，性温，力善宣通，能升大气（即胸之宗气），降逆气（如冲气肝气上冲之类），散邪气（如外感风寒之类）。仲景苓桂术甘汤用之治短气，是取其能升也；桂枝加桂汤用之治奔豚，是取其能降也；麻黄、桂枝、大小青龙诸汤用之治外感，是取其能散也。而《本经》论牡桂（即桂枝），开端先言其主咳逆上气，似又以能降逆气为桂枝之特长，诸家本草鲜有言其能降逆气者，是用桂枝而弃其所长也。又小青龙汤原桂枝、麻黄并用，至喘者去麻黄加杏仁而不去桂枝，诚以《本经》原谓桂枝主吐吸，吐吸即喘也，去桂枝则不能定喘矣。乃医者皆知麻黄泻肺定喘，而鲜知桂枝降气定喘，是不读《本经》之过也。其花开于中秋，是桂之性原得金气而旺，且又味辛属金，故善抑肝木之盛使不横恣。而桂之枝形如鹿角（树形分鹿角蟹爪两种），直上无曲，故又善理肝木之郁使之条达也。为其味甘，故又善和脾胃，能使脾气之陷者上升，胃气之逆者下降，脾胃调和则留饮自除，积食自化。其宣通之力，又能导引三焦下通膀胱，以利小便（小便因热不利者禁用，然亦有用凉药利小便而少加之作向导者），惟上焦有热及恒患血证者忌用。

桂枝非发汗之品，亦非止汗之品，其宣通表散之力，旋转于表里之间，能和营卫、暖肌肉、活血脉，俾风寒自解，麻痹自开，因其味辛而且甘，辛者能散，甘者能补，其功用在于半散半补之间也。故服桂枝汤欲得汗者，必啜热粥，其不能发汗可知。若阳强阴虚者，误服之则汗即脱出，其不能止汗可知。

按：《伤寒论》用桂枝，皆注明去皮，非去枝上之皮也。古人用桂枝，惟取当年新生嫩枝，折视之内外如一，皮骨不分，若见有皮骨可以辨者去之不用，故曰去皮，陈修园之侄鸣岐曾详论之。

附案 一妇人,年二十余,因与其夫反目,怒吞鸦片,已经救愈,忽发喘逆,迫促异常,须臾又呼吸顿停,气息全无,约十余呼吸之顷,手足乱动,似有蓄极之势,而喘复如故,若是循环不已,势近垂危,延医数人皆不知为何病。后愚诊视,其脉左关弦硬,右寸无力,精思良久,恍然悟曰:此必怒激肝胆之火,挟下焦冲气上冲胃气。夫胃气本下行者,因肝胆之火冲之转而上逆,并迫肺气亦上逆,此喘逆迫促所由来也。逆气上干填塞胸膈,排挤胸中大气使之下陷。夫肺悬胸中,以大气为其阖辟之原动力,须臾胸中无大气,即须臾不能呼吸,此呼吸顿停所由来也。迨大气蓄极而通,仍上达胸中鼓动肺脏使得呼吸,逆气遂仍得施其击撞,此又病势之所以循环也。欲治此证,非一药而兼能升陷降逆不为功,遂单用桂枝尖四钱,煎汤饮下,须臾气息调和如常。

徐灵胎谓,受风有热者,误用桂枝则吐血,是诚确当之论。忆曾治一媪,年六旬,春初感冒风寒,投以发表之剂,中有桂枝数钱,服后即愈。其家人为其方灵,贴之壁上。至孟夏,复受感冒,自用其方取药服之,遂致吐血,经医治疗始愈。盖前所受者寒风,后所受者热风,故一则宜用桂枝,一则忌用桂枝,彼用桂枝汤以治温病者可不戒哉!特是徐氏既知桂枝误用可致吐血,而其《洄溪医案》中载,治一妇人外感痰喘证,其人素有血证,时发时止,发则微嗽(据此数语断之,其血证当为咳血),因痰喘甚剧,病急治标,投以小青龙汤而愈。

按:用小青龙汤治外感痰喘,定例原去麻黄加杏仁,而此证则当去桂枝留麻黄,且仿《金匮》用小青龙汤之法,再加生石膏方为稳安。盖麻黄、桂枝皆能定喘,而桂枝动血分,麻黄不动血分,是以宜去桂枝留麻黄,再借石膏凉镇之力以预防血分之妄动,乃为万全之策,而当日徐氏用此方,未言加减,岂略而未言乎?抑用其原方乎?若用其原方,病虽治愈,亦几等孤注之一掷矣。

三七解

三七味苦微甘，性平（诸家多言性温，然单服其末数钱，未有觉温者），善化瘀血，又善止血妄行，为吐衄要药。病愈后不至瘀血留于经络，证变虚劳（凡用药强止其血者，恒至血瘀经络成血痹虚劳）。兼治二便下血，女子血崩，痢疾下血鲜红（宜与鸦胆子并用），久不愈，肠中腐烂，浸成溃疡，所下之痢色紫腥臭，杂以脂膜，此乃肠烂欲穿（三七能化腐生新，是以治之）。为其善化瘀血，故又善治女子癥瘕、月事不通，化瘀血而不伤新血，允为理血妙品。外用善治金疮，以其末敷伤口，立能血止疼愈。若跌打损伤、内连脏腑、经络作疼痛者，外敷内服奏效尤捷，疮疡初起肿疼者，敷之可消（当与大黄末等分，醋调敷）。至《本草备要》所谓，近出一种叶似菊艾而劲厚有歧尖，茎有赤棱，夏秋开花，花蕊如金丝，盘纽可爱，而气不香，根小如牛蒡，味甘，极易繁衍，云是三七，治金疮折伤血病甚效者，是刘寄奴非三七也。

附案 本邑留坛庄高姓童子，年十四五岁，吐血甚剧，医治旬日无效，势甚危急。仓猝遣人询方，俾单用三七末一两，分三次服下，当日服完，其血立止。

本庄黄氏妇，年过四旬，因行经下血不止，彼时愚甫弱冠，为近在比邻，延为诊视，投以寻常治血崩之药不效，病势浸至垂危。后延邻村宿医高鲁轩，投以傅青主女科中治老妇血崩方，一剂而愈。其方系黄芪、当归各一两，桑叶十四片，煎汤送服三七细末三钱。后愚用此方治少年女子血崩亦效，惟心中觉热，或脉象有热者，宜加生地黄一两。

奉天大东关王姓少年，素患吐血，经医调治已两月不吐矣。而心中发闷、发热、时觉疼痛、廉于饮食，知系吐血时医者用药强止其血，致留瘀血为恙也。为疏方用滋阴、养血、健胃、利气之品，煎汤送服三七细末二钱，至二煎仍送服二钱，四剂后又复吐血，色多黑紫,然吐后则闷热疼痛皆减,知为吉兆,仍与前方,数剂后又吐血一次,其病从此竟愈,此足征三七化瘀之功也。

邻村张马村雇一牧童,夏日牧牛田间,众牧童嬉戏,强屈其项背,纳头裤中,倒缚其手,戏名为看瓜。后经人救出,气息已断。为盘膝坐,捶其腰背,多时方苏,惟觉有物填塞胸膈,压其胸中大气,妨碍呼吸,剧时气息仍断,目翻身挺。此必因在裤中闷极之时,努挣不出,热血随努挣之气上溢而停于膈上也。俾单用三七细末三钱,开水送服,两次全愈。

按:三七之性,既善化血,又善止血,人多疑之,然有确实可征之处。如破伤流血者,用三七末擦之则其血立止,是能止血也;其破处已流出之血,着三七皆化为黄水,是能化血。

滑石解

滑石色白味淡,质滑而软,性凉而散。《本经》谓其主身热者,以其微有解肌之力也;谓其主癃闭者,以其饶有淡渗之力也。且滑者善通窍络,故又主女子乳难;滑而能散,故又主胃中积聚。因热小便不利者,滑石最为要药。若寒温外感诸证,上焦燥热,下焦滑泻无度,最为危险之候,可用滑石与生山药各两许,煎汤服之,则上能清热,下能止泻,莫不随手奏效(有案附载于山药条下可参观)。又外感大热已退而阴亏脉数不能自复者,可于大滋真阴药中(若熟地黄、生山药、枸杞之类)少加滑石,则外感余热不至为滋补之药逗留,仍可从小便泻出,则其病必易愈。若与甘草为末(滑石六钱,甘草一钱,名六一散,亦名天水散)服之,善治受暑及热痢;若与赭石为末服之,善治因热吐血衄血;若其人蕴有湿热,周身漫肿,心腹膨胀,小便不利者,可用滑石与土狗研为散服之,小便通利肿胀自消;至内伤阴虚作热,宜用六味地黄汤以滋阴者,亦可少加滑石以代苓、泽,则退热较速。盖滑石虽为石类,而其质甚软,无论汤剂丸散,皆与脾胃相宜,故可加于六味汤中以代苓、泽。

其渗湿之力，原可如苓、泽行熟地之滞泥，而其性凉于苓、泽，故又善佐滋阴之品以退热也。

天水散为河间治暑之圣药，最宜于南方暑证。因南方暑多挟湿，滑石能清热兼能利湿，又少加甘草以和中补气（暑能伤气），是以用之最宜。若北方暑证，不必兼湿，甚或有兼燥，再当变通其方，滑石、生石膏各半，与甘草配制，方为适宜。

牛膝解

牛膝味甘微酸，性微温，原为补益之品，而善引气血下注，是以用药欲其下行者，恒以之为引经。故善治肾虚腰疼、腿疼，或膝疼不能屈伸，或腿痿不能任地，兼治女子月闭血枯，催生下胎。又善治淋疼，通利小便，此皆其力善下行之效也。然《别录》又谓其除脑中痛，时珍又谓其治口疮齿痛者何也？盖此等证，皆因其气血随火热上升所致，重用牛膝引其气血下行，并能引其浮越之火下行，是以能愈也。愚因悟得此理，用以治脑充血证，伍以赭石、龙骨、牡蛎诸重坠收敛之品，莫不随手奏效，治愈者不胜纪矣。为其性专下注，凡下焦气化不固，一切滑脱诸证皆忌之。此药怀产者佳，川产者有紫白两种色，紫者佳。

附案 在辽宁时，曾治一女子师范女教员，月信期年未见，方中重用牛膝一两，后复来诊，言服药三剂月信犹未见，然从前曾有脑中作疼病，今服此药脑中清爽异常，分毫不觉疼矣。愚闻此言，乃知其脑中所以作疼者，血之上升者多也。今因服药而不疼，想其血已随牛膝之引而下行，遂于方中加䗪虫五枚，连服数剂，月信果通。

友人袁霖普君，素知医，时当季春，牙疼久不愈，屡次服药无效。其脉两寸甚实，俾用怀牛膝、生赭石各一两，煎服后，疼愈强半，又为加生地黄一两，又服两剂，遂霍然全愈。

远志解

远志味酸微辛，性平，其酸也能阖，其辛也能辟，故其性善理肺，能使肺叶之阖辟纯任自然，而肺中之呼吸于以调，痰涎于以化，即咳嗽于以止矣。若以甘草辅之，诚为养肺要药。至其酸敛之力，入肝能敛戢肝火，入肾能固涩滑脱，入胃又能助生酸汁，使人多进饮食，和平纯粹之品，夫固无所不宜也。若用水煎取浓汁，去渣重煎，令其汁浓若薄糊，以敷肿疼疮疡及乳痈甚效，若恐其日久发酵，每一两可加硼砂二钱溶化其中。愚初次细嚼远志尝之，觉其味酸而实兼有矾味，西人谓其含有林檎酸，而林檎酸中固无矾也。后乃因用此药，若末服至二钱可作呕吐，乃知其中确含有矾味，因悟矾能利痰，其所以能利痰者，亦以其含有矾味也。矾能解毒，《纲目》谓其解天雄、附子、乌头毒，且并能除疮疡肿疼者，亦以其兼有矾味也。是以愚用此药入汤剂时，未尝过二钱，恐多用之亦可作呕吐也。

龙胆草解

龙胆草味苦微酸，性寒，色黄属土，为胃家正药。其苦也，能降胃气、坚胃质；其酸也，能补益胃中酸汁、消化饮食。凡胃热气逆，胃汁短少，不能食者，服之可以开胃进食，西人浑以健胃药称之，似欠精细。为其微酸属木，故又能入胆肝，滋肝血，益胆汁，降肝胆之热使不上炎，举凡目疾、吐血、衄血、二便下血、惊病、眩晕，因肝胆有热而致病者，皆能愈之。其泻肝胆实热之力，数倍于芍药，而以敛戢肝胆虚热，固不如芍药也。

半夏解

半夏味辛，性温，有毒，凡味辛之至者，皆禀秋金收降之性，故力能下达，为降胃安冲之主药。为其能降胃安冲，所以能止呕吐，能引肺中、胃中湿痰下行，纳气定喘。能治胃气厥逆，吐血、衄血（《内经》谓阳明厥逆衄呕血，阳明厥逆，即胃气厥逆也）。惟药房因其有毒，皆用白矾水煮之，相制太过，毫无辛味，转多矾味，令人呕吐，即药房所鬻之清半夏中亦有矾，以之利湿痰犹可，若以止呕吐及吐血、衄血，殊为非宜。愚治此等证，必用微温之水淘洗数次，然后用之。然屡次淘之则力减，故须将分量加重也。

附案 愚因药房半夏制皆失宜，每于仲春、季秋之时，用生半夏数斤，浸以热汤，日换一次，至旬日，将半夏剖为两瓣，再入锅中，多添凉水煮一沸，速连汤取出，盛盆中，候水凉，净晒干备用。偶有邻村王姓童子，年十二三岁，忽晨起半身不能动转，其家贫无钱购药，赠以自制半夏，俾为末每服钱半，用生姜煎汤送下，日两次，约服二十余日，其病竟愈。盖以自制半夏辛味犹存，不但能利痰，实有开风、寒、湿痹之力也。

东洋野津猛男曰：英国军医官阿来甫屡屡吐，绝食者久矣。其弟与美医宁马氏协力治疗之，呕吐卒不止，乞诊于余，当时已认患者为不起之人，但求余一决其死生而已。宁马氏等遂将患者之证状及治疗之经过一一告余。余遂向两氏曰：余有一策，试姑行之。遂辞归检查汉法医书，制小半夏加茯苓汤，贮瓶令其服用，一二服后奇效忽显，数日竟回复原有之康健。至今半夏浸剂，遂为一种之镇呕剂，先行于医科大学，次及于各病院与医家。

按：此证若用大半夏汤加赭石尤效，因吐久则伤津、伤气，方中人参能生津补气，加赭石以助之，力又专于下行也。若有热者，可再加天冬佐之，若无自制半夏，可用药房清半夏两许，淘净矾味入煎。

栝蒌解

栝蒌味甘，性凉。能开胸间及胃口热痰，故仲景治结胸有小陷胸汤，栝蒌与连、夏并用；治胸痹有栝蒌薤白等方，栝蒌与薤、酒、桂、朴诸药并用。若与山甲同用,善治乳痈(栝蒌两个,山甲二钱煎服);若与赭石同用,善止吐衄(栝蒌能降胃气、胃火,故治吐衄);若但用其皮,最能清肺、敛肺、宁嗽、定喘(须用新鲜者方效);若但用其瓤(用温水将瓤泡开,拣出仁,余煎一沸,连渣服之)最善滋阴、润燥、滑痰、生津;若但用其仁(须用新炒熟者,捣碎煎服),其开胸降胃之力较大,且善通大便。

附案 邻村高鲁轩,邑之宿医也。甲午仲夏,忽来相访,言第三子年十三岁,于数日之间,痰涎郁于胸中,烦闷异常,剧时气不上达,呼吸即停,目翻身挺,有危在顷刻之状。连次用药,分毫无效,敢乞往为诊视,施以良方。时愚有急务未办,欲迟数点钟再去,彼谓此病已至极点,若稍迟延恐无及矣。于是遂与急往诊视,其脉关前浮滑,舌苔色白,肌肤有热,知其为温病结胸,其家自设有药房,俾用栝蒌仁四两,炒熟(新炒者其气香而能通)、捣碎,煎汤两茶盅,分两次温饮下,其病顿愈。隔数日,其邻高姓童子,是愚表侄,亦得斯证,俾用新炒蒌仁三两,苏子五钱,煎服,亦一剂而愈。盖伤寒下早成结胸,温病未经下亦可成结胸,有谓栝蒌力弱,故小陷胸汤中必须伍以黄连,半夏始能建功者,不知栝蒌力虽稍弱,重用之则转弱为强,是以重用至四两,即能随手奏效,挽回人命于顷刻也。

天花粉解

天花粉栝蒌根也,色白而亮者佳,味苦微酸,性凉而润,清火生津,为止渴要药(《伤寒论》小柴胡汤,渴者去半夏加栝蒌根,古方书治消渴亦多用之)。为其能生津止渴,故能润肺,化肺中燥痰,宁肺止嗽,治肺病结核。又善通行经络,解一切疮家热毒,疔痈初起者,与连翘、山甲并用即消;疮疡已溃者,与黄耆、甘草(皆须用生者)并用,更能生肌排脓,即溃烂至深旁串他处,不能敷药者,亦可自内生长肌肉,徐徐将脓排出(有案附载黄耆条下可参观)。大凡藤蔓之根，皆能通行经络，而花粉又性凉解毒，是以有种种功效也。

干姜解

干姜味辛，性热，为补助上焦、中焦阳分之要药。为其味至辛，且具有宣通之力，与厚朴同用，治寒饮杜塞胃脘，饮食不化；与桂枝同用，治寒饮积于胸中，呼吸短气；与黄耆同用，治寒饮渍于肺中，肺痿咳嗽；与五味子同用，治感寒肺气不降，喘逆迫促；与赭石同用，治因寒胃气不降，吐血衄血；与白术同用，治脾寒不能统血，二便下血，或脾胃虚寒，常作泄泻；与甘草同用，能调其辛辣之味，使不刺激，而其温补之力转能悠长。《本经》谓其逐风湿痹，指风、湿、痹之偏于寒者而言也，而《金匮》治热瘫痫，亦用干姜，风引汤中与石膏、寒水石并用者是也。此乃取其至辛之味，以开气血之凝滞也。有谓炮黑则性热，能助相火者，不知炮之则味苦，热力即减，且其气轻浮，转不能下达，观后所引陈氏释《本经》之文自明。

陈修园曰："干姜气温，禀厥阴风木之气，若温而不烈，则气归平和而属土矣。味辛得阳明燥金之味，若辛而不偏，则金能生水而转润矣，故干姜为脏寒之要药也。胸中者肺之分也，肺寒则金失下降之性，气壅于胸中而满也；满则气上，所以咳逆上气之证生焉；其主之者辛散温行也。中者土也，土虚则寒，而此能温之，止血者（多指下血而言，若吐血、衄血亦间有因寒者，必与赭石同用方妥），以阳虚阴必走，得暖则血自归经也。出汗者，辛温能发散也；逐风湿痹者，治寒邪之留于筋骨也；治肠澼下利者，除寒邪之陷于肠胃也。以上诸主治，皆取其雄烈之用，如孟子所谓刚大浩然之气，塞乎天地之间也。生则辛味浑全，故又申言之曰，生者尤良。即《金匮》治肺痿用甘草干姜汤，自注炮用，以肺虚不能骤受过辛之味，炮之使辛味稍减，亦一时之权宜，非若后世炮黑炮炭，全失姜之本性也。”

徐灵胎曰：“凡味厚之药主守，气厚之药主散，干姜气味俱厚，故散而能守。夫散不全散，守不全守，则旋转于经络脏腑之间，驱寒、除湿、和血、通气所必然矣，故性虽猛峻，不妨服食。”

附案 愚在沧州贾官屯张寿田家治病，见有制丸药器具，问用此何为？答谓：“舍妹日服礞石滚痰丸，恐药铺治不如法，故自制耳。”愚曰：“礞石滚痰丸，原非常服之药，何日日服之？”寿田谓：“舍妹素多痰饮，杜塞胃脘作胀满，一日不服滚痰丸，即不欲进食，今已服月余，亦无他变，想此药与其气质相宜耳。”愚再三驳阻，彼终不以为然。后隔数月，迎愚往为诊治，言从前服滚痰丸饮食加多，继则饮食渐减，后则一日不服药即不能进食，今则服药亦不能进食，日仅一餐，惟服稀粥少许，且时觉热气上浮，耳鸣欲聋。脉象浮大，按之甚软，知其心肺阳虚，脾胃气弱，为服苦寒攻泻之药太过，故病证脉象如斯也。拟治以理饮汤（方在三期三卷，系干姜五钱，于术四钱，桂枝尖、生杭芍、茯苓片、炙甘草各二钱，陈皮、厚朴各钱半）。寿田谓：“从前医者用桂、附，即觉上焦烦躁不能容受。”愚曰：“桂、附原非正治心肺脾胃之药，况又些些用之，病重药轻，宜其不受。若拙拟理饮汤，与此证针芥相投，服之必效。若畏其药不敢轻服，单用干姜五钱试服亦可。”于斯遂单将干姜五钱煎服，耳即不鸣，须臾觉胸次开通，可以进食。继投以理饮汤，服数剂后，心中转觉甚凉，遂将干姜改用一两，甘草、厚朴亦稍加多，连服二十余剂全愈。

一妇人年四十许，上焦满闷烦躁，思食凉物，而偶食之则满闷益甚，且又黎明泄泻，日久不愈，心腹浸形膨胀，脉象弦细而迟。知系寒饮结胸，阻塞气化，欲投以理饮汤。病家闻而迟疑，亦俾先煎干姜数钱服之，胸中烦躁顿除。为其黎明泄泻，遂将理饮汤去厚朴、白芍，加生鸡内金钱半，补骨脂三钱，连服十剂，诸病皆愈。

一妇人年近五旬，常觉短气，饮食减少，屡延医服药，或投以宣通,或投以升散,或投以健补脾胃兼理气之品,皆分毫无效。浸至饮食日减,羸弱不起,奄奄一息,病家亦以为不治之证。后闻愚在邻村屡救危险之证,延为诊视。其脉弦细欲无,频吐稀涎,心中觉有物杜塞,气不上达,知为寒饮凝结。投以理饮汤,方中干姜改用七钱,连服三剂,胃口开通,又觉呼吸无力,遂于方中加生黄耆三钱,连服十余剂全愈。

一妇人年四十许,胸中常觉满闷发热,或旬日或浃辰之间必大喘一两日,医者用清火理气之药,初服稍效,久服病转增剧。其脉沉细,几不可见,病家问系何病因,愚曰:"此乃心肺阳虚,不能宣通脾胃,以致多生痰饮也。人之脾胃属土,若地舆然,心肺居临其上,正当太阳部位(膈上属太阳经,观《伤寒论·太阳篇》自知),其阳气宣通敷布,若日丽中天,暖光下照,而胃中所纳水谷,实藉其阳气宣通之力,以运化精微而生气血,传送渣滓而为二便,清升浊降,痰饮何由而生?惟心肺阳虚,不能如离照当空,脾胃即不能藉其宣通之力以运化传送,于是饮食停滞胃口,若大雨之后阴雾连旬,遍地污淖不能干渗而痰饮生矣。痰饮既生,日积月累,郁满上焦则作闷,渍满肺窍则作喘,阻遏心肺,阳气不能四布则作热。或逼阳气外出则周身发热,迫阳气上浮则目眩耳聋。医者不知病源,犹用凉药清之,勿怪其久而增剧也。"病家甚韪愚言,遂为开理饮汤方,服一剂心中热去,数剂后转觉凉甚,遂去芍药,连服二十余剂,胸次豁然,喘不再发。

岁在壬寅,训蒙于邑北境刘仁村庄,愚之外祖家也。有学生刘玉良者,年十三岁,一日之间,衄血四次,诊其脉甚和平,询其心中不觉凉热。为衄血之证,热者居多,且以童子少阳之体,时又当夏令,遂略用清凉止血之品,衄益甚,脉象亦现微弱。知其胃气因寒不降,转迫血上溢而为衄也(《内经》谓:阳明厥逆,衄呕血),投以温降汤(方载三期二卷,系干姜、白术、清半夏各三钱,生怀山药六钱,生赭石细末四钱,生杭芍、生姜各二钱,厚朴钱半),一剂即愈。

又有他学校中学生,年十四岁,吐血数日不愈。其吐血之时,多由于咳嗽,诊其脉象迟濡,右关尤甚。疑其脾胃虚寒,不能运化饮食,询之果然。盖吐血之证,多由于胃气不降,饮食不能运化。胃气即不能下降,咳嗽之证,多由于痰饮入肺,饮食迟于运化,又必多生痰饮,因痰饮而生咳嗽,因咳嗽而气之不降者,更转而上逆,此吐血之所由来也。亦投以温降汤,一剂血止,接服数剂,饮食运化,咳嗽亦愈。

近在沈阳医学研究社,与同人论吐血、衄血之证,间有因寒者,宜治以干姜。社友李子林谓从前小东关有老医徐敬亭者,曾用理中汤治愈历久不愈之吐血证,是吐血证诚有因胃寒者之明征也。然徐君但知用理中汤以暖胃补胃,而不知用赭石、半夏佐之,以降胃气,是处方犹未尽善也。特是药房制药多不如法,虽清半夏中亦有矾,以治血证吐证,必须将矾味用微温之水淘净,然淘时必于方中原定之方量外加多数钱淘之,以补其淘去矾味所减之分量及所减之药力。

邻村高边务高某,年四十余,小便下血,久不愈。其脉微细而迟,身体虚弱恶寒,饮食减少。知其脾胃虚寒,中气下陷,黄坤载所谓血之亡于便溺者,太阴不升也。为疏方,干姜、于术各四钱,生山药、熟地各六钱,乌附子、炙甘草各三钱,煎服一剂血见少,连服十余剂全愈。

生姜解

将鲜姜种于地中,秋后剖出,去皮晒干为干姜;将姜上所生之芽种于地中,秋后剖出其当年所生之姜为生姜。是以干姜为母姜,生姜为子姜,干姜老而生姜嫩也。为生姜系嫩姜,其味之辛、性之温,皆亚于干姜,而所具生发之气则优于干姜,故能透表发汗。与大枣同用,善和营卫,盖藉大枣之甘缓,不使透表为汗,惟旋转于营卫之间,而营卫遂因之调和也。其辛散之力,善开痰理气，止呕吐，逐除一切外感不正之气。若但用其皮，其温性稍减，又善通利小便。能解半夏毒及菌蕈诸物毒。食料中少少加之，可为健胃进食之品。孕妇食之，令儿生歧指。疮家食之，致生恶肉，不可不知。

附子、乌头、天雄解

附子味辛，性大热，为补助元阳之主药，其力能升能降，能内达能外散，凡凝寒锢冷之结于脏腑、着于筋骨、痹于经络血脉者，皆能开之、通之。而温通之中，又大具收敛之力，故治汗多亡阳（汗多有亡阳、亡阴之殊，亡阳者身凉，亡阴者身热，临证时当审辨。凉亡阳者，宜附子与萸肉、人参并用；热亡阴者，宜生地与萸肉、人参并用），肠冷泄泻，下焦阳虚阴走，精寒自遗，论者谓善补命门相火，而服之能使心脉跳动加速，是于君相二火皆能大有补益也。

种附子于地，其当年旁生者为附子，其原种之附子则成乌头矣。乌头之热力减于附子，而宣通之力较优，故《金匮》治历节风有乌头汤；治心痛彻背、背痛彻心有乌头赤石脂丸；治寒疝有乌头煎、乌头桂枝汤等方。若种后不旁生附子，惟原种之本长大，若蒜之独头无瓣者，名谓天雄，为其力不旁溢，故其温补力更大而独能称雄也。今药房中所鬻之乌附子，其片大而且圆者即是天雄，而其黑色较寻常附子稍重，盖因其力大而色亦稍变也。附子、乌头、天雄，皆反半夏。

陈修园曰：附子主寒湿，诸家俱能解到，而仲景用之，则化而不可知之谓神。且夫人之所以生者阳也，亡阳则死。亡字分二音，一无方切，音忘，逃也，即《春秋传》“出亡”之义；一微夫切，音无，无也，《论语》“亡而为有”，《孟子》“问有余，曰亡矣”之义也。误药大汗不止为亡阳，如唐之幸蜀，仲景用四逆汤、真武汤等法以迎之；吐利厥冷为亡阳，如周之守府，仲景用通脉四逆汤、姜附汤以救之。且太阳之标阳外呈而发热，附子能使之交于少阴而热已，少阴之神机病，附子能使自下而上而脉生，周身通达而厥愈。合苦甘之芍、草而补虚，合苦淡之苓、芍而温固，玄妙不能尽述。

按：其立法与《本经》之说不同，岂仲景之创见欤？然《本经》谓气味辛温有大毒七字，仲景即于此悟出附子大功用。温得东方风木之气，而温之至则为热，《内经》所谓"少阴之上君火主之"是也；辛为西方燥金之味，而辛之至则反润，《内经》所谓"辛以润之"是也。凡物性之偏处则毒，偏而至于无可加处则大毒，因大毒二字，知附子之温为至极，辛为至极也。仲景用附子之温有二法，杂于苓、芍、甘草中，杂于地黄、泽泻中，如冬日可受补虚法也。佐以姜、桂之热，佐以麻、辛之雄，如夏日可畏救阳法也。用附子之辛又有三法：桂枝附子汤、桂枝附子去桂加白术汤、甘草附子汤，辛燥以祛除风湿也。附子汤、芍药甘草附子汤，辛润以温补水脏也；若白通汤、通脉四逆汤、加人尿猪胆汁汤，则取西方秋收之气，得复元阳而有大封大固之妙矣。

邹润安曰："乌头老阴之生育已竟者也；天雄孤阳之不能生育者也；附子即乌头、天雄之种，含阴苞阳者也。老阴生育已竟者，其中空以气为用。孤阳不能生育者，其中实以精为用。气主发散，精主敛藏。发散者能外达腠理，故主中风恶风，洗洗出汗，咳逆上气；敛藏者能内入筋骨，故主历节疼痛，拘挛缓急，筋骨不强，身重不能行步。而味辛性锐，两物略同，故除风、寒、湿痹，破积聚邪气之功亦同。附子则兼备二气，内充实，外强健，且其物不假系属，以气相贯而生，故上则风寒咳逆上气，中则癥坚积聚血瘕，下则寒湿痿躄拘挛膝痛不能行步，无一不可到，无一不能治，惟其中畜二物之精，斯能兼擅二物之长，其用较二物为广矣。凡物之性阳者上浮，而附子独能使火就下者，其义何居？盖譬之爇烛两条，使上下参相直，先熄下烛之火，则必有浓烟一缕自烛心直冲，而比抵上烛，则上烛分火随烟倏下，下烛复烧，附子味辛烈而气雄健，又偏以气为用，确与火后浓烟略无殊异，能引火下归，固其宜矣。

惟恐在下膏泽已竭，火无所钟，反能引在上之火升腾飞越耳。故夫膏饶则火聚，火聚则蒸腾变化莫不由是而始矣。”

附案 一少妇上焦满闷、烦躁，不能饮食，绕脐板硬，月信两月未见。其脉左右皆弦细。仲景谓双弦者寒，偏弦者饮，脉象如此，其为上有寒饮、下有寒积无疑。其烦躁者腹中寒气充溢，迫其元阳浮越也。投以理饮汤（方载干姜解下），去桂枝，加附子三钱，方中芍药改用五钱，一剂满闷、烦躁皆见愈。又服一剂能进饮食，且觉腹中凉甚，遂去芍药，将附子改用五钱，后来又将干姜减半，附子加至八钱，服逾十剂，大便日行四五次，所下者多白色冷积，汤药仍日进一剂，如此五日，冷积泻尽，大便自止。再诊其脉，见有滑象，尺部较甚，疑其有妊，俾停药勿服，后至期果生子。夫附子原有损胎之说，此证服附子如此之多，而胎固安然无恙，诚所谓“有故无殒，亦无殒也”。

肉桂解

肉桂味辛而甘，气香而窜，性大热纯阳。为其为树身近下之皮，故性能下达，暖丹田、壮元阳、补相火。其色紫赤，又善补助君火，温通血脉，治周身血脉因寒而痹，故治关节腰肢疼痛及疮家白疽。木得桂则枯，且又味辛属金，故善平肝木，治肝气横恣多怒。若肝有热者，可以龙胆草、芍药诸药佐之。《本经》谓其为诸药之先聘通使，盖因其香窜之气内而脏腑筋骨，外而经络腠理，倏忽之间莫不周遍，故诸药不能透达之处，有肉桂引之，则莫不透达也。

按：附子、肉桂皆气味辛热，能补助元阳，然至元阳将绝，或浮越脱陷之时，则宜用附子而不宜用肉桂。诚以附子但味厚，肉桂则气味俱厚，补益之中实兼有走散之力，非救危扶颠之大药，观仲景《伤寒论》少阴诸方，用附子而不用肉桂可知也。

附案 奉天警务处长王连波夫人，年三十许，咳嗽痰中带血，剧时更大口吐血，常觉心中发热，其脉一分钟九十至，按之不实，投以滋阴宁嗽降火之药不效。因思此证若用药专止其嗽,嗽愈其吐血亦当愈。遂用川贝两许,煎取清汤四茶杯,调入生山药细末一两,煮作稀粥,俾于一日之间连进二剂,其嗽顿止,血遂不吐。数日后,证又反复,自言夜间睡时常作恼怒之梦,怒极或梦中哭泣,醒后必然吐血。据所云云,其肝气必然郁遏.遂改用舒肝泻肝之品,而以养肝镇肝之药辅之,数剂病稍轻减,而犹间作恼怒之梦,梦后仍复吐血。再四踌躇,恍悟平肝之药以肉桂为最要,因肝属木,木得桂则枯也,而单用之则失于热;降胃止血之药以大黄为最要,胃气不上逆,血即不逆行也,而单用之又失于寒。若二药并用,则寒热相济,性归和平,降胃平肝,兼顾无遗。况俗传原有用此二药为散治吐衄者,用于此证,当有捷效,若再以重坠之药辅之,则力专下行,其效当更捷也。遂用大黄、肉桂细末各一钱和匀,更用生赭石细末六钱,煎汤送下,吐血顿愈,恼怒之梦亦无矣,即此观之,肉桂真善于平肝哉!

济南金姓,寓奉天大西关月窗胡同,得吐血证甚剧,屡次服药无效。其人正当壮年,身体亦强壮,脉象有力,遂用大黄末二钱,肉桂末一钱,又将赭石细末六钱,和于大黄、肉桂末中,分三次用开水送服,病顿愈。后其方屡试皆效,遂将其方载于三期二卷,名秘红丹,并附有治验之案可参观。

知母解

知母味苦,性寒,液浓而滑,其色在黄白之间。故能入胃以清外感之热,伍以石膏可名白虎(二药再加甘草、粳米和之,名白虎汤,治伤寒温病热入阳明);入肺以润肺金之燥,而肺为肾之上源,伍以黄柏兼能滋肾(二药少加肉桂向导,名滋肾丸),治阴虚不能化阳,小便不利。为其寒而多液,故能壮水以制火,治骨蒸劳热,目病胬肉遮掩白睛;为其液寒而滑,有流通之性,故能消疮疡热毒肿疼。《本经》谓主消渴者,以其滋阴壮水而渴自止也。谓其主肢体浮肿者,以其寒滑能通利水道而肿自消也。谓其益气者,以其能除食气之壮火而气自得其益也。

知母原不甚寒,亦不甚苦,尝以之与黄芪等分并用,即分毫不觉凉热,其性非大寒可知。又以知母一两加甘草二钱煮饮之,即甘胜于苦,其味非大苦可知。寒苦皆非甚大,而又多液,是以能滋阴也。有谓知母但能退热,不能滋阴者,犹浅之乎视知母也。是以愚治热实脉数之证,必用知母,若用黄耆补气之方,恐其有热不受者,亦恒辅以知母,惟有液滑能通大便,其人大便不实者忌之。

天门冬解

天冬味甘微辛,性凉,津液浓厚滑润,其色黄兼白。能入肺以清燥热,故善利痰宁嗽;入胃以消实热,故善生津止渴。津浓液滑之性,能通利二便,流通血脉,畅达经络,虽为滋阴之品,实兼能补益气分。

《本经》谓:“天冬主暴风湿偏痹,强骨髓二语。”经后世注解,其理终未透彻。愚尝嚼服天门冬毫无渣滓,尽化津液,且觉兼有人参气味,盖其津浓液滑之中,原含有生生之气,犹人之积精以化气也。其气挟其浓滑之津液以流行于周身,而痹之偏于半身者可除,周身之骨得其濡养而骨髓可健。且入药者为天冬之根,乃天冬之在内者也;其外生之蔓多有逆刺,若无逆刺者,其皮又必涩而戟手,天冬之物原外刚内柔也,而以之作药则为柔中含刚,是以痹遇其柔中之刚,则不期开而自开,骨得其柔中之刚,不惟健骨且能健髓也。至《别录》谓其“保定肺气,益气力,冷而能补”诸语,实亦有以见及此也。

湖北潜江红十字分会张港义务医院院长崔兰亭来函云:向染咳嗽,百药不效,后每服松脂一钱,凉茶送服,不但咳嗽全愈,精神比前更强。迨读《医学衷中参西录》四期药物讲义,知天冬含有人参性味,外刚内柔,汁浆浓润,遂改服天冬二钱,日两次,今已三年,觉神清气爽,气力倍增,远行不倦,皮肤发润,面上瘢痕全消。至于用书中之讲究,以挽回垂危之证者尤不胜纪,诚济世之慈航也。

麦门冬解

麦冬味甘,性凉,气微香,津液浓厚,色兼黄白。能入胃以养胃液,开胃进食,更能入脾以助脾散精于肺,定喘宁嗽,即引肺气清肃下行,通调水道以归膀胱。盖因其性凉、液浓、气香,而升降濡润之中,兼具开通之力,故有种种诸效也。用者不宜去心。

《本经》谓:“麦冬主心腹结气,伤中伤饱,胃络脉绝,羸瘦短气。”文义深奥,解者鲜能透彻,惟邹润安诠解最妙,其言谓:“胃之为腑,多气多血,凡有变动每患其实不比于虚。设使胃气偏胜,所纳虽多,转输稍不循序,则气之壅结所不能免,是心腹结气伤中伤饱所由来也。至胃络脉绝,当以仲景‘胃气生热,其阳则绝’为解。盖心腹既有结气,则输送之机更滞,是以中气无权,不患伤饥,每为饱困,由是胃气益盛,孤阳生热,渐致脉络不与心肺相通,则食入不得为荣,形羸气短,诸恙丛生矣。麦冬质柔而韧,色兼黄白,脉络贯心,恰合胃之形象,其一本间根株累累,四旁横出,自十二至十六之多,则有似夫与他脏腑脉络贯注之义。其叶隆冬愈茂,青葱润泽,鉴之有光,则其吸土中精气,上滋梗叶,绝胜他物可知。且其味甘中带苦,又合从胃至心之妙,是以胃得之而能输精上行,自不与他脏腑相绝;肺得之而能敷布四脏,洒陈五腑,结气自尔消熔,脉络自尔联续,饮食能养肌肤,谷神旺而气随之充也。”

黄连解

黄连味大苦,性寒而燥。为苦为火之味,燥为火之性,故善入心以清热。心中之热清,则上焦之热皆清,故善治脑膜生炎、脑部充血、时作眩晕、目疾肿疼、胬肉遮睛(目生云翳者忌用),及半身以上赤游丹毒。其色纯黄,能入脾胃以除实热,使之进食(西人以黄连为健胃药,盖胃有热则恶心懒食,西人身体强壮且多肉食,胃有积热,故宜黄连清之),更由胃及肠,治肠澼下利脓血。为其性凉而燥,故治湿热郁于心下作痞满(仲景小陷胸肠,诸泻心汤皆用之),女子阴中因湿热生炎溃烂。

徐灵胎曰:“苦属火性宜热,此常理也。黄连至苦而反至寒,则得火之味与水之性,故能除水火相乱之病,水火相乱者湿热是也。是故热气目痛、眦伤、泪出、目不明,乃湿热在上者;肠澼、腹痛、下利,乃湿热在中者;妇人阴中肿痛,乃湿热在下者,悉能除之矣。凡药能去湿者必增热,能除热者必不能去湿,惟黄连能以苦燥湿,以寒除热,一举而两得焉。”

邹润安曰:“《别录》谓黄连调胃厚肠,不得浑称之曰厚肠胃也(浑曰厚肠胃,此后世本草语)。”夫肠胃中皆有脂膜一道包裹其内,所以护导滓秽使下行者,若有湿热混于其间,则脂膜消熔随滓秽而下,古人谓之肠澼,后人目为刮肠痢,亦曰肠垢。胃体广大容垢纳污,虽有所留,亦未必剥及脂膜,故但和其中之所有,边际自不受伤,故曰调;肠势曲折盘旋之处,更为湿气留聚,湿阻热益生,热阻脂膜益消,去其所阻,则消烁之源绝而薄者厚矣,故曰厚。此见古人造句之精,一字不混淆也。”

黄连治目之功不必皆内服也。愚治目睛胀疼者,俾用黄连淬水,乘热屡用棉花瓤蘸擦眼上,至咽中觉苦乃止,则胀疼立见轻。又治目疾红肿作疼者,将黄连细末调以芝麻油,频频闻于鼻中,亦能立见效验。

黄芩解

黄芩味苦性凉,中空象肺,最善清肺经气分之热,由脾而下通三焦,达于膀胱以利小便。色黄属土,又善入脾胃清热,由胃而下及于肠,以治肠澼下利脓血。又因其色黄而微青,青者木色,又善入肝胆清热，治少阳寒热往来（大小柴胡汤皆用之）。为其中空兼能调气，无论何脏腑，其气郁而作热者，皆能宣通之；为其中空又善清躯壳之热，凡热之伏藏于经络、散漫于腠理者，皆能消除之。治肺病、肝胆病、躯壳病，宜用枯芩（即中空之芩）；治肠胃病宜用条芩（即嫩时中不空者，亦名子芩）。究之皆为黄芩，其功用原无甚差池也。

李濒湖曰："有人素多酒欲，病少腹绞痛不可忍，小便如淋诸药不效，偶用黄芩、木通、甘草三味，煎服遂止。"

按：黄芩治少腹绞痛，《别录》原明载之，由此见古人审药之精非后人所能及也。然必因热气所迫致少腹绞痛者始可用，非可概以之治腹痛也。又须知太阴腹痛无热证，必少阳腹痛始有热证，《别录》明标之曰："少腹绞痛。"是尤其立言精细处。

濒湖又曰："余年二十时，因感冒咳嗽既久，且犯戒，遂病骨蒸发热，肤如火燎，每日吐痰碗许，暑月烦渴，寝食俱废，六脉浮洪，遍服柴胡、麦冬、荆沥诸药，月余益剧，皆以为必死矣。先君偶思李东垣治肺热如火燎，烦躁引饮而昼盛者气分热也，宜一味黄芩汤，以泻肺经气分之火。遂按方用片芩一两，水二盅煎一盅顿服，次日身热尽退，而痰嗽皆愈，药中肯綮。如鼓应桴，医中之妙有如此哉！"观濒湖二段云云，其善清气分之热，可为黄芩独具之良能矣。

原第四期第四卷

白茅根解

白茅根味甘，性凉，中空有节，根类萑苇而象震（《易·系辞》震为萑苇），最善透发脏腑郁热，托痘疹之毒外出。其根不但中空，周遭爿上且有十二小孔，统体玲珑，故善利小便淋涩作疼，因热小便短少，腹胀身肿。为其色白中空，故能入肺清热以宁嗽定喘；为其味甘，且鲜者嚼之多液，故能入胃滋阴以生津止渴，并治肺胃有热，咳血、吐血、衄血、小便下血，然必用鲜者其效方著。春前秋后剖用之味甘，至生苗盛茂时，味即不甘，用之亦有效验，远胜干者。

作茅根汤法：用鲜白茅根去净皮及节间细根，洗净切细斤许，和凉水三斤煮一沸，候半句钟再煮一沸，又候半句钟，视茅根皆沉水底，汤即成，漉出为一日之量，渴当茶温饮之。以治虚热、实热、外感之热皆宜用。治因热小便不利，积成水肿，尤有奇效。处方编中白茅根汤后载数案可参观。若无鲜白茅根，可用药房中干者一斤，浸以开水，至水凉再用微火温之，不可令开，约六十分钟许，漉去渣，徐徐当茶温饮之亦有效验。

茅针即茅芽初发，犹未出土，形如巨针者，其性与茅根同，而稍有破血之力。凡疮溃脓未破者，将茅针煮服其疮即破，用一针破一孔，两针破两孔。

附案 一人年近五旬，受温疹之毒传染，痧疹遍身，表里壮热，心中烦躁不安，证实脉虚，六部不起，屡服清解之药无效，其清解之药稍重，大便即溏。俾用鲜茅根六两，如法煮汤一大碗顿服之，病愈强半，又服一次全愈。

一西医得温病，头疼壮热，心中烦躁，自服西药别腊蜜童、安知歇貌林诸退热之品，服后热见退，旋又反复。其脉似有力，惟在浮分、中分，俾用鲜茅根四两，滑石一两，煎三四沸，取汤服之，周身得微汗，一剂而诸病皆愈。

一妇人年近四旬，因阴虚发热，渐觉小便不利，积成水肿，服一切通利小便之药皆无效。其脉数近六至，重按似有力，问其心中常觉烦躁，知其阴虚作热，又兼有实热，以致小便不利而成水肿也。俾用鲜茅根半斤，如法煎汤两大碗，以之当茶徐徐温饮之，使药力昼夜相继，连服五日，热退便利，肿遂尽消。

苇茎、芦根解

苇与芦原系一物，其生于水边干地，小者为芦，生于水深之处，大者为苇。芦因生于干地，其色暗绿近黑，故字从芦（芦即黑色）；苇因生于水中，其形长大有伟然之意，故字从韦。千金苇茎汤，薏苡仁、瓜瓣（即甜瓜瓣）各半升，桃仁五十枚，苇茎切二升，水二斗煮取五升，去渣纳前药三味，煮取二升，服一升，当有所见，吐脓血。释者谓苇用茎不用根者，以肺原在上，取本乎天者亲上也，而愚则以为不然。尝读《易·系辞》震为萑苇，震之卦体一阳居于二阴之下，即萑苇之根居于水底之象。为其禀水中之真阳，是以其性凉而善升，患大头瘟者，愚常用之为引经要药（无苇根者，可以代荷叶，义皆取其象震），是其上升之力可至脑部而况于肺乎？且其性凉能清肺热，中空能理肺气，而又味甘多液，更善滋阴养肺，则用根实胜于用茎明矣。今药房所鬻者名为芦根，实即苇根也。其善发痘疹者，以其得震卦振发之性也。其善利小便者，以其体中空且生水中自能行水也。其善止吐血、衄血者，以其性凉能治血热妄行，且血亦水属（血中明水居多），其性能引水下行，自善引血下行也。其性颇近茅根，凡当用茅根而无鲜者，皆可以鲜芦根代之也。

鲜小蓟根解

鲜小蓟根味微辛，气微腥，性凉而润。为其气腥与血同臭，且又性凉濡润，故善入血分，最清血分之热，凡咳血、吐血、衄血、二便下血之因热者，服者莫不立愈。又善治肺病结核，无论何期用之皆宜，即单用亦可奏效，并治一切疮疡肿疼、花柳毒淋、下血涩疼。盖其性不但能凉血止血，兼能活血解毒，是以有以上种种诸效也。其凉润之性，又善滋阴养血，治血虚发热，至女子血崩赤带，其因热者用之亦效。

按：小蓟各处皆有，而直隶田禾间亦多生此物，是以北京之山名蓟门，即因其多生大小蓟也。俗名刺尔菜（小蓟名刺蓟），又名青青菜，山东俗名萋萋菜，萋字当为蓟字之转音，奉天俗名枪刀菜，因其多刺如枪刀也。其叶长二寸许，宽不足一寸，叶边多刺，叶上微有绒毛，其叶皆在茎上，其茎紫色高尺许，茎端开紫花，花瓣如绒丝，其大如钱作圆形状，若小绒球，其花叶皆与红花相似，嫩时可作羹，其根与茎叶皆可用，而根之性尤良。剖取鲜者捣烂，取其自然汁冲开水服之，若以入煎剂不可久煎，宜保存其新鲜之性，约煎四五沸即取汤饮之。又其茎中生虫即结成疙疸，状如小枣，其凉血之力尤胜，若取其鲜者十余枚捣烂，开水冲服，以治吐血、衄血之因热者尤效。今药房中有以此为大蓟者，殊属差误。用时宜取其生农田之间嫩而白者。

附案　一少年素染花柳毒，服药治愈，惟频频咳嗽，服一切理嗽药皆不效。经西医验其血，谓仍有毒，其毒侵肺，是以作嗽。询方于愚，俾用鲜小蓟根两许，煮汤服之，服过两旬，其嗽遂愈。

一少年每年吐血，反复三四次，数年不愈。诊其脉，血热火盛，俾日用鲜小蓟根二两，煮汤数盅，当茶饮之，连饮二十余日，其病从此除根。

大麦芽解

大麦芽性平，味微酸（含有稀盐酸，是以善消），能入脾胃，消化一切饮食积聚。为补助脾胃药之辅佐品（补脾胃以参、术、耆为主，而以此辅之），若与参、术、耆并用，能运化其补益之力，不至作胀满。为其性善消化，兼能通利二便，虽为脾胃之药，而实善舒肝气（舒肝宜生用，炒用之则无效）。盖肝于时为春，于五行为木，原为人身气化之萌芽（气化之本在肾，气化之上达由肝，故肝为气化之萌芽），麦芽与肝为同气相求，故善舒之。夫肝主疏泄为肾行气，为其力能舒肝，善助肝木疏泄以行肾气，故又善于催生。至妇人之乳汁为血所化，因其善于消化，微兼破血之性，故又善回乳（无子吃乳欲回乳者，用大麦芽二两炒为末，每服五钱，白汤下）。入丸散剂可炒用，入汤剂皆宜生用。化学家生麦芽于理石（即石膏）上，其根蟠曲之处，理石皆成微凹，可征其消化之力。

附案 一妇人年三十余，气分素弱，一日忽觉有气结上脘，不能上达亦不下降，俾单用生麦芽一两，煎汤饮之，顿觉气息通顺。

一妇人年近四旬，胁下常常作疼，饮食入胃常停滞不下行，服药数年不愈，此肝不升、胃不降也。为疏方用生麦芽四钱以升肝，生鸡内金二钱以降胃，又加生怀山药一两以培养脏腑之气化，防其因升之降之而有所伤损，连服十余剂，病遂全愈。

茵陈解

茵陈者，青蒿之嫩苗也。秋日青蒿结子，落地发生，贴地大如钱，至冬霜雪满地，萌芽无恙，甫经立春即勃然生长，宜于正月中旬采之。其气微香，其味微辛微苦，秉少阳最初之气，是以凉而能散。《本经》谓其善治黄疸，仲景治疸证亦多用之。为其禀少阳初生之气，原与少阳同气相求，是以善清肝胆之热，兼理肝胆之郁，热消郁开，胆汁入小肠之路毫无阻隔也。《别录》谓其利小便，除头热，亦清肝胆之功效也。其性颇近柴胡，实较柴胡之力柔和，凡欲提出少阳之邪，而其人身弱阴虚不任柴胡之升散者，皆可以茵陈代之。

附案 一人，因境多拂逆，常动肝气、肝火，致脑部充血作疼。治以镇肝、凉肝之药，服后周身大热，汗出如洗，恍悟肝为将军之官，中寄相火，用药强制之，是激动其所寄之相火而起反动力也。即原方为加茵陈二钱，服后即安然矣。

一少年常患头疼，诊其脉肝胆火盛，治以茵陈、川芎、菊花各二钱，一剂疼即止。又即原方为加龙胆草二钱，服两剂觉头部轻爽异常，又减去川芎，连服四剂，病遂除根。

受业孙静明按：民国二十八年秋，同事胡君连奎之二弟连元，年十七岁，患虚劳病发热甚剧，经中西医调治旬余无效。后邀余诊视，余遵寿师治虚劳病方，加茵陈二钱，一剂热减，二剂热退，由是益知茵陈除阴虚作热之特效也。

莱菔子解

莱菔子生用味微辛性平，炒用气香性温。其力能升能降，生用则升多于降。炒用则降多于升，取其升气化痰宜用生者，取其降气消食宜用炒者。究之无论或生或炒，皆能顺气开部，消胀除满，此乃化气之品，非破气之品，而医者多谓其能破气，不宜多服、久服，殊非确当之论。盖凡理气之药，单服久服，未有不伤气者，而莱菔子炒熟为末，每饭后移时服钱许，藉以消食顺气，转不伤气，因其能多进饮食，气分自得其养也。若用以除满开郁，而以参、耆、术诸药佐之，虽多服、久服，亦何至伤气分乎？

附案 一人年五旬，当极忿怒之余，腹中连胁下突然胀起，服诸理气、开气之药皆不效。俾用生莱菔子一两，柴胡、川芎、生麦芽各三钱，煎汤两盅，分三次温服下，尽剂而愈。

一人年二十五六，素多痰饮，受外感，三四日间觉痰涎凝结于上脘,阻隔饮食不能下行,须臾仍复吐出。俾用莱菔子一两,生熟各半,捣碎煮汤一大盅,送服生赭石细末三钱,迟点半钟,再将其渣重煎汤一大盅,仍送服生赭石细末三钱,其上脘顿觉开通,可进饮食,又为开辛凉清解之剂,连服两剂全愈。

枸杞子解

枸杞子味甘多液,性微凉,为滋补肝肾最良之药,故其性善明目,退虚热,壮筋骨,除腰疼,久久服之,延年益寿,此皆滋补肝肾之功也。乃因古有隔家千里,勿食枸杞之谚,遂疑其能助阳道,性或偏于温热。而愚则谓其性决不热,且确有退热之功效,此从细心体验而得,原非凭空拟议也。

愚自五旬后,脏腑间阳分偏盛,每夜眠时,无论冬夏床头置凉水一壶,每醒一次,觉心中发热,即饮凉水数口,至明则壶中水已所余无几。惟临睡时,嚼服枸杞子一两,凉水即可少饮一半,且晨起后觉心中格外镇静,精神格外充足。即此以论枸杞,则枸杞为滋补良药,性未必凉而确有退热之功效,不可断言乎?

或问:枸杞为善滋阴,故能退虚热,今先生因睡醒而觉热,则此热果虚热乎?抑实热乎?答曰:余生平胖壮,阴分不亏,此非虚热明矣。然白昼不觉热,即夜间彻夜不睡,亦不觉热,惟睡初醒时觉心中发热,是热长于睡中也,其不同于泛泛之实热又明矣。此乃因睡时心肾自然交感而生热,乃先天元阳壮旺之现象,惟枸杞能补益元阴,与先天元阳相济,是以有此功效,此所以久久服之,而能延年益寿也。若谓其仅能退虚热,犹浅之乎视枸杞矣。且其树寿逾松柏,万年不老,无论生于何地,其根皆能直达黄泉,莫不盛茂,从未见有自枯萎者,人服枸杞而寿,或亦因斯欤!

附方:金髓煎 枸杞子,逐日择红熟者,以无灰酒浸之,蜡纸封固,勿令泄气,两月足,取入砂盆中,研烂滤取汁,同原浸之酒入银锅内,慢火熬之,不住箸搅,恐黏住不匀,候成饧,净瓶密贮。每早温酒服二大匙，夜卧再服，百日身轻气壮，积年不辍，可以羽化。

地骨皮即枸杞根上之皮也。其根下行直达黄泉，禀地之阴气最厚，是以性凉长于退热。为其力优于下行有收敛之力，是以治有汗骨蒸，能止吐血、衄血，更能下清肾热，通利二便，并治二便因热下血。且其收敛下行之力，能使上焦浮游之热因之清肃，而肺为热伤作嗽者，服之可愈。是以诸家本草，多谓其能治嗽也。惟肺有风邪作嗽者忌用，以其性能敛也。

海螵蛸、茜草解

《内经》有四乌鲗骨一芦茹丸，治伤肝之病，时时前后血。方用乌鲗骨四，芦茹一，丸以雀卵，如小豆大，每服五丸，鲍鱼汤送下。

按：乌鲗骨即海螵蛸，芦茹即茜草，详阅诸家本草，载此二药之主治，皆谓其能治崩带，是与《内经》用二药之义相合也。又皆谓其能消癥瘕，是又与《内经》用二药之义相反也。本草所载二药之性，如此自相矛盾，令后世医者并疑《内经》之方而不敢轻用，则良方几埋没矣。而愚对于此二药，其能治崩带洵有确实征验，其能消癥瘕与否，则又不敢遽断也。

忆在籍时，曾治沧州董姓妇人，患血崩甚剧。其脉象虚而无力，遂重用黄芪、白术，辅以龙骨、牡蛎、萸肉诸收涩之品，服后病稍见愈，遂即原方加海螵蛸四钱，茜草二钱，服后其病顿愈，而分毫不见血矣。愚于斯深知二药止血之能力，遂拟得安冲汤、固冲汤二方，于方中皆用此二药，登于处方编中以公诸医界。

又治邻村星马村刘氏妇，月信月余不止，病家示以前服之方，即拙拟安冲汤去海螵蛸、茜草也，遂于原方中加此二药，服一剂即愈。俾再服一剂以善其后。病家因疑而问曰："所加之药如此效验，前医者如何去之？"答曰："此医者转是细心人，彼盖见此二药有能消癥瘕之说，因此生疑，而平素对于此二药又无确实经验，是以有此失也。”

至于海螵蛸、茜草之治带证,愚亦有确实经验。初临证时,以妇女之带证原系微末之疾,未尝注意,后治一妇人,因病带已不起床,初次为疏方不效,后于方中加此二药遂大见效验,服未十剂,脱然全愈。于斯愚拟得清带汤方,此二药与龙骨、牡蛎、山药药并用,登于处方编中为治带证的方。后在沧州治一媪,年近六旬,患带下赤白相兼,心中发热,头目眩晕,已半载不起床矣。诊其脉甚洪实,遂于清带汤中加苦参、龙胆草、白头翁各数钱,连服八剂全愈,心热眩晕亦愈。

又治本邑一少妇,累年多病,身形羸弱,继又下白带甚剧,屡经医治不效。诊其脉迟弱无力,自觉下焦凉甚,亦治以清带汤,为加干姜六钱,鹿角胶三钱,炙甘草三钱,连服十剂全愈。统以上经验观之,则海螵蛸、茜草之治带下不又确有把握哉!至其能消癥瘕与否,因未尝单重用之,实犹欠此经验而不敢遽定也。

罂粟壳解

罂粟壳即罂粟花所结之子外包之壳也。其所结之子形如罂,中有子如粟,可作粥,甚香美(炒之则香),故名其外皮为罂粟壳,药房间省文曰米壳。其味微酸,性平,其嫩时皮出白浆可制鸦片。以其犹含鸦片之余气,故其性能敛肺、涩肠、固肾,治久嗽、久痢、遗精、脱肛、女子崩带。嗽、痢初起及咳嗽兼外感者忌用。

按:罂粟壳治久嗽、久痢诚有效验,如虚劳咳嗽证,但用山药、地黄、枸杞、玄参诸药以滋阴养肺,其嗽不止者,加罂粟壳二三钱,则其嗽可立见轻减,或又少佐以通利之品,若牛蒡、射干诸药尤为稳妥。至于久痢,其肠中或有腐烂,若用三七、鸦胆子化其腐烂,而其痢仍不止者,当将罂粟壳数钱,与山药、芍药诸药并用,连服数剂,其痢可全愈。

竹茹解

竹茹味淡，性微凉，善开胃郁，降胃中上逆之气使之下行（胃气息息下行为顺），故能治呕吐、止吐血、衄血（皆降胃之功）。《金匮》治妇人乳中虚，烦乱呕逆，有竹皮大丸，竹皮即竹茹也。为其为竹之皮，且凉而能降，故又能清肺利痰，宣通三焦水道下通膀胱，为通利小便之要药，与叶同功而其力尤胜于叶。又善清肠中之热，除下痢后重腹疼。为其凉而宣通，损伤瘀血肿疼者，服之可消肿愈疼，融化瘀血，醋煮口嗽，可止齿龈出血。须用嫩竹外边青皮，里层者力减。

族家婶母，年四旬，足大指隐白穴处，忽然破裂出血，且色紫甚多，外科家以为疔毒，屡次服药不效。时愚甫习医，诊其脉洪滑有力，知系血热妄行，遂用生地黄两半，碎竹茹六钱，煎汤服之，一剂血止，又服数剂，脉亦平和。盖生地黄凉血之力，虽能止血，然恐止后血瘀经络致生他病，辅以竹茹宣通消瘀，且其性亦能凉血止血，是以有益而无弊也。

友人刘干臣之女，嫁与邻村，得温病，干臣邀愚往视。其证表里俱热，胃口满闷，时欲呕吐，舌苔白而微黄，脉象洪滑，重按未实，问其大便，昨行一次微燥。一医者欲投以调胃承气汤，疏方尚未取药。愚曰：此证用承气汤尚早。遂另为疏方用生石膏一两，碎竹茹六钱，青连翘四钱，煎汤服后，周身微汗，满闷立减，亦不复欲呕吐，从前小便短少，自此小便如常，其病顿愈。

沙参解

沙参味淡微甘，性凉，色白，质松，中空，故能入肺清热滋阴，补益肺气，兼能宣通肺郁，故《本经》谓其主血积，肺气平而血之上逆者自消也。人之魂藏于肝，魄藏于肺，沙参能清补肺脏以定魄，更能使肺金之气化清肃下行，镇戢肝木以安魂，魂魄安定，惊恐自化，故《本经》又谓主惊气也。

徐灵胎曰：肺主气，故肺家之药气胜者为多。但气胜之品必偏于燥，而能滋肺者又腻滞而不清虚，惟沙参为肺家气分中理血药，色白体轻，疏通而不燥，滑泽而不滞，血阻于肺者，非此不能清也。

沙参以体质轻松，中心空者为佳，然必生于沙碛之上，土性松活，始能如此。渤海之滨，沙碛绵亘，纯系蚌壳细末，毫无土质，其上所长沙参，粗如拇指，中空大于藕孔。其味且甘于他处沙参，因其处若三四尺深即出甜水，是以所长之沙参，其味独甘，鲜嚼服之，大能解渴，故以治消渴尤良。其叶光泽如镜，七月抽茎开白花，纯禀金气，肺热作嗽者，用之甚效，洵良药也。

连翘解

连翘味淡微苦，性凉，具升浮宣散之力，流通气血，治十二经血凝气聚，为疮家要药。能透表解肌，清热逐风，又为治风热要药。且性能托毒外出，又为发表疹瘾要药。为其性凉而升浮，故又善治头目之疾，凡头疼、目疼、齿疼、鼻渊，或流浊涕成脑漏证，皆能主之。为其味淡能利小便，故又善治淋证，溺管生炎。

仲景方中所用之连轺，乃连翘之根，即《本经》之连根也。其性与连翘相近，其发表之力不及连翘。而其利水之力则胜于连翘，故仲景麻黄连轺赤小豆汤用之，以治瘀热在里，身将发黄，取其能导引湿热下行也。

按：连翘诸家皆未言其发汗，而以治外感风热，用至一两必能出汗，且其发汗之力甚柔和，又甚绵长。曾治一少年，风温初得，俾单用连翘一两煎汤服，彻底微汗，翌晨病若失。

连翘形圆而尖，其状似心，故善清心热。心与小肠相表里，又能清小肠热，通五淋而利小便。为其气薄体轻，具有透表作用；壳内有房，房中有粒状小心，捻碎嗅之辛香有油，是以藉此芳香之力可解郁热；因含油质，故发汗时较他药柔和而绵长也。受业孙静明谨注。

又连翘善理肝气，既能舒肝气之郁，又有平肝气之盛。曾治一媪，年过七旬，其手连臂肿疼数年不愈，其脉弦而有力，遂于清热消肿药中，每剂加连翘四钱，旬日肿消疼愈，其家人谓媪从前最易愤怒，自服此药后不但病愈，而愤怒全无，何药若是之灵妙也。由是观之，连翘可为理肝气要药矣。

川楝子解

大如栗者是川楝子，他处楝子小而味苦，去核名金铃子。

川楝子味微酸微苦，性凉，酸者入肝，苦者善降，能引肝胆之热下行自小便出，故治肝气横恣，胆火炽盛，致胁下掀疼。并治胃脘气郁作疼，木能疏土也。其性虽凉，治疝气者恒以之为向导药，因其下行之力能引诸药至患处也。至他处之苦楝子，因其味苦有小毒，除虫者恒用之。

薄荷解

薄荷味辛，气清郁香窜，性平，少用则凉，多用则热（如以鲜薄荷汁外擦皮肤，少用殊觉清凉，多用即觉灼热）。其力能内透筋骨，外达肌表，宣通脏腑，贯串经络，服之能透发凉汗，为温病宜汗解者之要药。若少用之，亦善调和内伤，治肝气胆火郁结作疼，或肝风内动，忽然痫痉瘈疭，头疼目疼，鼻渊鼻塞，齿疼咽喉肿疼，肢体拘挛作疼，一切风火郁热之疾，皆能治之。痢疾初起挟有外感者，亦宜用之，散外感之邪，即以清肠中之热，则其痢易愈。又善消毒菌（薄荷冰善消霍乱毒菌，薄荷亦善消毒菌可知），逐除恶气，一切霍乱痧证，亦为要药。为其味辛而凉，又善表疹瘾，愈皮肤瘙痒，为儿科常用之品。

温病发汗用薄荷，犹伤寒发汗用麻黄也。麻黄服后出热汗，热汗能解寒，是以宜于伤寒；薄荷服后出凉汗，凉汗能清温，是以宜于温病。若以麻黄发温病之汗，薄荷发伤寒之汗，大抵皆不能出汗，即出汗亦必不能愈病也。

按：薄荷古原名苛，以之作蔬，不以之作药。《本经》《别录》皆未载之，至唐时始列于药品，是以《伤寒论》诸方未有用薄荷者。然细审《伤寒论》之方，确有方中当用薄荷，因当时犹未列入药品，即当用薄荷之方，不得不转用他药者。试取伤寒之方论之，如麻杏甘石汤中之麻黄，宜用薄荷代之。盖麻杏甘石汤，原治汗出而喘无大热，既云无大热，其仍有热可知，有热而犹用麻黄者，取其泻肺定喘也。然麻黄能泻肺定喘，薄荷亦能泻肺定喘（薄荷之辛能抑肺气之盛，又善搜肺风），用麻黄以热治热，何如用薄荷以凉治热乎？又如凡有葛根诸汤中之葛根，亦可以薄荷代之。盖葛根原所以发表阳明在经之热，葛根之凉不如薄荷，而其发表之力又远不如薄荷，则用葛根又何如用薄荷乎？斯非背古训也。古人当药物未备之时，所制之方原有不能尽善尽美之处，无他，时势限之也。吾人当药物既备之时，而不能随时化裁与古为新，是仍未会古人制方之意也。医界之研究伤寒者，尚其深思愚言哉！

茯苓、茯神解

茯苓气味俱淡，性平，善理脾胃，因脾胃属土，土之味原淡（土味淡之理，徐灵胎曾详论之），是以《内经》谓淡气归胃，而《慎柔五书》上述《内经》之旨，亦谓味淡能养脾阴。盖其性能化胃中痰饮为水液，引之输于脾而达于肺，复下循三焦水道以归膀胱，为渗湿利痰之主药。然其性纯良，泻中有补，虽为渗利之品，实能培土生金，有益于脾胃及肺。且以其得松根有余之气，伏藏地中不外透生苗，故又善敛心气之浮越以安魂定魄，兼能泻心下之水饮以除惊悸，又为心经要药。且其伏藏之性又能敛抑外越之水气转而下注，不使作汗透出，兼为止汗之要药也。其抱根而生者为茯神，养心之力较胜于茯苓。

刘潜江曰：茯苓本古松灵气纶结成形，卢子繇谓其精英不发于枝叶，返旋生气吸伏于踵，一若真人之息，若但视为利湿，殆有未然。盖松之凌冬不凋，非以其禀真阳之性耶？乃其气入土，久而结茯苓，是其质成于阴气禀于阳也。陶隐居谓其无朽蛀，埋地中三十年，犹色理无异，不可见其坚贞哉！

茯苓若入煎剂，其切作块者，终日煎之不透，必须切薄片，或捣为末，方能煎透。

友人竹芷熙曰："嵊县地固多山，在葛溪口，嵊东山名也。本层峦迭嶂，峰回水绕之所，吴氏聚族而居，约四五十家，以种苓为业。其种苓之法，秘而不宣，虽亲戚不告焉。新嵊药肆间，茯苓皆出于是。春间吴氏之媳病，盖产后月余，壮热口渴不引饮，汗出不止，心悸不寐，延余往治。病人面现红色，脉有滑象，急用甘草、麦冬、竹叶、柏子仁、浮小麦、大枣煎饮不效；继用酸枣仁汤，减川芎加浮小麦、大枣，亦不效；又用归脾汤加龙骨、牡蛎、萸肉则仍然如故。当此之时，余束手无策，忽一人进而言曰：'何不用补药以缓之？'余思此无稽之谈，所云补药者，心无见识也，姑漫应之。时已届晚寝之时，至次日早起，其翁奔告曰：'予媳之病，昨夜用补药医痊矣。'余将信将疑，不识补药究系何物。乃翁持渣来见，钵中有茯苓四五两。噫！茯苓焉，胡为云补药哉？余半晌不能言。危坐思之，凡病有一线生机，皆可医治。茯苓固治心悸之要药，亦治汗出之主药。仲景治伤寒汗出而渴者五苓散，不渴者茯苓甘草汤。伤寒厥而心下悸者宜先治水，当服茯苓甘草汤。可知心悸者汗出过多，心液内涸，肾水上救入心则悸，余药不能治水，故用茯苓以镇之。是证心悸不寐，其不寐由心悸而来，即心悸亦从汗出而来，其壮热口渴不引饮，脉滑，皆有水气之象，今幸遇种苓家，否则汗出不止，终当亡阳，水气凌心，必当灭火，是谁之过欤？余引咎而退。"观竹君此论，不惜暴一己之失，以为医界说法，其疏解经文之处,能将仲景用茯苓之深意,彰彰表出,固其析理之精,亦见其居心之厚也。夫仁人之后必昌,君之哲嗣名余祥,青年英发,驰名医界,时与愚有鱼雁往来,其造就固未可量也。

湖北天门县崔兰亭来函云:民纪十九年,四十八师李团长夫人,头目眩晕,心中怔忡,呕吐涎沫,有时觉气上冲,昏愦不省人事。军医治以安神之药无效,继又延医十余人皆服药无效,危险已至极点。生诊其脉,浮而无力,视其形状无可下药。恍悟四期《衷中参西录》茯苓解中,所论重用茯苓之法,当可挽回此证。遂俾单用茯苓一两煎汤服之,服后甫五分钟,病即轻减,旋即煎渣再服,益神清气爽,连服数剂,病即全愈。后每遇类此证者,投此方皆可奏效。

木通解

木通味苦性凉,为藤蔓之梗,其全体玲珑通彻,故能贯串经络,通利九窍。能泻上焦之热,曲曲引之下行自水道达出,为利小便、清淋浊之要药。其贯串经络之力,又能治周身拘挛,肢体痹疼,活血消肿,催生通乳,多用亦能发汗。

愚平素不喜用苦药,木通诸家未尝言苦,而其味实甚苦。因虑人嫌其苦口难服,故于木通未尝独用重用,以资研究。近因遇一肢体关节肿疼证,投以清热、利湿、活血之品,更以西药阿斯必林佐之,治愈。适法库门生万泽东来奉,因向彼述之,泽东曰:"《金鉴》治三痹(行痹、痛痹、著痹)有木通汤方,学生以治痛痹极有效验,且服后必然出汗,曾用数次,皆一剂而愈。"愚曰:"我亦见其方,但未尝试用,故不知如此神效,既效验如此,当急录出以公诸医界。"爰列其方于下:

木通汤 用木通一味,不见水者(其整者皆未见水,捣碎用)二两,以长流水二碗煎一碗,热服取微汗,不愈再服,以愈为度。若其痛上下左右流走相移者,加羌活、防风以祛风邪;其痛凉甚者,有汗加附子,无汗加麻黄以去寒邪;其痛重著难移者,加防己以胜湿邪。其所应加之药,不可过三钱,弱者俱减半服。

蒲黄解

蒲黄味淡,微甘,微辛,性凉,善治气血不和,心腹疼痛,游风肿疼,颠仆血闷(用生蒲黄半两,煎汤灌下即醒),痔疮出血(水送服一钱,日三次),女子月闭腹痛,产后瘀血腹疼,为其有活血化瘀之力,故有种种诸效。若炒熟用之(不宜炒黑),又善治吐血、咳血、衄血、二便下血、女子血崩带下。外用治舌胀肿疼,甚或出血,一切疮疡肿疼,蜜调敷之(皆宜用生者),皆有捷效。为其生于水中,且又味淡,故又善利小便。

邹润安曰:"凡生水中之物,皆以水为父母,而听其消涨以为荣枯。矧蒲黄又生于四五月大火得令时,能吸火气以媾于水而成中五之色者,是能合水火之精以成土者也。人身惟水火不谐方小便不利,而为心腹膀胱寒热。蒲黄象土,本可防水,且又生于水中,用之使调和水火,则寒热于以解,小便遂自利,柔化之功反速于刚制也。若夫热傍水势而迫血妄行,热阻水行而停血成瘀,则亦行者能止、瘀者能消,而均可无虑。故《本经》谓其主心腹膀胱寒热,利小便,止血又消瘀血也。"详观此论,是蒲黄之性原善化瘀血,又善止血妄行,非炒至色紫黑,始能止血也。即欲炒用之以止血,亦惟炒熟而已,断不宜过炒之以失其本性。

邹氏又谓:"《金匮》用蒲灰散,利小便治厥而为皮水,解者或以为香蒲,或以为蒲席烧灰。然香蒲但能清上热,不云能利水,败蒲席《别录》主筋溢恶疮,亦非利水之物。蒲黄《本经》主利小便,且《本事方》《芝隐方》皆述其治舌胀神验,予亦曾治多人,毫丝不爽,不正合治水之肿于皮乎?夫皮水为肤腠间病,不应有厥,厥者下焦病也。膀胱与肾为表里,膀胱以水气归皮,致小便不利,气阻而成寒热,则肾亦承其弊为之,阴壅而阳不得达,遂成厥焉。病本在外，非可用温，又属皮水，无从发散，计惟解心腹膀胱之寒热，使小便得利，又何厥逆之有，以是知其为蒲黄无疑也。曰蒲灰者，蒲黄之质，固有似于灰也。”

按：蒲黄诚为妙药，失笑散用蒲黄、五灵脂等分生研，每用五钱，水酒各半，加醋少许，煎数沸连渣服之，能愈产后腹疼于顷刻之间。人多因蒲黄之质甚软，且气味俱淡，疑其无甚力量而忽视之，是皆未见邹氏之论，故不能研究《本经》主治之文也。

三棱、莪术解

三棱气味俱淡，微有辛意；莪术味微苦，气微香，亦微有辛意，性皆微温，为化瘀血之要药。以治男子痃癖，女子癥瘕，月闭不通，性非猛烈而建功甚速。其行气之力，又能治心腹疼痛，胁下胀疼，一切血凝气滞之证。若与参、术、耆诸药并用，大能开胃进食，调血和血。若细核二药之区别，化血之力三棱优于莪术，理气之力莪术优于三棱。

药物恒有独具良能，不能从气味中窥测者，如三棱、莪术性近和平，而以治女子瘀血，虽坚如铁石，亦能徐徐消除，而猛烈开破之品转不能建此奇功，此三棱、莪术独具之良能也。而耳食者流，恒以其能消坚开瘀，转疑为猛烈之品而不敢轻用，几何不埋没良药哉！

三棱、莪术若治陡然腹胁疼痛，由于气血凝滞者，可但用三棱、莪术，不必以补药佐之。若治瘀血积久过坚硬者，原非数剂所能愈，必以补药佐之，方能久服无弊。或用黄耆六钱，三棱、莪术各三钱，或减黄耆三钱，加野台参三钱，其补破之力皆可相敌，不但气血不受伤损，瘀血之化亦较速，盖人之气血壮旺，愈能驾驭药力以胜病也。

附案　邻村武生李卓亭夫人，年三十余，癥瘕起于少腹，渐长而上，其当年长者尚软，隔年即硬如石，七年之间上至心口，旁塞两肋，饮食减少，时而昏睡，剧时昏睡一昼夜，不饮不食，屡次服药无效。后愚为诊视，脉虽虚弱，至数不数，许为治愈，授以拙拟理冲汤方(方载三期八卷方中有三棱、莪术各三钱)，病人自揣其病断无可治之理，竟置不服。次年病益进，昏睡四日不醒，愚用药救醒之，遂恳切告之曰："去岁若用愚方，病愈已久，何至危困若此？然此病尚可为，慎勿再迟延也。"仍为开前方。病人喜，信愚言，连服三十余剂，磊块皆消。惟最初所结之病根，大如核桃之巨者尚在，又加水蛭(不宜炙)，服数剂全愈。

乳香、没药解

乳香气香窜，味淡，故善透窍以理气；没药气则淡薄，味则辛而微酸，故善化瘀以理血。其性皆微温，二药并用为宣通脏腑流通经络之要药。故凡心胃、胁腹、肢体、关节诸疼痛皆能治之；又善治女子行经腹疼，产后瘀血作疼，月事不以时下；其通气活血之力，又善治风、寒、湿痹，周身麻木，四肢不遂及一切疮疡肿疼，或其疮硬而不疼。外用为粉以敷疮疡，能解毒消肿，生肌止疼。虽为开通之品，不至耗伤气血，诚良药也。

按：乳香、没药最宜生用，若炒用之则其流通之力顿减，至用于丸散中者，生轧作粗渣入锅内，隔纸烘至半熔，候冷轧之即成细末，此乳香、没药去油之法。

附案　一人年三十许，当脐忽结癥瘕，自下渐长而上，初长时稍软，数日后即硬如石，旬日长至心口，向愚询方，自言凌晨冒寒得于途间。愚再三思之，不得其证之主名，然即形迹论之，约不外气血凝滞。为疏方用当归、丹参、乳香、没药各五钱，流通气血之中，大具融化气血之力，连服十剂全愈。以后用此方治内外疮疡、心腹肢体疼痛。凡病之由于气血凝滞者，恒多奇效，因将其方登于三期四卷，名活络效灵丹。

一少妇左胁起一疮，其形长约五寸，上半在乳，下半在肋，皮色不变,按之甚硬而微热于他处。延医询方,调治两月不效,且渐大于从前。后愚诊视,阅其所服诸方,有遵林屋山人治白疽方治者,有按乳痈治者,愚晓病家曰:“此证硬而色白者阴也,按之微热者阴中有阳也。统观所服诸方,有治纯阴纯阳之方,无治半阴半阳之方,匆怪其历试皆不效也。”亦俾用活络效灵丹作汤服之(此方原有作汤服、作散服两种服法,若作散服,每次四钱,温酒送下),数剂见消,服至三十剂,消无芥蒂。

一邻村妇人,心腹疼痛异常,延医服药无效,势近垂危。其家人夜走四五里叩门求方。适愚他出,长子荫潮为开活络效灵丹方授之,煎服一剂即愈。盖拟得此方以来,十余年间,治愈心腹疼痛者不胜纪矣。

常山解

常山性凉,味微苦,善消脾中之痰,为治疟疾要药(疟疾皆系脾中多痰,凡久疟胁下有硬块名疟母者,皆系脾胀兼有痰也)。少服则痰可徐消,若多服即可将脾中之痰吐出。为其多服即作呕吐,故诸家本草皆谓其有毒,医者用之治疟,亦因此不敢多用,遂至有效有不效。若欲用之必效,当效古人一剂三服之法,用常山五六钱,煎汤一大盅,分五六次徐徐温饮下,即可不作呕吐,疟疾亦有八九可愈。

民纪六年,愚欲将《衷中参西录》初期付梓,时当仲夏,誊写真本,劳碌过度,兼受暑,遂至病疟。乃于不发疟之日清晨,用常山八钱,煎汤一大碗,徐徐温饮之,一次止饮一大口,饮至日夕而剂尽,心中分毫未觉难受,而疟亦遂愈。后遂变汤剂为丸剂,将常山轧细过罗,水泛为丸,桐子大,每服八分,一日之间自晨至暮服五次,共服药四钱,疟亦可愈。若病发时,热甚剧者,可用生石膏一两煎汤,初两次服药时,可用此汤送服。西人谓病疟者有疟虫,西药金鸡纳霜,善除疟虫,故善治疟,常山想亦善除疟虫之药品欤?

山楂解

山楂味至酸,微甘,性平,皮赤肉红黄,故善入血分为化瘀血之要药。能除痃癖癥瘕,女子月闭,产后瘀血作疼(俗名儿枕疼)。为其味酸而微甘,能补助胃中酸汁,故能消化饮食积聚,以治肉积尤效。其化瘀之力,更能蠲除肠中瘀滞,下痢脓血,且兼入气分以开气郁痰结,疗心腹疼痛。若以甘药佐之(甘草、蔗糖之类,酸甘相合,有甲己化土之义),化瘀血而不伤新血,开郁气而不伤正气,其性尤和平也。

女子至期月信不来,用山楂两许煎汤,冲化红蔗糖七八钱服之即通,此方屡试屡效。若月信数月不通者,多服几次亦通下。

痢疾初得者,用山楂一两,红白蔗糖各五钱,好毛尖茶叶钱半,将山楂煎汤,冲糖与茶叶在盖碗中,浸片时,饮之即愈。

《本草纲目》山楂后载有两方:一方治肠风下血,若用凉药、热药、补脾药俱不效者,独用于山楂为末,艾叶煎汤调下,应手即愈;一方治痘疹干黑危困者,用山楂为末,紫草煎酒调服一钱。

按:此二方皆有效验,故附载之。

石榴解

石榴有酸甜二种,以酸者为石榴之正味,故入药必须酸者。其性微凉,能敛戢肝火,保合肺气,为治气虚不摄肺劳喘嗽之要药。又为治肝虚风动,相火浮越之要药。若连皮捣烂煮汤饮之,又善治大便滑泻,小便不禁,久痢不止,女子崩带,以其皮中之液最涩,故有种种诸效也。

愚在籍时,最喜用酸石榴,及至奉天,欲用此物,恒遣人搜罗鲜果铺数十家,仅得一二枚,又恒有搜罗终日而一枚不得者。盖酸石榴必来自关里,本地之石榴则无一酸者,此或土地攸关欤?抑或酸石榴之种未至东省欤?愚今言此,欲医界同人若用石榴时，当自尝其果系酸者，而后可以之入药也。

附案 周姓叟，年近七旬，素有劳疾，且又有阿片嗜好。于季秋患温病，阳明府热炽盛，脉象数而不实，喘而兼嗽，吐痰稠黏，投以白虎加人参汤以生山药代粳米，一剂大热已退，而喘嗽仍不愈，且气息微弱似不接续。其家属惶恐以为难愈，且谓如此光景难再进药。愚曰："此次无须用药，寻常服食之物即可治愈。"为疏方用生怀山药两半，酸石榴自然汁六钱，甘蔗自然汁一两，生鸡子黄四个，先将山药煎取清汤一大碗，再将余三味调入碗中，分三次温饮下，尽剂而愈。后屡用此方治愈多人，遂将其方登于《衷中参西录》，名之曰宁嗽定喘饮。

门生高如璧之父，曾向愚问治泄泻方，语以酸石榴连皮捣烂，煮服甚效。后岁值壬寅，霍乱盛行，有甫受其病泄泻者，彼与以服酸石榴方，泄泻止而病亦遂愈。盖霍乱之上吐下泻，原系肝木挟外感之毒克伐脾胃，乃当其病势犹未横恣，急以酸石榴敛戢肝木，使不至助邪为虐致吐泻不已，则元气不漓，自可以抗御毒菌，况酸石榴之味至酸，原有消除毒菌之力乎（凡味之至酸者，皆善消）？古方治霍乱多用木瓜，取其酸能敛肝也。酸石榴之酸远胜木瓜，是以有效也。

邻村张氏妇，年过四旬，素患肺劳喘嗽，夜不安枕者已数年矣。无论服何药皆无效验。一晚偶食酸石榴，觉夜间喘嗽稍轻，从此每晚服之，其喘嗽日轻一日，连服过三月，竟脱然无累矣。

龙眼肉解

龙眼肉味甘，气香，性平，液浓而润，为心脾要药。能滋生心血（凡药之色赤液浓而甘者，皆能生血），兼能保合心气（甘而且香者，皆能助气），能滋补脾血（味甘归脾），兼能强健脾胃（气香能醒脾），故能治思虑过度，心脾两伤（脾主思，过思则伤脾）。或心虚怔忡，寝不成寐，或脾虚泄泻，或脾虚不能统血，致二便下血。为其味甘能培补脾土，即能有益肺金(土生金)，故又治肺虚劳嗽，痰中带血，食之甘香适口，以治小儿尤佳。

附案 一少年心中怔忡，夜不能寐，其脉弦硬微数。知其心脾血液短也，俾购龙眼肉，饭甑蒸熟，随便当点心，食之至斤余，病遂除根。

一六七岁童子，大便下血，数月不愈，服药亦无效。亦俾蒸熟龙眼肉服之，约日服两许，服旬日全愈。

一妇人年四十许，初因心中发热，气分不舒，医者投以清火理气之剂，遂泄泻不止。更延他医投以温补之剂，初服稍轻，久服则泻仍不止，一日夜四五次，迁延半载以为无药可医。后愚为诊视，脉虽濡弱而无弦数之象，知犹可治。但泻久身弱，虚汗淋漓，心中怔忡，饮食减少，踌躇再四，为拟方用龙眼肉、生山药、炒白术各一两，补脾兼补心肾，数剂泻止，而汗则加多。遂于方中加生龙骨、生牡蛎各六钱，两剂汗止，又变为漫肿。盖从前泻时小便短少，泻止后小便仍少，水气下无出路，故蒸为汗，汗止又为漫肿也，斯非分利小便使水气下行不可。特其平素常觉腰际凉甚，利小便之药，凉者断不可服，遂去龙骨、牡蛎，加椒目三钱，连服十剂全愈。

柏子仁解

柏子仁味微甘微辛，气香性平，多含油质。能补助心气，治心虚、惊悸、怔忡；能涵濡肝木，治肝气横恣胁疼；滋润肾水，治肾亏虚热上浮；虽含油质甚多，而性不湿腻，且气香味甘，实能有益脾胃。《本经》谓其除风湿痹，胃之气化壮旺，由中四达而痹者自开也。其味苦而兼辛，又得秋金肃降之气，能入肺宁嗽定喘，导引肺气下行。统言之，和平纯粹之品，于五脏皆有补益，故《本经》谓安五脏也。宜去净皮，炒香用之，不宜去油。

徐灵胎曰："柏得天地坚刚之性以生，不与物变迁，经冬弥翠，故能宁心神，敛心气，而不为邪风游火所侵克也。"又曰："人之生理谓之仁,仁藏于心,物之生机在于实,故实亦谓之仁,凡草木之仁,皆能补心气,以类相应也。”

周伯度曰:“柏为百木之长,叶独西指,是为金木相媾,仁则色黄白而味甘辛,气清香有脂而燥,虽润不腻,故肝得之而风虚能去;脾得之而湿痹能通;肺得之而大肠虚秘能已。《金匮》竹皮大丸,喘加柏实者,肺病亦肝病也。盖妇人乳中烦呕,是肝气之逆,逆则不下归肾而上冲肺,柏实得西指之气能降肺以戢肝,喘宁有不止者乎?此与他喘证不同,故用药亦异也。”

凡植物皆喜阳光,故树杪皆向东南,柏树则独向西北(不单西指),西北者金水合并之方也。且其实成于秋而采于冬,饱经霜露,得金水之气尤多。肝脏属木,中寄相火,性甚暴烈,《内经》名为将军之官,如骄将悍卒,必恩威并用而后能统驭之。柏子仁既禀金水之气,水能滋木,如统师旅者之厚其饷也。金能镇木,如统师旅者之严其律也。滋之镇之,则肝木得其养兼得其平,将军之官安其职矣。《本经》谓柏实能安五脏,而实于肝脏尤宜也。曾治邻村毛姓少年,其肝脏素有伤损,左关脉独微弱,一日忽胁下作疼,俾单用柏子仁一两,煎汤服之立愈。观此,则柏子仁善于理肝可知矣。

大枣解

大枣味甘微辛,性温,其津液浓厚滑润,最能滋养血脉,润泽肌肉,强健脾胃,固肠止泻,调和百药,能缓猛药健悍之性,使不伤脾胃。是以十枣汤、葶苈大枣汤诸方用之。若与生姜并用,为调和营卫之妙品,是以桂枝汤、柴胡汤诸方用之。《本经》谓其能安中者,因其味至甘能守中也。又谓其能通九窍者,因其津液滑润且微有辛味,故兼有通利之能也。谓其补少气少津液者,为其味甘能益气,其津液浓厚滑润,又能补人身津液之不足也。虽为寻常食品,用之得当,能建奇功。

周伯度曰："生姜味辛色黄，由阳明入卫；大枣味甘色赤，由太阴入营。其能入营由于甘中有辛，惟能甘守之力多，得生姜乃不至过守；生姜辛通之力多，得大枣乃不至过通，二药并用，所以为和营卫主剂。"

《本经》名之为大枣者，别于酸枣仁之小枣也。凡枣之酸者皆小，甘者皆大，而大枣又非一种，约以生食不脆，干食肉多，味极甘者为入药之品。若用为服食之物，而日日食之者，宜先用水将枣煮两三沸，迟一点钟将枣捞出（此时尝其煮枣之水甚苦，故先宜将苦水煮出），再用饭甑上蒸熟，则其味甘美，其性和平，可以多服久服，不至生热。

附案 邑中友人赵厚庵，身体素羸弱，年届五旬，饮食减少，日益消瘦，询方于愚，俾日食熟大枣数十枚，当点心用之。后年余觌面貌较前丰腴若干。自言："自闻方后，即日服大枣，至今未尝间断，饮食增于从前三分之一，是以身形较前强壮也。"

表叔高福亭先生，年过五旬，胃阳不足，又兼肝气郁结，因之饮食减少，时觉满闷，服药半载，毫无效验。适愚远游还里，觌面谈及，俾用大枣六斤，生姜一斤，切片，同在饭甑蒸熟，臼内捣如泥，加桂枝尖细末三两，炒熟麦面斤半，和匀捏成小饼，炉上炙干，随意当点心服，尽剂而愈。

胡桃解（亦名核桃）

胡桃味微甘，气香，性温。多含油质，将油榨出，须臾即变黑色。为滋补肝肾，强健筋骨之要药，故善治腰疼腿疼，一切筋骨疼痛。为其能补肾，故能固齿牙，乌须发，治虚劳喘嗽，气不归元，下焦虚寒，小便频数，女子崩带诸证。其性又能消坚开瘀，治心腹疼痛，砂淋、石淋杜塞作疼，肾败不能漉水，小便不利。或误吞铜物，多食亦能消化（试与铜钱同嚼，其钱即碎，能化铜可知）。又善消疮疽及皮肤疥癣头上白秃，又能治疮毒深入骨髓，软弱不能步履。

果之有核，犹人之有骨，是以骨亦名骸，其偏旁皆从亥也。胡桃之核，较他核为最大，且其中之仁，又含有多脂而色黑，其善于补骨，更能补骨中之髓可知（齿为骨之余，食酸齼齿者，嚼胡桃仁即愈，亦其能补骨之实证）。曾治一幼童，五龄犹不能行，身多疮疡，治愈复发，知其父素有梅毒，此系遗传性病在骨髓也。为疏方每剂中用胡桃仁八钱，佐以金银花、白鲜皮、土茯苓、川贝母、玄参、甘草诸药，如此方少有加减，服药二十余剂，其疮皆愈，从此渐亦能行步矣。

古方治虚寒喘嗽，腰腿酸痛，用胡桃仁二十两烂研，补骨脂十两酒蒸为末，蜜调如饴，每晨酒服一大匙，不能饮者热水调服。汪讱庵谓，补骨脂属火，入心包、命门能补相火以通君火，暖丹田，壮元阳；胡桃属木，能通命门，利三焦，温肺润肠，补养气血，有木火相生之妙。愚常用之以治下焦虚寒之证，诚有奇效。

又前方加杜仲一斤，生姜炒蒜四两，同为丸，名青娥丸。治肾虚腰疼，而此方不但治肾虚腰疼也，以治虚寒腿疼亦极效验。曾治一媪，年过六旬，腿疼年余不愈，其脉两尺沉细，俾日服青娥丸月余全愈。若虚寒之甚者，可于方中加生硫黄三两，至硫黄生用之理，观三期八卷所载服生硫黄法自明。

按：胡桃仁形状，殊似人脑，其薄皮上有赤纹，又极似人之脑神经，故善补脑。常食令人不忘，盖精髓骨髓，本一气贯通，同属于肾，胡桃既善补肾强筋骨，其补脑也自属连带功能耳。受业张方舆谨注。

五味子解

五味子性温，五味俱备，酸咸居多。其酸也能敛肺，故《本经》谓主咳逆上气；其咸也能滋肾，故《本经》谓其强阴益男子精。其酸收之力，又能固摄下焦气化，治五更泄泻，梦遗失精及消渴小便频数，或饮一溲一，或饮一溲二。其至酸之味，又善入肝，肝开窍于目，故五味子能敛瞳子散大。然其酸收之力甚大，若咳逆上气挟有外感者，须与辛散之药同用（若干姜、生姜、麻黄、细辛诸药），方能服后不至留邪。凡入煎剂宜捣碎，以其仁之味辛与皮之酸味相济，自不至酸敛过甚，服之作胀满也。

邹润安曰："《伤寒论》中凡遇咳者，总加五味子、干姜，义甚深奥。《经》云：'脾气散精，上归于肺。'是故咳虽肺病，而其源实主于脾，惟脾家所散上归之精不清，则肺家通调水道之令不肃，后人治咳但知润肺消痰，不知润肺则肺愈不清，消痰则转能伤脾，而痰之留于肺者究莫消也。干姜温脾肺是治咳之来路，来路清则咳之源绝矣；五味使肺气下归于肾是治咳之去路，去路清则气肃降矣。合两药而言，则为一开一阖，当开而阖是为关门逐盗；当阖而开则恐津液消亡，故小青龙汤及小柴胡汤、真武汤、四逆散之兼咳者皆用之，不嫌其表里无别也。"

萆薢解

萆薢味淡，性温，为其味淡而温，故能直趋膀胱温补下焦气化，治小儿夜睡遗尿，或大人小便频数，致大便干燥。其温补之性，兼能涩精秘气，患淋证者禁用，三期四卷醒脾升陷汤后曾详论之。

鸡内金解

鸡内金鸡之脾胃也，其中原含有稀盐酸，故其味酸而性微温，中有瓷、石、铜、铁皆能消化，其善化瘀积可知。《内经》谓："诸湿肿满，皆属于脾。"盖脾中多回血管，原为通彻玲珑之体，是以居于中焦以升降气化，若有瘀积，气化不能升降，是以易致胀满。用鸡内金为脏器疗法，若再与白术等分并用，为消化瘀积之要药，更为健补脾胃之妙品，脾胃健壮，益能运化药力以消积也。且为鸡内金含有稀盐酸，不但能消脾胃之积，无论脏腑何处有积，鸡内金皆能消之，是以男子痃癖、女子癥瘕，久久服之皆能治愈。又凡虚劳之证，其经络多瘀滞，加鸡内金于滋补药中，以化其经络之瘀滞而病始可愈。至以治室女月信一次未见者，尤为要药。盖以其能助归、芍以通经，又能助健补脾胃之药，多进饮食以生血也。

附案 沈阳城西龚庆龄，年三十岁，胃脘有硬物杜塞，已数年矣。饮食减少，不能下行，来院求为诊治。其脉象沉而微弦，右部尤甚，为疏方用鸡内金一两，生酒曲五钱，服数剂硬物全消。

奉天大东关史仲埙，年近四旬，在黑龙江充警察署长，为腹有积聚，久治不愈，还奉求为诊治。其积在左胁下大径三寸，按之甚硬，时或作疼，呃逆气短，饮食减少，脉象沉弦。此乃肝积肥气之类。俾用生鸡内金三两，柴胡一两，共为末，每服一钱半，日服三次，旬余全愈。

奉天海龙秦星垣，年三十余，胃中满闷，不能饮食，自觉贲门有物窒碍，屡经医治，分毫无效。脉象沉牢，为疏方鸡内金六钱，白术、赭石各五钱，乳香、没药、丹参各四钱，生桃仁二钱，连服八剂全愈。星垣喜为登报声明。

奉天大东关宋氏女，年十九岁，自十七岁时，胃有瘀滞作疼，调治无效，浸至不能饮食。脉象沉而无力，右部尤甚，为疏方鸡内金一两，生酒曲、党参各五钱，三棱、莪术、知母各三钱，樗鸡（俗名红娘子）十五个，服至八剂，大小二便皆下血，胃中豁然，其疼遂愈。

盐山龙潭庄李氏妇，年近三旬，胃脘旧有停积数年不愈，渐大如拳甚硬，不能饮食。左脉弦细，右脉沉濡，为疏方鸡内金八钱，生箭耆六钱，三棱、莪术、乳香、没药各三钱，当归、知母各四钱，连服二十余剂，其积全消。

友人毛仙阁治一孺子，自两三岁时腹即胀大，至五六岁益加剧，面目黄瘦，饮食减少，俗所谓大肚痞也。仙阁见拙拟期颐饼方后载，若减去芡实，可治小儿疳积痞胀，大人癥瘕积聚，遂用其方

(方系生鸡内金细末三两，白面半斤，白沙糖不拘多少，和作极薄小饼，烙至焦熟，俾作点心服之)，月余全愈。

愚之来奉也，奉天税捐局长齐自芸先生为之介绍也。时先生年已七旬，而精神矍铄，公余喜观医书，手不释卷。岁在戊午，天地新学社友人，将《医学衷中参西录》初期稿印行于奉天，先生见书奇尝之。适于局中书记之夫人患癥瘕证，数年不愈，浸至不能起床，向先生求方，先生简书中理冲汤方(方载三期八卷)与之。且按方后所注，若身体羸弱，脉象虚数者，去三棱、莪术，将方中鸡内金改用四钱，服至十余剂全愈。先生遂购书若干遍送友人，因联合同志建立达医院延愚来奉矣。

穿山甲解

穿山甲味淡，性平，气腥而窜，其走窜之性无微不至，故能宣通脏腑，贯彻经络，透达关窍，凡血凝血聚为病皆能开之。以治疔痈，放胆用之，立见功效。并能治癥瘕积聚，周身麻痹，二便闭塞，心腹疼痛。若但知其长于治疮，而忘其他长，犹浅之乎视山甲也。

疔痈初起未成脓者，愚恒用山甲、皂刺各四钱，花粉、知母各六钱，乳香、没药各三钱，全蜈蚣三条，服之立消。以治横痃(鱼口便毒之类)，亦极效验。其已有脓而红肿者，服之红肿即消，脓亦易出。至癥瘕积聚，疼痛麻痹，二便闭塞诸证，用药治不效者，皆可加山甲作向导。友人黄星楼谓，身上若有血箭证，或金伤出血不止者，敷以山甲末立止，屡次用之皆效，蛤粉炒透用，惟以之熬膏药用生者。

蜈蚣解

蜈蚣味微辛，性微温，走窜之力最速，内而脏腑，外而经络，凡气血凝聚之处皆能开之。性有微毒，而转善解毒，凡一切疮疡诸毒皆能消之。其性尤善搜风，内治肝风萌动，癫痫眩晕，抽掣瘈疭,小儿脐风;外治经络中风,口眼歪斜,手足麻木。为其性能制蛇,故又治蛇症及蛇咬中毒。外敷治疮甲(俗名鸡眼,为末敷之,以生南星末醋调敷四周),用时宜带头足,去之则力减,且其性原无大毒,故不妨全用也。

附案 一媪年六旬,其腿为狗咬破受风,周身抽掣,延一老医调治,服药十余日,抽掣愈甚。所用之药,每剂中皆有全蝎数钱,佐以祛风、活血、助气之药,大致顺适,而未用蜈蚣。因为疏方生黄耆六钱,当归四钱,羌活、独活、全蝎各二钱,全蜈蚣大者二条(方载三期七卷,名逐风汤),煎服一剂抽掣即止,又服一剂永不反复。

奉天小西边门外,烟卷公司司账陈秀山之幼子,年五岁,周身壮热,四肢拘挛,有抽掣之状,渴嗜饮水,大便干燥,知系外感之热,引动其肝经风火上冲脑部,致脑气筋妄行,失其主宰之常也。投以白虎汤,方中生石膏用一两,又加薄荷叶一钱,钩藤勾二钱,全蜈蚣二条,煎汤一盅,分两次温饮下,一剂而抽掣止,拘挛舒,遂去蜈蚣,又服一剂热亦退净。

奉天北陵旁那姓幼子,生月余,周身壮热抽掣,两日之间不食乳,不啼哭,奄奄一息,待时而已。忽闻其邻家艾姓向有幼子抽风,经愚治愈,遂抱之来院求治。知与前证仿佛,为其系婴孩,拟用前方将白虎汤减半,为其抽掣甚剧,薄荷叶、钩藤勾、蜈蚣其数仍旧,又加全蝎三个,煎药一盅,不分次数徐徐温灌之,历十二小时,药灌已而抽掣愈,食乳知啼哭矣。翌日,又为疏散风清热镇肝之药,一剂全愈。隔两日其同族又有三岁幼童,其病状与陈姓子相似,即治以陈姓子所服药,一剂而愈。

奉天小西关长发源胡同吴姓男孩,生逾百日,周身壮热,时作抽掣,然不甚剧,投以白虎汤,生石膏用六钱,又加薄荷叶一钱,蜈蚣一条,煎汤分三次灌下,尽剂而愈。此四证皆在暮春上旬,相隔数日之间,亦一时外感之气化有以使之然也。

一人年三十余，陡然口眼歪斜，其受病之边目不能瞬，用全蜈蚣二条为末，以防风五钱煎汤送服，三剂全愈。

一小儿，生数日即抽绵风，一日数次，两月不愈。为疏方用乳香、没药各三钱，朱砂、全蝎各一钱，全蜈蚣大者二条，共为细末，每小儿哺乳时，用药分许，置其口中，乳汁送下，一日约服五六次，数日全愈。后所余药，又治愈小儿如此证者三人。因将其方载于三期七卷，名之曰定风丹。

按：蜈蚣之为物，节节有脑，乃物类之至异者，是以性能入脑，善理脑髓神经，使不失其所司，而痫痉之病自愈。诸家本草，多谓用时宜去头足，夫去其头，即去其脑矣，更何恃上入脑部以理脑髓神经乎？且其头足黄而且亮，饶有金色，原其光华外现之处，即其所恃以治病有效之处，是以愚凡用蜈蚣治病，而必用全蜈蚣也。有病噎膈者，服药无效，偶思饮酒，饮尽一壶而病愈。后视壶中有大蜈蚣一条，恍悟其病愈之由，不在酒实在酒中有蜈蚣也。盖噎膈之证，多因血瘀上脘，为有形之阻隔（西人名胃癌，谓其处凸起如山石之有岩也），蜈蚣善于开瘀，是以能愈。观于此，则治噎膈者，蜈蚣当为急需之品矣。为其事甚奇，故附记于此。

水蛭解

水蛭味咸，色黑，气腐，性平。为其味咸，故善入血分；为其原为噬血之物，故善破血；为其气腐，其气味与瘀血相感召，不与新血相感召，故但破瘀血而不伤新血；且其色黑下趋，又善破冲任中之瘀。盖其破瘀血者乃此物之良能，非其性之猛烈也。《本经》谓：主妇人无子，因无子者多系冲任瘀血，瘀血去自能有子也。特是其味咸为水味，色黑为水色，气腐为水气，纯系水之精华生成，故最宜生用，甚忌火炙。《衷中参西录》三期八卷理冲丸，论水蛭尤详，宜参观。

凡食血之物，皆能破血。然他食血之物，皆以嘴食血，而水蛭以其身与他物紧贴,即能吮取他物之血,故其破瘀血之力独优也。至方书多谓必须炙用,不然则在人腹中能生殖若干水蛭,殊为无稽之谈。曾治邑城西傅家庄傅寿朋夫人,经血调和,竟不产育,细询之少腹有癥瘕一块,遂单用水蛭一两,香油炙透为末,每服五分(若入煎剂,当用二钱),日再服,服完无效;后改用生者,如前服法,一两犹未服完,癥瘕全消,逾年即生男矣。此后屡用生者治愈多人,惟气血亏损者,宜用补助气血之药佐之。三期八卷理冲汤后,载有用水蛭治验之案,宜参观。

蝎子解

蝎子色青,味咸(本无咸味,因皆腌以盐水,故咸),性微温,其腹有小黄点,两行之数皆八。夫青者木色,八者木数,原具厥阴风木之气化,故善入肝经,搜风发汗,治痉痫抽掣,中风口眼歪斜,或周身麻痹。其性虽毒,转善解毒,消除一切疮疡,为蜈蚣之伍药,其力相得益彰也。

按:此物所含之毒水即硫酸也,其入药种种之效力,亦多赖此。中其毒螫者,敷以西药重曹或硷,皆可解之,因此二者皆能制酸也。

附案 本村刘氏女,颔下起时毒甚肿硬,抚之微热,时愚甫弱冠,医学原未深造,投药两剂无甚效验。后或授一方,用壁上全蝎七个,焙焦为末,分两次用黄酒送下,服此方三日,其疮消无芥蒂。盖墙上所得之蝎子,未经盐水浸腌,其力浑全,故奏效尤捷也。

又邻庄张马村一壮年,中风半身麻木,无论服何药发汗,其半身分毫无汗。后得一方,用药房中蝎子二两,盐炒轧细,调红糖水中顿服之,其半身即出汗,麻木遂愈。然未免药力太过,非壮实之人不可轻用。

蝉退解

蝉退无气味，性微凉，能发汗，善解外感风热，为温病初得之要药。又善托疹瘾外出，有以皮达皮之力，故又为治疹瘾要药。与蛇退并用，善治周身癞癣瘙痒。若为末单服，又善治疮中生蛆，连服数次其蛆自化。为其不饮食而时有小便，故又善利小便；为其为蝉之蜕，故又能脱目翳也。

按：蝉退之能发汗者，非仅以其皮以达皮也，如谓以皮达皮即能发汗，何以蛇退不能发汗？盖此物体质轻而且松，其肉多风眼，中含氢气，与空气中氧气化合，自能生水（氢二氧一化合即成水），不待饮水而有小便，是以古人用蚱蝉（即蝉之身）亦能表发，以其所含之氢气多也。其蜕之发汗，亦以其有氢气耳。

蝉于昼鸣夜静，故亦止小儿夜啼，蝉声清脆，又善医音哑。忆民国二十五年秋，余友姚君鹤泉供职于天津邮政总局，素日公务忙碌，偶为外感所袭，音哑月余，余为拟方，用净蝉退（去足土）二钱，滑石一两，麦冬四钱，胖大海五个，桑叶、薄荷叶各二钱，嘱其用水壶泡之代茶饮，一日音响，二日音清，三日全愈。以后又用此方治愈多人，屡试屡验。受业孙静明谨识。

羚羊角解

羚羊角天生木胎，具发表之力，其性又凉而解毒，为托表麻疹之妙药。疹之未出，或已出而速回者，皆可以此表之，即表之不出而毒气内陷者，即之亦可内消。为其性原属木，故又善入肝经以治肝火炽盛至生眼疾，及患吐衄者之妙药。所最异者性善退热却不甚凉，虽过用之不致令人寒胃作泄泻，与他凉药不同。愚生平用此救人多矣，三期疹毒门、霍乱门，皆有重用羚羊角治愈之案可参观。至于犀角亦可治吐衄、表麻疹，而此时真者极少，且其功效亦不如羚羊角也。五期二卷中载有羚羊角辨可参观。

血余炭解

血余者，发也，不煅则其质不化，故必煅为炭然后入药。其性能化瘀血、生新血，有似三七，故善治吐血、衄血。而常服之又可治劳瘵，因劳瘵之人，其血必虚而且瘀，故《金匮》谓之血痹虚劳。人之发原人心血所生，服之能自还原化，有以人补人之妙，则血可不虚，而其化瘀之力，又善治血痹，是以久久服之，自能奏效。其性又能利小便（《金匮》利小便之方，有膏发煎），以人之小便半从血管渗出，血余能化瘀血、生新血，使血管流通，故有斯效。其化瘀生新之力，又善治大便下血腥臭，肠中腐烂，及女子月信闭塞，不以时至。

附案 愚舅家表弟，年二十岁，大便下血，服药不愈，浸至下血腥臭，又浸至所下者杂以脂膜，且有似烂炙，医者诿谓不治。后愚往诊，视其脉数而无力，投以滋阴、补虚、清热、解毒之剂，煎汤送服血余炭一钱，日服两次，旬日全愈。至于单用之以治吐血、衄血，更屡次获效矣。

制血余炭法：用壮年剃下之发，碱水洗净，再用清水淘去碱味，晒干用铁锅炮至发质皆化为膏，晾冷，轧细，过罗，其发质未尽化者，可再炮之。

指甲解

指甲一名筋退，乃筋之余也。剪碎炮焦，研细用之。其味微咸，具有开破之性，疮疡将破未破者，敷之可速破。内服能催生下胎衣，鼻嗅之能止衄血，点眼上能消目翳。愚自制有磨翳药水（载三期八卷），目翳厚者，可加指甲末与诸药同研以点目翳，屡次奏效。

原第四期第五卷(西药)

阿斯必林(Aspirin)(又作阿斯匹灵)

阿斯必林为白色针状结晶,其纯系结晶而无粉末者佳。其原质为撒里矢尔酸及硝酸化合,故其味甚酸,其性最善发汗、散风、除热及风热着于关节作疼痛;其发表之力又善表痧疹;其退热之力若少用之又可治虚劳灼热、肺病结核。

按:阿斯必林在西药中为晚出,而其功用最著。其性少用则凉,多用则热。温病初得用一瓦,白糖冲水送下,可得凉汗而解。若伤寒初得用瓦半,生姜、红糖煎汤送下,可得热汗而解。风热留于关节作疼痛者,先服一瓦或一瓦强,白糖水送下,令周身皆出汗后,则每服半瓦,不令出汗,日服三次,或三次中有一次微似有汗者亦佳。如此数日,其疼可愈。若其人身体虚弱者,可用生怀山药六七钱煮作茶汤送服。若脾胃虚弱者,可用健补脾胃之药煎汤送服。大抵皆疼之因热者宜之,而因寒者不宜也。至于善表痧疹尤有奇效。曾治一幼女,温病旬余不愈,先用凉药清其热,热退仍烦躁不安,后与以阿斯必林,发出白痧若干而愈。又曾治一少年,温病阳明府实,脉虽有力而兼弦。投以白虎加人参汤,大热已退,精神转形骚扰,亦与以阿斯必林,遍身出疹而愈。至于初病用之发表而出痧疹者,尤不胜纪也。至于虚劳发热脉数,屡用滋阴退热之药不效,可于服汤药后,少服阿斯必林(一瓦可分四次服)不令出汗,日服两次则发热与脉数必易愈。又治肺结核证,可用阿斯必林、朱砂等分,粉甘草细末与前二药相并之分量,同水和为丸,桐子大,每服十丸,或多至十二三丸,日服三次。

安知必林(安替匹林,Antipyrinum)(省作安北,又作安替派林)

安知必林为白色无臭结晶性之粉末,或为光泽如肪脂之白色小叶状结晶。味微苦,此药由煤湔用化法而得,为其解热最有功效,故亦名解火冰。凡肺劳发热,阴虚发热,外感寒温发热,疹瘾发热,间歇热,再归热皆能治之。又能镇急性关节偻麻质斯,镇疼镇痉,愈偏正头痛及气管炎、肋膜炎、溺道炎一切热证。然治外感之热,仍宜与中药石膏、知母诸药并用。治内伤之热,仍宜与中药地黄、玄参诸药并用。西药治其标,中药治其本,标本并治,奏效必速也。每日用数回,每回之量〇·五多可至一·〇,小儿斟酌少用,外用可为皮下注射剂及灌肠剂。

治热性诸病关节偻麻质斯及神经痛:安知必林三·〇,桂皮舍利别二〇·〇,水五〇·〇,上混和视病之轻重,或日服三回,为二日之量,或日服六回,为一日之量。

治加答儿性肺炎之高度发热:安知必林二·〇,单含二〇·〇,溜水一〇〇·〇,上调和,每三句钟服一食匙。

按:安知必林具有发表之性,人服之,间有发疹者,然非若时气之疹,药力歇后即消。为其具有发表之性,服之亦能出汗,而其祛风之力究不如阿斯必林,故其治关节偻麻质期逊于阿斯必林,而其镇痛之力胜于阿斯必林。

别腊蜜童(匹拉米董,Pylamidonum)

本品为白色微细之结晶,系奇美企儿亚米度及安考必林相合制出。其功用同于安知必林,而非常峻烈。其解热之力较强于安知必林三倍,且其力持续甚久,为解热之妙药。对于肠窒扶斯之热,尤有佳良之效。果能使全身热状轻减,睡眠安静,神识明了。并治一切脏腑炎证,皆有确实之效验。又为镇痛要药,凡头筋骨痛酸,兼神经痛、坐骨神经痛、三叉神经痛等,皆能治之。其用量每次〇·二至〇·五。

治肠窒扶斯:别蜡蜜童一·二,分为十二包,每两时服一包。

安知歇貌林(乙醯苯胺,Antife Brinum)

(省文歇貌林,又作阿司炭尼利)

安知歇貌林为无色无臭之菱角板状及小叶状结晶,微含烧味。其原质为有机酸与亚尼林之化合。为解热之要药,是以有退热冰之名。实验其退热之力,较安知必林强四倍,服后能使人之温度降下三度,脉搏亦减少。治急性关节偻麻质斯、神经疼、偏正头疼、女子月经疼。外用于创伤,疗法为撒布药,制止其化脓。用量每次〇·二五至〇·五。

治肺劳发热:安知歇貌林〇·〇五至〇·〇一,白糖〇·三,混和一次服,三时服一次。

治肠窒扶斯(寒温发热时):安知歇貌林〇·二五,白糖〇·五,混和一次服,一日服四次。

按:安知歇貌林退热之力最优,而稍有发表之性。曾治一五六岁幼女,外感灼热,苦于服药,强灌之则呕吐,遂与以安知歇貌林十分瓦之三,和以乳糖,为一日之量,俾分三次服下。因甚忙碌不暇为之分包,切嘱其到家自分。之后竟忽愚所嘱,分作两次服下,其周身陡然尽凉,指甲、嘴唇皆现青色,其父急来询问。愚曰:此无恐,须臾即愈矣。果其父回视安然已愈。愚于斯自咎不慎,后凡以西药与人,俾作几次服者,必定分作几包。

又治一三岁幼童,因失乳羸弱发热,后又薄受外感,其热益甚。为近在比邻,先与以安知歇貌林十分瓦之一弱,俾和以白糖一次服下。至一点钟许,周身微似有汗,其热顿解,迟半日其热又作,又与以前药,服后仍如旧。翌日又与以安知歇貌林十分瓦之一弱,仍和白糖服下,迨微汗热退后,急用生怀地黄一两,煎汤一大钟,俾分两次温服下,其热从此不再反复。盖此证有外感之实热,兼有内伤之虚热,以安知歇貌林退其实热,即以生地黄退其虚热,是以病能全愈也。或疑西药恐有难与中药并用之处,此原近理,而愚恒中西药并用者,因确知其药之原质及其药之功用,而后敢放胆并用也。

弗那摄精(非那西汀,Phenacetinum)

本品为无色有光泽小叶形结晶,系巴拉尼笃罗弗诺儿与那笃伦卤液制成。其功用类似安知歇貌林,而性较和平,在有机性新药中能保其地位者也。其解热、镇痉、镇痛之效,无一不与安知歇貌林同。服其〇·二五已能减热,服其〇·四至〇·六即大能解热,无不快之副作用。然于虚热之肺劳家,宜斟酌慎用,恐因出汗致虚脱形状。

撒里矢尔酸那笃留谟(水杨酸钠苯脂,Natrium Salicylicum)

(省文撒曹,又作纳柳矾)

本品为白色无臭鳞屑状结晶,或结晶性粉末。味甘咸而稍带辛辣,其原质存于杨柳外皮中,后又可用炥酸钠化炭氧强洽三者化合而得。性凉而散,善治急性偻麻质斯,退热消炎、镇神经疼、偏头疼,又善治糖尿证,即消渴,外用敷癞疮皮肤瘙痒。

治急性气管炎、新伤风咳嗽:柳酸一·〇,白糖一·〇,混和为一包,临卧时作一次服。

治糖尿病:柳酸、臭曹、重曹各一五·〇,混合分作十三包,每次服一包,日三次。

撒鲁儿(萨罗,Salolum)(又作撒娄)

本品为白色结晶,形如砂粒或粉末。每百分中有柳酸六十分,石碳酸四十分。尝之无味,臭之微香,为解热之品。用于关节偻麻质斯及赤痢虎列拉,皆有效力。又具有防腐之力,治膀胱加答儿及淋浊。外用治溃疡,为撒布药。又可为喉舌诸病含漱药,其用量每次〇・五至一・〇。

按:撒鲁儿治淋之效力,不如骨湃波,而清热之力过之。淋证初得,多含有热性,治以骨湃波,佐以撒鲁儿最为得宜。

规尼涅(盐酸奎宁,Chininum hydiochloiicum)(即金鸡纳霜)

本品其原质存于规那树皮中。其树产于南美及非洲,用其皮制为霜,有再制以盐酸者,名盐酸规尼涅,省文曰盐规,为光泽白色细针状结晶。有再制以硫酸者,名硫酸规尼涅,省文曰硫条,状似粉末,微有光泽。味皆极苦,皆善退热(二种盐规较优)。对于间歇之热尤宜。故为治疟疾之特效药。又能增长胃液,多进饮食,能增大红血球,使血脉充足,故又为健胃养血要药。其退热之力,对于肺炎及肠窒扶斯之热,亦能奏效。虽为退热之药,实为补益之品。其用量自〇・五至一・〇。

治慢性贫血:盐规一・〇,硫酸〇・五,单含三〇・〇,馏水一七〇・〇,混合为一日之量,分四次服。

按:规尼涅西人谓治肠窒扶斯之热。然愚曾治一童子,温而兼疟,东医屡治以规尼涅不效。后愚用白虎汤清温病之热,而间歇热仍在,继用盐规一瓦半,于热未发之前十句钟作两次服下,间歇之热亦愈。由斯见规尼涅治寒温之热,远逊于生石膏也。且自此病治愈后,因悟得规尼涅原可为治疟疾良药,而恒有屡次服之不愈者,其人不必兼有温病之热,亦恒先有伏气化热。若在夏秋之交,又恒有暑气之热留中,但恃屡用规尼涅以退其热,药力原有不足之处。是以愚凡治疟,遇脉象洪实者,必先重用生石膏清之,而后治以规尼涅,无不愈者。近治友人陈丽生君,初秋病疟。丽生原知医自觉热盛,用生石膏二两煎汤,以清其热,至发疟之日,于清晨又服规尼涅一瓦弱。其日疟仍发,且疟过之后,仍觉心中发热,口苦舌干,大便干燥,小便短赤,因求愚为诊治。其脉象左右皆弦。原是疟之正脉,惟其右部弦而且长,按之甚硬。而其阳明郁有实热,因自言昨日服生石膏二两心中分毫未觉凉,且大便仍然干燥,小便仍然短赤者何也?答曰:石膏微寒,《本经》原载有明文,兄之脉火热甚实,以微寒之石膏仅用二两以清之,其何能有济乎!今欲治此疟,宜急用生石膏细末一斤,煎汤两大碗,分多次徐徐温饮之,觉火退时即停饮,不必尽剂,翌晨再服规尼涅如旧量,疟即愈矣。丽生果如法服之,其疟遂愈。所煮石膏汤已尽量饮尽,大便并未滑泻,然此特蓄热之甚重者也。若其轻者,于服规尼涅之前,先用生石膏一二两煮水饮之,则所蓄之热可清,再服规尼涅以治其疟自易愈也。

乌罗特罗宾(乌洛托品,Urotropinum)

本品为白色结晶性之粉末,无臭气味,初甘后略苦,系铔化与袱毛地海相合制成。有利尿、溶解尿酸及防腐之效。善治膀胱炎、肾盂炎,为散剂,或和于曹达水(即水中少加曹达)而用之。若寒温之热在半表半里,宜同规尼涅用之。其用量一日三次,每次〇·五至一·〇。

盐酸(Acidum hydrochloricum)(又作盐强酸)

本品为格鲁儿水素瓦斯之水溶液,系澄明无色之液。在火气中则发白雾,热之则全行发挥。若用盐酸一分,释以馏水二分,为处方常用之盐酸,药房名为稀盐酸。若用时仍须以馏水释之,能制胃中异常发酵,夏月下利及一切发热之证。此属剧烈之品,贮藏宜密。

治急性胃加答儿:稀盐酸一·五,馏水一八〇·〇,皮舍二〇·〇,调和,每食后服一食匙。

盐酸歇鲁茵(盐酸海洛因,Heroinum hydrochloricum)

(又作赫罗印)

盐酸歇鲁茵为白色结晶性粉末,微有苦味。系用莫儿比涅与盐化亚舍知尔加热而制。为歇鲁茵又以歇鲁茵溶解于盐酸而得之,常为莫儿比涅及古垤乙涅之代用品。于气管支加答儿,为镇制咳嗽刺激之用。于肺劳者之咳嗽尤有良效。惟不可配合于重碳酸那笃留谟及亚尔加里性药质同服。此属剧烈之药,宜用暗色瓶贮藏,其用量〇·〇〇一至〇·〇〇三。

治气管支喘息:安知必林〇·五,盐酸歇鲁茵〇·〇〇五至〇·〇一,乳糖〇·三,共研,发作时作一次服。

治急性胃加答儿(疼痛时用之):盐酸歇鲁茵〇·〇五,盐水一〇·〇,调为皮下注射料,用半筒至一筒。

旃那叶(番泻叶,Folia Sennae)(旧译作辛那、森那,俗名泻叶)

旃那叶状如小淡竹叶,淡绿微带黄色,无臭无味,产于印度伊及等处之次明科。其性能增进大肠之蠕动,又能增添胆汁(胆汁注于肠者多则大便易通)。所以善通大便燥结,为缓下之品,实无猛烈之性,不至伤人气分。兼治女子月闭。若煎服浸服(煎之一沸即可,浸之宜用盖碗浸饮两次),其用量自二·〇多至三·〇,为末服之自一·〇多至二·〇。

治大便秘:旃那浸二〇·〇)一五〇·〇,硫苦三〇·〇,覆盆子舍二〇·〇,上调和,每二时服一食匙。

蓖麻子油(Oleum Ricini)(省文作蓖麻油,亦作蓖麻子油)

蓖麻子油为大戟科植物种子之脂肪,乃极浓厚之液,晶莹透彻,近于无色有微带黄色者。味微辛,其油不为肠壁所吸收,且滑能去着,味辛又善开通,故肠中之凝皆可随之而下,为通肠结之要药,兼治赤痢及肠急性加答儿(疼肿),用量每服一五·〇多至三〇·〇,用开水一钟将油浮其上饮之。

治赤痢及肠性加答儿:蓖麻油一五·〇至二〇·〇,薄荷油一滴,作一次服。

按:蓖麻子在中药原为剧烈之品,壮人止服五粒,若服过五粒即可吐泻交作,而西人制为油,其性转平和。闻西人制此油时,屡次将其浮头之沫取出,想其剧烈之性皆在于沫,去其沫即所以去其毒也。愚治多日大便不通遍服他药皆不效者,恒重用蓖麻子油八钱,服后并不觉瞑眩,大便遂即通行,又不至伤人气分,其性甚和平可知。惟胃气不降者(胃气以息息下降为顺),服后间有恶心之时,若欲防其恶心作呕吐,可用生赭石细末三钱与蓖麻子油并服,既可止呕吐,而其通便之力亦愈大。若不欲服生赭石末者,可用生赭石细末一两,煎汤一大钟,将蓖麻子油调其中服之。然既用赭石,蓖麻油分量亦宜斟酌少用。

硫苦(硫酸镁,Magnesium Sulfurium)

(又名镁硫强矾,又作镁磺氧)

硫苦为无色棱柱状或细针状之结晶,味苦微咸微辛,用朴硝同硫酸制出,故俗名洋朴硝。为下药中清凉之品,不但泻有形之积,并能泻血液肠管中诸火药。善治大便闭结,小便砂淋、急性胃加答儿、肠炎、肾炎、女子子宫炎、热性痢疾、脚气,又善泻三焦水道之水。因其性寒有降下之力,兼有助肠蠕动之能,故有种种诸效也。其用量自一〇·〇至三〇·〇,若接触于干燥大气,即稍稍风化,宜秘封贮之。

治热性赤痢:硫苦二〇·〇,苦丁(用陈皮、龙胆各五分,豆蔻三分所浸之酒)二·〇,馏水二〇〇·〇,混和,一日三次,二日分服。

治脚气:硫苦二〇·〇,稀盐酸一·〇,馏水二〇〇·〇,混和,一日三次,二日分服。

治砂淋:硫苦一〇·〇,火硝一〇·〇,混和,分三次服,为一日之量。

按:硫苦为西医最常用之药,且其服法恒一刻种服少许,使药力接续不断,其效尤易。

甘汞(Hydrargyrum Chloratum)

(名亚格鲁儿汞,又名水银粉 Calomelas,即加路宋)

甘汞其制法种种不同,有以四分升汞与三分水银制成者,有以硫酸酸化水银三分,水银、食盐各一分制成者。为白色微带黄色之重粉末,在大气中不变化,酒精及依的儿皆可能溶解之。若着于黏膜及溃疡而呈腐蚀作用,以少量续内服,则现水银之固有作用而流涎。多服可通大便,少服亦可通小便。又善消除霍乱(西人名虎列拉)毒菌及梅毒入骨,遗传性梅毒。能制肠胃之发酵,故善治赤痢初起,小儿夏月下痢用之尤宜也。惟不宜与貌罗谟化合物、沃度化合物、含青酸之药物等同服。

治虎列拉:甘汞〇·二,乳糖〇·三,混和,为一包,每二十分钟服一包。

治脑充血:甘汞〇·五,乳糖〇·五,作一次服。

治赤痢:甘汞〇·五,乳糖三·〇,共分为四包,先服一包,与蓖麻子油二〇·〇同服,然后每三时单服甘汞一包。

治遗传性梅毒:甘汞二·〇,白糖一〇·〇,分十五包,朝夕各服一包。

食盐(Natriun Chloratun)

食盐即格鲁儿加留谟,非海中所出之盐,火硝中所出之盐也。其咸亚于海盐,为硝之性善消善通,故食盐亦具通消之性,内服可促胃液分泌并百布圣之析出,以助淀粉性及蛋白性食物之消化。

外用为注射料，可愈霍乱。当血脉闭塞之时以之注射于血管，其咸也能益血（血味咸），兼能除菌（凡毒物淹咸则毒减），而其流行性，又能通血脉之闭也。又用为灌肠料，可通燥结。以其通消之性，既能开结，而其成寒之性，又能软坚润燥也。

抱水格鲁拉尔（水合氯醛，Chloralum Hydratum）

（又名绿养冰，又名作哥拉）

抱水系亚舍答儿亚尔垤非笃三格鲁儿之化合物，为无色透明菱角系之结晶，味微苦，有窜透性之臭气，为催眠药之最有力者。其性能麻痹脑筋，故能制止痫疯及诸般抽掣痉挛诸证。属剧烈之药，感触日光则呈酸性反应，在温处亦稍挥散，宜避日光在冷处贮藏。有心脏疾患者不可多用，一次之极量为二·〇，一日之极量为六·〇。

治小儿急惊疯：抱水一·〇，作一次服。

按：抱水治痫风，实强制其脑筋不使妄行，药力歇后仍然反复。愚治痫风恒用抱水与臭剥、臭素、安母纽谟各一瓦，共研，分一次服，为一日之量，强制痫风不发。又每兼服中药，以除病根，愈者甚多，其法详于赭石条下。

貌罗谟加留谟（溴化钾，Kalium Bromatum）

（一名臭素加里，省文臭剥）

貌罗谟安母纽谟（溴化铵，Ammonium Bromatum）

（一名臭素安母纽谟，省文臭铔）

貌罗谟那笃留谟（溴化钠，Natrium Bromatum）

（一名臭素那笃留谟，省文臭曹）

貌罗谟加留谟其原质为盐基，系貌罗与加留谟相合制成，为光泽白色之结晶性骰子形，味咸而兼辛，乃麻醉镇痉、镇疼药也。在神经系统能呈镇静作用，故为神经性诸病及癫痫病之特效药。至神经不眠、酒客谵妄、妊妇呕吐、产妇急痫、小儿急惊、痉挛蹈舞、遗精等证用之皆有效。然多用、长用，则伤胃肠，损记忆知觉，并黏膜肿，皮肤起疹。此为平和之品，寻常服量自一・〇至二・〇，若治痫疯初起，日服五・〇，至三周可渐增至一日一〇・〇。

臭素安母纽谟有无色结晶或白色结晶性之粉末，味同臭剥。臭素那笃留谟为白色结晶性之粉末，二药之主治与用量，大概与臭剥相同，以其皆为盐基之药也。因治法不同，其性亦微有异。那笃留谟不甚损人记忆知觉，伤胃则甚于臭剥。至安母纽谟则鲜害胃肠。故宜为臭剥那笃留谟之伍药，医者处方恒三者等分用之。

按：此三种药，统名貌罗谟亚尔加里盐，性原相似，而实以臭剥为主。愚恒单用之，功效颇著，以治梦遗不眠，可于临睡时服一瓦半。以镇诸疼可服两瓦，以治破伤后剧疼可服三瓦，使伤处麻痹，其疼立止。若用其渐渐加多，以治痫疯之法，亦恒有效。然愚治痫疯，恒以西药治其标，中药治其本，则奏效尤速。至于治剧甚之呕吐，愚常用臭剥两瓦，再用赭石细末煎汤送之，较单用臭剥者更效验。

依的儿（乙醚，Aether）（一名伊打）

依的儿由硫酸及酒精制出，为无色透明流液，具有极强之挥发性，有特异之香气，尝之有热力，易于燃着，用时宜远火。其作用大半似阿罗芳谟，用于皮肤为局部之麻醉品，初觉灼热，继则清凉，又继则全无知觉。若由鼻吸其蒸汽，可使全身麻醉，其用法详于外科手术书。内服对于一切虚脱状态及忽然昏倒用之，可以兴奋回苏。又善治痉挛呕吐、诸般疼痛、胆石及石淋，用量三滴至五滴，服法或滴于白糖或盛于胶囊。

按:依的儿为麻醉之品,实具兴奋之性,猝然昏倒者服之,或可奏回苏之功,至虚脱之证其下脱者,或亦可用之。若其人孤阳上越,元气游离,现种种上脱之证,此药断不宜用。此等证阅山萸肉解自知治法。

哥罗芳谟(氯仿,Chloroformi)(又作哥罗芳)

哥罗芳谟为易于流动澄明无色之液,味热而甘。以化学家言之,其原质系三格儿美企儿。在皮肤上之作用类依的儿。然挥发之性少,故令人起清凉及失知觉之力,稍逊于依的儿。除依的儿之外,若吸其蒸汽为最佳之全身麻醉药。内服所主之证,亦与依的儿相同,服其少量,兼能流通血脉,其极稀薄之液(即哥罗芳谟水)为最良之防腐药。

治胆石:哥罗芳谟五・〇,浓厚酒精四〇・〇,护谟和剂一五〇・〇,调和,日服三次,每次一食匙。

按:此方可兼治石淋。

治女子月经困难:哥罗芳谟五・〇,樟脑〇・〇二,依的儿一・五,密儿拉丁一・五,护谟浆一・〇,馏水五〇・〇,调和,每十五分钟服一食匙。

按:用哥罗芳谟等药俾人全身麻醉,以便手术,间有性命危险。西医研究其故,各有论说而纷不一致,以愚所见闻者,凡有危险多在气分虚弱之人。曾在邻村张家寨治一少妇,大气下陷证,服药十余剂始愈。隔二年又至其处,乃知此妇因手背生疮,西医欲用手术,先薰以蒙药,竟未苏醒。因其向日大气之陷者虽复,而其大气究欠充实也。愚所见闻罹此险者,非仅此人。而胸中大气之虚弱,大抵类于此人,欲施蒙药者,尚其有鉴于此,而先详核其胸中大气之虚实哉!

实芰答里斯叶(洋地黄,Folia Digitalis)

(俗名毛地黄,一作地治达利)

实芰答里斯叶系欧洲所产玄参科二年生草之叶,叶体绉缩而薄,为长卵圆形,长三十仙迷,广十五仙迷。为心脏强壮药,最有效力,镇制心机亢进,兼有利尿作用。于心脏诸病及炎性诸证,均为要药。用量一次〇·〇二至〇·一五,极量一次为〇·二。通常多为浸剂,药局制有实芰答里斯丁儿(酒也)。

治肺炎脉甚频数者:实芰叶浸(〇·一至〇·五)一〇〇·〇,覆盆子舍一〇·〇,调和,一日间分四次服之。

治心脏衰弱脉数无力:实芰叶浸(〇·五至一·〇)一〇〇·〇,斯独落仿司丁几一·〇,嗟含一〇·〇,调和,分三次至六次服。

按:助心之药能使脉跳动有力,其跳动或因之加速,至治脉数之药或为麻醉之剂,或为退热之品,又皆能使跳动减数。至实芰答里斯能使脉搏舒缓,更能使脉体充实,真善于理心之药也。

斯独落仿斯精(毒毛旋花子,Strophanthi)

斯独落仿斯丁儿(1%毒毛旋花苷溶液,Tinctura Strophanthi)

斯独落仿斯精系白色结晶性之粉末。其原质存于热带亚斐利加所产夹竹桃科蔓生灌木之种之中,其作用颇似实芰答里斯。用于心脏筋肉衰弱,心脏瓣膜障害,肺叶肿胀呼吸有碍,肾脏发炎漉水不利者,皆为要药。其用量一次〇·〇〇〇二至〇·〇〇〇五。

斯独落仿斯丁儿系用斯独落仿斯丁一分,浸于酒精十分所制之黄色、苦味液,医者多用此代斯独落仿斯精。其用量一次二滴至六滴。

治肾炎水肿:斯独落仿斯丁二·一〇,日服三次,每次五滴至十滴。

治加答儿肺炎:斯独落仿斯丁一·〇至二·〇,橙皮舍二〇·〇,馏水一八〇·〇,调和,日三次,每服用量一食匙。

安母尼亚茴香精(Spirtus Ammoniae foeniculatus)

安母尼亚茴香精为澄明微黄色或黄色之液,以入水中则如乳色之白,味微咸,有芳香之气,其原质存于鹿角茸中。鹿角茸之补力,赖有阿母尼亚火山之旁亦可取之制以茴香,则温补之力愈大,服之如饮醇酒,令人面色顿红,是以脑寒亏血者宜之,寒痰留滞者宜之。其用量自五滴至十滴。

治小儿吐泻:安母尼亚茴香精一〇·〇,依的儿精一〇·〇,调和,半时服三滴至七滴。

治肺脏萎缩:安母尼亚茴香精二滴至五滴和于馏水而用之。

安息香酸那笃留谟(安息香酸钠,Natrium Beuzoicum)

本品由安息香酸精制而出,为无色无晶形或结晶性粉末。盖安息香酸为安息香脂主要之成分,占芳酸类之第一位。有防腐灭菌之功效,而内服则刺激黏膜诱起炎证,吸入其粉末则喷嚏咳嗽。制为那笃留谟则无斯弊,且能利痰、治尿酸,兼有助人兴奋作用。其用量每次〇·三至一·〇。

治小儿吐泻:安息香酸那笃留谟〇·五,再馏酒精二·〇,单舍一五·〇〇,馏水一〇〇·〇,共调和,每一时服一小儿匙至二小儿匙。

含糖白布圣(胃蛋白酶,Pepsinum Saccharatum)

含糖白布圣系吃乳小猪、小牛之胃液,搀糖制成白色淀粉,味甘性微温。最能增益胃液消化饮食,为最和平之品,多服少服皆可。然日日服之以化食,则脾胃生依赖性,将有不服之,即难于化食之时。若欲久服者,以健补脾胃之药辅之,则无斯弊。

按:白布圣消食之力仍不如鸡内金,然加以糖制,其味甘甜虽似淀粉,水沃之仍为清液,以治小儿最易服食。愚恒用生山药末熬粥送服此药两瓦,最能治虚劳发热,或喘或嗽,或饮食不化乳糜,身体羸瘦。若不能多服粥者,可煮生山药浓汁与此药同服。

石碳酸(Aciduma Carbolicum)

本品自石碳中制出,系细长尖锐无色之结晶,相集团结而为块,有特异之臭气及如烧之味,为防腐消毒最要之药,制止发酵之力最强。以本品或浓厚溶液接触于皮肤黏膜,则局部呈白色而失感觉,终则成为痂皮而剥离。遇胃肠异常发酵及糖尿等可内服,一次之极量为○·一,一日之极量为○·三。外用于诸般创伤之疗法,以百分三之溶液为制造绷带之料,百分五之溶液为外科手术及器械消毒之用。然内服之时,往往起中毒作用,侵神经中枢,由呼吸器麻痹而致死。其吸收于创伤或黏膜者,亦往往起中毒证状,是不可不注意者也。

治顽癣:石碳酸五·○,橄榄油一○○·○,调和为涂擦料。

硼酸(Acidum Coricum)(又作硼强酸)

硼酸即由硼砂制出,为无色鳞片状结晶。其性之凉过于硼砂,而其防腐消毒之力亦胜于硼砂,故能制肠胃异常发酵,消化不良,润大便、利小便,除膀胱脓性炎。以之吹于咽喉,敷于皮肤可愈肿疼。和软膏以敷溃,排脓生肌。与皓矾同用,又可为点眼药。原为平和之品,过服能令人呕吐。其用量○·五至一·○。外用洗涤含漱,防腐或消炎,每水一○○·○可加药二·○。

治咽头加答儿:硼酸九·○,馏水三○○·○,调和,含漱。

治诸般热性疮:硼酸二○·○,华设林八○·○,为膏敷之。

治热性眼疾:硼酸二·〇,皓矾一·〇,和以水一〇〇·〇,点之。

单宁酸(Acidum Tannicum)(名鞣酸)

本品为黄白色无晶形粉末,或为带光泽鳞屑片,有最强收涩之味,感触日光即渐呈黄色,或褐色。其原质存于没食子及五倍子中。其收涩之性能止一切血证,凝固血液及分泌之蛋白质。又善治淋证久不愈者。不宜与铁剂、金属盐类、胶类等混合用,恐成不溶性之化合物。

治肾脏炎,尿中多含蛋白质或兼尿血证者,用麦角〇·三,单宁酸〇·〇三,护谟散〇·五,混合为一包,与以六包,一日服三次,每次一包。

单那尔并(鞣酸蛋白,Tannalbinm)

本品为黄褐色无味之粉末,系蛋白质化单宁酸而成。服之不甚溶解于胃中,至肠始分解为蛋白质及单宁酸,呈单宁酸之收敛作用,故不害胃之消化机能,为肠之收敛药。本品淡而无味,适于小儿之治疗。专用于大小肠加答儿肠滤囊之溃疡转机(下痢脓血黏膜腐烂者,为肠溃疡转机者,转而有生机也),夏期小儿之下痢等证。其用量每次〇·五至一·〇,小儿斟酌少用。

治小儿急性消化不良:单那尔并〇·五为一包,与以六包,每服一包,二日分服。

硫酸亚铅(硫酸锌,Zincum Snlfuricum)

本品为硫酸化铅而成,系无色透明棱柱形结晶,或细针形结晶,微有酸涩之味。其性于无恙之皮肤不呈作用,然有与蛋白质化合之性,能与分泌物及固有之蛋白体共成蛋白质化铅,是以能限制分泌而奏治炎证之效也。此药内服者少,外用之处极多,奏效亦显著。以一分溶解于水五分,对于顽性及出血之溃疡,各黏膜之糜烂性及肉芽性黏液漏等,用为涂敷剂及绷带药,其稀薄者之溶液对于鼻黏膜之疾患,可吸入鼻中。对于慢性耳漏,则注射于耳中。对于急性后之淋证,则注射于尿道。对于慢性膀胱炎及膀胱出血,则注射于膀胱。对于咽喉黏膜之疾患,又可为含漱药。其溶液稀者,又可为点眼药。其内服之量,每次〇·〇一至〇·〇二。

按:硫酸亚铅点眼甚佳,善去胬肉及风泪眼疾。先用温水溶化,用少许点眼上,若觉疼再搀以水,以点后微疼为度。

几阿苏(Krcosatum)(蒸木油即结列阿曹笃)

几阿苏以精馏山毛榉树干蒸而得之,色浅黄与洋橄榄油相似,味微辛似有烟熏气味。每百分中含有怪阿寇六十分,几苏四十分,故名几阿苏。常用者多由煤湆而得,力稍弱。此药最有防腐之力,为肺病结核劳嗽之特效药。其抑制腐败发酵之力远胜于石碳酸,其一次极大之用量为〇·五,一日极大之用量为一·五。

按:几阿苏为治肺病第一要药。愚恒用几阿苏、甘草末各六瓦,镜面朱砂三瓦,混和,分作一百二十丸,每服四丸,渐加至六丸、七丸,日服三次,以治肺劳咳嗽结核,再以治肺病之中药汤剂与之,并用之屡奏奇效。

过满俺酸加里(高锰酸钾,Kalium Permanganicum)

(一作锰强铱又铱锰上矾)

本品为棕色积柱形结晶,有金属样光泽,遇潮则发酵,变其原质。以之敷于肌肤,发剧强之灼热,大有防腐解毒之功,兼能逐除恶臭,为洗涤恶臭溃疡之防腐药。洗涤之水用千分之一至千分之五。内服可治糖溺证、闭经。

治恶臭鼻渊:过满俺酸〇·二,馏水五〇〇·〇,调和,为吸入料。

百露拔尔撒谟(秘鲁香胶,Balsamum Peruvianum)

(一名必鲁脂)

百露拔尔撒谟系美国一种蛾形花科属树皮部所得之物,制成暗褐色之液,香气佳快,味辛而带苦。外敷善扫除疥癣,消灭毒菌。

治白秃方:百露拔尔撒谟五・〇,酒精一〇・〇〇,混和,为涂敷料,一日二次。

麦角(Secale Coruntum)

(耳卧达,一名了葛,又名霉麦,又作麦奴)

麦角系霉麦上所生之菌,长约寸许,粗如韭莛,微弯似角形,色紫黑有竖纹,作瓦垄形。尝之余味微辣,具有收敛之力,能制止诸脏腑出血,而以二便下血及女子血崩尤效。然多服之能激动子宫使之瘈疭,若有孕者,胎转被逼而出。制为流膏可皮下注射,外用于直肠脱痔疾等,为坐剂而用之。系剧烈之品,大者一枚研细,可作三次服。若制为越几斯服之,一次之极量为〇・二,一日之极量为〇・六。

治女子血崩月经过多:麦角〇・五至一・〇,白糖二・〇,共研细,分三次服,为一日之量。

麦角制为越几斯(膏也,亦名耳卧达),有浓稀二种。浓者即麦角越几斯,宜于丸剂,稀者名麦角越几斯流膏,一名霉麦耳卧达水膏,宜用于水调服及注射料。二种皆褐色。

治肺出血:麦角越几斯一・〇,单宁酸一・〇,阿片末一・三,用甘草末为丸,二十粒,每三时服二粒。

治流产、血崩、便血:麦角越二・〇,用甘草末调之适可,为丸,分作二十丸,每服一丸,日服三次至四次。

治吐血、衄血：麦角越一〇·〇，芳香硫酸一〇·〇，调和，以十滴至三十滴和于一酒杯之水，频频饮之。

治一切血证注射法：麦角流膏二·〇，馏水八·〇，为皮下注射，半筒至一筒，血淋禁用。

按：麦角治血证，注射较内服尤效。然其效处在能收缩诸血管，使之细小，此纯属治标之品，遇血证之剧者宜用之，以收目前之功，而继用治本之药，以清其本源，使病因之根柢划除，血证自永愈矣。

斯智普智珍功用似麦角，而较为优胜，乃麦角之新制剂也，其用量同于麦角。

按：麦角愚尝嚼服小者一枚，以试其药力，服后移时觉会阴穴处有收缩之力。由此知其收敛血管之力必甚大，所以善止下血。曾治一妇人，因行经下血不止，经医多人，诊治逾两旬，所下之血益多，已昏厥数次矣。及愚诊视，奄奄一息，已不言语，其脉如水上浮麻，不分至数。遂急用麦角寸长者一枚，和乳糖研粉，又将拙拟固冲汤（载三期八卷）煎汤一大钟送服，其血顿止，由此知麦角之能力。后则屡次单用之，以治下血亦颇能随手奏效。至其流动稀膏之注射，愚未尝用，乃因注射生弊。愚尝治愈两人，一人年近三旬，因大便下血甚剧，西医注射以流动麦角膏，其血止之后，四十余日未能起床，自觉腹中气化不通，肢体异常酸懒，饮食减少，有日甚一日之虑。诊其脉象沉涩，知系瘀血为恙也。俾日用三七细末三钱，空心时分两次服下，服至三日后，自大便下瘀血若干，其色紫黑，至五日所下之血渐少，至七日大便已不见血矣。从此停药不服，病亦遂愈。

又治一妇人，年过三旬，因患血崩，经西医为之注射流动麦角膏后，其血即止。血止之后，亦月余不能起床，饮食减少，将成劳疾。诊其脉涩而无力，亦俾日服三七细末，后亦下瘀血若干而愈。夫服麦角者不至瘀血，而制为稀膏注射恒多瘀血者，盖因所注射之量过当也。若预防此弊,当于注射之后,即服三七末数次,自能安然无恙矣。愚因治此两证后,再用麦角末为人治下血,止后亦俾服三七末数钱。愚向有中西药原宜相助为理之论,载于五期二卷。今观三七之与麦角不益确然可信欤。

醋酸铅(Piumdum Acet-cum)(铅糖,一名铅霜,又作铅醋矾)

醋酸铅为针状板状之白色结晶,其酸而兼甘,在铅化合物中占最要之地位。欲用金属药收敛者,多用之。为其收敛之力最优,故善止血,于肠胃出血、咯血等用之皆有特效。外用为含漱剂、灌剂、点眼水。在药局为制造铅醋之用,制造诸铅盐类亦用之为基本。其用量一次之极量为〇·一二,日之极量为〇·三,其接触大气之时,往往吸收碳酸,宜密栓贮藏之。

治吐血:铅糖二·〇,盐莫〇·一,白糖二·〇,合研,分作十包,每二时服一包。

治急性肠加答儿:铅糖〇·五,馏水一〇〇·〇,混和,用三分之一,以摄氏三十八度温之,为一次灌肠料。

按:醋酸铅之力长于治吐衄,以其质重坠且性凉也。尝治一少年,仲春吐血,为调方治愈。次年仲春病又反复,其脉象弦硬,左部又弦硬而长。知系肝木承旺过于上升,而血亦随之上升也。遂用广三七细末三钱,搀以醋酸铅十分瓦之三,俾分作三次服,再用生杭芍八钱,甘草三钱,煎汤送下(汤药递煎三次,以送三次药末)。服药二日,其血即止。又为开柔肝滋阴药,俾再服数剂,以善其后,至今三年病未反复。盖醋酸铅为金属之药,能制木又复凉而重坠,原与吐衄之证相宜,更伍以最善治吐衄之三七,而又用凉肝之芍药,缓肝之甘草煎汤送服,是以效也。

沃度仿谟(碘仿,Jodoformium)(即沃仿末,又名磺碘)

沃度仿谟为金样光彩黄色小叶状结晶,味淡微甘,有烧臭气,系沃度之化合物。在治疗上有最确实之防腐功效。内用现和缓之沃度作用而稍呈麻醉作用。其用量一次极量为〇·二,一日之极量为〇·六。外用宜作软膏敷于疮面。于疮伤疗法尤为重要之药,绷带料多用之。

治脓疡:磺碘五〇·〇,依的儿二五〇·〇,酒精七五〇·〇,混以浸五〇〇·〇之脱脂棉,燥后为充填疮孔之用。又磺碘一〇·〇,倔里设林一〇〇·〇,调和,为疮孔注射药。又磺碘一·〇,依的儿一〇·〇,混和,为涂布料。

沃度加留谟(碘化钾,Kalium jodatum)(旧译铍碘,省文沃剥)

沃度加留谟为白色干燥方形结晶,有特异之辛咸味。其原质存于海水及海产动植物或矿泉。制法于加里海液中,溶解沃度,同时取其生成之沃度酸盐,以木炭还原之而成,在变质药中独占最优之品。故凡瘰疬、瘤赘、结核、流注、胃癌(即胃口长疙瘩,致胃窄隘有碍饮食,在胃上口者成膈食,在胃下口者成反胃)改变形质之证。服之皆能变还原质,以治梅毒始二三期,皆著确实功效。凡脏腑炎证久服他药不愈者,可服此药,久之皆能愈也。

治瘰疬方:沃剥一〇·〇,龙胆末三〇·〇,混和,分作七十二丸,每服三丸,日服三次。

按:此方去龙胆末,并治胃癌。胃癌在胃上口为膈食,在胃下口为倒食。按此分服分量,水溶化服之。

治梅毒方:沃剥八·〇,硫苦三·〇,苦丁五·〇,馏水一五〇·〇,混和,溶化贮封,分十六次服,日服三次。

沃度丁儿(Tinctun jodi)(旧译海碘酒)

本品为暗褐色有沃度之液臭气,系用沃度所制之酒,内服者甚少,外用之涂敷则甚广,若肋膜炎、关节炎、横痃、癞癣等皆为涂敷料。若内服,一日数次,每次一滴至三滴,可治妊妇呕吐。此属剧烈之药,宜密贮置冷处。

重碳酸那笃留谟(碳酸氢钠,Natrium Bicarbomcum)

(省文曰重曹)

本品为白色之结晶块或粉末,乃亚尔加里类金属之化合物。对于消化器之加答儿性疾患等,用之最多。较诸留谟盐为无害,为亚尔加里药中首屈一指之药物。善治胃酸分泌过多,食后吞酸,消化不良。盖其性与碱相近(可作碱用),故能治胃肠异常发酵也。其用量每次用〇·五至二·〇。

骨拜波拔尔撒谟(Balcamamam Copaivae)(英名哥拜巴油)

骨拜波拔尔撒谟为热带南美利加所产决明科之树脂。西人谓树脂为拔尔撒谟,其色淡黄或作褐色,其味苦而兼辣,微有香气。为治淋第一要药,能护水道黏膜,颇有防腐之力。其用量每次一·〇,日三服。

按:骨湃波为治淋良药,而对于初起有热性者尤宜。愚恒用甘草末调之,适可作丸,桐子大,朱砂为衣。每服二十丸,日三服。以治淋证初起极效。若淋证带血者,可用鲜小蓟根煮汤送服。

荜澄茄末(Pulvis Cubedae)

荜澄茄似胡椒之末,成实者气味亦类胡椒,而不若胡椒之热,其苛辣激刺之性亦减于胡椒。至西人所制之末,又兼甘苦之味。本是中药,西人用之以治淋证、白浊及女子白带甚效。且有利小便之功用,并治膀胱内皮发炎,日久不愈。其用量每服二・〇至四・〇,日三次。若小便因热不利者,宜少用。

按:荜澄茄性平,宜于慢性淋证。若久不愈者,可用荜澄茄六瓦和以骨湃波三瓦为稠膏,为一日之量,分三次服,以之治白带亦甚效。

白檀油(Olenm Santali)(又作檀香油)

白檀油者,为微黄色稠厚之油,系前印度及印度群岛所产之槟科白檀木心蒸馏而得之发挥油也。其香气特异而窜透,长久留存,稀释之芳芬似蔷薇味,苛烈稍苦。对于急性淋疾及淋毒性膀胱炎奏效较著。一日三次,每次二十滴,少和以薄荷油而用之,或以其二・〇入于胶囊,日服二次,服三个至五个。

医学衷中参西录

原第五期

张 序

医学系乎人身之安危，原非空谈玄理也。是以著医书者，当以理想为起点，以事实为究竟。凡心有妙悟，必先验诸临证之际，屡试屡效，而后笔之于书，公诸医界。迨医界亦用其书屡效，而后可传诸异祀，永为医界法程。余尝持斯心以盱衡医界著述诸家，故于新出之书，最喜披阅，已不下百余种矣。乃忽于汉皋友人处，得见《衷中参西录》，披阅数篇，见其立方之奇、析理之精洵，堪为医界伟人。盖数百年来无此作矣，乃急观著者，原系同宗，详审地址，更系同郡，因仆常宦游在外，故郡有名医不知也。何幸生平所期望者，竟于寿甫宗兄之著作得赏也。盖先生为盐山名士，素怀济世之心，而抱负莫展。于斯幡然改计，藉医药活人，以遂其利济之怀，此范文正公"不为良相必为良医"之义也。向著《医学衷中参西录》出版四次，每次增加。《山西医志》称为第一可法之书，《绍兴医报》称为"医家必读之书"，《奉天医志》载高丽人称为"至贵至宝之救命书"。今又集其十余年各省登医学志报之论，细加修整，订作八卷，为《衷中参西录》五期。凡医家难治之证，若肺病、噎膈、霍乱、鼠疫、脑充血等证，莫不融汇中西，参以己见，立有妙论，专方用之必效。而又时参以哲学，兼为养生家指明方针，此诚为医界中，别开一新纪元也。

戊辰仲春同宗弟树筠相臣氏于津沽紫竹林

例 言

一、此编为登各省医学志报之论汇集而成，初次出版在民国十七年，今已尽售。兹又汇集数年登各处医学志报之论，约六万余言，复加于此期之中，故名为增广五期。

二、此编之文，多有此篇与彼篇相重复者，因其上报原不在一处也。今汇为一编，欲节去其重复，而于全篇之文理文气似皆有不顾，故皆仍其旧，阅者谅之。

三、诸论之作，或因观医报有所感发，或因人有所质问，或因时有其证，或因报社有所征求，原非遍论各门病之书也。其有未论及者，可统诸期而汇通参观之，则证之大略皆备矣。至从前诸期已论其证，而此则复论及者，大抵又更加详也。

四、愚于诸药多喜生用，欲存其本性也。有如石膏，为硫氧氢钙化合，若煅之则硫氧氢皆飞去，其凉散之力顿失，而所余之钙，经煅即变为洋灰，断不可服，故斯编之中，于生石膏之能救人，煅石膏之能伤人，反复论之，再三致意，以其关于人命之安危甚重也。又如赭石原铁氧化合，其重坠凉镇之力最善降胃止血，且又能生血分毫不伤气分。至药房中所鬻之赭石，必煅以煤火，则铁氧分离即不能生血，且更淬之以醋，转成开破之性，多用之即可令人泄泻。又如赤石脂原系粉末，宜兴茶壶即用此烧成，为其质同粉末有黏滞之性，研细服之可保护肠胃之内膜，善治大便泄泻。而津沽药房中，竟将石脂为细末，水和为泥，捏作小饼，煅以煤火，即与宜兴壶瓦无异。若为末服之，其伤人脾胃也必矣。又如山萸肉其酸温之性能补肝敛肝，治肝虚自汗，以固元气之将脱，实能挽回人命于至危之候。药房多酒浸蒸黑用之，其敛肝固气之力顿减矣。如此者实难枚举，此所以愚于药品多喜生用，以存其本性也。

五、医家常用之药，愚恒不用；其不常用者，愚恒喜用。盖用药以能治病为宗旨，医者疏方恒至药品二十余味，其分量约皆在二三钱之间，不甚差池，即将病治愈，亦不知系何药之力，而愚初临证时，恒择对证之药，重用一味煎汤数钟，徐徐服之，恒能挽回极重之病，且得藉之以验药力之实际(拙编中，重用药一味挽回险证者颇多)。是以非常用之药，而愚喜用者，以曾用之有实效也。其为常用之药，而愚从未一用者，因曾用之无实效也。凡事必实验而后知，不敢人云亦云也。

六、中医之理原多包括西医之理，如《内经》所论诸厥证，所谓血之与气并走于上及血菀于上为薄厥、肝当治不治为煎厥，即西人所谓脑充血也。中医谓肺朝百脉，《难经》谓肺为五脏六腑之所终始，即西人所谓血脉管及回血管之循环也。然古人语意浑涵，且未经剖解实验，言之终不能确凿。及观西人之说，则古书所云者，无事诠解皆能了然也。又中医治病恒深究病之由来，是治病之本也；西医治病务治其局部，是治病之标也。若遇急危之证及难治之证，正不妨以西药治其标，以中药治其本，则见效必速。故凡西药之性近和平，确知其原质者，不妨与中药一时并用。至未知其原质者，虑其与中药有所妨碍，正不妨中隔数点钟而先后用之也。

七、凡药性之和平者，非多用不能奏效。若地黄、山药、萸肉、枸杞、龙眼肉诸药是也。至石膏《本经》原谓其微寒，亦系和平之品，若遇寒温大热，为挽回人命计，有时不得不多用，彼见愚所拟之方，一剂恒至七八两，畏其分量过重而不敢轻用，皆未知药性者也。

八、编中来函多略起结，因起结为世故应酬，于医学无益也。至于中间用拙拟之方，其加减具有精义者录之，至泛泛者亦恒节去。盖此编处处征实，即三四句间，亦欲阅者有所心得，可实际施于临证之间也。

九、各处药房所鬻之药，皆有差误。戊午愚初至奉天，方中曾用白头翁，检视取来之药，白头翁纯系白茸下带根二分许，质之药房，问其根作何用，答言根是漏芦。从此在彼处临证，如用白头翁时，方中皆开漏芦。又方中曾用赤小豆，检视取来之药系相思子，因此物亦名红豆也(唐王维诗有“红豆生南国”之句)。质之药房，谓方中但开赤小豆皆与以此物。于斯再用赤小豆，必开明饭赤小豆。又丙寅愚至天津，方中曾用䗪虫，检视取来之药，系黑色光背甲虫，质之药房曰，䗪虫即土鳖何为给此？答言䗪虫与土鳖此地原分为两物，从此欲用䗪虫时，方中必改写土鳖虫。又曾欲用鲜小蓟而未有，权以药房中干者代之，至检视取来之药，竟系所食之曲麻菜，此大蓟也。质之药房，乃知此地原以小蓟为大蓟，大蓟为小蓟。此以外之差误，又难悉数。由斯知，凡至生地临证，开方当以亲自检视药味，为第一要着也。

十、学问之道，贵与年俱进，精益求精。愚向以胸中之气即元气，后乃知元气在脐，大气在胸，向以心中之神明为元神，后乃知元神在脑，识神在心，此编之论说，间有与前数期不同者，当以此编为是。

原第五期第一卷

学医工夫,须先明人身之生理。全身之肢体、脏腑、经络皆生理攸关也。是卷兼采中西生理之学,更参以哲学家谈生理处,复以己意融合贯通之。生理既明,而养生之理寓其中矣。养生之理既明,而治病之理寓其中矣。

论中医之理多包括西医之理沟通中西原非难事

鄙人才质庸碌,而性好深思。自幼承家学渊源,医学与读书并重。是以自成童时即留心医学,弱冠后即为人诊病疏方。年过三旬始见西人医书,颇喜其讲解新异多出中医之外。后又十余年,于医学研究功深,乃知西医新异之理原多在中医包括之中,特古籍语意浑含,有赖后人阐发耳。今不揣固陋,远采古籍所载,近参时贤之说,胪列数则于下以证明之。

西人谓人身有血脉管、微丝血管、回血管。血脉自左上心房转落左下心房,入于血脉管。由血脉管入微丝血管,以散布于周身,内而脏腑,外而肌肉。迨脏腑肌肉濡润之余,又转入回血管。由回血管收回右上心房,转落右下心房,更由右下心房以上注于肺。此时因血中混有碳气,其色紫黑。迨注肺之后,隔肺膜呼出碳气,吸进氧气,其色乃赤,复还左上心房,如此循环不已。此说可谓奇辟生新矣。然此理固寓于扁鹊《难经》中也。其第一节云:"十二经中皆有动脉,独取寸口以决五脏六腑死生吉凶之法,何谓也?然(答词)寸口者,脉之大会,手太阴之动脉也。人一呼脉行三寸,一吸脉行三寸,呼吸定息脉行六寸。人一昼夜凡一万三千五百息,脉行五十度,周于身,漏水下百刻。荣卫行阳二十五度,行阴二十五度,故五十度复会于手太阴寸口者,五脏六腑之所终始,故取法于寸口也。"

按:人之脏腑皆有血脉管与回血管。其回血管之血,由心至肺将碳气呼出,是诸脏腑之回血管至此而终也。迨吸进氧气,其血乃赤,归于心而散布于诸脏腑,是诸脏腑之血脉管自此而始也。故曰五脏六腑反终始也,为肺能终始诸脏腑,是以诸脏腑之病,可于肺之寸口动脉候之,而寸口之动脉遂可分其部位而应诸脏腑矣。

西人谓左右心房各有二,是心之体原四孔也。而《难经》谓心有七孔三毛。夫七孔之数既与心房之数不侔,三毛之说又毫无形迹可征,此非中西之说显然不同乎?不知《难经》此节之文,多被注疏家误解。尝考古训,凡细微难察之物,恒比之于毛。《诗经》所谓"德輶如毛",孟子论目之明而极之于能察秋毫之末,皆其明征也。盖人之心房虽只有四,而加心下血脉管及回血管与心相连之处,则为六孔矣。至心上血脉管、回血管与心相连之处,似又加两孔而同在一系之中,故古人仍以为一孔,是共七孔也。此言心之孔虽有七,所易见者只有四孔,其余三孔则如毛之微细而不易视察,所谓如毛之微细而不易视察者,实指血脉管与回血管连心之处而言也。

中说谓人之神明在心,故安神之药注重于心;西说谓人之神明在脑,故安神之药注重于脑,及观《内经》,知中西之说皆函盖其中也。《内经·脉要精微论》曰:"头者精明之府。"为其中有神明,故能精明;为神明藏于其中,故名曰府。此西法神明在脑之说也。《内经·灵兰秘典》曰:"心者君主之官,神明出焉。"所谓出者,言人之神明由此而发露也。此中法神明在心之说也。盖神明之体藏于脑,神明之用发于心也。如必执定西说,谓心脏惟司血脉之循环,于人之神明毫无关涉者,可仍即西人之说以证明之。

西人生理学家勿阿尼氏研究灵魂之结果,谓灵魂者栖于人类各细胞中,其色浓紫,质不透明,比肉体重约千分之一,具运动之器关，能上达于地二百里以上之处，不待食物而生存，且具良心修养，其正义、亲切、同情等之高等道德云云。其所谓各细胞中，其色浓紫、质不透明者，明明非灰白色之脑质髓与神经细胞可知矣，明明指循环系中之有色血液细胞更可知矣。又丁仲祜氏之译述西说也，谓细胞之功用能将血液内之营养料及空气分给全身；细胞又能服从性灵，而性灵亦能处处保护之。其所谓性灵，非即人之神明乎？心即为血液循环器之主，即可为细胞之主；而在保护细胞之性灵，自当以为心中枢。即西人之说而深为研究，与《内经》所谓“心者君主之官，神明出焉”者，何以异乎（此节采时贤蒋壁山氏说）？

中说谓肝左脾右，西说谓肝右脾左，此又中西显然不同处也。不知肝右脾左之说早见于《淮南子》，扁鹊《难经》亦谓肝在右（《难经》曰：“肝之为脏，其治在左，其脏在右胁右肾之前，并胃，著脊之第九椎。”《金鉴·刺灸心法篇》引《难经》有此二十五字，今本删去）。夫肝在右，脾自当在左矣。而医学家仍据肝左脾右以治病者，诚以肝虽居右，而其气化实先行于左，故肝之脉诊于左关。脾虽居左，而其气化实先行于右，故脾之脉诊于右关。按此诊脉治病则效，不按此诊脉治病则不效。若不信肝之气化先行于左，脾之气化先行于右之说者，更可以西人生理学家之言征之。

按：西人生理学家言，脾固居胃之左方下侧，然其与胃通也，乃从脂膜相连处右行，输送胃液腺于胃腑；其与膵通也，乃从脾尾端右行，输送制造血液之原料于膵脏；其与肝通也，乃从脾静脉右行，开口于肝门静脉，输送红色血球中之红色铁质于肝脏，为造成胆汁之料；其上与肺通也，乃右行假道于胃膜以入于十二指肠；其与周身通也，乃从脾动脉右行，开口于大动脉干，输送白血球于毛细管以达于身体内外诸部，无所不到。是脾之本体虽居于左，而其功用无不在于右，是则谓脾居于右，谁曰不宜。如肝固居于腹腔之右侧上部，而其吸收脾与胃中之血液以营提净毒质之作用者，乃由肝门静脉之大血管向左下方吸收而来也。且其既已提净之血液，乃由肝静脉之血管从肝脏之后缘而出，开口于大静脉，向左上方入大静脉干以达右心室，是肝脏血液循环之机能皆在于左，是则谓肝居于左，谁曰不宜(此节采时贤蒋壁山氏说)。《内经》谓："肾者作强之官，伎巧出焉。"所谓作强伎巧者，指其能生育而言也。西人则谓肾脏专司漉水，与生殖器毫无关涉。此又中西医学显然不同处也。然谓内肾与外肾不相关涉者，乃西人从前未定之论，非其近时实验之言也。夫中医之论肾，原取广义，非但指左右两枚也。今西人于生理学研究功深，能悟副肾髓质之分泌素(即自命门分泌而出与督脉相通者)，有迫血上行之作用，名之曰副肾碱，是悟肾中真火之用也。又悟副肾皮质之分泌素(即自胞室中分泌而与任脉相通者)，有引血下行之作用，名之曰确灵，是悟肾中真水之用也。既悟得肾中真火真水之作用，即当知肾之所以作强，所以伎巧，无非赖此水火之气以酝酿之、激发之、斡旋之，有如火车诸机轮之转动，莫不以水火之气为原动力也。

西人谓中医不知有水道，不知西医之所谓水道，即中医之所谓三焦。其根蒂连于脊骨自下上数七节之处(其处即命门)，在下焦为包肾络肠之脂膜，在中焦为包脾连胃之脂膜，在上焦为心下之脂膜，统名为三焦，能引水液下注于膀胱。《内经》所谓"三焦者决渎之官，水道出焉"者是也。夫《内经》即显然谓三焦为水道，何谓不知水道也。盖其名虽异，核其实则同也。

西人谓中医不知有膵，不知古人不名膵而名为散膏。《难经》谓："脾重二斤三两，扁广为三寸，长五寸，有散膏半斤。"散膏即膵也，为膵之质为胰子，形如膏，而时时散其膏之液于十二指肠之中，以消胃输于肠未化之余食，故曰散膏，为脾之副脏。至脾之正脏，《内经》谓其"为营之所居"，即西人脾能制白血球之说也。由斯知，凡古书言脾统血者，指脾之正脏而言也。凡言脾化食者，指脾之副脏散膏而言也。凡言脾色黄，脾味甘者，亦指散膏而言也。散膏与脾为一脏，即膵与脾为一脏也。且以西说考之，膵尾衔接于脾门，其全体之动脉又自脾脉分支而来，即按西说脾与膵亦可合为一脏也(此节采时贤高思潜氏说)。

又西人有精虫之说，似属创论。然其说不自西人始也。《小乘治禅病秘要经》曰："筋色虫，此虫形体似筋，连持子藏，能动诸脉，吸精出入，男虫青白，女虫红赤。"又《小乘正法念处经》曰"十种虫行于髓中，有形于经中"云云。此是精虫之说始于印度，久入中国。章氏丛书杂录引而注解之，谓即胚珠，其说亦可为中说矣(此节采时贤杨如侯氏《灵素生理新论》)。且人为倮虫(人为倮虫之长)，古书所载，以人资生之始为精虫，不亦理明词达乎？是西人精虫之说原非创论，无庸惊其新奇也。

试再以病论之，如内伤黄疸证(黄疸有内伤、外感之区别)，中法谓系脾有湿热，西法谓系胆石杜塞胆汁入小肠之路，或胆管肿胀窒塞胆汁入小肠之路。又有谓小肠有钩虫者。而投以《金匮》硝石矾石散，莫不立愈。盖矾石能治脾中湿热，硝石能消胆中结石，二药并用，又能除虫及胆管肿胀，是以无论脾有湿热，胆有结石，肠有钩虫，或胆管因热肿胀，投以此方皆愈。仲景当制此方时原对于此四种病因立方，非仅对于脾中湿热立方也。且矾石为皂矾(《尔雅》名矾石为羽涅，又名为涅石，故知为皂矾)，为其系铁与硫氧化合而成，且又色青，故能入肝胆以敛胆汁之妄行，兼有以金制木之义。若但为治脾家湿热，何为不用白矾？后世不明古人制方之义，而但以治脾中湿热释之，是知其一而遗其三也。至明季喻嘉言出，深悟仲景之治黄疸，不但治脾，实兼治胆，遂于治钱小鲁之案中显然揭出，谓其嗜酒成病，胆之热汁满而溢于外，以渐渗于经络，则身目俱黄云云。其原案载所著《寓意草》中，彼时犹未见西人之说，而实与西人论黄疸之病因责重于胆者相符合也。

又如中风证，其人忽然眩仆，更或昏不知人，其剧者即不能苏复；其轻者虽能苏复，恒至瘫痪偏枯。西人谓此非中风，乃脑充血也。此又中西显然不同处也。不知此证名为中风乃后世医者附会之说，非古圣相传之心法也。《内经》谓："血之与气并走于上则为大厥，气反则生，气不反则死。"夫所谓厥者，即昏厥眩仆之谓也。大厥之证，既由于气血相并上走，其上走之极，必至脑充血可知，此非中西之理相同乎？至谓气反则生，气不反则死者，盖气反则血随气下行，所以可生；若其气上走不反，血必愈随之上行，其脑中血管可至破裂，出血不止，犹可望其生乎？细绎《内经》之文，原与西人脑充血之议论句句符合，此不可谓不同也。又《史记·扁鹊传》所载虢太子尸厥，亦脑充血证。至扁鹊治之，亦知为脑充血证。观其未见太子，知其必耳鸣鼻张，盖知其脑部充血之极，其排挤之力可使耳中作鸣，鼻形翕张也。及其见太子也，则谓"上有绝阳之路，下有破阴之纽"，此盖言人身之阴阳原相维系，偶因阴纽破坏，不能维系其阴中之真阳，其阴中之真阳脱而上奔，更挟气血以上冲脑部，其充塞之极几至脑中之络破裂断绝，故曰上有绝阳之络也。此虽未明言脑充血，实不啻明言脑充血也。特是《内经》论大厥，但言病因，未言治法。扁鹊治虢太子尸厥，其本传所载者，系先用针砭救醒，后服汤药，其所服者亦未详何方。至西人对于此证虽有治法，亦难期必效。愚曾拟有建瓴汤方（载第三卷脑充血治法篇中），重用赭石、牛膝以引血下行，而辅以清火、镇肝、降胃、敛冲之品，用之救人多矣。其脑中血管破裂不至甚者，皆可挽回也。

试更以药论之，如石膏善退外感实热，为药中最紧要之品，而丁仲祜氏译西人之说竟谓石膏不堪列于药品，此又中西之说显然不同处也。然谓石膏不堪列入药品者，乃西人之旧说，至西人新出之说，实与其旧说迥异，而转与中说相同。何则？硫氧氢钙石膏之原质也。西人工作之时恒以硫氧钙为工作之料，迨工作之余，所剩之硫氧钙即结成若干石膏，较天生之硫氧氢钙石膏犹缺一原质未备，此等石膏原与煅石膏无异（石膏经煅，则硫氧氢多飞去，其钙经煅又甚黏涩，可代卤水点豆腐，断不可服），西人所谓石膏不堪入药者，指此等石膏而言也。迨其后用天生石膏，知其凉而能散，大有功效，遂将石膏列于石灰基中（石灰即钙），并将素所不信之中药两味亦列其中。是故碳氧石灰牡蛎也，磷氧石灰鹿茸角也，硫氧氢石灰石膏也，西人皆精验其原质，而列为石灰基中要药。西人可为善补过矣，而笃信西法者，犹确守西人未定之初说，与中说相龃龉，何梦梦也。

又如黄连、龙胆，中说以为退热剧药，用之过量能损胃减食，至西人则皆以为健胃药，似又中西不同处也。然究其所以不同者，因西人以肉食为本，胃多积热，易至生炎（西人以红热肿疼为炎），二药善治其肠胃生炎，故善助其肠胃化食；至吾人以谷食为本，胃气原自冲和，若过服凉药致肠胃中热力不足，即难熟腐水谷，此中西论黄连、龙胆之所以不同也。然阅诸家本草，黄连能厚肠胃，其能助肠胃化食之理即在其中。龙胆能益肝胆，其能增补胆汁以为化食之资藉，又显然也。由斯知，中西之论药性，凡其不同之处，深究之又皆可以相通也。夫医学以活人为宗旨，原不宜有中西之界限存于胸中。在中医不妨取西医之所长（如实验器械化学等），以补中医之所短；在西医尤当精研气化（如脏腑各有性情及手足六经分治主六气等），视中医深奥之理原为形上之道，而非空谈无实际也。

人身神明诠

自神明在脑之说倡于西人，近今讲科学者鲜不谓其说至精至奥，为开天辟地之名论，而吾上古圣神犹未尝见及。此诚所谓以管窥天，以蠡测海者也。讵知神明在脑之说，吾中华医学早先西人数千百年而发明之，且其所发明者较西人尤为精奥，而于神明之体用，又能详细鉴别，各得其实际也。医学之书以《内经》为最古。《素问·脉要精微论》曰："头者精明之府。"夫精明即神明也。头即脑之外廓,脑即头之中心点也。国家之货财藏于府,兹则名之为府者,确定其为神明所藏也。又《素问·灵兰秘典》曰:“心者君主之官,神明出焉。”细绎经文,盖言神明虽藏于脑,而用时实发露于心,故不曰藏而曰出,出者即由此发露之谓也。于以知《脉要精微论》所言者神明之体,《灵兰秘典》所言者神明之用也。斯义也可兼征之于《丹经》。夫《丹经》祖述黄帝,原与《内经》相表里,历代著作虽不一致,而莫不以脑中为元神,心中为识神。元神者无思无虑,自然虚灵也;识神者有思有虑,灵而不虚也。此中妙谛,慧心人可静参也。又可征之于字体。夫神明之用在思,思古文作恖,囟者脑也,心者心也,盖言心与脑神明贯通而后可以成思也。此与脑为元神,心为识神之义相符合,即与《内经》神明藏于脑而发于心之义相符合也。且更可征之于实验,神明为人身纯阳之物,阳者性热,脑藏神明,故脑不畏寒;心为神明发露之处,过用其心者,神明常常由心发露,故心恒发热,此则人人皆能自觉,为未经发明,是以觉而不察耳。由此可悟养生之道矣,凡人之享大年者,下元必常温暖,气血必常充足,人之神明固可由脑至心,更可以诚意导之而行于全身,是以内炼家有凝神入气穴之语。诚以孟子谓志能帅气,即神能帅气;神明照临之处,即真气凝聚之处。神气充足,丹田温暖,寿命之根自然壮固,神明之功用何其弘哉!

元气诠

人之始生也,絪缊化醇,胚胎初结,中间一点动气,似有脂膜绕护,乃先天资始之气,即气海(胸中为气海,藏后天之气,此气海在脐下,外当气海穴,藏先天之气)中之元气也。此元气得母荫育,渐渐充盛,以生督任二脉;又渐渐充盛,其气冲开督脉,由后上升,复通于任脉,由前下降(内炼者所以务通督任以返先天),以生全身;迨至官骸脏腑皆备,肺能呼吸,遂接后天之根(后天生命之根在呼吸)，而脱离母腹矣。特是同一元气也，其在先天之功用，与后天之功用迥殊。何者？元气在先天，来源有自，故输其有余，与督任之脉常通，以融贯全身，为十月养胎之用，其功用在于能施。元气在后天，来源既息，故保其所得，与督任之脉不通而坐镇中宫(以全身论气海当为中宫)，握百年寿命之根，其功用在于能敛。夫地之中心有磁气，所以敛吸全球之气化，磁气即地之元气也。人身一小天地，由斯知人之元气，即天地间之磁气类也。其所以能镇摄全身之气化者，诚以全身之血脉皆含有铁锈，磁铁相恋，气化自固，此造化生成之妙也。然其气纯属先天，至精至微，不涉后天迹象；其气不但无形且并无质(空气扇之成风，电气阻以玻璃，是皆有质之验。惟磁气无质，触处透达，元气似磁气，故亦无质)。故一切补助气分之药，皆不能有益于元气。若遇元气之衰惫欲涣散者，宜保护以收涩之品，以助其吸摄之力。是以拙著中所载病案，凡于元气之将脱者，必重用净萸肉四两，或兼用他药以辅之，即危至极点，亦能挽回，胜于但知用参、耆、术者远矣。

或问：参、耆、术皆为补气之品，子独谓其不能补助元气，是服之于元气毫无益乎？答曰：参、耆、术诸药皆补助后天气化之品，故救元气之将脱，但服补气药不足恃(喻嘉言谓：若气上脱者，但知重用人参，转令气高不返)，惟以收敛之药为主，若萸肉、龙骨、牡蛎之类，而以补气之药辅之。其上脱者，宜辅以人参、赭石(人参得赭石能引气下行)；若阴虚不能系阳，更宜加熟地黄、生山药以滋阴。其下脱者，宜辅以人参、黄耆；若下焦泄泻不止，更宜加白术以止泻。此乃临时救急之法。至于欲补助元气于平时，当于静坐之时，还虚凝神，常于精明之府(《内经》谓：头者精明之府)，保此无念之正觉，如天道下济，光明仍然，无心成化，久之元气自有充盛之候，此乃内炼家初步工夫。此时静坐之风盛行，不妨藉之以辅药饵之不逮也。

或问：人未生为先天，已生为后天，据子之说，将母孩提之元气与成人之元气，其大小之量无以异乎？答曰：非也。所谓以未生为先天，已生为后天者，此大略言之也。若细分之，犹有先天之先天，先天之后天，后天之后天，后天之先天。所谓先天之先天者，未生以前是也。所谓先天之后天者，自初生以至成立是也。盖未生之前得母荫育，其元气固有日长之机；自初生以至成立，其全身日日充长，其元气亦即随之日日充长，其充长之时间虽在后天，而其自然充长之机能仍得之先天，故可以先天统之而为先天之后天。

所谓后天之后天者，人自成立以后，全身充长之机能既停，而白昼之动作云为，复劳心、劳力以耗其元气，此诚后天之后天矣。所谓后天之先天者，其将睡未睡及将醒未醒、若有知若无知之时是也。盖斯时也，万虑皆空，神气归根，心肾相依，直与道家凝神入气穴景况无异，故于昼间元气之消耗者亦能些些补助，为此时有自后天返先天之机，故可名之为后天之先天也。不但此也，人之呼吸循环，自然之天机也；为其为自然之天机，故亦有先天存乎其中，而能于元气稍有补益。藉曰不然，可征之儒者之读书与教员之宣讲。夫儒者当幼学之时，镇日读书不辍，及长而谋举业，又必选诗文数百篇，日夜高声朗诵，未闻有伤气者；至为教员，其每日登堂宣讲之时间，远少于读书之时间也。其宣讲之声远小于读书之声也，乃至因宣讲而伤气者，竟往往有之，此固极精细之问题也。盖读书必有声调，当其呼气外出之时，必心力下降以镇其气，而后其声悠长，又必须丹田上升以助其气，而后其声高远，此际之一升一降而心肾交矣。内炼家会合婴儿姹女之功，即交心肾之功，亦即补助元气之功也，是读书者之于元气，旋伤而旋能补之，此所以不伤气也。至宣讲则但用胸中之气，其心气不降，肾气不升。有伤损而无补助，此所以多伤气也。由此推之寻常呼吸，凡当呼气外出之时，其心肾亦必微有升降（每呼气外出之时，心必下降，肾必上升，是以内炼家有呼气为补之说，细心体会皆能自觉），虽升降之力甚微，心肾亦必相交而有益于元气。盖元气虽坐镇中宫、统摄气化，而其统摄之力时时必需，即时时暗耗；端赖自然之呼吸，心降肾升，以息息补助；此造化之妙，纯为天机之自然，故亦可谓后天之先天。道书谓："呼吸分明了却仙。"诚为见道之言也。果参透呼吸升降之奥旨，顺呼吸之自然，而少加以人力主持，俾心降肾升之力息息互相凝结，有不延年益寿者乎？拙著《衷中参西录》第二卷敦复汤后，载有论吸升呼降之理，以辅药饵所不逮，用之治人多矣。其理原可与此互相发明，无非本呼吸之自然以推衍之也。

尝观抱朴子有炼气之法。先自鼻间吸气满腹，停片时，又自鼻间吸气少许，遂即自鼻间徐徐呼出所吸之气。气出时愈慢愈好，若以纸条粘鼻尖下，当鼻孔出气之时，其纸不动方佳。愚向不知此法之用意，今乃知此即交心肾之功，亦即呼气为补之功。欲明此理者，可按此法行之，以默参心肾升降之机，自知愚言为不谬也。

或问：当今为科学时代，即谈医理，必须有切实征验。子谓元气有类磁气，或仍属想象之词乎？答曰：若以愚言为想象之词，试观《本草纲目》所载人魄之注解自明。盖人魄即人元气入地之所结，观其所结之质，黑而且坚如石炭（《纲目》谓如麸炭，《洗冤录》谓如石炭，麸炭即石炭之薄片），即其质有类磁石是其明征。磁石即磁气与地气化合而凝结者也；且人魄之为物，虽隔楼板数层必结于地下，又非磁气不能透达也。

大气诠

前所论元气，先天之气也。乃有其气本于先天，而实成于后天，其于全身至切之关系，有与元气同其紧要者，胸中大气是也。夫元气藏于脐下，为先天生命之根柢，道家所谓祖气也。大气积于胸中，为后天全身之桢干，《内经》所谓宗气也。祖为一身之远命脉，宗为一身之近命脉，命脉虽有远近，其关于人身之紧要同也。而汉唐以下诸书，但知注重元气，不知注重大气。即偶言及，亦略而不详，于大气在人身之真作用，及大气下陷病之至危险，未尝竭力阐发。是盖未深研究《内经》之文，不知大气关于人身之紧要也。

今试取《内经》之文绎之。《灵枢·五味篇》曰："谷始入于胃，其精微者先出于胃之两焦，以溉五脏，别出两行营卫之道。其大气之抟而不行者，积于胸中，命曰气海，出于肺，循喉咽，故呼则出，吸则入，天地之精气，其大数常出三入一，故谷不入半日则气衰，一日则气少矣。"

愚按：肺悬胸中，下无透窍，胸中大气包举肺外，上原不通于喉，亦并不通于咽，而曰出于肺，循喉咽，呼则出，吸则入者，盖谓大气能鼓动肺脏使之呼吸，而肺中之气遂因之出入也。所谓天地之精气，常出三入一者，盖谓吸入之气虽与胸中不相通，实能隔肺膜透过四分之一以养胸中大气，其余三分仍然吐出，即换出脏腑中浑浊之气（即西人所谓吸进氧气，呼出碳气之理），此气化之妙用也。至谓半日不食则气衰，一日不食则气少者，申明胸中大气虽可藉天地之精气以养之，然出三入一所得者甚少，故又兼资谷气以补助之也。然此篇专为五味养人而发，故第言饮食能养胸中大气，而实未发明大气之根源。愚尝思之，人未生时，皆由脐呼吸，其呼吸之原动力在元气，应无需乎大气，其胸中亦未有大气也。迨胎气日盛，脐下元气渐充，上达胸中而生大气，大气渐满，能鼓舞肺脏使之呼吸，即脱离母腹由肺呼吸而通天地之气矣。

至大气即宗气者，亦尝考《内经》而得之。《素问·平人气象论》曰："胃之大络名虚里，贯鬲络肺，出于左乳下，其动应衣，脉宗气也。"按虚里之络，即胃输水谷之气于胸中以养大气之道路，而其贯鬲络肺之余，又出于左乳下为动脉，是此动脉当为大气之余波，而曰宗气者，由是知宗气即是大气，为其为后天生命之宗主,故又尊之曰宗气。其络所以名虚里者,因其贯鬲络肺,游行于胸中空虚之处也。

又《灵枢·邪客篇》曰:"五谷入于胃,其糟粕、津液、宗气分为三隧,故宗气积于胸中,出于喉咙,以贯心脉而行呼吸焉。"观此节经文,谓宗气亦积胸中,则宗气即为大气不待诠解。且与《五味篇》同为伯高之言,非言出两人,或有异同。且细审以贯心脉而行呼吸之语,是大气不但为后天诸气之纲领,并为全身血脉之纲领矣。

统观以上三节经文,可知大气关于人者之紧要矣。至发明其紧要之至,读之令人怵目惊心者,尤不在此数节也。《灵枢·五色篇》,雷公问曰:"人无病卒死,何以知之?"黄帝曰:"大气入于脏腑者,不病而卒死。"夫人之膈上,心肺皆脏,无所谓腑也。经既统言脏腑,指膈下脏腑可知。以膈上之大气,入于膈下脏腑,则膈上无大气以鼓动肺脏之阖辟,其呼吸必然顿停,是以无病而猝死也。此乃胸中大气下陷之证也。夫大气下陷之证如此之重,其气果全数下陷者,诚难挽回。若其下陷或仅一半,其剧者或至强半,皆可挽回其下陷之气以复其本位。而伊古以来,竟无挽回大气下陷之方。诚以读《内经》者,于此节经文皆忽不加察。至王氏注《内经》,又但注《素问》而不注《灵枢》。及后世之注《内经》者,又妄谓此节所谓大气乃外感大邪之气。夫其人果外感邪气与无病之文不符,即所感之外邪甚重,亦必瞑眩数刻,又与猝死之文不符。从古至今无切实阐发此节经文者,盖因未明大气下陷之证,是以无治大气下陷之方也。

愚深悯大气下陷之证医多误治,因制升陷汤一方,载于三期第四卷(处方编中)。方系生箭耆六钱,知母三钱,桔梗、柴胡各一钱五分,升麻一钱。气分虚极下陷者,酌加人参数钱;或再加净萸肉数钱,以敛收气分之耗散,使已升者不至复陷更佳;若大气下陷过甚,至少腹下坠,或更作疼者,宜将升麻倍用二钱。

方中之义，以黄耆为主者，因黄耆既善补气，又善升气，且其质轻松中含氧气，与胸中大气有同气相求之妙用。惟其性稍热，故以知母之凉润济之。柴胡为少阳之药，能引大气之陷者自左上升。升麻为阳明之药，能引大气之陷者，自右上升。桔梗为药中舟楫，能载诸药之力上达胸中，故用之为向导也。至气分虚极者酌加人参，所以培气之本也。或更加萸肉，所以防气之涣也。至若少腹下坠，或更作疼，其人之大气直陷至九渊，必需升麻之大力者以升提之，故又将升麻加倍也。方中之用意如此，至随证活泼加减，尤在临证者之善变通也。升陷汤后，又有回阳升陷汤、理郁升陷汤二方，皆由升陷汤加减而成。此三升陷汤后，附载治愈之案二十余则，其病之现状，有呼吸短气者，有心中怔忡者，有淋漓大汗者，有神昏健忘者，有声颤身动者，有寒热往来者，有胸中满闷者（此因呼吸不利而自觉满闷，若作满闷治之立危），有努力呼吸似喘者（此种现状尤多，乃肺之呼吸将停，其人努力呼吸以自救，若作喘证治之立危），有咽干作渴者，有常常呵欠者，有肢体痿废者，有食后易饥者，有二便不禁者，有癃闭身肿者，有张口呼气外出而气不上达，肛门突出者，在女子有下血不止者，更有经水逆行者（证因气逆者多，若因气陷致经水逆行者曾见有两人，皆投以升陷汤治愈），种种病状实难悉数，其案亦不胜录。今惟即在奉治愈大气下陷之案，略登数则于下，以备考征。

西丰县张继昌，年十八九，患病数年不愈，来院诊治。其证夜不能寐，饮食减少，四肢无力，常觉短气。其脉关前微弱不起。知系胸中大气下陷，故现种种诸证。投以升陷汤，为其不寐，加熟枣仁、龙眼肉各四钱，数剂全愈。

开原史姓女子，在奉天女子师范读书。陡然腹中作疼，呻吟不止。其脉沉而微弱。疑系气血凝滞，少投以理气之品，其疼益剧，且觉下坠，呼吸短气。恍悟其腹中疼痛原系大气下陷，误理其气则下陷益甚，故疼加剧也。急投以升陷汤，一剂即愈。

奉天大东关于氏女，出嫁而孀，依居娘门。其人善英文英语，英商在奉者，延以教其眷属。因病还家中，夜忽不能言，并不能息。其同院住者王子冈系愚门生，急来院扣门求为援救。因素为诊脉调药，知其大气虚损，此次之证，确知其为大气下陷，遂为疏方用生箭耆一两，当归四钱，升麻二钱，煎服，须臾即能言语。翌晨异至院中，诊其脉沉、迟、微、弱，其呼吸仍觉短气。遂将原方减升麻一钱，又加生山药、知母各三钱，柴胡、桔梗各一钱，连服数剂全愈。

按：此证脉迟而仍用知母者，因大气下陷之脉大抵皆迟，非因寒凉而迟也。用知母以济黄耆之热，则药性和平，始能久服无弊。

奉天小北关袁姓少妇，小便处常若火炙，有时觉腹中之气下坠，则炙热益甚。诊其脉关前微弱，关后重按又似有力。其呼吸恒觉短气，心中时或发热。知其素有外感伏邪，久而化热；又因胸中大气下陷，伏邪亦随之下陷也。治以升陷汤加生石膏八钱，后渐加至二两，服药旬日全愈。

或疑大气下陷者，气下上达也，喘者，气不下降也，何以历述大气下陷之病状，竟有努力呼吸有似乎喘者？答曰：此理不易骤解，仍宜以治愈之案征之。一少年因力田劳苦过度，致胸中大气下陷，四肢懒动，饮食减少，自言胸中满闷，其实非满闷乃短气也，粗人不善述病情，往往如此。医者不能自审病因，投以开胸理气之剂，服之增重。又改用半补半破之剂，服两剂后，病又增重。又延他医，投以桔梗、当归、木香各数钱，病大见愈，盖全赖桔梗升提气分之力也。医者不知病愈之由，再服时竟将桔梗易为苏梗，升降易性，病骤反复，自此不敢服药。迟延二十余日，病势垂危，喘不能卧，昼夜倚壁而坐，假寐片时，气息即停，心下突然胀起，急呼醒之，连连喘息数口，气息始稍续，倦极偶卧片时，觉腹中重千斤，不能转侧，且不敢仰卧，其脉乍有乍无，寸、关、尺或一部独见，或两部同见，又皆一再动而止，此病之危已至极点。因确知其为大气下陷，遂放胆投以生箭耆一两，柴胡、升麻、净萸肉各二钱。煎服片时，腹中大响一阵，有似昏愦，苏息片时，恍然醒悟。自此呼吸复常，可以安卧，转侧轻松，其六脉皆见，仍有雀啄之象。自言百病皆除，惟觉胸中烦热，遂将方中升麻、柴胡皆改用钱半，又加知母、玄参各六钱，服后脉遂复常。惟左关三五不调，知其气分之根柢犹未实也，遂用野台参一两，玄参、天冬、带心麦冬各三钱，两剂全愈。

盖人之胸中大气，实司肺脏之呼吸。此证因大气下陷过甚，呼吸之机关将停，遂勉强鼓舞肺气，努力呼吸以自救，其迫促之形有似乎喘，而实与气逆之喘有天渊之分。观此证假寐片时，肺脏不能努力呼吸，气息即无，其病情可想也。设以治气逆作喘者治此证之喘，以治此证之喘者治气逆作喘，皆凶危立见。然欲辨此二证，原有确实征验，凡喘证，无论内伤外感，其剧者必然肩息（《内经》谓：喘而肩上抬者为肩息）；大气下陷者，虽至呼吸有声，必不肩息。盖肩息者，因喘者之吸气难；不肩息者，因大气下陷者之呼气难也。欲辨此证，可作呼气难与吸气难之状，以默自体验，临证自无差谬。又喘者之脉多数，或有浮滑之象，或尺弱寸强；大气下陷之脉，皆与此成反比例，尤其明征。

升陷汤一方，不但愚用之有效也，凡医界同人用此方以治大气下陷者，莫大随手奏效。安东医士李亦泉，连用此方治愈大气下陷者数证，曾寄函相告。即非医界中人用此方以治大气下陷者，亦能奏效。湖南教员席文介，因宣讲伤气，甚至话到舌边不能说出，看书两行即头昏目眩，自阅《衷中参西录》，服升陷汤十余剂而愈，曾登于杭州《三三医报》致谢。凡我医界同人，尚其于大气下陷证加之意乎！

西人谓延髓能司肺脏之呼吸。细考所谓延髓者，在人之脑后连项，实督脉将入脑之处。因此处督脉稍粗大，其中所容髓质饱满，长约三寸，故名为延髓。脑神经实多由此分支。其所谓延髓能司肺脏之呼吸者,即其脑髓神经能司全身运动之说也。然《内经》谓:“上气不足,脑为之不满,耳为之苦鸣,头为之倾,目为之眩。”所谓上气者,即胸中大气上行,贯注于脑者也。由斯知延髓之功用,原在大气斡旋之中。设若胸中无大气,则延髓司呼吸之功能亦必立止。即使果如西人之说,肺脏呼吸延髓司之,而胸中大气实又为其司呼吸之原动力也。

论人身君火相火有先后天之分

道家以丹田之火为君火,命门之火为相火;医家以心中之火为君火,亦以命门之火为相火,二说各执一是,其将何以适从乎?不知君相二火,原有先天、后天之分。所谓先天者,未生以前也;所谓后天者,既生以后也。因先天以脐呼吸,全身之生机皆在于下,故先天之君相二火在下。后天由肺呼吸,全身之功用多在于上,故后天之君相二火在上。盖当未生之前,阳施阴受,胚胎之结先成一点水珠(是以天一生水);继则其中渐有动气,此乃脐下气海(后天之气海在膈上,先天之气海在脐下),而丹田之元阳即发生于其中(元阳是火,是以地二生火);迨至元阳充足,先由此生督任二脉,命门者即督脉入脊之门也,是以其中所生之火与丹田之元阳一气贯通,而为之辅佐,此道家以丹田之元阳为君火,以命门所生之火为相火论先天也。至于后天以心火为君火,自当以胆中寄生之火为相火。是以《内经》论六气,止有少阳相火,而未尝言命门相火。少阳虽有手足之别,而实以足少阳胆经为主。胆与心虽一在膈上,一在膈下,而上下一系相连,其气化即可相助为理。此《内经》以心中之火为君火,以胆中寄生之火为相火之理论后天也。夫水火之功用,最要在熟腐水谷,消化饮食。方书但谓命门之火能化食,而不知脐下气海,居于大小肠环绕之中,其热力实与大小肠息息相通,故丹田之元阳尤能化食。然此元阳之火与命门之火所化者,肠中之食也。至胃中之食,则又赖上焦之心火,中焦之胆火化之。盖心为太阳之火，如日丽中天，照临下土，而胃中之水谷遂可藉其热力以熟腐。至于胆居中焦，上则近胃，下则近肠，其汁甚苦纯为火味，其气入胃既能助其宣通下行（胃气以息息下行为顺，木能疏土，故善宣通之），其汁入肠更能助其化生精液（即西人所谓乳糜）。是以愚治胃中热力不足，其饮食消化不良，多生寒痰者，则用药补助其上焦之阳。方用《金匮》苓桂术甘汤，加干姜、厚朴，甚者加黄耆。台湾医士严坤荣代友函问二十六年寒痰结胸，喘嗽甚剧，为寄此方治愈，曾登杭州《三三医报》第一期致谢。盖桂枝、干姜并用，善补少阴君火；而桂枝、黄耆并用，又善补少阳相火（即胆中寄生之相火）也。其肠中热力不足，传送失职，致生泄泻者，则用药补助其下焦之阳。方用《金匮》肾气丸，加补骨脂、小茴香。盖方中桂、附之热力原直趋下焦，而小茴香善温奇经脉络，奇经原与气海相绕护也；补骨脂之热力原能补下焦真阳，而又能补益骨中之脂，俾骨髓充足，督脉强盛，命门之火自旺也。

脑气筋辨（脑气筋亦名脑髓神经）

西人谓人之知觉运动，其枢机皆关于脑气筋，此尤拘于迹象之谈，而非探本穷源之论也。夫脑气筋者，脑髓之所滋生也。《内经》名脑为髓海，所谓海者乃聚髓之处，非生髓之处。究其本源，实由于肾中真阳、真阴之气酝酿化合以成，至精至贵之液体缘督脉上升而贯注于脑者也。盖肾属水，水于五德为智，故善知觉；肾主骨，骨为全身桢干，故善运动，此乃脑气筋先天之本源也。至于后天之运用，则又全赖胸中大气（即宗气）。《内经》谓："上气不足，脑为之不满，耳为之苦鸣，头为之倾，目为之眩。"夫上气乃胸中大气由任脉而上注于脑之气也。设或大气有时辍其贯注，必即觉脑空、耳鸣、头倾、目眩。此时脑气筋固无恙也。而不能效其灵者何也？盖胸中大气，原能保合脑中之神明，斡旋全身之气化，是以胸中大气充足上升，而后脑气筋始能有所凭藉。此非愚之出于想象而凭空拟议也,曾有实验二则,详录于下以备考征。

友人赵厚庵,邑诸生,其丁外艰时,哀毁过甚,忽觉呼吸之气自胸中近喉之处,如绳中断。其断之上半,觉出自口鼻,仍悬于囟门之上。其下半,则觉渐缩而下,缩至心口,胸中转觉廓然。过心以下,即昏然罔觉矣。时已仆于地,气息全无,旁人代为扶持,俾盘膝坐,片时觉缩至下焦之气又徐徐上升;升至心口,恍然觉悟;再升至胸,觉囟门所悬之气仍由口鼻入喉,与上升之气相续;其断与续皆自觉有声,仿佛小爆竹,自此遂呼吸复常。后向愚述其事,且问其所以然之故。因晓之曰:“此乃胸中大气下陷而复自还也。夫大气者,积于胸中,资始于先天元气,而成于后天水谷之气,以代先天元气用事,能保合神明,斡旋全身,肺脏阖辟呼吸之中枢尤其所司。子因哀毁过甚,饮食不进,大气失其所养而下陷,呼吸之中枢顿停,所以呼吸之气中断,于是神明失其保合而昏,肢体失其斡旋而仆矣。所幸先天元气未亏,即大气之根柢尤在,所以下陷之后仍能徐徐上升自还原处。升至于心而恍然醒悟者,心中之神明得大气之保合也。升至胸中觉与外气相续者,肺脏之呼吸得大气能自如也。”时愚行箧中带有《衷中参西录》未梓稿,因出示之,俾观升陷汤后诠解及所载医案。厚庵恍然悟会曰:“十余年疑团存于胸中,一朝被君为消去矣。”

又沧州中学校学生董炳文,吴桥人,气分素虚。教员教以深呼吸之法,谓能补助气分。其法将身躯后挺,努力将胸中之气下压,以求胸中宽阔,呼吸舒长。一日因用力逼压其气过甚,忽然仆地,毫无知觉,移时似觉呼吸不舒,尤不自知其仆也,又须臾呼吸方顺,乃自知身仆地上。此因胸中大气下陷,而呼吸、知觉、运动一时并已,则大气之关于胸气筋者,为何如哉!由斯观之,脑气筋先天之本源在于肾,脑气筋后天之赖以保合斡旋者在胸中大气,其理固昭然也。西人于脑气筋虚者,但知用药补脑,而卒无一效,此诚昧乎《内经》脑为髓海及上气不足则脑为不满之理,西人生理之学虽精，较之《内经》不又迥不如哉？吾人临证遇有脑气筋虚而欲培养补助之者，尚能究其本源与其功用之所以然乎？

三焦考

三焦为手少阳之府。既名为府，则实有其物可知。乃自汉唐以还，若《伤寒》《金匮》《千金》《外台》诸书，皆未明言三焦之形状，遂使后世数千年暗中摸索，莫衷一是。至唐容川独有会心，谓三焦即网油，其根蒂连于命门，诚为确当之论。而医家仍有疑议者，因唐氏虽能确指出三焦，而未尝博采旁引，征明油网确系三焦也。愚不揣固陋，为特引数则以证明之。

《内经·论勇篇》谓："勇士者，三焦理横；怯士者，三焦理纵。"夫三焦之理，既明明可辨其横纵，则其理之大且显可知。而一身之内，理之大且显者，莫网油若也。此三焦即网油之明征也。又《内经·胀论篇》谓："三焦胀者，气满皮肤中，轻轻然而不坚。"夫所谓皮肤中者，腠理之膜也。人身之膜，原内外纵横，互相通贯。网油为膜之最大者，故网油有胀病，可外达于腠理。此亦三焦即网油之明征也。

又《内经·本藏篇》谓："密理厚皮者，三焦膀胱厚；粗理薄皮者，三焦膀胱薄；疏腠理者三焦膀胱缓；皮急而无毛者，三焦膀胱急；毫毛美而粗者，三焦膀胱直；稀毛者，三焦膀胱结。"夫三焦既可辨其厚、薄、缓、急、直、结，则实有其物可知。且其厚、薄、缓、急、直、结皆与膀胱并论，则三焦亦如膀胱之以膜为质，且与膀胱相连可知。而以膜为质与膀胱相连者，即网油也。此又三焦即网油之明征也。

又《内经》以三焦为手少阳之府，与心包为手厥阴之脏者相配偶。凡相偶之脏腑，其经络必然相连，而心胞亦系脂膜，与网油原相连络，此亦三焦即网油之明征也。

又扁鹊谓，肾间动气为三焦之原。夫肾间动气之处即相火也。为网油即是三焦，其根蒂与命门相连，故命门中之动气，可为三焦之原也。

又王叔和《脉经》，相火、三焦、心胞之脉皆诊于右尺，后世论脉者多非之。及观唐氏三焦即网油，其根蒂连于命门之说，乃知三焦与心胞皆与相火同生于命门，故可同诊于右尺。叔和晋人，去古未远，其著《脉经》定有师传，必非凭空拟议。先贤、后贤合符同揆，《脉经》得唐氏之说而《脉经》可信，即唐氏之说征以《脉经》之部位而亦可确信也。

又王勋臣谓："尝验剖解物类者，若在甫饮水之后，其网油中必多水铃铛；若非在甫饮水之后，其网油中即少水铃铛。"是知网油为行水之道路，西人亦谓水道即是网油。征之《内经》"三焦者决渎之官，水道出焉"之文，不益明三焦即是网油乎！

又徐灵胎谓："《内经》言三焦者不一，皆历言其纹理厚薄与其出入贯布，况既谓之腑，则明是藏蓄泌泻之具。但其周布上下，包括脏腑，非若五腑之形各自成体也。"观徐氏之论三焦，虽未明言三焦即是网油，而究其周布上下，包括脏腑，非若五腑之形各自成体数语，尽形容出网油之状，特当时无网油之名词，故未明言出网油即三焦耳。徐氏于医学考核最精，其所言者，固非无根据而虚为拟议也。

又陈无择谓："三焦是脐下脂膜。"是明指网油为三焦矣。特其所言脐下脂膜惟系下焦耳。然观书之法，不可以辞害意。由此推之，则包脾络胃之脂膜即中焦，心下膈膜及连络心肺之脂膜即上焦矣。统观以上八则，三焦之为网油不诚信而有征乎！

少阳为游部论

人身之三阳经，外太阳，里阳明，介于太阳、阳明之间者为少阳，人之所共知也。及观《内经·热论篇》论外感之来，"一日巨阳受之（巨阳即太阳），二日阳明受之，三日少阳受之"，其传经之次第,又自太阳而阳明,自阳明而少阳者何也？盖人身十二经,手足各六,其他手足同名之经,原各有界限,独少阳《内经》谓之游部。所谓游部者,其手足二经,一脉贯通,自手至足,自足至手,气化流行而毫无滞碍也。诚以少阳主膜,人身之膜发源于命门,下为包肾络肠之膜,上为包脾连胃之膜,又上为膈膜及连络心肺之膜,此为上、中、下三焦。由膈膜而下连两胁为护板油之膜,又由膈膜而外出为人身肥肉、瘦肉中间之膜,又外为皮内腠理之膜。胁下板膈之膜,为足少阳经,以胆为腑者也(是以胆皮亦膜体)。肥肉、瘦肉间之膜与皮内腠理之膜,为手少阳经,以三焦为腑者也。由是知位次介于太阳、阳明之间者,指手少阳而言;传经在太阳、阳明之后者,指足少阳而言。为其为游部,故手、足少阳可并为一经,而其部不在一处也。斯议也可征之《伤寒论》。

其百四十九节云,“伤寒五六日,呕而发热者,柴胡证,而以他药下之,柴胡证仍在者,复与小柴胡汤,必蒸蒸而振,却发热汗出而解。”夫小柴胡汤之功用,原藉少阳之枢转,将胁下板油中伏藏之邪,俾其上升透膈发出。故小柴胡汤系和解之剂,原非汗解之剂。而此节经文谓由汗解者,诚以误下后,胁下所聚外感之邪兼散漫于三焦,因三焦为手少阳之府,此时仍投以小柴胡汤以和之,则邪之散漫于三焦者,遂可由手少阳外达于经络,以及皮肤作汗而解;而其留于胁下者,亦与之同气相求,借径于手少阳而汗解,故于汗出上特加一“却”字,言非发其汗而却由汗解也。其汗时必发热蒸蒸而振者,有战而后汗之意。盖足少阳之病由汗解原非正路,乃至服小柴胡汤后,其胁下之邪欲上升透膈,因下后气虚不能助之透过,而其邪之散漫于手少阳者且又以同类相招,遂于蓄极之时而开旁通之路,此际几有正气不能胜邪气之势,故有蒸热振动之景象。此小柴胡汤中必有藉于人参之补益正气,以助其战胜之力。细审此节文义,手、足少阳原当并为一经,以遂其游部之作用无疑也。

又可征之疟疾。夫疟疾虽不在一经,而究以足少阳为疟疾伏藏之处,故久病疟者,其胁下恒结为疟母(西人谓系脾脏胀硬,然实有若肝积、肥气之类,不必皆为脾之胀硬也)。其证发动之时,外与太阳并则恶寒,此太阳当指太阳之经言(为其周身寒战,其背之恶寒尤甚,显系太阳经病也)。内与阳明并则发热,此阳明当指阳明之府言(为其表里壮热,渴嗜凉水,显系阳明府病也)。夫与阳明胃腑相近处者,原为足少阳经之板油。为其相近,是以相并。至与太阳经相近能相并者,惟手少阳腠理之膜。是知疟邪之发动,必自足少阳经达于手少阳经,而后能与太阳之经相并。其继也,又必自手少阳经返于足少阳经,而后能与阳明之府相并。疟邪寒热之往来,原贯串有手、足少阳二经,无所界限,则手、足少阳二经,诚可统同论之,而无事过为区别也。且其所以为游部者,不但因二经相贯通也,人身之脏腑凡有不相贯通之处,此二经皆联络之而使之贯通,少阳为游部之功用何其弘哉!

左传肓之上膏之下解及病在膏肓之治法

《素问·刺禁篇》曰“膈肓之上中有父母”(父母指胸中大气言),是肓即膈也。又《灵枢·九针十二原论》曰:“膏之原出于鸠尾。”夫鸠尾之内即肓膜,乃三焦之上焦,为手少阳之府,与手厥阴心包脏腑相连,互为配偶。心包者即心肺相连之系,上有脂膜下垂,脂即膏也。为此系连于膈,自下而上,故曰:“膏之原出于鸠尾。”言鸠尾而不言膈者,因鸠尾在外易见也。传既云居肓之上,膏之下,是其病定在胸中无疑,特是胸中之地,大气之所贮藏也,虽不禁针,然止可针二三分,不敢作透针以泻大气,故曰攻之不可。其外又皆硬骨卫护,不能用砭,故曰达之不及。又其处为空旷之府,上下通咽喉,下有膈膜承之,与膈下脏腑亦不相通,故曰药不至焉。所以不可为也,不知胸中之疾,当以调补胸中大气为主。后数百年张仲景出,其治胸痹也,有“大气一转,其气乃散”

之语，其识见诚出秦缓之上。盖人之胸中无论何病，能调补其胸中大气，使之充畅无病，诸病自化。秦缓当日不知出此，竟诿为不治。迨其后，晋景公因胸中之病伤其大气，至觉腹胀则大气陷至腹矣。因腹胀而入厕，大气陷至魄门矣，此所以入厕不返也。欲明此段理解，参看《衷中参西录》第四卷（处方编中）升陷汤后诠解及附载诸案自明。

答人问膜原

人腹内之膜，以三焦为最大。其膜根于命门，在下焦为包肾络肠之膜，在中焦为包脾连胃之膜，在上焦为膈膜及连络心肺之膜，此腹中之膜也。至身上之膜，肥肉、瘦肉间之膜，为半表、半里之膜；与皮肤相连之膜，为在表腠理之膜，此二处之膜皆以三焦为府，即以三焦之膜为源，古原字即源字也。由是论之，三焦之膜统可名之为膜原。而《内经》之所谓膜原，实指上焦膈膜而言。何以知之？凡外感之来，大抵先侵上焦，故《内经》谓其"横连膜原"；中、下两焦之膜，其纹理大致皆纵，惟膈膜则旁连四围，故其纹理独横，而外感之伏于其处者，亦遂与之横连也。

答人问泌尿道路

人之饮入于胃，上下四旁敷布以灌溉濡润诸脏腑，而其灌溉濡润之余，除化气、化汗之外，皆下归于膀胱而为小便，是以胃者小便之源，膀胱者小便之委，犹黄河之播为九河，其下又同为逆河也。今特即管见所及，缕析条分，以列于下：

《内经》谓："饮入于胃，游溢精气，上输于脾，脾气散精，上归于肺，通调水道，下输膀胱。"盖胃中之食，必得水气濡润始能酿为精液。《经》不曰精液而曰精气者，言精液之中含有气化也。此精液既成之后，可于脾胃相连之处（《内经》谓脾胃相连以膜），输入脾中，藉脾气之散，以上达于肺；复由肺下降，以灌溉诸脏腑，而当其下降之时，即分泌水饮之含有废质者，循三焦之脂膜以下归膀胱。

又《内经》谓："食气入胃，散精于肝，淫气于筋。"所谓精者，亦水饮与食气酝酿而成。盖胃有肝膈大筋与之相连，而饮食所化之精液，遂得缘筋上之脂膜，以输于肝，分润诸筋（肝主筋，故能自肝分润之）。而其含废质之水饮，遂循肝系下注，缘下焦脂膜归于膀胱。二节经文虽有饮入于胃，食入于胃之不同，究之皆饮与食化合之精液，由肝脾以散布于周身也。

又《内经》谓："食气入胃，浊气归心，淫精于脉。"盖浊气者，即水气含有食物之精液者也。所谓淫精于脉者，以心主脉也。此即西人所谓微丝血管能吸胃中水饮之理。盖水饮被微丝血管吸去，随血脉之循环以注于心，助心酿成血中明水，以养赤白血轮，而所余之水亦多含有废质。由回血管下行至肾，由肾漉过，归于膀胱。

又《内经》谓："胃之大络，名虚里，贯鬲络肺。"按虚里之络为胃腑通于胸肺之道路。其贯鬲也，胃中谷气可缘之上升以养胸中大气；其络肺也，胃中水气可缘之上升以润肺化气。此由中焦如沤，以成上焦如雾也。迨至雾气润泽，复化为水而下注，循三焦以归于膀胱，则又下焦如渎矣。此与脾气散精节，所谓通调水道下归膀胱者，其分泌之道路同也。

又饮食入胃以后，经胃中酸汁（似稀盐酸）酝酿，化为稀糜，输于小肠，其中原多含水气，迨至此水助小肠酿成乳糜汁后，已归无用，即从乳糜管中透出，循下焦脂膜以归于膀胱。上共六则，泌尿之道路大约不外此矣。

或问：王勋臣言胃腑幽门之左寸许，有一门名津门，津门上有一管名津管，其处胃体甚厚，四围靠挤缩小，所以水能出而食不能出。观子所著《衷中参西录》中，亦间取王氏之说，今论泌尿道路而独未言及津门，岂王氏之说难确信欤？答曰：津门之说《内经》

未言,西人剖解家亦未尝言。愚曾用猪胃扎其下口,满注以酒,复扎其上口,煮烂熟作药用,未见其酒外出,其无显然出水之门可知。夫物之胃无显然出水门户,自能消水,而人之胃必显然有出水门户,始能消水,是人胃体质之粗疏,转不若物胃之精妙矣。又西人剖解之初,偶见胃有穿孔者,当时以为致死之由,后乃知为胃中酸汁所化。因酸汁之性能化死肉,不能化活肉,故人生前之胃不畏酸汁,而死后之胃畏酸汁也。由是而论,王氏所言之津门,焉知非为酸汁所化之孔乎?

或问:西人合信氏谓,饮入于胃,被胃中微丝血管吸去,引入回血管,过肝入心,以布于周身,自肺达出为汽,自肤渗出为汗,余入膀胱为溺。今子则谓水饮过肝后无事入心,而即可由肝下达膀胱,果何所据而云然乎?答曰:《内经》谓肝热病者,小便先黄。又谓肝壅,两胠(胁也)满,卧则惊悸,不得小便。且芍药为理肝之主药,而最善利小便,又肝木气臊,小便之气亦臊,是皆其明征也。况肝脉原下络阴器,连于下焦。由是观之,是水饮由胃入肝,原可直达于膀胱也。且西人谓回血管之尾与肾中溺管相接,回血管之水即用此透过肾脏,达于膀胱。夫回血管中水饮,若过肝之后皆上行入心,而实无自心复下行之回血管(凡回血管皆自他经收回心部),水饮又何能由之以达于肾乎?是知水饮由回血管入肾者,必其过肝之后,未尽随上行之回血管归心,而即随自肝下行之回血管归肾也。盖西人此段议论原属约略未详之词,愚特于其未详者代为阐发耳。

答方寄斋问黄庭经后有幽阙前有命门

《内经》《灵枢》两言命门,一在《根结篇》,一在《卫气篇》,皆明言命门者目也。至下焦之命门,《内经》实未言及。惟《素问·刺禁篇》有七节之旁中有“小心”之语,似实指命门之处。其中有少火为心火之相(故曰相火),代心行化,以散布于周身,是以谓之

“小心”。其所生之火，居两肾之间，有一阳陷于二阴之象，结为坎卦，以总司下焦水火之气。是命门者，诚如君之所言；两肾中间一窍，其中有动气者是也。《难经》谓右肾为命门者非是。至《黄庭经》所谓后有幽阙者，实亦指贴脊之动气处而言；所谓前有命门者，指脐下气海而言。其中藏有元气，为人生命之本源，故丹家重之曰命门，尊元气为祖气，藉之以修内丹。其处原与贴脊动气处前后相映，复一脉贯通，故《黄庭经》对待言之。尝考针灸图，任脉有气海、石门两穴，皆内当气海之处，而石门又名命门，是命门即气海之明征也。

答刘希文问外肾与睾丸与何脏有密切之关系

人体之实验，西人最精。然西人谓内肾但能漉水，不能化精，与外肾之作强毫无关涉，此呓语也。盖西人但知重实验，而不知重理想；但知考形迹，而不知究气化。故西人论内肾、外肾及睾丸之缔造，历历如在目前，而所详者惟血脉管也，回血管也，精管也，溺管也，除诸管之外而别无发明也。彼盖见外肾精管与内肾绝不相通，故直断其不相涉也。夫人之胚胎初结，天一生水，肾脏先成，左右两枚皆属于水。而包肾之脂膜连于脊骨十四节处（自下数七节处）是为命门，中生相火，位居两肾之间。两肾属阴，通任脉而主水；相火属阳，通督脉而主火（督脉即从命门入脊）；合为坎卦，以总司下焦水火之气。而下焦之精、血、溺诸管，得此水火之气主宰之，而后能各尽其用，犹如火车一切诸机轮之运转，皆水火之气所鼓动也。西人能创造火车，借水火之气以成其利用，而不知人身之利用亦在水火；因人身水火之气原非剖验所能见，而又不能默契精微，参以理想，故但循其迹象而竟谓内肾与外肾不相涉也。且西人谓精系血之所化，然非血自能化精，必藉肾与命门水火之气以酝酿之也。

按：西人谓精为血之所化，语甚肤浅。夫生精之处在大肠之前，膀胱之后，有脂膜两片相并，男为精室，女为血室，其脂膜与脐下气海相连，前任后督相通。任脉输血藏于其中以滋润下焦诸经络。气海中所藏之气，先天之元阳，即先天之君火也，有时其气发动，命门相火亦随之而动，则外肾勃兴；此时脑中元神自有知觉，若因此知觉欲念一生，元神即随督脉下降至精室与元气会合而化精，此精室之血所以能化精之实际也。为精为元神、元气之所化合，故在人身最为宝贵。以此生育子女，传我血脉，即以传我性灵。试当房事将泻身时，脑中必有异常之感觉，此上下相关之实验也。

至睾丸，西人谓系藏精之所。又谓精虫不运动于睾丸所分泌之精液中，必与其他生殖器腺所分泌之精液相混而后运动。由是而论，是睾丸所藏之精液，非即成为媾精之精也。盖睾丸之脉，前入腹，通于气海，后入脊，达于脑部（观《洗冤录》谓：因伤睾丸命者，其脑顶必红透血色是其明征），实脑部与气海之气化抟结之处，以助肾脏之作强；其中所藏之液，实为留恋气化之用（凡真气所藏之处，必有精液涵濡以留恋之）。是以睾音高，即皋字之变体，训同膏字，谓其中有膏油也。若所藏者纯系媾精之精，则古人不当名为睾丸，宜名为精丸矣。况精室为化精之所，原可直达于外肾，精管何必若是之纡回曲折而取径于睾丸乎？至唐容川谓系射精之机，亦助肾作强之一端也。

答人问胞室子宫气海儿枕

胞室即子宫也。在膀胱之后，大肠之前，有脂膜两片相合，其中即为胞室，其系连于命门。命门者在脊椎自下数第七节（在七节之旁左右各有一孔），胞系连于其处，即由命门上通于督脉，督脉者即脊髓袋也（凡物有脊梁者皆有此袋）。此胞室之脂膜在腹中又上连任脉，任脉者何？即心、肺、肝相连之总系也。此胞室男女皆有，男子督脉之髓注于此而化精，女子任脉之血注于此而化月信。究之男女生育之真种子,皆赖督、任之气化同到胞中,惟男以督为主,女以任为主耳。特是命门处之脂膜,不但与胞室相连也,包肾之脂膜亦与之相连,脐下气海之脂膜亦与之相连。气海之形状,如倒提鸡冠花,故俗名之为鸡冠油。此乃人生起点之处,当男女媾精之始,在女子胞中先结成一点水珠,此珠久久渐有动气,即气海也。由气海而生督、任二脉,一行于前,一行于后,以生全身。至胞室之脂膜,原督、任二脉相合而成,故与督、任及气海皆相贯通,遂为男以化精,女以系胞之要脏矣(《金匮》所言脏燥之脏即指此)。或有疑《内经》之所谓气海者在膻中,膻中者膈上也,何以气海又在脐下?不知气海有先天、后天之分,膈上之气海,后天之气海也,中所藏者大气,《内经》又名之曰宗气;脐下之气海,先天之气海也,中所藏者之气,《丹经》又名之曰祖气。为由先天而生后天,所以一为祖,一为宗也。且先天之呼吸在脐,是以气海居下;后天之呼吸在肺,是以气海居上也。至儿枕作疼之说,原属荒谬之谈,不过产后瘀血作疼,是以后世本草谓山楂善治儿枕作疼,以其善化瘀血也。若果有儿枕,何以儿枕时不疼,而不枕时转疼乎?明乎此理,则其说不攻自破矣。

答陈董尘疑《内经》十二经有名无质

天下之妙理寓于迹象之中,实超于迹象之外,彼拘于迹象以索解者,纵于理能窥其妙,实未能穷其极妙也。如九十六号(绍兴星期报)陈董尘君,因研究剖解之学者于十二经之起止莫能寻其迹象,遂言《内经》所言十二经无可考据。非无据也,因其理甚玄妙,超于迹象之外,非常识所能索解也。夫《内经》之《灵枢》原名针经,故欲究十二经之奥妙,非精针灸者不能得其实际。愚于针灸非敢言精,而尝与友人卢显章(辽阳人,最精针灸,得之祖传)谈及此事,显章谓斯可即余针愈疔毒之案以征明之。庚申八月间,族妹左手少阳经关冲穴生疔,至二日疼甚,为刺耳门二穴立愈。

关冲为手少阳经之所起，耳门为手少阳经之所止也。又辛酉七月中，族中男孙七岁，在右足太阴经隐白穴生疔，三日肿至膝下，疼甚剧，取右三阴交及公孙二穴刺之，立愈。隐白穴为足太阴经之所起，公孙、三阴交为足太阴经之所历也。设若刺其处仍不愈者，刺太阴经止处之大包穴，亦无不愈矣。又于辛酉八月间，本村田姓妇，在手阳明二间穴生疔，肿过手腕，为刺曲池、迎香二穴，当时疼立止，不日即消。二间虽非阳明经起之处，距经起处之商阳穴不过二寸，曲池则经历之处，迎香则经止之处也。又于九月中，第四中学学生吴贵春，在手太阴经太渊穴生疔，红肿之线已至侠气户，木不知疼，恶心呕吐，诊其脉象洪紧，右寸尤甚，知系太阴之毒火所发，为刺本经尺泽、中府及肺俞，患处觉疼，恶心呕吐立止，红线亦立回，半日全愈。太渊距本经起处之少商穴不过三寸强，中府则本经之所起也，尺泽则本经之所历也，肺俞则本经之所注也。由是观之，疔生于经之起处，刺经之止处；生于经之止处，刺经之起处，皆可随手奏效。则经之起处与止处非有一气贯通之妙，何以神效如是哉！夫电线传电，西人所创造也，其法可为妙矣，然犹有迹象可寻，犹不若无线电之妙之尤妙。十二经之起止贯通其犹无线电乎！夫西人能穷究天地之气化而为无线电，而不能穷究人身之气化而作针灸，诚以天地之气化明而显，人身之气化隐而微也。由是而论，吾中华医学贻自开天辟地之圣神，其精到之处原迥出西人之上，而欲以西人形迹之学以求吾中医至奥之理，庸可得乎？世之轻弃国粹而笃信西法者，尚其深思愚言哉！

报驳左肝右脾解者书

阅庚申冬《绍兴医药学报》，有褚君渊明驳拙拟左肝右脾之解，谓引证之四条皆不足凭。第一条驳日绕地而行之说，谓非日绕地乃地绕日也，是笃信西人之说也。若以西人之说为真可信，鄙人将有所疑问。若果能切实明晰答此疑问，以后三条鄙人必详细答复。若不能答此疑问,是鄙人之引证皆对,所驳者为妄驳,其余诸条亦无暇再答复矣。

西人谓地球运动有二种:一以南北极为轴,每昼夜旋转一次,谓之自转;一以太阳为中心,而自循轨道进行,一年绕日一周,谓之公转。

西人又谓日轮之大,其直径八十六万英里(一英里约为华里之三倍),大于地球一百三十五万五千倍有奇,距地约九千二百八十九万七千英里。夫北极为不动之恒星,中西所共认也。南行二百里测北极即低一度,北行二百里测北极即高一度,人之所共知也。乃西人又谓日亦恒星不动,地绕之而行。将平绕之乎?则或在日南或在日北,其南北相距之点当为一万八千六百六十五万四千英里(数为日距地之二倍加日径)。将斜绕之乎?则或斜而上或斜而下,其上下斜绕之点亦应如前数。天地面相距二百里视北极即差一度,而地球自行一万八千六百六十五万四千英里,人在地之一处望北极者,其终岁高低之度竟无少差,此何故也?

人之视物远则小,近则大,即仰观星宿亦然,人之所共知也。地若果绕日而行,将绕至日南,与北极之距离即远一万八千六百六十五万四千英里(数为日距地之二倍加日径),绕至日北,与北极之距离即近一万八千六百六十五万四千英里(或平绕或斜绕约皆相仿),地与北极距离之差其或远或近若斯之多,何以人立地之一处,终岁视北极,其悬象之大小无少改易乎?

再者,地果绕日而行,则当其绕日而南之时,人在地上望北极,必为日轮所隔;即斜绕之,或偏上偏下,北极不至正为日轮所隔,而北极之光亦必为日光所夺,何以人居赤道北者(赤道南有不见北极之处),终岁之夜无不见北极乎?鄙人之友苏明阳君,《天地新学社》主人也。曾于民国五年在北京开研究天地新学说之会,外国天文家到者甚多。苏君历举西人天文家之种种谬说,还以质问西人,西人无一能答者。后又将其质问诸条以分寄各国天文家，亦未有能答者。由此知西国天文家亦明知从前之谈天文者多悖谬，特不肯明揭其前人之短耳。而吾中华之笃信西人者，则犹昏昏在梦中也。且拙拟左肝右脾之解，原节录拙著《衷中参西录》之文，其前原有为友人刘仲友治愈之医案在，按左肝右脾之理疏方，即随手奏效，此皆确有实验非徒托诸空言也。

深研肝左脾右之理

尝思人禀天地之气化以生，人身之气化，即天地之气化。若于人身之气化不明，不妨即天地之气化征之，诚以人身之气化微而隐，天地之气化大而显也（不知者转因此相讥，实不能曲谅矣）。天地之气化，伏羲曾画卦以发明之，即先天图之乾南、坤北、离东、坎西者是也。至文王衍易变为后天，则八卦各易其方矣。而后世惟堪舆家辨两仪四象分界中诸杂气，犹用先天卦位，其余则一。且占卜术数之学，皆用后天卦位。因伏羲所定之卦位为体，文王所定之卦位为用，用体则无效，用用则有效。用也者，是气化发露贯注之处也。天地之气化有然，人身之气化亦何莫不然。即如肝右脾左之说，《淮南子》早言之；扁鹊《难经》亦谓肝在右（《难经》云：肝之为脏，其治在左，其藏在右胁右肾之前，并胃著脊之第九椎。《金鉴·刺灸篇》曾引此数语，今本《难经》不知何人删去），肝在右则脾在左矣。而后之医家仍从《内经》肝左脾右之说者，亦体与用之区别也。肝之体居于右，而其气化之用实先行于左，故肝脉见于左关。脾之体居于左，而其气化之用实先行于右，故脾脉见于右关。从其体临证疏方则无效，从其用临证疏方则有效，是以从用不从体也。藉曰不然，愚又有确实征验，如肝开窍于目，人左目之明胜右目（《内经》谓：人之右耳目不如左明。实验之，目之明诚如《内经》所云。至耳乃连带之词，如三过其门不入，实禹之事，孟子则并言禹稷者是也。且木工视线必用左目是其明征），此肝之气化先行于左之明征也。脾主四肢，人右手足之力胜于左手足，此脾之气化先行于右之明征也。试再以临证验之,邻村友人王桐轩之女郎,因怒气伤肝经,医者多用理肝之品,致肝经虚弱,坐时左半身常觉下坠,卧时不能左侧,诊其脉,左关微弱异常,遂重用生箭芪八钱以升补肝气,又佐以当归、萸肉各数钱,一剂知,数剂全愈。又邻村友人毛仙阁之子,素患肝脏虚弱,恒服补肝之品,一日左胁下疼痛异常,左关弦硬,因其肝脏素弱不敢投以破气疏肝之品,遂单用柏子仁一两煎汤饮之,立愈。盖柏之树杪皆向西北,其实又冬日采取,饮经霜露,得金水之气最多,肝木之横恣用金以镇之,水以滋之,其脉之弦硬悉化,所以其疼立止也。又奉天东关学校翟校长之叔父,右手足皆不利,似麻似疼,饭时不能持箸,行时需杖,饮食减少,脉象右关濡弱,知其脾胃虚弱不能健运肢体也,投以四君子汤加生黄芪、当归、乳香、没药,连服数剂全愈。即此数案观之,而肝主左,脾主右,不尤显然可见乎?夫天下事理之赜,非一一亲身经过,且时时留心,必不能确切言之。若凭空拟议,动斥他人之非,且以轻薄出之,直讥其大言不惭,无论所讥者之失于妄诞也,即使其人果有其弊,又何不学古人之忠告善道,而必出语自伤其忠厚乎?况裘君费尽心血创此医报,原为医界同人研究医学之资藉,而竟杂以灌夫骂座之语,阅报者亦将讶其不伦矣。再者医学以活人为主,所著之书果能活人,即为最善之本。愚著《衷中参西录》五十余万言,自拟一百六十余方,医界同人见此书者,有用一方而治愈疫病千人者(故城县尹袁霖普);有用一方而治愈霍乱数百人者(抚顺煤矿总理尚习珍);至登各处医学志报,用书中之方治愈各种验证以相告者,尤不胜纪;近阅《三三医书》时行伏阴刍言,亦用书中之方救愈多人。至山西平陆县尹彭子益君推为医书中第一可法之书,高丽庆南统营郡安凤轩推为汉医学中第一可靠之书,各医学志报所载者彰彰可考,此岂医界同人之阿好乎?抑实为此心此理之同耶?若谓变本加厉,益致医学沉晦,可为独拂公论,而为此毫无忌惮之谈也。愚又思之,人果有志振兴医学,欲于狂澜难挽之时,独作中流砥柱,当自著一书,发前人所未发,言今人所不能言,其书一出,俾医界人人信仰,视为标准,原不必排挤他人以自鸣其识见之高也。是以愚生平著作论说不下百万言,不敢是己之是,亦不敢非人之非,惟偶有会心,即笔之于书。其言之皆是也,人自信之;其言之皆非也,人自不信之。不然,则我方雄辩高谈,以指人之疵谬;乃我之辩论未传,而所指为疵谬者,转能广行于世,人人信用,返躬自思能无汗颜乎?

续中左肝右脾之研究

拙著《衷中参西录》载有安东刘仲友臂热一案,因其左臂热而酸软,重用补肝之药治愈。恐人疑与西人左脾右肝之说不能沟通,遂解以“肝虽居右,其气化实先行于左,脾虽居左,其气化实先行于右”四语,此乃临证得诸实验,且欲沟通中西,非为古籍护短也。而笃信西医之刘君,竟屡次驳辩,谓肝脾中原无空气,而何以有气化之行。不知气化二字,为中文常用之名词,其在天地为阴阳化合之所生,其在人身为气血化合之所生,至为精微,有如帝载之无声无臭。刘君竟以空气当之,是刘君并不懂中文也。至谓肝之气化不能透膈以达于左,脾之气化不能透膈以达于右,尤为立言欠解。夫膈者所以别上下,非以分左右也;如刘君所谓,岂膈下无左右,必隔上乃有左右乎?况膈膜之上,原有微丝血管与全体之血管相通,膈下气化原可由微丝血管达于膈上也。

再者,气化之透达,又不必显然有隧道也。试以物理明之,如浮针于缸中,隔缸用磁石引之,针即随磁石而动,此无他,磁石之气化隔缸可透达也。又如屋中有暖气管,外裹以铁,其热力之气化自能外透,行于满屋。若如刘君所谓,则屋中有十人,必于暖气管中分出十个支管,以著于十人之身,而后其热力之气化始能遍及十人,刘君之用心不太拙乎?抑明知其非是而欲强词夺理乎?藉曰不然,试更以针灸明之。夫中法针灸,西人所共认也,而各经诸穴,原无显然脉络相通贯。然疔疮生于经之起处,针经之止处可愈;疔疮生于经之止处,针经之起处可愈。此无他,有脉络可循,而气化能贯通者,譬之有线电也;无脉络可循,而气化亦可贯通者,譬之无线电也。西人能察天地之气化而为无线电,而不能察人身之气化而作针灸,诚以天地之气化显而明,人身之气化隐而微也。

且左右互易为用,不独肝脾为然也。西人所最重者脑髓神经也,然司身左边运动之神经在脑之右,司身右边运动之神经在脑之左。此说原出自西人,刘君自然深信,若为中人之说,刘君当亦严加驳议矣。由此推之,中法之治头疼者,可用生莱菔汁注于鼻孔,然疼在左则注右鼻孔,疼在右则注左鼻孔;治倒睫毛者可用马钱子末塞其鼻孔,然左睫毛倒则塞右鼻孔,右睫毛倒塞左鼻孔,其理固与脑髓神经之互司左右运动者无异也。由此知气化之在人身,处处皆有左右互通之道路,此所以融汇全身之气化,使之易于流通,正所以范围全身之气化,使之互相绾结也。此诚造化生成之妙也。夫愚之著书以衷中参西为名,原欲采西人之所长以补吾人之所短,岂复有中西之见横亘胸中?是以于西人之说可采者采之,其说之可沟通者尤喜沟通之,如此以精研医学,医学庶有振兴之一日。若必如刘君之说,其中西医学相异之点断不可以沟通,将肝居右其气化不能行于左,脾居左其气化不能行于右,则左关之脉当为脾,右关之脉当为肝,如此诊脉断病,果有效乎?医界同人果能共认乎?刘君试再思之,勿以愚为好辩也。

又近阅《三三医报》,见有潮州许小士氏点草考古一则。言潮俗如患眼暴痛生翳星者,即觅采点草之叶,将一叶揉软,再以铜钱一枚置寸口脉上,后以揉软之叶置钱孔中,外以布缚之,约一炷香久,解开视其钱孔处即发现一水泡,目中翳星遂消,屡试屡效。然左眼有病须置右手寸口,右眼有病须置左手寸口,又须即其眼暴痛时,速如此治之,迟则无效。点草之形状,其叶作掌形,有三深裂，春暮开小黄花，五出，所结之果如欲绽青桑椹，其茎叶概生茸毛（查新植物学谓凡茎叶密生茸毛者有毒），叶味辛辣，多生田泽间，实与《本草纲目》毒草类中毛茛草形状性味皆相似。然毛茛叶与姜捣涂腹上能除冷气；揉碎缚臂上，男左女右，勿令近肉，能截疟；捣敷疮（勿入疮），能消痈肿。而实未言其能除目翳也。

观此用点草治目，亦左右互相为用，益知人身之气化皆左右互相为用也。由斯知肝居右而其气化先行于左，脾居左其气化先行于右，此人身气化自然之理，愚岂无所征验而妄谈也哉！

论医士当用静坐之功以悟哲学

今时学校中学生多有用静坐之功者，诚以静坐之功原为哲学之起点，不但可以卫生，实能沦我性灵，益我神智也。医者生命所托，必其人具有非常聪明，而后能洞人身之精微，察天地之气化，辩药物之繁赜，临证疏方适合病机，救人生命。若是则研究医学者顾可不留心哲学，藉以沦我性灵、益我神智乎哉！愚生平访道，幸愚良师益友指示法门，而生平得力之处，不敢自秘，特将哲学静坐之真功夫详细言之，以公诸医界同人。

夫静坐之功，当凝神入气穴，人之所共知也。然所谓神者，实有元神、识神之别。元神者藏于脑，无思无虑，自然虚灵也。识神者发于心，有思有虑，灵而不虚也。静坐者，当其凝神入气穴时，宜用脑中之元神，不宜用心中之识神。盖用识神则工夫落于后天，不能返虚入浑，实有着迹象之弊。释家景禅师云："学道之人不识真，只为从前认识神。"又南泉禅师云："心不是佛，智不是道。"此皆言不可用心中识神也。用元神则工夫纯置先天，有光明下济，无心成化之妙。元神者脑中无念之正觉也。《阴符经》云："机在目。"盖目连于脑，目与脑中之正觉融和，即为先天之性光。用此性光下照气穴，是以先天之元神助先天之元气，则元气自能生长。是以佛经有"北斗里看明星"之语。又《心经》曰："观自在菩萨。”菩萨二字佛经恒借以喻气海元阳之气。故柳华阳注云：“观乃我正觉中之灵光耳。菩萨即是慧命如来，大发慈悲，教大众时时刻刻观照此菩萨，菩萨得受此灵光之慧力，久则自然如梦觉，融融然如熏蒸，活活然如盆珠。”观柳华阳注《心经》之文，益知静坐时用元神之妙。迨至静坐功深，元阳充足，征兆呈露，气机外动，此时又宜用采阳生工夫。然阳之生也，多在睡眠之际，偶然知觉，宜急披衣起坐，先急呼气数口，继徐呼气数口，又继则徐而且长（欲呼气长必先将气吸足），细细呼气数口，且当呼气外出之时，宜将心中识神注意下降，与肾气相团结，呼气外出之时肾气随呼气上升，自与下降之心神相遇，此道家所谓吸升呼降之功，亦即巽风倒吹之功（拙著三期第二卷处方编中，敦复汤后论其理甚详，宜参观），以收回元阳。盖静坐之时，用脑中元神，所谓文火也。采阳生之时，用心中识神，所谓武火也。由斯而论，静坐之时用文火，当名为凝神照气穴；至采阳生时用武火，方可谓凝神入气穴。盖照惟照之以神光，不着迹象，故为脑中元神；入则念念注于其处，已着迹象，故为心中识神。如此区别言之，将顾名思义，阅者自易领悟也。至于用识神以采阳生而不嫌其暂时着迹象者，诚以内炼之功以先天为主，以后天为辅，识神虽属后天，实能辅先天元神所不逮，故可用之以收一时之功也（张紫阳《悟真篇》所谓文武火左右分者，乃双修者之文武火，用法与此论中所言之文武火迥异）。

从此文火、武火互用不熄，气海之元阳充实旁溢，督脉必有骤开之一日。此时周身如醉，神情如痴，统体舒畅，愉快莫可言喻，道家所谓药产者是也。从此工夫纯粹，药产屡见，又可由督脉以通任脉。盖通督脉可愈身后之病，通任脉可愈身前之病，督任皆通，元气流行，法轮常转，精神健旺，至此可以长生矣。特是督脉之通，火候到时，可纯任天机之自然；至由督脉以通任脉，火候到时，又宜稍助以人力。至于火候如何为到，人力如何运用，此中原有师傅口诀，至为郑重，不可轻泄；而愚幸得真传，不肯自秘，拙著

《衷中参西录》第八卷之末论治梦遗运气法，于意通督任法后，更论及实通督任之功，言之甚详，阅者细观自能领会，兹不复赘。静坐工夫至此，骨格变化，聪明顿开，哲学会悟，若或启诱。如欲藉医学救世以求功德圆满，自能妙悟非凡，临证审机，触处洞然，用药调方，随手奏效。既能寿身，又能寿世，凡我医界同人，何弗于静坐之功加之意乎！

医学宜参看《丹经》论

《内经》与《丹经》皆始于黄帝。然《内经》为世俗共用之书，故其书显传于后世。《丹经》为修士独善之书，故其书秘传有专家，所谓教外别传也。其后分门别派，或书籍留贻，或口诀授受，著述虽纷不一致，而当其内视功深之候，约皆能洞见脏腑，朗若掣电，深究性命，妙能悟真，故其论说皆能与《内经》相发明。习医者不必习其功，而实宜参观其书也。愚今者特将《丹经》所言之理能与医学相发明者，颇列数条于下，以征实之。

中医谓人之神明在心，故凡神明受病，皆注重治心。西人谓人之神明在脑，故凡神明受病，皆注重治脑。及观《丹经》，则以脑中所藏者为元神，心中所发者为识神，此其义实可沟通中西，而与《内经·脉要精微论》谓："头者精明之府。"及《灵兰秘典》谓"心者君主之官，神明同焉"之文相符合也。盖人之神明有体用，神明之体藏于脑，神明之用出于心也。

又中说溺道隔膀胱渗入，西说谓膀胱原有入水之口，在出水之口下，因有脂膜绕护，故不易见。而丹家口授，则谓人之元气藏于丹田，外有胰子包裹，既气海也。气海之状，下有三足，居膀胱之上，三足之中间有红点大如黄豆。而膀胱之上亦有此点，二点相对，溺道必然通利，若有参差，小便即不利。曾即物类验之，初剖解之时，此点犹仿佛可见，作淡红色，移时即不见矣。盖元气之功用，由上点透发以运行下焦之水饮，即由下焦渗入膀胱，虽膀胱之全体皆可渗入，而此点又为渗入之正路也。至西人所谓入水之口者，原在若有若无之间，不过为渗入之别派耳。尝见推拿家治小便不利，谓系膀胱稍偏（当即《金匮》所谓胞系了戾），用手法推而正之，小便即利，实暗合丹家所论之理也。若笃信西说，不信水饮渗入之理，可以实验征之。试取鲜猪脬满贮以半温之水，绳扎其口，置新剖解之猪肉上，其水仍可徐徐渗出，能渗出即可征其能渗入也。

又西人谓人尿中多含碳气，下可作药用。而中法则谓之还原汤，男用女者，女用男者，获益良多，且《伤寒论》方中亦用之。其故何也？及详考丹家之说，知男子尿中含有硝质，女子尿中含有硫质，皆可设法取出。硝者至阴之精所化，而出于男子尿中，是阳中有阴也。硫者至阳之精所化，而出于女子尿中，是阴中有阳也。抱朴子谓，男女之相成，犹天地之相生，即《易》所谓一阴一阳互为之根也。人果洞明其理而善修其道，则男女尿中硝质、硫质皆无。盖因其互相摄取，即能互相补益，虽高年夫妇行之亦可同登仙录（此段莫误认为房术采补）。由斯观之，小便可作药用，其理固昭然也。

又中法于肾脏重之曰先天，其说亦实本于《丹经》。丹家谓肾有两枚，皆属于水，而肾系连于脊椎自下数七节之上，名命门穴，是生相火，一火介于二水之间，一阳陷于二阴之间，即象应坎卦，与心脏之体为离卦者互相感应。丹家即取此坎离之精，以炼成还丹，为肾中具有水火之气，实为先天之真阴真阳，而下焦之化精化气，以及外肾之作强，二便之排泄，莫不赖此水火之气以酝酿之、鼓舞之；犹如火车之诸机轮，其原动力皆在于水火也。而西人但以迹象求之，谓内肾惟司漉水，与外肾毫无关系，使明《丹经》之理，必不但执形迹，与中法驳辩也。

又医家最重督任二脉。然督任二脉，针灸书但载其可针之经络，至其在人身果系何物，方书固未尝言及。及观《丹经》，乃知督脉贴于脊梁,下连脐下气海,上至脑际,俗名为脊髓袋者是也。任脉即喉管分支,下为心系,又下而透膈为肝系,又下而连冲及脐下气海,即肺、心、肝一系相连之总提出。知此二脉,乃知衄血之证,血循督脉上行,透脑而下出于鼻;咳血之证亦不但出于肺,凡心、肝、冲之血皆可循任脉上行也。凡心、肝、冲之血皆可循任脉上行,是治吐血者当兼顾其心、肝、冲也。

论哲学与医学之关系

近阅医学志报,多有谓哲学可累医学之进步者,其人盖不知哲学作何用,并不知医学所由昉也。诗云:“既明且哲,以保其身。”此身不陷于罪戾为保身,此身不困于疾病亦为保身。观诗之所云云,是其人必先有明哲之天资,及明哲之学问,而后能保其身也。而此明哲保身之天资学问,在修士原为养生之道,此道士之养生所以名为哲学也。特是仁人君子之存心,能养其生,又欲人人皆能自养其生。然人不皆明哲保身,其养生之道有亏,自不能不生疾病。于斯推广哲学之理,以创立医药,为不能自养其生者之赞助,而哲学之包括始能恢弘无外,是以自古医界著述诸家,若晋之葛稚川、南北朝之陶华阳、唐之孙思邈,诸人所著之书皆可宝贵,实皆为哲学家也。至明之李濒湖著《本草纲目》,于奇经八脉独取张紫阳之说,紫阳亦哲学家也。如以上所引征者仍不足凭,更可进征诸《内经》。

《内经》为黄帝讲明医学之书,而其首篇《上古天真论》曰:“上古有真人者,提挈天地,把握阴阳,呼吸精气,独立守神,肌肉若一,故能寿敝天地。”此言真人秉天地之菁英,而能保护不失,有若提挈把握;且能呼吸精气,以补助之;独立守神,以凝固之,故能变化气质,使肌肉若一,寿数无穷。此上古真人,诚为一大哲学家,不啻黄帝自现身说法也。夫《内经》既为黄帝讲明医学之书,而必以哲学开其端者,诚以哲学者保身之学也。人必先能自保其身，而后能代人保其身。保己之身用哲学，所以哲理即己身之气化也；保人之身用医学，亦因先洞悉己身之气化，自能代人人燮理其身中之气化也。由斯知哲学实为医学之本源，医学即为哲学之究竟，此所以《内经》为讲明医学之书，而开端必先言哲学也。哲学又何至累医学哉？然此非徒托空言也，更可进而征诸事实，且可征诸一己之事实。

愚资禀素强壮，心火颇旺，而相火似有不足。是以饮食不畏寒凉，恒畏坐凉处。年少时不以为意也，迨年过四旬，相火之不足益甚，偶坐凉处即泄泻。因此，身体渐觉衰弱。然素以振兴医学为心，而著述未就，恐虚度此一生，遂于每饭之前服生硫黄少许以补相火，颇有效验。然旬余不服，则畏凉如故。后见道家书，有默运心火下行，可温补下焦之语。效而行之，气机初似不顺。乃于呼吸之际，精心体验，知每当呼气外出之时，则肾必上升，心必下降。于斯随其下降之机，而稍为注意，俾其心肾互相交感，行之数日，即觉丹田生暖，无庸再服硫黄矣。后读《内经·四气调神篇》，至“使志若伏若匿，若有私意，若已有得”数语，益恍然悟会。乃知所谓“若伏若匿”者，即引心火下行也；所谓“若有私意者”，是既引心火下行，复俾心肾之气互相交感，而有欣欣之意也。道家会合婴儿姹女之法，即从此语悟出，所谓若已有得者，丹田真阳积久，元气壮旺活泼，守脐不去，此实为己之所得，而永久不散失者也。因悟得《内经》此节真旨，遂专心遵行，今年已七十有三矣，膂力精神毫不衰老，即严冬之时食凉物、坐凉处，亦毫无顾忌，是哲学诚可济医药之穷也。哲学又何至累医学哉！

不但此也，医者诚能深于哲学，其诊病之际，直如饮上池之水，能洞鉴病源，毫无差谬，是以拙著《衷中参西录》中，曾载有详论静坐之法（在前），欲医者由静坐之功以悟哲学也。若有以愚言为不可确信者，愚更引一事以为比例。

催眠术之术为中西所共认，而浸将加入科学者也。其行术时，必将其人之后天知识闭住，但用其先天之灵明，而后询之，能知所未知，见所未见。至深于哲学者，后天之思虑净尽，先天之灵明日开，所以凡事亦皆能未见而知。用他人先天之灵明者谓之术，用一己先天之灵明者谓之道，用道不远胜于用术乎？善哉！山西中医改进研究会长阎百川先生之言曰："中医原出道家，初皆注重于修养。功候既深，能明了自身之脏腑，便能得生人气血循环。"此诚开天辟地之名论也。是以拙著医书中多论及哲学，非以鸣高也，实欲医者兼研究哲学，自能于医学登峰造极也。矧当时西人虽重科学，而其一二明哲之士，亦间悟欲求科学之登峰造极，亦必须辅以哲学。是以先总理有言谓："诸君都知道世界上学问最好是德国，但是德国现在研究学问的人，还要研究中国的哲学，去补救他们科学之偏。"先总理之言如此，岂犹不足凭信乎！由斯观之，吾中华哲学之文明，数世之后将遍行于群国，则全球受哲学之陶融，世界已登于大同矣。

原第五期第二卷

尝思用药如用兵,善用兵者必深知将士之能力,而后可用之以制敌;善用药者亦必深知药性之能力,而后能用之以治病。是卷讨论药物,以《本经》为主,佐以实验,举凡炮制失宜、名实混淆之处,皆详辨之。

石膏生用直同金丹煅用即同鸩毒说

石膏之原质为硫氧氢钙化合而成,其性凉而能散,为清阳明胃腑实然之圣药,无论内伤外感用之皆效,即他脏腑有实热者用之亦效。《神农本经》原谓其微寒,其寒凉之力远逊于黄连、龙胆草、知母、黄柏等药,而其退热之功效则远过于诸药。盖诸药之退热,以寒胜热也;而石膏之退热,逐热外出也。是以将石膏煎服之后,能使内蕴之热息息自毛孔透出。且因其含有硫氧氢,原具发表之性,以之煮汤又直如清水,服后其寒凉之力俱随发表之力外出,而毫无汁浆留中以伤脾胃,是以遇寒温之大热,势若燎原,而放胆投以大剂白虎汤,莫不随手奏效。其邪实正虚者,投以白虎加人参汤亦能奏效。是以愚目石膏为寒温实热证之金丹,原非过也。

且尝历观方书,前哲之用石膏,有一证而用至十四斤者(见江笔花《医镜》);有一证而用至数十斤者(见《吴鞠通医案》);有产后亦重用石膏者(见《徐灵胎医案》,然须用白虎加入参汤以玄参代知母,生山药代粳米)。然所用者皆生石膏也,即唐宋以前亦未有用煅石膏者。孰意后世本草之论石膏者,竟将《本经》之所谓微寒者改为大寒,且又多载其煅不伤胃。乃自此语一出,直误尽天下苍生矣。

盖石膏之所以善治寒温者,原恃其原质中之硫氧氢也。若煅之,其硫氧氢皆飞去,所余之钙经煅即变为洋灰(洋灰原料石膏居多),以水煮之即凝结如石,其水可代卤水点豆腐,若误服之,能将人外感之痰火及周身之血脉皆为凝结锢闭。是以见有服煅石膏数钱脉变结代,浸至言语不遂,肢体痿废者;有服煅石膏数钱其证变结胸,满闷异常,永不开通者;有服煅石膏数钱其周身肌肉似分界限,且又突起者。盖自有石膏煅不伤胃之语,医者轻信其说以误人性命者实不胜计矣。目之为鸩毒,此非愚之苛论也。愚混迹医界者五十年,对于各处医学志报,莫不竭力提倡重用生石膏,深戒误用煅石膏。医界同人有与愚表同志者,不禁馨香祝之也。

至于石膏生用之功效,不但能治病,且善于治疮,且善于解毒。奉天陆军营长赵海珊君之封翁,年过六旬,在脐旁生痈,大径三寸,五六日间烦躁异常,自觉屋隘莫容。其脉左关弦硬,右关洪实,知系伏气之热与疮毒俱发也。问其大便数日未行,投以大剂白虎汤加金银花、连翘、龙胆草,煎汤一大碗,徐徐温饮下,连服三剂,烦躁与疮皆愈。

又在籍时,本村东邻张氏女因家庭勃豀,怒吞砒石,未移时,作呕吐。其兄疑其偷食毒物。诡言无他,惟服皂矾少许耳。其兄闻其言,急来询解救之方。愚曰皂矾原系硫氧与铁化合,分毫无毒,呕吐数次即愈,断无闪失,但恐未必是皂矾耳。须再切问之。其兄去后,迟约三点钟复来,言此时腹中绞疼,危急万分,始实言所吞者是砒石,非皂矾也。急令买生石膏细末二两,用凉水送下。乃村中无药铺,遂至做豆腐家买得生石膏,轧细末,凉水送下,腹疼顿止。犹觉腹中烧热,再用生石膏细末半斤,煮汤两大碗,徐徐饮之,尽剂而愈。后又遇吞洋火中毒者,治以生石膏亦愈,然以其毒缓,但煎汤饮之,无用送服其细末也。

所最可虑者,北方药房中谬习,凡方中有石膏未开生、亦未开煅,率皆与以煅者,即明明方中开生石膏,亦恒以煅者伪充。因煅者之细末其所素备，且以为煅之则性近和平，较用生者尤稳妥也。是以医者欲用生石膏，宜加检点，或说给病家检点，亲视药房中将大块生石膏轧细，然后可用。若轧细时未经监视，至将药煮出，其石膏之渣凝结于罐底倾之不出者，必系煅石膏，宜急弃其药汤勿服。慎之，慎之，人命所关非轻也。

石膏治病无分南北论

近阅南方名医某君新出之著作，谓石膏之性宜于北，而不宜于南。愚阅之有不能已于言者，非好辩也，诚以医学公开研究，然后能有进步，是以师弟之间亦不妨反复问难，愚与某君既同为医界中分子，有阅愚此论者，视愚为某君之诤友可也。

尝考《神农本经》，谓石膏微寒，主产乳。盖言其性不甚寒凉，可用于产后也。乃后世注《本经》者，不知产乳之乳字原作生字解，而竟谓石膏能治妇人无乳，支离殊甚。要知产后无外感之热，石膏原不可用。若确有外感实热，他凉药或在所忌，而独不忌石膏，以石膏之性非大寒，乃微寒也。是以汉季南阳夫子，原为医中之圣，所著《金匮》中有竹皮大丸，治妇人乳中虚，烦乱呕逆，中有石膏。夫乳中者，生子之时也，其烦乱呕逆必有外感之实热也，此实通《本经》石膏主产乳之义以立方也。愚生平临证用药皆窃师南阳夫子，凡遇产后寒温证，其阳明府热已实，皆治以白虎加人参汤，更以玄参代知母、生怀山药代粳米，莫不随手奏效。盖凡用白虎汤之时，其邪实正虚者皆宜加人参。而以玄参代知母者，以《本经》原谓其治产乳余疾也。以生山药代粳米者，取其浓厚之汁浆既可代粳米和胃，其所含多量之蛋白质，又能补益产后者之肾虚也（拙著《衷中参西录》附载有医案若干可参观）。夫产后最忌寒凉，而果有外感实热，石膏且为必需之药，岂南方遇有寒温实热之证，独不宜用石膏乎？如谓自古医学皆起于大江以北，《本经》论石膏或专为北方人设法，及仲圣之用石膏亦专为北方人立方者，试再与进征诸南方名医之用药。

吴江徐灵胎南方名医也，其治陆炳若之夫人产后风热，重用石膏；其治朱炳臣阳痿，亦重用石膏。淮阴吴鞠通亦南方名医也，其治何姓叟手足拘挛，误服桂枝、人参、熟地加剧，每剂药中重用石膏八两，至三月后始收功。又桐城余师愚亦南方名医也，其所著《疫疹一得》，载有清瘟败毒散，重用石膏八两。又吴门江笔花亦南方名医也，其所著《医镜》，载有时疫发斑一案，共用石膏十四斤始治愈。香山刘蔚楚南方当时名医也，其所著《安斋证治丛录》，载为其夫人治产后温病，每剂重用石膏八两，连服十八剂始愈，若斯者皆明明载于南方名医著作中，固为医界所共见也。不但此也，拙著之《衷中参西录》遍行于南方诸省，南方同志用书中重用石膏之方，治愈寒温险证致书相告者甚多，今复举数则于下以征明之。

湖北潜江红十字分会张港义务医院院长崔兰亭君来函云："丁卯仲夏，国民革命军第二十军四师七旅旅长何君身染温病，军医以香薷饮、藿香正气散治之不效。迎为诊视，遵用《衷中参西录》清解汤(中有生石膏六钱)，一剂而愈。时因大军过境温病盛行，以书中清解汤、凉解汤、寒解汤、仙露饮、从龙汤、馏水石膏饮，有呕者兼用代赭石，本此数方变通而用之，救愈官长目兵三千余人，共用生石膏一千余斤，并无偾事。"

又江苏崇明协平乡保坍工程筹备处，蔡维望君来函云："今季秋敝处张氏女得温病甚剧，服药无效，医言不治，病家以为无望。仆适在家叔经理之同德公司内，与为比邻。其母乞求强仆往视。见其神昏如睡，高呼不觉，脉甚洪实。用先生所拟之石膏粳米汤，生石膏用三两，粳米用五钱。见者莫不惊讶诽笑。且有一老医扬言于人曰：'蔡某年仅弱冠，看书不过逾年，竟大胆若此。石膏重用三两，纵煅用之亦不可，况生者乎？此药苟下咽，病人即死矣。'有人闻此言，急来相告。仆曰：'此方若用煅石膏，无须三两，即一两亦断送人命而有余。若用生者，即再多数两亦无妨，况仅三两乎？’遂急催病家购药，自临视煎取清汤一大碗，徐徐温饮下，病人霍然顿醒。其家人惊喜异常。闻其事者互相传告，以为异事。又苏州交通部电话局，张玉阶夫人病重，电报连催至苏诊治。既至有医在座，方开金银花一两，山栀八分，黄芩六分等药十七味，加牛黄丸一粒。该医请仆诊断，脉洪带数，神昏烦躁，舌苔微黄，喉红小疼，断为春温重证，已入阳明之府。因思苏州病家畏石膏如虎，良药埋没已久，今次可为石膏昭雪。乃放胆投白虎汤加党参，以生山药代粳米，为其喉红小疼更以玄参代知母，生石膏用八两。该医大为骇异，因将先生所论石膏之理，详为讲解，彼终不悟。遂催病家速购药，石膏要整块自制为末，以免药房以煅者误充。共煎汤一大碗，分数次徐徐温饮下，至明晨热退神清。该医又来探视，则病人正食粥矣。该医再三注目，一笑而去。揣该医之意，必以为其愈非真愈也。何至若斯之惑欤？噫！”

常德医药研究会撰述员张右长君来函云：“迩年捧读大著，手未释卷，受益于吾师者良多。近治一肿病，其人由慈利来常，意专到广德西医院就诊。西医作水肿治之，两旬无效。继来生处求诊。遵吾师诊断法，见其回血管现紫色，且现有紫色鸡爪纹，知系血臌，即用吾师治血臌之法治之，二十五日全愈。全市愕然，广德西医院闻之亦甚讶异。此外如重用山萸肉、生赭石、生石膏、生龙骨、牡砺、生乳香、没药治愈之病，不胜计。而其中又以重用石膏治愈之险证尤夥。有一剂而用至五六两者，有治愈一病而用至斤余者。编有《适园医案偶存》，后当呈师指正。”此三处来函皆来自南方，石膏之性于南之患寒温者，有何不宜哉！

近又接平潭李健颐君赠所著《鼠疫新篇》一书，方中多用生石膏，有一剂之中用至八两，有治愈一证共用生石膏二斤强者。其书且广登于各处医学志报，某君岂未之见耶？夫平潭为闽属，为我国极南之地，而尚可用石膏如此者，是知果系当用石膏之证，何地不可放胆用之哉！

按：石膏原系硫氧氢钙化合而成，为其含硫氧氢，是以其性凉而能散（硫氧即硫酸，在西药中，为清热之品）。外感有实热者服之，能使内蕴之热息息自毛孔透出。凡寒温阳明府实之证，用之直胜金丹。乃后世本草竟谓石膏煅不伤胃，则石膏经煅，其硫氧氢皆飞去，所余之钙经煅即成洋灰，能在水中结合。点豆腐者用之煮汤代卤水，其不可服明矣。若误用之，能将人之外感痰火凝结不散，并凝结人之血脉，使不流通。是以石膏煅后用至八钱即能误人性命。某君之忌用石膏，殆有鉴于煅石膏之误人也，岂知若生用之与煅者有天渊之分乎！所最可异者，津沽诸药房，凡于方中石膏未开明生或煅者，例皆以煅者与之，甚或方中明明开生者，而亦以煅者误充。以煅者之细末其所素备也，且误信煅不伤胃之言，以为煅者较生者尤良也。愚为此事重要，定一甄别之法，凡将药煎成，石膏之渣凝结于药罐之底，而倾之不出者，必系煅石膏，宜速弃其药勿服。凡方中用生石膏者，宜先将此甄别之法说给病家，亦救人之一道也。

答王隆骥君石膏生用煅用之研究

鄙人浮沉医界者五十余年，凡所目睹耳闻者，恒有病非难治，而误用煅石膏以陷害之者，不知凡几。又有其病本可治，而不知重用生石膏以挽救之者，又不知凡几。因此深动悲悯，言难自秘，不觉语长心重，拟成石膏生用直同金丹，煅用即同鸩毒一篇，曾登于各处医学志报，其中征明煅石膏之不可用。因煅石膏所煮之水能代卤水点豆腐，是其性与卤水同也。乃于《医界春秋》六十五期，江西王君谓愚所论不确，生石膏煮水亦可用点豆腐。愚因遍询敝处作豆腐者，乃知生石膏虽亦可点豆腐，然凝结之力甚微，若煅者用一两可将豆腐点成者，生者须得四两，且终不若煅者所点之豆腐块硬。吾邑吃豆腐者，以块硬如面筋者为佳，是以敝处作豆腐者皆用煅石膏。一为省费计,一为易售计也。由斯观之,石膏原为硫氧氢钙化合,所含之钙原有黏涩之性,是以多用之亦微有凝结之力,而其含之硫氧氢则大有表散之力,虽钙之性微黏涩无伤也,若煅之则其硫氧氢皆飞去,所余之钙经煅即成洋灰(烧洋灰者必用石膏),若用汤剂煮之,即在罐底凝结为石,是其黏涩之性百倍于生者。又因硫氧氢皆飞去分,毫无宣散之力,则煅石膏之不可轻服彰彰明矣。而愚对于煅石膏之不可用,原有确实征验,非敢漫为论断也。

愚在辽宁立达医院时,有何裕孙君,为营口何道尹之胞兄。其人学问鸿博,人品端正,恒与愚互相过从,为研究玄学契友。因向充东三省测量局长,曾与吴子玉将军同事。岁在辛酉,闻吴将军在北京有事,欲与相商,遂晋京相访,偶受感冒发热,自开一解表清里之方,中有石膏六钱。彼意中是用生石膏,而方中未开生字,北方药铺恶习,凡石膏未注明生字者,必与以煅者。及将药煎服后,陡觉心不舒畅,检视药渣,见石膏凝结于罐底甚坚,乃知为煅石膏所误。自诊其脉数动一上,遂急还,求愚为诊治无效,又经中西医多方治疗皆无效,浸至肢体不遂,言语蹇涩,竟至不起。

又辽宁张允孚君,为黑龙江军官养成所总办,有事还家,得温病求为诊治。方中为开生石膏一两,张君阅方大惊,谓在江省因有病服煅石膏五钱,骤成结胸之病,服药十余剂始转危为安,今方石膏一两且系生者,实不敢服。愚因为之详细辩明石膏生熟之异性,彼仍游移。其介绍人韩玉书君,为陆军次长韩麟春之胞兄,曾与张君同时在东洋留学,亦力劝其速服,谓前月家慈病温,先生为开生石膏三两,煎汤三杯,分三次服下,病若失,况此方中止用一两乎?张君遂放胆服下,病遂愈。后张君颇感激,且深赞愚研究药性之精确。就此两案观之,愚目煅石膏为鸩毒,原非过也。况此外服煅石膏而受害者,又不可胜数乎?

王君又谓生石膏虽可多用,然须有节制,而愚生平喜用生石膏亦非漫无节制也。盖石膏性原微寒,《本经》明载,是以非多用不能清大热。至愚重用生石膏之时,必煎汤数钟,分多次徐徐温饮下,病愈即停饮,此以小心行其放胆,即古人一煎三服之法,实于无节制之中而善用其节制也。

王君又谓《金匮》竹皮大丸及小青龙加石膏汤,皆所用石膏甚少,且谓竹皮大丸有二分之石膏,即有七分之甘草,且以枣肉为丸,其意盖可知矣。而愚对于二方之少用石膏及竹皮大丸之配制,则实别有拟议也。尝阅行世《金匮》诸本,竹皮大丸石膏载用二分之外,又有载用一分者,又有载用一两者,是知仲景之书不知几经传写或口授,至宋始有印本。其中错误原甚多,其药品之分量原不足凭,其方列于妇人产后门中,故其所主之病,为妇人乳中虚,烦乱呕逆。此乳字当作生字解,谓妇人当生子之时也。生子之后而烦乱呕逆,此中必有外感之热已入阳明之府,是以方中用桂枝以散外感,用石膏以清内热,用竹皮以止呕逆。而必作丸剂者,因石膏性凉质重,若并其质服之,不但能清热且善镇呕逆。然又恐其产后肾虚寒凉下侵,故又多用甘草,丸以枣肉,以缓其下行之势,此仲圣制方之精义也。然须知石膏末服一钱之力,可抵半两,少用胜于多用也。

至于愚治产后外感之热,终虑竹皮大丸中之石膏重坠下达,而不敢轻用,恒以白虎人参汤代之,且又将方中之知母代以玄参,粳米代以生山药。盖白虎汤用法在汗、吐、下后例加人参,以其虚也。渴者亦加人参,以其津液不上潮也。产后则虚之尤虚,其气化下陷而不能上潮可知,以玄参代知母者,因《本经》谓玄参治产乳余疾,而于知母未尝言也。以生山药代粳米者,因粳米但能留恋肠胃,俾石膏之寒凉不下趋,而生山药之汁浆黏润多含蛋白质,既能和胃,兼能补产后肾虚也。至于表证未罢者,又宜酌加薄荷叶钱余,或送服西药阿斯必林二分许,则里清外解莫不随手奏效。拙著《志诚堂医案》中,载有此证数案,皆煎药一大剂分多次缓缓温饮下，虽在产后，寒凉亦不至下侵。迨大热退至十之七八，又急改用滋阴之品，以清其余热，是以百用不至一失也。

或疑后世注疏家之解竹皮大丸者，谓因有子食乳，其乳去过多，致生虚热，故主以竹皮大丸，非正当产后因有外感之热用竹皮大丸也，不知注疏家恒疑石膏不可用于产后，故将乳字不作生字讲，而作乳汁讲。且于《本经》石膏治产乳之句亦作乳汁讲，此非以其说解经文，实以经文迁就其说也。藉曰不然，此可于《徐氏洄溪医案》征之。

徐氏案中载有陆炳若之夫人，产后感风热瘀血未尽。医者执产后属虚寒之说，用干姜、熟地治之，汗出而身热如炭，唇燥舌紫，仍用前药。余斯日偶步田间，近炳若之居，趋迎求诊。余曰产后血枯火炽，又加风热刚燥滋腻之品，益火塞窍，凶危立见，非石膏则阳明之盛不解。遵仲景法用竹皮、石膏等药。余归而他医至，笑且非之，谓自古无产后用石膏之理。此盖生平未见仲景方也。其母素信余，力主服之，一剂而醒。俾用原方再服一剂全愈。观徐氏此案所谓遵仲景法，用竹皮、石膏等药，非即指竹皮大丸而言乎？徐氏为清中叶名医，其遇产后外感热证，即仿用竹皮大丸，则经文中所谓乳中者，非即产后二字之代名词乎！

盖产后外感实热之证，病者十人恒九人不起。诚以外感炽盛之热，传入阳明，非石膏不解。而世俗执定产后最忌寒凉之说，不惟石膏不敢用，即一切稍能清热之药亦不敢用。夫产后气血两亏，为其气亏，脏腑少抵抗之力，则外邪之入也必深；为其血亏，脏腑多阴虚之热，则外热之灼耗益烈。此乃内伤外感相并，为寒温中至险之证，治法不师仲景其何能济乎！至于愚治此证，改用白虎加人参汤加减者，此乃对于此证慎之又慎，百用不至一失也。其有信用愚言者，自能为产后患寒温者广开生路也。

至于王君谓小青龙加石膏汤所加石膏亦甚少者，而愚则另有拟议也。按《金匮》小青龙加石膏汤与越婢加半夏汤并列于肺病门中，越婢加半夏汤所主之病为咳而上气，此为肺胀，其人喘息如脱状，脉浮大者，此汤主之。小青龙加石膏汤所主之病为肺胀咳而上气，烦而喘，脉浮者，此汤主之。是二方所主之病原相近也。越婢加半夏汤中言脉浮大，其为热可知，而小青龙加石膏方中，虽但言脉浮未尝言大，然病兼烦躁，此为太阳烦躁，与少阴烦躁不同，其为热尤显然也。由斯而论，是二病之热亦相近。而越婢加半夏方中有石膏半斤，小青龙加石膏方中仅加石膏一两，且其所用桂、辛、干姜诸热药，原为越婢加半夏汤中所无，而其分量又皆重于石膏数倍，其为汤剂之热者可知，以热治热其能有效乎？再征以竹皮大丸中之石膏各书之分量不同，则此方中所加石膏之分量必有差误可断言也，是以愚用此方时石膏恒为诸热药之七八倍，方能随手奏效。拙著《衷中参西录》五期中，载有历序用小青龙汤之经过及通变化裁之法，可参观也。

王君又谓煅石膏治外感轻病亦能奏效，此说也愚非不知，拙著《衷中参西录》三期有加味越婢加半夏汤治人素有劳嗽，因外感袭肺而劳嗽益甚，或微兼喘逆痰涎壅滞者。方中石膏三钱原系煅用，服后可将痰涎结成小块易于吐出，后乃虑此方若误以治外感稍剧之证，恐药不能胜病，更将煅石膏加多必至痰火凝结于胸中，而成结胸之险证，则甚可畏也。是以至再版时，遂改为生石膏四钱，其清上焦之力能使痰涎自化为水，随小便泻出，较之紧成小块吐出者尤稳妥也。盖愚生平志愿深望医界同人尽用生石膏，药房中亦皆不鬻煅石膏，乃为达到目的，复何忍倡用煅石膏以治外感之轻病乎！

论三七有殊异之功能

三七善止血妄行，又善化瘀血而不伤新血，拙著《药物学讲义》已详悉言之。乃今于治血证之外，又得其殊异之功能，由自身试验而知。既知之而不敢自秘，特详录其事于下。

乙丑孟夏末旬，愚寝室窗上糊纱一方以透空气，夜则以窗帘障之。一日寝时甚热，未下窗帘。愚睡正当窗，醒时觉凉风扑面，袭入右腮，因睡时向左侧也。至午后右腮肿疼，知因风袭，急服西药阿斯必林汗之。乃汗出已透，而肿疼依然。迟至翌晨，病又加剧，手按其处，连牙床亦肿甚，且觉心中发热。于斯连服清火、散风、活血、消肿之药数剂。心中热退，而肿疼仍不少减，手抚之肌肤甚热。遂用醋调大黄细末屡敷其上，初似觉轻，迟半日仍无效，转觉其处畏凉。因以热水沃巾熨之，又见轻，乃屡熨之，继又无效。因思未受风之先，头面原觉发热，遽为凉风所袭，则凉热之气凝结不散。因其中凉热皆有，所以乍凉之与热相宜则觉轻，乍热之与凉相宜亦觉轻也。然气凝则血滞肿疼，久不愈必将化脓。遂用山甲、皂刺、乳香、没药、粉草、连翘诸药迎而治之。服两剂仍分毫无效。浸至其疼彻骨，夜不能眠。踌躇再四，恍悟三七外敷，善止金疮作疼，以其善化瘀血也，若内服之，亦当使瘀血之聚者速化而止疼。遂急取三七细末二钱服之，约数分钟其疼已见轻，逾一句钟即疼愈强半矣。当日又服两次，至翌晨已不觉疼，肿亦见消。继又服两日，每日三次，其肿消无芥蒂。

愚于斯深喜病之得愈，且深叹三七之功能几令人不可思议。内子王氏因语愚曰："余向在日本留学曾伤手出血，敷西药碘碘(即沃度仿谟)少许，其疼立止，后历三日始愈。迨来奉又伤手出血，敷三七末少许，移时疼方止，历一日夜伤处全愈。由斯观之，三七治金疮固胜于碘碘也。又在日本时，尝见日人恒以物类试药力，迨至奉僦居，居停杜氏所畜之犬，粪门溃烂流脓血，杜氏妇笑问有法治否？因思此正可为试验药力之资藉，遂答曰可治。俾用三七细末钱半，碘碘少许，掺粥中饲之，日两次，连饲三日，犬竟愈。观此二药并用如此效验，想以治人肠中生痈溃烂亦当有捷效。"愚因晓之曰："碘碘内服(一次之极量为六厘，剧烈之品慎勿多用)其性原善解梅毒。犬因食含有梅毒之人矢，所以肠中生痈，溃及粪门，外流脓血。

治以黄碘原甚的，而与三七之化腐生新者并用，所以见效尤捷。此本为治人之良药，特因一为中药，一为西药，故从前未有将此二药并用者。今既并用之试于犬而有效，用于人亦何患不效乎！既可以治人有梅毒之肠痈有效，其无梅毒之肠痈，治之不更易乎！”而愚又思之，难治者莫如肺痈(肺结核之甚者即肺痈)及赤痢末期，肠中溃烂，所下者腥臭腐败也。乃由肠痈而推及肺痈，且由肠中生痈溃烂推及肠中赤痢溃烂，想用此二药亦皆能奏效(此尚待试验)，为此段商榷实有益于医学，故并录之。此论成后，曾以示沧州友人李品三。品三曰：“三七诚为良药，余曾治一孔姓壮年心下疼痛，经他医屡治不愈。俾用丹参、桃仁各三钱煎汤，送服三七细末二钱，一剂而愈。盖因其心下血管为血所瘀，是以作疼。三七长于化瘀血，故奏效甚捷也。”愚闻之喜曰：“三七之功能，愚以为发挥无遗矣。今闻兄言，知三七又多一主治也。”

继又实验三七之功能，直如神龙变化，莫可端倪。丙寅季春，愚自沧州移居天津。有表侄刘骥如在津为德发米庄经理，其右腿环跳穴处肿起一块，大如掌，按之微硬，皮色不变，继则渐觉肿处骨疼，日益加重。及愚诊视时，已三阅月矣。愚因思其处正当骨缝，其觉骨中作疼者，必其骨缝中有瘀血也。俾日用三七细末三钱，分作两次服下。至三日，骨已不疼。又服数日，其外皮色渐红而欲腐。又数日，疮顶自溃，流出脓水若干，遂改用生黄芪、天花粉各六钱，当归、甘草各三钱，乳香、没药各一钱。连服十余剂，其疮自内生肌排脓外出，结痂而愈。

按：此疮若不用三七托骨中之毒外出，其骨疼不已，疮毒内陷，或成附骨疽为不治之证。今因用三七，不但能托骨中之毒外出，并能化疮中之毒使速溃脓(若早服三七并可不溃脓而自消)，三七之治疮，何若斯之神效哉！因恍悟愚之右腮肿疼时，其肿疼原连于骨，若不服三七将毒托出，必成骨槽风证无疑也。由此知凡疮证之毒在于骨者，皆可用三七托之外出也。

又天津英租界胡氏妇，信水六月未通，心中发热胀闷。治以通经之药，数剂通下少许。自言少腹仍有发硬一块未消。其家适有三七若干，俾为末，日服四五钱许，分数次服下。约服尽三两，经水大下，其发硬之块亦消矣。审斯则凡人腹中有坚硬之血积，或妇人产后恶露未尽结为癥瘕者，皆可用三七徐消之也。

又天津日租界刘问筹，偶患大便下血甚剧。西医注射以止血药针，其血立止，而血止之后，月余不能起床，身体酸软，饮食减少。其脉芤而无力，重按甚涩。因谓病家曰："西人所注射者，流动麦角膏也。其收缩血管之力甚大，故注射之后，其血顿止。然止后宜急服化瘀血之药，则不归经之血，始不至凝结于经络之间为恙。今但知止血，而不知化血，积之日久必成劳瘵，不仅酸软减食已也。然此时尚不难治，下其瘀血即愈矣。"俾日用三七细末三钱，空心时分两次服下。服至三次后，自大便下瘀血若干，色紫黑。从此每大便时，必有瘀血随下。至第五日，所下渐少。至第七日，即不见瘀血矣。于斯停药不服，旬日之间身体复初。由斯观之，是三七一味即可代《金匮》之下瘀血汤，且较下瘀血汤更稳妥也。

羚羊角辨（附：羚羊角代替方）

以热治凉，以凉治热，药性之正用也。至羚羊角性近于平不过微凉，而最能清大热，兼能解热中之大毒；且既善清里，又善透表，能引脏腑间之热毒达于肌肤而外出，此乃具有特殊之良能，非可以寻常药饵之凉热相权衡也。而世之医者阅历未久，从未单用羚羊角施之病证，偶用数分杂于他药之中则其效不显；即或单用之，而不能与所治之证吻合，则其效亦不显；既与所治之证吻合矣，而所用者或为伪品，或成色有差，则其效仍不显，为用羚羊角未尝见其显著之功效，遂至轻议羚羊角为无用，登诸医学志报。愚非好辩，然既同为医界中人，原有互相研究之责任，今特将从前所用羚羊角治愈之病十余则，详录于下以征明之。

壬寅之岁，曾训蒙于邑之北境刘仁村，愚之外祖家也。季春夜半，表弟刘铭轩扣门求方，言其子(年六岁)于数日间出疹，因其苦于服药，强与之即作呕吐，所以未求诊视，今夜忽大喘不止，有危在顷刻之势，不知还可救否。遂与同往视之，见其不但喘息迫促，且精神恍惚，肢体骚扰不安，脉象摇摇而动，按之无根，其疹出第三日即靨，微有紫痕，知其毒火内攻，肝风已动也。因思熄风、清火，且托毒外出，惟羚羊角一味能兼擅其长，且色味俱无，煎汤直如清水，孺子亦不苦服。幸药房即在本村，遂急取羚羊角三钱煎汤，视其服下，过十余分钟即安然矣。其舅孙宝轩沧州名医也，翌日适来省视，见愚所用羚羊角方，讶为仙方。其实非方之仙，乃药之良也。

奉天都护(清之护寝陵者)王六桥之孙女，年五六岁，患眼疾。先经东医治数日不愈，延为诊视。其两目胬肉长满，遮掩目睛，分毫不露，且疼痛异常，号泣不止。遂单用羚羊角二钱，俾急煎汤服之。时已届晚九点钟，至夜半已安然睡去，翌晨胬肉已退其半。又煎渣服之，全愈。盖肝开窍于目，羚羊角性原属木(谓角中有木胎者不确，盖色似木而质仍角也)，与肝有同气相求之妙，故善入肝经以泻其邪热，且善伏肝胆中寄生之相火，为眼疾有热者无上妙药。

奉天陆军次长韩芳辰之太夫人，年六十余，臂上生疔毒，外科不善治疗，致令毒火内攻，热痰上壅，填塞胸臆，昏不知人。时芳辰督办奉天兵工厂，有东医数人为治，移时不愈，气息益微。延为诊视，知系痰厥。急用硼砂五钱，煮至融化，灌下三分之二，须臾呕出痰涎若干，豁然顿醒。而患处仍肿疼，其疔生于左臂，且左脉较右脉洪紧，知系肝火炽盛，发为肿毒也。遂投以清火解毒之剂，又单将羚羊角二钱煎汤兑服，一剂而愈。

奉天小北门里淡泊胡同，友人朱贡九之幼女，年五岁，出疹次日即靨，精神骚扰不安，自言心中难受。遂用连翘、蝉退、薄荷叶、金银花诸药表之，不出。继用羚羊角二钱煎汤饮之，其疹复出。

又将羚羊角渣重煎两次饮之,全愈。由此可知其表疹外出之力迥异于他药也。

奉天同善堂(省立慈善总机关)堂长王熙春之幼女,年五岁,因出疹倒靥过急,毒火内郁,已过旬日,犹大热不止,其形体病久似弱,而脉象确有实热,且其大便干燥,小便黄赤,知非轻剂所能治愈。将为疏方,熙春谓孺子灌药实难,若用好吃之药,令其自服则尤善矣。于斯为开羚羊角二钱,生石膏二两,煎汤一大盅,俾徐徐饮下,连服两剂全愈。

奉天大南门内官烧锅胡同刘玺珊之幼女,年四岁,于孟夏时胸腹之间出白痧若干,旋即不见,周身壮热,精神昏愦,且又泄泻,此至危之候也。为疏方生怀山药、滑石各八钱,连翘、生杭芍各三钱,蝉退、甘草各二钱,羚羊角一钱(另煎兑服),煎汤一大盅,和羚羊角所煎之汤共盅半,分三次温服下,其白痧复出,精神顿爽,泻亦遂止。继又用解毒、清火之品调之全愈。

奉天中学教员马凌霄之幼子,年四岁,因出疹靥急,来院求为诊治。其状闭目喘促,精神昏昏,呼之不应,周身壮热,大便数日未行。断为疹毒内攻,其神明所以若斯昏沉,非羚羊角、生石膏并用不可。遂为疏方生石膏一两,玄参、花粉各六钱,连翘、金银花各三钱,甘草二钱,煎汤一大盅,又用羚羊角二钱煎汤半钟,混合,三次温服下,尽剂而愈。

奉天海关税局文牍陈南雅之女,年六七岁,疹后旬余灼热不退,屡服西药不效。后愚视之,脉象数而有力,知其疹毒之余热未清也。俾单用羚羊角一钱煎汤饮之,其热顿愈。

天津特别三区三马路俞孚尹之幼子,年四岁,出疹三日,似靥非靥,周身壮热,渴嗜饮水,其精神似有恍惚不稳之意,其脉象有力,摇摇而动。恐其因热发痉,为开清热托毒之方,加羚羊角一钱以防其发痉。购药至,未及煎而痉发,且甚剧,遂将羚羊角与诸药同时各煎,取汤混和,连连灌下,其痉即愈。又将其方去羚羊角,再煎服一剂全愈。

沧州中学书记张雅曾，河西纪家屯人，来院询方，言其家有周岁小儿出疹，延医调治数日，其疹倒靨皆黑斑，有危在旦夕之势，不知尚可救否。细询之，知毒热内陷，为开羚羊角一钱及玄参、花粉、连翘各数钱，俾将羚羊角另煎汤半茶盅，与余三味所煎之汤兑服，一剂而愈。

沧州河务局科员赵春山之幼子，年五岁，医感受温病发痉，昏昏似睡，呼之不应，举家惧甚，恐不能救。其脉甚有力，肌肤发热。因晓之曰："此证因温病之气循督脉上行，伤其脑部，是以发痉，昏昏若睡，即西人所谓脑脊髓炎也。病状虽危，易治也。"遂单用羚羊角二钱，煎汤一盅，连次灌下，发痉遂愈，而精神亦明了矣。继用生石膏、玄参各一两，薄荷叶、连翘各一钱，煎汤一大钟，分数次温饮下，一剂而脉静身凉矣。盖痉之发由于督脉，因督脉上统脑髓神经也（督脉实为脑髓神经之根本）。羚羊之角乃其督脉所生，是以善清督脉与神经之热也。

沧州兴业布庄刘耀华之幼子，甫周岁，发生扁桃体炎喉证，不能食乳，剧时有碍呼吸，目睛上泛。急用羚羊角一钱，煎汤多半杯灌下，须臾呼吸通顺，食乳如常。

沧州西河沿李氏妇，年二十余，因在西医院割瘰疬，住其院中，得伤寒证甚剧，西医不能治。延往诊视，其喘息迫促，脉数近七至，确有外感实热，而重诊无力，因其割瘰疬已至三次，屡次闻麻药，大伤气分故也，其心中觉热甚难支，其胁下疼甚。急用羚羊角二钱，煎一大钟，调入生鸡子黄三枚，服下，心热与胁疼顿止。继投以大剂白虎加人参汤，每剂煎汤一大碗，仍调入生鸡子黄三枚，分数次温服下，连服二剂全愈。

岁在壬寅之孟秋，邑北境霍乱盛行。斯岁少阳相火司天，厥阴风木在泉，肝胆火盛，患病者多心热嗜饮凉水。愚遇其证之剧者，恒于方中加羚羊角三钱（另煎兑服），服者皆愈。或疑司天者管上半岁，在泉者管下半岁，霍乱发于孟秋似与司天无涉。不知霍乱之根皆伏于暑热之时，且司天虽云管半岁，而究之一岁之气候实皆与司天有关也。矧羚羊角之性，不但善平少阳之热，亦善平厥阴之热，况少阳之胆原与厥阴之肝原相连乎？

又愚在奉时，有安东王姓女学生来院诊病，自言上焦常觉发热，下焦则畏寒，且多白带，家中存有羚羊角不知可服否。答以此药力甚大，且为珍重之品，不必多服，可用五分煎服之，若下焦不觉凉，而上焦热见退，乃可再服。后其人服羚羊角数次，不惟上焦热消，其白带亦见愈，下焦并不觉凉，是羚羊角性善退热而又非寒凉之品可知也。

内子王氏生平有病不能服药，闻药气即思呕吐。偶患大便下血甚剧，时愚自奉还籍，彼自留奉，因粗识药性，且知羚羊角毫无药味，自用羚羊角一钱煎汤服之，立愈。

友人毛仙阁，邑中之儒医也，以善治吐衄闻名。其治吐衄之方，多用羚羊角。曾询其立方之义。仙阁谓吐衄之证多因冲气上冲，胃气上逆，血即随之妄行。其所以冲胃冲逆者，又多为肝火、肝气之激发，用羚羊角以平肝火、肝气，其冲气不上冲，胃气不上逆，血自不妄行而归经矣。愚深韪斯论，遇吐衄证仿用之，果效验异常。夫犀角、羚羊角同为珍重之药品。而犀角之出暹逻者，其价较羚羊角尤昂（无力者真广犀角亦可用），因其价昂，则伪者愈多。愚曾用治吐衄，用治温热窜入心宫，用治温热传入阳明兼咳血，皆能随手奏效。而实未尝若羚羊角之单用屡用，以定其确实之功效。是以不敢轻加评议，姑悬为阙疑之条，以待同人之研究而已。盖愚于药性从不敢凭空拟议，必单用、屡用，精心实验有得，而后登诸札记，以为异日撰述之蓝本。是以近著第四期《衷中参西录》（药物学讲义），专讲中西药物，所载中药不满百种，而药后讲解已近十万言，无非举数十年精心实验之所得，而尽情披露倾吐，以贡诸医界同人也。

所可虑者，羚羊角虽为挽回险证之良药，然四十年前其一钱之价值，不过同今日银币之半角，今则值银币十七八圆矣，其昂贵之价，后且有加无已，寒素之家何以能用。愚因临证细心品验，遇当用羚羊角之证，原可以他药三种并用代之，其药力不亚羚羊角，且有时胜于羚羊角，则鲜茅根、生石膏与西药阿斯必林并用是也。盖羚羊角之特长在表疹瘾外出及清肝胆之热，而茅根禀少阳最初之气故发生最早；阿斯必林之原质存于杨柳树皮中(用其树皮中津液制成)，杨柳之发生亦最早，故亦善入少阳也。至石膏虽为阳明正药，因其含有硫氧氢原质，实善于清热，而兼有发表之性，凡药性之能发表者，皆与肝胆木性之喜条达者为同气，且石药质重，兼有镇肝胆之力。是以此三药并用可以代羚羊角也。今爰将此三药并用之分量酌定于下，且为定一方名，以便于记忆。

甘露清毒饮

鲜茅根去净皮，切碎，六两　生石膏捣细，两半　阿斯必林半瓦

将前二味煎汤一大碗，分三次送服阿斯必林，两点钟服一次。若初次服药后遍身出汗，后两次阿斯必林宜少服，若分毫无汗，又宜稍多服。以服后微似有汗者方佳。至石膏之分量，亦宜因证加减，若大便不实者宜少用；若泻者石膏可不用；待其泻止便实仍有余热者，石膏仍可再用。

壬申正月中旬，长男荫潮两臂及胸间肉皮微发红，咽喉微疼，疑将出疹，又强被友人挽去，为治小儿发疹。将病治愈，归家途中又受感冒，遂觉周身发冷，心中发热。愚适自津还籍，俾用生石膏细末一两，煎汤送服阿斯必林一瓦。周身得汗，发冷遂愈，心中之热亦轻，皮肤则较前益红。迟半日又微觉发冷，心中之热更增剧，遂又用生石膏细末二两，煎汤送服阿斯必林半瓦。服后微解肌，病又见愈。迟半日仍反复如故，且一日之间下大便两次，知其方不可再用。时地冻未解，遣人用开冻利器，剖取鲜茅根六两，煎汤

一大碗，分三次服，每次送服阿斯必林三分瓦之一。服后未见汗而周身出疹若干，病愈十分之八九，喉已不疼。隔两日觉所余之热又渐增重，且觉头目昏沉，又剖取鲜茅根八两，此时因其热增，大便已实，又加生石膏两半，共煎汤一大碗，仍分三次送服阿斯必林如前。上半身又发出白泡若干，病遂全愈。观此可知此三药并用之妙，诚可代羚羊角矣。后返津时，值瘟疹流行，治以此方，皆随手奏效。

论马钱子为健胃妙药

西人以马钱子为健胃之药，吾医界闻之莫不讶为异事。不知胃之所以能化食者，固赖其生有酸汁，又实因其能自眴动也。马钱子性虽有毒，若制至无毒，服之可使全身眴动，以治肢体麻痹（此兴奋神经之作用），若少少服之，但令胃腑眴动有力，则胃中之食必速消。此非但凭理想，实有所见而云然也。沧州小南门外，朱媪，年过六旬，素有痫风证，医治数十年，先服中药无效，继服西药麻醉脑筋之品，若臭剥、臭素、抱水诸药，虽见效，然必日日服之始能强制不发。因诸药性皆咸寒，久服伤胃，浸至食量减少，身体羸弱。后有人授以王勋臣龙马自来丹方，其方原以马钱子为主药，如法制好，服之数日，食量顿增，旬余身体渐壮，痫病虽未即除根，而已大轻减矣。由斯知马钱子健胃之功效迥异乎他药也。

特是龙马自来丹，马钱子伍以地龙，为治痫风设也。若用以健胃，宜去地龙，加炒白术细末，其健胃之效益著。爰拟定其方于下：

炒白术细末，四两　制好马钱子细末，一两

二药调匀，水和为丸一分重（干透足一分），饭后服五丸，一日再服，旬余自见功效。

按：马钱子诚有大毒，必制至无毒方可服。《医林改错》龙马自来丹后所载制马钱子法，似未能将毒去净。至《证治全生集》

制药中所载制马钱子法，又似制之太过，使药无力。愚斟酌二书之间，拟一制法，载于《衷中参西录》三期第七卷（处方编中）振颓丸下，有欲制此药者，取用其法可也。

论龙骨不可煅用之理

龙者天地之元阳也，其飞腾之时原有气无质，是以出没变化人莫窥测。至其潜藏地中，则元阳栖止之处必有元阴以应之，阴阳会合，得地气而成形，遂生龙骨。是龙骨者，原龙全身之模型也。迨至龙潜既久，乘时飞去，元阳既升于空际，其所遗龙骨之中仍含有元阴，是以舌舐之其力能吸舌，此元阴翕收之力也。若生用之，凡心中怔忡、虚汗淋漓、经脉滑脱、神魂浮荡诸疾，皆因元阳不能固摄，重用龙骨，藉其所含之元阴以翕收此欲涣之元阳，则功效立见。若煅用之，其元阴之气因煅伤损，纵其质本黏涩，煅后其黏涩增加，而其翕收之力则顿失矣。用龙骨者用其黏涩，诚不如用其吸收也。明乎此理，则龙骨之不宜煅益明矣。王洪绪《证治全生集》谓："用龙骨者，宜悬之井中，经宿而后用之。"是可谓深知龙骨之性，而善于用之者矣。

䗪虫辨

仲景治血痹虚劳，有大黄䗪虫丸，治血瘀腹中，有下瘀血汤，方亦有䗪虫。是䗪虫原为治瘀血之要药。而其性和平，化瘀血则不伤新血，且又分毫无损气分，实尤为治瘀血之妙药也。乙丑冬，愚因诊病来津，所开药方中有䗪虫数钱，药房与以黑色甲虫，形似蜣螂而扁，其背光滑无纹，知系差误。以质药房，则谓："从前所售䗪虫，即土鳖虫。后有南方医者，谓此非䗪虫；必购于上海始得真䗪虫。后如言购来者，即此光背黑甲虫。从此凡见方中写䗪虫者，即与以此虫。其开土鳖虫者，始与以土鳖虫。各药房中皆如此，非独敝号有然也。"愚闻之，不禁愕然。夫䗪虫原为常用药品，而天津又为北方名区，竟至混淆如此乎？尝考《本经》，一名地鳖，《别录》又名土鳖，是土鳖虫即䗪虫之明征也。又《本草纲目》谓䗪虫状若鼠妇。

按：鼠妇俗名湿湿虫，生潮湿之地，鼠穴中恒有之，又生于井底泥中，古名伊威，《诗经》所谓伊威在室也，其背原多横纹，䗪虫既与鼠妇相似，其非光背无纹之黑甲虫，而为背多横纹之土鳖，益可知矣。且可疑者，䗪虫近时药行中亦名苏虫，为其产于苏州者良也，岂南方医者不识其土产乎？又其光背黑甲虫购自上海，岂上海为南方最文明之区，竟误以之为䗪虫乎？如此以配制古方，其将何以奏效乎？愚愿医界同人之用䗪虫者，尚其明辨之。

论鸡内金为治女子干血劳要药

女子干血劳之证，最为难治之证也。是以愈者恒少，惟善用鸡内金者，则治之多能奏效。愚向为妇女治病，其廉于饮食者，恒白术与鸡内金并用。乃有两次遇有用此药者，一月间月信来三次，恍悟此过用鸡内金之弊也。盖鸡内金善化瘀血，即能催月信速于下行也。然月信通者服之，或至过通；而月信之不通者服之，即不难下通。况《内经》谓："中焦受气取汁，变化而赤，是为血。"血之来源，原在脾胃能多消饮食。鸡内金与白术并用，原能健脾胃以消饮食也。况脾为后天资生之本，居中央以灌溉四旁。此证之多发劳嗽者，脾虚肺亦虚也；多兼灼热者，脾虚而肾亦虚也。再加山药、地黄、枸杞诸药以补肺滋肾，有鸡内金以运化之，自能变其浓厚之汁浆为精液，以灌注于肺肾也。迨至服药日久，脏腑诸病皆愈，身体已渐复原，而月信仍不至者，不妨再加䗪虫、水蛭诸药。如嫌诸药之猛悍，若桃仁、红花亦可以替代。然又须多用补正之药品以驾驭之，始能有益而无害也。愚向曾本此意拟一方，名资生通脉汤，载于三期八卷（处方编中），后列用其方治愈之案数则，可参观也。

答人疑洗髓丹中轻粉红粉性过猛烈

(方载三期《衷中参西录》第八卷)

《神农本经》药分上、中、下三品。上品者养生之药也,中品者治病之药也,下品者攻病之药也。是故无病时宜服上品以调之;有病时宜服中品以治之;至其病甚剧烈非寻常药饵所能治者,又当服下品之药以攻之。梅毒之证可谓病中之剧烈者矣。而欲用寻常药饵从容治之,可乎?然用猛烈之药,原非毫无把握也。夫用药之道等于用兵,骄将、悍卒在善驾驭。洗髓丹中之轻粉、红粉,可谓骄将、悍卒矣,用之以攻邪或有伤正之虞,而竟能信其有益无损者,因所以驾驭之者周且善也。人之畏轻粉、红粉者,以其为金石之药,与肠胃不宜;且畏其燥烈之性,足伤骨损髓也。故方中用枣肉为丸,以保肠胃;又多用核桃肉为佐,以补骨髓;更用露蜂房以引毒外出(引毒外出之理详本方后),不使服药之后药随毒气内陷;且将轻粉炒至光色减退。俾其性近和平,如法为丸,用之未有不应手奏效者。愚在军中时,用此丹治愈军官兵士不胜讲,莫不身体康健,生育子女,毫无他变。后在奉省又用此丹治愈极重及特别之梅毒若干,略举三则于下。

抚顺马姓,年四十余,在京陆军部充差,先染淋毒,后因淋毒变为梅毒。注射西人药针十余次,初则旋愈旋发,继则连注数针亦不见效。据西人云,凡由淋毒变梅毒者,其毒深入骨髓,无论何药不能拔除病根。本人闻之亦信为不可治之痼疾也。后经奉天其同寅友韩芳辰君介绍,来奉求为诊治。其毒周身不现形迹,惟觉脑际沉昏颇甚,心中时或烦躁,骨节多有疼痛之处,所甚异者,其眉棱眼梢及手指之节多生软骨,西人亦谓系梅毒所凝结也。愚对于此证,不敢谓其必治愈,犹幸身体不甚羸弱,遂将洗髓丹一剂俾分四次服完;歇息旬日,再服一剂,将其分量减三分之一;歇息旬日,又服一剂,较二次所服之分量又减三分之一,皆四日服完,其病递次消除。凡软骨之将消者,必先发起,然后徐徐消肿,化为无有。共计四浃辰,诸病皆愈。

又治一郝姓小孩,因食乳传染,咽喉溃烂,至不能进食,肛门亦甚溃烂,其肠胃之溃烂可知。其父为奉天师范学校教员,来院细言其病状,问还有救否?答曰:"果信用余方,仍能救。"遂与以洗髓丹六粒,俾研细,水调服三次,全愈。

又奉天一宦家公子,有遗传性梅毒,年六岁不能行,遍身起疮若小疖,愈而复发,在大连东人医院住近一年不愈。后来院求治,其身体羸弱,饮食甚少,先用药理其脾胃,俾能饮食,渐加以解毒之药,若金银花、连翘、天花粉诸品,身体渐壮,疮所发者亦渐少。然毒之根蒂仍未除也,遂将洗髓丹五分许研细(将制成丸药复研末者,因孺子不能服丸药也),开水调服,三日服一次,仍每日服汤药一剂。后将洗髓丹服至十次,疮已不发。继又服汤药月余,兼用滋阴补肾之品,每剂中有核桃仁三个,取其能健骨也(食酸齼齿者,嚼核桃仁立愈是能健骨之明征),从此遂能步履行动如常童矣。观此二案,则洗髓丹奇异之功效,诚可于解梅毒药中首屈一指。且凡解梅毒药,无论或注射,或服药,愈后又恒肢体作疼,以其能清血中之毒,不能清骨中之毒,是以愈后其骨节犹疼也。因其骨中犹含有毒性,恒迟至日久而复发,或迟至十余年而复发者,若再投以此丹,则骨疼立愈,且以后永不反复,此又愚屡经试验而确知其然者也。

读高思潜氏野苋菜根对于霍乱之功效书后

尝阅《绍兴医药学报》,载有高思潜氏论野苋菜根有治霍乱之功效。其文云:"清光绪二十八年秋季,吾乡盛行霍乱。初觉腹中酸痛,呕吐且泻;继则腿腓筋转,手脚色紫,大肉尽消,眼珠深陷;后遂四末厥冷,周身出冷汗,以至不救者,不计其数。后有人传方,用野苋菜根捣汁,冲水和服,虽奄奄一息者,亦可得庆重生。"考李时珍《本草纲目》云,"苋菜味甘、冷利、无毒,赤苋主赤痢、射工、沙虱。紫苋杀虫毒、治气痢。六苋并利大小肠、治初痢”,而不及霍乱。尝细绎之,野苋确有治霍乱之功效,特古人未明言耳。查霍乱之原因,为虎列拉杆菌繁殖肠内所致。其诱因则为湿热侵袭,致人身抵抗力减少,故病毒得以猖狂。赤紫苋既能主赤痢、气痢、射工、沙虱,而六苋又同治初痢,则野苋亦有同等之功效可知。诸书又以野苋疗蜈蚣、蜂、虿、诸蛇螫,是野苋惟一之功效在杀虫解毒。以野苋菜治霍乱者,杀其菌而解其毒,治霍乱之原因也。野苋之性味为甘冷而利,大有涤热利湿之能,铲除原因而外又能兼疗诱因,诚霍乱对证之良药也。

按:霍乱为最险之证,即治之如法,亦难期其必效,用野苋根捣汁冲水服之,果能随手奏效,可为无上妙方。然野苋之种类甚多,当以形似圃中所种之苋菜,而叶绿、梗或微红,其梗与叶上之筋比圃中所种之苋菜稍粗,其梗甚硬,叶可食而梗不可食,梗端吐小长穗,结子黑色,比苋菜子更小者为真野苋菜。然此菜非到处皆有。若无此菜之处,拟可用马齿苋代之。诚以马齿苋除虫解毒之力尤胜,有被蝎螫者,愚教用马齿苋捣烂敷之立瘥,是实验也。且《纲目》谓:“六月六日采马齿苋晒干,元旦煮熟,同盐醋食之,可禳解疫气。”霍乱亦疫气也,马齿苋可解疫气,即当能解除霍乱之毒菌,是以愚谓无野苋菜之处,或可以马齿苋代之也。然用马齿苋时不必用根,宜取其叶捣汁冲饮之,因其叶之背面满铺水银,水银实为消除霍乱毒菌之要品也。特是马齿苋,北方之人大抵知之,而其形实与苋菜及野苋菜迥异。北方人不喜食苋菜,故种苋菜者极少,荒僻之区恒有不知苋菜为何物者,焉能按其形以觅野苋菜?然花卉中之鸡冠花、雁来红(一名雁来黄,一名老少年,俗名老来少),药品中之青葙子,皆苋菜类也,故其叶皆似苋菜,若按此等物叶以觅野苋菜,野苋菜固不难辨认也。

野苋菜有名灰涤苋者(烧灰能涤衣,故名灰涤,俗呼为灰菜),状似青藜而小,且无青藜赤心,含有碱性甚多,食之助人消化力,原无毒。而奉天农村多有食野苋菜者，独不食灰涤苋，言食之恒令人肿脸，此植物之因产地而异者也。

向阅典籍，见有鼠齿苋之名，未知何物。后闻人言即今花卉中所谓龙须海棠也。为其叶细圆而长如鼠齿，故名为鼠齿苋。其易于生长，无论有根无根，植于湿土中即活，亦灰马齿苋。其茎原与马齿苋无异，其花虽大于马齿苋数倍，实亦四出，惟不知其性，尚待试验也。

读卢育和氏葵能治疟述书后

阅绍兴壬戌《医药学报》，载有时贤卢育和氏葵能医疟述。言《本经》称冬葵子气味甘、寒、滑，无毒，主治五脏六腑寒热羸瘦、五癃、利小便。故《圣惠方》治咳嗽、疟邪，取冬葵子阴干为末，酒冲服。现西报载俄国乡人患疟，以向日葵叶铺卧身下，上亦盖之，其病若失，而俄医取以试验，又以花叶沥汁和烧酒制之，凡患疟者饮以此酒辄愈。

按：古之所谓葵，与俗所谓向日葵者原非一种。古所谓葵即卫足花，俗呼为守足花者是也。因此花先生丛叶，自叶中心出茎，茎之下边尽被丛叶卫护，故曰卫足。孔子所谓“鲍庄子之智不如葵，葵犹能卫其足”者是也。俗呼为守足，守与卫音虽异而义则同也。其茎高近一丈，花多红色，又名一丈红。高丽人咏一丈红诗云：“花与木槿花相似，叶共芙蓉叶一般，五尺栏杆遮不住，犹留一半与人看。”此诗实能将葵之真象写出，其叶之大诚如木芙蓉，而花之鲜妍亦与木槿无异。此为宿根植物，季夏下种，至次年孟夏始开花，为其经冬仍然发生，故其结之子名之为冬葵子。须于鲜嫩之时采取，则多含蛋白质，故能有益于人。《圣惠方》谓采其子阴干，是当鲜嫩之时采而阴干之也。若过老则在科上自干，而无事阴干矣。又有一种，二三月下种，至六月开花，其下无丛生之叶，不能卫足，而其茎、叶、花皆与葵无异，其治疗之功效亦大致相同，即药品中之蜀葵也。《纲目》谓花之白者治痎疟，是卫足葵与蜀葵皆治疟也。

至于俗所谓向日葵者，各种本草皆未载，惟《群芳谱》载之，本名丈菊，一名西番葵，一名迎阳葵。为未列于药品，是以不谙其性，而《群芳谱》谓其性能坠胎，开花时孕妇忌经其下。然用其坠胎之力以催生，则诚有效验。是以拙拟之大顺汤（在《衷中参西录》第八卷，方系野台参、当归各一两，生赭石细末二两，卫足花子炒爆一钱作引，或丈菊花瓣一钱作引皆可，无二物作引亦可），用其花瓣作引也。因其子人恒炒食之，知其无毒，且知其性滑，曾单用以治淋，甚效。后与鸦胆子同用（鸦胆子去皮四十粒，用丈菊子一两，炒捣煎汤送下），治花柳毒淋，亦甚效。然不知其能治疟也。今俄人发明其能治疟，丈菊诚可列于药品矣。惟呼为向日葵，是仍系俗名，至古之所谓向日葵，原指卫足花言也。司马温公诗，"四月清和雨乍晴，南山当户转分明，更无柳絮因风起，惟有葵花向日倾"。夫丈菊原无宿根，季春下种，四月苗不盈尺，而其时卫足正开，温公诗中所谓葵花向日倾者，确指卫足无疑也。盖卫足葵当嫩时，茎心原随日旋转，可于其北指之时以定半夜，因半夜日在正北也。由斯知卫足花实古之所谓葵，丈菊花乃今之所谓葵也。至卫足花子，亦善催生，而大顺汤中不采其鲜者阴干用之，而将其成熟者炒爆用之者，诚以此物微炒令爆，浅浅种于湿地之处，朝种暮出，物生之神速莫过于此，此乃借其特异之气化以为用也。

又按：此二种葵，种之皆易长。庭院中宜多植之，以备采用。而卫足葵其根、叶、花、子皆为药品，《纲目》载其主治多种病证。其叶可食，古人以为百菜之长，因其宿根年年发生，故初春即茂长丛叶，饥馑之岁可用以救荒，于墙边宅畔种葵亩许，八口之家可恃以无饥。其食法：用卫足葵叶，洗净切碎，少拌以面（五谷之面皆可），蒸熟食之。因叶中多含蛋白质，故少加以五谷之面即可养生，此种葵所以为荒政之一也。且其茎上之皮，可以绩麻作绳作布，尤便农家。今人只知种此二种葵以看花，而竟不知其种种用处，医界同人尚其广为提倡哉！

冬葵子辨

尝思人之欲格物者，知其物之名，即当知其命名之义，此所谓顾名思义也。况其物为药品，于人之卫生有关，尤当致其审慎乎？有如冬葵子，药中催生之要品也，然同为葵子而独以冬别之，其生长之时必与冬令有涉也。愚初习医时，见药房中所鬻之冬葵子即丈菊（俗名向日葵，亦名朝阳花）所结之子，心甚疑之；疑此物春种，至秋开花结实，初不经冬，泛名为葵子犹可，何冬葵名也。询诸医界，亦未有能言之者。后细阅《本草纲目》，乃知将葵子季夏种之，至明年孟夏开花结子者名冬葵子，为其宿根自冬日经过也。若春种至秋结子者，其子不堪入药。又细考所谓葵者，即寻常所种之守足花，古原名之为卫足花，因其叶丛生，自叶中心出茎，叶卫其下若不见其足，故曰卫足，孔子所谓“鲍庄子之智不如葵，葵犹能卫其足”者是也。俗呼为守足花，其音虽异而义则同也。且本草明言其子状若榆荚，是冬葵子确为卫足花子，而非丈菊花子无疑矣。特是卫足花子原非难得之物，而药房中代以丈菊花子者，疑其中或有他因。为阅《群芳谱》，乃知丈菊一名迎阳葵，其开花时孕妇忌经其下，以其花能坠胎也。由斯知丈菊花原能催生，其子得花之余气亦当有催生之力，药房中以丈菊子为冬葵子，虽系错误，而犹有所取义也。

后来津与友人张相臣言及此事。相臣谓天津药房所鬻之冬葵子皆系苘子（苘亦麻类，梗叶粗大如丈菊，所绩之麻不甚坚），较之代以丈菊子者尤远不如矣。愚曰：“以津门名胜之区，药品竟混淆至此乎？何医界中亦未有明正其非者？”相臣曰：“此事可勿深论。然未知卫足子与丈菊子，其催生之力孰优？”答曰：“未经一一单用试验，实未敢遽定其优劣。然丈菊花英，催生之力实胜于子，曾见有单用丈菊花英催生，服之即效者，惜人多不知耳。至于用卫足子催生，当分老嫩两种。盖卫足为滑菜，所主之病多取其性滑，若用其子催生，亦取其滑也，当用鲜嫩卫足子数两，捣烂煮汁服之。若用其老者，则另有取义，当用两许微火炒裂其甲，煎汤饮之，诚以此物若炒裂其甲种之，可以朝种暮生（须夏季种之方能如是），此乃植物发生之最神速者，借其发生之速，以治人生育之迟，自应有特效耳。”相臣闻之甚称善。

论赤石脂煅用之可疑

凡石质之药多煅用，因其质甚硬，煅之可化硬为软也，未有其质本软而设法煅之使硬者。然未有者而竟有之，此诚出人意外也。忆愚弱冠应试津门，偶为人疏方，中有石脂，病家购药求检视，见石脂圆薄如钱，中且有孔，坚如缶瓦，似水和石脂细末烧成者。时愚年少，阅历见闻未广，未敢直斥其非。迨丙寅来津，始知各药房中所鬻石脂，皆系水和石脂细末煅成者。夫石脂之质原系粉末，性最黏涩，用之者大抵取其能固肠止泻。若煅之成瓦，犹能固肠止泻乎？且古方用石脂多末服，若煅之为瓦，以之煎汤，虽不能愈病，犹不至伤人，若为末服之必然有损于脾胃，此又不可不知也。夫石脂原为一种陶土，宜兴人用石脂作原料，可烧为壶，即世俗所谓宜兴壶也。若将石脂煅若缶瓦，可以入药，是宜兴壶之瓦亦可作药用矣。然未审其与何病相宜而投之能有效也。

辨《伤寒论》方中所用之赤小豆是谷中小豆非相思子

《伤寒论》麻黄连翘赤小豆汤，治伤寒瘀热在里，身发黄。赤小豆与麻黄连翘并用，是分消湿热自小便出，其为谷中之赤小豆无疑也。至《伤寒论》瓜蒂散，治病如桂枝证，头不痛，项不强，寸脉微浮，胸中痛硬，气上冲咽喉不得息者，此胸中有寒也，故以瓜蒂散吐之。人因其方赤小豆与瓜蒂并用，遂有疑其方中之赤小豆为相思子者，盖以相思子服后能令人吐，而唐人咏相思子有红豆发南国之句，因此方书中亦名之为赤小豆。然斯说也，愚尝疑之。夫赤小豆之性，下行利水；相思子之性，上行涌吐。二药之功用原判若天渊。若果二方中所用之赤小豆，一为谷中赤小豆，一为木实中相思子，仲景立方之时有不详细注解者乎？且瓜蒂散中所以用赤小豆者，非取其能助瓜蒂涌吐也。陈修园此方诠解谓："赤小豆色赤而性降，香豉色黑而气升，能交心肾，虽大吐之时神志不愦。"善哉此解，诚能窥仲景制方之妙也。由此益知瓜蒂散中之赤小豆，亦确系谷中之赤小豆也。孰意戊午之秋，愚应奉天军政两界之聘，充立达医院主任，采买中西药品，所购赤小豆，竟是相思子。询之药行及医界，皆言此地皆以相思子为赤小豆，未有用谷中赤小豆者。愚闻之不禁愕然。夫瓜蒂散中之赤小豆用相思子或者犹可，岂麻黄连翘赤小豆汤中之赤小豆，亦可用相思子乎？吾知其误人必多矣。诸行省愚未尽历，他处亦有误用赤小豆如奉天省者乎？斯未可知。愚深愿医界同人，皆留心于刍荛之言，慎勿误用相思子为赤小豆也。

论白虎汤中粳米不可误用糯米

稻有两种：粳稻与糯稻是也。粳者硬也，其米性平不黏，善和脾胃，利小便，即寻常作饭之米也。糯者濡也、软也，其米性温而黏，可以暖胃，固涩二便，即可以用之蒸糕熬粥之米也。白虎汤中用粳米者，取其能调和金石重坠之性，俾与脾胃相宜，而又能引热下行自小便出也。若误用糯米，其性之温既与阳明热实之证不宜，且其黏滞之力又能逗留胃腑外感之热，使不消散，其固涩二便之力，尤能阻遏胃腑外感之热，不能自下泻出，是以用之不惟无益而反有害也。愚曾治邑北郑仁村郑姓，温热内传，阳明府实，投以白虎汤原方不愈。再诊视时，检其药渣，见粳米误用糯米。因问病家曰："我昨日曾谆谆相嘱，将煎药时自加白米半两，何以竟用浆米(北方谓粳米为白米,糯米为浆米)?”病家谓:“此乃药房所给者。彼言浆米方是真粳米。”愚曰:“何来此无稽之言也。为此粳米误用,几至耽误病证,犹幸因检察药渣而得知也。”俾仍用原方加粳米煎之,服后即愈。又尝阅长沙萧琢如《遯园医案》,载有白虎汤中用黏米之方,心疑其误用糯米。后与长沙门生朱静恒言及,静恒言其地于粳米之最有汁浆者即呼之为黏米,此非误用糯米也。然既载于书,此种名称究非所宜,恐传之他处,阅者仍以糯米为黏米耳,诚以糯米之黏远过于粳米也。凡著书欲风行寰宇者,何可以一方之俗语参其中哉!

麦奴、麦角辨

中药麦奴,非西药麦角也。近日医学报中有谓麦奴即是麦角者,且疑《本草纲目》谓麦奴主热烦,天行热毒,解丹石毒,阳毒,温毒热极发狂、大渴及温疟,未尝言能止血。而西药麦角何以为止血之专药乎?按医报中谓麦奴即是麦角者,亦非无因。西人药物书中谓麦角一名霉麦。而吾中华俗语,凡于禾穗之上生黑菌者,皆谓之谷霉;麦奴原是麦穗上生黑菌,名之为谷霉可,名之为麦霉亦可,即名之为霉麦亦无不可。此麦奴与麦角所以相混为一物也。

究其实际,麦奴即是麦霉无疑。而麦角系又在麦霉上生出小角,长四五分至七八分,状类果中香蕉,故名为麦角。盖麦为心谷,原善人心;化为黑色属水,原有以水胜火之义;且其性善化,故能化心中之壮火大热,使之暗消于无形,非必麦奴之性凉能胜热也。

至麦角所以善止血者,诚以麦霉色黑,原有止血之理,而又自麦霉中化出特异之生机以生此麦角,是有如反生之禾,其气化上达,是以能升举下陷之血而使之复其本位。故同为血证,而以之治吐衄未有确实效验,而以之治下血,则莫不随手奏效也。

小茴香辨

古语云："问耕于奴，访织于婢。"此语诚信然也。吾直俗习，皆喜食茴香菜，又恒喜用其子作食料以调和饮食，是以愚于因寒小便不通及奇经诸脉寒郁作疼者，恒重用小茴香以温通之。诚以其为寻常服食之物，虽多用之无伤也。后见《绍兴医学报》载有用小茴香二三钱即至误人性命者，医界中亦多随声附和，谓小茴香含有毒性，不可轻用，而愚心甚疑之。回忆生平屡次重用小茴香为人治病，约皆随手奏效，服后未尝少有瞑眩，且为日用服食之物，何至有毒也。因之蓄疑于心，广问医界同人，亦未有能言其故者。后在奉医院中，雇一邹姓厨役，其人年过五旬，识字颇多，彼亦恒用小茴香调和食物，因与言及绍报所载之事。彼曰："小茴香原系两种，有野生、家种之分。此物若为园圃中种者，其菜与子皆无毒。若为野山自生者，其菜与子皆有毒。此地人不喜食茴香，街市所鬻之茴香，多系关里人在奉者买去，因本地人鉴于野生之茴香有毒，并疑园圃中种者亦或有毒而不敢轻食也。"愚闻之，数年疑团涣然冰释矣。由斯所欲用小茴香者，若确知其为园圃所种植者，不妨多用；若购自药房，即当慎用、少用，恐其为野山自生之小茴香也。

由斯知天地之间同是一物，而其或有毒，或无毒，诚难确定。犹忆岁在丁丑，邑中枣树林中多生蘑菇，其上皆有紫黑斑点，采取食之，人多吐泻，且有多食致伤命者。此乃物之因形色偶异，而其性即迥异者也。又灰涤苋（俗名灰菜）为农家常服之野菜，愚在籍时亦喜食之，后至奉天见灰涤苋各空地皆是，而人不敢食。询之答云："此菜人食之则肿脸。"其性与关里生者迥别也。此亦物性之因地各异者也。

又忆初学医时，知蚤休之性有小毒，其用之极量不过二钱。至后初次用蚤休时，恐其有毒，亲自检验其形状、皮色皆如干姜，其味甘而淡，毫无刺激性，嚼服钱许，心中泰然，知其分毫无毒，后恒用至四五钱,以治疗痈甚效。待至他处,再用此药,其皮色紫而暗,有若紫参,其味辣而不甘,饶有刺激之力,嚼服五分许,心中似觉不稳,乃恍悟方书所谓有毒者,指此等蚤休而言也。同是蚤休,而其性味竟如此不同,凡用药者,尚其细心时时检察,自能稳妥建功,不至有误用药品之失也。

论用药以胜病为主不拘分量之多少

尝思用药所以除病,所服之药病当之,非人当之也(惟用药不对病者则人当之而有害矣)。乃有所用之药本可除病,而往往服之不效,间有激动其病愈加重者,此无他,药不胜病故也。病足以当其药而绰有余力,药何以能除病乎?愚感于医界多有此弊,略举前贤之医案数则、时贤之医案数则及拙治之医案数则,以质诸医界同人。

明李士材治鲁藩阳极似阴证,时方盛暑,寝门重闭,密设毡帷,身覆貂被,而犹呼冷。士材往视之曰:“此热证也。古有冷水灌顶法,今姑通变用之。”乃以生石膏三斤煎汤三碗,作三次服。一服去貂被,再服去毡帷,服至三次体蒸流汗,遂呼进粥,病若失矣。

清道光间,归安江笔花著《医镜》,内载治一时疫发斑案,共用生石膏十四斤,其斑始透。

吴鞠通治何姓叟,手足拘挛,误服桂、附、人参、熟地等补阳,以致面赤,脉洪数,小便闭,身重不能转侧,手不能上至鬓,足卷曲丝毫不能移动。每剂药中重用生石膏半斤,日进一剂,服至三月后,始收全功。

又治蛊胀无汗,脉象沉弦而细。投以《金匮》麻黄附子甘草汤行太阳之阳,即以泻厥阴之阴。麻黄去节,重用二两,熟附子两六钱,炙甘草两二钱,煎汤五饭碗。先服半碗得汗至眉,二次汗至眼,约每次其汗下出寸许。每次服药后,即啜鲤鱼热汤以助其汗。一昼夜饮完药二剂,鲤鱼汤饮一锅,汗出至膝上,未能过膝。脐以上肿尽消，其腹仍大，小便不利。改用五苓散，初服不效，将方中肉桂改用新鲜紫油安边青花桂四钱，又加辽人参三钱，服后小便大通，腹胀遂消。

山东海丰近海之处有程子河，为黄河入海故道，海船恒停其处。清咸丰时有杨氏少妇，得奇疾，脊背肿热，赤身卧帐中，若有一缕着身，即热不能支。适有宜兴苏先生乘海船赴北闱乡试，经过其处。其人精医术，延为诊视，断为阳毒，俾用大黄十斤，煎汤十斤，放量陆续饮之，尽剂而愈。

时贤萧琢如，名伯璋，湖南长沙人，愚之闻名友也，以所著《遯园医案》相赠。其案中最善用《伤寒》《金匮》诸方，无愧为南阳私淑弟子。载有治其从妹腹中寒凉作疼，脉象沉迟而弦紧，每剂中重用乌附子二两，连服附子近二十斤，其病始愈。

又治漆工余某妻，左边少腹内有块，常结不散，痛时则块膨胀如拳，手足痹软，遍身冷汗，不省人事，脉象沉紧，舌苔白厚而湿滑，面色暗晦。与通脉四逆汤，乌附子八钱，渐增至四两。煎汤一大碗，分数次饮下。内块递减，证亦皆见轻。病人以为药既对证，遂放胆煎好一剂顿服下，顷之面热如醉，手足拘挛，舌尖麻已而呕吐汗出，其病脱然全愈。

时贤刘蔚楚，名永楠，广东香山人，医界国手，兼通西法，名论卓议，时登医学志报，久为阅者争先快睹。所著《遇安斋证治丛录》，愚曾为作序，其中用大剂治愈险证尤多。如其治极重鼠疫用白虎汤，生石膏一剂渐加至斤余；治产后温热，用白虎加人参汤，一剂中用生石膏半斤，连服十余剂始愈；治阳虚汗脱，用术附汤，每剂术用四两，渐加至一斤，天雄用二两，渐加至半斤。如此胆识，俱臻极顶，洵堪为挽回重病者之不二法程也。

至于愚生平用大剂挽回重证之案甚多，其已载于前四期《衷中参西录》者多为医界所披阅，兹不复赘。惟即从前未登出者略录数则，以质诸医界同人。

奉天交涉署科员王禅唐之夫人，受妊恶阻呕吐，半月勺水不存，无论何药下咽即吐出，势极危险。爰用自制半夏二两（自制者中无矾味，善止呕吐），生赭石细末半斤，生怀山药两半，共煎汤八百瓦药瓶一瓶（约二十两强），或凉饮温饮，随病人所欲，徐徐饮下，二日尽剂而愈。夫半夏、赭石皆为妊妇禁药，而愚如此放胆用之毫无顾忌者，即《内经》所谓："有故无殒，亦无殒也。"然此中仍另有妙理，详《衷中参西录》第二卷参赭镇气汤下，可参观。

又治西安县煤矿司账张子禹腿疼，其人身体强壮，三十未娶，两脚肿疼，胫骨处尤甚。服热药则加剧，服凉药则平平，医治年余无效。其脉象洪实，右脉尤甚，其疼肿之处皆发热，断为相火炽盛，小便必稍有不利，因致湿热相并下注。宜投以清热利湿之剂，初用生石膏二两，连翘、茅根各三钱，煎汤服。后渐加至石膏半斤，连翘、茅根仍旧，日服两剂，其第二剂石膏减半。如此月余，共计用生石膏十七斤，疼与肿皆大轻减，其饮食如常，大便日行一次，分毫未觉寒凉。旋因矿务忙甚，来函招其速返，临行切嘱其仍服原方，再十余剂当脱然全愈矣。

又奉天联合烟卷公司看锅炉刘某，因常受锅炉之炙热，阴血暗耗，腑脏经络之间皆蕴有热性，至仲春又薄受外感，其热陡发，表里俱觉壮热，医者治以滋阴清热之药，十余剂分毫无效。其脉搏近六至，右部甚实，大便两三日一行，知其阳明府热甚炽，又兼阴分虚损也。投以大剂白虎加人参汤，生石膏用四两，人参用六钱，以生山药代方中粳米，又加玄参、天冬各一两，煎汤一大碗，分三次温饮下，日进一剂。乃服后其热稍退，药力歇后仍如故。后将石膏渐加至半斤，一日连进二剂，如此三日，热退十之八九，其大便日下一次，遂改用清凉滋阴之剂，数日全愈。共计所用生石膏已八斤强矣。

又愚在籍时曾治一壮年，癫狂失心，六脉皆闭，重按亦分毫不见（于以知顽痰能闭脉）。投以大承气汤加赭石二两，煎汤送服甘遂细末三钱(此方在《衷中参西录》名荡痰加甘遂汤,以治癫狂之重者。若去甘遂名荡痰汤,以治癫狂之轻者。二方救人多矣),服后大便未行。隔数日(凡有甘遂之药不可连日服之,连服必作呕吐)将药剂加重,大黄、赭石各用三两,仍送服甘遂三钱,大便仍无行动。遂改用巴豆霜五分,单用赭石细末四两煎汤送下,间三日一服(巴豆亦不可连服,若连服则肠胃腐烂矣)。每服后大便行数次,杂以成块之痰若干。服至两次,其脉即出。至五次,痰净,其癫狂遂愈。复改用清火化瘀之药,服数剂以善其后。

答朱静恒问药三则

一问:杨玉衡谓痧胀证不可用甘草,用之恐成痧块。《温热经纬》十四条注,沈辛甫谓此条颇似痧证,六一散有甘草,慎用。据此二条,痧证似有不宜用甘草,尊著急救回生丹、卫生防疫宝丹,皆兼治痧证,而甘草独重用,能无碍乎?答:凡用药治病,每合数味成方,取其药性化合,藉彼药之长以济此药之短,而后乃能随手奏效。如外感喘嗽忌用五味,而小青龙汤与干姜、细辛并用则无碍;寒温热盛忌用人参,而白虎加人参汤与石膏知母并用则无碍。盖急救回生丹与卫生防疫宝丹原为治霍乱必效之方,而兼治诸痧证亦有特效。其中所用药品若冰片、薄荷、细辛、白芷皆极走窜之品,故重用甘草之甘缓者以和之,则暴邪之猝中者可因走窜而外透;至吐泻已久,正气将漓者,更可藉甘草以保合正气。况此等暴证皆含有毒菌,甘草又为解毒之要药乎?且甘草生用,不经水煮火炙,其性补而不滞,而仍善流通。四期《衷中参西录》甘草解可参观也。

二问:妊妇禁忌歌(见《医宗必读》)谓朱砂损胎,急救回生丹、卫生防疫宝丹皆重用朱砂,不知妊妇可服乎?答:朱砂中含水银,夫水银固不利于胎者也,是以有忌用之说。究之系水银与硫黄化合而成,其性当以朱砂论,不可复以水银、硫黄论。朱砂之性,《本经》谓其养精神，安魂魄，益气，明目，杀精魅邪恶鬼，久服通神明，不老。细思《本经》之文，朱砂于妊妇何损哉！况“有故无殒”《内经》原有明训，若遇危急之证，必需某药者，原无所顾忌也。矧其药本非当顾忌者乎？

三问：尊著补偏汤有全蜈蚣一条，他方书用蜈蚣皆去头、尾、足，以其毒在头、尾、足也，今并头、尾、足全用之，独不虑其中毒乎？答：凡用毒药治病，皆取其性之猛烈可以胜病。蜈蚣头、尾、足色黄而亮，当为其精华透露之处，若悉去之，恐其毒尽而气力亦微，即不能胜病矣。况蜈蚣原无大毒，曾见有以治梅毒，一次服十条而分毫不觉瞑眩者，其性近和平可知，何必多所顾忌而去所不必去也。

牛肉反红荆之目睹

敝邑多红荆，而县北泊庄尤多，各地阡塍皆有荆丛绕护。乙巳季春，牛多瘟死，剥牛者弃其脏腑，但食其肉，未闻有中毒者。独泊庄因食牛肉，同时中毒者二百余人，迎愚为之解救，既至（相距七里许），死者已三人矣。中毒之现象：发热、恶心、瞑眩、脉象紧数。投以黄连、甘草、金银花、天花粉诸药，皆随手奏效。细询其中毒之由，缘洗牛肉于溪中，其溪中多浸荆条，水色变红，洗后复晾于荆条栅上，至煮肉时又以荆为薪；及鬻此肉，食者皆病，食多则病剧，食少则病轻耳。愚闻此言，因恍忆“老牛反荆花”，原系邑中相传古语，想邑中古人必有中此毒者，是以其语至今留诒，人多知之，特其事未经见，虽知之亦淡然若忘耳。然其相反之理，究系何因，须俟深于化学者研究也。因又忆曩时阅小说，见有田家妇馌于田间，行荆芥中，所馌之饭有牛肉，食者遂中毒。疑荆芥即系红荆之讹，不然岂牛肉反荆花，而又反荆芥耶？医界诸大雅，有能确知之者，又期不吝指教。

甘草反鲢鱼之质疑

近阅《遯园医案》(长沙萧琢如著)载鲢鱼反甘草之事。谓当逊清末叶,医士颜君意祥笃实人也,一日告余,曾在某邑为人治病,见一奇案,令人不解。有一农家人口颇众,冬月塘涸取鱼,煮食以供午餐,丁壮食鱼且尽,即散而赴工。妇女童稚数人复取鱼烹治佐食。及晚,有一妇初觉饱闷不适,卧床歇息,众未介意。次日呼之不起,审视则已僵矣。举家惊讶,莫明其故。再四考查,自进午餐后并未更进他种食物,亦无纤芥事故,乃取前日烹鱼之釜细察视之,除鱼汁骨肉外,惟存甘草一条约四五寸许。究问所来,据其家妇女云,小孩啼哭每以甘草与食,釜中所存必系小儿所遗落者。又检所烹之鱼,皆系鲢鱼,并非毒物。且甘草亦并无反鲢鱼之说,矧同食者若干人,何独一人偏受其灾。顷刻邻里咸集,又久之,其母家亦至。家人据实以告众,一少年大言于众曰:"甘草鲢鱼同食毙命,千古无此奇事,岂得以谎言搪塞?果尔,则再用此二物同煮,与我食之。"言已,即促同来者照办,并亲自手擎二物置釜中。烹熟,取盘箸陈列席间,旁人疑阻者辄怒斥之,即席大啖,并笑旁观者愚暗胆怯。届晚间固无甚痛苦,亦无若何表示,至次晨则僵卧不起矣。由斯其母家嫌疑解释。

按:鲢鱼为常食之物,甘草又为药中常用之品,苟此二物相反,疏方用甘草时即当戒其勿食鲢鱼。

论中西之药原宜相助为理

自西药之入中国也,维新者趋之恐后,守旧者视之若浼,遂至互相牴牾,终难沟通。愚才不敏,而生平用药多喜取西药之所长,以济吾中药之所短,初无畛域之见存于其间。故拙著之书,以衷中参西为名也。盖西医用药在局部,是重在病之标也;中医用药求原因,是重在病之本也。究之标本原宜兼顾,若遇难治之证,以西药治其标,以中药治其本,则奏效必捷,而临证亦确有把握矣。今试略举数端于下。

西药之治吐血,以醋酸铅为最效;治下血,以麦角为最效。然究其所以效者,谓二药能收缩其血管也。至于病因之凉热虚实则不问矣,是以愈后,恒变生他证。若以二药收缩其血管,以中药治其凉热虚实,且更兼用化瘀消滞之品,防其血管收缩之后致有瘀血为恙,则无难愈之血证矣。

西药治痫风以臭素三种(臭素加里、臭素安母纽谟、那笃留膜)及抱水过鲁拉儿为最效。然究其所以效者,谓能麻醉脑筋(即脑髓神经)也,至病因之为痰、为气、为火则不问矣,是以迨至脑筋不麻醉则病仍反复。若以西药臭素、抱水诸品麻醉其脑筋(每日服两次可以强制不发),用中药以清火、理痰、理气,或兼用健脾镇肝之品,无难愈之痫风矣。

西药阿斯必林为治肺结核之良药,而发散太过,恒伤肺阴,若兼用玄参、沙参诸药以滋肺阴,则结核易愈。又其药善解温病初得,然解表甚效,而清里不足,恒有服之周身得汗,因其里热未清,而病不愈者,若于其正出汗时,急用生石膏两许煎汤,乘热饮之,则汗出愈多,而热亦遂清,或用石膏所煎之汤送服阿斯必林,汗出后亦无不愈者。

又如白喉证,乃脏腑之热上攻,郁于喉间所致。上攻之郁热,宜散而消之,而实忌用表药表散。若用生石膏、玄参诸药煎汤送服西药安知歇貌林半瓦,服药之后可微似解肌而愈。盖安知歇貌林虽亦有透表之力,而其清热之力实远胜其透表之力,而又有生石膏、玄参诸凉润之药以清内伤之燥热,所以能稳妥奏效也。如烂喉痧证,外感之热内侵,郁于喉间所致。外感之郁热,宜表而出之,而实忌用辛热发表。若亦用生石膏、玄参诸药煎汤送服西药阿斯必林一瓦,服药之后必周身得凉汗而愈。盖阿斯必林虽饶有发表之力,然实系辛凉解肌而兼有退热之功,而又有石膏、玄参诸凉润之药以清外感之壮热,故能随手奏效也。

又如西药骨湃波浆,为治淋证之妙药,而单用之亦恒有不效之时,以淋证之原因及病候各殊也。若用中药以济其不逮,其为热淋也,可与滑石、海金沙并用;其为寒淋也,可与川椒目、小茴香并用;其为血淋也,可与旱三七、鸦胆子仁并用;其淋而兼滑脱也,可与生龙骨、生牡蛎并用;其为传染之毒淋也,可与朱砂、甘草并用(宜同朱砂、甘草末和为丸)。若毒淋兼以上诸淋者,亦可兼用以上诸药,随淋证之所宜而各加以相伍之药,无难愈之淋证矣。若此者难悉数也。或疑中药与西药迥不同,若并用之恐有不相宜之处。不知以上所胪列者原非凭空拟议也。盖愚之对于西药,实先详考其原质性味,知其与所伍之中药毫无龃龉,而后敢于一试,乃试之屡效,而后敢笔之于书也。由斯知中药与西药相助为理,诚能相得益彰,能汇通中西药品,即渐能汇通中西病理,当今医界之要务,洵当以此为首图也。试观西人近出之书,其取中药制为药水、药酒、药粉者几等于其原有之西药(观西书治疗学可知),是诚西人医学之进步也。若吾人仍故步自封,不知采取西药之所长,以补吾中药之所短,是甘让西人进步矣。夫天演之理,物竞天择,我则不竞,又何怨天之不择哉!郭隗曰:“请自隗始。”愚愿吾医界青年有志与西医争衡者,当深体拙著衷中参西之命名,则用功自能端其趋向矣。

论西药不尽宜于中人

尝读《内经》至《异法方宜论》谓“西方水土刚强,其民不衣而褐荐,华食而脂肥,故邪不能伤其形体,其病生于内,其治宜毒药,故毒药者亦从西方来”,诸句云云,显为今日西药道着实际。盖凡人生寒冷之地且多肉食,其脾胃必多坚壮。是以西药之原质本多猛烈,而又恒制以硫酸、硝酸、盐酸诸水以助其猛烈,是取其猛烈之性与坚壮之脾胃相宜故也。其取用中药之处,若大黄、巴豆之开破,黄连、龙胆之寒凉,彼皆视为健胃之品,吾人用之果能强健脾胃乎？廿余年来，愚亦兼用西药，然必细审其原质本未含有毒性，且其性近和平，一次可用至半瓦以上者，至其用量或十分瓦之一及百分瓦之一者，原具有极猛烈之性质，实不敢于轻试也。且其药味虽多，至以之治病似仍未全备，如人之气血原并重，而西药中但有治贫血之药，毫无治贫气之药，是显然可征者也。

复李祝华书

祝华先生雅鉴：过蒙奖誉，感愧交集。仆自念学疏才浅，混迹医界，徒为滥竽，又何敢为人师乎！然深感先生痛家庭之多故而发愤学医，担簦负芨，遍访于江淮汝泗，以求师资之诚心，而仆生平稍有心得之处，诚有不能自秘者。夫学医工夫原有数层，悉论之，累幅难终。今先就第一层工夫言之，则最在识药性也。药性详于本草，诸家本草皆不足信，可信者惟《本经》，然亦难尽信也。试先即其可信者言之，如石膏《本经》言其微寒，且谓其宜于产乳，是以《金匮》治妇人乳中虚，烦乱呕逆有竹皮大丸，中有石膏；徐灵胎治陆氏妇产后温热，用石膏；仆治产后寒温证，其实热甚剧者，亦恒用石膏（宜用白虎加人参汤去知母，加玄参，且石膏必须生用）。而诸本草竟谓大寒，未有谓其可用于产后者。又如山茱萸，《本经》谓其逐寒湿痹，仆遇肢体疼痛，或腹胁疼痛，脉虚者，重用萸肉，其疼即愈（有案载《衷中参西录》第四卷，曲直汤下），因其气血因寒湿而痹故作疼，痹开则疼自止也，而诸家本草不言其逐痹也。《本经》又谓其主寒热，仆治肝虚极，寒热往来，汗出欲脱，重用萸肉即愈（有案载三期第一卷，来复汤下）。诸家本草不言其治寒热往来也。又如桂枝，《本经》谓其主咳逆上气吐吸，仲景桂枝汤用之以治奔豚上逆，小青龙汤用之治外感喘逆（用小青龙汤之例，喘者去麻黄加杏仁，不去桂枝，则桂枝为外感痰喘之要药可知），是深悟桂枝主上气吐吸之理也。仆屡用此二方，亦皆随手奏效，而诸家本草不言其治上气吐吸也。如此者难枚举。试再言其难尽信者,如人参,性本温也,而《本经》谓其微寒;当归本甘温而微辛也,而《本经》谓其苦,诸如此类,或药物年久有变迁欤?或其授受之际有差讹欤(古人之书皆以口授)?斯皆无从考究。惟于其可信者则信之,于其不能尽信者又须费研究也。是以仆学医时,凡药皆自尝试,即毒若巴豆、甘遂,亦曾少少尝之。犹记曾嚼服甘遂一钱,连泻十余次后,所下者皆系痰水,由此悟为开顽痰之主药,惟后恶心欲吐,遂与赭石并用(赭石重坠,止吐呕),以开心下热痰,而癫狂可立愈。又曾嚼服远志甚酸(《本经》言其味苦),且兼有矾味,知其性正能敛肺化痰,以治痰嗽果为妙品,惟多服者能令人呕吐,亦其中含有矾质之征也。语云良工心苦,仆于医学原非良工,然已费尽苦心矣。近集四十余年药物之研究,编为《药物学讲义》一书,中西药品皆备有其要,约有十万余言,已出版公诸医界,于药物一门庶有小补云。

复竹芷熙书

芷熙先生道鉴:近阅《绍兴医报》十二卷六号,有与弟论药二则。首则论僵蚕,条分缕析,议论精确,洵为僵蚕的解,捧读之下,获益良多。然《衷中参西录》所载蚕因风僵之说,实采之徐灵胎所注《本经百种》僵蚕下之注疏。徐氏原浙江名医,弟素信其医学,故并信其所论僵蚕,此非弟之杜撰也。且古有蚕室之名,即室之严密不透风者,注者谓蚕性畏风,室透风则蚕病,是蚕因风僵之说,古书虽无明文,已寓有其意,徐氏之说亦非无据也。次论鲜小蓟,因弟用鲜小蓟根治吐血、衄血,治花柳血淋,治项下疙瘩皆随手奏效,称弟之用药如宜獠弄丸,左宜右有。自谓曾用鲜小蓟根治愈极险之肺痈,以为弟所用鲜小蓟之征验。究之鲜小蓟根之善治肺痈,弟犹未知也。夫肺痈为肺病之最剧者,西人甚畏此证,而诿为无可治,乃竟以一味鲜小蓟根建此奇功,何其神妙如斯哉?先生之哲嗣余祥少兄,既喜读拙著之书,先生对于拙著若此注意,再三为之登于报章，洵为弟之知己也。古语云“人生得一知己可以无憾”，弟本北人，何幸南方知己之多也。

论鳖甲、龟板不可用于虚弱之证

《本经》论鳖甲主心腹癥瘕坚积。《金匮》鳖甲煎丸用之以消疟母（胁下硬块）。其色青入肝，药房又皆以醋炙，其开破肝经之力尤胜。向曾单用鳖甲末三钱，水送服，以治久疟不愈，服后病者觉怔忡异常，移时始愈，由斯知肝虚弱者，鳖甲诚为禁用之品也。又龟板《本经》亦主癥瘕，兼开湿痹。后世佛手散用之，以催生下胎。尝试验此药，若用生者，原能滋阴潜阳，引热下行，且能利小便（是开湿痹之效），而药房中亦皆用醋炙之，若服至一两，必令人泄泻，其开破之力虽逊于鳖甲，而与鳖甲同用以误治虚弱之证，实能相助为虐也。乃行世方书用此二药以治虚劳之证者甚多，即名医如吴鞠通，其治温邪深入下焦，热深厥深，脉细促，心中憺憺大动，此邪实正虚，肝风煽动将脱，当用白虎加人参汤，再加龙骨、牡蛎，庶可挽回，而吴氏竟治以三甲复脉汤，方中鳖甲、龟板并用，虽有牡蛎之收涩，亦将何补？此乃名医之偶失检点也。乃近在津沽，有公安局科长赵子登君介绍为其友之夫人治病。其人年近五旬，患温病半月不愈。其左脉弦硬有真气不敛之象，右脉近洪而不任重按，此邪实证虚也，为拟补正祛邪之剂。病者将药饮一口，嫌其味苦不服。再延他医，为开三甲复脉汤方，略有加减，服后烦躁异常，此心肾不交、阴阳将离也。医者犹不省悟，竟于原方中加大黄二钱，服后汗出不止。此时若重用山萸肉二两，汗犹可止，汗止后，病仍可治，惜该医见不及此，竟至误人性命也。

论萆薢为治失溺要药不可用之治淋

《名医别录》谓萆薢治阴萎、失溺、老人五缓。盖失溺之证实因膀胱之括约筋少约束之力，此系筋缓之病，实为五缓之一，萆薢善治五缓，所以治之。拙拟醒脾升陷汤中，曾重用萆薢以治小便频数不禁，屡次奏效，因将其方载于《衷中参西录》三期四卷，是萆薢为治失溺之要药可知矣。乃萆薢分清饮竟用之以治膏淋，何其背谬若是？愚在籍时，邻村有病淋者，医者投以萆薢分清饮两剂，其人小便滴沥不通，再服各种利小便药皆无效。后延愚诊治，已至十日，精神昏愦，毫无知觉，脉数近十至，按之即无，因谓其家人曰："据此脉论，即小便通下，亦恐不救。"其家人恳求甚切，遂投以大滋真阴之剂，以利水之药佐之。灌下移时，小便即通，床褥皆湿。再诊其脉，微细欲无，愚急辞归。后闻其人当日即亡。近又在津治一淋证，服药十剂已愈，隔两月病又反复，时值愚回籍，遂延他医治疗，方中亦重用萆薢。服两剂，小便亦滴沥不通，服利小便药亦无效。遂屡用西法引溺管兼服利小便之药，治近一旬，小便少通滴沥，每小便一次，必须两小时。继又服滋阴利水之药十剂始全愈。

论沙参为治肺劳要药

近族曾孙女莹姐，自幼失乳，身形羸弱，自六七岁时恒发咳嗽，后至十一二岁嗽浸增剧，概服治嗽药不效。愚俾用生怀山药细末熬粥，调以白糖令适口，送服生鸡内金细末二三分，或西药百布圣二瓦，当点心服之，年余未间断。劳嗽虽见愈，而终不能除根。诊其脉，肺胃似皆有热，遂俾用北沙参轧为细末，每服二钱，日两次。服至旬余，咳嗽全愈。然恐其沙参久服或失于凉，改用沙参三两，甘草二两，共轧细，亦每服二钱，以善其后。

按：沙参出于吉林者良，其色白质坚，称为北沙参。究之沙参为肺家要药，其质宜空。吾邑海滨产有空沙参，实较北沙参尤良，惜岁出无多，不能远及耳。

原第五期第三卷

此卷论人脑部及脏腑之病，内伤居多，亦间论及外感。要皆本《灵》《素》之精微，以融贯中西之法，而更参以数十年临证实验，是以论病之处多有与旧说不同者。

论脑充血之原因及治法

脑充血病之说倡自西人，而浅见者流恒讥中医不知此病，其人盖生平未见《内经》者也。尝读《内经》至《调经论》，有谓“血之与气，并走于上，则为大厥，厥则暴死，气反则生，不反则死”云云，非即西人所谓脑充血之证乎？所有异者，西人但言充血，《内经》则谓血之与气并走于上。盖血必随气上升，此为一定之理，而西人论病皆得之剖解之余，是以但见血充脑中，而不知辅以理想以深究病源，故但名为脑充血也。至《内经》所谓“气反则生，不反则死”者，盖谓此证幸有转机，其气上行之极，复反而下行，脑中所充之血应亦随之下行，故其人可生，若其气上行不反，升而愈升，血亦随之充血愈充，脑中血管可至破裂，所以其人死也。又《内经·厥论篇》谓“巨阳之厥则肿首，头重不能行，发为眴（眩也）仆”；“阳明之厥，面赤而热，妄言妄见”；“少阳之厥，则暴聋颊肿而热”，诸现象皆脑充血证也。推之秦越人治虢太子尸厥，谓“上有绝阳之络，下有破阴之纽”者，亦脑充血证也。特是古人立言简括，恒但详究病源，而不细论治法。然既洞悉致病之由，即自拟治法不难也。愚生平所治此证甚多，其治愈者，大抵皆脑充血之轻者，不至血管破裂也。今略举数案于下，以备治斯证者之参考。

在奉天曾治一高等检察厅科员，年近五旬，因处境不顺，兼办稿件劳碌，渐觉头疼，日浸加剧，服药无效，遂入西人医院。治旬日，头疼不减，转添目疼。又越数日，两目生翳，视物不明，来院求为诊治。其脉左部洪长有力，自言脑疼彻目，目疼彻脑，且时觉眩晕，难堪之情莫可名状。脉证合参，知系肝胆之火挟气血上冲脑部，脑中血管因受冲激而膨胀，故作疼；目系连脑，脑中血管膨胀不已，故目疼生翳且眩晕也。因晓之曰："此脑充血证也。深考此证之原因，脑疼为目疼之根；而肝胆之火挟气血上冲，又为脑疼之根。欲治此证，当清火、平肝、引血下行，头疼愈而目疼、生翳及眩晕自不难调治矣。"遂为疏方，用怀牛膝一两，生杭芍、生龙骨、生牡蛎、生赭石各六钱，玄参、川楝子各四钱，龙胆草三钱，甘草二钱，磨取铁锈浓水煎药。服一剂，觉头目之疼顿减，眩晕已无。即方略为加减，又服两剂，头疼、目疼全愈，视物亦较真。其目翳原系外障，须兼外治之法，为制磨翳药水一瓶，日点眼上五六次，徐徐将翳尽消。

又在沧州治一赋闲军官，年过五旬，当军旅纵横之秋，为地方筹办招待所，应酬所过军队，因操劳过度，且心多抑郁，遂觉头疼。医者以为受风，投以表散之药，疼益甚，昼夜在地盘桓且呻吟不止。诊其脉象弦长，左部尤重按有力，知其亦系肝胆火盛，挟气血而上冲脑部也。服发表药则血愈上奔，故疼加剧也。为疏方大致与前方相似，而于服汤药之前，俾先用铁锈一两煎水饮之，须臾即可安卧，不作呻吟，继将汤药服下，竟周身发热，汗出如洗。病家疑药不对证，愚思之，恍悟其故，因谓病家曰：此方与此证诚有龃龉，然所不对者几微之间耳。盖肝为将军之官，中寄相火，骤用药敛之、镇之、泻之，而不能将顺其性，其内郁之热转挟所寄之相火起反动力也。即原方再加药一味，自无斯弊。遂为加茵陈二钱。服后遂不出汗，头疼亦大轻减。又即原方略为加减，连服数剂全愈。夫茵陈原非止汗之品（后世本草且有谓其能发汗者），而于药中加之，汗即不再出者，诚以茵陈为青蒿之嫩者，采于孟春，得少阳发生之气最早，与肝胆有同气相求之妙，虽其性凉能泻肝胆，而实善调和肝胆不复使起反动力也。

又在沧州治一建筑工头,其人六十四岁,因包修房屋失利,心甚懊憹,于旬日前即觉头疼,不以为意。一日晨起至工所,忽仆于地,状若昏厥,移时苏醒,左手足遂不能动,且觉头疼甚剧。医者投以清火通络之剂,兼法王勋臣补阳还五汤之义,加生黄芪数钱,服后更觉脑中疼如锥刺难忍,须臾求为诊视,其脉左部弦长,右部洪长,皆重按甚实。询其心中,恒觉发热。其家人谓其素性嗜酒,近因心中懊憹,益以烧酒浇愁,饥时恒以酒代饭。愚曰:"此证乃脑充血之剧者,其左脉之弦长,懊憹所生之热也。右脉之洪长,积酒所生之热也。二热相并,挟脏腑气血上冲脑部。脑部中之血管若因其冲激过甚而破裂,其人即昏厥不复醒,今幸昏厥片时苏醒,其脑中血管当不至破裂,或其管中之血隔血管渗出,或其血管少有罅隙,出血少许而复自止。其所出之血著于司知觉之神经则神昏,著于司运动之神经则痿废。此证左半身偏枯,当系脑中血管所出之血伤其司左边运动之神经也。医者不知致病之由,竟投以治气虚偏枯之药,而此证此脉岂能受黄芪之升补乎?此所以服药后而头疼益剧也。遂为疏方亦约略如前,为其右脉亦洪实,因于方中加生石膏一两,亦用铁锈水煎药。服两剂,头疼全愈,脉已和平,左手足已能自动。遂改用当归、赭石、生杭芍、玄参、天冬各五钱,生黄芪、乳香、没药各三钱,红花一钱,连服数剂,即扶杖能行矣。方中用红花者,欲以化脑中之瘀血也。为此时脉已和平,头已不疼,可受黄芪之温补,故方中少用三钱,以补助其正气,即借以助归、芍、乳、没以流通血脉,更可调玄参、天冬之寒凉,俾药性凉热适均,而可多服也。

上所录三案,用药大略相同,而皆以牛膝为主药者,诚以牛膝善引上部之血下行,为治脑充血证无上之妙品,此愚屡经试验而知,故敢公诸医界。而用治此证,尤以怀牛膝为最佳。

论脑充血证可预防及其证误名中风之由(附:建瓴汤)

脑充血证即《内经》之所谓厥证,亦即后世之误称中风证,前论已详辨之矣。而论此证者谓其猝发于一旦,似难为之预防。不知凡病之来皆预有朕兆。至脑充血证,其朕兆之发现实较他证为尤显著,且有在数月之前,或数年之前,而其朕兆即发露者。今试将其发现之朕兆详列于下:

(一)其脉必弦硬而长,或寸盛尺虚,或大于常脉数倍,而毫无缓和之意。

(二)其头目时常眩晕,或觉脑中昏愦,多健忘,或常觉疼,或耳聋目胀。

(三)胃中时觉有气上冲,阻塞饮食不能下行;或有气起自下焦,上行作呃逆。

(四)心中常觉烦躁不宁,或心中时发热,或睡梦中神魂飘荡。

(五)或舌胀、言语不利,或口眼歪斜,或半身似有麻木不遂,或行动脚踏不稳、时欲眩仆,或自觉头重足轻,脚底如踏棉絮。

上所列之证,偶有一二发现,再参以脉象之呈露,即可断为脑充血之朕兆也。愚十余年来治愈此证颇多,曾酌定建瓴汤一方,服后能使脑中之血如建瓴之水下行,脑充血之证自愈。爰将其方详列于下,以备医界采用。

生怀山药一两　怀牛膝一两　生赭石轧细,八钱　生龙骨捣细,六钱　生牡蛎捣细,六钱　生怀地黄六钱　生杭芍四钱　柏子仁四钱

磨取铁锈浓水以之煎药。

方中赭石必一面点点有凸,一面点点有凹,生轧细用之方效。若大便不实者去赭石,加建莲子(去心)三钱。若畏凉者,以熟地易生地。

在津曾治东门里友人迟华章之令堂,年七旬有四,时觉头目

眩晕，脑中作疼，心中烦躁，恒觉以热，两臂觉撑胀不舒，脉象弦硬而大，知系为脑充血之朕兆，治以建瓴汤。连服数剂，诸病皆愈，惟脉象虽不若从前之大，而仍然弦硬。因苦于吃药，遂停服。后月余，病骤反复。又用建瓴汤加减，连服数剂，诸病又愈。脉象仍未和平，又将药停服。后月余，病又反复，亦仍用建瓴汤加减，连服三十余剂，脉象和平如常，遂停药勿服，病亦不再反复矣。

又治天津河北王姓叟。年过五旬，因头疼、口眼歪斜，求治于西人医院，西人以表测其脉，言其脉搏之力已达百六十度，断为脑充血证，服其药多日无效，继求治于愚。其脉象弦硬而大，知其果系脑部充血，治以建瓴汤，将赭石改用一两，连服十余剂，觉头部清爽，口眼之歪斜亦愈，惟脉象仍未复常。复至西人医院以表测脉，西医谓较前低二十余度，然仍非无病之脉也。后晤面向愚述之，劝其仍须多多服药，必服至脉象平和，方可停服。彼觉病愈，不以介意。后四阅月未尝服药。继因有事出门，劳碌数旬，甫归后又连次竹战，一旦忽眩仆于地而亡。观此二案，知用此方以治脑充血者，必服至脉象平和，毫无弦硬之意，而后始可停止也。

友人朱钵文，滦州博雅士也，未尝业医而实精于医。尝告愚曰："脑充血证，宜于引血下行药中加破血之药以治之。"愚闻斯言，恍有悟会。如目疾其疼连脑者，多系脑部充血所致，而眼科家恒用大黄以泻其热，其脑与目即不疼，此无他，服大黄后脑充血之病即愈故也。夫大黄非降血兼能破血最有力之药乎？由斯知凡脑充血证其身体脉象壮实者，初服建瓴汤一两剂时，可酌加大黄数钱；其身形脉象不甚壮实者，若桃仁、丹参诸药，亦可酌加于建瓴汤中也。

至唐宋以来名此证为中风者，亦非无因。尝征以平素临证实验，知脑充血证恒因病根已伏于内，继又风束外表，内生燥热，遂以激动其病根，而猝发于一旦。是以愚临此证，见有夹杂外感之热者，恒于建瓴汤中加生石膏一两；或两三日后见有阳明大热、脉象洪实者，又恒治以白虎汤或白虎加人参汤，以清外感之热，而后治其脑充血证。此愚生平之阅历所得,而非为唐宋以来之医家讳过也。然究之此等证,谓其为中风兼脑充血则可,若但名为中风仍不可也。迨至刘河间出,谓此证非外袭之风,乃内生之风,实因五志过极,动火而猝中。大法以白虎汤、三黄汤沃之,所以治实火也;以逍遥散疏之,所以治郁火也;以通圣散、凉膈散双解之,所以治表里之邪火也;以六味汤滋之,所以壮水之源以制阳光也;以八味丸引之,所谓从治之法,引火归原也;又用地黄饮子治舌喑不能言,足废不能行。此等议论,似高于从前误认脑充血为中风者一筹。盖脑充血证之起点,多由于肝气、肝火妄动。肝属木能生风,名之为内中风,亦颇近理。然因未悟《内经》所谓血之与气并走于上之旨,是以所用之方,未能丝丝入扣,与病证吻合也。至其所载方中有防风、柴胡、桂、附诸品,尤为此证之禁药。

又《金匮》有风引汤,除热瘫痫。夫瘫既以热名,明其病因热而得也。其证原似脑充血也。方用石药六味,多系寒凉之品,虽有干姜、桂枝之辛热,而与大黄、石膏、寒水石、滑石并用,药性混合,仍以凉论(细按之桂枝、干姜究不宜用)。且诸石性皆下沉,大黄性尤下降,原能引逆上之血使之下行。又有龙骨、牡蛎与紫石英同用,善敛冲气,与桂枝同用,善平肝气。肝冲之气不上干,则血之上充者自能徐徐下降也。且其方虽名风引,而未尝用祛风之药,其不以热瘫痫为中风明矣。特后世不明方中之意,多将其方误解耳。拙拟之建瓴汤,重用赭石、龙骨、牡蛎,且有加石膏之时,实窃师风引汤之义也(风引汤方下之文甚简,似非仲景笔墨,故方书多有疑此系后世加入者,故方中之药品不纯)。

论脑贫血治法(附:脑髓空治法)

脑贫血者,其脑中血液不足,与脑充血之病正相反也。其人常觉头重目眩、精神昏愦,或面黄唇白,或呼吸短气,或心中怔忡,其头与目或间有作疼之时,然不若脑充血者之胀疼,似因有收缩之感觉而作疼。其剧者亦可猝然昏仆,肢体颓废或偏枯。其脉象微弱,或至数兼迟。西人但谓脑中血少,不能荣养脑筋,以致脑失其司知觉、司运动之机能。然此证但用补血之品,必不能愈。《内经》则谓:“上气不足,脑为之不满。”此二语实能发明脑贫血之原因,并已发明脑贫血之治法。盖血生于心,上输于脑(心有四血脉管通脑)。然血不能自输于脑也。《内经》之论宗气也,谓宗气积于胸中,以贯心脉,而行呼吸,由此知胸中宗气不但为呼吸之中枢,而由心输脑之血脉管亦以之为中枢。今合《内经》两处之文参之,知所谓上气者,即宗气上升之气也,所谓上气不足脑为之不满者,即宗气不能贯心脉以助之上升,则脑中气血皆不足也。然血有形而气无形,西人论病皆从实验而得,故言血而不言气也。因此知脑贫血治法固当滋补其血,尤当峻补其胸中宗气,以助其血上行。持此以论古方,则补血汤重用黄芪以补气,少用当归以补血者,可为治脑贫血之的方矣。今录其方于下,并详论其随证宜加之药品。

生箭芪一两,当归三钱。呼吸短气者,加柴胡、桔梗各二钱。不受温补者,加生地、玄参各四钱。素畏寒凉者,加熟地六钱,干姜三钱。胸有寒饮者,加干姜三钱,广陈皮二钱。

按:《内经》“上气不足,脑为不满”二语,非但据理想象也,更可实征诸囟门未合之小儿。《灵枢·五味篇》谓:“大气抟于胸中,赖谷气以养之,谷不入半日则气衰,一日则气少。”大气即宗气也(理详首卷大气诠中)。观小儿慢惊风证,脾胃虚寒,饮食不化,其宗气之衰可知;更兼以吐泻频频,虚极风动,其宗气不能助血上升以灌注于脑更可知,是以小儿得此证者,其囟门无不塌陷,此非“上气不足,脑为不满”之明征乎?时贤王勉能氏谓:“小儿慢惊风证,其脾胃虚寒,气血不能上朝脑中,既有贫血之病,又兼寒饮填胸,其阴寒之气上冲脑部,激动其脑髓神经,故发痫痉。”实为通论。

又方书谓真阴寒头疼证,半日即足损命。究之此证实兼因宗气虚寒,不能助血上升,以致脑中贫血乏气,不能御寒,或更因宗气虚寒之极而下陷,呼吸可至顿停,故至危险也(理亦参观大气诠自明)。审斯,知欲治此证,拙拟回阳升陷汤(方在三期第四卷处方编中,系生箭芪八钱,干姜、当归各四钱,桂枝尖三钱,甘草一钱)可为治此证的方矣。若细审其无甚剧之实寒者,宜将干姜减半,或不用亦可。

又《内经》论人身有四海,而脑为髓海。人之色欲过度者,其脑髓必空,是以内炼家有还精补脑之说,此人之所共知也。人之脑髓空者,其人亦必头重目眩,甚或猝然昏厥,知觉运动俱废,因脑髓之质原为神经之本源也。其证实较脑贫血尤为紧要。治之者,宜用峻补肾经之剂,加鹿角胶以通督脉。督脉者何?即脊梁中之脊髓袋,上通于脑,下通命门,更由连命门之脂膜而通于胞室,为副肾脏,即为肾脏化精之处(论肾须取广义,命门、胞室皆为副肾,西人近时亦知此理,观本书首篇论中可知)。鹿角生脑后督脉上,故善通督脉。患此证者果能清心寡欲,按此服药不辍,还精补脑之功自能收效于数旬中也。

论脑贫血痿废治法答内政部长杨阶三先生

(附:干颓汤、补脑振痿汤)

详观来案,病系肢体痿废,而其病因实由于脑部贫血也。按生理之实验,人之全体运动皆脑髓神经司之,虽西人之说,而洵可确信。是以西人对于痿废之证皆责之于脑部,而实有脑部充血与脑部贫血之殊。盖脑髓神经原藉血为濡润者也,而所需之血多少尤以适宜为贵。彼脑充血者,血之注于脑者过多,力能排挤其脑髓神经,俾失所司。至脑贫血者,血之注于脑者过少,无以养其脑髓神经,其脑髓神经亦恒至失其所司。至于脑中之所以贫血,不可专责诸血也,愚尝读《内经》而悟其理矣。

《内经》谓:“上气不足,脑为之不满,耳为之苦鸣,头为之倾,目为之眩。”夫脑不满者,血少也。因脑不满而贫血,则耳鸣、头目倾眩即连带而来,其剧者能使肢体痿废不言可知。是西人脑贫血可致痿废之说原与《内经》相符也。然西医论痿废之由,知因脑中贫血,而《内经》更推脑中贫血之由,知因上气不足。夫上气者何?胸中大气也(亦名宗气)。其气能主宰全身,斡旋脑部,流通血脉。彼脑充血者,因肝胃气逆,挟血上冲,原于此气无关;至脑贫血者,实因胸中大气虚损,不能助血上升也。是以欲治此证者,当以补气之药为主,以养血之药为辅,而以通活经络之药为使也。爰本此义拟方于下。

干颓汤

治肢体痿废,或偏枯,脉象极微细无力者。

生箭芪五两　当归一两　甘枸杞果一两　净杭萸肉一两　生滴乳香三钱　生明没药三钱　真鹿角胶捣碎,六钱

先将黄芪煎十余沸,去渣;再将当归、枸杞、萸肉、乳香、没药入汤同煎十余沸,去渣,入鹿角胶末融化,取汤两大盅,分两次温饮下。

方中之义,重用黄芪以升补胸中大气,且能助气上升,上达脑中,而血液亦即可随气上注,惟其副作用能外透肌表,具有宣散之性,去渣重煎,则其宣散之性减,专于补气升气矣。当归为生血之主药,与黄芪并用,古名补血汤,因气旺血自易生,而黄芪得当归之濡润,又不至燥热也。萸肉性善补肝,枸杞性善补肾,肝肾充足,元气必然壮旺。元气者胸中大气之根也(元气为祖气,大气为宗气,先祖而后宗,故宗气以元气为根,一先天、一后天也),且肝肾充足则自脊上达之督脉必然流通,督脉者又脑髓神经之根也。且二药皆汁浆稠润,又善赞助当归生血也。用乳香、没药者,因二药善开血痹,血痹开则痿废者久瘀之经络自流通矣。用鹿角胶者,诚以脑既贫血,其脑髓亦必空虚,鹿之角在顶,为督脉之所发生,

是以其所熬之胶善补脑髓,脑髓足则脑中贫血之病自易愈也。此方服数十剂后,身体渐渐强壮,而痿废仍不愈者,可继服后方。

补脑振痿汤

治肢体痿废偏枯,脉象极微细无力,服药久不愈者。

生箭芪二两　当归八钱　龙眼肉八钱　杭萸肉五钱　胡桃肉五钱　䗪虫大者,三枚　地龙去净土,三钱　生乳香三钱　生没药三钱　鹿角胶六钱　制马钱子末三分

共药十一味,将前九味煎汤两盅半,去渣,将鹿角胶入汤内融化,分两次送服制马钱子末一分五厘。

此方于前方之药独少枸杞,因胡桃肉可代枸杞补肾,且有强健筋骨之效也。又尝阅《沪滨医报》,谓脑中血管及神经之断者,地龙能续之。愚则谓必辅以䗪虫,方有此效。盖蚯蚓(即地龙)善引,䗪虫善接(断之能自接),二药并用能将血管神经之断者引而接之,是以方中又加此二味也。加制马钱子者,以其能瞤动神经使灵活也。此方与前方若服之觉热者,皆可酌加天花粉、天冬各数钱。制马钱子法详三期七卷振颓丸下。

附案　天津特别三区三号路于遇顺,年过四旬,自觉呼吸不顺,胸中满闷,言语动作皆渐觉不利,头目昏沉,时作眩晕。延医治疗,投以开胸理气之品,则四肢遽然痿废。再延他医,改用补剂而仍兼用开气之品,服后痿废加剧,言语竟不能发声。愚诊视其脉象沉微,右部尤不任循按,知其胸中大气及中焦脾胃之气皆虚陷也。于斯投以拙拟升陷汤(在第一卷大气诠内)加白术、当归各三钱。服两剂,诸病似皆稍愈,而脉象仍如旧。因将芪、术、当归、知母各加倍,升麻改用钱半,又加党参、天冬各六钱,连服三剂。口可出声而仍不能言,肢体稍能运动而不能步履,脉象较前有起色似堪循按。因但将黄芪加重至四两,又加天花粉八钱,先用水六大盅将黄芪煎透去渣,再入他药,煎取清汤两大盅,分两次服下,又连服三剂,勉强

可作言语，然恒不成句，人扶之可以移步。遂改用干颓汤，惟黄芪仍用四两，服过十剂，脉搏又较前有力，步履虽仍需人，而起卧可自如矣，言语亦稍能达意，其说不真之句，间可执笔写出，从前之头目昏沉眩晕者，至斯亦见轻。俾继服补脑振痿汤，嘱其若服之顺利，可多多服之，当有脱然全愈之一日也。

按：此证其胸满闷之时，正因其呼吸不顺也，其呼吸之所以不顺，因胸中大气及中焦脾胃之气皆虚而下陷也。医者竟投以开破之药，是以病遽加重。至再延他医，所用之药补多开少，而又加重者，因气分当虚极之时，补气之药难为功，破气之药易生弊也。愚向治大气下陷证，病人恒自觉满闷，其实非满闷，实短气也。临证者细细考究，庶无差误。

论心病治法

心者，血脉循环之枢机也。心房一动则周身之脉一动，是以心机亢进，脉象即大而有力，或脉搏更甚数；心脏麻痹，脉象即细而无力，或脉搏更甚迟。是脉不得其平，大抵由心机亢进与心脏麻痹而来也。于以知心之病虽多端，实可分心机亢进、心脏麻痹为二大纲。

今试先论心机亢进之病，有因外感之热炽盛于阳明胃腑之中，上蒸心脏，致心机亢进者，其脉象洪而有力，或脉搏加数，可用大剂白虎汤以清其胃；或更兼肠有燥粪、大便不通者，酌用大、小承气汤以涤其肠，则热由下泻，心机之亢进者自得其平矣。

有下焦阴分虚损，不能与上焦阳分相维系，其心中之君火恒至浮越妄动，以致心机亢进者，其人常苦眩晕，或心疼、目胀、耳鸣，其脉象上盛下虚，或摇摇无根，至数加数，宜治以加味左归饮。方用大熟地、大生地、生怀山药各六钱，甘枸杞、怀牛膝、生龙骨、生牡蛎各五钱，净萸肉三钱，云苓片一钱。此壮水之源以制浮游之火，心机之亢者自归于和平矣。

有心体之阳素旺，其胃腑又积有实热，复上升以助之，以致心机亢进者，其人脉虽有力，而脉搏不数，五心恒作灼热，宜治以咸寒之品(《内经》谓热淫于内，治以咸寒)，若朴硝、太阴玄精石及西药硫苦皆为对证之药(每服少许，日服三次，久久自愈)。盖心体属火，味之咸者属水，投以咸寒之品，是以寒胜热水胜火也。

又人之元神藏于脑，人之识神发于心。识神者思虑之神也，人常思虑其心必多热，以人之神明属阳，思虑多者其神之阳常常由心发露，遂致心机因热亢进，其人恒多迷惑。其脉多现滑实之象，因其思虑所生之热恒与痰涎互相胶漆，是以其脉滑而有力也。可用大承气汤(厚朴宜少用)，以清热降痰；再加赭石(生赭石两半，轧细同煎)、甘遂(甘遂一钱，研细调药汤中服)以助其清热降痰之力。药性虽近猛烈，实能稳建奇功，而屡试屡效也。

又有心机亢进之甚者，其鼓血上行之力甚大，能使脑部之血管至于破裂，《内经》所谓血之与气并走于上之大厥也，亦即西人所谓脑充血之险证也。推此证之原因，实由肝木之气过升，肺金之气又失于肃降，则金不制木，肝木之横恣遂上干心脏，以致心机亢进。若更兼冲气上冲，其脉象之弦硬有力更迥异乎寻常矣。当此证之初露朕兆时，必先脑中作疼，或间觉眩晕，或微觉半身不利，或肢体有麻木之处。宜思患预防，当治以清肺、镇肝、敛冲之剂，更重用引血下行之药辅之，连服十余剂或数十剂，其脉象渐变柔和，自无意外之患。向因此证方书无相当之治法，曾拟得建瓴汤一方，屡次用之皆效。即不能治之于预，其人忽然昏倒，须臾能自苏醒者，大抵脑中血管未甚破裂，急服此汤，皆可保其性命。连服数剂，其头之疼者可以全愈，即脑中血管不复充血，其从前少有破裂之处亦可自愈，而其肢体之痿废者亦可徐徐见效。方载本卷前篇论中，原用铁锈水煎药，若刮取铁锈数钱，或多至两许，与药同煎服更佳。

有非心机亢进而有若心机亢进者，怔忡之证是也。心之本体原长发动以运行血脉，然无病之人初不觉其动也，惟患怔忡者则时觉心中跳动不安。盖人心中之神明原以心中之气血为凭依，有时其气血过于虚损，致神明失其凭依，虽心机之动照常，原分毫未尝亢进，而神明恒若不任其震撼者，此其脉象多微细，或脉搏兼数。宜用山萸肉、酸枣仁、怀山药诸药品以保合其气；龙眼肉、熟地黄、柏子仁诸药以滋养其血；更宜用生龙骨、牡蛎、朱砂（研细送服）诸药以镇安其神明。气分虚甚者可加人参，其血分虚而且热者可加生地黄。

有因心体肿胀，或有瘀滞，其心房之门户变为窄小，血之出入致有激荡之力，而心遂因之觉动者，此似心机亢进而亦非心机亢进也。其脉恒为涩象，或更兼迟。宜治以拙拟活络效灵丹（方载三期第四卷，系当归、丹参、乳香、没药各五钱）加生怀山药、龙眼肉各一两，共煎汤服。或用节菖蒲三两，远志二两，共为细末，每服二钱，红糖冲水送下，日服三次，久当自愈。因菖蒲善开心窍，远志善化瘀滞（因其含有稀盐酸），且二药并用实善调补心脏，而送以红糖水者，亦所以助其血脉流通也。

至心脏麻痹之原因，亦有多端，治法亦因之各异。如伤寒温病之白虎汤证，其脉皆洪大有力也；若不即时投以白虎汤，脉洪大有力之极，又可渐变为细小无力，此乃由心机亢进而转为心脏麻痹。病候至此，极为危险，宜急投以大剂白虎加人参汤。将方中人参加倍，煎汤一大碗，分数次温饮下，使药力相继不断，一日连服二剂，庶可挽回。若服药后仍无效，宜用西药斯独落仿斯丁儿四瓦，分六次调温开水服之，每两点钟服一次。服至五六次，其脉渐起，热渐退，可保无虞矣。盖外感之热，传入阳明，其热实脉虚者，原宜治以白虎加人参汤（是以伤寒汗、吐、下后用白虎汤时皆加人参），然其脉非由实转虚也，至其脉由实转虚，是其心脏为热所伤而麻痹，已成坏证，故用白虎加人参汤时宜将人参加倍，助其心脉之跳动，即可愈其心脏之麻痹也。至西药斯独落仿斯实为强壮心脏之良药，原为实芰答里斯之代用品，其性不但能强心脏，且善治脏腑炎证，凡实芰答里斯所主之证皆能治之，而其性又和平易用，以治心脏之因热麻痹者，诚为至良之药。

有心脏本体之阳薄弱，更兼胃中积有寒饮溢于膈上，凌逼心脏之阳，不能用事，其心脏渐欲麻痹，脉象异常微细，脉搏异常迟缓者，宜治以拙拟理饮汤（方载三期第三卷，系干姜五钱，于白术四钱，桂枝尖、茯苓片、炙甘草各二钱，生杭芍、广橘红、川厚朴各钱半。病剧者加黄芪三钱），连服十余剂，寒饮消除净尽，心脏之阳自复其初，脉之微弱迟缓者亦自复其常矣（此证间有心中觉热，或周身发热。或耳鸣欲聋种种反应象，须兼看理饮汤后所载治愈诸案，临证诊断自无差误）。

有心脏为传染之毒菌充塞以至于麻痹者，霍乱证之六脉皆闭者是也。治此证者，宜治其心脏之麻痹，更宜治其心脏之所以麻痹，则兴奋心脏之药，自当与扫除毒菌之药并用，如拙拟之急救回生丹、卫生防疫宝丹是也（二方皆载于第六卷论霍乱治法篇中）。此二方中用樟脑所升之冰片，是兴奋心脏以除其麻痹也。二方中皆有朱砂、薄荷冰，是扫除毒菌以治心脏之所以麻痹也。是以无论霍乱之因凉因热，投之皆可奏效也（急救回生丹药性微凉以治因热之霍乱尤效，至卫生防疫宝丹其性温用凉，无论病因凉热用之皆有捷效）。

有心中神明不得宁静，有若失其凭依，而常惊悸者，此其现象若与心脏麻痹相反，若投以西药麻醉之品如臭剥、抱水诸药，亦可取效于一时，而究其原因，实亦由心体虚弱所致，惟投以强心之剂，乃为根本之治法。当细审其脉，若数而兼滑者，当系心血虚而兼热，宜用龙眼肉、熟地黄诸药补其虚，生地黄、玄参诸药泻其热，再用生龙骨、牡蛎以保合其神明，镇靖其魂魄，其惊悸自除矣。其脉微弱无力者，当系心气虚而莫支，宜用参、术、芪诸药以补其气，兼用生地黄、玄参诸滋阴药以防其因补生热，更用酸枣仁、山萸肉以凝固其神明、收敛其气化，其治法与前条脉弱怔忡者大略相同。特脉弱怔忡者，心机之发动尤能照常，而此则发动力微，而心之本体又不时颤动，犹人之力小任重而身颤也，其心脏弱似较怔忡者尤甚矣。

有其惊悸恒发于夜间，每当交睫甫睡之时，其心中即惊悸而醒，此多因心下停有痰饮。心脏属火，痰饮属水，火畏水迫，故作惊悸也。宜清痰之药与养心之药并用，方用二陈汤加当归、菖蒲、远志，煎汤送服朱砂细末三分。有热者加玄参数钱，自能安枕稳睡而无惊悸矣。

论肺病治法（附：清金二妙丹、三妙丹）

肺病西人名为都比迦力，谓肺脏生有坚粒如砂，久则溃烂相连，即东人所谓肺结核，方书所谓肺痈也。盖中医不能剖解，当其初结核时，实无从考验，迨至三期之时，所结之核已溃烂相连，至于咳吐脓血，乃始知为肺上生痈。岂知肺胞之上焉能生红肿高大之痈，不过为肺体之溃烂而已。然肺病至于肺体溃烂，西人早诿为不治，而古方书各有治法，用之亦恒获效，其故何哉？盖以西人之治病，惟治局部，但知理其标，而不知清其本，本既不清，标亦终归不治耳。愚临证四十余年，治愈肺病甚夥，即西人诿为不治者，亦恒随手奏效，此无他，亦惟详审病因，而务为探本穷源之治法耳。故今者论治肺病，不以西人之三期立论，而以病因立论，爰细列其条目于下：

肺病之因，有内伤、外感之殊。然无论内伤、外感，大抵皆有发热之证，而后酿成肺病。诚以肺为娇脏，且属金，最畏火刑故也。有如肺主皮毛，外感风邪，有时自皮毛袭入肺脏，阻塞气化，即暗生内热；而皮毛为风邪所束，不能由皮毛排出碳气，则肺中不但生热，而且酿毒，肺病即由此起点。其初起之时，或时时咳嗽，吐痰多有水泡，或周身多有疼处，舌有白苔，或时觉心中发热，其脉象恒浮而有力。可先用西药阿斯必林一瓦，白糖冲水送下，俾周身得汗，继用玄参、天花粉各五钱，金银花、川贝母各三钱，硼砂八分（研细分两次送服），粉甘草细末三钱（分两次送服），煎汤服。再每日用阿斯必林一瓦，分三次服，白糖水送下，勿令出汗，此三次中或一次微有汗者亦佳。如此服数日，热不退者，可于汤药中加生石膏七八钱；若不用石膏，或用汤药送服西药安知歇貌林半瓦亦可。

若此时不治，病浸加剧，吐痰色白而黏，或带腥臭，此时亦可先用阿斯必林汗之。然恐其身体虚弱，不堪发汗，宜用生怀山药一两或七八钱煮作茶汤，送服阿斯必林半瓦，俾服后微似有汗即可。仍用前汤药送服粉甘草细末、三七细末各一钱，煎渣时再送服二药如前。仍兼用阿斯必林三分瓦之一（合中量八厘八毫），白糖冲水送下，或生怀山药细末四五钱煮茶汤送下，日两次。其嗽不止者，可用山药所煮茶汤送服川贝细末三钱；或用西药几阿苏四瓦，薄荷冰半瓦，调以粉甘草细末，以适可为丸为度（几阿苏是稀树脂，掺以甘草末始可为丸），为丸桐子大，每服三丸，日再服，此药不但能止嗽，且善治肺结核（薄荷冰味宜辛凉，若其味但辛辣而不凉者，可用好朱砂钱半代之）。至阿斯必林，亦善治肺结核，而兼能发汗，且能使脉之数者变为和缓，是以愚喜用之，惟其人常自出汗者不宜服耳。至山药之性亦最善养肺，以其含蛋白质甚多也。然忌炒，炒之则枯其蛋白质矣。煮作茶汤，其味微酸，欲其适口可少调以白糖，或柿霜皆可。若不欲吃茶汤者，可用生山药片，将其分量加倍，煮取清汤，以代茶汤饮之。

若当此时不治，以后病又加剧，时时咳吐脓血，此肺病已至三期，非寻常药饵所能疗矣。必用中药极贵重之品，若徐灵胎所谓用清凉之药以清其火，滋润之药以养其血，滑降之药以祛其痰，芳香之药以通其气，更以珠黄之药解其毒，金石之药填其空，兼数法而行之，屡试必效。又邑中曾钧堂孝廉，精医术，尝告愚曰："治肺痈惟林屋山人《证治全生集》中犀黄丸最效，余用之数十年，治愈肺痈甚多。"后愚至奉天，遇肺痈咳吐脓血服他药不愈者，俾于服汤药之外兼服犀黄丸，果如曾君所言，效验异常。三期第二卷清凉华盖饮后有案，可参观。至所服汤药，宜用前方加牛蒡子、瓜蒌仁各数钱以泻其脓，再送服三七细末二钱以止其血。至于犀黄丸配制及服法，皆按原书，兹不赘。

有外感伏邪伏膈膜之下，久而入胃，其热上熏肺脏，以致成肺病者，其咳嗽吐痰始则稠黏，继则腥臭，其舌苔或白而微黄，其心中燥热，头目昏眩，脉象滑实，多右胜于左。宜用生石膏一两，玄参、花粉、生怀山药各六钱，知母、牛蒡子各三钱，煎汤送服甘草、三七细末如前。再用阿斯必林三分瓦之一，白糖水送服，日两次。若其热不退，其大便不滑泻者，石膏可以加重。曾治奉天大西边门南徐姓叟肺病，其脉弦长有力，迥异寻常，每剂药中用生石膏四两，连服数剂，脉始柔和。由斯观之，药以胜病为准，其分量轻重，不可预为限量也。若其脉虽有力而至数数者，可于前方中石膏改为两半，知母改为六钱，再加潞党参四钱。盖脉数者其阴分必虚，石膏、知母诸药虽能退热，而滋阴仍非所长，辅之以参，是仿白虎加人参汤之义，以滋其真阴不足（凉润之药得人参则能滋真阴），而脉之数者可变为和缓也。若已咳嗽吐脓血者，亦宜于服汤药外兼服犀黄丸。

至于肺病由于内伤，亦非一致。有因脾胃伤损，饮食减少，土虚不能生金，致成肺病者。盖脾胃虚损之人，多因肝木横恣，侮克脾土，致胃中饮食不化精液，转多化痰涎，溢于膈上，黏滞肺叶作咳嗽，久则伤肺，此定理也。且饮食少则虚热易生，肝中所寄之相火，因肝木横恣，更挟虚热而刑肺，于斯上焦恒觉烦热，吐痰始则黏滞，继则腥臭，胁下时或作疼，其脉弦而有力，或弦而兼数，重按不实。方用生怀山药一两，玄参、沙参、生杭芍、柏子仁炒不去油各四钱，金银花二钱，煎汤送服三七细末一钱，西药百布圣二瓦。汤药煎渣时，亦如此送服。若至咳吐脓血，亦宜服此方，兼服犀黄丸。或因服犀黄丸，减去三七亦可。至百布圣，则不可减去，以其大有助脾胃消化之力也。然亦不必与汤药同时服，每于饭后迟一句钟服之更佳。

有因肾阴亏损而致成肺病者。盖肾与肺为子母之脏，子虚必吸母之气化以自救，肺之气化即暗耗；且肾为水脏，水虚不能镇火，火必妄动而刑金。其人日晚潮热，咳嗽，懒食，或干咳无痰，或吐痰腥臭，或兼喘促，其脉细数无力。方用生山药一两，大熟地、甘枸杞、柏子仁各五钱，玄参、沙参各四钱，金银花、川贝各三钱，煎汤送服甘草、三七细末如前。若咳吐脓血者，去熟地，加牛蒡子、蒌仁各三钱，亦宜兼服犀黄丸。若服药后脉之数者不能渐缓，亦可兼服阿斯必林，日两次，每次三分瓦之一。盖阿斯必林之性既善治肺结核，尤善退热，无论虚热实热，其脉象数者服之，可使其至数渐缓。然实热服之，汗出则热退，故可服至一瓦。若虚热，不宜出汗，但可解肌，服后或无汗，或微似有汗，方能退热，故一瓦必须分三次服。若其人多汗者，无论虚热实热，皆分毫不宜用。若其人每日出汗者，无论其病因为内伤、外感，虚热、实热，皆宜于所服汤药中加生龙骨、生牡蛎、净山萸肉各数钱，或研服好朱砂五分，亦可止汗，盖以汗为心液，朱砂能凉心血，故能止汗也。

有其人素患吐血、衄血，阴血伤损，多生内热；或医者用药失宜，强止其血，俾血瘀经络亦久而生热，以致成肺病者。其人必心中发闷发热，或有疼时，廉于饮食，咳嗽短气，吐痰腥臭，其脉弦硬，或弦而兼数。方用生怀山药一两，玄参、天冬各五钱，当归、生杭芍、乳香、没药各三钱，远志、甘草、生桃仁（桃仁无毒，宜带皮生用，因其皮红能活血也。然须明辨其果为桃仁，不可误用带皮杏仁）各二钱，煎汤送服三七细末钱半，煎渣时亦送服钱半。盖三七之性，不但善止血，且善化瘀血也。若咳吐脓血者，亦宜于服汤药之外兼服犀黄丸。

此论甫拟成，法库门生万泽东见之，谓此论固佳，然《衷中参西录》三期肺病门，师所拟之清金益气汤、清金解毒汤二方尤佳，何以未载？愚曰："二方皆有黄芪，东省之人多气盛，上焦有热，于黄芪恒不相宜,是以未载。”泽东谓:“若其人久服蒌仁、杏仁、苏子、橘红诸药以降气利痰止嗽,致肺气虚弱,脉象无力者,生常投以清金益气汤,若兼吐痰腥臭者,投以清金解毒汤,均能随手奏效。盖东省之人虽多不宜用黄芪,而经人误治之证,又恒有宜用黄芪者,然宜生用,炙用则不相宜耳。”愚闻泽东之言,自知疏漏,爰将两方详录于下以备治肺病者之采用。

清金益气汤

治肺脏虚损,尪羸少气,劳热咳嗽,肺痿失音,频吐痰涎,一切肺金虚损之病,但服润肺宁嗽之药不效者。方用:

生地黄五钱　生黄芪　知母　粉甘草　玄参　沙参　牛蒡子各三钱　川贝二钱

清金解毒汤

治肺脏结核,浸至损烂,咳吐脓血,脉象虚弱者。方用:

生黄芪　生滴乳香　生明没药　粉甘草　知母　玄参　沙参　牛蒡子各三钱　川贝细末　三七细末各二钱,二末和匀,分两次另送服

若其脉象不虚者,宜去黄芪,加金银花三四钱。

或问:桔梗能引诸药入肺,是以《金匮》治肺痈有桔梗汤,此论肺病者方何以皆不用桔梗?答曰:桔梗原提气上行之药,肺病者多苦咳逆上气,恒与桔梗不相宜,故未敢加入方中。若其人虽肺病而不咳逆上气者,亦不妨斟酌用之。

或问:方书治肺痈,恒于其将成未成之际,用皂荚丸或葶苈大枣汤泻之,将肺中之恶浊泻去,而后易于调治。二方出自《金匮》,想皆为治肺良方。此论中皆未言及,岂其方不可采用乎?答曰:二方之药性近猛烈,今之肺病者多虚弱,是以不敢轻用。且二方泻肺,治肺实作喘原是正治,至泻去恶浊痰涎,以防肺中腐烂,原是兼

治之证。其人果肺实作喘且不虚弱者,葶苈大枣汤愚曾用过数次,均能随手奏效。皂荚丸实未尝用,因皂荚性热,与肺病之热者不宜也。至欲以泻浊防腐,似不必用此猛烈之品,若拙拟方中之硼砂、三七及乳香、没药,皆化腐生新之妙品也。况硼砂善治痰厥,曾治痰厥半日不醒,用硼砂四钱,水煮化灌下,吐出稠痰而愈。由斯知硼砂开痰泻肺之力,固不让皂荚、葶苈也。所可贵者,泻肺脏之实,即以清肺金之热,润肺金之燥,解肺金之毒(清热润燥解毒皆硼砂所长);人但知口中腐烂者漱以硼砂则愈(冰硼散善治口疮),而不知其治肺中之腐烂亦犹治口中之腐烂也。且拙制有安肺宁嗽丸,方用硼砂、嫩桑叶、儿茶、苏子、粉甘草各一两,共为细末,炼蜜为丸,三钱重,早晚各服一丸,治肺郁痰火作嗽,肺结核作嗽。在奉天医院用之数年,屡建奇效。此丸药中实亦硼砂之功居多也。

或问:古有单用甘草四两煎汤治肺痈者,今所用治肺病诸方中,其有甘草者皆为末送服,而不以之入煎者何也?答曰:甘草最善解毒泻热,然生用胜于熟用。因生用则其性平,且具有开通之力,拙著四期《衷中参西录》中甘草解,言之甚详。熟用则其性温,实多填补之力,故其解毒泻热之力,生胜于熟。夫炙之为熟,水煮之亦为熟,若入汤剂是仍煎熟用矣,不若为末服之为愈也。且即为末服,又须审辨,盖甘草轧细颇难,若轧之不细,而用火炮焦再轧,则生变为熟矣。是以用甘草末者,又宜自监视轧之。再者,愚在奉时曾制有清金二妙丹,方用粉甘草细末二两,远志细末一两,和匀,每服钱半,治肺病劳嗽甚有效验。肺有热者,可于每二妙丹一两中加好朱砂细末二钱,名为清肺三妙丹。以治肺病结核咳嗽不止,亦极有效。然初服三四次时,宜少加阿斯必林,每次约加四分瓦之一,或五分瓦之一;若汗多,可不加也。

或问:西人谓肺病系杆形之毒菌传染,故治肺病以消除毒菌为要务,又谓呼吸之空气不新鲜易成肺病,故患此病者宜先移居新鲜空气之中,则病易愈。今论中皆未言及,其说岂皆无足取乎?

答曰：西人之说原有可取。然数十人同居一处，或独有一人肺病，其余数十人皆不病，且即日与肺病者居，仍传染者少，而不传染者多，此又作何解也？古语云："木必先腐，而后虫生。"推之于人，何莫不然。为其人先有此病因，而后其病乃乘虚而入。愚为嫌西人之说肤浅，故作深一层论法，更研究深一层治法，且亦以西人之说皆印于人之脑中，无烦重为表白也。矧上所用之药，若西药之几阿苏、阿斯必林、薄荷冰原可消除毒菌，即中药之朱砂及犀黄丸亦皆消除毒菌之要药，非于西说概无所取也。

治肺病便方

鲜白茅根去皮切碎一大碗，用水两大碗煎两沸，候半点钟，视其茅根不沉水底，再煎至微沸，候须臾茅根皆沉水底，去渣，徐徐当茶温饮之。

鲜小蓟根二两，切细，煮两三沸，徐徐当茶温饮之，能愈肺病吐脓血者。

白莲藕一斤，切细丝，煮取浓汁一大碗，再用柿霜一两融化其中，徐徐温饮之。

以上寻常之物，用之皆能清减肺病。恒有单用一方，浃辰之间即能治愈肺病者。三期第二卷有将鲜茅根、鲜小蓟根、鲜藕共切碎煮汁饮之，名为三鲜饮，以治因热吐血者甚效，而以治肺病亦有效，若再调以柿霜更佳。

三期第六卷载有宁嗽定喘饮，方用生怀山药两半，煮汤一大碗，再调入甘蔗自然汁一两，酸石榴自然汁五钱，生鸡子黄三个，徐徐饮下，治寒温病阳明大热已退，其人或素虚，或在老年，至此益形怯弱，或喘，或嗽，痰涎壅盛，气息似不足者，此亦寻常服食之物。若去方中鸡子黄，加荸荠自然汁一两，调匀，徐徐温服，亦治肺病之妙品也，而肺病之咳而兼喘者服之尤宜。

又北沙参细末，每日用豆腐浆送服二钱，上焦发热者送服三钱,善治肺病及肺劳喘嗽。

又西药有橄榄油,性善清肺,其味香美,肺病者可以之代香油,或滴七八滴于水中服之亦佳。

饮食宜淡泊,不可过食炮炙厚味及过咸之物,宜多食菜蔬,若藕、鲜笋、白菜、莱菔、冬瓜。果品若西瓜、梨、桑椹、苹果、荸荠、甘蔗皆宜。不宜桃、杏。忌烟酒及一切辛辣之物。又忌一切变味,若糟鱼、松花蛋、卤虾油、酱豆腐、臭豆腐之类,亦不宜食。

养生家有口念呵、呼、呬、嘘、吹、嘻六字以却脏腑诸病者,肺病者若于服药之外兼用此法,则为益良多。其法当静坐时,或睡醒未起之候,将此六字每一字念六遍,其声极低小,惟己微闻,且念时宜蓄留其气,徐徐外出,愈缓愈好,每日行两三次,久久自有效验。盖道书有呼气为补之说,其理甚深,拙撰元气诠中发明甚详。西人有深长呼吸法,所以扩胸膈以舒肺气,此法似与深长呼吸法相近,且着意念此六字,则肺中碳气呼出者必多,肺病自有易愈之理也。

论肺劳喘嗽治法

肺劳之证,因肺中分支细管多有瘀滞,热时肺胞松容气化犹可宣通,故病则觉轻;冷时肺胞紧缩其痰涎恒益杜塞,故病则加重。此乃肺部之锢疾,自古无必效之方。惟用曼陀萝熬膏,和以理肺诸药,则多能治愈。爰将其方详开于下。

曼陀萝正开花时,将其全科切碎,榨取原汁四两,入锅内熬至若稠米汤,再加入硼砂二两,熬至融化,再用远志细末、甘草细末各四两,生石膏细末六两,以所熬之膏和之,以适可为丸为度,分作小丸。每服钱半,若不效可多至二钱,白汤送下,一日两次。久服病可除根。若服之觉热者,石膏宜加重。

按:曼陀罗俗名洋金花,译西文者名为醉仙桃,因其大有麻醉之性也。科高三四尺许,叶大如掌,有有歧、无歧两种。开花如牵牛稍大，有红白二色，且其花有单层多层之分。结实大如核桃、有芒刺如包麻实，蒂有托盘如钱，中含细粒如麻仁。李时珍谓服之令人昏昏如醉，可作麻药。又谓熬水洗脱肛甚效，盖大有收敛之力也。入药者以花白且单层者为佳。然其麻醉之力甚大，曾见有以之煎汤饮之伤命者，慎勿多服。

肺脏具阖辟之机，其阖辟之机自如，自无肺劳病症。远志、硼砂最善化肺管之瘀，甘草末服，不经火炙、水煮，亦善宣通肺中气化，此所以助肺脏之辟也。曼陀罗膏大有收敛之力，此所以助肺脏之阖也。用石膏者，因曼陀罗之性甚热，石膏能解其热也。且远志、甘草、硼砂皆为养肺之品，能多生津液，融化痰涎，俾肺脏阖辟之机灵活无滞，则肺劳之喘嗽自愈也。

同庄张岛仙先生，邑之名孝廉也。其任东安教谕时，有门生患肺劳，先生教以念呵、呼、咽、嘘、吹、嘻，每字六遍，日两次，两月而肺劳愈。愚由此知此法可贵。养生家谓此六字可分主脏腑之病，愚则谓不必如此分析，总之不外呼气为补之理。因人念此六字皆徐徐呼气外出，其心肾可交也，心肾交久则元气壮旺，自能斡旋肺中气化，而肺劳可除矣。欲肺劳速愈者，正宜兼用此法。

读章太炎氏论肺病治法书后

读本志（山西医学杂志）二十一期，章太炎先生论肺炎治法，精微透彻，古今中外融会为一，洵为医学大家。其中有谓咳嗽发热，未见危候，数日身忽壮热，加以喘息，脉反微弱，直视撮空，丧其神守者，此肺虽膜满，而脉反更挎落，血痹不利，心脏将绝。西人治此证，用强心剂数服，神清喘止，其热渐退而愈，而未明言所用强心之剂，果为何药。

按：此乃肺胀兼心痹之证，若用中药，拟用白虎加人参汤。白虎汤以治肺胀，加参以治心痹。若用西药，当用实芰答利斯及斯独落仿斯。二药皆为强心之药，而与他强心之药不同。盖凡强心之药，能助心之跳动有力，即能助心之跳动加速，独此二药又善治心机亢进，使脉之动速者转为和缓。又凡强心之药多热，而此二药能解热，故又善治肺炎。肺脏炎愈而喘胀自愈也。至于伤寒温病，热入阳明，脉象洪实，医者不知急用白虎汤或白虎加人参汤以解其热，迨至热极伤心，脉象由洪实而微弱，或兼数至七八至，神识昏愦者，急投以白虎加人参汤，再将方中人参加重，汤成后调入生鸡子黄数枚，此正治之法也。西医则治以实芰答利斯及斯独落仿斯，亦为正治之法，而用之皆不易奏效，因其病至极危，心脏将绝也。拟将此中西之药并用，庶可挽回此至重之证也。然此犹虚为拟议，而未尝实验于临证。

附录 实芰答利斯及斯独落仿斯用法实芰答利斯叶之用量，一次服十分瓦之二(一瓦分为十分，用其二分)，若用其丁儿(酒也)，一次可服半瓦。斯独落仿斯丁儿之用量，亦一次服半瓦，皆宜一日服三次。实芰答利斯之性稍烈于斯独落仿斯，若病轻可缓治者，可用斯独落仿斯为实芰答利斯之代用品。若病重宜急治者，可将二药按其原定分量作一剂并用，方能有效。斯独落仿斯不宜生用，其制品有斯独落仿斯精，其用量极少，不如用其丁儿稳妥。

总论喘证治法

俗语云："喘无善证。"诚以喘证无论内伤外感，皆为紧要之证也。然欲究喘之病因，当先明呼吸之枢机何脏司之。喉为气管，内通于肺，人之所共知也，而吸气之入，实不仅入肺，并能入心、入肝、入冲任，以及于肾。何以言之？气管之正支入肺，其分支实下通于心，更透膈而下通于肝(观肺、心、肝一系相连可知)，由肝而下更与冲任相连以通于肾。藉曰不然，何以妇人之妊子者，母呼而子亦呼，母吸而子亦吸乎？呼吸之气若不由气管分支通于肝，下及于冲任与肾，何以子之脐带其根蒂结于冲任之间，能以脐承母之呼吸之气，而随母呼吸乎？是知肺者发动呼吸之机关也。喘之为病，《本

经》名为吐吸,因吸入之气内不能容,而速吐出也。其不容纳之故,有由于肺者,有由于肝肾者。试先以由于肝肾者言之:

肾主闭藏,亦主翕纳,原所以统摄下焦之气化,兼以翕纳呼吸之气,使之息息归根也。有时肾虚不能统摄其气化,致其气化膨胀于冲任之间,转挟冲气上冲,而为肾行气之肝木(方书谓肝行肾之气),至此不能疏通肾气下行,亦转随之上冲,是以吸入之气未受下焦之翕纳,而转受下焦之冲激,此乃喘之所由来,方书所谓肾虚不纳气也。当治以滋阴补肾之品,而佐以生肝血、镇肝气及镇冲、降逆之药。方用大怀熟地、生怀山药各一两,生杭芍、柏子仁、甘枸杞、净萸肉、生赭石细末各五钱,苏子、甘草各二钱。热多者可加玄参数钱。汗多者可加生龙骨、生牡蛎各数钱。

有肾虚不纳气,更兼元气虚甚,不能固摄,而欲上脱者,其喘逆之状恒较但肾虚者尤甚。宜于前方中去芍药、甘草,加野台参五钱,萸肉改用一两,赭石改用八钱。服一剂喘见轻,心中觉热者,可酌加天冬数钱。或用拙拟参赭镇气汤亦可(方载三期第二卷,系野台参、生杭芍各四钱,生赭石、生龙骨、生牡蛎、净萸肉各六钱,生怀山药、生芡实各五钱,苏子二钱)。有因猝然暴怒,激动肝气、肝火,更挟冲气上冲,胃气上逆,迫挤肺之吸气不能下行作喘者,方用川楝子、生杭芍、生赭石细末各六钱,厚朴、清夏、乳香、没药、龙胆草、桂枝尖、苏子、甘草各二钱,磨取铁锈浓水煎服。以上三项作喘之病因,由于肝肾者也,而其脉象则有区别。阴虚不纳气者,脉多细数;阴虚更兼元气欲脱者,脉多上盛下虚;肝火、肝气挟冲气、胃气上冲者,脉多硬弦而长。审脉辨证,自无差误也。

至喘之由于肺者,因肺病不能容纳吸入之气,其证原有内伤、外感之殊。试先论肺不纳气之由于内伤者。一阖一辟,呼吸自然之机关也。至问其所以能呼吸者,固赖胸中大气(亦名宗气)为之斡旋,又赖肺叶具有活泼机能,以遂其阖辟之用。乃有时肺脏受病,肺叶之阖辟活泼者变为易阖难辟,而成紧缩之性。暑热之时其紧数稍缓,犹可不喘;一经寒凉,则喘立作矣。此肺劳之证,多发于寒凉之时也。宜用生怀山药轧细,每用两许煮作粥,调以蔗白糖,送服西药百布圣七八分。盖肺叶紧缩者,以其中津液减少,血脉凝滞也。有山药、蔗糖以润之(山药含蛋白质甚多,故善润),百布圣以化之(百布圣为小猪、小牛之胃液制成,故善化),久当自愈。其有顽痰过盛者,可再用硼砂细末二分,与百布圣同送服。若外治,灸其肺腧穴亦有效,可与内治之方并用。若无西药百布圣处,可代以生鸡内金细末三分,其化痰之力较百布圣尤强。

有痰积胃中,更溢于膈上,浸入肺中,而作喘者。古人恒用葶苈大枣泻肺汤或十枣汤下之,此乃治标之方,究非探本穷源之治也。拙拟有理痰汤,载于三期第三卷(方系生芡实一两,清半夏四钱,黑脂麻三钱,柏子仁、生杭芍、茯苓片、陈皮各二钱)。连服十余剂,则此证之标本皆清矣。至方中之义,原方下论之甚详,兹不赘。若其充塞于胸膈胃腑之间,不为痰而为饮,且为寒饮者(饮有寒热,热饮脉滑,其人多有神经病;寒饮脉弦细,概言饮为寒者非是),其人或有时喘,有时不喘,或感受寒凉病即反复者,此上焦之阳分虚也,宜治以《金匮》苓桂术甘汤,加干姜三钱,厚朴、陈皮各钱半,俾其药之热力能胜其寒,其饮自化而下行,从水道出矣。又有不但上焦之阳分甚虚,并其气分亦甚虚,致寒饮充塞于胸中作喘者,其脉不但弦细,且甚微弱,宜于前方中加生箭芪五钱,方中干姜改用五钱。壬戌秋,台湾医士严坤荣为其友问二十六七年寒饮结胸,时发大喘,极畏寒凉,曾为开去此方(方中生箭芪用一两,干姜用八钱,非极虚寒之证不可用此重剂),连服十余剂全愈。方中所以重用黄芪者,以其能补益胸中大气,俾大气壮旺自能运化寒饮下行也。上所论三则,皆内伤喘证之由于肺者也。

至外感之喘证,大抵皆由于肺,而其治法,实因证而各有所宜。人身之外表卫气主之,卫气本于胸中大气,又因肺主皮毛,与肺脏亦有密切之关系。有时外表为风寒所束,卫气不能流通周身,以致胸中大气无所输泄,骤生膨胀之力,肺悬胸中,因受其排挤而作喘;又因肺与卫气关系密切,卫气郁而肺气必郁,亦可作喘。此《伤寒论》麻黄汤所主之证,多有兼喘者也。然用麻黄汤时,宜加知母数钱,汗后方无不解之虞。至温病亦有初得作喘者,宜治以薄荷叶、牛蒡子各三钱,生石膏细末六钱,甘草二钱,或用麻杏甘石汤方亦可,然石膏万勿煅用,而其分量又宜数倍于麻黄(石膏可用至一两,麻黄治此证多用不过二钱)。此二证之喘同而用药迥异者,因伤寒之脉浮紧,温病之脉洪滑也。

有外感之风寒内侵,与胸间之水气凝滞,上迫肺气作喘者,此《伤寒论》小青龙汤证也。当必效《金匮》之小青龙加石膏法,且必加生石膏至两许,用之方效。又此方加减定例,喘者去麻黄,加杏仁。而愚用此方治喘时,恒加杏仁,而仍用麻黄一钱;其脉甚虚者,又宜加野台参数钱。三期第五卷载有更定后世所用小青龙汤分量,可参观也。又第五卷中载有拙拟从龙汤方,治服小青龙汤后喘愈而仍反复者。方系用生龙骨、生牡蛎各一两,杭芍五钱,清半夏、苏子各四钱,牛蒡子三钱,热者酌加生石膏数钱,用之曾屡次奏效。上所论两则治外感作喘之大略也。

有其人素有劳疾喘嗽,少受外感即发,此乃内伤外感相并作喘之证也。宜治以拙拟加味越婢加半夏汤(方载三期五卷,系麻黄二钱,生怀山药、生石膏各五钱,寸冬四钱,清半夏、牛蒡子、玄参各三钱,甘草钱半,大枣三枚,生姜三片)。因其内伤外感相并作喘,故所用之药亦内伤外感并用。

特是上所论之喘,其病因虽有内伤、外感,在肝肾、在肺之殊,约皆不能纳气而为吸气难,即《本经》所谓吐吸也。乃有其喘不觉吸气难而转觉呼气难者,其病因由于胸中大气虚而下陷,不能鼓动肺脏以行其呼吸,其人不得不努力呼吸以自救,其呼吸迫促之形状有似乎喘,而实与不纳气之喘有天渊之分。设或辨证不清,见其作喘,复投以降气纳气之药,则凶危立见矣。然欲辨此证不难也，盖不纳气之喘，其剧者必然肩息（肩上耸也）；大气下陷之喘，纵呼吸有声，必不肩息，而其肩益下垂。即此二证之脉论，亦迥不同。不纳气作喘者，其脉多数，或尺弱寸强；大气下陷之喘，其脉多迟而无力，尺脉或略胜于寸脉。察其状而审其脉，辨之固百不失一也。其治法当用拙拟升陷汤，以升补其胸中大气，其喘自愈。方载第一卷大气诠中，并详载其随证宜加之药。

有大气下陷作喘，又兼阴虚不纳气作喘者，其呼吸皆觉困难，益自强为呼吸而呈喘状，其脉象微弱无力，或脉搏略数，或背发紧而身心微有灼热。宜治以生怀山药一两，玄参、甘枸杞各六钱，生箭芪四钱，知母、桂枝尖各二钱，煎汤服。方中不用桔梗、升、柴者，恐与阴虚不纳气有碍也。上二证之喘，同中有异。三期第四卷升陷汤后皆治有验案，可参观也。

又有肝气、胆火挟冲胃之气上冲作喘，其上冲之极至排挤胸中大气下陷，其喘又顿止，并呼吸全无，须臾忽又作喘，而如斯循环不已者，此乃喘证之至奇者也。曾治一少妇，因夫妻反目得此证，用桂枝尖四钱，恐其性热，佐以带心寸冬三钱，煎汤服下即愈。因读《本经》桂枝能升大气，兼能降逆气，用之果效如影响。夫以桂枝一物之微，而升陷降逆两擅其功，此诚天之生斯使独也。然非开天辟地之圣神发之，其孰能知之？原案载三期第二卷参赭镇气汤下，可参观。

论李东垣补中益气汤所治之喘证

愚初读方书时，至东垣补中益气汤谓可治喘证，心甚疑之。夫喘者气上逆也，《本经》谓之吐吸，以其吸入之气不能下行，甫吸入而即上逆吐出也。气既苦于上逆，犹可以升麻、柴胡提之乎？乃以此疑义遍质所识宿医，大抵皆言此方可治气分虚者作喘。然气实作喘者苦于气上逆，气虚作喘者亦苦于气上逆，因其气虚用参、术、芪以补其气则可，何为佐以升柴耶？如此再进一步质问，则无有能答者矣。迨后详读《内经》，且临证既久，知胸中有积贮之气为肺脏阖辟之原动力，即《灵枢·五味篇》所谓“抟而不行，积于胸中”之大气也，亦即《邪客篇》所谓“积于胸中，出于喉咙，以贯心脉”之宗气也。此气一虚，肺脏之阖辟原动力缺乏，即觉呼吸不利。若更虚而下陷，阖辟之原动力将欲停止，其人必努力呼吸以自救。为其呼吸努力，其迫促之形有似乎喘，而实与气逆之喘有天渊之分。若审证不确，而误投以纳气定喘之药，则凶危立见矣。故治此等证者，当升补其胸中大气，至降气、纳气之药，分毫不可误投。若投以补中益气汤，虽不能十分吻合，其喘必然见轻，审是则补中益气汤所主之喘，确乎为此等喘证无疑也。盖东垣平素注重脾胃，是以但知有中气下陷，而不知有大气下陷，故于大气下陷证，亦以补中益气汤治之。幸方中之药多半可治大气下陷，所以投之亦可奏效。所可异者，东垣纵不知补中益气汤所治之喘为大气下陷，亦必知与气逆作喘者有异，而竟不一为分疏，独不虑贻误后人，遇气逆不降之真喘亦投以补中益气汤乎？愚有鉴于此，所以拙著《衷中参西录》三期第四卷特立大气下陷门，而制有升陷汤一方（见第一卷大气诠），以升补下陷之大气，使仍还胸中。凡因大气下陷所出种种之险证，经愚治愈者数十则，附载于后。其中因大气下陷而喘者，曾有数案，对与气逆作喘不同之处，极为详细辨明，若将其案细细参阅，临证时自无差误。

论胃病噎膈治法及反胃治法（附：变质化瘀丸）

噎膈之证，方书有谓贲门枯干者，有谓冲气上冲者，有谓痰瘀者，有谓血瘀者。愚向谓此证系中气衰弱，不能撑悬贲门，以致贲门缩如藕孔（贲门与大小肠一气贯通，视其大便若羊矢，其贲门、大、小肠皆缩小可知），痰涎遂易于壅滞，因痰涎壅滞冲气更易于上冲，所以不能受食。向曾拟参赭培气汤一方，仿仲景旋覆代赭石汤之义，重用赭石至八钱，以开胃镇冲，即以下通大便（此证大便多艰），而即用人参以驾驭之，俾气化旺而流通，自能撑悬贲门使之宽展，又佐以半夏、知母、当归、天冬诸药，以降胃、利痰、润燥、生津，用之屡见效验。遂将其方载于《衷中参西录》中，并详载用其方加减治愈之医案数则，以为一己之创获也。迨用其方既久，效者与不效者参半，又有初用其方治愈，及病又反复再服其方不效者，再三踌躇，不得其解，亦以为千古难治之证，原不能必其全愈也。后治一叟，年近七旬，住院月余，已能饮食，而终觉不脱然，迨其回家年余，仍以旧证病故，濒危时吐出脓血若干，乃恍悟从前之不能脱然者，系贲门有瘀血肿胀也，当时若方中加破血之药，或能全愈。盖愚于瘀血致噎之证，素日未有经验，遂至忽不留心。今既自咎从前之疏忽，遂于此证细加研究，而于瘀血致噎之理，尤精采前哲及时贤之说以发明之，庶再遇此证，务拔除其病根，不使愈后再反复也。

吴鞠通曰：噎食之为病，阴衰于下，阳结于上。有阴衰而累及阳结者，治在阴衰。有阳结而累及阴衰者，治在阳结。其得病之由，多由怒郁日久，致令肝气横逆；或酒客中虚，土衰木旺。木乘脾则下泄或嗳气，下泄久则阴衰，嗳气久则阳结，嗳气不除，久成噎食。木克胃则逆上阻胸，食不得下，以降逆镇肝为要。其夹痰饮而阳结者则善呕反胃，一以通阳结、补胃体为要。亦有肝郁致瘀血，亦有发瘕致瘀血，再有误食铜物而致瘀血者。虽皆以化瘀血为要，然肝郁则以条畅木气，兼之活络，肝逆则降气镇肝，发瘕须用败梳菌，铜物须用荸荠。病在上脘，丝毫食物不下者，非吐不可。亦有食膈，因食时受大惊大怒，在上脘者吐之，在下脘者下之。再如单方中咸韭菜卤之治瘀血，牛乳之治胃燥，五汁饮之降胃逆，牛转草之治胃槁，虎肚丸之治胃弱，狮子油之开锢结，活鸡血之治老僧趺坐，精气不得上朝泥丸宫，以成舍利，反化为顽白骨。结于胃脘，盖鸡血纯阴能化纯阳之顽结也；狗尿粟、狗宝以浊攻浊而又能补土。诸方不胜纪，何今人非用枳实、厚朴以伤残气化，即用六味之呆腻哉！

杨素园曰：噎膈一证，昔人多与反胃混同立说，其实反胃乃纳而复出，与噎膈之毫不能纳者迥异。即噎与膈亦自有辨解，噎则原纳谷而喉中梗塞，膈则全不纳谷也。至其病原，昔人分为忧、气、恚、食、寒；又有饮膈、热膈、虫膈，其说甚纷。叶天士则以阴液下竭，阳气上结，食管窄隘使然。其说原本《内经》最为有据。徐洄溪以为瘀血、顽痰、逆气阻隔胃气，其已成者无法可治，其义亦精。然以为阴竭而气结，何虚劳证阴亏之极而阳不见其结？以为阴竭而兼忧愁思虑，故阳气结而为瘀，则世间患此者大抵贪饮之流，尚气之辈，乃毫不知忧，而忧愁抑郁之人反不患此，此说之不可通者也。以为瘀血、顽痰、逆气阻伤胃气似矣。然本草中行瘀、化痰、降气之品，不一而足，何以已成者竟无法可治？此又说之不可通者也。予乡有治此证者，于赤日之中缚病人于柱，以物撬其口，抑其舌，即见喉中有物如赘瘤然，正阻食管，以利刃锄而去之，出血甚多，病者困顿累日始愈。又有一无赖，垂老患此，其人自恨极，以紫藤鞭柄探入喉以求速死，呕血数升，所患竟愈。此二者虽不足为法，然食管中的系有形之物阻扼其间，而非无故窄隘也明矣。予意度之，此证当由肝过于升，肺不能降，血之随气而升堵，历久遂成有形之瘀，此与失血异证同源。其来也暴，故脱然而为吐血；其来也缓，故留连不出而为噎膈。汤液入胃，已过病所，必不能去有形之物。其专治此证之药，必其性专入咽喉，而力能化瘀解结者也。昔金溪一书贾患此，向予乞方，予茫无以应，思韭菜上露善治噤口痢，或可旁通其意。其人亦知医，闻之甚悦，遂煎千金苇茎汤加入韭露一半，时时小啜之，数日竟愈。

上所引二则，吴氏论噎膈之治法，可谓博矣；杨氏发明噎膈之病因，可谓精矣，而又皆注重瘀血之说，似可为从前所治之叟亦有瘀血之确征。而愚于此案，或从前原有瘀血，或以后变为瘀血，心中仍有游移。何者？以其隔年余而后反复也。迨辛酉孟夏阅天津《卢氏医学报》百零六期，谓胃癌由于胃瘀血，治此证者兼用古下瘀血之剂。屡屡治愈，又无再发之厄，觉胸中疑团顿解。盖此证无论何因，其贲门积有瘀血者十之七八。其瘀之重者，非当时兼用治瘀血之药不能愈。其瘀之轻者，但用开胃降逆之药，瘀血亦可些些消散，故病亦可愈，而究之瘀血之根蒂未净，是以有再发之厄也。明乎此理，知卢君之言可为治噎膈之定论矣。卢君名谦，号抑甫，兼通中西医学，自命为医界革命家，尝谓今业医者当用西法断病、用中药治病，诚为不磨之论。

总核以上三家之论，前二家所论破瘀血之药，似不能胜病。至卢抑甫谓宜兼用古下瘀血之方，若抵当汤、抵当丸、下瘀血汤、大黄䗪虫丸诸方，可谓能胜病矣。而愚意以为欲治此证，必中西之药并用，始觉有把握。盖以上诸方治瘀血虽有效，以消瘤赘恐难见效。西医名此证为胃癌，所谓癌者因其处起凸若山之有岩也。其中果函有瘀血，原可用消瘀血之药消之。若非函有瘀血，但用消瘀血之药，即不能消除。夫人之肠中可生肠蕈，肠蕈即瘤赘也。肠中可生瘤赘，即胃中亦可生瘤赘。而消瘤赘之药，惟西药沃剥即沃度加留谟最效，此其在变质药中独占优胜之品也。今愚合中西药品，拟得一方于下，以备试用。

旱三七细末，一两　桃仁炒熟，细末，一两　硼砂细末，六钱　粉甘草细末，四钱　西药沃剥十瓦　百布圣二十瓦

上药六味调和，炼蜜为丸，二钱重，名为变质化瘀丸。服时含化，细细咽津。

今拟定治噎膈之法，无论其病因何如，先服参赭培气汤两三剂，必然能进饮食。若以后愈服愈见效，七八剂后，可于原方中加桃仁、红花各数钱，以服至全愈为度。若初服见效，继服则不能递次见效者，可于原方中加三棱二钱，䗪虫钱半；再于汤药之外，每日口含化服变质化瘀丸三丸或四丸，久久当有效验。若其瘀血已成溃疡，而脓未尽出者，又宜投以山甲、皂刺、乳香、没药、花粉、连翘诸药，以消散之。

又此证之脉若见滑象者,但服参赭培气汤必愈。而服过五六剂后,可用药汤送服三七细末一钱,煎渣服时亦如此。迨愈后自无再发之厄矣。

又王孟英谓,以新生小鼠新瓦上焙干,研末,温酒冲服,治噎膈极有效。盖鼠之性能消癥瘕,善通经络,故以治血瘀贲门成噎膈者极效也。

又有一人患噎膈,偶思饮酒,饮尽一壶而脱然病愈。验其壶中,有蜈蚣一条甚巨,因知其病愈非由于饮酒,实由于饮煮蜈蚣之酒也。闻其事者质疑于愚。此盖因蜈蚣消肿疡,患者必因贲门瘀血成疮致噎,故饮蜈蚣酒而顿愈也。欲用此方者,可用无灰酒数两(白酒、黄酒皆可,不宜用烧酒)煮全蜈蚣三条饮之。

总论破瘀血之药,当以水蛭为最。然此物忌炙,必须生用之方有效。乃医者畏其猛烈,炙者犹不敢用,则生者无论矣。不知水蛭性原和平,而具有善化瘀血之良能,拙著药物学讲义中论之甚详。若服以上诸药而病不愈者,想系瘀血凝结甚固,当于服汤药丸药之外,每用生水蛭细末五分,水送服,日两次。若不能服药末者,可将汤药中䗪虫减去,加生水蛭二钱。

上所录者登《上海中医杂志》之文也。至第五期杂志出,载有唐家祥君读张君论噎膈一篇,于拙论深相推许,并于反胃之证兼有发明。爰录其原文于下,以备参考。

附录 唐君登医志原文:读杂志第四期张锡纯君论治噎膈,阐发玄微,于此证治法别开径面,卓见名言,实深钦佩。及又读侯宗文君(西医)反胃论(见第三中学第二期杂志中),谓病原之最重要者,乃幽门之发生胃癌,妨碍食物入肠之道路。初时胃力尚佳,犹能努力排除障碍,以输运食物于肠,久而疲劳,机能愈弱,病势益进,乃成反胃。中医谓火虚。证之生理,食物入胃,健康者由胃液消化而入肠,乃或吸收,或排出。一日胃液缺乏,则积食不化,是火虚之言亦良确。顾积食亦可下泻,何为必上逆而反胃,所言甚当。其论噎膈以食道癌为主因,与卢氏胃癌说相符。二证之病原既同,治法亦同矣。然则张君之论,其理可通于反胃也。

上引西医之论反胃,言其原因同于噎膈,可以治噎膈之法治之,固属通论。然即愚生平经验以来,反胃之证原有两种:有因幽门生癌者,有因胃中虚寒兼胃气上逆、冲气上冲者。其幽门生癌者,治法原可通于噎膈。若胃中虚寒兼气机冲逆者,非投以温补胃腑兼降逆镇冲之药不可。且即以胃中生癌论,贲门所生之癌多属瘀血,幽门所生之癌多属瘤赘。瘀血由于血管凝滞,瘤赘由于腺管肥大。治法亦宜各有注重,宜于参赭培气汤中加生鸡内金三钱,三棱二钱,于变质化瘀丸中加生水蛭细末八钱,再将西药沃剥改作十五瓦,蜜为丸,桐子大,每服三钱,日服两次。而后幽门所生之癌,若为瘤赘,可徐消,即为瘀血亦不难消除。

又治噎膈便方,用昆布二两洗净盐,小麦二合,用水三大盏,煎至小麦烂熟,去渣,每服不拘时饮一小盏,仍取昆布不住口含两三片咽津,极效。

按:此方即用西药沃度加留谟之义也。盖西药之沃度加留谟原由海草烧灰制出,若中药昆布、海藻、海带皆含有沃度加留谟之原质者也。其与小麦同煮服者,因昆布味咸性凉,久服之恐与脾胃不宜,故加小麦以调补脾胃也。此方果效,则人之幽门因生瘤赘而反胃者,用之亦当有效也。

论胃气不降治法

阳明胃气以息息下行为顺。为其息息下行也,即时时藉其下行之力,传送所化饮食达于小肠,以化乳糜,更传送所余渣滓,达于大肠,出为大便。此乃人身气化之自然,自飞门以至魄门,一气运行而无所窒碍者也。乃有时胃气不下行而转上逆,推其致病之由,或因性急多怒,肝胆气逆上干;或因肾虚不摄,冲中气逆上冲,而胃受肝胆冲气之排挤,其势不能不行,转随其排挤之力而上逆。

迨至上逆习为故常，其下行之能力尽失，即无他气排挤之时，亦恒因蓄极而自上逆。于斯饮食入胃不能传送下行，上则为胀满，下则为便结，此必然之势也。而治之者，不知其病因在胃腑之气上逆不下降，乃投以消胀之药，药力歇而胀满依然，治以通便之剂，今日通而明日如故，久之兼证歧出，或为呕哕，或为呃为逆，或为吐衄，或胸膈烦热，或头目眩晕，或痰涎壅滞，或喘促咳嗽，或惊悸不寐，种种现证头绪纷繁，则治之愈难。即间有知其致病之由在胃气逆而不降者，而所用降胃之药若半夏、苏子、蒌仁、竹茹、厚朴、枳实诸品，亦用之等于不用也。而愚数十年经验以来，治此证者不知凡几，知欲治此证非重用赭石不能奏效也。盖赭石对于此证，其特长有六：其重坠之力能引胃气下行，一也；既能引胃气下行，更能引胃气直达肠中以通大便，二也；因其饶有重坠之力，兼能镇安冲气使不上冲，三也；其原质系铁氧化合，含有金气，能制肝木之横恣，使其气不上干，四也；为其原质系铁氧化合，更能引浮越之相火下行（相火具有电气，此即铁能引电之理），而胸膈烦热、头目眩晕自除，五也；其力能降胃通便，引火下行，而性非寒凉开破，分毫不伤气分，因其为铁氧化合转能有益于血分（铁氧化合同于铁锈，故能补血中之铁锈），六也。是以愚治胃气逆而不降之证，恒但重用赭石，即能随手奏效也。

丙寅季春，愚自沧州移居天津。有南门外郭智庵者，年近三旬，造寓求诊。自言心中常常满闷，饮食停滞胃中不下，间有呕吐之时，大便非服通利之品不行，如此者年余，屡次服药无效，至今病未增剧，因饮食减少，则身体较前羸弱矣。诊其脉，至数如常，而六部皆有郁象。因晓之曰："此胃气不降之证也，易治耳。但重用赭石数剂即可见效也。"为疏方用生赭石细末一两，生怀山药、炒怀山药各七钱，全当归三钱，生鸡内金二钱，厚朴、柴胡各一钱。嘱之曰："此药煎汤日服一剂，服至大便日行一次再来换方。"

时有同县医友曰纶李君在座，亦为诊其脉。疑而问曰："凡胃气不降之病，其脉之现象恒弦长有力。今此证既系胃气不降，何其六脉皆有郁象，而重按转若无力乎？”答曰：“善哉问也！此中颇有可研究之价值。盖凡胃气不降之脉，其初得之时，大抵皆弦长有力，以其病因多系冲气上冲，或更兼肝气上干。冲气上冲，脉则长而有力；肝气上干，脉则弦而有力；肝冲并见，脉则弦长有力也。然其初为肝气、冲气之所迫，其胃腑之气不得不变其下行之常而上逆，迨其上逆既久，因习惯而成自然，即无他气冲之干之，亦恒上逆而不能下行。夫胃居中焦，实为后天气化之中枢。故胃久失其职，则人身之气化必郁，亦为胃久失其职，则人身之气化又必虚，是以其脉之现象亦郁而且虚也。为其郁也，是以重用赭石以引胃气下行，而佐以厚朴以通阳（叶天士谓厚朴多用则破气，少用则通阳），鸡内金以化积，则郁者可开矣。为其虚也，是以重用山药生熟各半，取其能健脾兼能滋胃（脾湿胜不能健运，宜用炒山药以健之；胃液少不能化食，宜用生山药以滋之），然后能受开郁之药，而无所伤损。用当归者，取其能生血兼能润便补虚，即以开郁也。用柴胡者，因人身之气化左宜升、右宜降。但重用镇降之药，恐有妨于气化之自然，故少加柴胡以宣通之，所以还其气化之常也。”曰纶闻之，深韪愚言。后其人连服此药八剂，大便日行一次，满闷大减，饮食加多。遂将赭石改用六钱，柴胡改用五分，又加白术钱半。连服十剂全愈。阅旬日，曰纶遇有此证，脉亦相同，亦重用赭石治愈。觌面时向愚述之，且深赞愚审证之确，制方之精，并自喜其医学有进步也。

答刘希文问肝与脾之关系及肝病善作疼之理

肝脾者，相助为理之脏也。人多谓肝木过盛可以克伤脾土，即不能消食；不知肝木过弱不能疏通脾土，亦不能消食。盖肝之系下连气海，兼有相火寄生其中。为其连气海也，可代元气布化，脾胃之健运实资其辅助。为其寄生相火也，可借火以生土，脾胃之饮食更赖之熟腐。故曰肝与脾相助为理之脏也。特是肝为厥阴,中见少阳,其性刚果,其气条达,故《内经·灵兰秘典》名为将军之官。有时调摄失宜,拂其条达之性,恒至激发其刚果之性而近于横恣,于斯脾胃先当其冲,向之得其助者,至斯反受其损。而其横恣所及,能排挤诸脏腑之气致失其和,故善作疼也。

于斯欲制肝气之横恣,而平肝之议出焉。至平之犹不足制其横恣,而伐肝之议又出焉。所用之药,若三棱、莪术、青皮、延胡、鳖甲诸品,放胆杂投,毫无顾忌,独不思肝木于时应春,为气化发生之始,若植物之有萌芽,而竟若斯平之伐之,其萌芽有不挫折毁伤者乎?岂除此平肝伐肝之外,别无术以医肝乎?何以本属可治之证,而竟以用药失宜者归于不治乎?愚因目击心伤,曾作论肝病治法在后,登于各处医学志报。近又拟得肝脾双理丸,凡肝脾不和,饮食不消,满闷胀疼,或呃逆、嗳气、呕吐,或泄泻,或痢疾,或女子月事不调,行经腹疼,关于肝脾种种诸证,服之莫不奏效。爰录其方于下,以公诸医界,庶平肝伐肝之盲论自此可蠲除也。

肝脾双理丸

甘草细末,十两　生杭芍细末,二两　广条桂去粗皮,细末,两半　川紫朴细末,两半　薄荷冰细末,三钱　冰片细末,二钱　朱砂细末,三两

上药七味,将朱砂一两与前六味和匀,水泛为丸,桐子大,晾干(忌晒),用所余二两朱砂为衣,勿令余剩,上衣时以糯米浓汁代水,且令坚实光滑方不走气。其用量:常时调养,每服二十粒至三十粒;急用除病时,可服至百粒,或一百二十粒。

论肝病治法

肝为厥阴,中见少阳,且有相火寄其中,故《内经》名为将军之官,其性至刚也。为其性刚,当有病时恒侮其所胜,以致脾胃受

病，至有胀满、疼痛、泄泻种种诸证。因此方书有平肝之说，谓平肝即所以扶脾。若遇肝气横恣者，或可暂用而不可长用。因之肝应春令，为气化发生之始，过平则人身之气化必有所伤损也。有谓肝于五行属木，木性原善条达，所以治肝之法当以散为补（方书谓肝以敛为泻，以散为补）。散者即升发条达之也。然升散常用，实能伤气耗血，且又暗伤肾水以损肝木之根也。

有谓肝恶燥喜润。燥则肝体板硬，而肝火肝气即妄动；润则肝体柔和，而肝火、肝气长宁静。是以方书有以润药柔肝之法。然润药屡用，实与脾胃有碍，其法亦可暂用而不可长用。然则治肝之法将恶乎宜哉？

《内经》谓："厥阴不治，求之阳明。"《金匮》谓："见肝之病，当先实脾。"先圣后圣，其揆如一，此诚为治肝者之不二法门也。惜自汉唐以还，未有发明其理者。独至黄坤载深明其理，谓："肝气宜升，胆火宜降。然非脾气之上行，则肝气不升；非胃气之下行，则胆火不降。"旨哉此言，诚窥《内经》《金匮》之精奥矣。由斯观之，欲治肝者，原当升脾降胃，培养中宫，俾中宫气化敦厚，以听肝木之自理，即有时少用理肝之药，亦不过为调理脾胃剂中辅佐之品。所以然者，五行之土原能包括金、木、水、火四行，人之脾胃属土，其气化之敷布，亦能包括金、木、水、火诸脏腑。所以脾气上行则肝气自随之上升，胃气下行则胆火自随之下降也。又《内经》论厥阴治法，有"调其中气，使之和平"之语。所谓调其中气者，即升脾降胃之谓也。所谓使之和平者，即升脾调胃而肝气自和平也。至仲景著《伤寒论》，深悟《内经》之旨，其厥阴治法有吴茱萸汤。厥阴与少阳脏腑相依，乃由厥阴而推之少阳治法，有小柴胡汤。二方中之人参、半夏、大枣、生姜、甘草，皆调和脾胃之要药也。且小柴胡汤以柴胡为主药，而《本经》谓其主肠胃中结气，饮食积聚，寒热邪气，推陈致新。三复《本经》之文，则柴胡实亦为阳明胃腑之药，而兼治少阳耳。欲治肝胆之病者，曷弗祖《内经》

而师仲景哉！

独是肝之为病不但不利于脾，举凡惊痫、癫狂、眩晕、脑充血诸证，西人所谓脑气筋病者，皆与肝经有涉。盖人之脑气筋发源于肾，而分派于督脉，系淡灰色之细筋。肝原主筋，肝又为肾行气，故脑气筋之病实与肝脏有密切之关系也。治此等证者，当取五行金能制木之理，而多用五金之品以镇之，如铁锈、铅灰、金银箔、赭石（赭石铁氧化合亦含有金属）之类，而佐以清肝、润肝之品，若羚羊角、青黛、芍药、龙胆草、牛膝（牛膝味酸入肝，善引血火下行，为治脑充血之要药。然须重用方见奇效）诸药，俾肝经风定火熄，而脑气筋亦自循其常度，不至有种种诸病也。若目前不能速愈者，亦宜调补脾胃之药佐之，而后金属及寒凉之品可久服无弊。且诸证多系挟有痰涎，脾胃之升降自若而痰涎自消也。

又有至要之证，其病因不尽在肝，而急则治标，宜先注意于肝者，元气之虚而欲上脱者是也。其病状多大汗不止，或少止复汗，而有寒热往来之象；或危极至于戴眼，不露黑睛；或无汗而心中摇摇，需人按住，或兼喘促。此时宜重用敛肝之品，使肝不疏泄，即能杜塞元气将脱之路。迨至汗止，怔忡、喘促诸疾暂愈，而后徐图他治法，宜重用山茱萸净肉至二两（《本经》山萸肉主治寒热，即指此证），敛肝即以补肝；而以人参、赭石、龙骨、牡蛎诸药辅之。拙著三期第一卷来复汤后载有本此法挽回垂绝之证数则，可参阅也。

究之肝胆之为用，实能与脾胃相助为理。因五行之理，木能侮土，木亦能疏土也。曾治有饮食不能消化，服健脾、暖胃之药百剂有效。诊其左关太弱，知系肝阳不振，投以黄芪（其性温升，肝木之性亦温升，有同气相求之义，故为补肝之主药）一两，桂枝尖三钱，数剂而愈。又治黄疸，诊其左关特弱，重用黄芪煎汤，送服《金匮》黄疸门硝石矾石散而愈。若是者皆其明征也。且胆汁入于小肠，能助小肠消化食物，此亦木能疏土之理。盖小肠虽属火，而实与胃腑一体相连，故亦可作土论。胆汁者，原由肝中回血管之血化出，而注之于胆，实得甲乙木气之全，是以在小肠中能化胃中不能化之食，其疏土之效愈捷也。又西人谓肝中为回血管会合之处，或肝体发大，或肝内有热，各管即多凝滞壅胀。由斯知疏达肝郁之药，若柴胡、川芎、香附、生麦芽、乳香、没药皆可选用，而又宜佐以活血之品，若桃仁、红药、樗鸡、䗪虫之类，且又宜佐以泻热之品。然不可骤用大凉之药，恐其所瘀之血得凉而凝，转不易消散。宜选用连翘、茵陈、川楝子、栀子（栀子为末烧酒调敷，善治跌打处青红肿疼，能消瘀血可知）诸药，凉而能散，方为对证。

又近闻孙总理在京都协和医院养病，西人谓系肝痈，须得用手术割洗敷药。及开而视之，乃知肝体木硬，非肝痈也。由斯知中医所用柔肝之法，当为对证治疗。至柔肝之药，若当归、芍药、柏子仁、玄参、枸杞、阿胶、鳖甲皆可选用，而亦宜用活血之品佐之。而活血药中尤以三七之化瘀生新者为最紧要之品，宜煎服汤药之外，另服此药细末日三次，每次钱半或至二钱，则肝体之木硬者，指日可柔也。

又《内经》谓："肝苦急，急食甘以缓之。"所谓苦急者，乃气血忽然相并于肝中，致肝脏有急迫难缓之势，因之失其常司。当其急迫之时，肝体亦或木硬，而过其时又能复常。故其治法，宜重用甘缓之药以缓其急，其病自愈，与治肝体长此木硬者有异。曾阅《山西医志》廿四期，有人过服燥热峻烈之药，骤发痉厥，角弓反张，口吐血沫。时贤乔尚谦遵《内经》之旨，但重用甘草一味，连煎服，数日全愈，可谓善读《内经》者矣。然此证若如此治法仍不愈者，或加以凉润之品，若羚羊角、白芍，或再加镇重之品，若朱砂（研细送服）、铁锈，皆可也。

新拟和肝丸

治肝体木硬，肝气郁结，肝中血管闭塞，及肝木横恣侮克脾土。其现病或胁下胀疼，或肢体串疼，或饮食减少、呕哕、吞酸，或噫气不除，或呃逆连连，或头疼目胀、眩晕、痉痫，种种诸证。

粉甘草细末，五两　生杭芍细末，三两　青连翘细末，三两　广肉桂去粗皮，细末，两半　冰片细末，三钱　薄荷冰细末，四钱　片朱砂细末，三两

上药七味，将前六味和匀，水泛为丸，梧桐子大，晾干（不宜晒），用朱砂为衣，勿余剩，务令坚实光滑始不走味。每天饭后一点钟服二十粒至三十粒，日再服。病急剧者，宜空心服；或于服两次之后，临睡时又服一次更佳。若无病者，但以为健胃消食药，则每饭后一点钟服十粒即可。

数年来肝之为病颇多，而在女子为尤甚。医者习用香附、青皮、枳壳、延胡开气之品，及柴胡、川芎升气之品。连连服之，恒有肝病未除，元气已弱，不能支持，后遇良医，亦殊难为之挽救，若斯者良可慨也。此方用甘草之甘以缓肝；芍药之润以柔肝；连翘以散其气分之结（尝单用以治肝气郁结有殊效）；冰片、薄荷冰以通其血管之闭（香能通窍，辛能开瘀，故善通血管）；肉桂以抑肝木之横恣（木得桂则枯，故善平肝）；朱砂以制肝中之相火妄行（朱砂内含真汞，故能镇肝中所寄之相火），且合之为丸，其味辛香甘美，能醒脾健胃，使饮食加增，又其药性平和，在上能清，在下能温（此药初服下觉凉，及行至下焦则又变为温性）。故凡一切肝之为病，服他药不愈者，徐服此药，自能奏效。

论肾弱不能作强治法

《内经》谓："肾者作强之官，伎巧出焉。"盖肾之为用，在男子为作强，在女子为伎巧。然必男子有作强之能，而后女子有伎巧之用也。是以欲求嗣续者，固当调养女子之经血，尤宜补益男子之精髓，以为作强之根基。彼方书所载助肾之药，若海马、獭肾、蛤蚧之类，虽能助男子一时之作强，实皆为伤肾之品，原不可以轻试也。惟鹿茸方书皆以为补肾之要品，然止能补肾中之阳，久服

之亦能生弊。惟用鹿角所熬之胶,《本经》谓之白胶,其性阴阳俱补,大有益于肾脏。是以白胶在《本经》列为上品,而鹿茸止列于中品也。曾治一人,年近五旬,左腿因受寒作疼,教以日用鹿角胶三钱含化服之(鹿角胶治左腿疼,理详三期第四卷活络效灵丹下),阅两月复觌面,其人言服鹿角胶半月,腿已不疼。然自服此药后,添有兴阳之病,因此辍服。愚曰:"此非病也,乃肾脏因服此而壮实也。"观此则鹿角胶之为用可知矣。若其人相火衰甚,下焦常觉凉者,可与生硫黄并服(三期第八卷载有服生硫黄法可参观)。鹿角胶仍含化服之,又每将饭之先,服生硫黄末三分,品验渐渐加多,以服后移时微觉温暖为度。

又肾之为体,非但左右两枚也。肾于卦为坎,坎上下皆阴,即肾左右之两枚也;其中画为阳,即两肾中间之命门也。《难经》谓命门之处,男以藏精,女以系胞。胞即胞室,与肾系同连于命门。西人之生理新发明家谓其处为副肾髓质,又谓其处为射精之机关,是中西之说同也。又谓副肾髓质之分泌素名副肾碱,而鸡子黄中实含有此物,可用以补副肾碱之缺乏。此说愚曾实验之,确乎可信。方用生鸡子黄两三枚,调开水服之,勿令熟,熟则勿效。

又愚曾拟一强肾之方,用建莲子去心为末,焙熟。再用猪、羊脊髓和为丸,桐子大。每服二钱,日两次。常服大有强肾之效,因名其方为强肾瑞莲丸。盖凡物之有脊者,其脊中必有一袋,即督脉也。其中所藏之液,即脊髓,亦即西人所谓副肾碱,所以能助肾脏作强;且督脉上袋上通于脑,凡物之角与脑相连,鹿角最大,其督脉之强可知,是用鹿角胶以补肾,与用猪羊脊髓以补肾,其理同也。

又肾主骨。人之骨称骸骨,谓犹果之有核也。果核之大者,莫过于胡桃,是以胡桃仁最能补肾。人之食酸龋齿者,食胡桃仁即愈,因齿牙为骨之余,原肾主之,故有斯效,此其能补肾之明征也。古方以治肾经虚寒,与补骨脂并用。谓有木火相生之妙(胡桃属木,补骨脂属火),若肾经虚寒,泄泻、骨痿、腿疼用之皆效,真佳方也。

又枸杞亦为强肾之要药，故俗谚有“隔家千里，勿食枸杞”之语。然素有梦遗之病者，不宜单服、久服，以其善兴阳也，惟与山萸肉同服，则无斯弊。

又紫稍花之性，人皆以为房术之药，而不知其大有温补下焦之功。凡下焦虚寒泄泻，服他药不愈者，恒服紫稍花即能愈，其能大补肾中元气可知。久久服之，可使全体强壮。至服之上焦觉热者，宜少佐以生地黄。然宜作丸散，不宜入汤剂煎服。曾治一人，年过四旬，身形羸弱，脉象细微，时患泄泻，房事不能作强。俾用紫稍花为末，每服二钱半，日两次，再随便嚼服枸杞子五六钱。两月之后，其身形遽然强壮，泄泻痿废皆愈。再诊其脉，亦大有起色。且从前觉精神、脑力日浸衰减，自服此药后则又觉日浸增加矣。

论治梦遗法

梦遗之病，最能使人之肾经虚弱。此病若不革除，虽日服补肾药无益也。至若龙骨、牡蛎、萸肉、金樱诸固涩之品，虽服之亦恒有效，而究无确实把握。此乃脑筋轻动妄行之病，惟西药若臭剥、抱水诸品，虽为麻醉脑筋之药，而少用之实可以安靖脑筋。若再与龙骨、牡蛎诸药同用，则奏效不难矣。愚素有常用之方，爰录于下，以公诸医界。

煅龙骨一两　煅牡蛎一两　净萸肉二两

共为细末，再加西药臭剥十四瓦，炼蜜为百丸，每临睡时服七丸，服至两月病可永愈。

原第五期第四卷

此卷论人官骸、咽喉、肢体及腹内之病。原皆系登医学志报之文。与已梓行之《衷中参西录》互相发明，至论中所论之病有不周备之处，宜与前四期《衷中参西录》参看。

论目疾由于脑充血者治法

愚识瞽者数人，问其瞽目之由。皆言病目时兼头疼不已，医者不能治愈头疼，所以目终不愈，以至于瞽。因悟目系连脑，其头疼不已者，脑有充血之病也。古方书无治脑充血之方，是以医者遇脑充血头疼皆不能治。因头疼而病及于目，是病本在脑，病标在目，病本未清，无论有何等治目妙药，亦等于扬汤止沸耳。愚在奉时，有高等检察厅书记官徐华亭，年逾四旬，其左目红胀肿疼，入西人所设施医院中治数日，疼胀益甚。其疼连脑，彻夜不眠。翌晨视之，目上已生肉螺，严遮目睛。其脉沉部有力，而浮部似欠舒畅，自言胸中满闷且甚热。投以调胃承气汤加生石膏两半，柴胡二钱，下燥粪若干，闷热顿除，而目之胀疼如故。再诊其脉，变为洪长，仍然有力。恍悟其目之胀疼连其脑中亦觉胀疼者，必系脑部充血，因脑而病及于目也。急投以拙拟建瓴汤（方载第三卷论脑充血证可预防篇中），服一剂，目脑之疼胀顿愈强半。又服二剂，全愈。至其目中所生肉螺，非但服药所能愈。点以拙拟磨翳药水（方载三期第八卷），月余其肉螺消无芥蒂。

附录　磨翳药水：生炉甘石一两，轧细过罗；硼砂八钱，胆矾二钱，薄荷叶三钱，蝉退带全足去翅土三钱。先将薄荷叶、蝉退煎水一茶盅，和甘石、硼砂、胆矾同入药钵，研至数万遍，所研之药皆可随水飞出，连水贮瓶中。用时连水带药点眼上，日六七次。

论目疾由于伏气化热者治法

目疾有实热之证,其热屡服凉药不解,其目疾亦因之久不愈者。大抵皆因伏气化热之后,而移热于目也。丙寅季春,愚自沧来津,馆于珍簠胡道尹家。有门役之弟李汝峰,为纺纱厂学徒,病目久不愈。眼睑红肿,胬肉遮睛,觉目睛胀疼甚剧,又兼耳聋鼻塞,见闻俱废,跬步须人扶持。其脉洪长甚实,左右皆然。其心中甚觉发热,舌有白苔,中心已黄,其从前大便原燥,因屡服西药大便日行一次。知系冬有伏寒,感春阳而化热,其热上攻,目与耳鼻皆当其冲也。拟用大剂白虎汤以清阳明之热,更加白芍、龙胆草兼清少阳之热。病人谓厂中原有西医,不令服外人药,今因屡服其药不愈,偷来求治于先生,或服丸散犹可,断乎不能在厂中煎服汤药。愚曰:"此易耳,我有自制治眼妙药,送汝一包,服之眼可立愈。"遂将预轧生石膏细末两半与之,嘱其分作六次服,日服三次,开水送下,服后又宜多喝开水,令微见汗方好。持药去后,隔三日复来,眼疾已愈十之八九,耳聋鼻塞皆愈,心中已不觉热,脉已和平。复与以生石膏细末一两,俾仍作六次服,将药服尽全愈。至与以生石膏细末而不明言者,恐其知之即不敢服也。后屡遇因伏气化热病目者,治以此方皆效。

答郭炳恒问小儿耳聋口哑治法

小儿之耳聋口哑,乃连带相关之证也。盖小儿必习闻大人之言,而后能言,故小儿当未能言时或甫能言时,骤然耳聋不闻,必至哑不能言。是以治此证者,当专治其耳聋。然耳聋之证有可治者,有不可治者。其不可治者,耳膜破也。其可治者,耳中核络有窒塞也。用灵磁石一块口中含之,将细铁条插耳内,磁铁之气相感,如此十二日,耳之窒塞当通。若仍不通,宜口含铁块,耳际塞磁石,如此十二日耳中之窒塞当通矣。

论鼻渊治法

《内经》谓:“胆移热于脑则辛频鼻渊。”频者,鼻通脑之径路也。辛频,则频中觉刺激也。鼻渊者,鼻流浊涕如渊之不竭也。盖病名鼻渊,而其病灶实在于频,因频中黏膜生炎,有似腐烂,而病及于脑也。其病标在上,其病本则在于下,故《内经》谓系胆之移热。而愚临证品验以来,知其热不但来自胆经,恒有来自他经者。而其热之甚者,又恒来自阳明胃腑。胆经之热,大抵由内伤积热而成。胃腑之热,大抵由伏气化热而成。临证者若见其脉象弦而有力,宜用药清其肝胆之热,若胆草、白芍诸药,而少加连翘、薄荷、菊花诸药辅之,以宣散其热,且以防其有外感拘束也。若见其脉象洪而有力,宜用药清其胃腑之热,若生石膏、知母诸药,亦宜少加连翘、薄荷、菊花诸药辅之。且浊涕常流,则含有毒性,若金银花、甘草、花粉诸药皆可酌加也。若病久阴虚,脉有数象者,一切滋阴退热之药皆可酌用也。后世方书治此证者,恒用苍耳、辛夷辛温之品,此显与经旨相背也。夫经既明言为胆之移热,则不宜治以温药可知。且明言辛频鼻渊,不宜更用辛温之药助其频益辛,更可知矣。即使证之初得者,或因外感拘束,宜先投以表散之药,然止宜辛凉而不可用辛温也。是以愚遇此证之脉象稍浮者,恒先用西药阿斯必灵瓦许汗之,取其既能解表,又能退热也。拙著四期《衷中参西录》石膏解中,载有重用生石膏治愈此证之案数则,可以参观。又此证便方,用丝瓜蔓煎汤饮之,亦有小效。若用其汤当水煎治鼻渊诸药,其奏效当尤捷也。

自述治愈牙疼之经过

愚素无牙疼病。丙寅腊底,自津回籍,早六点钟之车站候乘,至晚五点始得登车,因此感冒风寒,觉外表略有拘束,抵家后又眠于热炕上,遂陡觉心中发热,继而左边牙疼。因思解其外表,内热当消,牙疼或可自愈。服西药阿斯必林一瓦半(此药原以一瓦为常量),得微汗,心中热稍退,牙疼亦觉轻。迟两日,心中热又增,牙疼因又剧。方书谓上牙龈属足阳明,下牙龈属手阳明,愚素为人治牙疼有内热者,恒重用生石膏少佐以宣散之药清其阳明,其牙疼即愈,于斯用生石膏细末四两,薄荷叶钱半,煮汤分两次饮下,日服一剂。两剂后,内热已清,疼遂轻减。翌日因有重证应诊远出,时遍地雪深三尺,严寒异常,因重受外感,外表之拘束甚于初次,牙疼因又增剧,而心中却不觉热。遂单月麻黄六钱(愚身体素强壮,是以屡次用药皆倍常量,非可概以之治他人也),于临睡时煎汤服之未得汗,继又煎渣再服仍未得汗,睡至夜半始得汗,微觉肌肤松畅,而牙疼如故。剧时觉有气循左侧上潮,疼彻辅颊,且觉发热;有时其气旁行,更疼如锥刺。恍悟此证确系气血挟热上冲,滞于左腮,若再上升至脑部,即为脑充血矣。遂用怀牛膝、生赭石细末各一两煎汤服之,其疼顿愈,分毫不复觉疼,且从前头面畏风,从此亦不复畏风矣。盖愚向拟建瓴汤方,见第三卷论脑充血证可预防篇中,用治脑充血证甚效,方中原重用牛膝、赭石,今单用此二药以治牙疼,更捷如影响,此诚能为治牙疼者别开一门径矣,是以详志之。

论喉证治法

愚弱冠时已为人疏方治病,然因年少,人多不相信。值里中有病喉者,延医治疗,烦愚作陪,病者喉肿甚,呼吸颇难,医者犹重用发表之剂,而所用发表之药又非辛凉解肌,愚甚不以为然,出言驳之。医者谓系缠喉风证,非发透其汗不能消肿。病家信其说,误服其药,竟至不救。后至津门应试,值《白喉忌表抉微》书新出,阅之见其立论以润燥、滋阴、清热为主,惟少加薄荷、连翘以散郁热,正与从前医者所用之药相反。因喜而试用其方,屡奏功效。后值邑中患喉证者颇多,用《白喉忌表抉微》治法,有效有不效。

观喉中,不必发白,恒红肿异常。有言此系烂喉痧者,又或言系截喉痈者,大抵系一时之疠气流行而互相传染也。其病初得脉多浮而微数,或浮而有力,久则兼有洪象,此喉证兼瘟病也。此时愚年近三旬,临证恒自有见解,遇脉之初得浮数有力者,重用玄参、花粉以清其热,牛蒡、连翘以利其喉,再加薄荷叶二钱以透其表,类能奏效。其为日既深,脉象洪而有力者,又恒用白虎汤加银花、连翘、乳香、没药治愈。为其有截喉痈之名,间有加炙山甲,以消其痈肿者,其肿处甚剧,呼吸有窒碍者,恒先用铍针刺出恶血,俾肿消然后服药,针药并施,其奏功亦愈速。然彼时虽治愈多人,而烂喉痧、截喉痈之名究未见诸书也。后读《内经》至《灵枢·痈疽篇》谓:"痈发嗌中,名曰猛疽,猛疽不治,化为脓,脓不泻,塞咽半日死。"《经》既明言前发嗌中,此后世截喉痈之名所由来也。至谓不泻其脓则危在目前,是针刺泻脓原为正治之法,即不待其化脓,针刺以出其恶血亦可为正治之法矣。又阅《金匮》:"阳毒之为病,面赤斑斑如锦纹,咽喉痛,唾脓血,五日可治,七日不可治。"王孟英解曰:"阳毒即后世之烂喉痧耳。"截喉痈即烂喉痧之重者也。盖白喉与烂喉痧证均有外感,特白喉证内伤重而外感甚轻,其外来之邪惟袭入三焦,三焦色白,是以喉现白色,故方中宣散之品但少用薄荷、连翘已能逐邪外出。至烂喉痧原即《金匮》之阳毒,其中挟有瘟毒之气,初得之时,原宜重用宣散之品,然宣散以辛凉,而断不可散以温热,且又宜重用凉药以佐之。此为喉证之大略也。而愚临证数十年,知喉证中原有诸多变证,今详录二则以备参观。

愚在籍时,有姻家刘姓童子,年逾十龄,咽喉肿疼,心中满闷杜塞,剧时呼吸顿停,两目上翻,身躯后挺。然其所以呼吸顿停者,非咽喉杜塞,实觉胸膈杜塞也。诊其脉微细而迟,其胸膈常觉发凉,有时其凉上冲即不能息,而现目翻身挺之象。即脉审证,知系寒痰结胸无疑。其咽喉肿疼者,寒痰充溢于上焦,迫其心肺之阳上浮也。为拟方：

生赭石细末，一两　干姜　乌附子各三钱　厚朴　陈皮各钱半

煎服一剂，胸次顿觉开通，咽喉肿疼亦愈强半，又服两剂全愈。

又在奉天时，治高等师范学生孙抟九，年二十，贵州人，得喉证。屡经医治，不外《白喉忌表抉微》诸方加减，病日增重，医者诿谓不治。后愚为诊视，其脉细弱而数，黏涎甚多，须臾满口，即得吐出。知系脾肾两虚，肾虚则气化不摄，阴火上逆，痰水上泛，而脾土虚损又不能制之（若脾土不虚，不但能制痰水上泛，并能制阴火上逆），故其咽喉肿疼，黏涎若斯之多也。投以六味地黄汤加于术，又少加苏子，连服十剂全愈。

详论咽喉证治法（医界春秋社征咽喉科专稿，因撰此论以应之）

咽喉之证，有内伤、外感，或凉或热，或虚或实，或有传染或无传染之殊，今试逐条详论之于下。

伤寒病恒兼有咽喉之证，阳明第二十节云："阳明病但头眩，不恶寒，故能食而咳，其人必咽痛。若不咳者，咽亦不痛。"按此节但言咽痛，未言治法。乃细审其文义，是由太阳初传阳明，胃腑之热犹未实（是以能食），其热兼弥漫于胸中（胸中属太阳当为阳明病连太阳），上熏肺脏，所以作咳。更因咳而其热上窜，所以咽痛。拟治以白虎汤去甘草加连翘、川贝母。

《伤寒·少阴篇》第三节："病人脉阴阳俱紧，反汗出者，亡阳也，此属少阴，法当咽痛。"此节亦未列治法。按少阴脉微细，此则阴阳俱紧，原为少阴之变脉。紧脉原不能出汗，因其不当出汗者而反自汗，所以知其亡阳。其咽痛者，无根之阳上窜也。拟用大剂八味地黄汤，以芍药易丹皮，再加苏子、牛膝，收敛元阳归根以止汗，而咽痛自愈也。

加减八味地黄汤

大怀熟地一两　净萸肉一两　生怀山药八钱　生杭芍三钱　大云苓片二钱　泽泻钱半　乌附子二钱　肉桂去粗皮，后入，二钱　怀牛膝三钱　苏子炒研，二钱

煎汤盅半，分两次温服。

《少阴篇》第三十节云："少阴病，下利，咽痛，胸满，心烦者，猪肤汤主之。"

按：此证乃少阴之热弥漫于三焦也。是以在上与中，则为咽痛烦满，因肾中真阴不能上升与阳分相济，所以多生燥热也；在下则为下利，因脏病移热于腑，其膀胱瘀滞，致水归大肠而下利也。至治以猪肤汤者，以猪为水蓄，其肤可熬胶，汁液尤胜，原能助肾阴上升与心阳调剂以化燥热。而又伍以白蜜之凉润，小粉之冲和，熬之如粥，服后能留恋于肠胃，不致随下利泻出，自能徐徐敷布其气化，以清三焦弥漫之热也。

《少阴篇》第三十一节云："少阴病二三日，咽痛者可与甘草汤，不差者与桔梗汤。"此亦少阴病之热者也。用甘草汤取其能润肺利咽，而其甘缓之性又能缓心火之上炎，则下焦之燥热可消也。用桔梗汤者，取其能升提肾中之真阴，俾阴阳之气互相接续，则上焦之阳自不浮越以铄肺熏咽，且其上达之力又善散咽喉之郁热也。

按：后世治咽喉证者皆忌用桔梗，然果审其脉为少阴病之微细脉，用之固不妨也。况古所用之桔梗皆是苦桔梗，其性能升而兼能降，实具有开通之力也。

《少阴篇》第三十二节云："少阴病，咽中伤生疮，不能言语，声不出者，苦酒汤主之。"

按：少阴之脉原络肺上循喉咙，是以《少阴篇》多兼有咽喉之病。至治以苦酒汤，唐氏谓苦酒与半夏同用可使咽中之疮速破。

苦酒即今之醋,醋调生半夏末外敷原可消疮,不必皆攻之使破也。至张氏注谓:“鸡卵壳坚白似金,故能入肺。”亦颇近理。惟陈古愚谓:“所用生半夏破如枣核大十四枚,则鸡子壳中不能容。”尝阅古本谓将半夏一枚破为十四枚则又未免太少,且如枣核大四字亦无交代,以愚意测之,枣核当为枣仁之误,若谓如枣仁大十四枚,则鸡卵壳中容之有余矣。

又古人用半夏,汤洗七次即用,故半夏下注有洗字。若今之制半夏用于此方,必然无效。如畏其有毒不敢用,可将生半夏破作数瓣,以水煮之,或换水煮两三次,尝之不甚辛辣,然后入药亦可。

《厥阴篇》第九节云:“伤寒先厥后发热,下利必自止,而反汗出,咽中痛,其喉为痹。”按此节之咽痛,以多汗亡阴也,与《少阴篇》之汗出亡阳者原互相对照。盖其人之肝脏蕴有实热,因汗出过多耗其阴液,其热遂上窜郁于咽中而作痛,故曰其咽为痹。痹者热与气血凝滞不散也。仲师当日未言治法,而愚思此证当用酸敛之药以止其汗,凉润之药以复其液,宣通之药以利其咽,汇集为方,庶可奏功。爰将所拟之方详录于下:

敛阴泻肝汤

生杭芍两半　天花粉一两　射干四钱　浙贝母四钱,捣碎　酸石榴一个,连皮捣烂

同煎汤一盅半,分两次温服下。

上所录伤寒兼咽喉病者六节,伤寒中之咽喉证大略已备。而愚临证多年,知伤寒兼病咽喉又有出于六节之外者,试举治验之案一则明之。

愚在奉时治一农业学校朱姓学生,患伤寒三四日,蜷卧昏昏似睡,间作谵语,呼之眼微开,舌上似无苔,而舌皮甚干,且有黑斑,咽喉疼痛,小便赤而热,大便数日未行,脉微细兼沉,心中时觉

发热，而肌肤之热度如常。此乃少阴伤寒之热证，因先有伏气化热，乘肾脏虚损而窜入少阴，遏抑肾气不能上达，是以上焦燥热而舌斑咽痛也；其舌上有黑斑者，亦为肾虚之现象。至其病既属热而脉微细者，诚以脉发于心，肾气因病不能上达与心相济，其心之跳动即无力，此所以少阴伤寒无论或凉或热其脉皆微细也。遂为疏方：

生石膏细末，二两　生怀山药一两　大潞参六钱　知母六钱　甘草二钱

先用鲜茅根二两煮水，以之煎药，取清汤三盅，每温服一盅调入生鸡子黄一枚。服药一次后，六脉即起，服至二次，脉转洪大，服至三次，脉象又渐和平，精神亦复，舌干咽痛亦见愈。翌日即原方略为加减，再服一剂，诸病全愈。

按：上所用之方，即本期六卷鼠疫门中坎离互根汤，方之细解详于本方后，兹不赘。

至于温病，或温而兼疹，其兼咽喉证者尤多，方书名其证为烂喉痧，其证多系有传染之毒菌。治之者，宜注意清其温热，解其疹毒，其咽喉之证亦易愈。试举治验之案以明之。

戊辰在津，有第一中学教员宋志良君素喜阅拙著，孟夏时其长子慕濂患温疹兼喉证。医者皆忌重用凉药，服其药数剂，病转增剧。继延愚为诊视，其脉洪长有力，纯乎阳明胃腑蕴有实热，其疹似靥未靥，视其咽喉两旁红，微有烂处，心中自觉热甚，小便短赤，大便三日未行。为开大剂白虎汤，加连翘四钱，薄荷叶钱半以托疹外出。方中石膏重用生者四两，恐药房中以煅者充之，嘱取药者视其将大块生石膏捣细，且带一小块来视其果系生石膏否。迨药取至，其小块果为生石膏，而细面灰白，乃系煅者。究问其故，是预制为末，非当面捣细者。愚因谓志良曰："石膏煅用，性同鸩毒。若用至一两，即足误人性命。可向杂货铺中买生者，自制细用之。"于是依愚言办理。将药煎汤三盅，分三次温饮下，病大

见愈，而脉仍有力，咽喉食物犹疼。继又用原方，先取鲜白茅根二两煮水以煎药，仍分三次服下，尽剂而愈，大便亦通下。后其次子亦患温疹喉证，较其兄尤剧。仍治以前方，初次即用茅根汤煎药，药方中生石膏初用三两，渐加至五两始愈。继其幼女年七岁亦患温疹喉证，较其两兄尤重，其疹周身成一个，肉皮皆红（俗谓此等疹皆不能治愈），亦治以前方，为其年幼，方中生石膏初用二两，后加至六两，其热稍退而喉痛不减，其大便六日未行，遂单用净芒硝俾淬水服下，大便即通，其热大减，喉痛亦愈强半。再诊其脉虽仍有力，实有浮而还表之象，遂用西药阿斯必林一瓦，因病机之外越而助其出汗。果服后周身得汗，霍然全愈。志良因告愚曰："余从前有子女四人，皆因此证而殇，今此子女三人，服先生药完全得愈，始知医术之精，洵有夺命之权也。"

按：温疹之证，西人名为猩红热，有毒菌传染原不易治，而兼咽喉证者治之尤难。仲景所谓"阳毒之为病，面赤斑斑如锦纹，咽喉痛，唾脓血"者，当即此证。近世方书中名为烂喉痧，谓可治以《伤寒论》麻杏甘石汤。然麻杏甘石汤中石膏之分量原为麻黄之二倍，若借用其方则石膏之分量当十倍于麻黄（石膏一两，麻黄一钱），其热甚者，石膏之分量又当二十倍于麻黄（石膏二两，麻黄一钱），然后用之无弊。本期第五卷中曾详论之。近闻友人杨达夫言，有名医精于伤寒，偶患喉证，自治以麻杏甘石汤，竟至不起。想其所用之分量皆按原方而未尝为之通变也，使其早见拙论，又何至有此失乎！

又治沧州友人董寿山，年过三旬，初则感冒发颐，继则渐肿而下延至胸膺，服药无效。时当中秋节后，淋雨不止，因病势危急，冒雨驱车迎愚。既至见其颔下连项，壅肿异常，抚之硬而且热，色甚红，纯是一团火毒之气，下肿已至心口，其牙关不开，咽喉肿疼，自牙缝进水半口，必以手掩口，十分用力始能下咽，且痰涎填满胸中，上至咽喉，并无容水之处，进水少许，必换出痰涎一口，且觉有气自下上冲，常作呃逆，其脉洪滑而长，重按有力，一分钟约近九十至，大便数日未行。愚曰："此俗所称虾蟆瘟也。其毒热炽盛，盘踞阳明之府，若火之燎原，必重用生石膏清之，乃可缓其毒热之势。"从前医者在座，谓曾用生石膏一两，毫无功效。愚曰："石膏乃微寒之药，《本经》原有明文，仅用两许何能清此炽盛之热毒。"遂为疏方用生石膏四两，清半夏四钱，金线重楼三钱，连翘二钱，射干二钱。煎服后，觉药停胸间不下，其热与肿似有益增之势，知其证兼结胸，火热无下行之路，故益上冲也。幸药房即在本村，复急取生石膏四两，赭石三两，又煎汤服下，仍觉停于胸间。又急取赭石三两，蒌仁二两，芒硝八钱，又煎汤饮下，胸中仍不开通。此时咽喉益肿，再饮水亦不能下咽，病家惶恐无措。愚晓之曰："余所以连次亟亟用药者，正为此病肿势浸长，恐稍缓则药不能进。今其胸中既贮如许多药，断无不下行之理。药下行则结开便通，毒火随之下降，而上焦之肿热必消矣。"时当晚十点钟，至夜半觉药力下行，黎明下燥粪若干，上焦肿热觉轻，水浆可进，晨饭时牙关亦微开，服茶汤一碗。午后肿热又渐增，抚其胸，热又烙手，脉仍洪实。意其燥粪必未尽下，遂投以大黄四钱，芒硝五钱，又下燥粪，兼有溏粪，病遂大愈。而肿处之硬者仍不甚消，胸间抚之犹热，脉象亦仍有余热。又用生石膏四两，金银花、连翘各五钱，煎汤一大碗，分数次温饮下，日服一剂，三日全愈。寿山从此愤志学医，今已成名医矣。

按：此病实温疫（疫有寒温两种，而寒者甚少），确有传染至猛至烈之毒菌，是以难治。

又按：此证当二次用药时，若加硝、黄于药中，早通其大便，或不至以后如此危险，而当时阅历未深，犹不能息息与病机相赴也。

又有白喉证，其发白或至腐烂，西人名为实夫的历，实为传染病之一端。其证大抵先有蕴热，则易受传染。为其证内伤为重，宜用凉润、滋阴、清火之品，而忌用表散之剂。然用辛凉之药以散其火郁，若薄荷、连翘诸药固所不忌也。《白喉忌表抉微》中之养阴清肺汤、神仙活命汤二方，原为治白喉良方。而神仙活命汤中宜加连翘三钱，热甚者可将方中生石膏加倍，或加两倍；若大便不通者，大黄、芒硝皆可酌加。

白喉之病，又恒有与烂喉痧相并者。辛未仲春，天津法租界瑞云里沈姓学生，年十六岁，得温疹兼喉痧证。其得病之由，因其身体甚胖，在体育场中游戏努力过度，周身出汗，为风所袭。初微觉恶寒头疼，翌日表里俱壮热，咽喉闷疼。延医服药，病未见轻，喉中疼闷似加剧，周身又复出疹，遂延愚为诊治。其肌肉甚热，出疹甚密，连无疹之处其肌肉亦发红色，诚西人所谓猩红热也。其心中亦自觉热甚，其喉中扁桃处皆有红肿，其左边有如榆荚一块发白。自谓不惟饮食疼难下咽，即呼吸亦甚觉有碍。其脉左右皆洪滑有力，一分钟九十八至。愚为刺其少商出血，复为针其合谷，又为拟一清咽、表疹、泻火之方俾服之。

生石膏捣细，二两　玄参六钱　天花粉六钱　射干三钱　牛蒡子捣细，三钱　浙贝母捣碎，三钱　青连翘三钱　鲜茅根三钱，无鲜茅根可代以鲜芦根　甘草钱半　粳米三钱

共煎汤两大盅，分两次温服下。

翌日复为诊视，其表里之热皆稍退，脉象之洪滑亦稍减，疹出又稍加多，前三日未大便，至此则通下一次；再视其喉，其红肿似加增，其白处则大如钱矣。病人自谓："此时饮水必须努力始能下咽，呼吸之滞碍似又加剧。"愚曰："此为极危险之候，非刺患处出血不可。"遂用圭式小刀尖于喉左右红肿之处各刺一长口，放出紫血若干，呼吸骤觉顺利。继再投以清热、消肿、托表疹毒之剂，病遂全愈。

又《灵枢·痈疽篇》谓："痈发嗌中，名曰猛疽，猛疽不治，化为脓，脓不泻，塞咽半日死。"

按：此证即后世所谓截喉痈。初起时，咽喉之间红肿甚剧，宜

用消疮之药散之，兼用扁针刺之使多出血。若待其脓成而后泻之，恐不容待其成脓即有危险也。

消肿利咽汤

天花粉一两　连翘四钱　金银花四钱　丹参三钱　射干三钱　玄参三钱　乳香二钱　没药二钱　炙山甲钱半　薄荷叶钱半

脉象洪实者加生石膏一两，小便不利者加滑石六钱，大便不通者加大黄三钱。

咽喉之证热者居多，然亦间有寒者。愚在籍时有姻家刘姓童子，年逾十龄，咽喉肿疼，胸中满闷杜塞，剧时呼吸停顿，两目上翻，身躯后挺。然细审其所以呼吸停顿者，非因咽喉杜塞，实因胸膈杜塞也。诊其脉微细而迟，其心中常觉发凉，有时其凉上冲，即不能息，而现目翻身挺之象。即脉审证，知系寒痰结胸无疑。其咽喉肿疼者，寒痰充溢于上焦，迫其心肺之阳上浮也。为拟方：

生赭石细末，一两　干姜　乌附子各三钱　厚朴　陈皮各钱半

煎服一剂，胸次顿觉开通，咽喉肿疼亦愈强半，又服两剂全愈。又咽喉两旁微高处，西人谓之扁桃腺，若红肿西人谓之扁桃腺炎。若其处屡次红肿，渐起疙瘩，服清火药则微消，或略有感冒，或稍有内热复起者，此是扁桃腺炎已有根蒂，非但服药所能愈，必用手术割去之，再投以清火消肿之药，始能除根。若不割去，在幼童可累其身体之发达。

又《金匮》谓妇人咽中如有炙脔（吐之不出，吞之不下，俗谓之梅核气病），此亦咽喉证之一也。

按：此证注疏家谓系痰气阻塞咽喉之中，然此证实兼有冲气之冲也。原方半夏厚朴汤主之，是以半夏降冲，厚朴开气，茯苓利痰，生姜、苏叶以宣通其气化。愚用此方时，恒加赭石数钱，兼针其合谷，奏效更速（此证不但妇人，男子亦间有之）。

附录　前哲治喉奇案一则。忆愚少时，出诊邻县庆云，见案

头多书籍，中有记事闲书，载有名医某（书与医皆忘其名）外出，偶歇巨第门旁，其门中人出入甚忙迫，询之，言其家只有少年公子一人，患喉证奄奄一息，危在目前，急为备其身后事，故忙迫也。医者谓此证我善治，虽至危亦能挽救，可为传达。其人闻言而入，须臾宅主出肃客人。视病人，见其脖项肿甚剧，闭目昏昏似睡，呼之不应，牙关紧闭，水浆亦不能入。询其家人，知不食将周旬矣。医者遂俾其家人急煮稠粥一盆，晾半温，待其病人愈后服之。又令备细木棍数条及斧锯之嘱。其家人皆窃笑，以为斯人其疯癫乎！医者略不瞻顾，惟用锯与斧将木棍截短，一端削作鸭嘴形，且催将所煮之粥盛来视凉热可食否，遂自尝之曰："犹热可少待。"乃徐用所制鸭嘴之最细薄者撬病人齿，齿少启，将鸭嘴填入，须臾又填以略粗略厚之鸭嘴，即将初次所填者抽出。如此填抽至五次，其口可进食矣，而骤以制鸭嘴所锯之木屑投病人喉中，其家人见之大惊，欲加恶声，病人遂大咳连连，须臾吐脓血碗余，遂能言呼饥，进以所备粥，凉热适口，连进数碗。举家欢喜感谢。因问："病至如此，先生何以知犹可救？"答曰："病者六脉有根而洪紧，洪者为热，紧者为毒。且其脖项肿热，因喉生痈毒，为日已多，又确知其痈已溃脓。然咽喉肿满，药不能入，以针透脓，不知自吐，亦所出有限，不能救眼前之急，故深思而得此法。尝见咳之剧者，能将肺咳破吐血，况喉中已熟之疮疡乎！此所谓医者意也。惟仁人君子始可以学医，为其能费尽苦心以救人也。"病家乃大叹服。

按：此案用法甚奇，又若甚险，若预先言明，病家未必敢用，然诊断确实，用之自险而能稳也。

阅刘华封氏《烂喉痧证治辨异》书后

丙寅中秋后,接到华封刘君自济南寄赠所著《烂喉痧证治辨异》一书。细阅一过,其辨证之精,用药之妙,立论之通,于喉证一门实能令人起观止之叹。咽喉为人身紧要之处,而论喉证之书向无善本。自耐修子托之鸾语,著《白喉忌表抉微》,盛行于一时,初则用其方效者甚多,继而用其方者有效有不效,更有用之不惟不效而病转增剧者。于斯议论纷起,有谓白喉不忌表散,但宜表以辛凉,而不可表以温热者,又有谓白喉原宜表散,虽麻黄亦可用,但不可与升提之药并用者。

按:其人或有严寒外束不得汗,咽喉疼而不肿者,原可用麻黄汤解其表。然麻黄可用,桂枝不可用。若用麻黄汤时,宜去桂枝,加知母、连翘。至升提之药,惟忌用升麻。若桔梗亦升提之药,而《伤寒论》有桔梗汤治少阴病咽痛,因其能开提肺气,散其咽喉郁热也。若与凉药并用,又能引凉药之力至咽喉散热,惟咽喉痛而且肿者,似不宜用。又有于《白喉忌表抉微》一书痛加诋毁,谓其毫无足取者。而刘君则谓白喉证原分两种:耐修子所谓白喉忌表者,内伤之白喉也。其病因确系煤毒洋烟及过服煎炒辛热之物,或贪色过度,以致阴液亏损虚火上炎所致,用药养阴清肺原为正治。其由外感传染者,为烂喉痧,喉中亦有白腐。乃系天行时气入于阳明,上蒸于肺,致咽喉溃烂,或兼有疹子,正是温热欲出不得所致,正宜疏通发表使毒热外出。二证之辨,白喉则咽中干;喉痧则咽中多痰涎。白喉止五心烦热,喉痧则浑身大热云云,诚能将此二证,一内因、一外因,辨别极精。及至后所载治喉痧诸方,详分病之轻重浅深,而措施咸宜,洵为喉科之金科玉律也。惟其言今日之好人参难得,若用白虎加人参汤及小柴胡汤,方中人参可以沙参代之,似非确论。盖小柴胡汤中之人参或可代以沙参。若当下后小柴胡汤证仍在者,用小柴胡汤时,亦不可以沙参代人参。至白虎加人参汤,若其热实脉虚者,以沙参代人参其热必不退,此愚由经验而知,非想当然尔之谈也。且古方中人参即系今之党参,原非难得之物。若恐人工种植者不堪用,凡党参之通体横纹者(若胡莱菔之纹)皆野生之参也。至其后论喉证原有因下焦虚寒迫其真阳上浮致成喉证者,宜治以引火归原之法,洵为见道之言。

论结胸治法

结胸之证,有内伤、外感之殊。内伤结胸,大抵系寒饮凝于贲门之间,遏抑胃气不能上达,阻隔饮食不能下降。当用干姜八钱,赭石两半,川朴、甘草各三钱开之。其在幼童,脾胃阳虚,寒饮填胸,呕吐饮食成慢惊,此亦皆寒饮结胸证。可治以庄在田《福幼编》逐寒荡惊汤。若用其方寒痰仍不开,呕吐仍不能止者,可将方中胡椒倍用二钱,若非寒饮结胸,或为顽痰结胸,或为热痰结胸者,阻塞胸中之气化不能升降,甚或有碍呼吸,危在目前,欲救其急,可用硼砂四钱开水融化服之,将其痰吐出。其为顽痰者,可再用瓜蒌仁二两,苦葶苈三钱(袋装)煎汤饮之,以涤荡其痰。其为热痰者,可于方中加芒硝四钱。有胸中大气下陷,兼寒饮结胸者,其证尤为难治。曾治一赵姓媪,年近五旬,忽然昏倒不语,呼吸之气大有滞碍,几不能息,其脉微弱而迟。询其生平,身体羸弱,甚畏寒凉,恒觉胸中满闷,且时常短气。即其素日资禀及现时病状以互勘病情,其为大气下陷兼寒饮结胸无疑。然此时形势将成痰厥,住在乡村取药无及,遂急用胡椒二钱捣碎煎两三沸,澄取清汤灌下。须臾胸中作响,呼吸顿形顺利。继用干姜八钱煎汤一盅,此时已自能饮下。须臾气息益顺,精神亦略清爽,而仍不能言,且时作呵欠,十余呼吸之顷必发太息,知其寒饮虽开,大气之陷者犹未复也。遂投以拙拟回阳升陷汤(方在三期第四卷,系生箭芪八钱,干姜六钱,当归四钱,桂枝尖三钱,甘草一钱)。服数剂,呵欠与太息皆愈，渐能言语。

按：此证初次单用干姜开其寒饮，而不敢佐以赭、朴诸药以降下之者，以其寒饮结胸又兼大气下陷也。设若辨证不清而误用之，必至凶危立见，此审证之当细心也。

至于外感结胸，伤寒与温病皆有。伤寒降早可成结胸，温病即非降早亦可成结胸，皆外感之邪内陷与胸中痰饮互相胶漆也。无论伤寒温病，其治法皆可从同。若《伤寒论》大陷胸汤及大陷胸丸，俱为治外感结胸良方，宜斟酌病之轻重浅深，分别用之。至拙拟之荡胸汤（载三期六卷，系瓜蒌仁新炒者，捣细二两，生赭石细末二两，苏子六钱，病剧者加芒硝五钱，煎盅半徐徐饮下），亦可斟酌加减，以代诸陷胸汤丸。

又有内伤结胸与外感结胸相并，而成一至险之结胸证者。在奉天时曾治警务处科长郝景山，年四十余，心下痞闷杜塞，饮食不能下行，延医治不效。继入东人医院，治一星期仍然无效。浸至不能起床，吐痰腥臭，精神昏愦。再延医诊视，以为肺病已成又兼胃病，不能治疗。其家人惶恐无措，适其友人斐云峰视之，因从前曾患肠结证，亦饮食不能下行，经愚治愈，遂代为介绍，迎愚诊治。其脉左右皆弦，右部则弦而有力，其舌苔白厚微黄，抚其肌肤发热，问其心中亦觉热，思食凉物，大便不行者已四五日，自言心中满闷异常，食物已数日不进，吐痰不惟腥臭，且又觉凉。愚筹思再四，知系温病结胸。然其脉不为洪而有力，而为弦而有力，且所吐之痰臭而且凉者何也？盖因其人素有寒饮，其平素之脉必弦，其平素吐痰亦必凉（平素忽不自觉，今因病温咽喉发热觉痰凉耳），因有温病之热与之混合，所以脉虽弦而仍然有力，其痰虽凉而为温病之热熏蒸，遂至腥臭也。为疏方用蒌仁、生赭石细末各一两，玄参、知母各八钱，苏子、半夏、党参、生姜各四钱，煎汤冲服西药硫苦四钱，一剂胸次豁然，可进饮食，右脉较前柔和，舌苔变白，心中犹觉发热，吐痰不臭，仍然觉凉。遂将原方前四味皆减半，加当归三钱,服后大便通下,心中益觉通豁。惟有时觉有凉痰自下发动,逆行上冲,周身即出汗。遂改用赭石、党参、干姜各四钱,半夏、白芍各三钱,川朴、五味、甘草各二钱,细辛一钱,连服数剂,寒痰亦消矣。

按:此证原寒饮结胸与温病结胸相并而成,而初次方中但注重温病结胸,惟生姜一味为治寒饮结胸之药。因此二病之因一凉一热,原难并治。若将方中之生姜改为干姜,则温病之热必不退。至若生姜之性虽热,而与凉药并用实又能散热。迨至温病热退,然后重用干姜以开其寒饮。此权其病势之缓急先后分治,而仍用意周匝,不至顾此失彼,是以能循序奏效也。

论肠结治法

肠结最为紧要之证,恒于人性命有关。或因常常呕吐,或因多食生冷及硬物,或因怒后饱食,皆可致肠结。其结多在十二指肠及小肠间,有结于幽门者。其证有腹疼者,有呕吐者尤为难治。因投以开结之药,不待药力施展而即吐出也。亦有病本不吐,因所服之药行至结处不能通过,转而上逆吐出者。是以治此证者,当使服药不使吐出为第一要着。愚于此证吐之剧者,八九日间杓饮不存,曾用赭石细末五两,从中又罗出极细者一两,将所余四两煎汤,送服极细者,其吐止而结亦遂开。若结证在极危急之时,此方宜放胆用之。虽在孕妇恶阻呕吐者,亦可用之(三期第二卷参赭镇气汤后载有数案可参观),有谓孕妇恶阻,无论如何呕吐,与性命无关者,乃阅历未到之言也。

有患此证急欲通下者,愚曾用赭石细末三两,芒硝五钱,煎汤送服甘遂细末钱半,服后两点半钟其结即通下矣。后有医者得此方以治月余之肠结证,亦一剂而愈。后闻此医自患肠结,亦用此方煎汤先服一半,甘遂亦送下一半,药力下行。结不能开,仍复吐出;继服其余一半,须臾仍然吐出,竟至不起。由此知用药一道,过于放胆固多失事，若过于小心亦多误事也。况甘遂之性，无论服多服少，初次服之尚可不吐；若连次服之，虽佐以赭石，亦必作吐。是以拙著《衷中参西录》有荡胸加甘遂汤（方在三期三卷癫狂门），原用大剂大承气汤加赭石二两煎汤，送服甘遂细末二钱。方下注云：若服一剂不愈者，须隔三日方可再服。此固欲缓服以休养其正气，实亦防其连服致吐也。至于赭石可如此多用者，以其原质为铁氧化合，性甚和平，且善补血，不伤气分，虽多用于人无损也。特是药房中赭石，必火煅醋激然后轧细，如此制法，则氧气不全，不如径用生者之为愈也。况其虽为石类，与铁锈相近（铁锈亦铁氧化合），即服生赭石细末，亦于人肠胃毫无伤损。若嫌上方中甘遂之性过猛烈者，本书第三卷载有硝菔通结汤方，药性甚稳善，惟制此药时，略费手续。方用净芒硝六两，鲜莱菔八斤，用水将芒硝入锅中熔化，再将莱菔切片，分数次入锅中煮之，至烂熟，将莱菔捞出，再换以生莱菔片，屡换屡煮。所备莱菔片不必尽煮，但所煮之水余一大碗许，尝之不至甚咸者，其汤即成。若尝之仍甚咸者，可少搀以凉水，再加生莱菔片煮一次，分作两次服下。服一次后，迟三点钟若不见行动，再将二次温服下。

此方愚在籍时曾用之治愈肠结之险证数次，本方后载有治验之案二则。后至奉天遇肠结证数次，皆以此方治愈。曾治警务处科员孙俊如，年四十余，其人原管考取医生，精通医学。得肠结后，自用诸药以开其结，无论服何等猛烈之药，下行至结处皆转而上逆吐出。势至危急，求为诊治。为制此汤，服未尽剂而愈。愈后喜甚，称为神方。又治清丈局科员刘敷陈，年近五旬，患肠结旬余不愈，腹疼痛甚剧，饮水移时亦吐出。亦为制此汤，服一半其结即通下。适其女公子得痢证，俾饮其所余之一半，痢亦顿愈。敷陈喜曰："先生救余之命，而更惠及小女，且方本治肠结，而尤善治痢，何制方若是之妙也。"盖此汤纯系莱菔浓汁而微咸，气味甚佳，且可调以食料，令其适口，是以服他药恒吐者，服此汤可不作吐。

且芒硝软坚破瘀之力虽峻，而有莱菔浓汁以调和之，故服后并不觉有开破之力，而其结自开也。

又丁卯孟夏，愚因有事自天津偶至小站，其处有医士祝君，字运隆，一方之良医也。初见如旧相识，言数年来最喜阅《衷中参西录》，其中诸方用之辄随手奏效。有其处商务会长许翁，年过六旬，得结证，百药不效，病势极危，已备身后诸事。运隆视其脉象有根，谓若服此汤，仍可治愈。病家疑药剂太重。运隆谓，病危至此，不可再为迟延，若嫌药剂过重，可分三次服下，病愈不必尽剂，此以小心行其放胆也。遂自监视，为制此汤。服至两次后，结开通下，精神顿复其旧，有若未病者然。

论肢体痿废之原因及治法(附：起痿汤、养脑利肢汤)

《内经》谓，五脏有病，皆能使人痿。至后世方书，有谓系中风者，言风中于左，则左偏枯而痿废；风中于右，则右偏枯而痿废。有谓系气虚者，左手足偏枯痿废，其左边之气必虚；右手足偏枯痿废，其右边之气必虚。有谓系痰瘀者，有谓系血瘀者，有谓系风、寒、湿相并而为痹，痹之甚者即令人全体痿废。因痰瘀、血瘀及风、寒、湿痹皆能阻塞经络也。乃自脑髓神经司知觉运动之说倡自西人，遂谓人之肢体痿废皆系脑髓神经有所伤损。而以愚生平所经验者言之，则中西之说皆不可废。今试历举素所经验者于下，以征明之。

忆在籍时，曾见一猪，其两前腿忽不能动，须就其卧处饲之，半月后始渐愈。又旬余解此猪，见其肺上新愈之疮痕宛然可辨，且有将愈未尽愈者。即物测人，原可比例，此即《内经》所谓因肺热叶焦发为痿躄者也。由斯知五脏有病皆使人痿者，诚不误也。

又在奉天曾治一妇人，年近三旬，因夏令夜寝当窗为风所袭，遂觉半身麻木，其麻木之边，肌肤消瘦，浸至其一边手足不遂将成偏枯。其脉左部如常，右部则微弱无力，而麻木之边适在右。此因风袭经络，致其经络闭塞不相贯通也。不早祛其风，久将至于痿废。为疏方用生箭芪二两（用黄芪者为其能去大风，《本经》有明文也），当归八钱（用当归者取其血活风自去也），羌活、知母、乳香、没药各四钱，全蝎二钱，全蜈蚣三条。煎服一剂即见轻，又服数剂全愈。此中风能成痿废之明征也。

又在本邑治一媪，年过六旬，其素日气虚，呼吸常觉短气。偶因劳力过度，忽然四肢痿废，卧不能起，呼吸益形短气，其脉两寸甚微弱，两尺重按仍有根柢。知其胸中大气下陷，不能斡旋全身也。为疏方用生箭芪一两，当归、知母各六钱，升麻、柴胡、桔梗各钱半，乳香、没药各三钱，煎服一剂，呼吸即不短气，手足略能屈伸。又即原方略为加减，连服数剂全愈，此气虚成痿废之明征也。

又在本邑治一媪，年五旬，于仲冬之时忽然昏倒不知人，其胸中似有痰涎，大碍呼吸。诊其脉，微细欲无，且甚迟缓。其家人谓其平素常觉心中发凉，咳吐黏涎。知其胸中素有寒饮，又感冬日严寒之气，其寒饮愈凝结杜塞也。急用胡椒三钱捣碎，煎两三沸，取浓汁多半杯灌下，呼吸顿形顺利。继用干姜六钱，桂枝尖、当归各三钱，连服三剂，可作呻吟，肢体渐能运动，而左手足仍不能动。继治以助气、消痰、活络之剂，左手足亦渐复旧。此痰瘀能成痿废之明征也。

又在本邑治一室女，素本虚弱，医者用补敛之药太过，月事闭塞，两腿痿废，浸至抑搔不知疼痒。其六脉皆有涩象，知其经络皆为瘀血闭塞也。为疏方用拙拟活络效灵丹（方载三期四卷，系当归、丹参、乳香、没药各五钱），加怀牛膝五钱，红花钱半，䗪虫五个。煎服数剂，月事通下，两腿已渐能屈伸有知觉。又为加生黄芪、知母各三钱，服数剂后，腿能任地。然此等证非仓猝所能全愈，俾将汤剂作为丸剂，久久服之，自能脱然。此血瘀能成痿废之明征也。

又治族兄世珍，冬令两腿作疼，其腿上若胡桃大疙瘩若干。自言其少时恃身体强壮，恒于冬令半冰半水之中捕鱼。一日正在捕鱼之际,朔风骤至,其寒彻骨,遂急还家歇息,片时两腿疼痛不能任地,因卧热炕上,覆以厚被。数日后,觉其疼在骨,皮肤转麻木不仁,浸至两腿不能屈伸。后经医调治,兼外用热烧酒糠熨之,其疼与木渐愈,亦能屈伸,惟两腿皆不能伸直。有人教坐椅上,脚踏圆木棍来往,令木棍旋转,久之腿可伸直。如法试演,迨至春气融和,两腿始恢复原状。然至今已三十年,每届严寒之时,腿乃觉疼,必服热药数剂始愈。至腿上之疙瘩,乃当时因冻凝结,至今未消者也。愚曰:"此病犹可除根。然其寒在骨,非草木之品所能奏效,必须服矿质之药,因人之骨中多函矿质也。"俾先用生硫黄细末五分,于食前服之,日两次,品验渐渐加多,以服后觉心中微温为度。果用此方将腿疼之病除根。此风、寒、湿痹能成痿废之明征也。

至西人谓此证关乎脑髓神经者,愚亦确有经验。原其神经之所以受伤,大抵因脑部充血所致。盖脑部充血之极,可至脑中血管破裂。至破裂之甚者,管中之血溢出不止,其人即昏厥不复苏醒。若其血管不至破裂,因被充血排激隔管壁将血渗出,或其血管破裂少许,出血不多而自止,其所出之血若黏滞于左边司运动之神经,其右边手足即痿废;若黏滞其右边司运动之神经,其左边之手足即痿废。因人之神经原左右互相管摄也。此证皆脏腑气血挟热上冲,即《内经》所谓血之与气并走于上之大厥也。其人必有剧烈之头疼,其心中必觉发热,其脉象必然洪大或弦长有力。《内经》又谓此证"气反则生,不反则死",盖气反则气下行,血亦下行,血管之未破裂者,不再虞其破裂,其偶些些破裂者,亦可因气血之下行而自愈。若其气不反,血必随之上升不已,将血管之未破裂者可至破裂,其已破裂者更血流如注矣。愚因细参《内经》之旨,而悟得医治此证之方,当重用怀牛膝两许,以引脑中之血下行,而佐以清火、降胃、镇肝之品,俾气与火不复相并上冲。数剂之后,其剧烈之头疼必愈,脉象亦必和平。再治以化瘀之品以化其脑中瘀血，而以宣通气血、畅达经络之药佐之，肢体之痿废者自能徐徐愈也。特是因脑充血而痿废者，本属危险之证，所虑者辨证不清，当其初得之时，若误认为气虚而重用补气之品，若王勋臣之补阳还五汤；或误认为中风，而重用发表之品，若千金之续命汤，皆益助其气血上行，而危不旋踵矣。至用药将其脑充血治愈，而其肢体之痿废或仍不愈，亦可少用参、芪以助其气分，然必须用镇肝、降胃、清热、通络之药辅之，方能有效。因敬拟两方于下，以备医界采用。

起痿汤

治因脑部充血以致肢体痿废，迨脑充血治愈，脉象和平，而肢体仍痿废者，徐服此药，久自能愈。

生箭芪四钱　生赭石轧细，六钱　怀牛膝六钱　天花粉六钱　玄参五钱　柏子仁四钱　生杭芍四钱　生明没药三钱　生明乳香三钱　䗪虫大的，四枚　制马钱子末二分

共药十一味。将前十味煎汤，送服马钱子末。至煎渣再服时，亦送服马钱子末二分。

养脑利肢汤

治同前证，或服前方若干剂后，肢体已能运动，而仍觉无力者。

野台参四钱　生赭石轧细，六钱　怀牛膝六钱　天花粉六钱　玄参五钱　柏子仁四钱　生杭芍四钱　生滴乳香三钱　生明没药三钱　威灵仙一钱　䗪虫大的，四枚　制马钱子末二分

共药十一味，将前十味煎汤，送服马钱子末。至煎渣再服时，亦送服马钱子末二分。上所录二方，为愚新拟之方，而用之颇有效验，恒能随手建功，试举一案以明之。

天津南马路南东兴大街永和甡木厂经理贺化南，得脑充血

证,左手足骤然痿废,其脉左右皆弦硬而长,其脑中疼而且热,心中异常烦躁。投以建瓴汤(见前),为其脑中疼而且热,更兼烦躁异常,加天花粉八钱。连服三剂后,觉左半身筋骨作疼,盖其左半身从前麻木无知觉,至此时始有知觉也。其脉之弦硬亦稍愈。遂即原方略为加减,又服数剂,脉象已近和平,手足稍能运动,从前起卧转身皆需人,此时则无需人矣,于斯改用起痿汤。服数剂,手足之运动渐有力,而脉象之弦硬又似稍增,且脑中之疼与热从前服药已愈,至此似又微觉疼热,是不受黄芪之升补也。因即原方将黄芪减去,又服数剂,其左手能持物,左足能任地矣,头中亦分毫不觉疼热。再诊其脉已和平如常。遂又加黄芪,将方中花粉改用八钱,又加天冬八钱,连服六剂可扶杖徐步,仍觉乏力。继又为拟养脑利肢汤,服数剂后,心中又似微热,因将花粉改用八钱,又加带心寸麦冬七钱,连服十剂全愈。

按:此证之原因不但脑部充血,实又因脑部充血之极而至于溢血。迨至充血、溢血治愈,而痿废仍不愈者,因从前溢出之血留滞脑中未化,而周身经络兼有闭塞处也。是以方中多用通气化血之品。又恐久服此等药或至气血有损,故又少加参、芪助之,且更用玄参、花粉诸药以解参、芪之热,赭石、牛膝诸药以防参、芪之升,可谓熟筹完全矣。然服后犹有觉热之时,其脉象仍有稍变弦硬之时,于斯或减参、芪,或多加凉药,精心酌斟,息息与病机相赴,是以终能治愈也。至于二方中药品平均之实偏于凉,而服之犹觉热者,诚以参、芪之性可因补而生热,兼以此证之由来又原因脏腑之热挟气血上冲也。

论四肢疼痛其病因凉热各异之治法

从来人之腿疼者未必臂疼,臂疼者未必腿疼,至于腿臂一时并疼,其致疼之因,腿与臂大抵相同矣。而愚临证四十余年,治愈腿臂一时并疼者不胜记,独在奉曾治一媪,其腿臂一时并疼,而致腿疼、臂疼之病因则各异，今详录其病案于下，以广医界之见闻。

奉天西塔邮务局局长佟世恒之令堂，年五十七岁，于仲冬渐觉四肢作疼，延医服药三十余剂，浸至卧床不能转侧，昼夜疼痛不休。至正月初旬，求为诊视，其脉左右皆浮而有力，舌上微有白苔，知其兼有外感之热也。西药阿斯必林善发外感之汗，又善治肢体疼痛，俾用一瓦半，白糖水送下，以发其汗。翌日视之，自言汗后疼稍愈，能自转侧，而其脉仍然有力。遂投以连翘、花粉、当归、丹参、白芍、乳香、没药诸药，两臂疼愈强半，而腿疼则加剧。自言两腿得热则疼减，若服热药其疼当愈。于斯又改用当归、牛膝、续断、狗脊、骨碎补、没药、五加皮诸药，服两剂后腿疼见愈，而臂疼又加剧。是一人之身，腿畏凉、臂畏热也。夫腿既畏凉，其疼也必因有凝结之凉；臂既畏热，其疼也必因有凝结之热。筹思再三，实难疏方。细诊其脉，从前之热象已无，其左关不任重按。恍悟其上热下凉者，因肝木稍虚，或肝气兼有郁滞，其肝中所寄之相火不能下达，所以两腿畏凉；其火郁于上焦，因肝虚不能敷布，所以两臂畏热。向曾治友人刘仲友左臂常常发热，其肝脉虚而且郁，投以补肝兼舒肝之剂而愈（详案在三期第四卷曲直汤下），以彼例此，知旋转上热下凉之机关，在调补其肝木而已。遂又为疏方用净萸肉一两，当归、白芍各五钱，乳香、没药、续断各四钱，连翘、甘草各三钱，每日煎服一剂，又俾于每日用阿斯必林一瓦分三次服下，数日全愈。方中重用萸肉者，因萸肉得木气最全，酸敛之中大具条畅之性，是以善补肝又善舒肝。《本经》谓其逐寒湿痹，四肢之作疼，亦必有痹而不通之处也。况又有当归、白芍、乳香、没药以为之佐使，故能奏效甚捷也。

答余姚周树堂为母问疼风证治法

详观六十二号《绍兴医报》所登病案，曾患两膝肿疼，愈而复发，膝踝趾骨皆焮热肿痛，连臀部亦肿，又兼目痛。此诚因心肝皆有郁热，而关节经络之间又有风、湿、热相并，阻塞血脉之流通，故作肿疼也。后见有胡君天中、张君汝伟皆有答复，所论病因及治法又皆尽善尽美，似无庸再为拟议。然愚从前治此等证，亦纯用中药，后阅东人医报见治急性偻麻质斯（即热性历节风），喜用西药阿斯必林，载有历治诸案可考验，后乃屡试其药。更以中药驾驭之，尤效验异常。在奉曾治一幼童得此证，已危至极点，奄奄一息，数日未断，舁至院中亦治愈（详案在三期四卷热性关节疼痛用阿斯必林治法中）。由斯知西药之性近和平，试之果有效验，且洞悉其原质者，固不妨与中药并用也。爰拟方于下，以备采择。

阿斯必林一瓦半，生怀山药一两，鲜茅根去净皮切碎二两，将山药、茅根煎汤三茶杯，一日之间分三次温服，每次送服阿斯必林半瓦。若服一次周身得汗后，二次阿斯必林可少用。至翌日三次皆宜少用。以一日间三次所服之阿斯必林有一次微似有汗即可，不可每次皆有汗也。如此服之，大约两旬即可愈矣。

按：阿斯必林之原质存于杨柳皮中，西人又制以硫酸，其性凉而能散，最善治人之肢体关节因风热肿疼。又加生山药以滋阴，防其多汗伤液；加鲜茅根以退热，即以引湿热自小便出也（后按方服愈，登《绍兴医报》致谢）。

论肢体受寒疼痛可熨以坎离砂及坎离砂制法

药房中所鬻坎离砂，沃之以醋自能发热，以熨受寒腿疼及臂疼，颇有效验，而医者犹多不知其所以然之故。究其实际，不外物质化合之理也。

按：此砂纯系用铁屑制成，其制法将铁屑煅红，即以醋喷灭之，晾干收贮，用时复以醋拌湿，即能生热。盖火非氧气不着，当铁屑煅红之时，铁屑中原具有氧气，经醋喷灭，其氧气即永留铁中；况氧气为酸素，醋味至酸，其含氧气颇多，以之喷灭煅红之铁，醋中之氧气亦尽归铁中。用时再沃之以醋，其从前所蕴之氧气，遂感通发动而生热。以熨因寒痹疼之处，不惟可以驱逐凝寒，更可流通血脉，以人之血脉得氧气则赤，而血脉之瘀者可化也。

答宗弟相臣问右臂疼治法

据来案云云，臂疼当系因热，而愚再三思之，其原因断乎非热。或经络间因瘀生热，故乍服辛凉之品似觉轻也。盖此证纯为经络之病，治之者宜以经络为重，而兼顾其脏腑，盖欲药力由脏腑而达经络也。西人治急性关节疼痛，恒用阿斯必林。《衷中参西录》第四卷末附有数案可参观。然用其药宜用中药健运脾胃通行经络之品辅之。又细阅素服之方皆佳，所以不见效者，大抵因少开痹通窍之药耳。今拟一方于下。

于白术（此药药房中多用麸炒，殊非所宜，当购生者自炒熟，其大小片分两次炒之轧细）取净末一两，乳香、没药（二药须购生者，轧成粗渣，隔纸在锅内烘融化，取出晾干，轧细）各取净末四钱，朱血竭（此药未研时外皮作黑色，若研之色若朱砂者方真）研细三钱，当归身（纸裹置炉旁候干轧细）净末七钱，细辛、香白芷细末各钱半，冰片（用樟脑升成者，不必用梅片）、薄荷冰细末各三分，诸药和匀，贮瓶密封。每服一钱半，络石藤（俗名爬山虎，能蔓延砖壁之上，其须自黏于壁上不落者方真）煎汤送服，日两次。方中之义以白术健脾开痹为主（《本经》谓：白术逐风、寒、湿痹）；佐以白芷去风；细辛去寒；当归、乳香、没药、血竭以通气活血；冰片、薄荷冰以透窍即以通络。且脾主四肢，因其气化先行于右（右关候脾脉是明征），故右臂尤为脾之所主。丁氏化学本草谓没药善养脾胃，其温通之性不但能治气血痹疼，更可佐白术以健补脾胃，故于此证尤宜也。至阿斯必林,初次宜服半瓦,以得微汗为度,以后每日服两次,撙节服之,不必令其出汗,宜与自制末药相间服之,或先或后皆可(后接来函,按法治愈)。

论治偏枯者不可轻用王勋臣补阳还五汤

今之治偏枯者多主气虚之说,而习用《医林改错》补阳还五汤。然此方用之有效有不效,更间有服之即偾事者,其故何也?盖人之肢体运动原脑髓神经为之中枢,而脑髓神经所以能司运动者,实赖脑中血管为之濡润,胸中大气为之斡旋。乃有时脑中血管充血过度,甚或至于破裂,即可累及脑髓神经,而脑髓神经遂失其司运动之常职,又或有胸中大气虚损过甚,更或至于下陷,不能斡旋脑髓神经,而脑髓神经亦恒失其司运动之常职。此二者,一虚一实,同为偏枯之证,而其病因实判若天渊,设或药有误投,必至凶危立见。是以临此证者,原当细审其脉,且细询其未病之先状况何如。若其脉细弱无力,或时觉呼吸短气,病发之后并无心热头疼诸证,投以补阳还五汤恒见效,即不效亦必不至有何弊病。若其脉洪大有力,或弦硬有力,更预有头疼眩晕之病,至病发之时,更觉头疼眩晕益甚,或兼觉心中发热者,此必上升之血过多,致脑中血管充血过甚,隔管壁泌出血液,或管壁少有罅漏流出若干血液,若其所出之血液,黏滞左边司运动之神经,其右半身即偏枯,若黏滞右边司运动之神经,其左半身即偏枯。此时若投以拙拟建瓴汤(方载第二卷脑充血证可预防篇中),一二剂后头疼、眩晕即愈。继续服之,更加以化瘀活络之品,肢体亦可渐愈。若不知如此治法,惟确信王勋臣补阳还五之说,于方中重用黄芪,其上升之血益多,脑中血管必将至破裂不止也,可不慎哉!如以愚言为不然,而前车之鉴固有医案可征也。

邑中孝廉某君,年过六旬,患偏枯原不甚剧。欲延城中某医治之,不遇。适有在津门行道之老医初归,造门自荐。服其药后,即昏不知人,迟延半日而卒。后其家人持方质愚,系仿补阳还五汤,重用黄芪八钱。知其必系脑部充血过度以致偏枯也,不然服此等药何以偾事哉!

又尝治直隶商品陈列所长王仰泉,其口眼略有歪斜,左半身微有不利,时作头疼,间或眩晕。其脉象洪实,右部尤甚。知其系脑部充血。问其心中,时觉发热。治以建瓴汤,连服二十余剂全愈。王君愈后甚喜,而转念忽有所悲,因告愚曰:"五舍弟从前亦患此证,医者投以参、芪之剂,竟至不起。向以为病本不治,非用药有所错误,今观先生所用之方,乃知前方固大谬也。"统观两案及王君之言,则治偏枯者不可轻用补阳还五汤,不愈昭然哉!而当时之遇此证者,又或以为中风而以羌活、防风诸药发之,亦能助其血益上行,其弊与误用参、芪者同也。盖此证虽有因兼受外感而得者,然必其外感之热传入阳明,而后激动病根而猝发,是以虽挟有外感,亦不可投以发表之药也。

答徐韵英问腹疼治法

少年素有痃癖,忽然少腹胀疼。屡次服药,多系开气、行气之品,或不效,或效而复发,脉象无力。以愚意见度之,不宜再用开气、行气之药。近在奉天立达医院有治腹疼二案,详录于下,以备参考。

一为门生张德元,少腹素有寒积,因饮食失慎,肠结大便不下,少腹胀疼,两日饮食不进。用蓖麻油下之,便行三次而疼胀如故。以投以温暖下焦之剂,服后亦不觉热,而疼胀如故。细诊其脉,沉而无力,询之微觉短气。疑系胸中大气下陷,先用柴胡二钱煎汤试服,疼胀少瘥。遂用生箭芪一两,当归、党参各三钱,升麻、柴胡、桔梗各钱半,煎服一剂,疼胀全消,气息亦顺,惟觉口中发干。又即原方去升麻、党参,加知母三钱,连服数剂全愈。

一为奉天女师范史姓学生,有腹疼痛颇剧,脉左右皆沉而无力。疑为气血凝滞,治以当归、丹参、乳香、没药各三钱,莱菔子二钱,煎服后疼益甚,且觉短气。再诊其脉,愈形沉弱。遂改用升陷汤(方见第一卷大气诠篇)一剂而愈。此亦大气下陷,迫挤少腹作疼,是以破其气则疼益甚,升举其气则疼自愈也。

若疑因有痃癖作疼,愚曾经验一善化痃癖之法。忆在籍时,有人问下焦虚寒治法,俾日服鹿角胶三钱,取其温而且补也。后月余晤面,言服药甚效,而兼获意外之效。少腹素有积聚甚硬,前竟忘言,因连服鹿角胶已尽消。盖鹿角胶具温补之性,而又善通血脉,林屋山人阳和汤用之以消硬疽,是以有效也。又尝阅喻氏《寓意草》,载有袁聚东痞块危证治验,亦宜参观。

论腰疼治法

方书谓:"腰者肾之府,腰疼则肾将惫矣。"夫谓腰疼则肾将惫,诚为确论。至谓腰为肾之府,则尚欠研究。何者?凡人之腰疼,皆脊梁处作疼,此实督脉主之。督脉者,即脊梁中之脊髓袋,下连命门穴处,为人之副肾脏(是以不可名为肾之府)。肾虚者,其督脉必虚,是以腰疼。治斯证者,当用补肾之剂,而引以入督之品。曾拟益督丸一方,徐徐服之,果系肾虚腰疼,服至月余自愈。

附录 益督丸:杜仲四两,酒浸炮黄,菟丝子三两,酒浸蒸熟,续断二两,酒浸蒸熟,鹿角胶二两,将前三味为细末,水化鹿角胶为丸,黄豆粒大。每服三钱,日两次。服药后,嚼服熟胡桃肉一枚。

诸家本草皆谓杜仲宜炒断丝用,究之将杜仲炒成炭而丝仍不断,如此制法殊非所宜。是以此方中惟用生杜仲炮黄为度。胡桃仁原补肾良药,因其含油质过多,不宜为丸,故于服药之后单服之。

若证兼气虚者,可用黄芪、人参煎汤送服此丸。若证兼血虚者,可用熟地、当归煎汤送服此丸。

有因瘀血腰疼者，其人或过于任重，或自高坠下，或失足闪跌，其脊梁之中存有瘀血作疼。宜治以活络效灵丹（方载三期第四卷，系当归、丹参、乳香、没药各五钱），加䗪虫三钱，煎汤服，或用葱白作引更佳。

天津保安队长李雨霖君依兰镇守使李君之弟，腰疼数年不愈。适镇守使署中书记贾蔚青来津求为治病，因介绍为之诊治。其疼剧时心中恒觉满闷，轻时则似疼非疼，绵绵不已，亦恒数日不疼。其脉左部沉弦，右部沉牢。自言得此病已三年，服药数百剂，其疼卒未轻减。观从前所服诸方，虽不一致，大抵不外补肝肾、强筋骨诸药，间有杂以祛风药者。因思《内经》谓通则不痛，而此则痛则不通也。且即其脉象之沉弦、沉牢，心中恒觉满闷，其关节经络必有瘀而不通之处可知也。爰为似利关节通络之剂，而兼用补正之品以辅助之。

生怀山药一两　大甘枸杞八钱　当归四钱　丹参四钱　生明没药四钱　生五灵脂四钱　穿山甲炒捣，二钱　桃仁二钱　红花钱半　䗪虫五枚　广三七捣细，二钱

药共十一味，先将前十味煎汤一大盅，送服三七细末一半。至煎渣再服时，仍送服其余一半。

此药服至三剂，腰已不疼，心中亦不发闷，脉较前缓和，不专在沉分。遂即原方去山甲，加胡桃肉四钱。连服十剂，自觉身体轻爽。再诊其脉，六部调匀，腰疼遂从此除根矣。就此证观之，凡其人身形不羸弱而腰疼者，大抵系关节经络不通；其人显然羸弱而腰疼者，或肝肾有所亏损而然也。

在妇女又恒有行经时腰疼者。曾治一人，年过三旬，居恒呼吸恒觉短气，饮食似畏寒凉。当行经时觉腰际下坠作疼。其脉象无力，至数稍迟。知其胸中大气虚而欲陷，是以呼吸气短，至行经时因气血下注大气亦随之下陷，是以腰际觉下坠作疼也。为疏方用生箭芪一两，桂枝尖、当归、生明没药各三钱。连服七八剂，其

病遂愈。

又治一妇人，行经腰疼且兼腹疼，其脉有涩象，知其血分瘀也。治以当归、生鸡内金各三钱，生明没药、生五灵脂、生箭芪、天花粉各四钱，连服数剂全愈。

论足趾出血治法

族婶母，年过三旬，右足大趾甲角近隐白穴处，忽流出紫黑之血，强缠以带，血止不流即胀疼不堪。求治于外科，言此名血箭，最为难治。服其药数剂分毫无效。时愚甫弱冠，诊其脉洪滑有力，知血分蕴有实热。询之果觉灼热，用生地一两，天花粉、生杭芍各六钱，黄芩、龙胆草、甘草各二钱，连服数剂全愈。

论骨雷治法

骨雷之证他书未见，独明季钱塘钱君颖匡宾著《经历奇证》载：镇江钱青藜，中年无病，一日足跟后作响，数日渐响至头，竟如雷声。医者不识何病，适余南归，阻泊京口，会青藜于凉亭，偶言此证，余以骨雷告之。候其脉独肾脉芤大，举之始见，按之似无。此肾败也。自下响而上者，足少阴肾经之脉起于足小趾，下斜走足心，出然谷之下，循内踝上行，且肾主骨，虚则髓空，髓空则鸣，所以骨响自脚跟上达至头，此雷从地起响应天上也。以六味丸和紫河车膏、虎骨膏、猪髓、枸杞、杜仲方示之，次年冬复之京口，问之已全愈矣。

答黄雨岩问接骨方并论及结筋方

接骨之方甚多，然求其效而且速者，独有一方可以公诸医界。方用甜瓜子、生菜子各一两，小榆树的鲜嫩白皮一两，再加真脂麻油一两，同捣如泥，敷患处，以布缠之。不过半点钟，觉骨接上即去药，不然恐骨之接处起节。自得此方后，门人李子博曾用以治马甚效，想用以治人亦无不效也。且试验可在数刻之间，设有不效，再用他方亦未晚也。

人之筋骨相着，然骨以刚而易折，筋以韧而难断，是以方书中治接骨之方甚夥，而接筋之方甚鲜也。诸家本草多言旋覆花能续断筋。《群芳谱》谓：蒿根能续断筋。蒿根愚未试过，至旋覆花邑中有以之治牛马断筋者甚效，其方初则秘而不传。当耕地之时，牛马多有因惊骇奔逸被犁头铲断腿上筋者，敷以所制之药，过两旬必愈。后愚为其家治病，始详言其方。且言此方受之异人，本以治人，而以治物类亦无不效。因将其方详录于下。

方用旋覆花细末五六钱，加白蔗糖两许，和水半茶杯同熬成膏。候冷加麝香少许（无麝香亦可），摊布上，缠伤处。至旬日，将药揭下，筋之两端皆长一小疙瘩。再换药一帖，其两小疙瘩即连为一，而断者续矣。若其筋断在关节之处，又必须设法闭住，勿令其关节屈伸，筋方能续。

按：《外台》有急续断筋方，取旋覆花根洗净捣敷创上，日一二易，瘥止，是取其鲜根捣烂用之也。因药房无旋覆花根，是以后世用者权用其花，想性亦相近，故能奏效。然旋覆花各处皆有，多生泽边。科高二尺许，叶如棉柳（编筐之柳），多斜纹；六月开黄花，作圆形，瓣细如丝，大如小铜钱，故亦名金钱菊。

原第五期第五卷

此卷论伤寒、温病、温疹及伤暑、疟疾。伤寒治法以《伤寒论》为主，而于论中紧要之方多所发明。温病则于叶、吴诸家之外另有见解，实由熟读《伤寒论》悟出。暑、疟二证各录一则，亦皆得诸实验。

论伤寒脉紧及用麻黄汤之变通法

《伤寒论》之开卷，谓伤风脉浮，伤寒脉紧。夫脉浮易辨矣，惟脉紧则殊难形容。论者多谓形如转索，而转索之形指下又如何摸寻也。盖此脉但凭空形容，学者卒无由会解，惟讲明其所以紧之理，自能由理想而得紧脉之实际矣。

凡脉之紧者必有力。夫脉之跳动，心脏主之，而其跳动之有力，不但心主之也，诸脏腑有热皆可助脉之跳动有力，营卫中有热亦可助脉之跳动有力。特是脉之有力者，恒若水之有浪，大有起伏之势，而紧脉虽有力，转若无所起伏。诚以严寒束其外表，其收缩之力能逼营卫之热内陷与脉相并，以助其有力；而其收缩之力又能遏抑脉之跳动，使无起伏。是紧脉之真相，原于平行中见其有力也。至于紧脉或左右弹者，亦蓄极而旁溢之象也。仲师治以麻黄汤，所以解外表所束之寒也。

特是用麻黄汤以解其外寒，服后遍体汗出，恶寒既愈，有其病从此遂愈者，间有从此仍不愈，后浸发热而转为阳明证者，其故何也？愚初为人诊病时，亦未解其故。后乃知服麻黄汤汗出后，其营卫内陷之热，若还表随汗消散，则其病即愈。若其热不复还表而内陷益深，其热必将日增，此即太阳转阳明之病也。悟得此理后，再用麻黄汤时，必加知母数钱以解其内陷之热，服后未有不愈者矣。三期五卷伤寒门中载有麻黄加知母汤,方后另有发明,可参观也。

上所论者,麻黄汤原宜加知母矣,而间有不宜加者,此又不得不斟酌也。己巳腊底,曾治天津鼓楼东万德永面庄理事张金铎,年近四旬,先得伤寒证,延医治愈。继出门作事,又冒寒,其表里俱觉寒凉,头疼,气息微喘,身体微形寒战。诊其脉,六部皆无,不禁愕然。问其心中,犹平稳,知犹可治。盖此证属重感,气体虚弱,寒邪侵入甚深,阻其经络之流通,故六脉皆闭也。投以麻黄汤加生黄芪一两,服后周身得汗,其脉即出,病亦遂愈。

又曾治一人,年过三旬,身形素羸弱,又喜吸鸦片。于冬令得伤寒证,因粗通医学,自服麻黄汤,分毫无汗。求为诊视,脉甚微细,无紧象。遂即所用原方,为加生黄芪五钱,服后得汗而愈。此二证皆用麻黄汤是不宜加知母,宜加黄芪者也。

又尝治一少年,于季冬得伤寒证,其人阴分素亏,脉近六至,且甚弦细,身冷恶寒,舌苔淡白。延医诊视,医者谓脉数而弱,伤寒虽在初得,恐不可用麻黄强发其汗。此时愚应其近邻之聘,因邀愚至其家,与所延之医相商。愚曰:"麻黄发汗之力虽猛,然少用则无妨,再辅之补正之品,自能稳妥奏功矣。"遂为疏方麻黄钱半,桂枝尖一钱,杏仁、甘草各钱半,又为加生怀山药、北沙参各六钱。嘱其煎汤服后,若至两点钟不出汗,宜服西药阿斯必林二分许,以助其出汗。后果如法服之,周身得汗而愈矣。

又曾治邻村李姓少年,得伤寒证已过旬日,表证未罢,时或恶寒,头犹微疼,舌苔犹白,心中微觉发热,小便色黄,脉象浮弦,重按似有力,此热入太阳之府(膀胱)也。投以麻黄汤,为加知母八钱,滑石六钱,服后一汗而愈。

按:此证虽在太阳之表与府,实已连阳明矣。故方中重用知母以清阳明之热,而仍用麻黄解其表,俾其余热之未尽清者,仍可由汗而消散,此所以一汗而愈也。至于《伤寒论》中载有其病重还太阳者,仍宜以麻黄汤治之,而愚遇此证,若用麻黄汤时亦必重加知母也。

至于麻黄当用之分量,又宜随地点而为之轻重。愚在籍时,用麻黄发表至多不过四钱。后南游至汉皋,用麻黄不过二钱。迨戊午北至奉天,用麻黄发表恒有用至六钱始能出汗者。此宜分其地点之寒热,视其身体之强弱,尤宜论其人或在风尘劳苦,或在屋内营生,随地随人斟酌定其所用之多寡,临证自无差谬也。

论大青龙汤中之麻黄当以薄荷代之

古时药品少,后世药品多。如薄荷之辛凉解肌,原为治外感有热者之要药,而《神农本经》未载,《名医别录》亦未载。是以《伤寒论》诸方原有当用薄荷而仲师不用者,因当时名薄荷为苛,间有取其苛辣之味,少用之以调和食品,犹未尝用之入药也。曾治邻村武生夏彭龄,年过三旬,冬令感冒风寒,周身恶寒无汗,胸中则甚觉烦躁,原是大青龙汤证,医者误投以麻黄汤,服后汗无分毫而烦躁益甚,几至疯狂,其脉洪滑而浮。投以大青龙汤,以薄荷叶代麻黄,且因曾误服麻黄汤方中原有桂枝,并桂枝亦权为减去。煎服后,覆杯之顷,汗出如洗,病若失。

按:此证当系先有蕴热,因为外寒所束,则蕴热益深,是以烦躁。方中重用石膏以化其蕴热,其热化而欲散,自有外越之机,再用辛凉解肌之薄荷以利导之,是以汗出至易也。若从前未误服麻黄汤者,用此方时不去桂枝亦可,盖大青龙之原方所用桂枝原无多也。

用小青龙汤治外感痰喘之经过及变通之法

伤寒、温病心下蓄有水饮作喘者,后世名之为外感痰喘,此外感中极危险之证也。医者若诊治此等证自逞其私智,无论如何利痰、如何定喘,遇此证之轻者或可幸愈,至遇此证之剧者皆分毫无效。惟投以《伤寒论》小青龙汤则必效。特是小青龙汤两见于《伤寒论·太阳篇》,其所主之证为表不解,心下有水气,干呕,发热而咳。其兼证有六,亦皆小青龙汤加减主之,而喘证附于其末。因此,阅者多忽不加察。又医者治外感之喘,多以麻黄为要药,五味子为忌药,小青龙汤中麻黄、五味并用,喘者转去麻黄加杏仁,而不忌五味之敛住外邪,此尤其心疑之点而不敢轻用。即愚初为人诊病时,亦不知用也。犹忆岁在乙酉,邻村武生李杏春,年三十余,得外感痰喘证,求为诊治。其人体丰,素有痰饮,偶因感冒风寒,遂致喘促不休,表里俱无大热,而精神不振,略一合目即昏昏如睡,胸膈又似满闷,不能饮食,舌苔白腻,其脉滑而濡,至数如常。投以散风、清火、利痰之剂,数次无效。继延他医数人诊治,皆无效。迁延日久,势渐危险,复商治于愚。愚谂一老医皮隆伯先生,年近八旬,隐居渤海之滨,为之介绍延至。诊视毕曰:"此易治,小青龙汤证也。"遂开小青龙汤原方,加杏仁三钱,仍用麻黄一钱,一剂喘定。继用苓桂术甘汤加天冬、厚朴,服两剂全愈。

愚从此知小青龙汤之神妙。自咎看书未到,遂广阅《伤寒论》诸家注疏,至喻嘉言《尚论篇》论小青龙汤处,不觉狂喜起舞,因叹曰:"使愚早见此名论,何至不知用小青龙汤也。"从此以后,凡遇外感喘证可治以小青龙汤者,莫不投以小青龙汤。而临证细心品验,知外感痰喘之挟热者,其肺必胀,当仿《金匮》用小青龙汤之加石膏,且必重加生石膏方效。迨至癸巳,李杏春又患外感痰喘,复求愚为诊治,其证脉大略如前,而较前热盛。投以小青龙汤去麻黄,加杏仁三钱,为其有热,又加生石膏一两。服后其喘立止。药力歇后而喘仍如故,连服两剂皆然。此时皮姓老医已没,无人可以质正,愚方竭力筹思,将为变通其方,其岳家沧州为送医至,愚即告退。后经医数人,皆延自远方,服药月余,竟至不起。

愚因反复研究,此证非不可治,特用药未能吻合,是以服药终不见效。徐灵胎谓:"龙骨之性,敛正气而不敛邪气。"故《伤寒论》方中，仲景于邪气未尽者，亦用之。外感喘证服小青龙汤愈而仍反复者，正气之不敛也。遂预拟一方，用龙骨、牡蛎（皆不煅）各一两以敛正气，苏子、清半夏各五钱以降气利痰，名之曰从龙汤，谓可用于小青龙汤之后。甫拟成，适有愚外祖家近族舅母刘媪得外感痰喘证，迎为诊治，投以小青龙汤去麻黄、加杏仁，为脉象有热，又加生石膏一两，其喘立愈。翌日喘又反复，而较前稍轻。又投以原方，其喘止后迟四五点钟，遂将从龙汤煎服一剂，其喘即不反复而脱然全愈矣。

因将其方向医界同人述之。有毛仙阁者，邑中宿医，与愚最相契，闻愚言医学，莫不确信。闻此方后，旋为邑中卢姓延去。其处为疫气传染，患痰喘者四人已死其三，卢叟年过六旬，得病两日，其喘甚剧。仙阁投以小青龙汤去麻黄，加杏仁、生石膏，服后喘定。迨药力歇后，似又欲作喘，急将从龙汤煎服，其病遂愈。

由斯用二方治外感痰喘，诚觉确有把握。而临证品验既久，益知从龙汤方若遇脉虚弱者，宜加净萸肉、生山药，或更加人参、赭石；其脉有热者，宜加生石膏、知母；若热而且虚者，更宜将人参、生石膏并加于方中。或于服小青龙汤之先，即将诸药备用，以防服小青龙汤喘止后转现虚脱之象，或汗出不止，或息微欲无，或脉形散乱如水上浮麻莫辨至数（若此者皆愚临证经验所遇，不早备药恐取药无及）。至于小青龙汤除遵例加杏仁、石膏之外，若人参、萸肉诸补药之加于从龙汤者，犹不敢加于其中，诚以其时外感未净，里饮未清，不敢参以补药以留邪也。孰意愚不敢用者，而阅历未深者转敢用之，为治斯证者别开捷径，亦云奇哉？爰详录之于下。

门人高如璧曾治一外感痰喘，其喘剧脉虚，医皆诿为不治。如璧投以小青龙汤，去麻黄，加杏仁，又加生石膏一两，野台参五钱。一剂而喘定。恐其反复，又继投以从龙汤，亦加人参与生石膏，其病霍然顿愈。

又长男荫潮治邻庄张马村曲姓叟，年六十余，外感痰喘，十余日不能卧。医者投以小青龙汤两剂，病益加剧（脉有热而不敢多加生石膏者，其病必加剧）。荫潮视之，其脉搏一息六至，上焦烦躁，舌上白苔满布，每日大便两三次，然非滑泻。审证论脉，似难挽回，而荫潮仍投以小青龙汤，去麻黄，加杏仁，又加野台参三钱，生龙骨、生牡蛎各五钱，生石膏一两半。一剂病愈强半，又服一剂全愈。

按：前案但加补气之药于小青龙汤中，后案并加敛气之药于小青龙汤中，似近于少年卤莽，而皆能挽回至险之证，亦可为用小青龙汤者多一变通之法矣。特是古今之分量不同，欲将古之分量变为今之分量，诸家之说各异。今将古小青龙汤之分量列于前，今人常用小青龙汤之分量列于后，以便人之采取。

小青龙汤原方

麻黄去节，三两　芍药三两　五味子半升　干姜三两　甘草炙，三两　细辛三两　桂枝去皮，三两　半夏半升，汤洗

上八味，以水一斗，先煮麻黄，减二升，去上沫，纳诸药，煮取三升，去滓，温服一升，若微利者，去麻黄，加荛花如鸡子大，熬令赤色（熬即炒也，今无此药可代以滑石）。若渴者，去半夏，加栝蒌根三两。若噎者（即呃逆），去麻黄，加附子一枚炮。若小便不利，少腹满，去麻黄，加茯苓四两。喘者，去麻黄，加杏仁半升去皮。

小青龙汤后世所用分量

麻黄二钱　桂枝尖二钱　清半夏二钱　生杭芍三钱　甘草钱半　五味子钱半　干姜一钱　细辛一钱

此后世方书所载小青龙汤分量，而愚略为加减也。喘者原去麻黄，加杏仁。愚于喘证之证脉俱实者，又恒加杏仁三钱，而仍用麻黄一钱，则其效更捷，若证虽实而脉象虚弱者，麻黄即不宜用，或只用五分，再加生山药三钱以佐之亦可。惟方中若加生石膏

者，仍可用麻黄一钱，为石膏能监制麻黄也。

《伤寒论》用小青龙汤无加石膏之例。而《金匮》有小青龙加石膏汤，治肺胀，咳而上气，烦躁而喘，脉浮者，心下有水。是以愚治外感痰喘之挟热者，必遵《金匮》之例，酌加生石膏数钱，其热甚者又常用至两余。

《伤寒论》小青龙汤治喘，去麻黄加杏仁者，因喘者多兼元气不能收摄，故不取麻黄之温散，而代以杏仁之苦降。至《金匮》小青龙加石膏汤，有石膏之寒凉镇重，自能监制麻黄，不使过于温散。故虽治喘而肺胀兼烦躁者，不妨仍用麻黄．为不去麻黄，所以不必加杏仁也。惟此汤与越婢加半夏汤，皆主肺胀作喘，而此汤所主之证又兼烦躁，似更热于越婢加半夏汤所主之证。乃越婢加半夏汤中石膏半斤；小青龙汤所加之石膏只二两，且又有桂枝、姜、辛诸药为越婢加半夏汤中所无，平均其药性，虽加石膏二两，仍当以热论，又何以治肺胀烦躁作喘乎？由斯知其石膏之分量必有差误。是以愚用此方时，必使石膏之分量远过于诸药之分量，而后能胜热定喘，有用此汤者尚其深思愚言哉！

外感之证多忌五味，而兼痰饮喘嗽者尤忌之，以其酸敛之力，能将外感之邪锢闭肺中，而终身成劳嗽也。惟与干姜并用，济之以至辛之味，则分毫无碍。按五行之理，辛能胜酸，《内经》原有明文。若不宜用干姜之热者，亦可代以生姜，《金匮》射干麻黄汤生姜与五味并用可知也。若恐五味酸敛过甚，可连核捣烂，取核味之辛以济皮味之酸，更稳妥。

喻嘉言曰："桂枝、麻黄汤无大小，而青龙汤有大小者，以桂枝、麻黄汤之变法多；大青龙汤之变法不过于麻桂二方内施其化裁，或增或去，或饶或减，其中神化莫可端倪。又立小青龙一法，散邪之功兼乎涤饮，取义山泽小龙养成头角，乘雷雨而翻江搅海，直奔龙门之意，用以代大青龙而擅江河行水之力，立法诚大备也。因经叔和之编次，漫无统纪。昌于分篇之际，特以大青龙为纲，于中麻、桂诸法悉统于青龙项下，拟为龙背、龙腰、龙腹，然后以小青龙尾之。或飞或潜，可弥可伏，用大用小，曲畅无遗，居然仲景通天手眼驭龙心法矣。昔有善画龙者，举笔凝思，而青天忽生风雨。吾不知仲景制方之时，其为龙乎，其为仲景乎？必有倏焉雷雨满盈（大青龙汤），倏焉密云不雨（桂枝二越婢一汤），倏焉波浪奔腾（小青龙汤），倏焉天日开朗（真武汤），以应其生心之化裁者。神哉青龙等方，即拟为九天龙经可也。”

又曰：“娄东胡卣臣先生，昌所谓贤士大夫也。夙昔痰饮为恙，夏日地气上升，痰即内动。设有外感，膈间痰即不行，两三日瘥后，当胸尚结小痤。无医不询，无方不考，乃至梦寐恳求大士治疗，因而闻疾思苦，深入三摩地位，荐分治病手眼，今且仁智兼成矣。昌昔谓膀胱之气流行，地气不升，则天气常朗。其偶受外感，则仲景之小青龙汤一方，与大士水月光中大圆镜智无以异也。盖无形之感，挟有形之痰，互为胶漆，其当胸窟宅适在太阳经位，惟于麻、桂方中倍加五味、半夏以涤饮而收阴，加干姜、细辛以散结而分邪，合而用之，令药力适在痰饮绾结之处，攻击片时，则无形之感从肌肤出，有形之痰从水道出，顷刻分解无余，而膺胸空旷不复丛生小痤矣。若泥麻、桂甘温，减去不用，则不成为龙矣。将恃何物为翻波鼓浪之具乎？”观喻氏二节之论，实能将小青龙汤之妙用尽行传出。其言词之妙，直胜于生公说法矣。

小青龙汤为治外感痰喘之神方。其人或素有他证，于小青龙汤不宜，而至于必须用小青龙汤时，宜将其方善为变通，与素有之证无妨，始能稳妥奏功。徐灵胎曰：“松江王孝贤夫人，素有血证，时发时止，发则微嗽。又因感冒，变成痰喘，不能着枕，日夜俯几而坐，竟不能支持矣。斯时有常州名医法丹书调治不效，延余至，余曰：‘此小青龙汤证也。’法曰：‘我固知之，但体弱而素有血证，麻、桂诸药可用乎？’余曰：‘急则治标，若更喘数日殆矣。且治其新病，愈后再治其本病可也。’法曰：‘诚然，病家焉能知之。如用麻、桂而本病复发，则不咎病本无治，而恨用麻、桂误之矣。我乃行道人，不能任其咎。君不以医名，我不与闻，君独任之可也。’余曰：‘然，服之有害我自当之，但求先生不阻之耳。’遂与服。饮毕而气平，终夕安然。后以消痰、润肺、养阴、开胃之方调之，体乃复旧。”

按：血证虽并忌麻、桂，然所甚忌者桂枝，而不甚忌麻黄，且有风热者误用桂枝则吐衄，徐氏曾于批叶天士医案中谆谆言之。其对于素有血证者投以小青龙汤，必然有所加。特其《洄溪医案》凡于用药之处皆浑括言之，略举大意，用古方纵有加减，而亦略而不言也。至愚若遇此证用小青龙汤时，则必去桂枝，留麻黄，加龙骨、牡蛎(皆生用)各数钱，其有热者加知母，热甚者加生石膏。则证之陈新皆顾，投之必效，而非孤注之一掷矣。

小青龙汤虽善治外感作喘，而愚治外感作喘亦非概用小青龙汤也。今即愚所经验者，缕析条分，胪列于下，以备治外感作喘者之采用。

(一)气逆迫促，喘且呻，或兼肩息者，宜小青龙汤减麻黄之半，加杏仁。热者加生石膏。

(二)喘状如前，而脉象无力者，宜小青龙汤去麻黄，加杏仁，再加人参、生石膏。若其脉虚而兼数者，宜再加知母。

(三)喘不至呻，亦不肩息，惟吸难呼易，苦上气，其脉虚而无力或兼数者，宜拙拟滋阴清燥汤(方载三期第五卷)。

(四)喘不甚剧，呼吸无声，其脉实而至数不数者，宜小青龙汤原方加生石膏。若脉数者，宜减麻黄之半，加生石膏、知母。

(五)喘不甚剧，脉洪滑而浮，舌苔白厚，胸中烦热者，宜拙拟寒解汤(方载三期第五卷)。服后自然汗出，其喘即愈。

(六)喘不甚剧，脉象滑实，舌苔白厚，或微兼黄者，宜白虎汤少加薄荷叶。

(七)喘而发热，脉象洪滑而实，舌苔白或兼黄者，宜白虎汤加瓜蒌仁。

(八)喘而发热,其脉象确有实热,至数兼数,重按无力者,宜白虎加人参,再加川贝、苏子。若虚甚者,宜以生山药代粳米。

(九)喘而结胸者,宜酌其轻重,用《伤寒论》中诸陷胸汤丸,或拙拟荡胸汤(方载三期第六卷)以开其结,其喘自愈。

(十)喘而烦躁,胸中满闷,不至结胸者,宜越婢加半夏汤,再加瓜蒌仁。若在暑热之时,宜以薄荷叶代方中麻黄。

至于麻黄汤证恒兼有微喘者,服麻黄汤原方即愈。业医者大抵皆知,似无庸愚之赘言。然服药后喘虽能愈,不能必其不传阳明。惟于方中加知母数钱,则喘愈而病亦必愈。

平均小青龙汤之药性,当以热论,而外感痰喘之证又有热者十之八九,是以愚用小青龙汤三十余年,未尝一次不加生石膏。即所遇之证分毫不觉热,亦必加生石膏五六钱,使药性之凉热归于平均。若遇证之觉热,或脉象有热者,则必加生石膏两许或一两强。若因其脉虚用人参于汤中者,即其脉分毫无热,亦必加生石膏两许以辅之,始能受人参温补之力。至其证之或兼烦躁,或表里壮热者,又宜加生石膏至两半或至二两,方能有效。曾有问治外感痰喘于愚者,语以当用小青龙汤及如何加减之法,切嘱其必多加生石膏,然后有效。后其人因外感病发,自治不愈,势极危殆,仓惶迎愚。既至知其自服小青龙汤两剂,每剂加生石膏三钱,服后其喘不止,转加烦躁,惴惴惟恐不愈,乃仍为开小青龙汤,去麻黄,加杏仁,又加生石膏一两。一剂喘止,烦躁亦愈十之八九。又用生龙骨、生牡蛎各一两,苏子、半夏、牛蒡子各三钱,生杭芍五钱(此方系后定之从龙汤),为其仍有烦躁之意又加生石膏一两。服后霍然全愈。此证因不敢重用生石膏,几至病危不起。彼但知用小青龙汤以治外感痰喘,而不重用生石膏以清热者,尚其以兹为鉴哉!

论白虎汤及白虎加人参汤之用法

白虎汤方三见于《伤寒论》。一在《太阳篇》，治脉浮滑；一在《阳明篇》，治三阳合病自汗出者；一在《厥阴篇》，治脉滑而厥，注家于阳明条下，谓苟非自汗，恐表邪抑塞，亦不敢卤莽而轻用白虎汤。自此说出，医者遇白虎汤证，恒因其不自汗出即不敢用，此误人不浅也。盖寒温之证，邪愈深入则愈险。当其由表入里，阳明之府渐实，急投以大剂白虎汤，皆可保完全无虞。设当用而不用，由胃实以至肠实而必须降下者，已不敢保其完全无虞也。况自汗出之文惟《阳明篇》有之，而《太阳篇》但言脉浮滑，《厥阴篇》但言脉滑而厥，皆未言自汗出也。由是知其脉但见滑象，无论其滑而兼浮、滑而兼厥，皆可投以白虎汤，经义昭然，何医者不知尊经，而拘于注家之谬说也。

特是白虎汤证，《太阳》《厥阴篇》皆言其脉，而《阳明篇》未尝言其脉象何如。然以《太阳篇》之浮滑、《厥阴篇》之滑而厥，比例以定其脉，当为洪滑无疑。夫白虎汤证之脉象既不同，至用白虎汤时即不妨因脉象之各异而稍为变通。是以其脉果为洪滑也，知系阳明府实，投以大剂白虎汤原方，其病必立愈。其脉为浮滑也，知其病犹连表，于方中加薄荷叶一钱，或加连翘、蝉退各一钱，服后须臾即可由汗解而愈（此理参看三期第五卷寒解汤下诠解自明）。其脉为滑而厥也，可用白茅根煮汤以之煎药，服后须臾厥回，其病亦遂愈。此愚生平经验有得，故敢确实言之也。至白虎加人参汤两见于《伤寒论》。一在《太阳上篇》，当发汗之后；一在《太阳下篇》，当吐下之后。其证皆有白虎汤证之实热，而又兼渴，此因汗、吐、下后伤其阴分也。为其阴分有伤，是以《太阳上篇》论其脉处，但言洪大，而未言滑。洪大而不滑，其伤阴分可知也。至《太阳下篇》，未尝言脉，其脉与上篇同又可知也。于斯加人参于大队寒润之中，能济肾中真阴上升，协同白虎以化燥热，即以生津止渴，渴解热消，其病自愈矣。

独是白虎加人参汤宜用于汗、吐、下后证兼渴者，亦有非当汗、吐、下后，其证亦非兼渴，而用白虎汤时亦有宜加人参者。其人或年过五旬，或气血素亏，或劳心劳力过度，或阳明府热虽实而脉象无力，或脉搏过数，或脉虽有力而不数，仍无滑象，又其脉或结代者，用白虎汤时皆宜加人参。至于妇人产后患寒温者，果系阳明胃腑热实，亦可治以白虎汤，无论其脉象何如，用时皆宜加人参。而愚又恒以玄参代知母，生山药代粳米，用之尤为稳妥。诚以产后肾虚，生山药之和胃不让粳米，而汁浆稠黏兼能补肾；玄参之清热不让知母，而滋阴生水亦善补肾也。况石膏、玄参《本经》原谓其可用于产乳之后，至知母则未尝明言，愚是以谨遵《本经》而为之变通。盖胆大心小，医者之责。凡遇险证之犹可挽救者，固宜毅然任之不疑，而又必熟筹完全，不敢轻视人命，为孤注之一掷也。至方中所用之人参，当以山西之野党参为正。药房名为狮头党参，亦名野党参，生苗处状若狮头，皮上皆横纹。吉林亦有此参，形状相似，亦可用。至若高丽参、石柱参（亦名别直参），性皆燥热，不可用于此汤之中。

按：白虎汤、白虎加人参汤皆治阳明胃实之药，大、小承气汤皆治阳明肠实之药。而愚治寒温之证，于阳明肠实大便燥结者，恒投以大剂白虎汤，或白虎加人参汤，往往大便得通而愈，且无下后不解之虞。间有服药之后大便未即通下者，而少投以降下之品，或用玄明粉二三钱和蜜冲服，或用西药旃那叶钱半开水浸服，其大便即可通下。盖因服白虎汤及服白虎加人参汤后，壮热已消，燥结已润，自易通下也。

论大承气汤厚朴分量似差及变通法

伤寒之证，初得易治，以其在表也。迨由表而里，其传递渐深，即病候浸险。为其险也，所用之方必与病候息息吻合，始能化险为夷,以挽回生命。有如大承气汤一方,《伤寒论》中紧要之方也。阳明热实大便燥结,及阳明热实汗多者用之;少阴热实下利清水,色纯青,心下痛者用之。其方大黄四两,厚朴半斤,枳实五枚,芒硝三合。上四味,以水一斗,先煮厚朴、枳实,取五升,去滓,纳大黄,煮二升,纳芒硝,更上微火煮一两沸,分温再服。

按:此方分两次服,则大黄二两当为今之六钱(古一两为今之三钱),厚朴四两为当今之一两二钱。夫阳明病用此方者,乃急下之以清阳明之燥热也;少阴病用此方者,急下之以存少阴之真阴也。清热存阴,不宜再用燥热之药明矣。厚朴虽温而非热,因其有燥性,温燥相合即能化热,方中竟重用之使倍于大黄,混同煎汤,硝、黄亦不觉其凉矣。况厚朴味辛,又具有透表之力,与阳明病汗多者不宜,诚恐汗多耗津,将燥热益甚也。以愚意揣之,厚朴之分量其为传写之误无疑也。且小承气汤,厚朴仅为大黄之半,调胃承气汤,更减去厚朴不用,是知承气之注重药在大黄,不在厚朴。比例以观,益知厚朴之分量有差误也。

再者,大承气汤方载于《阳明篇》第三十节后。此节之文原以阳明病脉迟五字开端,所谓脉迟者,言其脉象虽热而至数不加数也(非谓其迟于平脉)。此乃病者身体素壮,阴分尤充足之脉。病候至用大承气汤时,果能有如此脉象,投以大承气汤原方,亦可随手奏效。而今之大承气汤证如此脉象者,实不多见也。此乃半关天时、半关人事,实为古今不同之点。即厚朴之分量原本如是,医者亦当随时制宜为之通变化裁,方可为善师仲景之人。非然者,其脉或不迟而数,但用硝、黄降之犹恐降后不解,因阴虚不能胜其燥热也,况更重用厚朴以益其燥热乎!又或其脉纵不数,而热实脉虚,但用硝、黄降之犹恐降后下脱,因其气分原亏,不堪硝、黄之推荡也,况敢重用厚朴同枳实以破其气乎!昔叶香岩用药催生,曾加梧桐叶一片作引,有效之者,转为香岩所笑。或问其故,香岩谓:“余用梧桐叶一片时,其日为立秋,取梧桐一叶落也。非其时，将用梧桐叶何为？”由斯知名医之治病，莫不因时制宜，原非胶柱鼓瑟也。是以愚用承气汤时，大黄、芒硝恒皆用至七八钱，厚朴、枳实不过用二钱。或仿调胃承气汤之义，皆减去不用，外加生赭石细末五六钱，其攻下之力不减大承气原方，而较诸原方用之实为稳妥也。至其脉象数者，及脉象虽热而重按无力者，又恒先投以大剂白虎加人参汤，煎汤一大碗，分数次温饮下，以化胃中燥热，而由胃及肠即可润其燥结，往往有服未终剂，大便即通下者。且下后又无虞其不解，更无虑其下脱也。其间有大便未即通下者，可用玄明粉三钱，或西药硫苦四钱，调以蜂蜜，开水冲服；或外治用猪胆汁导法，或用食盐（若用熬火硝所出之盐更佳）融水灌肠，皆可通下。至通下之后，亦无不愈者，《衷中参西录》第六卷所载治愈寒温诸案可考也。

《伤寒论》大承气汤病脉迟之研究及脉不迟转数者之变通下法

尝读《伤寒论》大承气汤证，其首句为阳明病脉迟，此见阳明病脉迟为当下之第一明征也。而愚初度此句之义，以为凡伤寒阳明之当下者，若其脉数，下后恒至不解，此言脉迟，未必迟于常脉，特表明其脉不数，无虑其下后不解耳。迨至阅历既久，乃知阳明病当下之脉原有迟者。然其脉非为迟缓之象，竟若蓄极而通，有迟而突出之象。盖其脉之迟，因肠中有阻塞也。其迟而转能突出者，因阳明火盛，脉原有力，有阻其脉之力而使之迟者，正所以激其脉之力而使有跳跃之势也。如此以解脉迟，则脉迟之当下之理自明也。

然愚临证实验以来，知阳明病既当下，其脉迟者固可下，即其脉不迟而亦不数者亦可下。惟脉数及六至则不可下，即强下之病必不解，或病更加剧。而愚对于此等证，原有变通之下法，即白虎加人参汤，将石膏不煎入汤中，而以所煎之汤将石膏送服者是也。愚因屡次用此方奏效，遂名之为白虎承气汤，爰详录之于下，以备医界采用。

生石膏八钱，捣细　大潞党参三钱　知母八钱　甘草二钱　粳米二钱

药共五味。将后四味煎汤一盅半，分两次将生石膏细末用温药汤送下。服初次药后，迟两点钟，若腹中不见行动，再服第二次。若腹中已见行动，再迟点半钟大便已下者，停后服。若仍未下者，再将第二次药服下。至若其脉虽数而洪滑有力者，用此方时亦可不加党参。

愚从前遇寒温证之当下而脉象数者，恒投以大剂白虎汤，或白虎加人参汤，其大便亦可通下。然生石膏必须用至四五两，煎一大碗，分数次温服，大便始可通下。间有服数剂后大便仍不通下者，其人亦恒脉净身凉，少用玄明粉二三钱和蜜冲服，大便即可通下。然终不若白虎承气汤用之较便也。

按：生石膏若服其研细之末，其退热之力一钱可抵煎汤者半两。若以之通其大便，一钱可抵煎汤者一两。是以方中只用生石膏八钱，而又慎重用之，必分两次服下也。

寒温阳明病，其热甚盛者，投以大剂白虎汤，其热稍退，翌日恒病仍如故。如此反复数次，病家遂疑药不对证，而转延他医，因致病不起者多矣。愚后拟得此方，凡遇投以白虎汤见效旋又反复者，再为治时即用石膏为末送服。其汤剂中用五六两者，送服其末不过一两，至多至两半，其热即可全消失。

论《伤寒论》大柴胡汤原当有大黄无枳实

《伤寒论》大柴胡汤，少阳兼阳明之方也。阳明胃腑有热，少阳之邪又复挟之上升，是以呕不止，心下急，郁郁微烦。欲用小柴胡汤提出少阳之邪，使之透膈上出，恐其补胃助热而减去人参，更加大黄以降其热，步伍分明，出奇致胜，此所以为百战百胜之师也。乃后世畏大黄之猛，遂易以枳实。迨用其方不效，不得不仍

加大黄,而竟忘去枳实,此大柴胡一方,或有大黄或无大黄之所由来也。此何以知之?因此方所主之病宜用大黄,不宜用枳实而知之。盖方中以柴胡为主药,原欲升提少阳之邪透膈上出,又恐力弱不能直达,故小柴胡汤中以人参助之。今因证兼阳明,故不敢复用人参以助热,而更加大黄以引阳明之热下行,此阳明与少阳并治也。然方名大柴胡,原以治少阳为主,而方中既无人参之助,若复大黄、枳实并用,以大施其开破之力,柴胡犹能引邪透膈乎?此大柴胡汤中断无大黄、枳实并用之理也。至此方若不用枳实而大黄犹可用者,因其入血分,不入气分,能降火,不至伤气,故犹不妨柴胡之上升也。

答徐韵英阳旦汤之商榷

阳旦汤即桂枝加桂汤再加附子,诚如君所言者。盖此系他医所治之案,其失处在证原有热,因脚挛误认为寒,竟于桂枝中增桂加附,以致汗出亡阳,遂至厥逆,仲景因门人之问,重申之而明其所以厥逆之故,实因汗出亡阳。若欲挽回此证使至夜半可愈,宜先急用甘草干姜汤以回其阳;虽因汗多损液以致咽干,且液伤而大便燥结成阳明之谵语,亦不暇顾。迨夜半阳回脚伸,惟胫上微拘急,此非阳之未回,实因液伤不能濡筋也。故继服芍药甘草汤以复其津液,则胫上拘急与咽喉作干皆愈。更用承气汤以通其大便,则谵语亦遂愈也。所用之药息息与病机相赴,故病虽危险可挽回也。

论少阴伤寒病有寒有热之原因及无论凉热脉皆微细之原因

伤寒以六经分篇,惟少阴之病最难洞悉。因其寒热错杂,注疏家又皆有讲解而莫衷一是。有谓伤寒直中真阴则为寒证,若自三阳经传来则为热证者,而何以少阴病初得即有宜用黄连阿胶汤及宜用大承气汤者?有谓从足少阴水化则为寒,从手少阴火化则为热者。然少阴之病,病在肾,而非病在心也;且少阴病既分寒热，其脉象当迥有判别，何以无论寒热其脉皆微细也？盖寒气侵入之重者，可直达少阴，而为直中真阴之伤寒。寒气侵入之轻者，不能直达少阴，伏于包肾脂膜之中，暗阻气化之升降，其处气化因阻塞而生热，致所伏之气亦随之化热而窜入少阴，此少阴伤寒初得即发热者也。为其窜入少阴，能遏抑肾气不能上升与心气相济，是以其证虽热，而其脉亦微细无力也。愚曾拟有坎离互根汤（在后鼠疫门），可用之以代黄连阿胶汤。初服一剂，其脉之微细者即可变为洪实。再服一剂，其脉之洪实者又复归于和平，其病亦遂愈矣。参看鼠疫中用此方之发明，应无不明彻之理矣。

或问：《内经》谓："冬伤于寒，春必温病。"此言伏气可随春阳化热为温病也。然其伏气化热之后，恒窜入少阳、阳明诸经，何冬令伏气之化热者独入少阴以成少阴之伤寒乎？答曰：善哉问也！此中理之精微，正可为研究医学之资藉也。盖春主升发，冬主闭藏。伏气在春令而化热，可随春气之升发而上升；若在冬令化热，即随冬气之闭藏而下降，为其下降故陷入少阴，而为少阴伤寒也。此时令之证，原恒随时令之气化为转移也。

《伤寒论》少阴篇桃花汤是治少阴寒痢非治少阴热痢解

少阴之病寒者居多，故少阴篇之方亦多用热药。其中桃花汤治少阴病下痢脓血，又治少阴病三四日至四五日，腹痛，小便不利，下脓血者。

按：此二节之文，未尝言寒，亦未尝言热。然桃花汤之药，则纯系热药无疑也。乃释此二节者，疑下利脓血与小便不利必皆属热，遂强解桃花汤中药性，谓石脂性凉，而重用一斤，干姜虽热而只用一两，合用之仍当以凉论者。

然试取石脂一两六钱、干姜一钱煎服，或凉或热必能自觉，药性岂可重误乎！有谓此证乃大肠因热腐烂致成溃疡，故下脓血，《本经》谓石脂能消肿去瘀，故重用一斤以治溃疡，复少用干姜之辛烈，以消溃疡中之毒菌。然愚闻之，毒菌生于热者，惟凉药可以消之，黄连、苦参之类是也；生于凉者，惟热药可以消之，干姜、川椒之类是也。桃花汤所主之下脓血果系热毒，何以不用黄连、苦参佐石脂，而以干姜佐石脂乎？虽干姜只用一两，亦可折为今之三钱，虽分三次服下，而病未愈者约必当日服尽。夫一日之间服干姜三钱，其热力不为小矣，而以施之热痢下脓血者，有不加剧者乎？盖下利脓血原有寒证，即小便不利亦有寒者。注疏诸家疑便脓血及小便不利皆为热证之发现，遂不得不于方中药品强为之解，斯非其智有不逮，实因临证未多耳。今特录向所治之验案二则以征之。

奉天陆军连长何阁臣，年三十许，因初夏在郑州驻防多受潮湿，患痢数月不愈。至季秋还奉，病益加剧，多下紫血，杂以脂膜，腹疼下坠。或授以龙眼肉包鸦胆子吞服方，服后下痢与腹疼益剧，来院求为诊治。其脉微弱而沉，左脉几不见。俾用生硫黄细末掺熟面少许为小丸，又重用生山药、熟地黄、龙眼肉煎浓汤送服。连服十余剂，共服生硫黄二两半，其痢始愈。

按：此证脉微弱而沉，少阴之脉也。下紫血脂膜（初下脓血，久则变为紫血脂膜），较下脓血为尤甚矣。因其为日甚久，左脉欲无，寒而且弱，病势极危，非径用桃花汤所能胜任，故师其义而变通之，用生山药、熟地黄、龙眼肉以代石脂、粳米，用生硫黄以代干姜。数月沉疴竟能随手奏效。设此证初起时投以桃花汤，亦必能奏效也。

奉天省公署护兵石玉和，忽然小便不通。入西医院治疗，西医治以引溺管，小便通出。有顷，小便复存蓄若干。西医又纳以橡皮管，使久在其中，有溺即通出。乃初虽稍利，继则小便仍不能出。遂来院求为诊治。其脉弦、迟、细、弱，自言下焦疼甚且凉甚。知其小便因凉而凝滞也。为拟方用：

人参　椒目　怀牛膝各五钱　附子　肉桂　当归各三钱　干

姜　小茴香　威灵仙　甘草　没药各二钱

连服三剂，腹疼及便闭皆愈。遂停汤药，俾日用生硫黄细末钱许分两次服下，以善其后。方中之义，人参、灵仙并用，可治气虚小便不利；椒目、桂、附、干姜并用，可治因寒小便不利；又佐以当归、牛膝、茴香、没药、甘草诸药，或润而滑之，或引而下之，或馨香以通窍，或温通以开瘀，或和中以止疼，众药相济为功，所以奏效甚速也。观此二案，知桃花汤所主之下利脓血、小便不利皆为寒证，非热证也明矣。

答人问《伤寒论》以六经分篇未言手经足经及后世论温病者言入手经不入足经且谓温病不宜发汗之义

《内经》之论手足各经也，凡言手经必名之为手某经，至言足经，恒但名为某经，而不明指为足某经。故凡《内经》浑曰某经而未明言其为手经、足经者，皆足经也。仲师《伤寒论》以六经分篇，其为足经、手经亦皆未明言，而以《内经》之例推之，其确为足经无庸再议。诚以人之足经长、手经短，足经原可以统贯全身，但言足经，手经亦即寓其中矣。至其既以足六经分篇而不明言足六经者，在仲师虽循《内经》定例，而实又别具深心也。夫伤寒之证固属于足经者多，而由足经以及手经者亦时有之。诚以人之手、足十二经，原无处不相贯通，是以六经分篇之中，每篇所列之证皆有连及手经之病。若于分篇之际显以足某经名之，将有时兼有手经之病人亦误认为足经矣。惟浑之曰某经，是原以足经为主，实即容纳手经于足经之中，此著书者提纲挈领之法，不欲头绪纷繁令人难于领略也。后世未窥仲师之深意，竟有谓伤寒入足经不入手经者。而麻黄汤中麻黄与杏仁同用，非因其所治之证于手太阴有涉乎？承气汤中大黄与朴硝同用，非因其所治之证于手阳明有涉乎？知此二方，余可类推也。

至谓温病入手经不入足经者，其说尤为不经。何以言之？

《伤寒论》第六节曰："太阳病，发热而渴，不恶寒者为温病。"此太阳为手太阳乎？抑为足太阳乎？此固无容置辩者也。盖温病以风温为正，亦以风温为多，故本节继曰"若发汗已，身灼热者，名曰风温"云云。夫温以风成，必足太阳先受之，此一定之理也。惟患风温之人多系脏腑间先有蕴热，因其冬日薄受外感，未能遽发，所感之邪伏于三焦脂膜之中，随春阳而化热，继又薄受外感，所化之热邪受激动而骤发；初则外表略有拘束，历数小时即表里俱壮热。此近代论温病者多忌用药汗解，而惟投以清解之剂，若银翘散、桑菊饮诸方是也。然此等方在大江以南用之，原多效验，因其地暖气和，人之肌肤松浅，温邪易解散也。而北人之用其方者，恒于温病初得不能解散，致温病传经深入，浸成危险之证。愚目睹心伤，因自拟治温病初得三方，一为清解汤（方系薄荷叶三钱，蝉退三钱，生石膏六钱，甘草钱半），一为凉解汤（方系薄荷叶三钱，蝉退二钱，生石膏一两，甘草钱半），一为寒解汤（方系生石膏一两，知母三钱，连翘钱半，蝉退钱半）。三方皆以汗解为目的，视表邪内热之轻重为分途施治。其表邪重内热轻者，用第一方。表邪内热平均者，用第二方。表邪轻内热重者，用第三方。方证吻合，服之皆一汗而愈。后南游至汉皋，用此三方以治温病之初得者，亦莫不随手奏效。由斯知南方于温病之初得，亦非不可发汗，特视所用发汗之药何如耳。且其方不独治春温有效也。拙著《衷中参西录》初出版于奉天。戊午仲秋奉天温病盛行，统户口全数计之，病者约有三分之一，其病状又皆相似，是温而兼疫矣。有天地新学社友人刘子修者，在奉北开原行医，彼见《衷中参西录》载此三方，遂斟酌用之，救愈之人不胜计，一方惊为神医，为之建立医院于开原车站。由斯知春温、秋温及温而兼疫者，其初得之时皆可汗解也。

至于伏气成温，毫无新受之外感者，似不可发汗矣。然伏气之伏藏皆在三焦脂膜之中，其化热后乘时萌动，若有向外之机，正可因其势而利导之，俾所用之药与内蕴之热化合而为汗（凉润与燥热化合即可作汗），拙拟之三方仍可随证施用也。若其伏气内传阳明之府而变为大渴大热之证，此宜投以白虎汤或白虎加人参汤，为伤寒、温病之所同，固不独温病至此不宜发汗也。且既为医者，亦皆知此证不可发汗也。然服药后而能自汗者固屡见耳。至其人因冬不藏精而病温，伏气之邪或乘肾虚下陷而成少阴之证者，其蕴热至深，脉象沉细，当其初得固不可发汗，亦非银翘、桑菊等方清解所能愈也。愚师仲师之意，恒将《伤寒论》中白虎加人参汤与黄连阿胶汤并为一方，为有石膏，可省去芩、连、芍药，而用鲜白茅根汤煎，恒随手奏效。盖此证因下陷之热邪伤其肾阴，致肾气不能上潮于心，其阴阳之气不相接续，是以脉之跳动无力，用阿胶、鸡子黄以滋补肾阴，白虎汤以清肃内热，即用人参以助肾气上升，茅根以透内邪外出，服后则脉之沉细者自变为缓和，复其常度，脉能复常，病已消归无有矣。夫伤寒、温病西人之所短，实即吾人之所长也。惟即所长者而益加精研，庶于医学沦胥之秋而有立定脚跟之一日。此愚所以不避好辩之名，虽与前哲意见有所龃龉而亦不暇顾也。

温病之治法详于《伤寒论》解

伤寒、温病之治法始异而终同。至其病之所受，则皆在于足经而兼及于手经。乃今之论寒温者，恒谓伤寒入足经不入手经，温病入手经不入足经。夫人之手足十二经原相贯通，谓伤寒入足经不入手经者，固为差谬，至谓温病入手经不入足经者，尤属荒唐。何以言之？《伤寒论》之开始也，其第一节浑言太阳之为病，此太阳实总括中风、伤寒、温病在内，故其下将太阳病平分为三项。其第二节论太阳中风，第三节论太阳伤寒（四节、五节亦论伤寒，当归纳于第三节中），第六节论太阳温病。故每节之首皆冠以太阳病三字。此太阳为手太阳乎？抑为足太阳乎？此固无容置辩者也。由斯知中风、伤寒、温病皆可以伤寒统之（《难经》谓：伤寒有五，中风、温病皆在其中），而其病之初得皆在足太阳经，又可浑以太阳病统之也。盖所谓太阳之为病者，若在中风、伤寒，其头痛、项强、恶寒三证可以并见；若在温病，但微恶寒即可为太阳病（此所谓证不必具，但见一证，即可定为某经病也），然恶寒须臾即变为热耳。曾治一人，于季春夜眠之时因衾薄冻醒，遂觉周身恶寒，至前午十句钟表里皆觉大热，脉象浮洪，投以拙拟凉解汤一汗而愈。又尝治一人，于初夏晨出被雨，遂觉头疼周身恶寒，至下午一句钟即变为大热，渴嗜饮水，脉象洪滑，投以拙拟寒解汤亦一汗而愈。至如此凉药而所以能发汗者，为其内蕴之燥热与凉润之药化合，自然能发汗，又少用达表之品以为之引导，故其得汗甚速，汗后热亦尽消也。此二则皆温病也，以其初得犹须臾恶寒，故仍可以太阳病统之。即其化热之后病兼阳明，然亦必先入足阳明，迨至由胃及肠，大便燥结，而后传入手阳明，安得谓温病入手经不入足经乎！

由斯知《伤寒论》一书，原以中风、伤寒、温病平分三项，特于太阳首篇详悉言之，以示人以入手之正路。至后论治法之处，则三项中一切诸证皆可浑统于六经，但言某经所现之某种病宜治以某方，不复别其为中风、伤寒、温病，此乃纳繁于简之法，亦即提纲挈领之法也。所尤当知者，诸节中偶明言中风者，是确指中风而言；若明言为伤寒者，又恒统中风、温病而言。以伤寒二字为三项之总称，其或为中风，或为伤寒，或为温病，恒于论脉之处有所区别也。至于六经分编之中，其方之宜于温病者不胜举，今将其显然可见者约略陈之于下。

一为麻杏甘石汤。其方原治汗出而喘无大热者。以治温病，不必有汗与喘之兼证也，但其外表未解，内有蕴热者即可用。然用时须斟酌其热之轻重。热之轻者，麻黄宜用钱半，石膏宜用六钱（石膏必须生用，若煅之则闭人血脉断不可用）；若热之重者，麻黄宜用一钱，石膏宜用一两。至愚用此方时，又恒以薄荷叶代麻黄(薄荷叶代麻黄时,其分量宜加倍),服后得微汗,其病即愈。盖薄荷叶原为温病解表最良之药,而当仲师时犹未列于药品,故当日不用也。

一为大青龙汤。《伤寒论》中用大青龙汤者有二节。一为第三十七节,其节明言太阳中风脉浮紧。夫《伤寒论》首节论太阳之脉曰浮,原统中风、伤寒而言。至第二节则言脉缓者为中风,是其脉为浮中之缓也。第三节则言脉阴阳俱紧者为伤寒,是其脉为浮中之紧也。今既明言中风,其脉不为浮缓而为浮紧,是中风病中现有伤寒之脉,其所中者当为栗烈之寒风,而于温病无涉也。一为第三十八节,细审本节之文,知其确系温病。何以言之?以脉浮缓,身不疼但重,无少阴证也。盖此节开端虽明言伤寒,仍是以伤寒二字为中风、伤寒、温病之总称。是以伤寒初得脉浮紧,温病初得脉浮缓。伤寒初得身多疼,温病初得身恒不疼而但重(《伤寒论》第六节温病提纲中原明言身重)。伤寒初得恒有少阴证,温病则始终无少阴证(少阴证有寒有热,此指少阴之寒证言,为无少阴寒证,所以敢用大青龙汤,若少阴热证温病中恒有之,正不妨用大青龙汤矣)。此数者皆为温病之明征也。况其病乍有轻时,若在伤寒必不复重用石膏;惟系温病则仍可重用石膏如鸡子大,约有今之四两,因温病当以清燥热救真阴为急务也。至愚用此方时,又恒以连翘代桂枝。虽桂枝、连翘均能逐肌肉之外感,而一则性热,一则性凉。温病宜凉不宜热,故用桂枝不如用连翘。而当日仲师不用者,亦因其未列入药品也(《伤寒论》方中所用之连轺是连翘根,能利水不能发汗)。况大青龙汤中桂枝之分量,仅为麻黄三分之一,仲师原因其性热不欲多用也。

一为小青龙汤。其方外能解表,内能涤饮,以治外感痰喘诚有奇效,中风、伤寒、温病皆可用。然宜酌加生石膏,以调麻、桂、姜、辛之热方效。是以《伤寒论》小青龙汤无加石膏之例,而《金匮》有小青龙加石膏汤,所以补《伤寒论》之未备也。至愚用此汤时，遇挟有实热者，又恒加生石膏至一两强也。

一为小柴胡汤。其方中风、伤寒病皆可用。而温病中小柴胡汤证，多兼呕吐黏涎，此少阳之火与太阴之湿化合而成也（少阳传经之去路为太阴），宜于方中酌加生石膏数钱或两许，以清少阳之火，其黏涎自能化水从小便中出。夫柴胡既能引邪上出，石膏更能逐热下降，如此上下分消，故服药后无事汗解，即霍然全愈也。

以上所述诸方，大抵宜于温病初得者也。至温病传经已深，若清燥热之白虎汤、白虎加人参汤，通肠结之大、小承气汤，开胸结之大、小陷胸汤，治下利之白头翁汤、黄芩汤，治发黄之茵陈、栀子檗皮等汤，及一切凉润清火育阴安神之剂，皆可用于温病者，又无庸愚之赘语也。

至于伏气之成温者，若《内经》所谓“冬伤于寒，春必病温”“冬不藏精，春必病温”之类，《伤寒论》中非无其证。特其证现于某经，即与某经之本病无所区别。仲师未尝显为指示，在后世原难明辨。且其治法与各经之本病无异，亦无需乎明辨也。惟其病在少阴则辨之甚易。何者？因少阴之病，寒热迥分两途，其寒者为少阴伤寒之本病，其热者大抵为伏气化热之温病也。若谓系伤寒入少阴久而化热，何以少阴病两三日，即用宜用黄连阿胶汤、大承气汤者？盖伏气皆伏于三焦脂膜之中，与手、足诸经皆有贯通之路，其当春阳化热而萌动，恒视脏腑虚弱之处以为趋向，所谓“邪之所凑，其处必虚”也。其人或因冬不藏精，少阴之脏必虚，而伏气之化热者即乘虚而入，遏抑其肾气不能上升与心气相接续，致心脏跳动无力，遂现少阴微细之脉。故其脉愈微细，而所蕴之燥热愈甚。用黄连以清少阴之热，阿胶、鸡子黄以增少阴之液，即以助少阴肾气之上达。俾其阴阳之气相接续，脉象必骤有起色，而内陷之邪热亦随之外透矣。至愚遇此等证时，又恒师仲师之意而为之变通，单用鲜白茅根四两，切碎，慢火煎两三沸，视茅根皆沉水底，其汤即成，去渣取清汤一大碗，顿服下，其脉之微细者必遽变为洪大有力之象。再用大剂白虎加人参汤,煎汤三茶杯,分三次温饮下,每服一次调入生鸡子黄一枚,其病必脱然全愈。用古不必泥古,仲师有知亦当不吾嗔也。

按:西人新生理学家谓副肾髓质之分泌素减少,则脉之跳动必无力。所谓副肾髓质者,指两肾之间命门而言也。盖命门为督脉入脊之门,因督脉含有脊髓,故曰副肾髓质。其处为肾系之根蒂,脂膜相连,共为坎卦,原与两肾同为少阴之脏。其中分泌素减少,脉即跳动无力,此即少阴病脉微细之理。西人又谓鸡子黄中含有副肾碱。副肾碱者,即所谓副肾髓质之分泌素也。此即黄连阿胶汤中用鸡子黄以滋肾之理。且鸡子黄既含有副肾髓质之分泌素,是其性能直接补肾,此又黄连阿胶汤中鸡子黄生用之理。以西人费尽研究工夫所得至精至奥之新生理,竟不能出《伤寒论》之范围,谁谓吾中华医学陈腐哉!

《伤寒论》中有治温病初得方用时宜稍变通说

(应汉皋冉雪峰君征稿)

伤寒与温病始异而终同,故论者谓《伤寒论》病入阳明以后诸方,皆可用之于温病,而未传阳明以前诸方,实与温病不宜,斯说也,善则善矣。然细阅《伤寒论》诸方,愚又别有会心也。《伤寒论》谓:"太阳病,发热而渴,不恶寒者,为温病;若发汗已身灼热者,名风温;风温之为病,脉阴阳俱浮,自汗出,身重多眠睡,息必鼾,言语难出。"此仲景论温病之提纲也。乃提纲详矣,而其后未明言治温病之方,后世以为憾事。及反复详细观之,乃知《伤寒论》中原有治温病之方。汇通参观,经义自明。其第六十一节云:"发汗后,不可更行桂枝汤。汗出而喘,无大热者,可与麻杏甘石汤。"夫此节之所谓发汗后,即提纲之所谓若发汗也。此节之所谓喘,即提纲之所谓息必鼾也;由口息而喘者,由鼻息即鼾矣。此节之所谓无大热,即提纲之所谓身灼热也;为其但身灼热,是其热犹在表,心中仍无大热。两两比较,此节原与提纲之文大略相同,而皆为温病无疑也。其所以汗后不解而有种种诸病者,必其用温热之药强发其汗,以致汗出之后病转加剧。仲景恐人见其有汗误认为桂枝汤证而再投以桂枝汤,故特戒之曰不可更行桂枝汤,宜治以麻杏甘石汤。则麻杏甘石汤实为温病表证之的方,虽经误治之后,其表证尤在者,仍可用之以解表也。盖古人立言简贵,多有互文以见义者。为此节所言之病状即温病提纲所言之病状,故此节不再申明其为温病。为提纲未言治法,而此节特言明治法,以补提纲所未备。此将二节相并读之,无待诠解自明也。然此所论者,风温初得之治法(提纲明言风温之为病)。若至冬伤于寒及冬不藏精至春乃发之温病,或至夏秋乃发之温病,恒有初发之时即于表证无涉者,又不必定用麻杏甘石汤也。

或问:此节经文注疏家有疑其有差误者,以为既言汗出,何以复用麻黄?既无大热,何以重用石膏?此诚可疑之点,敢以相质。答曰:此方之用麻黄者,原藉以治喘,兼以助石膏之力使达于表也。用石膏者,虽藉以清热,亦以调麻黄之性使不过发也。盖此证之热在胃者少,在胸者多,胸居上焦,仍为太阳部位,即此证仍属表证。方中麻黄、石膏并用,石膏得麻黄则凉不留中,麻黄得石膏则发有监制。服后药力息息上达,旋转于膺胸之间,将外感邪热徐徐由皮毛透出,而喘与汗遂因之自愈。仲景制方之妙,实具有化机,而又何疑乎!且石膏性微寒,原非大寒,《本经》载有明文,是以白虎汤用之以清阳明之大热,必佐以知母而后能建奇功。为此证无大热,所以不用知母也。况此节之文两见于《伤寒论》,所微异者,一在发汗后,一在下后也。岂一节之文差,而两节之文皆差乎?特是此节经文虽无差误,而愚用麻杏甘石汤时,于麻黄、石膏之分量恒有变通。原方分量,石膏为麻黄之两倍。而愚遇此证热之剧者,必将麻黄减轻,石膏加重,石膏恒为麻黄之十倍;即其热非剧,石膏之分量亦必五倍于麻黄也。

或问：麻杏甘石汤既可为温病表证之的方，何以《衷中参西录》治温病初得诸方，薄荷、连翘、蝉退诸药与石膏并用，而不以麻黄与石膏并用乎？答曰：此当论世知人而后可与论古人之方。仲景用药多遵《本经》，薄荷古原名苛，《本经》不载，《别录》亦不载，当仲景时犹未列于药品可知。蚱蝉虽载于《本经》，然古人只知用蝉，不知用蜕，较之蝉退皮以达皮者，实远不如，故仲景亦不用。至连翘古惟用根，即麻黄连轺赤小豆汤之连轺也。其发表之力，亦不如连翘也。故身发黄病者，仲景用之以宣通内热利水去湿，非用以发表也。为此三种药当仲景时皆未尝发明，故于温病之初候原宜辛凉解肌者，亦以麻黄发之，且防麻黄之热，而以石膏佐之也。若仲景生当今日，则必不用麻黄而用薄荷、连翘、蝉退诸药矣。即初起之证兼喘者，似必赖麻黄之泻肺定喘，而代以薄荷亦可奏效（观小青龙汤证兼喘者，去麻黄加杏仁，是治外感之喘不必定用麻黄）。盖此节所言之病状，若在伤寒，原宜麻黄与石膏并用，而在温病，即宜薄荷与石膏并用。若其喘甚轻者，在温病中更宜以牛蒡代杏仁也。

按：麻杏甘石汤柯韵伯亦谓系治温病之方，而愚作此说时犹未见柯氏之说也。为拙说复于柯氏说外另有发明，故仍录之。

论伤寒、温病神昏谵语之原因及治法

伤寒、温病皆有谵语神昏之证，论者责之阳明胃实。然又当详辨其脉象之虚实，热度之高下，时日之浅深，非可概以阳明胃实论也。

其脉象果洪而有力，按之甚实者，可按阳明胃实治之。盖胃腑之热上蒸，则脑中之元神，心中之识神皆受其累，是以神昏谵语，不省人事，或更大便燥结，不但胃实，且又肠实，阻塞肾气不能上交于心，则亢阳无制，心神恍惚，亦多谵妄，或精神不支，昏愦似睡。若斯者，可投以大剂白虎汤，遵《伤寒论》一煎三服之法，煎汤三盅，分三次温饮下。其大便燥结之甚者，可酌用大、小承气汤（若大便燥结不甚者，但投以大剂白虎汤，大便即可通下），其神昏谵语自愈也。

有脉象确有实热，其人神昏谵语，似可用白虎汤矣，而其脉或兼弦、兼数，或重按仍不甚实者，宜治以白虎加人参汤。曾治一农家童子，劳力过度，因得温病。脉象弦而有力，数近六至。谵语不休，所言皆劳力之事。本拟治以白虎加人参汤，因时当仲夏，且又童年少阳之体，遂先与以白虎汤。服后脉搏力减，而谵语益甚。幸其大便犹未通下，急改用白虎加人参汤，将方中人参加倍，煎汤三茶杯，分三次温饮下，尽剂而愈。盖脉象弦数，真阴必然亏损，白虎加人参汤能于邪热炽盛之中滋其真阴，即以退其邪热。盖当邪热正炽时，但用玄参、沙参、生地诸药不能滋阴，因其不能胜邪热，阴分即无由滋长也；惟治以白虎加人参汤，则滋阴退热一举两得，且能起下焦真阴与上焦亢甚之阳相济，是以投之有捷效也。

其证若在汗、吐、下后，脉虽洪实，用白虎汤时亦宜加人参。曾治一县署科长，温病之热传入阳明，脉象洪实有力，谵语昏瞀。投以大剂白虎汤，热退强半，脉力亦减，而其至数转数，一息六至，谵语更甚。细询其病之经过，言数日前因有梅毒服降药两次。遂急改用白虎加人参汤，亦倍用人参（此两案中用白虎加人参汤，皆将人参倍加者，因从前误用白虎汤也，若开首即用白虎加人参汤，则人参无事加倍矣），煎汤三杯，分三次温饮下，亦尽剂而愈。

有伏气为病，因肾虚窜入少阴，遏抑肾气不能上升与心相济，致心脉跳动无力，燥热郁中不能外透，闭目昏昏似睡，间作谵语。此在冬为少阴伤寒之热证，在春为少阴温病。宜治以大剂白虎加人参汤，用鲜白茅根煮水以之煎药，取汤三盅，分数次饮下自愈。

有患寒温者，周身壮热，脉象洪实，神昏不语。迨用凉药清之，热退脉近和平，而仍然神昏或谵语者，必兼有脑髓神经病，当继用治脑髓神经之药。曾治一学校学生，温病热入阳明，脉象甚实,神昏不语,卧床并不知转侧。用白虎汤清之,服两剂后热退十之七八,脉象之洪实亦减去强半,自知转侧,而精神仍不明了。当系温病之热上蒸,致其脑膜生炎而累及神经也。遂改用小剂白虎加人参汤,又加羚羊角二钱(另煎兑服),一剂而愈。又治一幼童,得温病三日,热不甚剧,脉似有力,亦非洪实,而精神竟昏昏似睡,不能言语,此亦温病兼脑膜炎也。因其温病甚轻,俾但用羚羊角钱半煎汤服之,其病霍然顿愈。盖羚羊角中天生木胎,性善解热而兼有条达上升之性,况其角生于头,原与脑部相连,故善入人之脑中以清热也。

有寒温之病,传经已遍,将欲作汗,其下焦阴分虚损,不能与上焦之阳分相济以化汗,而神昏谵语者。曾治一壮年,仲夏长途劳役,因受温病已过旬日,精神昏愦,谵语不省人事,且两手乱动不休,其脉弦而浮,一息近六至,不任循按,两尺尤甚。投以大滋真阴之品,若玄参、生地黄、生山药、甘枸杞、天门冬之类,共为一大剂煎服,一日连进二剂,当日得汗而愈。

有寒温之病服开破降下之药太过,伤其胸中大气,迨其大热已退,而仍然神昏或谵语者。曾治一壮年得温病,延医服药二十余日,外感之热尽退,精神转益昏沉。及愚视之,周身皆凉,奄奄一息,呼之不应,舌干如错,毫无舌苔,其脉象微弱而迟,不足四至,五六呼吸之顷必长出气一次。此必因服开降之药太过,伤其胸中大气也。盖胸中大气因受伤下陷,不能达于脑中则神昏;不能上潮于舌本则舌干;其周身皆凉者,大气因受伤不能宣布于营卫也;其五六呼吸之顷必长出气一次者,因大气伤后不能畅舒,故太息以舒其气也。遂用野台参一两,柴胡一钱,煎汤灌之,连服两剂全愈。又治一少年,于初春得伤寒,先经他医治愈,后因饮食过度,病又反复,投以白虎汤治愈。隔三日,陡然反复甚剧,精神恍惚,肢体颤动,口中喃喃皆不成语。诊其脉,右部寸关皆无力而关脉尤不任循按。愚曰:此非病又反复,必因前次之过食病复,而此次又戒饮食过度也。饱食即可愈矣。其家人果谓有鉴前失，数日所与饮食甚少，然其精神昏愦若斯，恐其不能饮食。愚曰：果系因饿而成之病，与之食必然能食。然仍须撙节与之，多食几次可也。其家人果依愚言，十小时中连与饮食三次，病若失。盖人胸中大气原藉水谷之气以为培养，病后气虚，又乏水谷之气以培养之，是以胸中大气虚损而现种种病状也。然前案因服开降之药伤其大气，故以补气兼升气之药治之。后案因水谷之气缺乏虚其大气，故以饮食治之。斯在临证者精心体验，息息与病机相符耳。

有温而兼疹，其毒热内攻瞀乱其神明者。曾治一少年，温病热入阳明，连次用凉药清之，大热已退强半，而心神骚扰不安，合目恒作谵语。其脉有余热，似兼紧象。因其脉象热而兼紧，疑其伏有疹毒未出。遂投以小剂白虎汤，送服羚羊角细末一钱，西药阿斯必林二分，表出痧粒满身而愈。又治一幼女患温疹，其疹出次日即靥，精神昏昏似睡，时有惊悸，脉象数而有力。投以白虎汤加羚羊角钱半（另煎兑服），用鲜芦根三两煮水以之煎药，取汤两茶盅，分三次温饮下，其疹得出，病亦遂愈。

有其人素多痰饮，其寒温之热炽盛与痰饮互相胶漆以乱其神明者。药物学瓜蒌解下附有治验之案可参观。曾治一童子，得温病三四日，忽觉痰涎结胸，其剧时痰涎上壅，即昏不知人，脉象滑而有力。遂单用新炒瓜蒌仁四两，捣碎，煎汤一大茶盅，服之顿愈。又治一童子，证脉皆如前。用蒌仁三两，苏子五钱，煎汤亦服之顿愈。

有温疫传染之邪由口鼻传入，自肺传心，其人恒无故自笑，精神恍惚，言语错乱，妄言妄见者。曾治一媪患此证，脉象有力，关前摇摇而动。投以拙拟妒心至宝丹（方载三期七卷，系生石膏一两，潞党参、犀角、羚羊角各二钱，朱砂三分，东牛黄一分，将前四味煎汤送服后二味），一剂而愈。以上所谓寒温诸证，其精神昏愦谵语之原因及治法大略已备。至于变通化裁，相机制宜，又在临证者之精心研究也。

伤寒、风温始终皆宜汗解说

伤寒初得宜用热药发其汗，麻黄、桂枝诸汤是也。风温初得宜用凉药发其汗，薄荷、连翘、蝉退诸药是也。至传经已深，阳明热实，无论伤寒、风温，皆宜治以白虎汤。而愚用白虎汤时，恒加薄荷少许或连翘、蝉退少许，往往服后即可得汗。即但用白虎汤，亦恒有服后即汗者。因方中石膏原有解肌发表之力（因含有硫氧氢原质），故其方不但治阳明府病，兼能治阳明经病，况又少加辛凉之品引之，以由经达表，其得汗自易易也。

曾治邻村夏姓，年三十余，于冬令感冒风寒，周身恶寒无汗，胸间烦躁，原是大青龙汤证。医者投以麻黄汤，服后分毫无汗，而烦躁益甚，几至疯狂。其脉洪滑异常，两寸皆浮，而右寸尤甚。投以拙拟寒解汤（方载三期五卷），覆杯之倾，汗出如洗而愈。又治邑北境常庄于姓，年四旬，为风寒所束不得汗，胸间烦热，又兼喘促。医者治以苏子降气汤兼散风清火之品，数剂病益进。诊其脉，洪滑而浮。投以寒解汤，须臾上半身即汗，又须臾觉药力下行，其下焦及腿亦皆出汗，病若失。又治邑中故县李姓少年，得温病，延医治不效，迁延旬余。诊其脉，洪而实，仍兼浮象。问其头疼乎？曰：然。渴欲饮凉水乎？曰：有时亦饮凉水，然不至燥渴耳。知其为日虽多，阳明之热犹未甚实，表证尤未尽罢也。投以寒解汤，病人畏服药，先饮一半，即汗出而愈。仍俾服余一半以清未净之热。然其大热已消，再服时亦不出汗矣。又治一妊妇伤寒三日，脉洪滑异常，右脉关前兼浮，舌苔白厚，精神昏愦，间作谵语，为开寒解汤方。有一医者在座，问方中之意何居？答曰："欲汗解耳。"问此方能得汗乎？曰："此方用于此等证脉，必能得汗。若泛作汗解之药服之，不能汗也。"饮下须臾汗出而愈。医者讶为奇异。愚因晓之曰："此方在拙著《衷中参西录》中，原治寒温证周身壮热,心中热而且渴,舌苔白而欲黄,其脉洪滑或兼浮,或头犹觉疼,或周身犹有拘束之意者。果如方下所注证脉,服之覆杯可汗,勿庸虑其不效也。盖脉象洪滑,阳明府热已实,原是白虎汤证。至洪滑兼浮,舌苔犹白,是仍有些些表证未罢。故方中重用石膏、知母以清胃腑之热,复少用连翘、蝉退之善达表者,引胃中化而欲散之热仍还于表,作汗而解。斯乃调剂阴阳,听其自汗,非强发其汗也。"医者闻之甚悦服。

至其人气体弱者,可用补气之药助之出汗。曾治本村刘叟,年七旬,素有劳疾,薄受外感即发喘逆。投以小青龙汤去麻黄加杏仁、生石膏辄愈。上元节后,因外感甚重,旧病复发。五六日间,热入阳明之府,脉象弦长浮数,按之有力,却无洪滑之象(此外感兼内伤之脉)。投以寒解汤加潞参三钱,一剂汗出而喘愈。再诊其脉,余热犹炽。继投以白虎加人参汤,以生山药代粳米,煎一大剂,分三次温饮下,尽剂而愈。

若阴分虚损者,可用滋阴之药助之出汗。曾治邻村高姓少年,因孟夏长途劳役得温病,医治半月无效。其两目清白,竟无所见,两手循衣摸床,乱动不休,谵语不省人事,其大便从前滑泻,此时虽不滑泻,每日仍溏便一两次,脉象浮数,右寸之浮尤甚,两尺按之即无。因思此证目清白无见者,肾阴将竭也;手循衣摸床者,肝风已动也。病热已危至极点。幸喜脉浮为病有还表之机,右寸浮尤甚,为将汗之势。其所以将汗而不汗者,人身之有汗如天地之有雨,天地阴阳和而后雨,人身亦阴阳和而后汗,此证尺脉甚弱,阳升而阴不应,汗何由作。当用大润之剂峻补真阴,济阴以应其阳,必能自汗。遂用熟地、玄参、生山药、枸杞之类约六七两,煎汤一大碗,徐徐温饮下,一日连进二剂,即日大汗而愈。

至其人阳分、阴分俱虚,又宜并补其阴阳以助之出汗。张景岳曾治一叟得伤寒证,战而不汗。于其翌日发战之时,投以大剂八味地黄汤,须臾战而得汗。继因汗多亡阳,身冷汗犹不止,仍投以原汤,汗止病亦遂愈。用其药发汗,即用其药止汗,是能运用古方入于化境者也。

至少阳证为寒热往来,其证介于表里之间,宜和解不宜发汗矣。然愚对于此证,其热盛于寒者,多因证兼阳明,恒于小柴胡汤中加玄参八钱,以润阳明之燥热。其阳明之燥热化而欲散,自能还于太阳而作汗,少阳之邪亦可随汗而解。其寒盛于热者,或因误服降下药虚其气分,或因其气分本素虚,虽服小柴胡汤不能提其邪透膈上出,又恒于小柴胡汤中加薄荷叶二钱,由足少阳引入手少阳,借径于游部(手足少阳合为游部)作汗而解。此即《伤寒论》所谓:“柴胡证具,而以他药下之,柴胡证仍在者,复与小柴胡汤,必蒸蒸而振,却发热汗出而解也。”然助以薄荷则出汗较易,即由汗解不必蒸蒸而振,致有战汗之状也。

至于当用承气之证,却非可发汗之证矣。然愚临证经验以来,恒有投以三承气汤,大便犹未降下而即得汗者。盖因胃腑之实热既为承气冲开,其病机自外越也。若降之前未尝得汗,既降之后亦必于饮食之时屡次些些得汗,始能脉净身凉。若降后分毫无汗,其热必不能尽消,又宜投以竹叶石膏汤,或白虎加人参汤,将其余热消解将尽,其人亦必些些汗出也。此所谓伤寒、风温始终皆宜汗解也。

答徐韵英读《伤寒论》质疑四则

古人之书不可不信,又不可尽信。孟子曰:“吾于武成,取二三册而已矣。”夫孟子为周人,武成为其当代之书,而犹云然,况其为上下数千年,中间更历十余代,又几经变乱之余,且成于后世之编辑,如仲景之《伤寒论》者乎?愚不揣固陋,敢将徐君所疑《伤寒论》四则,反复陈之。

第一疑:在太阳下篇第二十节。其节为病在太阳之表,而不知汗解,反用凉水潠之、灌之,其外感之寒已变热者,经内外之凉水排挤，不能出入，郁于肉中而烦热起粟，然其热在肌肉，不在胃腑，故意欲饮水而不渴，治宜文蛤散。夫文蛤散乃蛤粉之未经煅炼者也。服之，其质不化，药力难出。且虽为蛤壳，而实则介虫之甲，其性沉降，达表之力原甚微，藉以消肉上之起粟似难奏功。故继曰："若不瘥者，与五苓散。"其方取其能利湿兼能透表，又能健运脾胃以助利湿透表之原动力，其病当瘥矣。然又可虑者，所灌之凉水过多，与上焦外感之邪互相胶漆而成寒实结胸，则非前二方所能治疗矣。故宜用三物小陷胸汤或白散。夫白散之辛温开通，用于此证当矣。至于三物小陷胸汤，若即系小陷胸汤用于此证，以寒治寒，亦当乎？注家谓此系反治之法。夫反治者，以热治寒，恐其扞格而少用凉药为引，以为热药之反佐，非纯以凉药治寒也。盖注者震摄于古人之隆名，即遇古书有舛错遗失之处，亦必曲为原护，不知此正所以误古人而更贻误后人也。是以拙著《衷中参西录》，于古方之可确信者，恒为之极力表彰，或更通变化裁，推行尽致，以穷其妙用；于其难确信者，则恒姑为悬疑，以待识者之论断。盖欲为医学力求进化，不得不如斯也。

按：此节中三物小陷胸汤，唐容川疑其另为一方，非即小陷胸汤。然伤寒太阳病实鲜有用水噀、水灌之事，愚疑此节非仲景原文也。

第二疑：在太阳下篇三十二节。其节为："太阳病，医发汗，遂发热恶寒，因复下之，心下痞，表里俱虚，阴阳并竭，无阳则阴独，复加烧针，因胸烦，面色青黄，肤瞤者难治，今色微黄，手足温者，易治。"按此节文义，必有讹遗之字。阴阳气并竭句，陈氏释为阴阳气不交，甚当。至无阳则阴独句，鄙意以为独下当有结字。盖言误汗误下，上焦阳气衰微，不能宣通，故阴气独结于心下而为痞也。夫郭公夏五三豕渡河之类，古经迭见，若必句句按文解释，不亦难乎！

第三疑：在太阳下篇五十四节。其节为伤寒脉浮滑。夫滑则热入里矣。乃滑而兼浮，是其热未尽入里，半在阳明之府，半在阳明之经也。在经为表，在府为里，故曰表有热，里有寒。《内经》谓："热病者，皆伤寒之类也。"又谓："人之伤于寒也，则为病热。"此所谓里有寒者，盖谓伤寒之热邪已入里也。陈氏之解原如斯，愚则亦以为然。至他注疏家，有谓此寒热二字宜上下互易，当作外有寒里有热者。然其脉象既现浮滑，其外表断不至恶寒也。有谓此寒字当系痰之误，因痰寒二音相近，且脉滑亦为有痰之证也。然在寒温，其脉有滑象原主阳明之热已实，且足征病者气血素充，治亦易愈。若因其脉滑而以为有痰，则白虎汤岂为治痰之剂乎！

第四疑：在阳明篇第七十六节。其节为病人无表里证，盖言无头痛、项强、恶寒之表证，又无腹满便硬之里证也。继谓发热七八日，虽脉浮数者，可下之，此数语殊令人诧异。夫脉浮宜汗，脉数忌下，人人皆知，况其脉浮数并见而竟下之，其病不愈而脉更加数也必矣。故继言假令已下脉数不解云云。后则因消谷善饥，久不大便而复以抵当汤下之。夫寒温之证脉数者，必不思饮食，未见有消谷善饥者。且即消谷善饥，不大便，何以见其必有瘀血，而轻投以抵当汤乎？继则又言若脉数仍不解而下不止云云。是因一下再下而其人已下脱也。夫用药以解其脉数，其脉数未解，而转致其下脱，此其用药诚为节节失宜，而犹可信为仲景之原文乎？试观阳明篇第三十一节，仲景对于下证如何郑重。将两节文对观，则此节为伪作昭然矣。夫古经之中，犹不免伪作（如《尚书》之今文），至方术之书，其有伪作也原无足深讶。所望注疏家审为辨别而批判之，不至贻误于医界，则幸甚矣。

答王景文问《神州医药学报》何以用真武汤治其热日夜无休止立效

《伤寒论》真武汤乃仲景救误治之方。其人本少阴烦躁，医者误认为太阳烦躁而投以大青龙汤，清之、散之太过，遂至其人真阳欲脱，而急用真武汤以收回其欲脱之元阳，此真武汤之正用也。观《神州医药学报》所述之案，原系外感在半表半里，中无大热，故寒热往来，脉象濡缓，而投以湿温之剂，若清之、散之太过，证可变为里寒外热（即真寒假热），其元阳不固较少阴之烦躁益甚，是以其热虽日夜无休止，口唇焦而舌苔黄腻，其脉反细数微浮而濡也。若疑脉数为有热，而数脉与细、浮、濡三脉并见，实为元阳摇摇欲脱之候，犹火之垂垂欲灭也。急用真武汤以迎回元阳，俾复本位，则内不凉而外不热矣。是投以真武汤原是正治之法，故能立建奇功，此中原无疑义也。特其语气激昂，务令笔锋摇曳生姿，于病情之变更，用药之精义皆未发明，是以阅者未能了然也。

论吴又可达原饮不可以治温病

北方医者治温病，恒用吴又可达原饮，此大谬也。吴氏谓崇祯辛巳，疫气流行，山东、浙江南北两道感者尤多，遂著《温疫论》一书。首载达原饮，为治瘟疫初得之方，原非治温病之方也。疫者，天地戾气，其中含有毒菌，遍境传染若役使然，故名为疫。因疫多病热，故名为瘟疫（病寒者名为寒疫），瘟即温也。是以方中以逐不正之气为主。至于温病，乃感时序之温气，或素感外寒伏于膜原，久而化热，乘时发动，其中原无毒菌，不相传染。治之者惟务清解其热，病即可愈。若于此鉴别未精，本系温病而误投以达原饮，其方中槟榔开破之力既能引温气内陷，而厚朴、草果之辛温开散大能耗阴助热，尤非病温者所宜（病温者多阴虚，尤忌耗阴之药），虽有知母、芍药、黄芩各一钱，其凉力甚轻，是以用此方治温病者，未有见其能愈者也。且不惟不能愈，更有于初病时服之即陡然变成危险之证者，此非愚之凭空拟议，诚有所见而云然也。

愚初习医时，曾见一媪，年过六旬，因伤心过度，积有劳疾，于仲春得温病。医者投以达原饮，将方中草果改用一钱，谓得汗则愈。乃服后汗未出而病似加重，医者遂将草果加倍，谓服后必然得汗。果服后头面汗出如洗,喘息大作,须臾即脱。或疑此证之偾事,当在服达原饮将草果加重,若按其原方分量,草果只用五分,即连服数剂亦应不至汗脱也。答曰:草果性甚猛烈,即五分亦不为少。愚尝治脾虚泄泻服药不效,因思四神丸治五更泻甚效,中有肉果,本草谓其能健脾涩肠,遂用健补脾胃之药煎汤送服肉果末五分。须臾觉心中不稳,六脉皆无,迟半点钟其脉始见。恍悟病人身体虚弱,不胜肉果辛散之力也。草果与肉果性原相近,而其辛散之力更烈于肉果,虽方中止用五分,而与槟榔、厚朴并用,其猛烈之力固非小矣。由斯观之,达原饮可轻用哉?

论吴氏《温病条辨》二甲复脉三甲复脉二汤

《金匮》疟病门有鳖甲煎丸,治疟病以月一日发,当十五日愈,设不愈,当月尽解,如其不瘥,结为癥瘕,名曰疟母,此丸主之。夫鳖甲煎丸既以鳖甲为主药,是其破癥瘕之力多赖鳖甲,则鳖甲具有开破猛烈之性明矣。愚曾治久疟不愈,单用鳖甲细末四钱,水送服。服后片时,觉心中怔忡殊甚,移时始愈。夫疟当未发之先,其人原似无病,而犹不受鳖甲之开破,况当病剧之候,邪实正虚,几不能支,而犹可漫投以鳖甲,且重用鳖甲乎?审斯则可进而与论吴氏《温病条辨》中二甲复脉及三甲复脉二汤矣。

吴氏二甲复脉汤所主之证,为热邪深入下焦,脉沉数,舌干齿黑,手指但觉蠕动,急防痉厥,二甲复脉汤主之。其方中重用鳖甲八钱。夫温病之邪下陷,大抵皆体弱之人。为其体弱又经外感之邪热多日铄耗,则损之又损,以致气血两亏,肝风欲动。其治法当用白虎加人参汤,再加生龙骨、生牡蛎各八钱。方中之义以人参补其虚,白虎汤解其热,龙骨、牡蛎以镇肝熄风。此用白虎加人参汤兼取柴胡加龙骨牡蛎汤之义。以熟筹完全,自能随手奏效也。

其三甲复脉汤,于二甲复脉汤中再加龟板一两,所主之证亦热邪深入下焦,热深厥甚,脉细促,心中憺憺大动,甚则心中痛者,三甲复脉汤主之。

按:此证邪益盛,正益虚,肝风已动,乃肝经虚极将脱之候。鳖甲色青入肝,其开破之力注重于肝,尤所当忌。宜治以前方,以生山药八钱代方中粳米(生山药能代粳米和胃,兼能滋真阴固气化),再用所煎药汤送服朱砂细末五分,亦可奏效。

或问:吴氏为近代名医,何以治此二证不能拟方尽善?答曰:吴氏诚为近代名医,此非虚誉。然十全之医,世所罕觏。吴氏所短者,不善用白虎汤,而多所禁忌。是以书中谓脉浮而弦细者,不可用白虎汤;脉沉者,不可用白虎汤;汗不出者,不可用白虎汤;不渴者,不可用白虎汤。今观其二甲、三甲所主之证,一则脉沉数,一则脉细促,而皆不见有汗,皆未言渴,是皆在其禁用白虎例中,是以对于此二证不用白虎汤加减,而用复脉汤加减也。独不思龟板在《本经》亦主癥瘕,药房又皆用醋炙,其开破之力亦非轻也。

特是吴氏禁用白虎诸条,有可信者,有显与经旨背者,此尤不可不知。吴氏谓脉浮弦而细者禁用白虎,此诚不可用矣。至其谓脉沉者、汗不出者、不渴者皆禁用白虎,则非是。即愚素所经验者言之,其脉沉而有力欤,当系热邪深陷,其气分素有伤损,不能托邪外出。治以白虎加人参汤,补气即以清热,服后其脉之沉者即起,而有力者亦化为和平矣。其脉或沉而微细欤,若确审其蕴有实热,此少阴肾虚,伏气化热乘之,致肾气不能上潮以济心脉之跳动,是以其脉若与证相反,亦可治以白虎加人参汤,用鲜茅根二三两煮水以煎药(若无鲜茅根,干茅根亦可用),其性能发伏热外出,更能引药力自下上达,服后则脉之沉者即起,而微细者亦自复其常度矣。其汗不出者,若内蕴有实热,正可助以白虎汤以宣布其热外达,是以恒有病热无汗,服后即汗出而愈者,其有不能服即得汗,而其外达之力,亦能引内蕴之热息息自皮肤透出,使内热暗消于无形。且吴氏原谓白虎汤为达热出表之剂,何以又谓无汗者禁用白虎乎?再者,白虎汤所主之证,两见于《伤寒论》,一在太阳篇，一在阳明篇。太阳篇提纲中，未言出汗，至阳明篇提纲中始有自汗出之文，由斯知外感之热，深入已实，无论有汗无汗，皆可投之，此为用白虎汤之定法。岂吴氏但记阳明篇用白虎汤之法，而忘太阳篇用白虎汤之法乎？又《伤寒论》用白虎汤之例，渴者加人参，其不渴而有实热者，单用白虎汤可知矣。吴氏则谓不渴者不用白虎汤，是渴者可但用白虎汤无须加人参也。由斯而论，吴氏不知白虎汤用法，并不知白虎加人参汤用法矣。夫白虎汤与白虎加人参汤，原为治温病最紧要之方，吴氏欲辨明温病治法，而对于此二方竟混淆其用法如此，使欲用二方者至望其所设禁忌而却步，何以挽回温病中危险之证乎？愚素于吴氏所著医案原多推许，恒于医界力为提倡，以广其传，而兹则直揭其短者，为救人计，不敢为前贤讳过也。

尝考吴氏医案作于《温病条辨》之后。其作《温病条辨》时，似犹未深知石膏之性，故于白虎汤多所禁忌而不敢轻用，其方中生石膏分量只一两，又必煎汤三杯，分三次饮下。至其医案中所载之案，若中风、痿痹、痰饮、手足拘挛诸证，凡其脉洪实者，莫不重用生石膏，或数两，或至半斤，且恒连服，若此有胆有识，诚能深知石膏之性也。善哉！吴氏之医学可谓与年俱进矣。

论冬伤于寒春必温病及冬不藏精春必温病治法

尝读《内经》有冬伤于寒春必温病之语，此中原有深义，非浅学者所易窥测也。乃笃信西说者，据病菌潜伏各有定期之说，谓病菌传于人身，未有至一月而始发动者，况数月乎！因此一倡百和，遂谓《内经》皆荒渺之谈，分毫不足凭信。不知毒气之传染有菌，而冬令严寒之气，为寒水司天之正气，特其气严寒过甚，或人之居处衣服欠暖，或冒霜雪而出外营生，即不能御此气耳。是以寒气之中人也，其重者即时成病，即冬令之伤寒也。其轻者微受寒侵，不能即病，由皮肤内侵，潜伏于三焦脂膜之中，阻塞气化之升降流通，即能暗生内热，迨至内热积而益深，又兼春回阳生触发其热，或更薄受外感以激发其热，是以其热自内暴发而成温病，即后世方书所谓伏气成温也。

至于治之之法，有清一代名医多有谓此证不宜发汗者。然仍宜即脉证之现象而详为区别。若其脉象虽有实热，而仍在浮分，且头疼、舌苔犹白者，仍当投以汗解之剂。然宜以辛凉发汗，若薄荷叶、连翘、蝉退诸药，且更以清热之药佐之。若拙拟之清解汤、凉解汤、寒解汤三方，斟酌病之轻重，皆可选用也。此乃先有伏气，又薄受外感之温病也。

若其病初得即表里壮热，脉象洪实，其舌苔或白而欲黄者，宜投以白虎汤，再加宣散之品，若连翘、茅根诸药。如此治法，非取汗解，然恒服药后竟自汗而解，即或服药后不见汗，其病亦解。因大队寒凉之品与清轻宣散之品相并，自能排逐内蕴之热，息息自腠理达于皮毛以透出也（此乃伏气暴发，自内达外之温病，春夏之交多有之）。盖此等证皆以先有伏气，至春深萌动欲发，而又或因暴怒，或因劳心劳力过度，或因作苦于烈日之中，或因酣眠于暖室内，是以一发表里即壮热。治之者，只可宣散清解，而不宜发汗也。此冬伤于寒春必温病之大略治法也。

《内经》又谓："冬不藏精，春必病温。"此二语不但为西医所指摘，即中医对此节经文亦恒有疑意。谓冬不藏精之人，若因肾虚而寒入肾中，当即成少阴伤寒，为直中真阴之剧证，何能迟至春令而始成温病？不知此二句经文原有两解，其所成之温病亦有两种。至其治法又皆与寻常治法不同。今试析言之，并详其治法。

冬不藏精之人，其所患之温病，有因猝然感冒而成者。大凡病温之人，多系内有蕴热，至春阳萌动之时，又薄受外感拘束，其热即陡发而成温。冬不藏精之人，必有阴虚，所生之热积于脏腑，而其为外感所拘束而发动，与内蕴实热者同也。其发动之后，脉象多数，息多微喘，舌上微有白苔，津液短少，后或干黄，或舌苔渐黑，状如斑点（为舌苔甚薄，若有若无，故见舌皮变黑），或频饮水不能解渴，或时入阴分益加潮热。此证初得其舌苔白时，亦可汗解，然须以大滋真阴之药辅之。愚治此证，恒用连翘、薄荷叶各三钱，玄参、生地黄各一两，煎汤服之，得汗即愈。若服药后汗欲出仍不能出，可用白糖水送服西药阿斯必林二分许，其汗即出。或单将玄参、生地黄煎汤，送服阿斯必林一瓦，亦能得汗。若至热已传里，舌苔欲黄，或至黄而兼黑，脉象数而有力，然按之弦硬，非若阳明有实热者之洪滑，此阴虚热实之象，宜治以白虎加人参汤，更以生地黄代知母，生山药代粳米，煎一大剂，取汤一大碗，分多次温饮下。拙著《衷中参西录》三期六卷载有此方，附载治愈之案若干，可参观也。

又有因伏气所化之热先伏藏于三焦脂膜之中，迨至感春阳萌动而触发，其发动之后，恒因冬不藏精者其肾脏虚损，伏气乘虚而窜入少阴。其为病状，精神短少，喜偃卧，昏昏似睡，舌皮干，毫无苔，小便短赤，其热郁于中而肌肤却无甚热。其在冬令，为少阴伤寒，即少阴证，初得宜治以黄连阿胶汤者也。在春令，即为少阴温病。而愚治此证，恒用白虎加人参汤，以生地黄代知母，生怀山药代粳米，更先用鲜白茅根三两煎汤以之代水煎药，将药煎一大剂，取汤一大碗，分三次温饮下，每饮一次调入生鸡子黄一枚。初饮一次后，其脉当见大，或变为洪大；饮至三次后，其脉又复和平，而病则愈矣。此即冬不藏精，春必温病者之大略治法也。

上所论各种温病治法，原非凭空拟议也。实临证屡用有效，而后敢公诸医界同人也。

有温病初得即表里大热，宜治以白虎汤或白虎加人参汤者。其证发现恒在长夏，或在秋夏之交。而愚生平所遇此等证，大抵在烈日之中，或田间作苦，或长途劳役，此《伤寒论》所谓暍病也，亦可谓之暑温也。其脉洪滑有力者，宜用白虎汤。若脉虽洪大而按之不实者，宜用白虎加人参汤。又皆宜煎一大剂，分数次温饮下，皆可随手奏效。

论伏气化热未显然成温病者之治法

《内经》谓："冬伤于寒，春必温病。"此言伏气化热成温病也。究之伏气化热成温病者，大抵因复略有感冒，而后其所化之热可陡然成温，表里俱觉壮热。不然者，虽伏气所化之热深入阳明之府，而无外感束其表，究不能激发其肌肉之热。是以治之者恒不知其为伏气化热，放胆投以治温病之重剂，是以其热遂永留胃腑致生他病。今试举一案以明之。

天津建设厅科长刘敷陈君，愚在奉时之旧友也。于壬申正月上旬，觉心中时时发热，而周身又甚畏冷。时愚回籍，因延他医诊治。服药二十余剂，病转增剧，二便皆闭。再服他药，亦皆吐出。少进饮食，亦恒吐出。此际愚适来津，诊其脉，弦长有余，然在沉分。知其有伏气化热，其热不能外达于表，是以心中热而外畏冷，此亦热深厥深之象也。俾先用鲜茅根半斤切碎，水煮三四沸，视茅根皆沉水底，其汤即成。取清汤三杯，分三次服，每服一次，将土狗三个捣为末，生赭石三钱亦为细末，以茅根汤送下。若服过两次未吐，至三次赭石可以不用。乃将药服后，呕吐即止，小便继亦通下。再诊其脉，变为洪长有力，其心中仍觉发热，外表则不畏冷矣。其大便到此已半月未通下。遂俾用大潞参五钱煎汤，送服生石膏细末一两。翌晨大便下燥粪数枚，黑而且硬。再诊其脉，力稍缓，知心中犹觉发热。又俾用潞党参四钱煎汤，送服生石膏细末八钱。翌晨又下燥粪二十余枚，仍未见溏粪。其心中不甚觉热，脉象仍似有力。又俾用潞党参三钱煎汤，送服生石膏细末六钱。又下燥粪十余枚，后则继为溏粪，病亦从此全愈矣。

盖凡伏气化热窜入胃腑，非重用石膏不解，《伤寒论》白虎汤原为治此证之的方也。然用白虎汤之例，汗、吐、下后皆加人参，以其虚也。而此证病已数旬，且频呕吐，其元气之虚可知，故以人参煎汤送石膏,此亦仿白虎加人参汤之义也。至石膏必为末送服者,以其凉而重坠之性善通大便,且较水煮但饮其清汤者,其退热之力又增数倍也。是以凡伏气化热,其积久所生之病,有成肺病者,有成喉病者,有生眼疾者,有患齿疼者,有病下痢者,有病腹疼者(即盲肠炎),其种种病因若皆由于伏气化热,恒有用一切凉药其病皆不能愈,而投以白虎汤或投以白虎加人参汤,再因证加减,辅以各病当用之药,未有不随手奏效者,此治伏气化热之大略也。至于拙著全书中,所载伏气化热之病甚多,其治法亦各稍有不同,皆可参观。

详论猩红热治法

自入夏以来,各处发生猩红热,互相传染。天气炎热而病益加多加剧。治不如法,恒至不救。夫猩红热非他,即痧疹而兼温病也。尝实验痧疹之证,如不兼温病,其将出未出之先,不过微有寒热,或头微疼,或眼胞微肿,或肢体微酸懒,或食欲不振。其疹既出之后,其表里虽俱觉发热,而实无炽盛之剧热。治之者始终投以清表(痧疹始终宜用表药,然宜表以辛凉不宜表以温热)解毒之剂,无不愈者。即或始终不服药,听其自出自靥,在一星期间亦可自愈。此以其但有疹毒之热,而无温病之热相助为虐,故其病易愈耳。

至于疹而兼温者,则与斯迥异。其初病之时疹犹未出,即表里壮热,因疹毒之热尚未萌芽,而温病之热已炽盛也。治之者宜将薄荷、连翘、蝉退诸托表之药,与玄参、沙参、天花粉诸清里之药并用。其连翘可用三钱,薄荷叶、蝉退可各用钱半,玄参、沙参、花粉可各用五钱,再少加金银花、甘草解毒。若虑其痧疹不能透达,可用鲜茅根二两(如无可代以鲜芦根)水煮数沸,取清汤数盅,以之代水煎药,煎汤一大盅,温服,其疹必完全透出矣。或以外更用鲜茅根数两煎四五沸以其汤代茶,更佳。

若其痧疹虽皆透发于外，而火犹炽盛，且深入阳明之府，其舌从前白者至此则渐黄，心中烦热异常，或气粗微喘，鼻翅扇动，或神昏谵语，脑膜生炎，其大便干燥，小便赤涩，此乃阳明胃腑大实之候。而欲治阳明胃腑之实热，《伤寒论》白虎汤原为千古不祧之良方。为其兼有疹毒，可于方中加连翘二钱，羚羊角一钱（另煎兑服，或错细末送服，无力之家可以金银花二钱代之），再用鲜茅根或鲜芦根煮汤，以之代水煎药。方中若用生石膏二两，可煎汤两盅，分两次温服。若用生石膏三两，可煎汤三盅，分三次温服。一剂热未清者，可服至数剂。以服后热退，大便仍不滑泻为度。

若其胃腑虽有大热，因小便不利而大便滑泻者，白虎汤又不可骤服。宜先用滑石、生怀山药各一两，生杭芍八钱，连翘、蝉退各钱半，甘草三钱（此方即拙拟滋阴宣解汤），煎汤一大盅服之，其滑泻当即止。泻止之后，热犹不退者，宜于初次方中加滑石六钱，服之以退其热，仍宜煎汤数盅，徐徐温服。至于大热已退，疹已见靥，而其余热犹盛者，宜再治以滋阴、清热、解毒之剂，而仍少加托表之药佐之。方用玄参八钱，沙参、花粉各五钱，连翘、金银花、鲜芦根各三钱，甘草二钱，可连服数剂，其热递减，药剂亦宜随之递减。迨服至其热全消停服。以上诸方，若遇证兼喉痧者，宜于方中加射干、生蒲黄各三钱。惟治大便滑泻方中不宜加。可外用硼砂、生寒水石各二钱，梅片、薄荷冰各一分，共研细吹喉中。

按：猩红热本非危险之证，而所以多危险者，以其证现白虎汤证时，医者不敢放胆用白虎汤治之也。至愚治此证时，不但胃腑大实之候可放胆投以大剂白虎汤，即当其疹初见点，其人表里壮热，脉象浮洪，但问其大便实者，恒用生石膏一两或两半煎汤，送服西药阿斯必林二分，周身得微汗，其疹全发出而热亦退矣。

曾治一六七岁幼女，病温半月不愈。其脉象数而有力，肌肤热而干涩，其心甚烦躁，辗转床上不能安卧。疑其病久阴亏，不堪外感之灼热，或其痧疹之毒伏藏未能透出，是以其病之现状若斯。

问其大便,三日未行。投以大剂白虎加人参汤,以生山药代粳米,又为加连翘二钱,蝉退一钱,煎汤两盅,分数次温饮下。连服二剂,大便通下,大热已退,心中仍骚扰不安。再诊其脉,已还浮分。疑其余热可作汗解,遂用阿斯必林一瓦和白糖冲水服之,周身得微汗,透出白痧若干,病遂愈。

由斯知阿斯必林原可为诱发痧疹之无上妙药。而石膏质重气轻原亦具透表之性,又伍以最善发表之阿斯必林,其凉散之力尽透于外,化作汗液而不复留中(石膏煮水毫无汁浆是以不复留中),是以胃腑之热未实而亦可用也。愚临证五十年,治此证者不知凡几,其始终皆经愚一人治者,约皆能为之治愈也。

愚初来津时,原在陆军为医正,未尝挂牌行医。时有中学教员宋志良君,其两儿一女皆患猩红热,延医治疗无效。因其素阅拙著《衷中参西录》,遂造寓恳求为之诊治。即按以上诸法为之次第治愈。其女年方九岁,受病极重,周身肌肤皆红。细审之,为所出之疹密布不分个数。医者见之,谓凡出疹若斯者,皆在不治之例,志良亦深恐其不治。愚曰:“此勿忧,放胆听吾用药,必能挽救,不过所用之白虎汤中分量加重耳。”方中所用之生石膏自三两渐加至六两(皆一剂分作数次服),始完全将病治愈(凡如此连次重用生石膏者,皆其大便甚实也,若大便不实者,不能如此重用)。志良喜甚,遂多刷广告数千张言明其事,以遍布于津沽,且从此授课之余勤苦习医,今已医术精通,救人夥矣。

按:白虎汤方原以石膏为主药,其原质系硫氢氧钙化合而成,宜生用最忌煅用。生用之则其硫氧氢之性凉,而能散,以治外感有实热者,直胜金丹。若煅之则其所含之硫氧氢皆飞去,所余之钙经煅即成洋灰(洋灰原料石膏居多),能在水中结合,点豆腐者用之以代卤水。若误服之,能将人之血脉凝结,痰水锢闭。故煅石膏用至七八钱,即足误人性命。迨至偾事之后,犹不知其误在煅,不在石膏。转以为石膏煅用之其猛烈犹足伤人,而不煅者更可知矣。于斯一倡百和，皆视用石膏为畏途。是以《伤寒论》白虎汤原可为治猩红热有一无二之良方，而医者遇当用之时，竟不敢放胆一用，即或有用者，纵不至误用煅石膏，而终以生石膏之性为大寒，重用不过三四钱，不知石膏性本微寒，明载于《神农本经》，且质又甚重，三四钱不过一小撮耳，以微寒之药欲止用一小撮，以救炽盛之毒热，杯水车薪，用之果何益乎！是以愚十余年来，对于各省医学志报莫不提倡重用生石膏，深戒误用煅石膏。而河北全省虽设有医会，实无志报宣传，纵欲革此积弊，恒苦无所凭藉，殊难徒口为之呼吁。今因论猩红热治法论及石膏，实不觉心长词费也。

或问：诸家本草皆谓石膏煅用之则不寒胃，今谓若用煅石膏至七八钱即足误人性命，是诸家本草之说皆不可信欤？答曰：本草当以《本经》为主，其石膏条下未言煅用。至《名医别录》原附《本经》而行者，于石膏亦未言煅用。至到宋时雷氏本草炮制书出，对于各药之制法论之最详，于石膏亦未言煅用。迨有明李氏《纲目》出始载："近人因其性寒火煅过用之，不伤脾胃。"夫曰近人不过流俗之传说耳。从此以后之撰本草者，载其语而并将"近人"二字节去，似谓石膏之制法亘古如斯，不复研究其可否。此诚所谓人云亦云，以讹传讹者也。且即用古人成方，原宜恪遵古人规矩，《伤寒论》白虎汤石膏下，止注打碎绵裹，未尝言煅，其径用生者可知。且煅者煮汤可代卤水点豆腐，是其性与卤水同也。友人桑素村（唐山人）曾言其姊曾饮卤水一两殉夫尽节，是卤水不可服明矣，岂性同卤水之煅石膏独可服乎？

或问：硫氧之性原热，石膏中既含有硫氧，何以其性转凉乎？答曰：硫氧之性虽热，而参之以氢与氧化合，即为水素，水之性原凉也。且硫氧相合即为西药硫酸，原与盐酸、硝酸同列于解热药中，既能解热，其性不当以凉论乎！不但此也，又如西药阿斯必林，最能解热者也，其原料为杨柳皮液加硫酸制成也，西药规尼涅亦解热药也,其原料为鸡纳霜加硫酸制成(名硫酸规尼涅),或加盐酸制成(名盐酸规尼涅)也,又如犀角性凉为中西所共认,而化学家实验此物之原质,为石灰质少含硫质,既含有硫质又何以凉乎?而强为之解者,有谓硫氧之性少用则凉,多用则热者;有谓众原质相合可以化热为凉者。究之天之生物,凡具有特异之性者,其功效恒出于原质之外也。此乃物性之良能,关于气化之精微,而不可徒即形迹之粗以推测也。

附案 天津许姓学生,年八岁,于庚申仲春出疹,初见点两日即靥。家人初未介意。迟数日,忽又发热。其父原知医,意其疹毒未透,自用药表之不效。延他医治疗亦无效,偶于其友处见拙著《衷中参西录》,遂延为诊视。其脉象细数有力,肌肤甚热,问其心中亦甚热。气息微喘,干咳无痰,其咽喉觉疼,其外咽喉两旁各起疙瘩大如桃核之巨者,抚之则疼,此亦疹毒未透之所致也。且视其舌苔已黄,大便数日未行,知其阳明府热已实,必须清热与表散之药并用方能有效。遂为疏方鲜茅根半斤(切碎),生石膏二两(捣细),西药阿斯必林一瓦半。先将茅根、石膏水煮四五沸,视茅根皆沉水底,其汤即成。取清汤一大碗,分三次温饮下,每饮一次,送服阿斯必林半瓦。初次饮后,迟两点钟再饮第二次。若初服后即出汗,后二次阿斯必林宜少用。如法将药服完,翌日视之,上半身微见红点,热退强半,脉亦较前平和,喉疼亦稍轻,其大便仍未通下。遂将原方茅根改用五两,石膏改用两半,阿斯必林改用一瓦,仍将前二味煎汤分三次送服阿斯必林。服后疹出见多,大便通下,表里之热已退十之八九,咽喉之疼又轻,惟外边疙瘩则仍旧。愚恐其所出之疹仍如从前之靥急,俾每日用鲜茅根四两以之煮汤当茶外,又用金银花六钱,甘草三钱,煎汤一大杯,分三次温服,每次送梅花点舌丹一丸(若在大人可作两次服,每次送服二丸)。如此四日,疙瘩亦消无芥蒂矣。

按:此证脉仅细数有力,原非洪大有力,似石膏可以少用,而方中犹用生石膏二两及两半者,因与若干之茅根同煮,而茅根之渣可以减去石膏之力也。

又按:此证若于方中多用羚羊角数钱,另煎汤兑药中服之,亦可再将疹表出。而其价此时太昂,无力之家实办不到,是以愚拟得茅根、石膏、阿斯必林并用以代之。凡证之宜用羚羊角者,可将此三味为方治之也。且此三味并用,又有胜于但用羚羊角之时也。第二卷羚羊角辨后附有治愈之案可参观。

论天水散(即六一散)治中暑宜于南方,北方用之宜稍变通

河间天水散,为清暑之妙药。究之南方用之最为适宜,若北方用之,原宜稍为变通。盖南方之暑多挟湿,故宜重用滑石,利湿即以泻热。若在北方,病暑者多不挟湿,或更挟有燥气,若亦重用滑石以利其湿,将湿去而燥愈甚,暑热转不易消也。愚因是拟得一方,用滑石四两,生石膏四两,粉甘草二两,朱砂一两,薄荷冰一钱,共为细末,每服二钱,名之曰加味天水散。以治北方之暑病固效,以治南方之暑病,亦无不效也。方中之义用滑石、生石膏以解暑病之热;而石膏解热兼能透表,有薄荷冰以助之,热可自肌肤散出;滑石解热兼能利水,有甘草以和之(生甘草为末服之,最善利水且水利而不伤阴),热可自小便泻出;又恐暑气内侵,心经为热所伤,故仿益元散之义加朱砂(天水散加朱砂名益元散)以凉心血,即以镇安神明,使不至怔忡瞀乱也。

又人受暑热未必即病,亦恒如冬令伏气伏于膜原,至秋深感凉气激薄而陡然暴发,腹疼作泻,其泻也,暴注下迫,恒一点钟泻十余次,亦有吐泻交作者。其甚者,或两腿转筋。然身不凉,脉不闭,心中惟觉热甚,急欲饮凉食冰者,此仍系暑热为病,实与霍乱不同。丁卯季夏暑热异常,中秋节后发现此等证甚多。重用生石膏煎汤送服益元散,其病即愈。腹中疼甚者,可用白芍、甘草(益元散中甘草甚少,故加之)与石膏同煎汤,送服益元散。若泻甚者,

可用生山药、甘草与石膏同煎汤，送服益元散，或用拙拟滋阴润燥汤（方在三期五卷，系滑石、生山药各一两，生杭芍六钱，甘草三钱）加生石膏两余或二两，同煎服，病亦可愈。其欲食冰者，可即与之以冰，欲饮井泉凉水者，可即与之以井泉水，听其尽量食之、饮之无碍也。且凡吐不止者，若欲食冰，听其尽量食之，其吐即可止，腹疼下泻亦可并愈。其间有不并愈者，而其吐既止，亦易用药为之调治也。

论伏暑成疟治法

方书谓冬冷多温病，夏热多疟病。此言冬日过冷，人身有伏寒，至春随春阳化热，即多成温病；夏日过热，人身有伏暑，至秋为薄寒所激发，即多生疟疾也。丁卯季夏暑热异常，京津一带因热而死者甚多，至秋果多疟疾。服西药金鸡纳霜亦可愈，而愈后恒屡次反复。姻家王姓少年，寄居津门，服金鸡纳霜愈疟三次后，又反复。连服前药数次，竟毫无效验。诊其脉，左右皆弦长有力。夫弦为疟脉，其长而有力者，显系有伏暑之热也。为开白虎汤方，重用生石膏二两，又加柴胡、何首乌各二钱，一剂而疟愈。恐未除根，即原方又服一剂，从此而病不反复矣。此方用白虎汤以解伏暑，而又加柴胡、何首乌者，凡外感之证其脉有弦象者，必兼有少阳之病，宜用柴胡清之；而外邪久在少阳，其经必虚，又宜用何首乌补之，二药并用，一扶正，一逐邪也。少阳与阳明并治，是以伏暑愈而疟亦随愈也。后旬日，病者至寓致谢，言从前服西药愈后，仍觉头昏、神瞀、心中烦躁，自服大剂石膏后，顿觉精神清爽，俯仰之间似别有天地，石膏之功用何其弘哉！愚曰："石膏为药品中第一良药，真有起死回生之功。然止宜生用，而不可煅用，余屡次登各处医学志报论之详矣。彼西人谓其不堪列于药品者，原其初次未定之论（近今西人，已知石膏有大用，详于二卷石膏煅用即同卤水说篇）。而崇西法者，至今犹盛传其说，何其大梦犹醒也。"

原第五期第六卷

此卷论黄疸、痢疾、霍乱、鼠疫四证。黄疸原分内伤、外感两种。痢疾似属内伤，然多感初秋之气而成，是亦兼外感也。霍乱、鼠疫虽为外感传染之证，而病霍乱者多先脾胃伤损，病鼠疫者多先肾脏虚弱，是亦恒兼内伤也。因将四证汇为一编，细细论之。

论黄疸有内伤外感及内伤外感之兼证并详治法

黄疸之证，中说谓脾受湿热，西说谓胆汁滥行，究之二说原可沟通也。黄疸之载于方书者，原有内伤、外感两种，试先以内伤者言之。内伤黄疸，身无热而发黄，其来以渐，先小便黄，继则眼黄，继则周身皆黄，饮食减少，大便色白，恒多闭塞，乃脾土伤湿(不必有热)而累及胆与小肠也。盖人身之气化由中焦而升降，脾土受湿，升降不能自如以敷布其气化，而肝胆之气化遂因之湮瘀(黄坤载谓：肝胆之升降由于脾胃确有至理)，胆囊所藏之汁亦因之湮瘀而蓄极妄行，不注于小肠以化食，转溢于血中而周身发黄。是以仲景治内伤黄疸之方，均是胆脾兼顾。试观《金匮》黄疸门，其小柴胡汤显为治少阳胆经之方无论矣。他如治谷疸之茵陈蒿汤，治酒疸之栀子大黄汤，一主以茵陈，一主以栀子，非注重清肝胆之热，俾肝胆消其炎肿而胆汁得由正路以入于小肠乎？至于治女劳疸之硝石矾石散，浮视之似与胆无涉，深核之实亦注重治胆之药。何以言之？硝石为焰硝，亦名火硝，性凉而味辛，得金之味；矾石为皂矾，又名青矾、绿矾(矾石是皂矾，不是白矾，解在三期第三卷审定《金匮》硝石矾石散下)，系硫酸与铁化合，得金之质，肝胆木盛，胆汁妄行，故可借含有金味金质之药以制之(皂矾色青、味酸，尤为肝胆专药)。彼訾中医不知黄疸之原因在于胆汁妄行者，其生平未见仲景之书,即见之而亦未能深思也。

特是《金匮》治内伤黄疸,虽各有主方,而愚临证经验以来,知治女劳疸之硝石矾石散,不但治女劳疸甚效,即用以治各种内伤黄疸,亦皆可随手奏效。惟用其方时,宜随证制宜而善为变通耳。

按:硝石矾石散原方,用硝石、矾石等分为散,每服方寸匕(约重一钱),大麦粥送下。其用大麦粥者,所以调和二石之性,使之与胃相宜也(大麦初夏即熟,得春令发生之气最多,不但调胃,又善调和肝胆)。至愚用此方时,为散药难服,恒用炒熟大麦面,或小麦面亦可,与二石之末等分,和水为丸,如五味子大,每服二钱,随证择药之相宜者,数味煎汤送下(因药中已有麦面为丸,不必再送以大麦粥)。其有实热者,可用茵陈、栀子煎汤送服;有食积者,可用生鸡内金、山楂煎汤送服;大便结者,可用大黄、麻仁煎汤送服;小便闭者,可用滑石、生杭芍煎汤送服;恶心呕吐者,可用赭石、青黛煎汤送服;左脉沉而无力者,可用生黄芪、生姜煎汤送服;右脉沉而无力者,可用白术、陈皮煎汤送服;其左右之脉沉迟而弦、且心中觉凉、色黄黯者,附子、干姜皆可加入汤药之中。脉浮有外感者,可先用甘草煎汤送服西药阿斯必林一瓦,出汗后再用甘草汤送服丸药,又凡服此丸药而嫌其味劣者,皆可于所服汤药中加甘草数钱以调之。

至内伤黄疸证皆宜用此丸者,其原因有数端。脾脏为湿所伤者,其膨胀之形有似水母。尝见渔人得水母,敷以矾末,所含之水即全然流出。因此散中有矾石,其控治脾中之水,亦犹水母之敷以矾末也。又黄疸之证,西人谓恒有胆石阻塞胆囊之口,若尿道之有淋石也。硝石、矾石并用,则胆石可消。又西人谓小肠中有钩虫亦可令人成黄疸。硝石、矾石并用,则钩虫可除。此所以用此统治内伤黄疸,但变通其送服之汤药,皆可随手奏效也。

至外感黄疸,约皆身有大热。乃寒温之热,传入阳明之府,其热旁铄，累及胆脾，或脾中素有积湿，热入于脾与湿合，其湿热蕴而生黄，外透肌肤而成疸；或胆中所寄之相火素炽，热入于胆与火并，其胆管因热肿闭，胆汁旁溢混于血中，亦外现成疸。是以仲景治外感黄疸有三方，皆载于《伤寒论》阳明篇，一为茵陈蒿汤；二为栀子檗皮汤；三为麻黄连翘赤小豆汤。皆胆脾并治也。且统观仲景治内伤、外感黄疸之方，皆以茵陈蒿为首方。诚以茵陈蒿为青蒿之嫩者，其得初春生发之气最早，且性凉色青，能入肝胆，既善泻肝胆之热，又善达肝胆之郁，为理肝胆最要之品，即为治黄疸最要之品。然非仲景之创见也，《本经》茵陈蒿列为上品，其主治之下早明言之矣。以西人剖验后知之病因，早寓于中华五千年前开始医学之中也。

至愚生平治外感黄疸，亦即遵用《伤寒论》三方，而于其热甚者，恒于方中加龙胆草数钱。又用麻黄连翘赤小豆汤时，恒加滑石数钱。诚以《伤寒论》古本连翘作连轺，系连翘之根，其利小便之力原胜于连翘，今代以连翘，恐其利水之力不足，故加滑石以助之。至赤小豆，宜用作饭之赤小豆，断不可误用相思子。至于奉天药房皆用相思子亦名红豆者为赤小豆，误甚。若其证为白虎汤或白虎加人参汤证及三承气汤证，而身黄者，又恒于白虎承气中，加茵陈蒿数钱。其间有但用外感诸方不效者，亦可用外感诸方煎汤，送服硝石矾石散。

黄疸之证又有先受外感未即病，迨酿成内伤而后发现者。岁在乙丑，客居沧州，自仲秋至孟冬一方多有黄疸证。其人身无大热，心中满闷，时或觉热，见饮食则恶心，强食之恒作呕吐，或食后不能下行，剧者至成结证，又间有腹中觉凉，食后饮食不能消化者。愚共治六十余人，皆随手奏效。其脉左似有热，右多郁象，盖其肝胆热而脾胃凉也。原因为本年季夏阴雨连旬，空气之中所含水分过度，人处其中脏腑为湿所伤。肝胆属木，禀少阳之性，湿郁久则生热；脾胃属土，禀太阴之性，湿郁久则生寒，此自然之理也。

为木因湿郁而生热，则胆囊之口肿胀，不能输其汁于小肠以化食，转溢于血分，色透肌表而发黄。为土因湿郁而生寒，故脾胃火衰，不能熟腐水谷，运转下行，是以恒作胀满，或成结证。为疏方用茵陈、栀子、连翘各三钱，泻肝胆之热，即以消胆囊之肿胀；厚朴、陈皮、生麦芽（麦芽生用不但能开胃，且善舒肝胆之郁）各二钱，生姜五钱开脾胃之郁，即以祛脾胃之寒；茯苓片、生薏米、赤小豆、甘草各三钱，泻脏腑之湿，更能培土以胜湿，且重用甘草即以矫茵陈蒿之劣味也（此证闻茵陈之味多恶心呕吐，故用甘草调之）。服一剂后，心中不觉热者，去栀子，加生杭芍三钱，再服一剂。若仍不能食者，用干姜二钱以代生姜。若心中不觉热转觉凉者，初服即不用栀子，以干姜代生姜。凉甚者，干姜可用至五六钱。呕吐者，加赭石六钱或至一两。服后吐仍不止者，可先用开水送服赭石细末四五钱，再服汤药。胃脘肠中结而不通者，用汤药送服牵牛（炒熟）头末三钱，通利后即减去。如此服至能进饮食，即可停药。黄色未退，自能徐消。此等黄疸，乃先有外感内伏，酿成内伤，当于《伤寒》《金匮》所载之黄疸以外另为一种矣。

或问：医学具有科学性质，原贵征实，即议论之间，亦贵确有实据。仲景治黄疸虽云胆脾并治，不过即其所用之药揣摩而得。然尝考之《伤寒论》谓：“伤寒脉浮而缓，手足自温，是为系在太阴，太阴者，身当发黄。”是但言发黄证由于脾也。又尝考之《金匮》谓：“寸口脉浮而缓，浮则为风，缓则为痹，痹非中风，四肢苦烦，脾色必黄，瘀热以行。”是《金匮》论黄疸亦责重脾也。夫古人立言原多浑括，后世注疏宜为详解。当西医未来之先，吾中华方书之祖述仲景者，亦有显然谓黄疸病由于胆汁溢于血中者乎？答曰：有之。明季喻嘉言著《寓意草》，其论钱小鲁嗜酒成病，谓胆之热汁满而溢于外，以渐渗于经络，则身目俱黄，为酒疸之病云云。岂非显然与西说相同乎？夫西人对于此证必剖验而后知，喻氏则未经剖验而已知。非喻氏之智远出西人之上，诚以喻氏最深于《金匮》《伤寒》,因熟读仲景之书,观其方中所用之药而有所会心也。由斯观之,愚谓仲景治黄疸原胆脾并治者,固非无稽之谈也。

徐伯英论审定硝石矾石散

《金匮》硝石矾石散方,原治内伤黄疸,张寿甫氏之发明功效卓然大著。至矾石即皂矾,张石顽亦曾于《本经达源》论及,而先生则引《本经》兼名涅石,《尔雅》又名羽涅,即一涅字,知其当为皂矾,又即其服药后大便正黑色,愈知其当为皂矾,可谓具有特识。又于临证之时,见其左脉细弱者,知系肝阳不能条畅,则用黄芪、当归、桂枝尖诸药煎汤送服;若见其右脉濡弱者,知系脾胃不能健运,则用白术、陈皮、薏米诸药煎汤送服,不拘送以大麦粥,此诚善用古方,更能通变化裁者也。友人史九州,治一妇人病黄病五六年,肌肤面目俱黄,癸亥秋感受客邪,寒热往来,周身浮肿。九州与柴胡桂枝汤和解之,二剂肿消,寒热不作。遂配硝石矾石散一剂,俾用大麦粥和服。数日后复来云:此药入腹似难容受,得无有他虑否?九州令放胆服之,倘有差错,吾愿领咎。又服两剂其黄尽失。九州欣然述之于予。予曰:"仲圣之方固属神矣,苟非张先生之审定而阐发之,则亦沉潜汩没,黯淡无光耳。"噫!古人创方固难,而今人用方亦岂易易哉!

论痢证治法(附:开胃资生丹)

唐容川曰:"《内经》云'诸呕吐酸,暴注下迫,皆属于热',下迫与吐酸同言,则知其属于肝热也。仲景于下利后重便脓血者,亦详于厥阴篇中,皆以痢属肝经也。盖痢多发于秋,乃肺金不清,肝木遏郁。肝主疏泄,其疏泄之力太过,则暴注里急,有不能待之势。然或大肠开通,则直泻下矣。乃大肠为肺金之腑,金性收涩,秋日当令,而不使泻出,则滞塞不得快利,遂为后重。是以治痢者，开其肺气、清其肝火，则下痢自愈。”

按：此论甚超妙，其推详痢之原因及治痢之法皆确当。愚今特引申其说，复为详悉言之。盖木虽旺于春，而其发荣滋长实在于夏。故季夏六月为未月，未者，木重叶也，言木至此旺之极也。而肝脏属木，故于六月亦极旺。肝木过旺而侮克脾土，是以季夏多暴注下泻之证，而痢证甚少，因肺金犹未当令，其收涩之力甚微也。即其时偶有患痢者，亦多系湿热酿成，但利湿清热病即可愈。是以六一散为治暑痢之定方，而非所论于秋日之痢也。迨至已交秋令，金气渐伸，木气渐敛，人之脏腑原可安于时序之常，不必发生痢证也。惟其人先有蕴热，则肝木乘热恣肆，当敛而不敛，又于饮食起居之间感受寒凉，肺金乘寒凉之气，愈施其肃降收涩之权，则金木相犯，交迫于肠中，而痢作矣。是知痢之成也，固由于金木相犯，而金木之相犯，实又因寒火交争之力以激动之也。

若唐氏所谓开肺清肝，原为正治之法；然止可施于病之初起，非所论于痢病之已深也。且统观古今治痢之方，大抵皆用之于初期则效，用之于末期则不效。今特将痢证分为数期，详陈其病之情状及治法于下。

痢之初得也，时时下利脓血，后重，腹疼，而所下脓则甚稠，血则甚鲜，腹疼亦不甚剧，脉之滑实者，可用小承气汤加生杭芍四钱，甘草二钱下之。盖方中朴、实原可开肺；大黄、芍药又善清肝；且厚朴温而黄、芍凉，更可交平其寒热，以成涤肠荡滞之功；加甘草者，取其能调胃兼能缓肝，即以缓承气下降之力也。

其脉按之不实者，可治以拙拟化滞汤（方载三期痢疾门，系生杭芍一两，当归、山楂各六钱，莱菔子五钱，甘草、生姜各二钱）。方中之意用芍药以泄肝之热；甘草以缓肝之急；莱菔子以开气分之滞；当归、山楂以化血分之滞；生姜与芍药并用，又善调寒热之互相凝滞；且当归之汁液最滑，痢患滞下而以当归滑之，其滞下愈而痢自愈也。

若当此期不治，或治以前方而仍不愈，或迁延数旬或至累月，其腹疼浸剧，所下者虽未甚改色，而间杂以脂膜，其脉或略数或微虚，宜治以拙拟燮理汤（方载三期痢疾门，系生怀山药八钱，生杭芍六钱，金银花五钱，牛蒡子、甘草各二钱，黄连、肉桂各钱半）。方中之意，黄连、肉桂（煎时后入）等分并用，能交阴阳于顷刻，以化其互争，实为燮理阴阳之主药，即为解寒火凝滞之要品，况肉桂原善平肝，黄连原善厚肠，二药相助为理，则平肝不失于热，厚肠不失于凉；又佐以芍药、甘草，善愈腹疼，亦即善解寒火凝滞也；用山药者，下痢久则阴分必亏，山药之多液，可滋脏腑之真阴，且下痢久则气化不固，山药之益气，更能固下焦之气化也；用金银花、牛蒡子者，因所下者杂以脂膜，肠中似将腐烂，二药善解疮疡热毒即可预防肠中腐烂也。其脉象若有实热，或更兼懒进饮食者，宜用此药汤送服去皮鸦胆子三十粒。

痢证虽因先有积热后为凉迫而得，迨其日久，又恒有热无凉，犹伤于寒者之转病热也。所以此方虽黄连、肉桂等分并用，而肉桂之热究不敌黄连之凉。况重用白芍以为黄连之佐使，见其脉象有热者，又以之送服鸦胆子仁，是此汤为燮理阴阳之剂，而实则清火之剂也。愚生平用此方治愈之人甚多，无论新痢、久痢皆可用。铁岭医士田聘卿，用此方治愈痢证多人，曾登《绍兴医报》声明。乙丑春在沧州，遇沧州城南宜卿白君，非业医而好阅医书，言其族弟年三十余，患痢近一年，百药不效，浸至卧床不起，为开此方授之，服三剂全愈。

用上方虽新痢、久痢皆可奏效，而其肠中大抵未至腐烂也。乃有腹中时时切疼后重，所下者多如烂炙，杂以脂膜，是其肠中已腐烂矣，当治以拙拟通变白头翁汤（方载三期痢疾门，系生山药一两，白头翁、生杭芍各四钱，秦皮、生地榆、三七各三钱，鸦胆子去皮六十粒，甘草二钱，先用白糖水送服三七、鸦胆子余一半，再将余药煎服，至将药煎渣时，仍先用白糖水送服三七、鸦胆子余一半）。方中之意，用白头翁、秦皮、芍药、生地榆以清热；三七、鸦胆子以化瘀生新，治肠中腐烂；而又重用生山药以滋其久耗之津液，固其已虚之气化，所以奏效甚捷也。愚在奉时，有陆军团长王剑秋君下痢甚剧，住东人南满医院中两旬无效，曾以此方治愈，其详案载此方之后可考也。至素有鸦片嗜好者，无论其痢之初得及日久，皆宜治以此方，用之屡建奇功。至地榆方书多炒炭用之，而此方生用者，因生用性凉，善保人之肌肤，使不因热溃烂。是以被汤火伤肌肤者，用生地榆为末，香油调敷立愈。痢之热毒侵入肠中肌肤，久至腐烂，亦犹汤火伤人肌肤至溃烂也。此地榆之所以生用也。至白头翁汤原方，原白头翁、秦皮与黄连、黄柏并用，方中药品若此纯用苦寒者，诚以其方本治厥阴热痢，原挟有伤寒实热，今用以治痢久肠中腐烂，故不得不为变通也。

上之痢证，又可治以拙拟生化丹（方载三期痢疾门，系金银花一两，生杭芍六钱，粉甘草三钱，三七细末三钱，鸦胆子去皮六十粒）。为其虚甚，加生怀山药一两。先用白糖水送服三七、鸦胆子各一半，再将余四味煎汤服。至煎渣服时，仍先用白糖水送服所余之三七、鸦胆子，再煎服汤药。盖痢证至此，西人谓之肠溃疡，不可但以痢治，宜半从疮治，是以用金银花、粉甘草以解疮家之热毒；三七、鸦胆子以化瘀生新；而鸦胆子味至苦，且有消除之力（捣膏能点疣），又可除痢证传染之毒菌；用芍药泄肝火，以治痢之本病；又恐其痢久伤阴，及下焦气化不固，是以又重用生山药以滋阴液固气化，此所以投之必效也（第三期本方后载有医案可参观）。当愚初拟此方时，犹未见西人肠溃疡之说。及后见西书，其所载治法，但注重肠溃疡，而不知兼用药清痢之本源，是以不如此方之效也。

又有下痢日久，虚热上蒸，饮食减少，所下者形如烂炙，杂以脂膜，又兼腐败之色，腥臭异常，腹中时时切疼益甚者，此腹中生机将断，其为病尤重矣。宜治以前方，再加潞党参、天门冬各三钱。此用参以助其生机，即用天冬以调济参之热也。

又有因素伤烟色，肾经虚惫，复下痢日久，肠中欲腐烂，其下焦之气化愈虚脱而不能固摄者，宜治以拙拟三宝粥（方载三期痢疾门，系生怀山药细末一两煮作粥，送服去皮鸦胆子五十粒、三七细末二钱）。方中之意，用三七、鸦胆子以治肠中之腐烂；用山药粥以补下焦之虚脱也。戊午中秋。愚初至奉天，有铁岭少年李济臣者，素有嗜好，又多内宠，患痢四十余日，屡次延医服药而病势浸增，亦以为无药可医矣。后愚诊治，其脉细弱而数，两尺重按即无。所下者脓血相杂，或似烂炙，亦间有见好粪之时。治以三宝粥方，服后两点钟腹疼一阵，下脓血若干。其家人疑药不对证。愚曰："非也，肠中瘀滞下尽则愈矣。"俾再用白糖水送服鸦胆子仁五十粒。时已届晚九点钟，一夜安睡，至明晨大便不见脓血矣。后俾用山药粥送服鸦胆子仁二十粒，连服数次，将鸦胆子仁递减至六七粒，不惟病愈，身体亦渐强壮矣。闻济臣愈后，其举家欣喜之余，又忽痛哭；因济臣之尊翁（本溪湖煤矿总办）于前一岁因痢病故，今因济臣得救而愈，转悲从前之未遇良医而枉死也。由斯知药果对证，诚有夺命之权也。

又有下痢或赤，或白，或赤白参半，后重腹疼，表里俱觉发热，服凉药而热不退，痢亦不愈，其脉确有实热者。此等痢证原兼有外感之热，其热又实在阳明之府，非少阴篇之桃花汤所能愈，亦非厥阴篇之白头翁汤所能愈也。惟治以拙拟通变白虎加人参汤则随手奏效（方载三期痢疾门，系生石膏二两，生杭芍八钱，生怀山药六钱，野台参五钱，甘草二钱，煎汤两盅，分三次温饮下）。痢证身热不休，服清火药而热亦不休者，方书多诿为不治。然治果对证，其热焉有不休之理。此诚因外感之热邪随痢深陷，永无出路，以致痢为热邪所助，日甚一日，而永无愈期。治以此汤，以人参助石膏能使深陷之热邪徐徐上升外散，消散无余；加以芍药、甘草以理后重腹疼；生山药以滋阴固下，连服数剂，热退而痢亦遂愈。方中之药原以芍药代知母,生山药代粳米,与白虎加人参汤之原方犹相仿佛,故曰通变白虎加人参汤也。愚生平用此方治愈此等痢证甚多,第三期本方后载有数案可参观也。

按:此外感之热与痢相并,最为险证。尝见东人志贺洁著有《赤痢新论》,大为丁仲祜君所推许。然其中载有未治愈之案二则。一体温至三十八度七分,脉搏至百一十至,神识蒙昏,言语不清,舌肿大干燥,舌苔剥离,显然夹杂外感之实热可知,乃东人不知以清其外感实热为要务,而惟日注射以治痢之血清,竟至不救。其二,发剧热,夜发躁狂之举动,后则时发谵语,体温达四十度二分,此又显然有外感之大热也。案中未载治法,想其治法,亦与前同,是以亦至不救。设此二证若治以拙拟之通变白虎加人参汤,若虑病重药轻,可将两剂并作一剂,煎汤四五茶杯,分多次徐徐温饮下,病愈不必尽剂,其热焉有不退之理。大热既退,痢自随愈,而东人见不及此者,因东人尽弃旧日之中学,而专尚西学也。盖中西医学原可相助为理,而不宜偏废,吾国果欲医学之振兴,固非沟通中西不可也。

上所论之痢证乃外感之热已入阳明之府者也。然痢证初得,恒有因外感束缚而激动其内伤者,临证者宜细心体察。果其有外感束缚也,宜先用药解其外感,而后治痢;或加解表之药于治痢药中;或用治痢药煎汤送服西药阿斯必林瓦许亦可解表。设若忽不加察,则外感之邪随痢内陷,即成通变白虎加人参汤所主之险证,何如早治为愈也。

痢证虽为寒热凝滞而成,而论者多谓白痢偏寒,赤痢偏热。然此为痢证之常,而又不可概论也。今试举治愈之两案以明之。同庄张申甫表兄之夫人,年近六旬,素多疾病。于季夏晨起,偶下白痢,至暮十余次。秉烛后,忽周身大热,昏不知人,循衣摸床,呼之不应,其脉洪而无力,肌肤之热烙手。知其痢因伤暑而成,且多病之身不禁暑热之熏蒸,所以若是昏沉也。急用生石膏三两,野台参四钱，煎汤一大碗，俾徐徐温饮下，至夜半尽剂而醒。诘朝煎渣再服，热退痢亦遂愈。此纯系白痢而竟若是之热也。

又奉天陆军连长何阁臣，年三十许，因初夏在郑州驻防多受潮湿，患痢数月不愈。至季秋还奉，病益加剧，下多紫血，杂以脂膜，间似烂炙，腹中时时切疼。或授以龙眼肉包鸦胆子仁方，服之益增重，来院求为诊治。其脉微弱而沉，左脉几不见。俾用生硫黄细末搀熟麦面少许作丸，又重用生山药、熟地黄、龙眼肉煎汤送服，日两次，每次服硫黄约有七八分，服至旬余始愈。此纯系赤痢而竟若是之寒也。

又有前后连两次病痢，其前后寒热不同者，为细诊其脉，前后迥异，始能用药各得其宜，无所差误，今复举两案于下以征明之。

岁己巳在德州有卢雅雨公曾孙女，适桑园镇吴姓，年五十六岁，于季夏下痢赤白，延至仲冬不愈，延医十余人，服药百剂，皆无效验。其弟卢月潭素通医学，偶与愚觌面谈及，问还有治否。答曰："此病既可久延岁月，并非难治之证，但视用药何如耳。"月潭因求往视，其脉象微弱，至数略数，饮食减少，头目时或眩晕，心中微觉烦热，便时下坠作疼，惟不甚剧，所下者赤白参半，间有脂膜相杂。询其生平下焦畏凉，是以从前服药略加温补，上即烦热；略为清解，下即泄泻也。乃为初次拟得三宝粥方治之，药虽偏于凉，而有山药粥以补其下焦，服后必不至泄泻。上午服一剂，病觉轻。至晚间又服一剂，其病遂愈。后旬日，因登楼受凉，其痢陡然反复，日下十余次，腹疼剧于从前，其脉象微弱如前，而至数不数。俾仍用山药粥送服生硫黄细末三分，亦一日服二次。病大见愈，脉象亦较前有力。翌晨又服一次，心微觉热，又改用三宝粥方，一剂而愈。

又愚在奉天时，有二十七师炮兵第一营营长刘铁山，于初秋得痢证甚剧。其痢脓血稠黏，脉象弦细，重诊仍然有力。治以通变白头翁汤，两剂全愈。隔旬余，痢又反复，自用原方治之，病转增剧,复来院求诊。其脉弦细兼迟,不任循按,知其已成寒痢,所以不受原方也。俾用生怀山药细末煮粥,送服小茴香细末一钱、生硫黄细末四分,数次全愈。

上所治二案,皆前病痢则热、后病痢则寒者也。而治之者随病机之转移,而互治以凉热之药,自能随手奏效。至于第一案,初次用凉药治愈,后用热药治之将愈,而又以凉药收功,此又在临证时细心研究,息息与病机相符也。

又有痢证,上热下凉,所用之药宜上下分途,以凉治上,以热治下者。曾治天津张姓媪,年近五旬,于孟秋患痢,两旬不愈。所下者赤痢杂以血水,后重腹疼,继则痢少泻多,亦兼泻血水,上焦烦热,噤口不食,闻食味即恶心欲呕,头目眩晕,不能起床,其脉关前浮弦,重诊不实,两尺则微弱无根,一息五至,病人自觉心中怔忡,精神恍惚,似难支持,此乃虚极将脱之兆也。遂急用净萸肉、生怀山药各一两,大熟地、龙眼肉、白龙骨各五钱,生杭芍、云苓片、炙甘草各二钱,俾煎汤两盅,分两次温服下。初服一次,心神即觉安稳。尽剂后,少进饮食,泻痢亦少止。又即原方加生地黄四钱,炙甘草改用三钱,煎汤两盅,分两次温服下,每服一次送服生硫黄细末二分半,日服一剂,数日全愈。

至于暑天热痢,宜治以六一散,前已言之。然南方之暑热兼湿,用六一散诚为至当;北方之暑热恒不兼湿,且有兼燥之时,若用六一散时,原当有所变通。愚尝拟得一方,用之甚效。方用滑石、生石膏各五钱,朱砂、粉甘草细末各二钱,薄荷冰一分,共和匀,每服二钱,开水送下。热甚痢剧者,一日可服五六次。名之曰加味益元散,盖以六一散加朱砂为益元散,兹则又加石膏、薄荷冰也。

按:暑热之痢恒有噤口不食者,而治以加味益元散,即可振兴其食欲。若非暑热之痢而亦不思饮食者,宜用朱砂、粉甘草细末等分,少加薄荷冰,每服一钱,竹茹煎汤送下,即可思食。盖此等证多因肝胆之火挟胃气上逆，其人闻食味即恶心欲呕，所以不能进食，用朱砂以降胃镇肝，甘草以和胃缓肝，竹茹以平其逆气，薄荷冰以散其郁热，所以服之即效也。因此方屡次奏功，遂名之曰开胃资生丹。

又有当暑热之时，其肝、胆、肠、胃先有蕴热，又更奔走作劳于烈日之中，陡然下痢，多带鲜血，其脉洪大者。宜治以大剂白虎汤，煎数盅，分数次温饮下，每次送服鸦胆子仁三十粒。若其脉虽洪大而按之虚者，宜治以大剂白虎加人参汤，送服鸦胆子仁。

又有痢久清阳下陷者，即胸中大气因痢下陷也。其病情常觉下坠腹疼（此气分下陷迫其下焦腹疼），或痢或泻，多带虚气，呼吸短气，或兼有寒热往来，其脉象迟弱者，宜治以拙拟升陷汤（方载三期第四卷，系生箭芪六钱，知母三钱，柴胡、桔梗各钱半，升麻一钱），去知母，加生怀山药六钱，白头翁三钱。盖原方之意，原用生箭芪以升补胸中大气，而以柴胡、桔梗、升麻之善升清阳者以辅之，更加知母以调剂黄芪之热也。兹因下焦泻痢频频，气化不固，故以白头翁易知母，而更以山药辅之。因知母之性寒而滑，白头翁之性凉而涩，其凉也能解黄芪之热，其涩也能固气化之脱，且为治痢要药，伍以山药，又为止泻之要药也。

又方书中论痢证，有所谓奇恒痢者，言其迥异乎恒常之痢也。愚于此证未见过，特录前哲之说以补之。

张隐庵曰："奇恒痢证，三阳并至，三阴莫当，九窍皆塞，阳气旁溢，咽干喉塞痛，并于阴则上下无常，薄为肠澼，其脉缓小迟涩。血温身热者死，热见七日者死。盖因阳气偏剧，阴气受伤，是以脉小沉涩。此证急宜用大承气汤泻阳养阴，缓则不救。若不知奇恒之因，因脉气平缓而用平易之剂，必至误事。"

陈修园曰："嘉庆戊午，夏泉王孝廉患痢七日，忽于寅卯之交声微哑，谵语半刻即止，酉刻死。七月，榕城叶广文观凤之弟患同前证来延，言伊弟患痢不甚重，饮食如常，惟早晨咽微疼，如见鬼状，午刻即止。时届酉刻，告以不必往诊，令其速回看视。果于酉戌之交死。此皆奇恒痢也。若早投以大承气汤，犹可挽回。”细审隐庵、修园所言奇恒痢之病状病情，知当系少阴热痢。盖冬伤于寒未即发，或他时所受之寒未即发，伏于三焦脂膜之中，久而化热，下陷于少阴，若在冬令，则为少阴伤寒（此少阴伤寒之热证，初得之即宜治以凉药者也），若在他时，则为少阴温病（即温病中其热甚实而脉反细者），若再有肝火乘之，可纯下青色之水。宜急用大承气汤下之，《伤寒论》有明文也。盖乙癸同源，肾热而肝亦恒热，当此少阴病热之时，肝肾之火相并，可迫胆汁妄行而下青水，即可累肠中生炎下利脓血。下青水者宜治以大承气汤，下脓血者亦宜治以大承气汤，固可比例而知也。况修园所遇之两证，皆年在戊午，天干为火运，地支又为少阴司天，肾中之火必旺（司天者可主一岁之令，不但主上半年，况其病发于秋，而其病根多伏于夏）。至七月，则阳明燥金在泉，热而且燥，其热愈甚。前证未详病发何月，而后证之发则在于七月也。至二证之危皆在酉时者，燥金正旺之时也。隐庵谓此病之危在于七日，修园所录二案亦一死于七日，因火之数生于二而成于七也。

特是隐庵之论奇恒痢虽甚确，然仍系浑同言之，须代为剖析，其理始明。盖浑曰三阳并至，其脉象当浮大，何以反沉而小乎？浑曰三阴莫当，凡阳盛阴虚者，脉搏必数，何以其脉之沉小者又复兼涩，涩非近于迟乎？惟确知其系少阴热痢（少阴有寒痢桃花汤所主之证是也），其可疑之处自涣然冰释。盖少阴之热证，因伏气之热下陷耗其真阴，致肾中阴气不能上潮与心中阳气相济，则心脉之跳动必无力，是以少阴之病无论或凉或热，其脉皆微细，此证之脉小沉涩，与少阴病之脉微细者同也。少阴之病因阴气不上潮，其上焦多生燥热，致咽痛，咽中伤生疮。此证之咽干、微痛、微哑，与少阴病之咽痛、咽中伤生疮者同也。至其所谓偶发谵语，如见鬼状者，诚以少阴病因阴阳之气不相接续，所以多兼烦躁，其烦躁之极,言语状态或至狂妄,而仍与阳明大热谵语不省人事者不同,是以旋发而旋止也。夫少阴病原多险证,以其阴阳之气果分毫不相接续,其危险即可生于顷刻之间。而奇恒痢证又加以肝胆之火,与伏气下陷之热相助为虐,是以较他少阴证尤险。隐庵谓治以大承气汤,乃急下之以存真阴也。若下后而真阴不能自复,其脉仍不起,热仍不退者,拟以大剂白虎加人参汤,去粳米,代以生怀山药一两,煎汤数盅,分数次徐徐温饮下,自当脉起热退,而痢亦遂愈也。方中之义用白虎汤以清肝肾之热;而山药以滋肾中真阴,兼可代粳米调胃;协同甘草以缓白虎之下趋,其滋肾之力又能协同人参以助阴气之上潮,其阴阳之气互相接续,脉之跳动自然舒畅,脏腑之郁热亦即随脉外透矣。

又东人志贺洁《赤痢新论》谓,热带之地有阿米巴赤痢。阿米巴之现状,为球形或为椭圆之结核,与寻常赤痢菌之为杆状者不同。其外有包,为玻璃透明形。其内结之核为血球,间有脓球。取新便下之混血黏液一滴置玻璃片上,加以生理的食盐水,更以小玻璃片轻复其上,以显微镜视之,若有假足之伸缩助其活动,即为阿米巴赤痢之原虫。其剧者,痢中混有坏疽溃疡片,而带有腐肉样之臭气,或为污泥色。至其证状之经过,与慢性赤痢大略相似。其身体大率无过热之温度,或迟至累年累月而犹可支持者。此证治法,宜日服甘汞十分瓦之三(当分三次服),连服七八日。但须注意于中毒状,稍发现中毒形状宜速停。又可服硫黄半瓦,一日三次。又宜用金鸡纳霜为注肠剂,惟不可即用浓厚之液,最初当用五千倍之溶液,继乃可用至千倍水者,数日后则用至五百倍水者。

观东人此段议论,可谓于痢证研究甚细。愚未至热带,所以未治过阿米巴痢,然彼又云间有传至温带者,而愚生平所治之痢,若彼所述阿米巴之状况者亦恒有之,而但用自所制诸方亦皆治愈,其中有阿米巴痢与否,原难决定,以后再遇此等证当亦用其法验之。至彼谓阿米巴痢当治以硫黄,而愚生平治痢原恒有用硫黄之时，非因见其书而始知用硫黄也。

诸痢之外又有所谓休息痢者，其痢大抵皆不甚重而不易除根，治愈恒屡次反复，虽迁延日久而犹可支持，有若阿米巴痢之轻者，至累年累月不愈而犹可支持也，或此等痢即阿米巴痢欤？须待后实验。然其所以屡次反复者，实因有原虫伏于大小肠曲折之处，是以愈而复发，惟用药除净其原虫则不反复矣。至除之之法，证之近于热者，可用鸦胆子仁，以治痢之药佐之；近于凉者，可用硫黄末，而以治痢之药佐之。再者，无论或热或凉，所用药中皆宜加木贼一钱，为其性善平肝，又善去肠风止血，故后世本草谓其善治休息痢也。其脾胃不健壮者，又宜兼用健补脾胃之药以清痢之上源，自能祓除病根也。

又有非因痢之毒菌未净，实因外感之热潜伏未净，而成休息痢者。邑中诸生王荷轩，年六十七岁，于中秋得痢证，医治二十余日不效。后愚诊视，其痢赤白胶滞，下行时觉肠中热而且干，小便亦觉发热，腹疼下坠，并迫其脊骨尽处亦下坠作疼，且时作眩晕，其脉洪长有力，舌有白苔甚厚。愚曰："此外感之热挟痢毒之热下迫，故现种种病状，非治痢兼治外感不可。"投以通变白虎加人参汤，两剂诸病皆愈。诊其脉，犹有余热，拟再用石膏清之。病家疑年高之人，石膏不可屡服，愚亦应聘他往。后二十余日痢复作，延他医治疗，于治痢药中杂以甘寒濡润之品，致外感之余热永留不去，其痢虽愈而屡次反复。延至明年仲复，反复甚剧，复延愚诊治。其脉象病证皆若从前。因谓之曰："去岁若肯多服生石膏数两，何至有以后屡次之反复，今不可再留邪矣。"仍投以通变白虎加人参汤，连服三剂全愈，而脉亦和平，自此永不反复。

痢证又有日下痢频频，其肠中仍有燥结，必去其燥结而痢始愈者，此固属罕见之证，而治痢者实不可不知也。表弟刘昌绪，年二十四岁，于中秋下痢，脓血稠黏，一日十五六次，腹疼后重甚剧。治以化滞汤，连服两剂，下痢次数似少减，而后重腹疼如旧。细诊其脉,尺部重按甚实,疑其肠有结粪,投以小承气汤加生杭芍数钱,下燥粪长约四寸,后重腹疼顿愈十之八九。再与以化滞汤一剂,病若失。

治痢最要药品,其痢之偏热者,当以鸦胆子为最要之药;其痢之偏寒者,当以硫黄为最要之药,以此二药皆有消除痢中原虫之力也。此二种药,上所录方案中已屡言之,今再详细论之。

鸦胆子,一名鸭蛋子,为其形椭圆若鸭卵也。大如梧桐子,外有黑硬皮,其味极苦,实为苦参所结之子,药行中亦有名为苦参子者。服时须去其硬皮,若去皮时其中仁破者,即不宜服,因破者服后易消,其苦味遽出,恒令人呕吐;是以治痢成方,有用龙眼肉包鸦胆子仁囫囵吞服者;药房中秘方,有将鸦胆子仁用益元散为衣,名之为菩提丹者,是皆防其入胃即化出其苦味也。若以西药房中胶囊盛之吞服,虽破者亦可用。其性善凉血止血,兼能化瘀生新。凡痢之偏于热者,用之皆有捷效,而以治下鲜血之痢,泻血水之痢则尤效。岁在壬寅,有沧州友人滕玉可,设教于邻村。其年过五旬,当中秋时下赤痢甚剧,且多鲜血,服药二十余日无效。适愚他出新归,过访之,求为诊治。其脉象洪滑,知其纯系热痢。彼时愚虽深知鸦胆子之功效,而犹以为苦参子系通行共知之名,因谓之曰:“此易治,买苦参子百余粒去皮,拣其仁之成实者,每服六十粒,白糖水送下,两次即愈矣。”翌日愚复他出,二十余日始归,又访之,言“遍询药房皆无苦参子,后病益剧,遣人至敝州购来,果如法服之两次全愈,真仙方也”。愚曰:“前因粗心,言之未详。苦参子即鸦胆子,药房中又名为鸭蛋子,各药房中皆有,特其见闻甚陋,不知其为苦参子耳。”后玉可旋里,其族人有自奉天病重归来者,大便下血年余,一身悉肿,百药不效,玉可授以此方,如法服之,三次全愈。

鸦胆子又善清胃腑之热,凡胃脘有实热充塞、噤口不食者,服之即可进食。邻村武生李佐廷,年五旬,素有嗜好,身形羸弱。当霍乱盛行之时，忽然腹中觉疼，恶心呕吐，下利脓血，惧甚，以为必是霍乱证。诊其脉，毫无闭塞之象，惟弦数无力，左关稍实，遂晓之曰："此非霍乱，乃下焦寒火交迫，致腹中作疼下脓血，上焦虚热壅滞，故恶心呕吐，实系痢证之剧者。"遂投以生杭芍六钱，竹茹、清半夏各三钱，甘草、生姜各二钱。一剂呕吐即愈，腹疼亦轻，而痢犹不愈，不思饮食。俾但用鸦胆子仁二十五粒，一日服两次，白糖水送下，病若失。审斯知鸦胆子不胆善理下焦，即上焦郁热用之亦妙，此所以治噤口痢而有捷效也。

硫黄原禀火之精气，其挟有杂质者有时有毒，若其色纯黄，即纯系硫质，分毫无毒，为补相火、暖下焦之主药。痢证下焦凉者，其上焦恒有虚热，硫黄质重，生热力直达下焦而不至助上焦之虚热。且痢之寒者虽宜治以热药，而仍忌温补收涩之品。至硫黄，诸家本草谓其能使大便润、小便长，西人谓系轻泻之品，是其性热而能通，故以治寒痢最宜也。愚屡次品验此药，人之因寒作泻者，服之大抵止泻之时多。更有五更泻证，服他药不效，而放胆服硫黄即愈者。又间有本系因寒作泻，服硫黄而泻转剧者，惟与干姜、白术、五味等药同用，则确能治因寒作泻而无更泻之弊。古方书用硫黄皆系制用，然制之则热力减，必须多服，有时转因多服而生燥，实不如少服生者之为愈也。且择其纯系硫质者用之，原分毫无毒，亦无须多方制之也。至其用量，若以治寒痢，一次可服二三分，极量至五六分，而以治他证，则不在此例。曾治邻村泊北庄张氏妇，年二十余，胃寒作吐，所吐之食分毫不能消化（凡食后半日吐出不消化者皆系胃寒），医治半年无效，虽投以极热之药亦分毫不觉热，脉甚细弱，且又沉迟。知其胃寒过甚，但用草木之品恐难疗治，俾用生硫黄细末一两，分作十二包，先服一包，过两句钟不觉热，再服一包。又为开汤剂干姜、炙甘草各一两，乌附子、广油桂、补骨脂、于术各五钱，厚朴二钱，日煎服一剂。其硫黄当日服至八包，犹不觉热，然自此即不吐食矣。后数日，似又反复，遂于汤剂中加代赭石细末五钱，硫黄仍每日服八包，其吐又止。连服数日，觉微热，俾将硫黄减半，汤剂亦减半，惟赭石改用三钱。又服二十余日，其吐永不反复。愚生平用硫黄治病，以此证所用之量为最大。至于西药中硫黄三种，其初次制者名升华硫黄，只外用于疮疡，不可内服；用升华硫黄再制之，为精制硫黄，用精制硫黄再制之为沉降硫黄，此二种硫黄可以内服。然欲其热力充足，服之可以补助元阳、温暖下焦，究不若择纯质生硫黄服之为愈也。三期第八卷载有服生硫黄法，附有医案若干可参观。

至西法治痢之方，谓初期宜用下剂，若甘汞、蓖麻子油、大黄、硫苦等是也，而最佳者惟甘汞及蓖麻子油。方用甘汞半瓦，一次服下，再用蓖麻子油十五瓦，一次服下，当觉轻快。或先服蓖麻子油一次，后每间三时服甘汞半瓦，服至三次后，再服蓖麻子油一次，为赤痢初期疗法中之最佳者。若于服下剂之后，而仍未全愈者，宜用次硝酸苍铅二瓦，重曹一瓦半，安知必林一瓦半，白糖一瓦半，和匀，为一日之量，均分三次服下。此方若仍未全愈者，宜再用次硝酸苍铅三瓦，单那尔并二瓦，重曹一瓦半，和匀，为一日之量，均分三次服下。或用次硝酸苍铅三瓦，瓦鲁貌拉儿并两瓦，和匀，为一日之量，均分三次服下。

按：次硝酸苍铅对于肠壁肌肤最有被覆保护之功用，又能减少肠之运动，又有防腐之力，故为止泻要药。重曹外用为含漱品，于呼吸器之加答儿为吸入药，内用于种种之消化不良，为制酸药。其他用于尿酸、疼风、偻麻质斯、膀胱加答儿等。安知必林为确实普通之解热药，凡肺劳之发热，肠窒扶斯热、间歇热、再归热及一切热病皆用之。又为急性关节偻麻质斯特效药，又为镇痛药，凡偻麻质斯性骨节痛、头痛、偏头痛、神经痛、痛风、月经痛等均用之。又有镇痉之作用，故能治喘息病，与盐酸歇鲁因并用，尤为特效。外用为防腐药及止血药。单那尔并不甚溶解于胃中，下至肠中始分解为蛋白与单宁酸，呈单宁酸之收敛作用，故不害胃之消化机能，为肠之收敛药。本品为无味之药物，最适于小儿之治疗，专用于大小肠加答儿肠滤囊之溃疡机转，肺痨患者之下利，慢性赤痢，肠室扶斯，夏期小儿之下痢等。瓦鲁貌拉儿并系臭化没食子酸与蛋白质之新化生物，为黑褐色粉末，有芳香之气，入人肠内之后，始现其收敛作用。其收敛之性，略似单宁酸，而为次硝酸苍铅之伍药。

观上所录三方中之药性，知其第一方为解热、化滞、防腐、收敛之剂，其第二方、第三方则但为防腐、收敛之剂。其制方之妙，当以第一方为最善。盖痢证多热，安知必林善解肠中炎热，且有防腐之效。痢证因气化凝滞，恒后重腹痛，重曹力善化滞（性与碱同），可除后重腹痛。至次硝酸苍铅，虽有收敛之性，似与痢证之滞下者不相宜，而为痢证防腐之主药，故亦为治痢要药。至于第二、三方虽亦能防腐，而其收敛之力较重，似有留邪之弊，纵能将痢治愈，必多需时日。是以西医治痢证，即寻常痢证亦必历旬日或至两旬始能收功。西学医书所载治痢之案可考也。近今用西药治痢者，于服通下药后，恒遽服乙必格散（即阿片吐根散）止之，尤无足取。夫痢证原名滞下，其下本患滞，而更投以收敛过剧之品，滞者不愈滞乎！惟治痢至将愈时，因下焦气化不固，而兼泄泻者，始不妨用止泻之药。然所谓止泻之药，亦非必收敛之品也，或壮健其脾胃，或补益其气血，或调节其饮食，其泄泻愈而痢亦随愈矣。至西医治痢用防腐除菌药以浣肠，用痢门血清药以注射，则皆佳方也。

论霍乱治法

霍乱为最险要紧急之证，且其证分阴阳。阴证宜治以温药，阳证宜治以凉药，设或辨证不清，而凉热误投，必凶危立见。即辨证清矣，而用药凉热不爽，亦未必能救其强半也。己未孟秋，奉天霍乱盛行，吐泻转筋，甚者脉闭，身冷如冰，而心中发热，嗜饮凉水。愚断为阳证，而拟得急救回生丹一方，药性虽凉，然善发汗，且善解毒，能使内伏之毒热透表外出，而身之凉者可温，脉之闭者可现。时奉天警务处长王莲波君，兼为临时防疫总办，询方于愚，因开此方与之。后凡服此方者，大抵皆愈。继又拟得卫生防疫宝丹方，于前方之中加辛香温通之药两味，俾其药性凉热适均。日服数十粒可暗消病根于无形。若含数粒，可省视病人不受传染。时有刘耀华者，沧州城里人，充奉天财政厅司书，见丐者病卧街头，吐泻转筋，病势垂危，而耀华适带有卫生防疫宝丹，与以数十粒，复至茶馆寻开水半盏，俾送下，须臾吐泻转筋皆愈，而可起坐矣。继有扶顺县飘尔屯煤矿经理尚习珍，来院购防疫之药，即将卫生防疫宝丹二百包与之。其煤矿工人患霍乱者，或服八十粒，或服一百二十粒，皆完全救愈。一方竟托尚君来购此药，呼为神丹。由斯知卫生防疫宝丹之于霍乱，既可防之于未然，又可制之于既发，其功效亦不减急救回生丹也。

且此二方不独用于奉天一方有效也，斯岁直隶、山东亦多此证，直隶故城县尹袁霖普君寄函问治此证之方，因开急救回生丹方与之，袁君按方施药二百六十剂，即救愈二百六十人。又将其方遍传直隶、山东各县，且又呈明省长登之《北洋公报》，袁君可谓好行其德者矣。次年直南数十县又有此证，袁君复来问方。审其所述病之情状，似阳中伏阴，又为寄去卫生防疫宝丹方，袁君按方自制药六大剂，救愈千人，仍复传遍各县，呈明省长登之《北洋公报》。且此两次，本籍盐山亦有此证，愚曾寄方于长子荫潮，亦按方施治，皆奏效。

按：以上诸征验，则急救回生丹与卫生防疫宝丹可为治阳霍乱之定方矣，而实未尝以之治阴霍乱也。即有时霍乱或阳中伏阴，或阴阳交争，亦止治以卫生防疫宝丹，而未尝治以急救回生丹也。近时杭州裘吉生君所梓三三医书，其初集第八种为《时行伏阴刍言》，著此书者为田云槎，未详何时何地人。评此书者为当阳李贡三(名振声)。其所谓时行伏阴者,吐泻转筋、肌消目陷、脉沉迟、四肢拘紧、腹疼心不觉热。此与阴证霍乱几无以异,而李君谓卫生防疫宝丹善治此证,若兼有外感者,急救回生丹亦可用。此诚愚制方时所念不及此者也,今录其原文于下以备参观。

《时行伏阴刍言》李君贡三评语原文 辛酉六月三十日,余方就诊戚家,不意长儿大新(现年十二)大泻不止,及余回家,而吐亦作矣。其脉尤紧而迟,四末微麻,头疼,身热,无汗,口渴,此伏阴而兼外感也。投以急救回生丹。此方系张寿甫先生所创,载在《医学衷中参西录》。本年暑假内余按法制有数剂,用之无不获效。小儿此证虽属伏阴,因有兼证须兼解表,且先生谓此丹服之可温覆得汗,故与之。从此可知无论伏阴霍乱,其病初起时,可先与此丹,令其得汗以减其势,而后再分途治之可也(若但系伏阴证,先与以先生所制卫生防疫宝丹更妙)。乃服药后,须臾汗出,吐泻之势亦稍缓。继与以漂苍术三钱,枳壳二钱,厚朴钱半,西砂仁、广陈皮、炙甘草、苏叶各一钱,薄荷八分,加生姜、大枣,煎汤服之,未尽剂而愈。

按:其哲嗣兼外感,所以身热口渴;若但为伏阴,初则吐泻,继则身冷、转筋、目眶塌陷,无一不与霍乱相同,惟心中不觉发热,且四肢有拘急之象耳。斯实仿佛阴证霍乱,与《伤寒论》所载之霍乱相似,故其书所载复阳消阴法即系附子理中汤。今李君于其初得,谓可治以急救回生丹,且谓若治以卫生防疫宝丹更妙。盖卫生防疫宝丹,初服下觉凉,继则终归于热,因冰片、薄荷冰皆性热用凉也。况细辛、白芷原属温热之品,是以此丹之妙用,在上能清,在下能温耳。至急救回生丹,无辛、芷之热,朱砂又加重,药性似偏于凉矣。然朱砂原汞硫化合,凉中含有热性,况冰片、薄荷冰亦加多,发汗甚捷,服后无论新受之外感,久伏之邪气,皆可由汗透出。由斯观之,若果系阳证霍乱,即放胆投以急救回生丹,必能回生。若不能断其为阴为阳,即投以卫生防疫宝丹,亦无不效也。

夫方自愚制，经李君发明之，而其用愈广，亦愈妙，李君真愚之益友矣。爰将二方之制法服法详列于下。

急救回生丹

顶好朱砂一钱半　粉甘草细末一钱　冰片三分　薄荷冰二分

共为细末，分三次服。多半点钟服一次，开水送下，温覆得汗即愈。若初服即得汗者，后二次可徐徐服之。吐剧者，宜于甫吐后服之。

卫生防疫宝丹

粉甘草细末十两　细辛细末两半　香白芷细末一两　薄荷冰细末四钱　冰片细末三钱　顶好朱砂细末三两

将前五味水泛为丸，绿豆大，阴干（不宜晒），朱砂为衣，勿令余剩，务令外皮坚实、光滑，可不走味。霍乱轻者，服一百二十粒，重者服一百六十粒或二百粒，开水送下，服一次未全愈者，可继续服至数次。二方皆宜服之全愈然后停服。

按：卫生防疫宝丹多服亦可发汗，无论霍乱因凉因热，用之皆效，并治一切暴病痧证，头疼，心烦，四肢作疼，泄泻，痢疾，呃逆（治此证尤效）。若无病者，每饭后服二十粒，能使饮食速消，饭量骤加，实为健胃良药。且每日服之，尤能预防一切杂证，不受传染。

霍乱之证，有但用上二方不效者，其吐泻已极、奄奄一息将脱者是也。方书有谓霍乱为脱疫者，实指此候。此时无论病因为凉为热，皆当急用人参八钱以复其阳，生山药一两、生杭芍六钱以滋其阴，山萸肉八钱以敛肝气之脱（此证吐泻之始，肝木助邪侮土，吐泻之极，而肝气转先脱，将肝气敛住而元气可固），炙甘草三钱以和中气之漓，赭石细末四钱引人参之力下行即以防其呕吐，朱砂、童便（先用温热童便送服朱砂细末五分，再煎服前药）以交其心肾。

此方载三期第四卷，名急救回阳汤，实阴阳俱补也。心中觉热者，加天冬六七钱；身凉、脉不见、心中分毫不觉热者，去芍药，加乌附子一钱；若心中犹觉热，虽身凉脉闭，不可投以热药；汗多者，萸肉可用至两余。方中人参若用野台参，即按方中分量；若用东省野山参，分量宜减半，另炖兑服。

按：此方当用于吐泻既止之后，若其势虽垂危，而吐泻犹未止，仍当审其凉热，用前二方以消内毒，然后以此方继之。其服药距离时间，约在多半点钟。曾治奉天小南关寇姓媪，霍乱吐泻一日夜，及愚诊视时，吐泻已止，周身皆凉，六脉闭塞，精神昏愦，闭目无声，而呼之仍有知觉，且恒蹙其额，知霍乱之毒犹扰乱于其心中也。问其吐泻时情状，常觉心中发热，频频嗜饮凉水，知其确系阳证。先与以急救回生丹三分之一，和温开水灌下。迟半点钟，视其形状较安，仍身凉无脉，俾煎急救回阳汤一剂，徐徐灌下，且嘱其服药以后，且不时少与以温开水。至翌晨，复为诊视，身热脉出，已能言语，仍自言心中热甚。遂用玄参二两，潞参一两，煎汤一大碗，俾徐徐温饮下，尽剂而愈。详观此案，当知用急救回阳汤之方针矣。

上所拟治霍乱三方，急救回生丹宜于霍乱之偏热者；卫生防疫宝丹宜于霍乱之偏凉者；急救回阳汤以救霍乱之将脱者。治霍乱之方，似已略备。然霍乱中间有大凉大热之证，似宜另商治法，今更进而申论之。

《伤寒论》之论霍乱也，主于寒，且主于大寒，若理中加附子，通脉四逆加人参诸方，皆治大寒之药也。然其各节中多言恶寒，四肢拘急，厥冷，或吐利汗出，或寒多不用水，必其病象中现如此形状，且脉象沉细欲无者，方可酌用《伤寒论》中诸方以急回其阳。阳回之后，间有觉烦热者，又宜急服凉润滋阴之药，以善其后，盖阳回其心脏跳动有力，则脉可复，身可热，吐泻亦可止。因其从前吐泻过剧，伤其阴分，是以阳回之后恒有觉烦热者，故又宜服凉润滋阴之药以善其后也。然此等证极少,愚经历霍乱多次,所治若此等证者不过四五焉。

至霍乱之大热者,则恒有之。忆昔壬寅孟秋,邑中霍乱盛行,按凉治者多偾事,按热治者亦愈否参半,惟放胆恣饮新汲井泉水者皆愈,愚则重用羚羊角治愈此证若干。因岁逢少阳相火司天(司天者虽管上半年,实能主一岁,况其病根原伏于夏),岁干又是木运,因其肝胆木气过旺伤土,故重用羚羊角平之有效也。后愚问恣饮井泉水愈者数人,皆言彼时虽吐泻交作,脉微身凉,而心中则热而且渴,须臾难忍,惟恣饮凉水可稍解,饮后须臾复吐出,又须再饮,过半日凉水饮近一大水桶,热渴渐愈而吐泻亦止矣。

按:此原当饮以冰水,或食冰块,而乡村无冰,故以井泉水代之。

又丁卯季夏,天气炎热非常,愚临睡时偶食西瓜数块,睡至黎明,觉心中搅乱恶心,连吐三次,继又作泻。急服急救回生丹钱许,心中稍安。须臾病又如旧,且觉心中发热,火气上腾,右腿转筋,而身不凉,脉不闭,自知纯系热证。《千金方》治霍乱用治中汤(即理中汤),转筋者加石膏,是霍乱之兼热者原可重用石膏也。遂煎白虎加人参汤一大剂,服后病又稍愈。须臾仍然反复,心中热渴,思食冰。遂买冰若干,分作小块吞之,阅点半钟,约食冰二斤,热、渴、吐、泻俱止,而病若失矣。此虽因食凉物激动伏暑之热,然吐泻转筋非霍乱而何也。上二案皆证之大热者也,若无井泉水与无冰之处,可用鲜梨片或西瓜蘸生石膏细末食之,此愚治寒温之病阳明大热且呕不受药者之方也。究之其病发动之时,其大凉者仍宜先服卫生防疫宝丹,其大热者仍宜先服急救回生丹,因此二药皆能除毒菌、助心脏,使心脏不至受毒麻痹,病自无危险也。

时贤申济人(顺义县人)曰:“霍乱有阴阳之辨。若于六七月间,或栖当楼窗,或夜卧露地,忽患上吐下泻、两腿筋抽、眼窝青、唇黑、身凉、有汗、脉沉伏者,此阴证也,急以针刺尺泽、少泽、委中

（此穴宜深寸许）、十宣，若吐泻不止，刺中脘、水分，其病立愈。若身热、无汗、脉沉紧、腹疼甚、呕而不得上出、胀而不得下泻，此阳证也，急用针刺少商、委中、尺泽，腹疼不止，刺气海、章门、足三里，依法灸刺，无不愈者。”

按：此论辨阴阳之证颇精确。其谓阴证腿筋抽者，非转筋也，即《伤寒沦》所谓四肢拘急也。若转筋，则阴阳之证皆有矣。其谓眼窝青、唇黑者，斯实阴证之明征。其谓身凉、脉沉伏者，阳证亦间有之，然阴证至此时恒恶寒，身欲厚覆；阳证则始终不恶寒，即覆以单被亦不欲。至其谓阴证有汗，阳证无汗，此论最确。又其论阴证，未言腹疼，论阳证则言腹疼甚，盖阳证邪正相争，仍有抗拒之力，其吐不得吐、泻不得泻者必然腹疼，即吐泻频频者亦恒腹疼；至阴证则邪太盛正太衰，毫无抗拒之力，初得或犹有腹疼者，至吐泻数次后即不腹疼矣。至其以腹疼、吐不能吐、泻不能泻，名为干霍乱者，专属于阳证，尤具有特识。所论针刺十余穴皆为治此证要着，即不谙针灸者亦宜单习此十余穴，以备不时之焉，且临时果能针药并用，证愈必速。总之，证无论凉热，凡验其病原虫若蝌蚪形而曲其尾者，皆霍乱也。又天津医友鲍云卿曰：“余遇纯阴霍乱，分毫不觉热者，恒用大块生姜切成方片，密排脐上两层，抟艾绒如枣大灸之，其吐泻转筋可立止。”

从前壬寅岁，少阳相火司天，厥阴风木在泉，风火相煽，岁气主热，其岁孟秋发生霍乱，传染甚广，其病皆肝胆之火炽盛，前已言之。今岁壬申，其天干与壬寅年皆为木运（丁壬化木），地支寅与申，其司天在泉皆同，是以发生之霍乱亦多肝胆火盛，因之呕吐恒甚剧。曾治一妇人，得斯病即饮水一口下咽亦即吐出，医者皆穷于用药。后愚视之，其六脉若有若无，自言心中热不能支。问想食冰否？答言想甚。遂俾买冰若干，属其尽量吞服小冰块，约食冰斤半，其呕吐止矣。与以急救回生丹一剂，俾分三次服下，病遂愈。

按:《内经》司天在泉之说,当时医者多不信。然临证之际固不必拘拘本此,而病证与气运之会合,恒有显然可征者,千古诒留之圣训,岂可尽视为荒渺哉!

今岁霍乱过后,有河南公安局刘镇南君来函言,当霍乱盛行之时,偶披阅《衷中参西录》,得卫生防疫宝丹,自出资配药一料,服者皆愈。同人见药甚效,又共集资配药若干,广为施舍,并登本市民报,且将方送全省赈务会,以分送各县分会,广为施舍,而同时灾黎之赖以全活者不胜计矣。

又山东烟台同善社高砚樵来函言,其处当霍乱猖獗之时,绅商富户共计配卫生防疫宝丹一百六十余料,约计治愈一万多人。且遇吐泻已极将脱者,兼治以急救回阳汤,其阳回后,间有发生火热,急投以白虎加人参汤治愈者。其详函在后第八卷中可参观。

论鼠疫之原因及治法

自鼠疫之证流毒甚烈,医者对于此证未之前闻,即治疗此证未有专方,致国家一遇此证之发生,即设局防疫委之西医,而西医又毫无确实疗法,惟置之隔离所中听其自死。致患此证者百中难愈二三,良可慨也。不知此证发生之初,原是少阴伤寒中之热证类,至极点始酝酿成毒,互相传染。今欲知此证之原因及治法,须先明少阴伤寒之热证。

尝读《伤寒论》少阴篇,所载之证有寒有热,论者多谓寒水之气直中于少阴,则为寒证;自三阳传来,则为热证。执斯说也,何以阴病两三日即有用黄连阿胶汤及大承气汤者?盖寒气侵入之重者,若当时窜入少阴为少阴伤寒之寒证。其寒气侵入之轻者,伏于三焦脂膜之中,不能使人即病,而阻塞气化之流通,暗生内热,后因肾脏虚损,则伏气所化之热即可乘虚而入肾,或肾中因虚生热,与伏气所化之热相招引,伏气为同气之求,亦易入肾,于斯虚热实热,相助为虐,互伤肾阴,致肾气不能上潮于心,多生烦躁

(此少阴病有心中烦躁之理)。再者,心主脉,而属火,必得肾水之上济,然后阴阳互根,跳动常旺,今既肾水不上潮,则阴阳之气不相接续,失其互根之妙用,其脉之跳动多无力(此少阴病无论寒热,其脉皆微细之理)。人身之精神与人身之气化原相凭依,今因阴阳之气不相接续,则精神失其凭依,遂不能振作而昏昏欲睡(此少阴病但欲寐之理)。且肾阴之气既不能上潮以濡润上焦,则上焦必干而发热,口舌无津,肺脏因干热而咳嗽,咽喉因干热而作痛,此皆少阴之兼证,均见于少阴篇者也。《内经》谓:"冬伤于寒,春必病温。"此言伏气化热为病也。然其病未必入少阴也。《内经》又谓:"冬不藏精,春必病温。"此则多系伏气化热乘虚入少阴之病,因此病较伏气入他脏而为病者难于辨认,且不易治疗,故于冬伤于寒春必温病之外,特为明辨而重申之也。盖同是伏气发动,窜入少阴为病,而有未届春令先发于冬令者,则为少阴伤寒,即系少阴伤寒之热证,初得之即宜用凉药者也;其感春阳之萌动而后发,及发于夏、发于秋者,皆可为少阴温病,即温病之中有郁热,其脉象转微细无力者也。其病虽异而治法则同也。既明乎此,试再进而论鼠疫。

鼠疫之证初起,其心莫不烦躁也;其脉不但微细,恒至数兼迟(间有初得脉洪数者,乃鼠疫之最轻者);其精神颓败异常,闭目昏昏,不但欲睡,且甚厌人呼唤,其口舌不但发干,视其舌上,毫无舌苔,而舌皮干亮如镜,其人不但咳嗽咽痛,其肺燥之极,可至腐烂,呕吐血水(奉天人言,辛亥年此证垂危时多呕吐血水),由斯而论,鼠疫固少阴热证之至重者也。虽其成鼠疫之后,酿为毒菌,互相传染,变证歧出,有为结核性者,有为败血性者,而当其起点之初,大抵不外上之所述也。然此非愚之凭空拟议也,试举一案以征之。

民国十年,黑龙江哈尔滨一带鼠疫盛行,奉天防范甚严,未能传染入境。惟中国银行与江省银行互相交通,鼠疫之毒菌因之有所传染。其行中经理施兰孙者,浙江人,年三十余,发生肺炎性鼠疫，神识时明时愦，恒作谵语，四肢逆冷，心中发热，思食凉物，小便短赤，大便数日未行。其脉沉细而迟，心虽发热，而周身肌肤之热度无异常人，且闭目昏昏似睡，呼之眼微开，此诚《伤寒论》少阴篇所谓但欲寐之景象也。其舌上无苔，干亮如镜，喉中亦干甚，且微觉疼，时作干咳，此乃因燥生热，肾气不能上达，阴阳不相接续，故证象、脉象如此，其为鼠疫无疑也。此证若燥热至于极点，肺叶腐烂，咳吐血水，则不能治矣。犹幸未至其候，急用药调治，尚可挽回。其治之之法，当以润燥、清热为主，又必须助其肾气，使之上达，与上焦之阳分相接续而成坎离相济之实用，则脉变洪大，始为吉兆。爰为疏方于下：

生石膏捣细，三两　知母八钱　玄参八钱　生怀山药六钱　野台参五钱　甘草三钱

共煎汤三茶盅，分三次温饮下。

按：此方即拙著《衷中参西录》三期六卷中白虎加人参汤以山药代粳米而又加玄参也。方中之意，用石膏以清外感之实热；用山药、知母、玄参以下滋肾阴、上润肺燥；用人参者，诚以热邪下陷于少阴，遏抑肾气不能上达，而人参补而兼升之力既能助肾气上达，更能助石膏以逐除下陷之热邪，使之上升外散也。且凡阴虚兼有实热者，恒但用白虎汤不能退热，而治以白虎加人参汤始能退热，是人参与石膏并用，原能立复真阴于邪热炽盛之时也。

将药三次服完，身热，脉起，舌上微润，精神亦明了，惟大便犹未通下，内蕴之热犹未尽清。俾即原方再服一剂，其大便遂通下，余热亦遂尽消矣。为此证无结核败血之现象，而有肺燥、舌干、喉疼之征，故可名之为肺炎性鼠疫也。

后又治一人，其病之状况大致皆与前证同，惟其脉之沉细及咽喉之干疼则较前尤甚，仍投以前方，俾用鲜白茅根煎汤，以之代水煎药，及将药煎成，又调入生鸡子黄同服。服后效验异常，因名其方为坎离互根汤。爰将其方详细录出，以备医界之采用。

坎离互根汤

生石膏捣细，三两　知母八钱　玄参八钱　野台参五钱　生怀山药五钱　甘草二钱　鸡子黄三枚　鲜茅根切碎，四两

先将茅根煎数沸，视茅根皆沉水底，取其汤以之代水，煎方中前六味，取汤三盅，分三次温服下。每服一次，调入生鸡子黄一枚。此方比前方多鸡子黄，而又以茅根汤煎药者，因鸡子黄生用善滋肾润肺，而茅根禀少阳最初之气，其性凉而上升，能发起脉象之沉细也。上方乃取《伤寒论》少阴篇黄连阿胶汤与太阳篇白虎加人参汤之义，而合为一方也。黄连阿胶汤原黄连、黄芩、芍药、阿胶、鸡子黄并用，为此时无真阿胶，故以玄参代之；为方中有石膏、知母，可以省去黄连、黄芩诸药。西人谓鸡子黄中含有副肾髓质之分泌素，故能大滋肾中真阴，实为黄连阿胶汤中之主药，而不以名汤者，以其宜生调入而不可煎汤也。是以单用此一味，而黄连阿胶汤之功用仍在。至于白虎加人参汤中去粳米，而以生山药代之，以山药之性既能和胃（原方用粳米亦取其和胃），又能助玄参、鸡子黄滋肾也。用白虎汤以解伏气之热，而更加人参者，取人参与石膏并用，最善生津止渴，以解寒温之燥热，而其补益之力，又能入于下焦，以助肾气之上达，俾其阴阳之气相接续，其脉之微细者可变为洪大，而邪可外透矣。继又服之，脉之洪大者渐臻于和平，而病即全愈矣。

咳嗽者，加川贝母三钱。咽喉疼者，加射干三钱。呕吐血水者，加三七细末二钱，犀角、羚羊角细末各一钱，三味和匀，分三次送服，无力者但用三七亦可。其大便不实者，宜斟酌缓服。若大便滑泻者，非下焦有寒，实因小便不利，宜服拙拟滋阴清燥汤（方载三期五卷，系生怀山药、滑石各一两，生杭芍药五钱，甘草三钱），滑泻止后，再服前方，又宜将方中石膏减作二两，生山药倍作一两，缓缓与服。其脉象间有不微、细、迟、缓，而近于洪数者，此乃

鼠疫之最轻者,治以此方,一服当即速愈。总之,此证燥热愈甚,则脉愈迟弱,身转不热,若服药后脉起身热,则病机已向愈矣。愚初治此证时,曾但用白虎加人参汤,以生山药代粳米,治愈后,拟得此方,奏效尤捷。

或疑寒温之证皆不传染,鼠疫既为少阴寒温证之剧者所成,何以独易传染?不知其传染之毒菌,皆生于病终不愈,甚至脏腑溃败,或因阴阳之气久不接续,血脉之流通可至闭塞,因闭塞而成腐败,此皆足以酿毒以相传染也。少阴寒温之未变鼠疫者,其剧不至此,所以不传染也。至此证之因传染而成者,其毒愈酝酿而愈甚,即病不甚剧而亦可传他人,所以此病偶有见端,即宜严为防范也。

按:此证之传变,又分数种。后观哈尔滨斯年报告之病状,实甚复杂,今录其原文于下,以备参考。

民国十年春,哈尔滨防疫医官赵含章君报告文 斯年鼠疫之病状:染后三日至七日,为潜伏期。先有头痛、眩晕、食欲不振、倦怠、呕吐等前驱证。或有不发前驱证者。继则恶寒、战栗,忽发大热,达三十九至四十度以上,或稽留,或渐次降下,淋巴管发生肿胀。在发热前或发热之一二日内,概发肿块一个,有时一侧同发两个,如左股腺与左腋窝腺而并发是也。该肿块或化脓,或消散,殊不一定。大部沉嗜眠睡(此即少阴证之但欲寐之理),夜间每发谵语。初期多泄泻二三次。尿含蛋白(此伤肾之征)。病后一二日,肝脾常见肥大。轻证三四日体温下降可愈。重证二日至七日多心脏麻痹(其脉象细微同于少阴病脉可知)。此证可分腺肿性、败血性、肺炎性百斯笃(即鼠疫)三种。腺肿百斯笃最占多数,一处或各处之淋巴管并其周围组织俱发炎证,其鼠蹊腺及大腿上三角部之淋巴腺尤易罹之,腋窝腺及头部腺次之,又间侵后头腺、肘前后腺、耳前后腺、膝膕腺等。其败血性百斯笃,发大如小豆之斑,疼痛颇甚,且即变为脓疱,或更进而变坏疽性溃疡,又有诱起淋巴腺炎者。肺炎性百斯笃之证,剧烈殊甚,一如加答儿性肺炎或格鲁布肺炎,咯出之痰中含有百斯笃菌,乃最猛恶者也。

按:上段述鼠疫之情状,可为详悉尽致,而竟未言及治法,想西医对于此证并无确实之治法也。且其谓轻证三四日体温下降可愈;至其重证,体温不下降,岂不可用药使之下降?至言重证垂危,恒至心脏麻痹,推其麻痹之由,即愚所谓肾气不上达于心,其阴阳之气不相接续,心脏遂跳动无力,致脉象沉迟细弱也。此证若当其大热之初,急投以坎离互根汤,既能退热,又能升达肾气,其心脏得肾气之助,不至麻痹,即不难转危为安也。又其谓大部沉嗜眠睡,与愚所经历者之状似昏睡,皆有少阴病但欲寐之现象,亦足征愚谓此证系伏气化热入肾变成者,原非无稽之谈也。特是愚前用之方,因在奉天未见传染之毒,所以治法不备。后阅《山西医志》,载有厦门回春院院长吴君锡璜"鼠疫消弭及疗法"一篇,其用药注重解毒,实能匡愚所不逮,爰详录之于下,以备治斯证者之采取。

吴锡璜君登志原文 疫菌既染,危险万状。大略分为腺鼠疫、肺鼠疫二种。其为证也,先犯心脏,使心力衰弱,凡脉搏如丝,即为疫毒侵犯心脏惟一之确据。其次体温速升,头痛眩晕,或作呕吐,渐渐意识朦胧,陷于昏睡谵语,状态痴呆,行步蹒跚,眼结膜强度充血,舌带白色,如石灰撒上,或污紫如熟李,颈腺、腋窝、大腿上近阴处起肿胀疼痛,剧烈者三日即死。其神气清者,可多迁延数日。寻常用方,有效有不效。兹将历试有效者,详细录出,以公诸医界。

初起用王孟英治结核方合冲犀丹多服累效。方用:

金银花二两　蒲公英二两　皂刺钱半　粉甘草一钱

呕者,去甘草,加鲜竹茹一两,若无鲜竹茹,可以净青黛三钱代之。大便秘、热重者,加大黄三钱。水煎和神犀丹服。如仍不止,用藏红花二钱煎汤,送服真熊胆二分,即止。此方用蒲公英、金银花、皂刺合神犀丹,不但解毒,兼能解血热、散血滞,实为治鼠疫结核之圣药。若白泡疔,本方去皂刺,加白菊花一两。兼黑痘,用神犀丹、紫金锭间服。

达樵云:“病者发头疼,四肢倦怠,骨节禁锢,或长红点,或发丹疹,或呕或泻,舌干喉痛,间有猝然神昏,痰涌窍闭者,此系秽毒内闭,毒气攻心,宜用芳香辟秽、解毒护心之品,辟秽驱毒饮主之。”

西牛黄八分,研冲　人中黄三钱　九节菖蒲五分　靛叶钱半　忍冬蕊五钱,鲜者蒸露亦可　野郁金一钱

水煎服。如见结核,或发斑,或生疔,加藏红花八分,桃仁三钱,熊胆四分(送服)。大渴引饮,汗多,加犀角、金汁。神昏谵语,宜用至宝丹或安宫牛黄丸,开水和服,先开内窍。此证初起,不可即下,审其口燥,神昏,热炽,有下证者,先辟秽解毒,然后议下,每获效。下法用大黄煮汤,泡紫雪丹五分良。忌早用大苦大寒,以致冰闭。若脉道阻滞,形容惨淡,神气模糊,恶核痛甚者,宜用解毒活血汤。

连翘三钱　柴胡二钱　葛根二钱　生地五钱　赤芍三钱　红花五钱　桃仁八钱　川朴一钱,后下　当归钱半　甘草二钱　苏木二两

轻证初起,每三点钟服一次。危证初起,两点钟服一次,或合数剂熬膏,连连服之。或热,或渴,或出汗,或吐血,加生石膏一两,芦根汁一杯,和药膏服,并多服羚羊角及犀角所磨之汁。孕妇加桑寄生一两,黄芩一两,略减桃仁、红花。

热甚口燥无津,脉象洪数,唇焦大渴者,用清瘟败毒饮。项肿者,俗名虾蟆瘟,用普济消毒饮(二方俱见《温热经纬》)多服必效。吐红涎者,鲜芦根取汁和服。便秘者,加大黄三钱。

按:上所论者,开端虽分肺鼠疫、腺鼠疫,至后则浑论鼠疫,实未明言何者为肺鼠疫,何者为腺鼠疫。至西人则谓肺百斯笃,由

鼻腔、肺、胃、肠中而吸收其毒于血中，其证状因种类而殊，多有陡然恶寒，继则发热，一二日间或头痛，或有剧烈之脑证，发狂而死者；有状似昏睡，而起呕吐，腹痛雷鸣，或大便泄泻，或便秘，或便血者。腺百斯笃，首侵股腺，鼠蹊发肿痛，或先犯腋下腺而后及其他，该肿腺邻近之皮肤潮红灼热，终则呈败血证状而死。无论何地，苟发生此种病，当尽力防其传染。观此论，言肺鼠疫毒侵脏腑，由口鼻传入。而腺鼠疫止言其毒侵入之腺，而未言其侵入之路，以愚断之，亦由口鼻随呼吸之气传入。盖人身之腺，为卫气通行之道路，卫气固与肺气相贯通者也。其人若先有伏气之邪在内，则同气相招，疫毒即深入脏腑。其人若无伏气之邪，疫毒由口鼻传入，即随卫气流转，侵入腺中，发生毒核。其果发生毒核也，固宜用吴君所言消核、逐秽、解毒诸方。其非结核而毒气内陷也，欲清热兼托毒外出，仍宜用拙拟之坎离互根汤。盖如西人之所谓状似昏睡，赵君之所谓心脏麻痹，吴君之所谓热甚口渴无津者，皆与愚所论少阴证变鼠疫之状况相似也。为其心肾不相济，上焦燥热，肺先受伤，而治斯病者遂名之为肺鼠疫也。若其人肺鼠疫与腺鼠疫并见者，则愚与吴君之方又当并用，或相其所缓急而或先或后接续用之亦可。

由少阴寒温以变鼠疫，是实愚之创论。而近阅中古方书，似早寓有此说。《千金方》曰："恶核病者，肉中忽有核，累大如李核，小如豆粒，皮肉瘆痛，壮热瘰索，恶寒是也。与诸疮根瘰疬结筋相似。其疮根瘰疬因疮而生，似缓无毒。恶核病猝然而起，有毒，若不治，入腹烦闷杀人。皆由冬受温风，至春夏有暴寒相搏，气结成此毒也。"观此论所谓恶核，似即系鼠疫之恶核。观其所谓冬受温风，至春夏又感寒而发，又似愚所谓伏气化热下陷少阴，由寒温而变鼠疫也。盖伏气化热之后，恒有因薄受外感而后发者。由斯知鼠疫之证，自唐时已有，特无鼠疫之名耳。

又鼠疫之名，非起自西人也。德州李保初《药言随笔》曰：

“滇黔两粤，向有时疫痒子证，患者十中难愈二三，甚至举家传染。俗名耗子（为鼠能耗物，是以俗呼为耗子）病，以其鼠先感受。如见有毙鼠，人触其臭气则病，室中或不见鼠时，证必流行。所感病象，无论男女壮弱，一经发热，即生痒子，或在腋下，或现两胯、两腮，或痛而不见其形。迟则三五日，速则一昼夜即毙。辛丑夏邑，适有患此证者，诊之其脉轻则细数，重则伏涩，遂悟时证之由，其所以鼠先感受者，非有奇异之毒，实感天地之气偏耳。以鼠穴居之性，昼伏夜动，藉地气以生存，如地气不达，阴气失职，鼠失其养，即不能居，是以他徙，不徙则毙。人居天地气交之中，必二气均调，脏腑始顺，适无病。设或二气有偏，其偏之极，更至于孤独，人处其间即大为所累。是以天地之气通则为泰，塞则为否，泰则万物生，否则万物枯，此自然之理也。今即物性以证人病，则知二气何者偏胜，何者偏虚，补偏救弊，必能奏效。”

观《药言随笔》之所云云，知滇黔两粤早有鼠疫之病，亦早知其病起点于鼠，故名为耗子病。其所谓生痒子者，或在腋下，或现两胯、两腮，即结核也。且其谓地气不达，阴气失职，则鼠病；又谓二气偏之极，则人即不堪；又谓天地之气通则为泰，而万物生，塞则为否，而万物枯，诸多名论，皆可与愚所谓少阴寒温病，因阴阳之气不相接续，致变鼠疫之理相发明也。盖彼所论者，天地之气化；愚所论者，人身之气化，究之人身之气化实随天地之气化为转移。当此地气不达，阴气失职之时，人身下焦之气化亦必不能上达，此时有病少阴寒温者，其为鼠疫之起点固易易也。至《药言》谓鼠因穴居，故先受病，是又谓由鼠起点也。总之自鼠起点，或自人起点，原无二理。其起点之后，愈传愈广，亦愈传愈毒，则一也。《药言随笔》一书，诚于医学多所发明，惟其流传不广，医界多未见耳。

又尝考鼠疫之毒菌为杆形，两端实而中空。凡铁杆之含有电气者，必一端为阳电，一端为阴电。今观鼠疫毒菌之状，其两端实者，一端为阳，一端为阴可知；其中空者阴阳之气不相接续可知。病因如此，毒菌之现状亦如此，是气化之实际，亦可以迹象求也。由斯知阴阳之气相合，即为生旺之气；阴阳之气离，即为腐败之气。为其身有腐败之气，故内则气化否塞，致心脏麻痹，肺脏溃烂，外则血脉凝滞，而或为结核，或为败血性也。是以治此证者，仍当以燮和阴阳为保身立命之基，使身中气化生旺，自能逐毒气外出，而又佐以清火、消毒、逐秽之品，鼠疫虽至险，亦可随手奏效也。

愚初作此鼠疫论时，犹未见此《药言随笔》也，故论成之后，犹游移未遽以示人。后见此书，继又见汉皋友人冉雪峰鼠疫问题解决，谓水不济火则为阳燥；火不蒸水则又为阴燥，火衰不交于水固为阴燥，水凝自不与火交亦为阴燥；鼠疫之病，阴凝成燥，燥甚化毒之为病也。又谓他证以脉洪数为热进，微弱为热退；此证则以微弱为热进，洪数为热退，皆与愚所论少阴证可变鼠疫，其病情脉状莫不吻合。因知拙论原不背谬，乃敢登于志报，以公诸医界。至冉君所著之书，详悉精微，无理不彻，无法不备，洵可为治鼠疫者之金科玉律，而拙论中未采用其方者，正以全书之方皆宜遵用，非仅可采用其一二也。欲研究鼠疫之治法者，取冉君之书与拙论参观可也。

又香山友人刘蔚楚，治鼠疫结核之剧者，曾重用麝香六分，作十余次用，解毒、活血、清火之药煮汤，连连送下而愈。冉君治鼠疫方中，亦有用所煮汤药送服麝香，以通络透毒者，又可补吴君方中所未备也。

又滦州友人朱钵文告愚曰："余有善消鼠疫结核之方，用川大黄五钱，甘草五钱，生牡蛎六钱（捣碎），瓜蒌仁四十粒（捣碎），连翘三钱。煎汤服之，其核必消。"

按：此方大黄五钱似近猛烈，而与甘草等分并用，其猛烈之性已化为缓和矣，所以能稳善建功也。

绍兴名医何廉臣先生，愚之同庚友也，所编《全国名医验案》，最推重广东罗氏芝园，谓其经验弘富，细心揣摹，剖察病情如老吏断狱，罗列治法如名将谈兵，以活血去瘀之方，划清鼠疫主治界限，允推卓识，爰为节述其因、证、方、药，俾后学有所取法。

一探原因。城市污秽必多，郁而成沴，其毒先见。乡村污秽较少，郁而成沴，其毒次及。故热毒重蒸，鼠先受之，人随感之，由毛孔气管入达于血管，所以血壅不行也。血已不行，渐红渐肿，微痛微热，结核如瘰疬，多见于颈胁腌膀大腿之间，亦见于手足、头面、腹背，尔时体虽不安，犹可支持，病尚浅也。由浅而深，愈肿愈大，邪气与正气相搏，而热作矣。热作而见为头痛身痹，热甚而见为大汗作渴，则病已重矣。

二辨证候。鼠疫初起，有先恶寒者，有不恶寒者，既热之后即不恶寒，有先核而后热者，有先热而后核者，有热核同见者，有见核不见热者，有见热不见核者，有汗有不汗者，有渴有不渴者，皆无不头痛、身痛、四肢酸痹，其兼见者疔疮、斑疹、衄嗽、咯吐，甚则烦躁、懊憹、昏谵、颠狂、痞满、腹痛、便结旁流、舌焦起刺、鼻黑如煤、目瞑耳聋、骨痿足肿、舌唇裂裂、脉厥体厥，种种恶证，几难悉数，无非热毒迫血成瘀所致。然其间亦有轻重。核小、色白、不发热，为轻证。核小而红，头微痛、身微热、体微酸，为稍重证。单核红肿、大热、大渴、头痛、身痛、四肢酸痹，为重证。或陡见热渴痛痹四证，或初恶寒旋见四证，未见结核，及舌黑起刺，循衣摸床，手足摆舞，脉厥体厥，与疫证盛时，忽手足抽搐，不省人事，面身红赤，不见结核，感毒最盛，坏人至速，皆至危证。

三论治法方药。古方如普济消毒饮、银翘败毒散，近方如银翘散、代赈普济散等，虽皆能清热解毒，而无活血去瘀之药，用之多不效。惟王清任活血解毒汤。

桃仁八钱，去皮尖、打　红花五钱　当归钱半　川朴一钱　柴胡一钱　连翘三钱　赤芍三钱　生地五钱　葛根一钱　生甘草

一钱

方以桃仁为君，而辅以当归，去瘀而通壅；连、芍为臣，而兼以地清热而解毒；朴、甘为佐使，疏气而和药，气行则血通；柴、葛以解肌、退热而拒邪，邪除则病愈。惟其对证用药，故能投无不效。盖此证热毒本也，瘀血标也，而标实与本同重。故标本未甚者，原方可愈。标本已甚者，传表宜加白虎；传里宜加承气；毒甚宜加羚、犀。如连进后，汗出热清，可减除柴、葛；毒下瘀少，可减轻桃、红；其他当随证加减。轻证照原方一服。稍重证，日夜二服，加金银花、竹叶各二钱；如口渴微汗，加石膏五钱，知母三钱。重证、危证、至危证，于初起恶寒，照原方服，柴胡、葛根各加一钱；若见大热，初加金银花、竹叶各二钱，西藏红花一钱，危证钱半，或加紫草三钱，苏木三钱。疔疮，加紫花地丁三钱，洋菊叶汁一杯冲。小便不利，加车前子三钱。痰多加川贝母三钱，生莱菔汁两杯冲。若痰壅神昏，又非前药可治，当加鲜石菖蒲汁一瓢冲，鲜竹沥两瓢冲，或礞石滚痰丸三钱包煎。若见颠狂，双剂合服，加重白虎并竹叶心、羚角、犀角、西藏红花各三钱。血从上逆，见衄、咯等证，加犀角、丹皮各三钱，鲜茅根、鲜芦根各四两。见斑加石膏一两，知母五钱，元参二钱，犀角二钱。见疹加金银花、牛蒡子各三钱，竹叶、大青叶、丹皮各二钱。老弱幼小，急进只用单剂，日夜惟二服，加石膏，大黄减半。所加各药，小儿皆宜减半。五六岁，一剂同煎，分二次服。重危之证，一剂作一服。幼小不能服药，用针刺结核三四刺，以如意油调经验涂核散：

山慈菇三钱　真青黛一钱　生黄柏钱半　浙贝钱半　赤小豆二钱

共研细末，日夜频涂十余次可愈。妇女同治，惟孕妇加黄芩、桑寄生各三钱以安胎。初起即宜急服，热甚尤宜急进，热久胎必坠。若疑桃仁、红花坠胎，可改用紫草、紫背天葵各三钱，惟宜下者除芒硝。以上诸法，俱从屡次试验得来。证以强壮者为多，故于人属强壮,毒盛热旺,家资有余者,每于重危之证,必加羚角、犀角、西藏红花,取其见效较捷耳。无如人情多俭,富者闻而退缩,贫者更可知矣。兹为推广,分别热盛毒盛两途,随证加药,亦足以治病。如初系热盛之证,加石膏、知母、淡竹叶或螺靥菜(或名雷公根)、龙胆草、白茅根之类,便可清热。如兼有毒盛之证,加金银花、牛蒡子、人中黄之类,便可以解毒。若热毒入心包,羚角、犀角、藏红花虽属紧要,然加生竹叶心、生灯心、黄芩、栀子、麦冬心、莲子心、元参心之类,便可除心包之热毒。若热毒入里,加大黄、朴硝、枳壳以泻之,便可去肠胃之热毒,如此则贫者亦所费无几矣。

平潭友人李健颐,当世名医,深得家学渊源,著有《鼠疫新编》一书,蒙赠一册。论鼠疫之病,谓系有一种黑蚁传染于鼠,再传于人。其中所载之医案治法,莫不精良,而遇此证之热甚者,恒放胆重用生石膏,有一剂而用至八两者,有治愈一证而用至二斤强者,可为有胆有识。爰录其治愈之案一则,以为治斯病者之标准。平潭观音井蔡瑞春,年五十八岁,初起恶寒,旋即发热,热甚口渴,手足痹疼,胯下赘生一核,热痛非常,胸胀呕血,目赤神昏,脉数苔黄。因其先触睹死鼠,毛窍大开,毒气传入血管,潜伏体内;复因外感春阳之气而为引线,是以胃热则呕逆,肺伤则喷血,热深内窜肺络,肺与心近,影响阻碍,心不守舍,故昏迷谵语。此证涉危笃,急宜清胃、泻肺、攻毒、解热,重剂急进,庶能挽救。方拟用加减解毒活血汤加石膏、芦根。

荆芥穗三钱　连翘三钱　金银花五钱　浙贝母三钱　生地黄五钱　赤芍药三钱　桃仁五钱　川红花三钱　紫草三钱　生石膏捣细,二两　鲜芦根一两　雄黄精一钱　冰片五分

将前十味煎汤两盅,分两次温服。后二味共研细末,分两次用汤药送服。将药连服二剂,呕平血止,热退胸舒。将原方减雄黄,加锦纹大黄五钱,以泻胃中余毒,服两剂,诸恙悉解。

原第五期第七卷

此卷论痰饮、咳嗽、水臌、气臌、吐血诸杂证，多与前四期互相发明。至于治血臌、治疗、治癞、治革脉诸论，则补从前所未备也。后论妇女科、小儿科，亦宜与从前诸编汇通参观。末则附以治疯犬伤方、解触电气方、救外伤方，皆活人之要术也。

答台湾严坤荣代友问痰饮治法

详观来案，知此证乃寒饮结胸之甚者。拙著《衷中参西录》理饮汤，原为治此证的方，特其药味与分量宜稍为变更耳。今拟一方于下，以备采择。方用：

生箭芪一两　干姜八钱　于术四钱　桂枝尖　茯苓片　炙甘草各三钱　厚朴　陈皮各二钱

煎汤服。方中之义，用黄芪以补胸中大气，大气壮旺，自能运化水饮，仲景所谓"大气一转，其气(指水饮之气)乃散"也，而黄芪协同干姜、桂枝，又能补助心肺之阳，使心肺阳足，如日丽中天，阴霾自开；更用白术、茯苓以理脾之湿，厚朴、陈皮以通胃之气，气顺湿消，痰饮自除；用炙甘草者，取其至甘之味，能调干姜之辛辣，而干姜得甘草，且能逗留其热力，使之绵长，并能缓和其热力，使不猛烈也。

按：此方即《金匮》苓桂术甘汤，加黄芪、干姜、厚朴、陈皮，亦即拙拟之理饮汤(方在三期第三卷)去芍药也。原方之用芍药者，因寒饮之证，有迫其真阳外越，周身作灼，或激其真阳上窜，目眩耳聋者，芍药酸敛苦降之性，能收敛上窜外越之元阳归根也(然必与温补之药同用方有此效)。此病原无此证，故不用白芍。至黄芪在原方中，原以痰饮既开、自觉气不足者加之，兹则开始即重用黄芪者,诚以寒饮固结二十余年,非有黄芪之大力者。不能斡旋诸药以成功也。

又按:此方大能补助上焦之阳分,而人之元阳,其根柢实在于下,若更兼服生硫黄,以培下焦之阳,则奏效更速。所言东硫黄亦可用,须择其纯黄者方无杂质,惟其热力减少,不如中硫黄耳。其用量,初次可服细末一钱,不觉热则渐渐加多。一日之极量,可至半两,然须分四五次服下,不必与汤药同时服,或先或后均可。

附原问 向读尊著《医学衷中参西录》,所拟诸方,皆有精义,每照方试用,莫不奏效。惟敝友患寒饮喘嗽,照方治疗未效。据其自述病因,自二十岁六月遭兵燹,困山泽中,绝饮食五日夜,归家急汲井水一小桶饮之,至二十一岁六月,遂发大喘。一日夜后,饮二陈汤加干姜、细辛、五味渐安。从此痰饮喘嗽,成为痼疾。所服之药,大燥大热则可,凉剂点滴不敢下咽。若误服之,即胸气急而喘作,须咳出极多水饮方止。小便一点钟五六次,如白水。若无喘,小便亦照常。饮食无论肉味菜蔬,俱要燥热之品。粥汤、菜汤概不敢饮。其病情喜燥热而恶冷湿者如此。其病状暑天稍安,每至霜降后朝朝发喘,必届巳时吐出痰饮若干,始稍定。或饮极滚之汤,亦能咳出痰饮数口,胸膈略宽舒。迄今二十六七载矣。近用黎芦散吐法及十枣汤等下法,皆出痰饮数升,证仍如故。《金匮》痰饮篇及寒水所关等剂,服过数十次,证亦如故。想此证既能延岁月,必有疗法,乞夫子赐以良方,果能祓除病根,感佩当无既也。又《衷中参西录》载有服生硫黄法,未审日本硫黄可服否。

附服药愈后谢函 接函教,蒙授妙方,治疗敝友奇异之宿病,连服四五剂,呼吸即觉顺适。后又照方服七八剂,寒饮消除,喘证全愈。二竖经药驱逐,竟归于无何有之乡矣。敝友沾再造之恩,愧无以报。兹值岁暮将届,敬具敝处土产制造柑饼二瓿,付邮奉上,聊申谢忱,伏乞笑纳,幸勿见麾是荷。

答张汝伟问其令尊咳嗽治法

阅第九期(杭州医报)所登之案,原系失血阴亏之体,所用之药非不对证,而无大效者,药力不专也。治此等证者,宜认定宗旨,择药之可用者两三味,放胆用之,始能有效。今拟两方于下,以备采用。

一方用怀熟地二两,炒薏米一两,此药须购生者,自炒作老黄色,旋炒旋用,捣成粗渣。将二味头次煎汤两茶杯,二次煎汤一杯半,同调和,为一日之量,分三次温服。方中之意重用熟地以大滋真阴;恐其多用泥胃,故佐以薏米,以健胃利湿,即以行熟地之滞也。曾治邻村武生李佐亭之令堂,年七旬,自少年即有劳疾,年益高疾益甚,浸至喘嗽,夜不能卧。俾用熟地切成小片,细细嚼咽之,日尽两许,服月余,忽然气息归根,喘嗽顿止,彻底安睡。其家人转甚惶恐,以为数十年积劳,一日尽愈,疑非吉兆,仓猝迎为诊视。六脉和平无病,因笑谓其家人曰:“病愈矣,何又惧为?此乃熟地之功也。”后果劳疾大见轻减,寿逾八旬。

一方生怀山药轧为细末,每用一两,凉水调,入小锅煮作茶汤,送服西药含糖百布圣八分(若百布圣不含糖者宜斟酌少用),日服两次,若取其适口,可少用白糖调之。方中之意,用山药以补肺、补脾、补肾;恐其多服久服或有滞泥,故佐以百布圣,以运化之,因此药原用猪、牛之胃液制成,是以饶有运化之力也。

按:山药虽系寻常服食之物,实为药中上品,拙著《衷中参西录》三期、四期所载重用山药治愈之险证甚夥,而以之治虚劳喘嗽,尤为最要之品,兄素喜阅拙著,想皆见之。今更伍以西药百布圣,以相助为理,实更相得益彰矣。

答张汝伟服药有效致谢书

阅本报第十七期，知尊大人服拙拟之方有效，不胜欣喜。其方常服，当必有全愈之一日。诚以熟地黄与炒薏米并用，并非仅仿六味丸而取其君也(仿六味而取其君是谢书中语)。古之地黄丸，原用干地黄，即今之生地黄，其性原凉，而以桂、附济之，则凉热调和；且桂用桂枝，即《本经》之牡桂，其力上升下达，宣通气分，是以方中虽有薯蓣之补，萸肉之敛，而不失于滞泥。后世改用熟地黄，其性已温，再用桂、附佐之，无大寒者服之，恒失于热。于斯有钱仲阳之六味地黄丸出，其方虽近平易，然生地黄变为熟地黄，其性原腻，既无桂、附之宣通，又有蓣、萸之补敛，其方即板滞不灵矣。是以拙拟方中，既重用熟地黄，而薯蓣、萸肉概不敢用，惟佐以薏米；因薏米之性，其渗湿利痰有似苓、泽。苓、泽原为地黄之辅佐品，而以薏米代之者，因其为寻常食物，以佐味甘汁浓之熟地黄，可常服之而不厌也。且炒之则色黄气香，可以醒脾健胃，俾中土之气化壮旺，自能行滞化瘀，虽以熟地黄之滞泥，亦可常服而无弊也。

论水臌、气臌治法

水臌、气臌形原相近。《内经》谓："按之窅而不起者，风水也。"愚临证品验以来，知凡水证，以手按其肿处成凹，皆不能随手而起。至气臌，以手重按成凹，则必随手而起。惟单腹胀病，其中水臌、气臌皆有，因其所郁气与水皆积腹中，不能外透肌肉，按之亦不成凹，似难辨其为水为气。然水臌必然小便短小，气臌必觉肝胃气滞，是明征也。今试进论其治法。

《金匮》论水病，分风水、皮水、正水、石水，谓风水、皮水脉浮，正水、石水脉沉。然水病之剧者，脉之部位皆肿，必重按之成凹其脉方见，原难辨其浮沉。及观其治法，脉浮者宜发汗，恒佐以凉润之药；脉沉者宜利小便，恒佐以温通之药。是知水肿原分凉热，其凉热之脉，可于有力无力辨之。愚治此证，对于脉之有力者，亦恒先发其汗，曾拟有表里分消汤，爰录其方于下。

麻黄三钱　生石膏　滑石各六钱　西药阿斯必林一瓦

将前三味煎汤，送服阿斯必林。若服药一点钟后不出汗者，再服阿斯必林一瓦。若服后仍不出汗，还可再服，当以汗出为目的。

麻黄之性，不但善于发汗，徐灵胎谓能深入积痰凝血之中，凡药力所不到之处，此能无微不至，是以服之外透肌表，内利小便，水病可由汗便而解矣。惟其性偏于热，似与水病之有热者不宜，故用生石膏以解其热。又其力虽云无微不至，究偏于上升，故又用滑石引之以下达膀胱，则其利水之效愈捷也。至用西药阿斯必林者，因患此证者，其肌肤为水锢闭，汗原不易发透，多用麻黄又恐其性热耗阴，阿斯必林善发汗，又善清热，故可用为麻黄之佐使，且其原质存于杨柳皮液中，原与中药并用无碍也。

若汗已透，肿虽见消，未能全愈者，宜专利其小便。而利小便之药，以鲜白茅根汤为最效，或与车前并用，则尤效。忆辛酉腊底，自奉还籍，有邻村学生毛德润，年二十，得水肿证，医治月余，病益剧，头面周身皆肿，腹如抱瓮，夜不能卧，依壁喘息，盖其腹之肿胀异常，无容息之地，其气几不能吸入，故作喘也。其脉六部细数，心中发热，小便不利，知其病久阴虚，不能化阳，致有此证。俾命人力剖冻地，取鲜茅根，每日用鲜茅根六两，切碎，和水三大碗，以小锅煎一沸，即移置炉旁，仍近炉眼，徐徐温之，待半点钟，再煎一沸，犹如前置炉旁，须臾茅根皆沉水底，可得清汤两大碗，为一日之量，徐徐当茶温饮之。再用生车前子数两，自炒至微熟，三指取一撮，细细嚼咽之，夜间睡醒时亦如此，嚼服一昼夜，约尽七八钱。如此二日，小便已利，其腹仍膨胀板硬。俾用大葱白三斤，切作丝，和醋炒至将熟，乘热裹以布，置脐上熨之。若凉，则仍置锅中，加醋少许炒热再熨。自晚间熨至临睡时止，一夜小便十余次，翌晨按其腹如常人矣。盖茅根如此煎法，取其新鲜凉润之性大能滋阴清热（久煎则无此效）。阴滋热清，小便自利。车前如此服法，取其如车轮之转输不已，力自加增。试观火车初行时甚迟，迨至行行不已，汽机之力加增无多，而其速率可加增数倍，自能悟其理也。若遇证之轻者，但用徐服车前子法亦可消肿，曾用之屡次奏功矣。

按：此证虽因病久阴虚，究非原来阴虚。若其人平素阴虚，以致小便不利，积成水肿者，宜每用熟地黄两半，与茅根同煎服。若恐两沸不能将地黄煎透，可先将地黄煮十余沸，再加茅根同煮。至车前子，仍宜少少嚼服，一日可服四五钱。

至于因凉成水臌者，其脉必细微迟弱，或心中觉凉，或大便泄泻。宜用花椒目六钱，炒熟捣烂，煎汤送服生硫黄细末五分。若服后不觉温暖，可品验加多，以服后移时微觉温暖为度。盖利小便之药多凉，二药乃性温能利小便者也。若脾胃虚损，不能运化水饮者，宜治以健脾降胃之品，而以利小便之药佐之。

总之，水臌之证，未有小便通利而成者。是以治此证者，当以利小便为要务。今特录素所治愈小便不利之案两则，以备治水证者之参观。

邻村刘叟，年六旬，先小便带血数日，忽小便不通，以手揉挤小腹，流血水少许，数次揉挤，疼痛不堪，求为诊治。其脉沉而有力。时当仲夏，覆厚被犹觉寒凉，知其实热郁于下焦，溺管因热而肿胀也。为疏方：

滑石　生杭芍各一两　知母　黄柏各八钱

煎一剂，小便通利。又加木通、海金沙各二钱，服两剂全愈。

又奉天省公署护兵石玉和，忽然小便不通，入西医院治之。西医治以引溺管，小便通出。有顷，小便复存蓄若干，西医又纳一橡皮管使久在其中，有溺即通出。乃初虽稍利，继则小便仍不能

出。西医辞不治,遂来院求为诊治。其脉弦、迟、细、弱,自言下焦疼甚,知其小便因凉而凝也。为疏方用:

党参　椒目　怀牛膝各五钱　乌附子　广条桂　当归各三钱　干姜　小茴香　没药　威灵仙　甘草各二钱

连服三剂,小便利而腹疼亦愈。遂停药,俾日用生硫黄钱许,分两次服下,以善其后。方中之义,党参、灵仙并用,可治气虚小便不利;椒目与桂、附、干姜并用,可治因寒小便不利;又佐以当归、牛膝、茴香、没药、甘草诸药,或润而滑之,或引而下之,或辛香以透窍,或温通以开瘀,或和中以止疼,众药相济为功,所以奏效甚速也。此与前案均系小便不通,而病因之凉热判若天渊,治之者能勿因证疏方哉!

又有因胞系了戾,致小便不通者。其证偶因呕吐咳逆,或侧卧欠伸,仍可通少许,俗名为转胞病。孕妇与产后及自高坠下者,间有此病。拙拟有升麻黄芪汤(方载三期二卷,系生箭芪五钱,当归四钱,升麻三钱,柴胡二钱),曾用之治愈数人,此升提胞系而使之转正也。

又华元化有通小便秘方,愚知之而未尝试用。后阅杭报,见时贤肖介青言用其方加升麻一钱,曾治愈其令妹二日一夜小便不通及陶姓男子一日夜小便不通,皆投之即效。方系:

人参　莲子心　车前子　王不留行各三钱　甘草一钱　肉桂三分　白果十二枚

按:方中白果,若以治咳嗽,可连皮捣烂用之,取其皮能敛肺也;若以利小便,宜去皮捣烂用之,取其滑而能降也。

至于气臌,多系脾有瘀滞所致。盖脾为后天之主,居中央以运四旁,其中原多回血管,以流通气化,若有瘀滞以阻其气化,腹中即生胀满,久则积为气臌,《内经》所谓诸湿肿满皆属脾也。拙拟有鸡胵汤(方载三期二卷,系生鸡内金、白术、生杭芍各四钱,柴胡、陈皮各钱半,生姜三钱),曾用之屡次奏效。方中之意用鸡内金以开脾之瘀；白术以助脾之运；柴胡、陈皮以升降脾气；白芍以利小便，防有蓄水；生姜以通窍络兼和营卫也。统论药性，原在不凉不热之间。然此证有偏凉者，则桂、附、干姜可以酌加；有偏热者，则芩、连、栀子可以酌加，若其脉证皆实，服药数剂不见愈者，可用所煎药汤送服黑丑头次所轧细末钱半，服后大便通行，病即稍愈。然须服原方数日，方用一次，连用恐伤气分。此水臌、气臌治法之大略也（第三期二卷载有治水臌、气臌诸方案宜参观）。

论血臌治法

水臌、气臌之外，又有所谓血臌者，其证较水臌、气臌尤为难治。然其证甚稀少，医者或临证数十年不一遇，即或遇之，亦止认为水臌、气臌，而不知为血臌。是以方书鲜有论此证者。诚以此证之肿胀形状，与水臌、气臌几无以辨，所可辨者，其周身之回血管紫纹外现耳。

血臌之由多因努力过甚，激动气血，或因暴怒动气，血随气升，以致血不归经，而又未即吐出泻出，遂留于脏腑，阻塞经络，周身之气化因之不通，三焦之水饮因之不行，所以血臌之证初起，多兼水与气也。迨至瘀血渐积渐满，周身之血管皆为瘀血充塞，其回血管肤浅易见，遂呈紫色，且由呈紫色之处，而细纹旁达，初则两三处，浸至遍身皆是紫纹。若于回血管紫色初见时，其身体犹可支持者，宜先用《金匮》下瘀血汤加野台参数钱下之。其腹中之瘀血下后，可再用药消其血管中之瘀血，而辅以利水理气之品。程功一月，庶可奏效。若至遍身回血管多现紫色，病候至此，其身体必羸弱已甚，即投以下瘀血汤，恐瘀血下后转不能支持，可用拙拟化瘀通经散（方在后论女子癥瘕治法篇中），再酌加三七末服之，或用利水理气之药煎汤送服，久之亦可奏效。若腹中瘀血已下，而周身之紫纹未消者，可用丹参、三七末各一钱，再用山楂四钱煎汤，冲红糖水送服，日两次，久自能消。

《金匮》下瘀血汤：大黄三两（当为今之九钱），桃仁三十个，䗪虫二十枚去足熬（炒也）。上三味末之，炼蜜和为四丸，以酒一升（约四两强）煮一丸，取八合顿服之，新血下如豚肝。

按：此方必先为丸而后作汤服者，是不但服药汁，实兼服药渣也。盖如此服法，能使药之力缓而且大，其腹中瘀久之血，可一服尽下。有用此方者，必按此服法方效。又杏仁之皮有毒，桃仁之皮无毒，其皮色红，活血之力尤大，此方桃仁似宜带皮生用。然果用带皮生桃仁时，须审辨其确为桃仁，勿令其以带皮之杏仁误充。至于䗪虫，药方中尤多差误，第二卷中前有䗪虫辨，细阅之自能辨䗪虫之真伪。

究之，病血臌者，其身体犹稍壮实，如法服药，原可治愈。若至身体羸弱者，即能将其瘀治净，而转有危险，此又不可不知。临证时务将此事言明，若病家恳求，再为治之未晚也。

论吐血、衄血之原因及治法

《内经·厥论篇》谓阳明厥逆衄呕血，此阳明指胃腑而言也。盖胃腑以熟腐水谷，传送饮食为职，其中气化，原以息息下行为顺。乃有时不下行而上逆，胃中之血亦恒随之上逆。其上逆之极，可将胃壁之膜排挤破裂，而成呕血之证，或循阳明之经络上行，而成衄血之证。是以《内经》谓阳明厥逆衄呕血也。由此知无论其证之或虚或实，或凉或热，治之者，皆当以降胃之品为主，而降胃之最有力者，莫赭石若也。故愚治吐衄之证，方中皆重用赭石，再细审其胃气不降之所以然，而各以相当之药品辅之。兹爰将所用之方，详列于后。

平胃寒降汤

治吐衄证，脉象洪滑重按甚实者，此因热而胃气不降也。

生赭石轧细，一两　瓜蒌仁炒捣，一两　生杭芍八钱　嫩竹茹

细末，三钱　牛蒡子捣碎，三钱　甘草钱半

此拙著第三期吐衄门中寒降汤，而略有加减也。服后血仍不止者，可加生地黄一两，三七细末三钱（分两次，用头煎、二煎之汤送服）。

吐衄之证，忌重用凉药及药炭强止其血。因吐衄之时，血不归经，遽止以凉药及药炭，则经络瘀塞，血止之后，转成血痹虚劳之证。是以方中加生地黄一两，即加三七之善止血兼善化瘀血者以辅之也。

健胃温降汤

治吐衄证，脉象虚濡迟弱，饮食停滞胃口，不能下行，此因凉而胃气不降也。

生赭石轧细，八钱　生怀山药六钱　白术炒，四钱　干姜三钱　清半夏温水淘净矾味，三钱　生杭芍二钱　厚朴钱半

此方亦载第三期吐衄门中，原名温降汤，兹则于其分量略有加减也。方中犹用芍药者，防肝中所寄之相火不受干姜之温热也。

吐衄之证因凉者极少，愚临证四十余年，仅遇两童子，一因凉致胃气不降吐血；一因凉致胃气不降衄血，皆用温降汤治愈，其详案皆载原方之后，可参观。

泻肝降胃汤

治吐衄证，左脉弦长有力，或肋下胀满作疼，或频作呃逆，此肝胆之气火上冲胃腑，致胃气不降而吐衄也。

生赭石捣细，八钱　生杭芍一两　生石决明捣细，六钱　瓜蒌仁炒捣，四钱　甘草四钱　龙胆草二钱　净青黛二钱

此方因病之原因在胆火肝气上冲，故重用芍药、石决明及龙胆、青黛诸药，以凉之、镇之。至甘草多用至四钱者，取其能缓肝

之急，兼以防诸寒凉之药伤脾胃也。

镇冲降胃汤

治吐衄证，右脉弦长有力，时觉有气起自下焦，上冲胃腑，饮食停滞不下，或频作呃逆，此冲气上冲，以致胃不降而吐衄也。

生赭石轧细，一两　生怀山药一两　生龙骨捣细，八钱　生牡蛎捣细，八钱　生杭芍三钱　广三七细末，二钱，分两次用头煎、二煎之汤送服　甘草二钱

方中龙骨、牡蛎，不但取其能敛冲，且又能镇肝，因冲气上冲之由，恒与肝气有关系也。

滋阴清降汤

治吐衄证，失血过多，阴分亏损，不能潜阳而作热，不能纳气而作喘，甚或冲气因虚上干，为呃逆、眩晕、咳嗽，心血因不能内荣，为怔忡、惊悸、不寐，脉象浮数重按无力者。

生赭石轧细，八钱　生怀山药一两　生地黄八钱　生龙骨捣细，六钱　生牡蛎捣细，六钱　生杭芍四钱　广三七细末，二钱，分两次，用头煎、二煎之汤送服　甘草二钱

此方即三期吐衄门中清降汤，加龙骨、牡蛎、地黄、三七也。原方所主之病，原与此方无异，而加此数味治此病尤有把握。此因临证既多，屡次用之皆验，故于原方有所增加也。

保元清降汤

治吐衄证，血脱气亦随脱，言语若不接续，动则作喘，脉象浮弦，重按无力者。

生赭石轧细，一两　野台参五钱　生地黄一两　生怀山药八钱　净萸肉八钱　生龙骨捣细，六钱　生杭芍四钱　广三七细末，三钱，分两次用头煎、二煎之汤送服

此方曾载于第三期吐衄门，而兹则略有加减也。

保元寒降汤

治吐衄证，血脱气亦随脱，喘促咳逆，心中烦热，其脉上盛下虚者。

生赭石轧细，一两　野台参五钱　生地黄一两　知母八钱　净萸肉八钱　生龙骨捣细，六钱　生牡蛎捣细，六钱　生杭芍四钱　广三七细末三钱，分两次，用头煎、二煎药汤送服

此方亦载于三期吐衄门中，而兹则略有变更也。至于第三期所载此二方之原方，非不可用，宜彼宜此之间，细为斟酌可也。

上所列诸方，用之与病因相当，大抵皆能奏效。然病机之呈露多端，病因即随之各异，临证既久，所治愈吐衄之验案，间有不用上列诸方者，今试举数案以明之。

奉天警务处长王连波君夫人，患吐血证，来院诊治。其脉微数，按之不实。其吐血之先，必连声咳嗽，剧时即继之以吐血。因思此证若先治愈其咳嗽，其吐血当自愈。遂用川贝八钱，煎取清汤四盅，调入生怀山药细末一两，煮作粥，分数次服之。一日连进二剂，咳嗽顿止。以后日进一剂，嗽愈吐血亦愈。隔旬日，夜中梦被人凌虐过甚，遂于梦中哭醒，病骤反复。因知其肝气必遏郁也，治以调肝、养肝兼镇肝之药，数剂无效，且夜中若作梦恼怒，其日吐血必剧。精思再四，恍悟平肝之药，以桂为最要，单用之则失于热；降胃之药，以大黄为最要，单用之则失于寒，若二药并用，则寒热相济，性归和平，降胃平肝，兼顾无遗，必能奏效。遂用大黄、肉桂细末各一钱和匀，更用生赭石细末八钱煎汤送服，从此吐血遂愈，恶梦亦不复作矣。

继又有济南金姓少年，寓居奉天，其人身体强壮，骤得吐血证，其脉左右皆有力。遂变通上用之方，用生赭石细末六钱，与大黄、肉桂细末各一钱和匀，开水送服，其病立愈。后因用此方屡次

见效，遂将此方登于三期《衷中参西录》，名之为秘红丹。至身形不甚壮实者，仍如前方服为妥。

又治沧州城东路庄子马氏妇，咳血三年不愈，即延医治愈，旋又反复。后愚诊视，其夜间多汗，遂先用生龙骨、生牡蛎、净萸肉各一两，以止其汗。连服两剂，汗止而咳血亦愈，自此永不反复。继有表弟张印权出外新归，言患吐血证，初则旬日或浃辰吐血数口，浸至每日必吐，屡治无效。其脉近和平，微有芤象。亦治以此方，三剂全愈。后将此方传于同邑医友赵景山、张康亭，皆以之治愈咳血、吐血之久不愈者。后又将其方煎汤送服三七细末二钱，则奏效尤捷。因名其方为补络补管汤，登于第三期吐衄门中。盖咳血者，多因肺中络破；吐血者，多因胃中血管破，其破裂之处，若久不愈，咳血、吐血之证亦必不愈。龙骨、牡蛎、萸肉皆善敛补其破裂之处，三七又善化瘀生新，使其破裂之处速愈，是以愈后不再反复也。若服药后血仍不止者，可加生赭石细末五六钱，同煎服。

又治旧沧州北关赵姓，年过四旬，患吐血证，从前治愈，屡次反复，已历三年，有一年重于一年之势。其脉濡而迟，气息虚，常觉呼气不能上达，且少腹间时觉有气下堕，此胸中宗气（亦名大气）下陷也。《内经》谓宗气积于胸中，以贯心脉而行呼吸，是宗气不但能统摄气分，并能主宰血分，因其下陷，则血分失其统摄，所以妄行也。遂投以拙拟升陷汤（方在三期四卷，系生箭芪六钱，知母四钱，桔梗、柴胡各钱半，升麻一钱），加生龙骨、生牡蛎各六钱。服两剂后，气息即顺，少腹亦不下堕。遂将升麻减去，加生怀山药一两，又服数剂，其吐血证自此除根。

按：吐衄证最忌黄芪、升、柴、桔梗诸药，恐其能助气上升血亦随之上升也。因确知病系宗气下陷，是以敢放胆用之，然必佐以龙骨、牡蛎，以固血之本源，始无血随气升之虞也。

吐衄之证，因宗气下陷者极少，愚临证四十余年，仅遇赵姓一人，再四斟酌，投以升陷汤加龙骨、牡蛎治愈，然此方实不可轻试也。近津沽有南门外张姓，年过三旬，患吐血证，医者方中有柴胡二钱，服后遂大吐不止。仓猝迎愚诊视，其脉弦长有力，心中发热，知系胃气因热不降也。所携药囊中，有生赭石细末约两余，俾急用水送服强半。候约十二分钟，觉心中和平，又送服其余，其吐顿止。继用平胃寒降汤调之全愈。是知同一吐血证也，有时用柴胡而愈，有时用柴胡几至误人性命，审证时岂可不细心哉！

至于妇女倒经之证，每至行经之期，其血不下行而上逆作吐衄者，宜治以四物汤去川芎，加怀牛膝、生赭石细末，先期连服数剂可愈。然其证亦间有因气陷者，临证时又宜细察。曾治一室女吐血，及一少妇衄血，皆系倒行经证，其脉皆微弱无力，气短不足以息，少腹时有气下堕，皆治以他止血之药不效，后再三斟酌，皆投以升陷汤，先期连服，数日全愈。总之，吐衄之证，大抵皆因热而气逆，其因凉气逆者极少，即兼冲气肝气冲逆，亦皆挟热，若至因气下陷致吐衄者，不过千中之一二耳。

又天津北宁路材料科委员赵一清，年近三旬，病吐血，经医治愈，而饮食之间若稍食硬物，或所食过饱，病即反复。诊其六脉和平，重按似有不足。知其脾胃消化弱，其胃中出血之处，所生肌肉犹未复原，是以被食物撑挤，因伤其处而复出血也。斯当健其脾胃，补其伤处，吐血之病庶可除根。为疏方用：

生山药　赤石脂各八钱　煅龙骨　煅牡蛎　净萸肉各五钱　白术　生明没药各三钱　天花粉　甘草各二钱

按此方加减，服之旬余，病遂除根。

按：此方中重用石脂者，因治吐衄病凡其大便不实者，可用之以代赭石降胃。盖赭石能降胃而兼能通大便，赤石脂亦能降胃而转能固大便，且其性善保护肠胃之膜，而有生肌之效，使胃膜因出血而伤者可速愈也。此物原是陶土，宜兴茶壶即用此烧成，津沽药房恒将石脂研细，水和捏作小饼，煤火煅之，是将陶土变为陶瓦矣，尚可以入药乎？是以愚在天津，每用石脂，必开明生赤石脂，夫石脂亦分生熟,如此开方,实足贻笑于大雅也。

或问:吐血、衄血二证,方书多分治。吐血显然出于胃,为胃气逆上无疑。今遵《内经》阳明厥逆衄呕血一语,二证皆统同论之,所用之方无少差别,《内经》之言果信而有征乎?答曰:愚生平研究医学,必有确实征验,然后笔之于书,即对于《内经》亦未敢轻信。犹忆少年时,在外祖家,有表兄刘庆甫,年弱冠,时患衄血证。始则数日一衄,继则每日必衄,百药不效。适其比邻有少年病劳瘵者,常与同坐闲话。一日正在衄血之际,忽闻哭声,知劳瘵者已死,陡然惊惧寒战,其衄顿止,从此下再反复。夫恐则气下,《本经》原有明文,其理实为人所共知。因惊惧气下而衄止,其衄血之时,因气逆可知矣。盖吐血与衄血病状不同而其病因则同也,治之者何事过为区别乎?

或问:方书治吐衄之方甚多,今详论吐衄治法,皆系自拟,岂治吐衄成方皆无可取乎?答曰:非也。《金匮》治吐衄有泻心汤,其方以大黄为主,直入阳明,以降胃气;佐以黄芩,以清肺金之热,俾其清肃之气行,以助阳明之降力;黄连以清心火之热,俾其亢阳默化潜伏,以保少阴之真液,是泻之适所以补之也,凡因热气逆吐衄者,至极危险之时用之,皆可立止,血止以后,然后细审其病因,徐为调补未晚也。然因方中重用大黄,吐衄者皆不敢轻服,则良方竟见埋没矣。不知大黄与黄连并用,但能降胃,不能通肠,虽吐衄至身形极虚,服后断无泄泻下脱之弊,乃素遇吐衄证,曾开此方两次,病家皆不敢服,遂不得已另拟平胃寒降汤代之,此所以委曲以行其救人之术也。

又《金匮》有柏叶汤方,为治因寒气逆以致吐血者之良方也。故其方中用干姜、艾叶以暖胃,用马通汁以降胃,然又虑姜、艾之辛热,宜于脾胃,不宜于肝胆,恐服药之后,肝胆所寄之相火妄动,故又用柏叶之善于镇肝且善于凉肝者(柏树之杪向西北,得金水之气,故善镇肝凉肝)以辅之。此所谓有节制之师,先自立于不败之地，而后能克敌致胜也。至后世薛立斋谓，因寒吐血者，宜治以理中汤加当归，但知暖胃，不知降胃，并不知镇肝凉肝，其方远逊于柏叶汤矣。然此时富贵之家喜服西药，恒讥中药为不洁，若杂以马通汁，将益嫌其不洁矣，是以愚另拟健胃温降汤以代之也。

近时医者治吐衄，喜用济生犀角地黄汤。然其方原治伤寒胃火热盛以致吐血、衄血之方，无外感而吐衄者用之，未免失于寒凉，其血若因寒凉而骤止，转成血痹虚劳之病。至愚治寒温吐衄者，亦偶用其方，然必以其方煎汤送服三七细末二钱，始不至血瘀为恙。若其脉左右皆洪实者，又宜加羚羊角二钱，以泻肝胆之热，则血始能止。惟二角近时其价甚昂，伪者颇多，且其价又日贵一日，实非普济群生之方也。

至葛可久之十灰散，经陈修园为之疏解，治吐衄者亦多用之。夫以药炭止血，原为吐衄者所甚忌，犹幸其杂有大黄炭（方下注灰存性即是炭），其降胃开瘀之力犹存，为差强人意耳。其方遇吐衄之轻者，或亦能奏效，而愚于其方，实未尝一用也。至于治吐衄便方，有用其吐衄之血煅作炭服者，有用发髲（即剃下之短发）煅作炭服者，此二种炭皆有化瘀生新之力而善止血，胜于诸药之炭但能止血而不能化瘀血以生新血者远矣。

又方书有谓血脱者，当先益其气，宜治以独参汤。然血脱须有分别，若其血自二便下脱，其脉且微弱无力者，独参汤原可用；若血因吐衄而脱者，纵脉象微弱，亦不宜用。夫人身之阴阳原相维系，即人身之气血相维系也。吐衄血者，因阴血亏损维系无力，原有孤阳浮越之虞，而复用独参汤以助其浮越，不但其气易上奔（喻嘉言谓，气虚欲脱者，但服人参，转令气高不返），血亦将随之上奔而复吐衄矣。是拙拟治吐衄方中，凡用参者，必重用赭石辅之，使其力下达也。

寻常服食之物，亦有善止血者，鲜藕汁、鲜莱菔汁是也。曾见有吐衄不止者，用鲜藕自然汁一大盅温饮之（勿令熟），或鲜莱菔自然汁一大盅温饮之，或二汁并饮之，皆可奏效。

有堂兄赞宸，年五旬，得吐血证，延医治不效，脉象滑动，按之不实。时愚年少，不敢轻于疏方，遂用鲜藕、鲜白茅根四两，切碎，煎汤两大碗，徐徐当茶饮之，数日全愈。自言未饮此汤时，心若虚悬无着，既饮之后，若以手按心还其本位，何其神妙如是哉！隔数日，又有邻村刘姓少年患吐血证，其脉象有力，心中发热，遂用前方，又加鲜小蓟根四两，如前煮汤饮之亦愈。因名前方为二鲜饮，后方为三鲜饮，皆登于三期吐衄门中。

按：小蓟名刺蓟，俗名刺尔菜，一名青青菜，嫩时可以作羹，其叶长，微有绒毛，叶边多刺，茎高尺许，开花紫而微蓝，状若小绒球，津沽药房皆以之为大蓟，实属差误。至大蓟，盐邑药房中所鬻者，在本地名曲曲菜，状若蒲公英而叶微绉，嫩时可生啖，味微苦，茎高于小蓟数倍，开黄花，亦如蒲公英。津沽药房转以此为小蓟，即以形象较之，亦可知其差误。曾采其鲜者用之治吐衄，亦有效，然不如小蓟之效验异常耳。后游汉皋，见有状类小蓟而其茎、叶、花皆大于小蓟一倍，疑此系真大蓟，未暇采用。后门生高如璧，在丹徒亦曾见此，采其鲜者以治吐衄极效，向愚述之，亦疑是真大蓟。则叶如蒲公英而微绉者，非大蓟矣。然此实犹在悬揣未定之中，今登诸报端，深望医界博物君子能辨别大蓟之真伪者，详为指示也。

又按：凡大、小蓟须皆用鲜者，若取其自然汁代开水饮之更佳。至药房中之干者，用之实无甚效验。

近在津沽治吐衄，又恒有中西药并用之时。因各大工厂中皆有专医，若外医开方煎服汤药不便，恒予以生赭石细末一两，均分作三包，又用醋酸铅十分瓦之二，分加于三包之中，为一日之量，每服一包，开水送下。若脉象有力，心中发热者，又恒于每包之中加芒硝六七分，以泻心经之热。连服两三日，大抵皆能治愈。

至于咳血之证，上所录医案中间或连带论及，实非专为咳血发也。因咳血原出于肺，其详细治法皆载于前第三卷肺病门中，兹不赘。

论治吐血、衄血不可但用凉药及药炭强止其血

尝思治吐血、衄血者，止其吐衄非难，止其吐衄而不使转生他病是为难耳。盖凡吐衄之证，无论其为虚、为实、为凉(此证间有凉者)、为热，约皆胃气上逆(《内经》谓阳明厥逆衄呕血)，或胃气上逆更兼冲气上冲，以致血不归经，由吐衄而出也。治之者，或以为血热妄行，而投以极凉之品；或以为黑能胜红，而投以药炒之炭。如此治法，原不难随手奏效，使血立止。迨血止之后，初则有似发闷，继则饮食减少，继则发热劳嗽。此无他，当其胃气上逆，冲气上冲之时，排挤其血离经妄行，其上焦、中焦血管尽为血液充塞，而骤以凉药及药炭止之，则血管充塞之血强半凝结其中，而不能流通，此所以血止之后，始则发闷减食，继则发热劳嗽也。此时若遇明医理者，知其为血痹虚劳，而急投以《金匮》血痹虚劳门之大黄䗪虫丸，或陈大夫所传仲景之百劳丸，以消除瘀血为主，而以补助气血之药辅之，可救十中之六七。然治此等证而能如此用药者，生平实不多见也。至见其发闷而投以理气之药，见其食少而投以健胃之药，见其发劳嗽而投以滋阴补肺之药，如此治法百中实难愈一矣。而溯厥由来，何莫非但知用凉药及用药炭者阶之厉也。然凉药亦非不可用也，试观仲景泻心汤，为治吐血、衄血之主方，用黄连、黄芩以清热，而必倍用大黄(原方芩、连各一两，大黄二两)以降胃破血，则上焦、中焦血管之血不受排挤，不患凝结，是以芩、连虽凉可用也。至于药炭亦有可用者，如葛可久之十灰散，其中亦有大黄，且又烧之存性，不至过烧为灰，止血之中，仍寓降胃破血之意也，其差强人意耳。愚临证四十余年，泻心汤固常用之，而于十灰散实未尝一用也。然尝仿十灰散之意，独用血余煅之存性(将剃下短发洗净，锅炒至融化，晾冷轧细，过罗用之，《本经》发髲即靠头皮之发)，用之以治吐衄，既善止血，又能化瘀血、生新血，

胜于十灰散远矣。

至《金匮》之方，原宜遵用，亦不妨遵古方之义而为之变通。如泻心汤方，若畏大黄之力稍猛，可去大黄，加三七以化瘀血、赭石以降胃镇冲。曾拟方用黄芩、黄连各三钱，赭石六钱，煎汤送服三七细末二钱。若不用黄连，而用瓜蒌仁六钱代之更佳。盖黄连有涩性，终不若蒌仁能开荡胸膈、清热降胃，即以引血下行也。至欲用大黄䗪虫丸，而畏水蛭、干漆之性甚烈，可仿其意，用生怀山药二两，山楂一两，煎汤四茶杯，调以蔗糖，令其适口，为一日之量，每饮一杯，送服生鸡内金末一钱，既补其虚，又化其瘀，且可以之当茶，久服自见功效。

或问：济生犀角地黄汤，今之治吐衄者，奉为不祧之良方，其方原纯系凉药，将毋亦不可用乎？答曰：犀角地黄汤，原治伤寒、温病热入阳明之府，其胃气因热上逆，血亦随之上逆，不得不重用凉药以清胃腑之热，此治外感中吐衄之方，非治内伤吐衄之方也。然犀角之性原能降胃，地黄之性亦能逐痹（《本经》谓：逐血痹，然必生地黄作丸药服之能有斯效，煎汤服则力减，若制为熟地黄则逐痹之力全无），若吐衄之证胃腑有实热者，亦不妨暂用。迨血止之后，又宜急服活血化瘀之药数剂，以善其后。至愚用此方，则仿陶节庵加当归、红花之意，将药煎汤送服三七细末二钱。究之凉药非不可用，然不可但用凉药，而不知所以驾驭之耳。上所论吐衄治法，不过其约略耳。至于咳血治法，又与此不同，三期第二卷论吐血、衄血、咳血治法甚详，宜参观。

论吐血、衄血证间有因寒者

《内经·厥论篇》谓阳明厥逆衄呕血。所谓阳明者，指胃腑而言也，所谓厥逆者，指胃腑之所上行而言也。盖胃以消化饮食，传送下行为职，是以胃气以息息下行为顺。设或上行则为厥逆，胃气厥逆，可至衄血、呕血，因血随胃气上行也。然胃气厥逆因热者固多,因寒者亦间有之。岁在壬寅,曾训蒙于邑之北境刘仁村,愚之外祖家也。有学生刘玉良者,年十三岁,一日之间衄血四次。诊其脉甚和平,询其心中不觉凉热。因思吐衄之证热者居多,且以童子少阳之体,时又当夏令,遂略用清凉止血之品,衄益甚,脉象亦现微弱,知其胃气因寒不降,转迫血上逆而为衄也。投以拙拟温降汤,方见前论吐血、衄血治法中,一剂即愈。隔数日又有他校学生,年十四岁,吐血数日不愈,其吐之时,多由于咳嗽。诊其脉,甚迟濡,右关尤甚。疑其脾胃虚寒,不能运化饮食,询之果然。盖吐血之证多由于胃气不降。饮食不能运化,胃气即不能下降。咳嗽之证,多由于痰饮入肺。饮食迟于运化,又必多生痰饮,因痰饮而生咳嗽,因咳嗽而气之不降者更转而上逆,此吐血之所由来也,亦投以温降汤,一剂血止,接服数剂,饮食运化,咳嗽亦愈。

近在沈阳医学研究会论及此事,会友李进修谓,从前小东关有老医徐敬亭者,曾用理中汤治愈历久不愈之吐血证,是吐血诚有因寒者之明征也。然徐君但用理中汤以暖胃补胃,而不知用赭石、半夏佐之以降胃气,是处方犹未尽善也。特是药房制药,多不如法,虽清半夏中亦有矾,以治吐衄及呕吐,必须将矾味用微温之水淘净。淘时,必于方中原定之分量外多加数钱,以补其淘去矾味所减之分量及药力。

又薛立斋原有血因寒而吐者,治用理中汤加当归之说。特其因寒致吐血之理,未尝说明,是以后世间有驳其说者,由斯知著医书者宜将病之原因仔细发透,俾读其书者易于会悟,不至生疑为善。

证在疑是之间,即名医亦未必审证无差,至疏方投之仍无甚闪失者,实赖方中用意周密、佐伍得宜也。如此因寒吐衄之证,若果审证不差,上列三方服之皆可奏效。若或审证有误,服拙拟之温降汤方,虽不能愈,吐衄犹或不至加剧。若服彼二方,即难免于危险矣。愚非自矜制方之善,因此事于行医之道甚有关系,则疏方之始不得不审思熟虑也。

不惟吐衄之证有因寒者，即便血之证亦有因寒者，特其证皆不多见耳。邻村高边务高某，年四十余，小便下血久不愈，其脉微细而迟，身体虚弱，恶寒，饮食减少。知其脾胃虚寒，中气下陷，黄坤载所谓：“血之亡于便溺者，太阴不升也。”为疏方：

干姜　于术各四钱　生山药　熟地黄各六钱　乌附子　炙甘草各三钱

煎服一剂血即见少，连服十余剂全愈。此方中不用肉桂者，恐其动血分也。

论冲气上冲之病因病状病脉及治法

冲气上冲之病甚多，而医者识其病者甚少，即或能识此病，亦多不能洞悉其病因，而施以相当之治法也。冲者，奇经八脉之一，其脉在胞室之两旁，与任脉相连，为肾脏之辅弼，气化相通，是以肾虚之人，冲气多不能收敛，而有上冲之弊。况冲脉之上系原隶阳明胃腑，因冲气上冲，胃腑之气亦失其息息下行之常（胃气以息息下行为常），或亦转而上逆，阻塞饮食，不能下行，多化痰涎，因腹中膨闷、哕气、呃逆连连不止，甚则两肋疼胀、头目眩晕。其脉则弦硬而长，乃肝脉之现象也。盖冲气上冲之证，固由于肾脏之虚，亦多由肝气恣横。素性多怒之人，其肝气之暴发，更助冲胃之气上逆，故脉之现象如此也。治此证者，宜以敛冲、镇冲为主，而以降胃平肝之药佐之。其脉象数而觉热者，宜再辅以滋阴退热之品。愚生平治愈此证已不胜纪，近在沧州连治愈数人，爰将治愈之案详列于下，以备参观。

沧州中学学生安瑰奇，年十八九，胸胁满闷，饮食减少，时作哕逆，腹中漉漉有声，盖气冲痰涎作响也。大便干燥，脉象弦长有力。为疏方用：

生龙骨　牡蛎　代赭石各八钱　生山药　生芡实各六钱　半夏　生杭芍各四钱　芒硝　苏子各二钱　厚朴　甘草各钱半

一剂后，脉即柔和。按方略有加减，数剂全愈。陈修园谓龙骨、牡蛎为治痰之神品，然泛用之多不见效，惟以治此证之痰，则效验非常。因此等痰涎，原因冲气上冲而生，龙骨、牡蛎能镇敛冲气，自能引导痰涎下行也。盖修园原谓其能导引逆上之火、泛滥之水下归其宅，故能治痰。夫火逆上、水泛滥，其中原有冲气上冲也。

又天津南马厂所住陆军营长赵松如，因有冲气上冲病，来沧求为诊治。自言患此病已三年，百方调治，毫无效验。其病脉情状大略与前案同，惟无痰声漉漉，而尺脉稍弱。遂于前方去芒硝，加柏子仁、枸杞子各五钱。连服数剂全愈。又治沧州南关一叟，年七十四岁，性浮躁，因常常忿怒，致冲气上冲，剧时觉有气自下上冲杜塞咽喉，有危在顷刻之势，其脉左右皆弦硬异常。为其年高，遂于前第二方中加野台参三钱。一剂见轻，又服一剂，冲气遂不上冲，又服数剂以善其后。为治此证多用第二方加减，因名为降胃镇冲汤。

论火不归原治法

方书谓下焦之火生于命门，名为阴分之火，又谓之龙雷之火，实肤浅之论也。下焦之火为先天之元阳，生于气海之元气。盖就其能撑持全身论，则为元气；就其能温暖全身论，则为元阳。此气海之元阳，为人生之本源，无论阴分、阳分之火，皆于此肇基。气海之形，如倒悬鸡冠花，纯系脂膜护绕抟结而成。其脂膜旁出一条，与脊骨自下数第七节相连；夹其七节两旁，各有一穴，《内经》谓七节之旁中有小心也。而气海之元阳由此透入脊中，因元阳为生命之本，故于元阳透脊之处谓之命门。由斯观之，命门之实用，不过为气海司管钥之职，下焦之火，仍当属于气海之元阳。论下焦之火上窜不归原，亦气海元阳之浮越也。然其病浑名火不归原，其病因原有数端，治法各有所宜，爰详细胪列于下，以质诸医界同人。

有气海元气虚损，不能固摄下焦气化，致元阳因之浮越者。

其脉尺弱寸强，浮大无根。其为病，或头目眩晕，或面红耳热，或心热怔忡，或气粗息贲。宜治以净萸肉、生山药各一两，人参、玄参、代赭石、生龙骨、生牡蛎各五钱。心中发热者，酌加生地黄、天冬各数钱。补而敛之，镇而安之，元阳自归其宅也。方中用赭石者，因人参虽饶有温补之性，而力多上行，与赭石并用，则力专下注，且赭石重坠之性，又善佐龙骨、牡蛎以潜阳也。

有下焦真阴虚损，元阳无所系恋而浮越者，其脉象多弦数，或重按无力，其证时作灼热，或口苦舌干，或喘嗽连连。宜用生山药、熟地黄各一两，玄参、生龙骨、生牡蛎、生龟板、甘枸杞各五钱，生杭芍三钱，生鸡内金、甘草各钱半。此所谓壮水之主，以制阳光也。

若其下焦阴分既虚，而阳分亦微有不足者，其人上焦常热，下焦间有觉凉之时，宜治以《金匮》崔氏八味丸，以生地易熟地（原方干地黄即是药房中生地），更宜将茯苓、泽泻分量减三分之二，将丸剂一料，分作汤药八剂服之。

有气海元阳大虚，其下焦又积有沉寒锢冷，逼迫元阳如火之将灭，而其焰转上窜者。其脉弦、迟、细、弱，或两寸浮分似有力。其证为心中烦躁不安，上焦时作灼热，而其下焦转觉凉甚，或常作泄泻。宜用乌附子、人参、生山药各五钱，净萸肉、胡桃肉各四钱，赭石、生杭芍、怀牛膝各三钱，云苓片、甘草各钱半。泄泻者宜去赭石。此方书所谓引火归原之法也。方中用芍药者，非以解上焦之热，以其与参、附并用，大能收敛元阳，下归其宅。然引火归原之法，非可概用于火不归原之证，必遇此等证与脉，然后可用引火归原之法，又必须将药晾至微温，然后服之，方与上焦之燥热无碍。

有因冲气上冲兼胃气上逆，致气海元阳随之浮越者。其脉多弦长有力，右部尤甚，李士材《脉诀歌括》所谓直上直下也。其证觉胸中满闷烦热，时作呃逆，多吐痰涎，剧者觉痰火与上冲之气杜塞咽喉，几不能息。宜治以拙拟降胃镇冲汤（在前论冲气上冲治法中），俾冲胃之气下降，而诸病自愈矣。

有因用心过度，心中生热，牵动少阳相火(即胆肝中所寄之相火)，上越且外越者。其脉寸关皆有力，多兼滑象，或脉搏略数。其为病，心中烦躁不安，多生疑惑，或多忿怒，或觉热起肋下，散于周身。治用生怀山药细末六七钱，煮作粥，晨间送服芒硝三钱，晚送服西药臭剥两瓦。盖芒硝咸寒，为心经对宫之药，善解心经之热，以开心下热痰(此证心下多有热痰)；臭剥性亦咸寒，能解心经之热，又善制相火妄动；至送以山药粥者，因咸寒之药与脾胃不宜，且能耗人津液，而山药则善于养脾胃、滋津液，用之送服硝、剥，取其相济以成功，犹《金匮》之硝石矾石散送以大麦粥也。

有因心、肺、脾、胃之阳甚虚，致寒饮停于中焦，且溢于膈上，逼迫心、肺、脾、胃之阳上越兼外越者。其脉多弦、迟、细、弱，六部皆然，又间有浮大而软，按之豁然者。其现证或目眩耳聋，或周身发热，或觉短气，或咳喘，或心中发热，思食鲜果，而食后转觉心中胀满病加剧者，宜用拙拟理饮汤(方见本卷首篇中)。服数剂后，心中不觉热、转觉凉者，去芍药。或觉气不足者，加生箭芪三钱。

按：此证如此治法，即方书所谓用温燥健补脾胃之药可以制伏相火；不知其所伏者非相火，实系温燥之药能扫除寒饮，而心、肺、脾、胃之阳自安其宅也。

上所列火不归原之证，其病原虽不同，而皆系内伤。至外感之证，亦有火不归原者，伤寒、温病中之戴阳证是也。其证之现状，面赤，气粗，烦躁不安，脉象虽大，按之无力，又多寸盛尺虚。此乃下焦虚寒孤阳上越之危候，颇类寒温中阴极似阳证。然阴极似阳，乃内外异致；戴阳证乃上下异致也。宜用《伤寒论》通脉四逆汤，加葱、加人参治之(原方原谓面赤者加葱，面赤即戴阳证)。

特是戴阳之证不一，使果若少阴脉之沉细，或其脉非沉细而按之指下豁然毫无根柢，且至数不数者，方可用通脉四逆汤方。若脉沉细而数或浮大而数者，其方即断不可用。曾治表兄王端亭，年四十余，身形素虚，伤寒四五日间，延为诊视。其脉关前洪滑，两尺无力。为开拙拟仙露汤（方载三期六卷，系生石膏三两，玄参一两，连翘三钱，粳米五钱），因其尺弱，嘱其将药徐徐饮下，一次只温饮一大口，防其寒凉侵下焦也。病家忽愚所嘱，竟顿饮之，遂致滑泻数次，多带冷沫，上焦益觉烦躁，鼻如烟熏，面如火炙，其关前脉大于从前一倍，数至七至。知其已成戴阳之证，急用野台参一两，煎汤八分茶盅，兑童便半盅（须用五岁以上童子便），将药碗置凉水盆中，候冷顿饮之。又急用知母、玄参、生地各一两，煎汤一大碗候用。自服参后，屡诊其脉。过半点钟，脉象渐渐收敛，脉搏似又加数，遂急用候服之药炖极热，徐徐饮下，一次只饮药一口，阅两点钟尽剂，周身微汗而愈。

按：此证上焦原有燥热，因初次凉药顿服，透过病所，直达下焦，上焦燥热仍留。迨下焦滑泻，元阳上浮，益助上焦之热，现种种热象，脉数七至。此时不但姜、附分毫不敢用，即单用人参，上焦之燥热亦必格拒不受，故以童便之性下趋者佐之，又复将药候至极凉顿服下，有如兵家掩旗息鼓、衷甲衔枚、暗度乱境一般。迨迟之有倾，脉象收敛，至数加数，是下焦得参温补之力而元阳收回，其上焦因参反激之力而燥热益增也。故又急用大凉、大润之药，乘热徐徐饮之，以清上焦之燥热，而不使其寒凉之性复侵下焦。此于万难用药之际，仍欲用药息息吻合，实亦费尽踌躇矣。上所列火不归原之治法共七则，已略举其大凡矣。

虚劳温病皆忌橘红说

半夏、橘红皆为利痰之药，然宜于湿寒之痰，不宜于燥热之痰，至阴虚生热有痰，外感温热有痰，尤所当忌。究之伍药得宜，半夏或犹可用，是以《伤寒论》竹叶石膏汤、《金匮》麦门冬汤皆用之。至橘红则无论伍以何药，皆不宜用。试略举数案于下以明之。

本邑于姓媪，劳热喘嗽，医治数月，病益加剧，不能起床，脉搏近七至，心中热而且干，喘嗽连连，势极危险。所服之方，积三十余纸，曾经六七医生之手，而方中皆有橘红，其余若玄参、沙参、枸杞、天冬、贝母、牛蒡、生熟地黄诸药，大致皆对证，而其心中若是之热而干者，显系橘红之弊也。愚投以生怀山药一两，玄参、沙参、枸杞、龙眼肉、熟地黄各五钱，川贝、甘草各二钱，生鸡内金钱半。煎服一剂，即不觉干。即其方略为加减，又服十余剂全愈。

又治奉天商业学校校长李葆平，得风温证，发热，头疼，咳嗽。延医服药一剂，头疼益剧，热嗽亦不少减。其脉浮洪而长，知其阳明经府皆热也。视所服方，有薄荷、连翘诸药以解表，知母、玄参诸药以清里，而杂以橘红三钱，诸药之功尽为橘红所掩矣。为即原方去橘红，加生石膏一两，一剂而愈。

又治沧州益盛铁工厂翻沙工人孙连瑞肺脏受风，咳嗽吐痰。医者投以散风利痰之剂，中有毛橘红二钱，服后即大口吐血，咳嗽益甚。其脉浮而微数，右部寸关皆有力。投以《伤寒论》麻杏甘石汤，方中生石膏用一两，麻黄用一钱，煎汤送服旱三七细末二钱，一剂血止。又去三七，加丹参三钱，再服一剂，痰嗽亦愈。方中加丹参者，恐其经络中留有瘀血，酿成异日虚劳之证，故加丹参以化之。

统观以上三案，橘红为虚劳温病之禁药，不彰彰可考哉！而医者习惯用之，既不能研究其性于平素，至用之病势增进，仍不知为误用橘红所致，不将梦梦终身哉？喻南昌曰："彼病未除，我心先瘁。"是诚仁人之言，凡我医界同人，倘其不惜脑力心血，以精研药性于居恒，更审机察变于临证，救人之命即以造己之福，岂不美哉！

论治疔宜重用大黄

疮疡以疔毒为最紧要，因其毒发于脏腑，非仅在于经络。其脉多见沉紧。紧者毒也，紧在沉部，其毒在内可知也。至其重者，发于鸠尾穴处，名为半日疔，言半日之间即有关于人性命也。若系此种疔毒，当于未发现之前，其人或心中怔忡，或鸠尾处隐隐作疼，或其处若发炎热，似有漫肿形迹，其脉象见沉紧者，即宜预防鸠尾穴处生疔，而投以大剂解毒清血之品。其大便实者，用大黄杂于解毒药中下之，其疔即可暗消于无形。此等疔毒，若待其发出始为疔治，恒有不及治者矣。

至若他处生疔，原不必如此预防，而用他药治之不效者，亦宜重用大黄降下其毒。忆愚少时，见同里患疔者二人，一起于脑后，二日死；一起于手三里穴，三日死。彼时愚已为人疏方治病，而声名未孚于乡里，病家以为年少无阅历，不相延也。后愚堂侄女于口角生疔，疼痛异常，心中忙乱。投以清热解毒药不效，脉象沉紧，大便三日未行。恍悟寒温之证，若脉象沉洪者，可用药下之，以其热在里也。今脉象沉紧，夫紧为有毒（非若伤寒之紧脉为寒也），紧而且沉，其毒在里可知。律以寒温脉之沉洪者可下其热，则疔毒脉之沉紧者当亦可下其毒也，况其大便三日未行乎？遂为疏方：

大黄　天花粉各一两　皂刺四钱　穿山甲　乳香　没药皆不去油，各三钱　薄荷叶一钱　全蜈蚣三大条

煎服一剂，大便通下，疼减心安。遂去大黄，又服一剂全愈。

按：用大黄通其大便，不必其大便多日未行，凡脉象沉紧，其大便不滑泻者皆可用。若身体弱者，大黄可以斟酌少用。愚用此方救人多矣，因用之屡建奇效，遂名之为大黄扫毒汤。

友人朱钵文传一治疔方，大黄、甘草各一两，生牡蛎六钱，瓜蒌仁四十粒捣碎，疔在上者川芎三钱作引，在两臂者桂枝尖三钱作引，在下者怀牛膝三钱作引，煎服立愈。身壮实者，大黄可斟酌多用。此亦重用大黄，是以奏效甚捷也。

又第一卷答陈董尘书篇中有刺疔法，宜参观。

论治癞

癞之为证，方书罕载。愚初亦以为犹若疥癣不必注意也。自戊午来奉天，诊病于立达医院，遇癞证之剧者若干，有患证数年，费药资甚巨，不能治愈者，经愚手皆服药数剂全愈。后有锦州县署传达处戎宝亭患此证，在其本地服药无效，来奉求为诊治，服药六剂即愈。隔三年，其证陡然反复。先起自面上，状若顽癣，搔破则流黄水，其未破之处，皮肤片片脱落，奇痒难熬，歌哭万状。在其本处服药十余日，分毫无效，复来奉求为诊治。其脉象洪实，自言心中烦躁异常，夜间尤甚，肤愈痒而心愈躁，彻夜不眠，若再不愈，实难支持，遂为疏方用：

蛇退四条　蝉退　僵蚕　全蝎　甘草各二钱　黄连　防风各三钱　天花粉六钱　大枫子十二粒，连皮捣碎

为其脉洪心躁，又为加生石膏细末两半。煎汤两茶盅，分两次温饮下，连服三剂，面上流黄水处皆结痂，其有旧结之痂皆脱落，瘙痒、烦躁皆愈强半，脉之洪实亦减半。遂去石膏，加龙胆草三钱。服一剂，从前周身之似有似无者，其癞亦皆发出作瘙痒。仍按原方连服数剂全愈，愈后病人心甚感激。夫先贤伯牛之疾，自古先儒传说谓是癞病，素尝疑之，今乃知癞之为病，诚与性命有关也。至方中之药，诸药皆可因证加减，或用或不用，而蛇退则在所必需，以其既善解毒（以毒攻毒），又善去风，且有以皮达皮之妙也。若畏大枫子有毒，不欲服者，减去此味亦可。

驳方书贵阳抑阴论

尝思一阴一阳，互为之根，天地之气化也。人禀天地之气化以生，即人身各具一小天地，其气化何独不然？是以人之全身，阴阳互相维系，上焦之阳藏于心血，中焦之阳涵于胃液，下焦之阳存于肾水，凡心血、胃液、肾水皆阴也。充类言之，凡全身津液、脂

膏、脉腺存在之处，即元阳留蓄之处。阳无阴则飞越，阴无阳则凝滞。阳盛于阴则热，阴盛于阳则冷。由斯知阴阳偏盛则人病，阴阳平均则人安，阴阳相维则人生，阴阳相离则人死。彼为贵阳抑阴之论者，竟谓阳一分未尽则人不死，阴一分未尽则人不仙，斯何异梦中说梦也！然此则论未病之时，阴阳关于人身之紧要，原无轩轾也。若论已病，又恒阳常有余，阴常不足(朱丹溪曾有此论)。医者当调其阴阳，使之归于和平，或滋阴以化阳，或泻阳以保阴，其宜如此治者，又恒居十之八九。藉曰不然，试即诸病征之。

病有内伤、外感之殊，而外感实居三分之二。今先以外感言之，伤寒、温病、疫病皆外感也，而伤寒中于阴经，宜用热药者，百中无二三也；温病则纯乎温热，已无他议；疫病虽间有寒疫，亦百中之一二也。他如或疟，或疹，或痧证，或霍乱，亦皆热者居多，而暑暍之病更无论矣。

试再以内伤言之，内伤之病，虚劳者居其半，而劳字从火，其人大抵皆阴虚阳盛，究之亦非真阳盛，乃阴独虚致阳偏盛耳。他如或吐衄，或淋痢，或肺病、喉病、眼疾，或黄疸，或水病、肿胀、二便不利，或嗽，或喘，或各种疮毒，以上诸证，已为内伤之大凡，而阳盛阴虚者实为十之八九也。世之业医者，能无于临证之际，以急急保其真阴为先务乎？即其病真属阳虚，当用补阳之药者，亦宜少佐以滋阴之品。盖上焦阴分不虚而后可受参、芪，下焦阴分不虚而后可受桂、附也。

此稿甫成，适有客至，阅一过而问曰：医家贵阳抑阴之说诚为差谬，原可直斥其非。至阴一分未尽不仙之说，亦并斥之，而仙家有号紫阳，号纯阳者，又作何解乎？答曰：所谓仙者，乃凝炼其神明，使之终不磨灭也。《内经》谓："两精相搏谓之神。"道经谓："炼精化气，炼气化神。"所谓精者，果阴也阳也？盖仙家修成内丹，神明洞彻，如日丽中天，光景长新，而自号为紫阳、纯阳者，欲取法乎悬象也。然日为太阳，在地为火，火之燃烧，心赖氧气(火非氧气不着)；火之上炎，具有氢气(炉心有氢气)；氢氧相合，即为水素；火中既含有真水，火原非纯阳也。且日于卦为离，离之象，外阳而内阴，是以日之体外明而内暗，其暗处犹火之有燃烧料也。更征之日月相望，月若正对日之暗处，其光明即立减，由斯知日中含有真阴，日亦非纯阳也。况天干中之甲乙，皆为东方之生气，甲为阳而乙为阴，人之所知也。乃仙家内丹修成之后，不曰太甲金丹，而曰太乙金丹者，因道书不为女子说法，多为男子说法。若为女子说法，自当名为太甲金丹，阴资于阳也；为多为男子说法，则必需乎太乙金丹，阳资于阴也。究之仍不外阴阳互根之理也。盖自太极朕兆以来，两仪攸分，而少阴、少阳即互函于太阳、太阴之中(太阳中有少阴，太阴中有少阳)。阴阳互根，即阴阳互生。生天地此理，生人物此理，医学、仙学亦莫不本乎此理。彼谓阴一分未尽则人不仙者，亦知仙家所谓太乙金丹者作何解乎？愚向曾论学医者当兼用静坐之功，以悟哲学，是以今论医学而兼及仙学，仙学亦哲学也。

治虚劳证宜慎防汗脱说

人身之汗，犹天地之有雨也。天地阴阳和而后雨，人身亦阴阳和而后汗。然雨不可过，过雨则田禾淹没；汗亦不可过，过汗则身体虚弱。是以微汗之解肌者，可以和营卫、去灼热、散外感、通经络、消肿胀、利小便、排泄恶浊外出，汗之为用亦广矣。若大汗淋漓，又或因之亡阳，因之亡阴，甚或阴阳俱亡，脱其元气，种种危机更伏于汗之中矣，而在阴虚劳热者，为尤甚。虚劳之证，有易出汗者，其人外卫气虚，一经发热，汗即随热外泄。治之者，宜于滋补药中，加生龙骨、生牡蛎、山萸肉以敛其汗。有分毫不出汗者，其人肌肤干涩，津液枯短，阴分虚甚，不能应阳分而化汗，其灼热之时，肌肤之干涩益甚，亦宜少加龙骨、牡蛎、萸肉诸药，防其出汗。何者？盖因其汗蓄久不出，服药之后，阴分滋长，能与阳分洽浃，其人恒突然汗出。若其为解肌之微汗，病或因之减轻；若为淋漓之大汗，病必因之加重，甚或至于不治。是以治此等证者，皆宜防其出汗。其服药至脉有起色时，尤宜谨防。可预购净萸肉二两，生龙骨、生牡蛎各一两备用。其人将汗时，必先有烦躁之意，或周身兼觉发热，即速将所备之药煎汤两盅，先温服一盅，服后汗犹不止者，再温服一盅，即出汗亦必不至虚脱也。至其人或因泄泻日久致虚者，若用药将其大便补住后，其脏腑之气化不复下溜，即有转而上升之机，此时亦宜预防其出汗，而购药以备之，或更于所服药中兼用敛汗之品。

答翁义芳问呃逆气郁治法

详观一百十一号（绍兴医药学星期报）所登之案，其呃逆终不愈者，以其虚而兼郁也。然观其饱时加重，饥时见轻，知病因之由于郁者多，由于虚者少。若能令其分毫不郁，其呃当止。郁开呃止，气化流通，虽有所虚，自能渐渐复原。特是理虚中之郁最为难事，必所用之药分毫不伤气化，俾其郁开得一分，其气化自能复原一分，始克有效。拙著《衷中参西录》载有卫生防疫宝丹（方详本期第六卷论霍乱治法后），原系治霍乱急证之方，无论其证因凉因热，皆屡试屡验。后值沈阳赵海珊营长之兄峻峰，得温病甚剧，舁至院中求为诊治，数日就愈，忽作呃逆，昼夜不止，服药无效。因思卫生防疫宝丹，最善行气理郁，俾一次服五十粒，呃逆顿止。又数日有奉天督署卫队旅陈姓军人患呃逆证，旬日不止，眠食俱废，旅中医官屡次用药无效，辞令回家静养，因来院中求为治疗。其精神疲惫，几不能支。亦治以卫生防疫宝丹，俾服八十粒，亦一次即愈。由斯知卫生防疫宝丹，治呃逆确有把握，无论其为虚、为郁，用之皆可奏效也。盖方中冰片、薄荷冰为透窍通气之妙药，而细辛善降逆气，白芷善达郁气，朱砂能镇冲气之冲逆，甘草能缓肝气之忿激，药非为呃逆专方，而无一味非治呃逆必需之品，是以投之皆效也。若其人下元虚甚者,可浓煎生山药汁送服。其挟热者,白芍、麦冬煎汤送服。其挟寒者,干姜、厚朴煎汤送服。愚用之数十次,未有不随手奏效者。若仓猝不暇作丸药,可为末服之。

论治痫疯

痫疯最为难治之证,因其根蒂最深(论者谓此病得于先天未降生之时),故不易治耳。愚平素对于此证,有单用磨刀水治愈者;有单用熊胆治愈者;有单用芦荟治愈者;有用磁朱丸加赭石治愈者;有日用西药臭素加里、抱水格鲁拉尔诸药强制其脑筋使不暴发,而徐以健脾利痰、清火镇惊之药治愈者。然如此治法,效者固多,不效者亦恒有之,仍觉对于此证未有把握。后治奉天小西边门外王氏妇,年近三旬,得痫疯证,医治年余不愈,浸至每日必发,且病势较重。其证甫发时作狂笑,继则肢体抽掣,昏不知人。脉象滑实,关前尤甚。知其痰火充盛,上并于心,神不守舍,故作狂笑;痰火上并不已,迫激脑筋,失其所司,故肢体抽掣,失其知觉也。先投以拙拟荡痰汤(方在三期三卷,系生赭石细末二两,大黄一两,朴硝六钱,清半夏、郁金各三钱),间日一剂。三剂后,病势稍轻,遂改用丸药,硫化铅、生赭石、芒硝各二两,朱砂、青黛、白矾各一两,黄丹五钱,共为细末,复用生怀山药四两为细末,焙熟,调和诸药中,炼蜜为丸,二钱重。当空心时开水送服一丸,日两次,服至百丸全愈。

又治奉天女师范刘姓学生,素患痫风。愚曾用羚羊角加清火、理痰、镇肝之药治愈。隔二年,证又反复,再投以原方不效。亦与以此丸,服尽六十丸全愈。

又治一沈阳县乡间童子,年七八岁,夜间睡时骚扰不安,似有抽掣之状,此亦痫风也,亦治以此丸,服至四十丸全愈。

此丸不但治痫风,又善治神经之病。奉天陆军军官赵嘏斋,年五十许,数年头迷心乱,精神恍惚,不由自主,屡次医治不愈,亦治以此丸,惟方中白矾改为硼砂,仍用一两,亦服至百丸全愈。因此丸屡用皆效,遂名此丸为愈痫丸。而以硼砂易白矾者,名为息神丸。

附制硫化铅法

用真黑铅、硫黄细末各一斤。先将铅入铁锅中熔化,即将硫黄末四五两撒在铅上,硫黄即发焰,急用铁铲拌炒,所熔之铅即结成砂子。其有未尽结者,又须将硫黄末接续撒其上,勿令火熄,仍不住拌化之,铅尽结成砂子为度。待晾冷,所结砂子色若铅灰,入药钵细研为粉。去其研之成饼者,所余之粉用芒硝半斤,分三次冲水,将其粉煮过三次,然后入药。

论癫狂失心之原因及治法

人之元神在脑,识神在心。无病之人识神与元神息息相通,是以能独照庶务,鉴别是非而毫无错谬。乃有时元神、识神相通之路有所隔阂,其人之神明艰险失其所用,恒至颠倒是非,狂妄背戾,而汩没其原来之知觉。此何故也?盖脑中之元神体也,心中识神用也。人欲用其神明,则自脑达心;不用其神明,则仍由心归脑。若其心脑之间有所隔阂,则欲用其神明,而其神明不能由脑达心,是以神明顿失其所司。而究其隔阂者果为何物,则无非痰涎凝滞而已。

盖人之神明属阳而性热,凡其人心中有不释然,或忧思,或忿怒,或用心过度,其神明常存于心中,必致其心中生热,灼耗水饮,而为胶痰,其甚或成顽痰,此痰随心血上行,最易凝滞于心脑相通之路。其凝滞之甚者,元神与识神即被其隔阂而不相通矣。

是以愚治此证,其脉甚洪实者,恒投以大剂承气汤,而重用赭石辅之,大黄可用至一两,生赭石可用至二两,名之为荡痰汤。其证极重者,又恒用所煎汤药送服甘遂细末一钱,名之为荡痰加甘遂汤。其方皆载于第三期三卷,兹不复详论。惟近在天津,治河东李公楼刘姓女子,得失心病,然有轻时,每逢大便干燥时则加剧,遂俾用生赭石细末,每服三钱,日两次。连服月余,大便之干燥除,而病亦遂愈矣。诚以赭石重坠之性,能引其隔阂元神、识神之痰涎下行也。

又愚在籍时,曾治一室女得失心病甚剧,不知服药,其家人又不欲强灌之。遂俾用以朴硝当盐,置于其所日用饮食中,月余其病亦愈。盖朴硝味咸性寒,原为心经对宫之药,故大能清心经之热,而其开通消化之力,又善清顽痰、胶痰,是以服之亦立见功效也。因其方简便易用,遂载于三期书中。后医界同人亦用此方有效,致书相告者数处焉。由斯观之,若遇癫狂失心之剧者,又不妨两方并作一方用。

特是上所论者,皆癫狂失心之实证也。有其人上盛下虚,其下焦之真阴、真阳不相维系,又加肝风内动为引,陡然痰火上奔,致迷乱其本性者,其治法详于三期三卷中,且附载有治愈之案,可参观也。

论革脉之形状及治法

革脉最为病脉中之险脉,而人多忽之,以其不知革脉之真象,即知之亦多不知治法也。其形状如按鼓革,外虽硬而中空,即弦脉之大而有力者。因其脉与弦脉相近,是以其脉虽大而不洪(无起伏故不洪),虽有力而不滑(中空故不滑)。即以此揣摩此脉,其真象可得矣。其主病为阴阳离绝,上下不相维系,脉至如此,病将变革(此又革脉之所以命名),有危在顷刻之势。丁卯在津,治愈革脉之证数次,惟有一媪八旬有六,治之未愈,此乃年岁所关也。今特将其脉之最险者详录一则于下,以为治斯证者之嚆矢。

外孙王竹孙,年五十,身体素羸弱,于仲夏得温病。心中热而烦躁,忽起忽卧,无一息之停。其脉大而且硬,微兼洪象,其舌苔薄而微黑,其黑处若斑点,知其内伤与外感并重也。其大便四日未行，腹中胀满，按之且有硬处。其家人言，腹中满硬系宿病，已逾半载，为有此病，所以身形益羸弱。因思宿病宜从缓治，当以清其温热为急务。为疏方用白虎加人参汤，方中石膏用生者两半，人参用野台参五钱，又以生山药八钱代方中粳米，煎汤两盅，分三次温饮下。一剂外感之热已退强半，烦躁略减，仍然起卧不安，而可睡片时。脉之洪象已无，而大硬如故。其大便尤未通下，腹中胀益甚。遂用生赭石细末、生怀山药各一两，野台参六钱，知母、玄参各五钱，生鸡内金钱半。煎汤服后，大便通下。迟两点钟，腹中作响，觉瘀积已开，连下三次，皆系陈积，其证陡变，脉之大与硬，较前几加两倍，周身脉管皆大动，几有破裂之势，其心中之烦躁，精神之骚扰，起卧之频频不安，实有不可言语形容者。其家人环视惧甚。愚毅然许为治愈。遂急开净萸肉、生龙骨各两半，熟地黄、生山药各一两，野台参、白术各六钱，炙甘草三钱。煎汤一大碗，分两次温饮下，其状况稍安，脉亦见敛。当日按方又进一剂，可以安卧。须臾，其脉渐若瘀积未下时，其腹亦见软，惟心中时或发热。继将原方去白术，加生地黄八钱，日服一剂。三剂后，脉象已近平和，而大便数日未行，且自觉陈积未净，遂将萸肉、龙骨各减五钱，加生赭石六钱，当归三钱，又下瘀积若干。其脉又见大，遂去赭石、当归，连服十余剂全愈。

答人问铁汁与四物汤补血之比较

铁汁所以能补血者，因人血中有铁锈，铁汁入腹，与腹中氧气化合，即成铁锈以补血中铁质之缺乏。然人血中之铁质仅居千分之一，即常饮铁汁，不过将血中之铁质补足，若再于其原有之定分补之加多，脏腑间转生重坠之病，此愚得诸目睹实验者也。至于血球为血中之重要分子，明水为血中之最大分子，皆非铁汁所能补益，而四物汤实能补益之，且地黄中原含有铁质，故晒之其色纯黑，由斯知四物汤不但能补血中血球明水，并能补血中铁质也。

铁汁补血之功用安能及四物汤哉！

答人问四物汤能补血中血球及明水之理

当归色红似血，其汁稠黏有似血液，且微有血腥之气，《本经》谓煮汁饮之尤良，是为取与血相类之汁液，以补血分之不足也。芎䓖能引腹中氢气上达，与吸入之氧气化合而生水，水气涵濡，则血脉自得其养；且其气香能升清，味辛能降浊，故上至头目，下至血海，调畅血气，俾无凝滞，虽非生血之主药，亦生血之辅佐品也。地黄性凉多液，色黑又含有铁质，既能大滋真阴，尤善引浮越之相火下行（相火类电气，故铁能引之下行），以清上焦燥热，则心君常得阴精之奉（《内经》谓：阴精所奉其人寿），生血之功必益溥也。芍药华于春夏之交，其味酸而兼苦，其酸也能敛肝火，其苦也能泻心热，实能调养木火之脏，使不至相助炽盛，且其汁浆稠黏，亦系滋阴之品，滋阴即能养血也。要之，归、芎温而地、芍凉，凉温相调，性始和平。地、芍专养血分，归、芎兼理气分，气血双理，而人始无病。《内经》谓，“中焦受气取汁，变化而赤是为血”。故凡物之汁浆浓厚、性味和平者，皆可由胃达于小肠乳糜管中，而多化乳糜汁，此汁上升于心，即可变化而为血球、明水矣。况四物汤诸药更善于养血、调血者乎！

论女子癥瘕治法

女子癥瘕多因产后恶露未净凝结于冲任之中，而流走之新血又日凝滞其上以附益之，遂渐积而为癥瘕矣。癥者有实可征，在一处不移。瘕者犹可移动，按之或有或无，若有所假托。由斯而论，癥固甚于瘕矣。此证若在数月以里，其身体犹强壮，所结之癥瘕犹未甚坚，可用《金匮》下瘀血汤下之。然必如《金匮》所载服法，先制为丸，再煎为汤，连渣服之方效。

若其病已逾年，或至数年，癥瘕积将满腹，硬如铁石，月信闭塞，饮食减少，浸成劳瘵，病势至此，再投以下瘀血汤，必不能任受，即能任受，亦不能将瘀血通下。惟治以拙拟理冲汤（方载三期第八卷）补破之药并用，其身形弱者服之，更可转弱为强。即十余年久积之癥瘕，硬如铁石，久久服之，亦可徐徐尽消。本方后附载有治愈之案若干，可参观也。近在津门，用其方因证加减，治愈癥瘕数人。爰录一案于下，以为治斯病之粗规。

天津特别一区三义庄张氏妇，年近四旬，自言："五年之前，因产后恶露未净，积为硬块，其大如橘，积久渐大。初在脐下，今则过脐已三四寸矣。其后积而渐大者，按之犹软，其初积之块，则硬如铁石，且觉其处甚凉。初犹不疼，自今年来渐觉疼痛。从前服药若干，分毫无效，转致饮食减少，身体软弱，不知还可治否？"言之似甚惧者。愚曰："此勿忧，保必愈。"因问其月信犹通否，言从前犹按月通行，今虽些许通行，已不按月，且其来浸少，今已两月未见矣。诊其脉，涩而无力，两尺尤弱。爰为疏方：

生黄芪四钱　党参　白术　当归　生山药　三棱　莪术　生鸡内金各三钱　桃仁　红花　生水蛭各二钱　䗪虫五个　小茴香钱半

煎汤一大钟温服。将药连服四剂，腹已不疼，病处已不觉凉，饮食加多，脉亦略有起色。遂即原方去小茴香，又服五剂，病虽未消而周遭已渐软。惟上焦觉微热，因于方中加玄参三钱，樗鸡八枚。又连服十余剂，其癥瘕全消。

然癥瘕不必尽属瘀血也。大抵瘀血结为癥瘕者，其人必碍生育，月信恒闭。若其人不碍生育，月信亦屡见者，其癥瘕多系冷积。其身形壮实者，可用炒熟牵牛头次所轧之末三钱下之。所下之积恒为半透明白色，状若绿豆粉所熬之糊。若其身形稍弱者，亦可用黄芪、人参诸补气之药煎汤，送服牵牛末。若畏服此峻攻之药者，亦可徐服丸药化之。方用胡椒、白矾各二两，再用炒熟麦面和之为丸，桐子大。每服钱半，日两次。服至月余，其癥瘕自消。

若其处觉凉者，多服温暖宣通之药，其积亦可下。曾治沧州贾官屯张氏妇，上焦满闷，烦躁，不能饮食，下焦板硬，月信逾两月未见，脉象左右皆弦细。仲师谓双弦者寒，偏弦者饮，脉象如此，其为上有寒饮，下有寒积无疑。其烦躁乃假象，寒饮逼心肺之阳上浮也。为疏方用：

干姜五钱　于白术四钱　乌附子三钱　云苓片　炙甘草各二钱　陈皮　厚朴各钱半

为其烦躁，加生白芍三钱以为反佐，一剂满闷烦躁皆见愈，又服一剂能进饮食，且觉腹中凉甚，遂去芍药，将附子改用五钱。后又将干姜减半，附子加至八钱。服逾十剂，大便日行数次，多系白色冷积。汤药仍日进一剂。如此五日，冷积泻尽，大便自止。再诊其脉，见有滑象，尺部按之如珠，知系受孕，俾停药勿服。至期生子无恙。夫附子原有损胎之说，此证服附子若此之多，而胎竟安然，诚所谓“有故无殒，亦无殒”者也。

又无论血瘀冷积，日服真鹿角胶四五钱（分两次炖化服之），日久亦可徐消。盖鹿角胶原能入冲任以通血脉，又能入督脉以助元阳，是以无论瘀血冷积，皆能徐为消化也。

近又拟一消癥瘕兼通经闭方。用炒白术、天冬、生鸡内金等分，为细末，以治癥瘕坚结及月事不通。每服三钱，开水送下，日再服。若用山楂片三钱煎汤，冲化红蔗糖三钱，以之送药更佳。因用之屡有效验，爰名为化瘀通经散。

鸡内金原饶有化瘀之力，能化瘀当即善消癥瘕。然向未尝单用之以奏效也。因所拟理冲汤中原有生鸡内金三钱，方后注云：若虚弱者，宜去三棱、莪术，将鸡内金改用四钱。此书初梓于奉天，奉天税捐局长齐自芸先生，博学通医，用此方按注中如此加减，治愈癥瘕垂危之证，因商之省长海泉刘公，延愚至奉为建立达医院。由此知鸡内金之消癥瘕，诚不让三棱、莪术矣。夫能消癥瘕，即能通月信，此原一定之理，然未经临证实验，不敢但凭理想确定也。后来津治河东车站旁杨氏女,因患瘰疬过服寒凉开散之药,伤其脾胃,以致食后胀满,不能消化,重用温补脾胃之剂,加生鸡内金二钱,以运化药力。后服数剂,来更方,言病甚见愈,惟初服此药之夜,经即通下,隔前经期未旬日耳。因其病已见愈,闻此言未尝注意,更方中仍有生鸡内金二钱。又服数剂,来求更方,言病已全愈,惟一月之内,行经三次,后二次在服药之后,所来甚少,仍乞再为调治。愚恍悟此诚因用鸡内金之故。由此可确知鸡内金通经之力。因忆在奉时,曾治大东关宋氏女,胃有瘀积作疼,方中重用生鸡内金,服数剂后,二便下血而愈。此固见鸡内金消瘀之力,实并见鸡内金通经之力也。总前后数案参观,鸡内金消瘀通经之力,洵兼擅其长矣。此方中伍以白术者,恐脾胃虚弱,不任鸡内金之开通也。更辅以天冬者,恐阴虚有热,不受白术之温燥也。然鸡内金必须生用方有效验,若炒熟用之则无效矣。因其含有稀盐酸,是以善于化物,炒之则其稀盐酸即飞去,所以无效也。

论带证治法

女子带证,来自冲任或胞室,而名为带者,责在带脉不能约束也。方书辨其带下之色,分为五带,而究之赤白二带可分括之。赤者多热,白者多凉,而辨其凉热,又不可尽在赤白也。宜细询其自觉或凉或热,参以脉之或迟或数,有力无力,则凉热可辨矣。治法宜用收涩之品,而以化瘀通滞之药佐之。曾拟有清带汤(方载三期八卷,系生山药一两,生龙骨、生牡蛎各六钱,海螵蛸去甲四钱,茜草二钱),证偏热者,加生杭芍、生地黄;热甚者,加苦参、黄柏,或兼用防腐之药,若金银花、旱三七、鸦胆子仁皆可酌用。证偏凉者,加白术、鹿角胶;凉甚者,加干姜、桂、附、小茴香。

又拟有清带丸方,用龙骨、牡蛎皆煅透,等分为细末,和以西药骨湃波拔尔撒谟(亦名哥拜巴脂)为丸,黄豆粒大,每服十丸,日两次。沧州西关陈氏妇,过门久不育,白带证甚剧。为制此丸,服之即愈，未逾年即生子矣。

近阅《杭州医报》，载有俗传治白带便方，用绿豆芽连头根三斤，洗净，加水两大碗，煎透去渣，加生姜汁三两、黄蔗糖四两，慢火收膏，每晨开水冲服。约十二日服一料，服至两料必愈。

按：此方用之数次，颇有效验。

论血崩治法

女子血崩，因肾脏气化不固，而冲任滑脱也。曾拟有固冲汤（方载三期八卷，系白术一两，生箭芪、净萸肉、龙骨、牡蛎各六钱，生杭芍、海螵蛸去甲各四钱，茜草、棕边炭各二钱，煎汤送服五倍子细末一钱），脉象热者加大生地一两；凉者加乌附子二钱；大怒之后，因肝气冲激血崩者，加柴胡二钱。若服两剂不愈，去棕边炭，加真阿胶五钱，另炖同服。服药觉热者宜酌加生地。有用此方嫌螵蛸、茜草有消瘀之力，而减去之者，服药数剂无效，求愚为之诊治。俾服原方，一剂而愈。医者与病家，皆甚诧异。愚曰："海螵蛸即乌贼骨。茜草即藘茹（《诗经》作茹藘）。《内经》四乌贼骨一藘茹丸，以雀卵鲍鱼汤送下，原治伤肝之病，时时前后血。固冲汤中用此，实遵《内经》之旨也。"

按：此方肝气冲者，宜加柴胡；即非肝气冲者，亦可加柴胡。小儿荫潮在京，曾治广西黄姓妇人，患血崩甚剧。投以固冲汤未效。遂加柴胡二钱，助黄芪以升提气化，服之即愈。因斯知病非由于肝气冲者，亦宜加柴胡于方中也。

《傅青主女科》有治老妇血崩方：生黄芪、当归身（酒洗）各一两，桑叶十四片，三七细末三钱（药汤送服），煎服，二剂血止，四剂不再发。

按：此方治少年妇女此病亦效。然多宜酌加生地黄，若有热者，必加至两余方能奏效。

又诸城友人王肖舫传一治血崩秘方，用青莱菔生捣取汁，加白糖数匙，微火炖温，陆续饮至三大盅，必愈。

按：此方肖舫曾治有极重验案，登于《绍兴医报》。

又西药中有麦角，原霉麦上所生之小角，其性最善收摄血管，能治一切失血之证，而对于下血者用之尤效。角之最大者，长近寸许，以一枚和乳糖（无乳糠可代以白蔗糠）研细，可作两次服。愚常用之与止血之药并服，恒有捷效。西人又制有麦角流膏，盛以玻璃小管，每管一瓦，用以注射臂上静脉管，一切下血之证，用之皆效。惟血立止后，宜急服三七细末数次，每次二钱，方无他虞。不然，恒有因血止脉痹，而变为虚劳证者，此又不可不知也。

论治女子血崩有两种特效药

一种为宿根之草，一根恒生数茎，高不盈尺，叶似地肤微宽，厚则加倍，其色绿而微带苍色，孟夏开小白花，结实如杜梨，色如其叶，老而微黄，多生于宅畔路旁板硬之地，俗呼为牤牛蛋，又名臭科子，然实未有臭味。初不知其可入药也。戊辰孟夏，愚有事回籍。有县治南关王氏妇，患血崩，服药不效。有人教用此草连根实切碎，煮汤饮之，其病顿愈。后愚回津言及此方，门生李毅伯谓："此方余素知之，若加黑豆一小握，用水、酒各半煎汤，则更效矣。"

一种为当年种生之草，棵高尺余，叶圆而有尖，色深绿，季夏开小白花，五出黄蕊，结实大如五味，状若小茄，嫩则绿，熟则红，老则紫黑，中含甜浆可食，俗名野茄子，有山之处呼为山茄子。奉省医者多采此草阴干备用。若遇血崩时，将其梗、叶、实共切碎煎汤服之立愈。在津曾与友人张相臣言及此草，相臣谓，此即《本草纲目》之龙葵，一名天茄子，一名老鸦晴草者是也。而愚查《纲目》龙葵，言治吐血不止，未尝言治血崩。然治吐血之药，恒兼能治下血，若三七、茜草诸药是明征也。以遍地皆有之草，而能治如此重病，洵堪珍哉！

论妇人不妊治法

妇人不妊之原因甚多,至其人经脉调和,素无他病,而竟多年不妊者,大抵由于血海中元阳不足,失其温度。其人或畏坐凉处,或畏食凉物,或天气未寒而背先恶冷,或脉迟因而尺部不起,皆其外征也。叶天士治此等证,恒重用紫石英,此诚由熟读《本经》得来。尝考《本经》,谓紫石英甘温无毒,主心腹呃逆,邪气,补不足,女子风寒在子宫,绝孕十年无子。盖因紫石英性温质重,且又色紫似血,故能直入冲任以温暖血分,俾妇人易于受妊。以治血海虚寒不妊者,诚为对证良药也。特是此药近世用者极少,是以药房恒不备此药,即备之亦恒陈蠹数十年。且因其非常用习见之品,即偶用之亦莫辨其真伪。是以愚治此证,恒本《本经》之义而变通之,以硫黄代石英,其功效更捷。盖硫黄、石英皆为矿质,其沉重下达之力同,而较其热力则硫黄实优于石英。且为人所习见,未有真假。惟拣其纯黄无杂色者,即无杂质,亦即分毫无毒。凡妇人因血海虚寒不妊者,食前每服二三分,品验渐渐加多,以服后移时觉微温为每次所服之定量。计平素用硫黄之经过,有一次服之五六分而始觉温者,有一次服至钱余而始觉温者。迨服至元阳充足,身体强壮,自然受妊。且生子又必长命。此愚屡经试验,而确知其然者也。然硫黄须用生者,制之则无效。三期第八卷载有服生硫黄法,可参观。

又冲任中有瘀血,亦可以妨碍受妊,当用《金匮》下瘀血汤下之。或单用水蛭为细末,少少服之,瘀血亦可徐消。然水蛭必须生用,若炙用之无效。曾治一妇人不妊,其人强壮无病,惟脐下有积一块。疑是瘀血,俾买水蛭一两,自用麻油炙透,为末,每服五分,日两次,服尽无效。后改用生者一两,轧细,仍如从前服法,未尽剂而积尽消,逾年即生男矣。若其人身形稍弱者,可用党参数钱煎汤,送服水蛭末。若服党参发热者,可与天冬同煎汤送服。

盖《本经》水蛭，原主妇人无子（注疏家谓：瘀血去则易妊），且其性化瘀血而不伤新血，诚为理血妙药。若有疑其性猛烈者，参观三期第八卷理冲汤后跋语，自能涣然冰释，而无释虑矣。

论治妇人流产

流产为妇人恒有之病，而方书所载保胎之方，未有用之必效者。诚以保胎所用之药，当注重于胎，以变化胎之性情气质，使之善吸其母之气化以自养，自无流产之虞，若但补助妊妇，使其气血壮旺固摄，以为母强自能荫子，此又非熟筹完全也。是以愚临证考验以来，见有屡次流产者，其人恒身体强壮，分毫无病，而身体软弱者，恐生育多则身体愈弱，欲其流产而偏不流产，于以知或流产，或不流产，不尽关于妊妇身体之强弱，实兼视所受之胎善吸取其母之气化否也。由斯而论，愚于千百味药中，得一最善治流产之药，其为菟丝子乎？何以言之？凡植物之生，皆恃有根，独菟丝子初生亦有根，及其蔓缠禾稼之上，被风摇动，其根即断，而其根断之后，益蕃延盛茂于禾稼之上，致禾稼为之黄落，此诚善取所托者之气化以自养者也。藉此物之性质，以变化胎之性质，能使所结之胎善于吸取母气，此所以为治流产之最良药也。

愚拟有寿胎丸，重用菟丝子为主药，而以续断、寄生、阿胶诸药辅之（伍以诸药皆有精义，详于本方下注解），凡受妊之妇，于两月之后徐服一料，必无流产之弊。此乃于最易流产者屡次用之皆效，故敢确信其然也。至陈修园谓宜用大补大温之剂，使子宫常得暖气，则胎自日长而有成，彼盖因其夫人服白术、黄芩连坠胎五次，后服四物汤加鹿角胶、补骨脂、续断而胎安，遂疑凉药能坠胎，笃信热药能安胎。不知黄芩之所以能坠胎者，非以其凉也。《本经》谓黄芩下血闭，岂有善下血闭之药而能保胎者乎？盖汉唐以前，名医用药皆谨遵《本经》，所以可为经方，用其方者鲜有流弊。迨至宋元以还，诸家恒师心自智，其用药或至显背《本经》。是以医如丹溪,犹粗忽如此,竟用黄芩为保胎之药,俾用其方者不惟无益,而反有所损,此所以为近代之名医也。所可异者,修园固笃信《本经》者也,何于用白术、黄芩之坠胎,不知黄芩之能开血闭,而但谓其性凉不利于胎乎?究之胎得其养,全在温度适宜,过凉之药,固不可以保胎;即药过于热,亦非所以保胎也。惟修园生平用药喜热恶凉,是以立论稍有所偏耳。

论难产治法

向治难产,曾拟有大顺汤(方载三期八卷,系党参、当归各一两,生赭石细末一两),用之多次,皆能随手奏效。因病家不知制方之义,恒有欲用之而畏赭石过多者。夫赭石之原质,为铁氧化合,其性原甚和平,矧又重用人参、当归以驾驭之,虽用至二两,亦何危险之有哉?丙寅在津,有胡氏妇,临产二日未下,自备有利产药,服之无效,治以此方,加苏子、怀牛膝各四钱。服后半点钟即产下。又丁卯在津治河东车站旁陈氏妇,临产三日未下,亦治以此方,加苏子四钱,怀牛膝六钱,亦服药后半点钟即产矣。

且此方不独愚用之有效,他医士用之亦皆有效。天门友人崔兰亭来函谓:庚午仲冬,曾治潜邑张截港刘德猷之媳,临盆四日不产,甚至胎气上冲,神昏不语,呕吐不止,诸药皆不能受,危险万分。殓服均备,以为无法可治,待时而已。乃因有人介绍,来院求方,遂为开大顺汤原方,加冬葵子二钱,炒爆作引。服后而呕吐止,气息顺,精神已明了。迟半日,胎犹未下,俾按原方再服一剂,胎虽下而已死,产母则安然无恙。又其年腊月上旬,同业罗俊华之夫人,临盆三日不下,医药不效。全家惊惶,迎为诊治,亦投以大顺汤,服后未半点钟,其胎即下,母子安然。由斯知《衷中参西录》真可为救命之书也。

答鲍槎法问女子阴挺治法

阴挺之证，大抵因肝气郁而下陷。盖肝主筋，肝脉络阴器，肝又为肾行气，阴挺自阴中挺出，状类筋之所结，其病因肝气郁而下陷无疑也。愚向遇此证，用方书中成方不效，因拟得升肝舒郁汤方（方在三期八卷，系生箭芪五钱，知母四钱，当归、乳香、没药各三钱，川芎、柴胡各钱半），服数剂即全消。以后屡次用之皆效。医界中有采用此方者，亦莫不效。邑中友人邵俊卿，寄居津门，原非业医，而好观方书，于拙著《衷中参西录》尤喜阅之，其友家眷属有患此证者，屡延医治不效，因求治于俊卿。俊卿治以此方，亦数剂即愈。后与愚觌面述之，以为奇异。盖此方虽皆为寻常药饵，而制方之意实甚周匝。方中黄芪与川芎、柴胡并用，补肝即以舒肝，而肝气之陷者可升；当归与乳香、没药并用，养肝即以调肝，而肝气之郁者可化，又恐黄芪性热，与肝中所寄之相火不宜，故又加知母之凉润滋阴者，与黄芪相济以解其热也。此方不惟治阴挺有特效，凡肝气郁而兼虚者，用之皆可奏效也。

论室女干病治法

《内经》谓："女子二七天癸至。"所谓二七者，十四岁也。然必足年足月十四岁，是则室女月信之通，当在年十五矣。若是年至十五月信不通，即当预为之防。宜用整条生怀山药，轧细过罗，每用一两或八钱，煮作茶汤，调以蔗糖令适口，以之送服生鸡内金细末五分许，当点心用之，日两次，久则月信自然通下。此因山药善养血，鸡内金善通血也。若至因月信不通，饮食减少，渐觉灼热者，亦可治以此方，鸡内金末宜多用至一钱，服茶汤后再嚼服天冬二三钱。

至于病又加重，身体虚弱劳嗽，宜用拙拟资生通脉汤。方系：

生山药一两　龙眼肉六钱　净萸肉　甘枸杞各四钱　炒白术

玄参　生杭芍各三钱　生鸡内金　桃仁　甘草各二钱　红花钱半

灼热甚者，加生地一两。嗽不止者，加川贝三钱，生罂粟壳二钱。此方之后，载有数案，且用此方各有加减，若服资生通脉汤，病虽见愈，月信仍不至者，可参观所附案中加减诸方。

上所论诸方之外，愚有新拟之方，凡服资生通脉汤病见愈而月信不见者，可用生怀山药四两，煮浓汁，送服生鸡内金细末三钱。所余山药之渣，仍可水煮数次，当茶饮之，久之月信必至。盖鸡内金生用，为通月信最要之药，而多用又恐稍损气分，故又多用山药至四两，以培气分也。

论小儿痉病治法

小儿为少阳之体，于时为春，春气固上升者也；于五行为木，木性喜上达者也，是以或灼热作有惊骇，其身中之元阳，恒挟气血上冲以扰其脑部，致其脑筋妄行，失其所司而痉证作矣。痉者其颈项硬直也，而或角弓反张，或肢体抽掣，亦皆概其中矣。此证治标之药中，莫如蜈蚣（宜用全的），以其节节有脑也；西药中，莫如臭素加里（一名臭剥）及抱水格鲁拉儿（一名绿养冰），以其能麻醉脑筋也。用治标之药以救其急，即审其病因，兼用治本之药以清其源，则标本并治，后自不反复也。

癸亥季春，愚在奉天立达医院，旬日之间，遇幼童温而兼痉者四人。愚皆以白虎汤治其温，以蜈蚣治其痉，其痉之剧者，全蜈蚣用至三条，加白虎汤中同煎服之，分数次饮下，皆随手奏效（其详案皆在药物讲义蜈蚣解后案中，又皆少伍以他药。然其紧要处，全在白虎汤蜈蚣并用）。又乙丑季夏，愚在籍，有南门里张姓幼子患暑温兼痉，其痉发时，气息皆闭，日数次，灼热又甚剧，精神异常昏愦，延医数人皆诿为不治。小儿荫潮投以大剂白虎汤，加全蜈蚣三条，俾分三次饮下，亦一剂而愈。

又丙寅季春,愚因应友人延请,自沧来津。有河东俞姓童子病温兼出疹,周身壮热,渴嗜饮水,疹出三日,似靥非靥,观其神情,恍惚不安,脉象有力,摇摇而动,似将发痉。为开白虎汤加羚羊角钱半(另煎兑服,此预防其发痉,所以未用蜈蚣)。药未及煎,已抽搐大作。急煎药服下,顿愈。

至痉之因惊骇得者,当以清心、镇肝、安魂、定魄之药与蜈蚣并用,若朱砂、铁锈水、生龙骨、生牡蛎诸药是也。有热者,加羚羊角、青黛。有痰者,加节菖蒲、胆南星。有风者,加全蝎、僵蚕。气闭塞及牙关紧者,先以药吹鼻得嚏,后灌以汤药。

至于西药臭素加里及抱水格鲁拉儿,其麻醉脑筋之力,原善镇惊使暂不发,可容徐用中药,以除病之根蒂。壬戌季秋,有奉天北陵旁艾姓孺子患痉证,一日数发,其发时痉挛甚剧,知觉全无,来院求为诊治。脉象数而有力,左部尤甚,右部兼有浮滑之象。知其肝有积热,胃有痰饮,又兼受外感之热以激动之,则痰火相并上冲,扰其脑部而发痉也,与以臭素加里三瓦,作三次服,为一日之量。又为疏方用:

生石膏二两　生杭芍八钱　连翘三钱　薄荷叶钱半

煎汤两盅,分三次饮下。每服臭素加里一次,即继服汤药一次。一日夜间,病未反复。翌晨再诊,脉已和平。又与以西药一瓦,将汤药煎渣再服,病遂全愈。盖臭素加里及抱水格鲁拉儿,皆盐基之药,平和无毒,故可与中药并用也。

答胡天宗问小儿暑天水泻及由泻变痢由疟转痢之治法

小儿少阳之体,不堪暑热,恒喜食凉饮冷以解暑,饮食失宜,遂多泄泻。泻多亡阴,益至燥渴多饮,而阴分虚损者,其小溲恒不利,所饮之水亦遂尽归大肠,因之泄泻愈甚。此小儿暑天水泻所以难治也,而所拟之方,若能与证吻合,则治之亦非难事。方用:

生怀山药一两　滑石八钱　生杭芍六钱　甘草三钱

煎汤一大盅，分三次温饮下。一剂病减，再剂全愈矣。方中之意，山药滋真阴，兼固其气；滑石泻暑热，兼利其水；甘草能和胃，兼能缓大便；芍药能调肝，又善利小便；肝胃调和其泄泻尤易愈也。此方即拙著《衷中参西录》温病门滋阴清燥汤。原治寒温之证，深入阳明之府，上焦燥热，下焦滑泻，而小儿暑天水泻，其上焦亦必燥热，是以宜之。至于由泻变痢，由疟转痢者，治以此方，亦能随手奏效。何者？暑天热痢，最宜用天水散，方中滑石、甘草同用，固河间之天水散也；又可治以芍药甘草汤，方中白芍、甘草同用，即仲景之芍药甘草汤也。且由泻变痢，由疟转痢者，其真阴必然亏损，气化必不固摄，而又重用生山药为之滋阴固气化，是以无论由泄变痢，由疟转痢者皆宜。若服此药间有不效者，可加白头翁三钱，因白头翁原为治热痢之要药也。

论脾风治法

脾风之证，亦小儿发痉之证，即方书所谓慢惊风也。因慢惊二字欠解，近世方书有改称慢脾风者，有但称脾风者。二名较之，似但称脾风较妥，因其证之起点由于脾胃虚寒也。盖小儿虽为少阳之体，而少阳实为稚阳，有若草木之萌芽，娇嫩畏寒。是以小儿或饮食起居多失于凉，或因有病过服凉药，或久疟久痢，即不服凉药亦可因虚生凉，浸成脾风之证。其始也，因脾胃阳虚，寒饮凝滞于贲门之间，阻塞饮食不能下行，即下行亦不能消化，是以上吐而下泻。久之，则真阴虚损，可作灼热；其寒饮充盛，迫其身中之阳气外浮，亦可作灼热，浸至肝虚风动，累及脑气筋，遂至发痉，手足抽掣。此证庄在田《福幼编》论之最详，其所拟之逐寒荡惊汤及加味理中地黄汤二方亦最善。愚用其方救人多矣，而因证制宜又恒有所变通，方能随手奏效，试略录数则如下。

其第一方之逐寒荡惊汤，原为不受饮食者冲开胸膈之寒痰而设。是以将药捣碎，煎数沸，其药力即煎出，此防其久煎无力，不能冲开寒饮也。愚治一六岁幼童患脾风，饮食下咽，移时即吐出，投以逐寒荡惊汤不效。因思此方当以胡椒为主药，在药房中为罕用之品，或陈而减力。俾于食料铺中另买此味，且加倍用二钱，与诸药同煎服。一剂即将寒痰冲开，可以受食。继服加味理中地黄汤，数剂全愈。

又治一五岁幼童。先治以逐寒荡惊汤，可进饮食矣，而滑泻殊甚。继投以加味理中地黄汤，一日连进两剂，泄泻不止，连所服之药亦皆泻出。遂改用红高丽参大者一支，轧为细末，又用生怀山药细末六钱煮作粥，送服参末一钱强。如此日服三次，其泻遂止。翌日仍用此方，恐作胀满，又于所服粥中调入西药百布圣六分。如此服至三日，病全愈。又治一未周岁小孩，食乳即吐，屡次服药亦吐出，额门下陷，睡时露睛，将成脾风。俾其于每吃乳时，用生硫黄细末一捻，置儿口中，乳汁送下，其吐渐稀，旬日全愈。庄在田之《福幼编》，业医者大约皆熟阅其书，而参以愚所经历者数则，以治幼科脾风之证，大抵皆能治愈也。

治幼年温热证宜预防其出痧疹

幼年温热诸证，多与痧疹并至。然温热之病，初得即知。至痧疹初得，其毒恒内伏而外无现象，或迟至多日始出；又或不能自出，必俟服托表之药而后能出。若思患预防，宜于治温热之时，少用清表痧疹之药。不然恐其毒盘结于内不能发出，其温热之病亦不能愈也。愚临证数十年，治愈温热兼痧疹者不胜计，莫不于治温热药中，时时少加以清表痧疹之品，以防痧疹之毒内蕴而不能透出。故恒有温热之病，经他医治疗旬日不愈，势极危险，后经愚为诊治，遂发出痧疹而愈者。今略登数案于下，以为征实。

奉天小南关马氏幼女，年六七岁，得温病，屡经医治，旬余病势益进，亦遂委之于命，不复治疗。适其族家有幼子得险证，经愚治愈，因转念其女病犹可治，殷勤相求。其脉象数而有力，肌肤热而干涩，卧床上辗转不安，其心中似甚烦躁。以为病久阴亏，不堪外感之灼热，或其瘀疹之毒伏藏于内，久未透出，是以其病之现状如是也。问其大便，数日一行。遂为疏方：

生石膏细末二两　潞党参四钱　玄参　天冬　知母　生怀山药各五钱　连翘　甘草各二钱　蝉退一钱

煎汤两盅，分数次温饮下。连服二剂，大热已退，大便通下，其精神仍似骚扰不安。再诊其脉，较前无力而浮。拟其病已还表，其余热当可汗解，用西药阿斯必林二分强，和白蔗糖水冲服下。周身微汗，透出白瘀若干而愈。乃知其从前辗转骚扰不安者，因其白瘀未发出也。为每剂中皆有透表之品，故其病易还表，而其瘀疹之毒复亦易随发汗之药透出也。

又奉天大南关烧锅胡同刘世忱之幼女，年五岁，周身发热，上焦燥渴，下焦滑泻，迁延日久，精神昏愦，危至极点，脉象数而无力，重诊即无。为疏方用生怀山药一两，滑石八钱，连翘、生杭芍、甘草各三钱，蝉退、羚羊角（此一味另煎当水饮之，煎至数次尚有力）各一钱半，煎汤一盅半，分三次温服下，周身发出白瘀，上焦烦渴，下焦滑泻皆愈。

按：此方即三期第五卷滋阴宣解汤加羚羊角也。凡幼年得温热病即滑泻者，尤须防其瘀疹之毒内伏不能外出（滑泻则身弱，恒无力托瘀疹之毒外出），此方既能清热止泻，又能表毒外出，所以一药而愈也。

奉天粮秣厂科员王啸岑之子，年二十八岁，周身发热，出白瘀甚密。经医调治失宜，迁延至旬日，病益加剧。医者又欲用大青龙汤减去石膏，啸岑疑其性热不敢用，延愚为之诊治。其周身发热，却非大热，脉数五至，似有力而非洪实，舌苔干黑，言语不真，其心中似怔忡，又似烦躁，自觉难受莫支。其家人谓其未病之时，实劳心过度，后遂得此病。参之脉象病情，知其真阴内亏，外感之实热又相铄耗，故其舌干如斯，心中之怔忡烦躁又如斯也。问其大便，数日未行，似欲便而不能下通。遂疏方月：

生石膏细末三两　潞党参五钱　生山药五钱　知母　天花粉各八钱　连翘　甘草各二钱　生地黄一两半　蝉退一钱

俾煎汤三盅，分三次温饮下，又嘱其服药之后，再用猪胆汁少调以醋，用灌肠器注射之，以通其大便。病家果皆如所嘱。翌日视之，大便已通下，其灼热、怔忡、烦躁皆愈强半，舌苔未退而干黑稍瘥。又将原方减石膏之半，生地黄改用一两。连服三剂，忽又遍身出疹，大便又通下，其灼热、怔忡、烦躁始全愈。恐其疹出回急，复为开清毒、托表之药，俾服数剂以善其后。

按：此证既出痧矣，原不料其后复出疹，而每剂药中皆有透表之品者，实恐其蕴有痧毒未尽发出也，而疹毒之终能发出，实即得力于此。然非临时细细体察，拟方时处处周密，又何能得此意外之功效哉！按此证非幼科，因亦温而兼疹，故连类及之，且俾人知温而兼疹之证，非独幼科有之，即壮年亦间有之也。

论治疯犬伤方

疯犬伤证甚为危险，古方用斑蝥虽能治愈，然百日之内忌见水，忌闻锣声，忌食诸豆，忌行苘麻之地及手摩苘麻，又须切忌房事百日。犯以上所忌，其证仍反复，如此保养甚不易也。歙县友人胡天宗，深悯患此证者不易挽救，曾登《绍兴医报》征求良方。继有江东束子嘉氏登报相告，谓曾用《金匮》下瘀血汤治愈二人。又继有江西黄国材氏登报相告，谓系异人传授一方，用大蜈蚣一条，大黄一两，甘草一两，煎汤服甚验。如服后病者稍安静，未几又发，再依此方续服，病必愈，乃可止。后附有治验之案二则，皆疯已发动服此药治愈者。

按：此方诚为至善良方。天宗谓：俗传冬令蛇藏土洞，口衔或泥或草，迨至春日出蛰，口吐所衔之物，犬嗅之即成疯犬，此理可信。盖犬性善嗅，有殊异之气味，辄喜嗅之，是以独中其毒。而疯后咬人，是蛇之毒递传于人也，方中用蜈蚣一条，则蛇毒可解矣。又此证，束氏谓曾用《金匮》下瘀血汤治愈两人，由斯知此证必有瘀血，下之则可愈。方中用大黄一两，其瘀血当可尽下；又加甘草一两，既善解毒，又能缓大黄之峻攻，此所以为良方也。然此方善矣，而未知愈后亦多禁忌否。若仍然有禁忌，是善犹未尽善也。而愚在奉天时，得其地相传之方，凡用其方者，服后即脱然无累，百无禁忌，真良方也。其方用片灰（即枪药之轧成片者，系硫黄、火硝、木炭制成）三钱，鲜枸杞根三两，煎汤送下。必自小便下恶浊之物若干而愈。愈后惟禁房事旬日。然药不可早服，必被伤后或五六日，或七八日，觉内风萌动，骚扰不安，然后服之方效。此乃屡试屡效之方，万无闪失也。枸杞根即药中之地骨皮，然地骨但用根上之皮，兹则连皮中之木用之。

又吴县友人陆晋笙，于丁卯中秋相遇于津门，论及此证。晋笙言，凡疯狗脊骨中皆有毒虫，若将其脊骨中脂膜刮下，炮作炭服之，可自二便中下恶浊之物即愈。有族孙患此证，治以此方果愈。然所虑者，吃人之疯犬，未必能获之也。

又无锡友人周小农，曾登《山西医学杂志》，论治疯犬咬伤之方。谓岁己丑，象邑多疯犬，遭其害者治多无效。适有耕牛亦遭此患而毙。剖其腹，有血块大如斗，黧紫，搅之蠕蠕然动，一方惊传异事。有张君者，晓医理，闻之悟曰："仲景云'瘀热在里其人发狂'。又云'其人如狂者，血证谛也，下血狂乃愈'。今犯此证者，大抵如狂如癫，得非瘀血为之乎？不然，牛腹中何以有此怪物耶？吾今得其要矣。"于斯用仲景下瘀血汤治之。不论证之轻重，毒之发与未发，莫不应手而愈。转以告人，百不失一。其所用之方，将古时分量折为今时分量，而略有变通。方用：

大黄三钱　桃仁七粒　地鳖虫去足，炒，七个

共为细末，加蜂蜜三钱，用酒一茶碗煎至七分，连渣服之。如不能饮酒者，水酒各半煎服亦可。服后二便当下恶浊之物。日进

一剂,迨二便如常,又宜再服两剂,总要大小便无纤毫恶浊为度。服此药者,但忌房事数日,其余则一概不忌。若治小儿,药剂减半。妊妇亦可放胆服之,切莫忌较。

按:服此方果如上所云,诚为佳方。而张君竟于牛腹中血块悟出,其功德固无量也。惜传此事者,但详其姓,未详其名耳。

东人有预防狂犬伤病注射药,装以玻璃小管,重一瓦,名狂犬注射液。遇有狂犬伤者,于伤处皮下注射一管,可无他患。须忌房事旬余,他无所忌,亦佳方也。

香荪附记:同邑友人张俊轩据周筱峰君云,其戚某,得一治疯犬咬伤秘法。其方系用白雄鸡一只,取其嘴及腿之下截连爪,及其胆、肫皮、翅尖翎、尾上翎,加银朱三钱,鳔须三寸,用绵纸三四张裹之,缟麻扎紧,用香油四两浸透,以火燃之,余油亦浇其上,烧为炭,研末,黄酒送服。通身得汗即愈。愈后除忌房事旬日外,余无所忌。屡试屡验,真仙方也。

解触电气

将平地掘二尺深,长宽可卧一人,用水泼湿。将人置其中,手足皆绑上铁条(凡铁器之长者皆可用),铁条之两端,一靠手足之心,一埋地中,所受之电气即可由四根铁条引入地中。其人虽至无气,但视其全体无破处,即可救活。或身有破处,而头面无伤,亦可救活。此系奉天相传之方,似甚有理。愚曾将此方登于《绍兴医报》一百十二期至一百十九期。有古歙某村报告(原署名处即此六字)言,年前在歙,邻村湖田有一卖鱼干者,将午触电,死于路。其弟为之即时扛回,置家门外泥土上。因窭贫不能殓,多方告贷,夜半殓具始备。行将殓矣,其人忽醒,共相惊异。后知所触电气久之为泥引出,是以复活。今参阅张君解触电之方,信为确有效验。总之若有触电而死者,不可即时入殓,须照张君所登之方救之。最好去衣,令仰卧泥窟中,兼用绑铁条之法,当可能救活也。

阅此报告之文，因忆愚在籍时，有邻村星马村于姓壮年，赴城赶集，三人同行，途中逢雨，于姓行在前，后行者见前有电光下彻，且有声如小爆竹（雷声远听则大，近听则甚小），于姓忽仆于地，视之无气。其二人，一为看守，一往家送信。及家中来人，于姓已复活。此亦因久卧湿泥中而电气尽解也。后愚与晤面，询之，言仆时初不自觉，及醒后则周身骨筋作疼，数日方愈。由斯观之，触电气者但久卧湿泥中，即可救愈，若更用手足绑铁条之法，救愈当更速也。虽云头面破者难救，然亦当以此法救之，不可轻弃人命也。

外伤甚重救急方

神授普济五行妙化丹治外伤甚重，其人呼吸已停，或因惊吓而猝然罔觉，甚至气息已断，急用此丹一厘，点大眼角，男左女右，再有三分，以开水吞服。其不知服者，开水冲药灌之，须臾即可苏醒。并治一切暴病、霍乱、痧证、小儿痉痫、火眼、牙疳、红白痢疾等证，皆效，爰录其方于下。

火硝八两　皂矾二两　明雄黄一两　辰砂三钱　真梅片二钱

共为极细末，瓶贮勿令泄气。

此方为天门县友人崔兰亭所传。崔君为湖北潜江红十字分会张港义务医院院长，恒以此方救人，爰录其来函于下。

戊辰冬，本镇有吴姓幼童，年六岁，由牛马厂经过，一牛以角牴入幼童口中，破至耳边，血流不止，幼童已死。此童无祖无父，其祖母及其母闻之，皆吓死。急迎为挽救。即取食盐炒热熨丹田，用妙化丹点大眼角，幼童即活。再用妙化丹点其祖母及其母大眼角，须臾亦活。再用灰锰氧将幼童内外洗净，外以胶布贴之，加绑扎，内食牛乳。三日后视之，已生肌矣。又每日用灰锰氧冲水洗之，两旬全愈，愈后并无疤痕。

又民国六年四月中旬，潜邑张港一妇人，二十余岁，因割麦争界，言语不周，被人举足一踢，仆地而死。经数医生，有用吹鼻者，有用鹅翎换气者，有用乌梅擦牙者，百方千方，种种无效。惹事者全家监押于法厅。其家所请律师谢龙文君求为往视。其身冷如冰，牙关紧闭，一日有余矣，而其胸犹微温。急用妙化丹点其大眼角，用食盐二斤炒热，作两包，熨其丹田，轮流更换，得暖气以助生气。二炷香之久，牙关已开，遂用红糖冲开水服之即活。用妙化丹点大眼角，男左女右，因大眼角名睛明穴，此处窍通则百窍皆通，起死回生之术，实自熟读《内经》中来也。

又乙丑季夏上旬，曾治刘衣福，年过四旬，因分家起争，被其弟用刀伤脐下，其肠流出盈盆，忽然上气喘急，大汗如雨。经数医诊治，皆无把握，因迎生速往诊视。观其形状危险，有将脱之势，遂急用生黄芪、净萸肉、生山药各一两，固其气以防其脱。煎汤服后，喘定汗止。检视其肠已破，流有粪出，遂先用灰锰氧冲水，将粪血洗净，所破之肠，又急用桑根白皮作线为之缝好，再略上碘碘，将其肠慢慢纳进，再用洋白线将肚皮缝好，又用纱布浸灰锰氧水中，候温，复其上，用白士林少调碘碘作药棉，覆其上，用绷带扎住，一日一换。内服用《衷中参西录》内托生肌散，变为汤剂，一日煎渣再服，三星期全愈。

按：此证未尝用妙化丹，因其伤重而且险，竟能救愈，洵堪为治此重伤者之表准，故连类及之。且所用内托生肌散，为愚治疮毒破后生肌之方，凡疮破后溃烂，不速生肌者，用之最效。其方系生黄芪四两，天花粉三两，粉甘草二两，丹参、乳香、没药各两半，共为细末，每服三钱，开水送下，日服三次。若欲将散剂变为汤剂，宜先将天花粉改为四两，一剂分作八剂，一日之间煎渣再服。其生肌之力较服散药尤效。又愚答友人陆晋笙书中（在后），有脐下生疮破后出尿之方，较此方少丹参，用之亦甚效验，能治愈至险之疮证，可参观。

中医典籍丛刊

医学衷中参西录

张锡纯　著

【下】

中医古籍出版社
Publishing House of Ancient Chinese Medical Books

原第五期第八卷

此卷前半为致医界同人之书,或论医学,或论养生,或论学医之法,或论医学教授之法;后半为医界同人来函,皆系用本书中诸方,或即原方略有加减以治愈诸病而来函相告,或登诸各处医学志报相告者。

致陆晋笙书

晋笙先生道鉴:鲟溪诸著作,炳照寰区,弟奉读之际,恒殷景慕。独惜方域遥隔,未得面聆金玉耳。近阅《绍兴医报》,登有慎重性命之论。洋洋数千言,历指西医之弊,直如温太真燃犀,光彻牛渚。而论中征求同志,历序医界之沟通中西者,弟名僭列其中。夫弟本庸才,原非能沟通中西也。然读先生之论,未尝不抚掌称快也。盖西人虽讲实验,然能验人身之血,不能验人身之气,故西人有治贫血之药,无治贫气之药。夫人之身中气血并重,而气尤为生命之根本,较血更为紧要。西人因无治贫气之药,是以一遇气分虚陷之证,即束手无策,此固西医之大缺陷也。且不独治内伤有然也,外科原为西人之所长,至疮疡非重用补气之药不愈者,西人亦恒对之束手。奉天高等师范学校书记张纪三,因瘟病服药错误,少腹肿疼,后破孔五个,小便时五孔中皆出尿。西人谓须得割剖缝补,大施手术。然用手术时,须先自立情愿书,是不敢保其必无闪失也。因此未敢遽治。迟延数日,肾囊亦肿而溃烂,睾丸透露,遂舁来院中求为诊治。因晓之曰:"此疮溃烂深而旁达,无由敷药。而下焦为元气所存,又不可轻施割剖。然亦无须割剖也,惟多服补助气血之药,而少佐以化瘀解毒之品,俾气血壮旺,自能自内生肌,排脓外出,至所破之孔皆愈,小便自归正路矣。"为疏方：

生箭芪　天花粉各一两　金银花　乳香　没药　甘草各三钱

煎汤连服二十余剂，溃烂之孔皆自内生肌，排脓外出，结痂全愈。此证始终未尝敷药，而生肌若斯之速者，全赖黄芪补气之力也。西人为无治贫气之药，是以对此等证而不得不为之割剖缝补，以轻试其行险之手术也。又西人对于癫狂、痉痫、神昏等证，皆谓系脑髓神经病，然用药或麻醉其神经，或调补其神经，鲜克有愈者。奉天林布都道尹之哲嗣凤巢，患癫狂证，居大连东人医院，调治年余，东人治以西法，日饮以缬草(即中药之甘松)丁儿，谓系为调养神经之妙品，然终分毫无效。后来奉至院中求治，知系顽痰过盛，充塞其心脑相通之路，因以隔阂其神明也。投以大承气汤，加生赭石细末两半，同煎汤，送服甘遂细末钱半，降下痰涎若干。后间三日服一次，服至四次全愈。又小儿荫潮自京都来信言，治一陆军书记官王竹孙，年四十余，每至晚八点钟，即不省人事，四肢微有抽掣，甚畏灯光。军中医官治以镇安神经药罔效。后荫潮治以铁锈、生地各六钱，煎汤送服人参小块三钱。约服二十剂，病遂脱然。盖此证乃胸中大气(即宗气)虚损，不能上达脑部，以斡旋其神经，保合其神明，所以昏不知人，而复作抽掣也。病发于晚间者，因其时身中之气化下降，大气之虚者益虚也。其畏灯光者，因其肝血虚而生热，其中所寄之相火乘时上扰脑部，脑中苦烦热，故畏见灯光也。是以用人参以补大气之虚，铁锈、生地以镇肝、生血、凉血，未尝用药理其脑部，而脑部自理也。合之以上数则，皆系探本穷源之治法，西人亦知焉否乎？夫弟所著之书，原以衷中参西为名，非无取于西法也，特深异今之崇尚西法者，直以其法无所不善，无所不备。然以弟视之，西医尚在幼稚时代耳。

复宗弟相臣书

深承厚意赠以冉雪峰《温病鼠疫问题解决》一书。细阅之，见其论温病及鼠疫皆精确。其论温病也，详论其脉之变化及谓喉证痘疹皆属于温，诚为具有特识。其论鼠疫也，谓其毒发源于肾，其究归于肺燥，而有阳燥、阴燥之殊，实毫丝不爽。至引证《内经》，又颇见费尽苦心为世说法。盖观寒热篇一岁二岁之文，原为瘰疬致发寒热者言，而其毒发于肾水名鼠瘘，即疫毒发于肾水名鼠疫，其理原相通也。愚在奉曾治中国银行施兰孙，浙江人，患鼠疫，肢冷，脉沉迟，舌干亮如镜，精神时明时愦，恒作谵语。知其热郁在中，兼肾中真阴不能上达，投以《衷中参西录》白虎加人参以山药代粳米汤，又以玄参代知母(玄参不但补肾，其中心白而且空，其味甘胜于苦，又为清补肺脏之要药)。一剂手不凉而脉起，再剂而愈。及观冉君所论鼠疫，肢冷脉沉迟则热进，厥回脉浮数则热退，与弟所治者若合符节，冉君诚近世医界之翘楚也。楚国有才，其信然乎！

复傅鹤皋书

鹤皋先生雅鉴：弟居恒尝谓，卫生之道在培养精神，使精神壮旺以保合全身，自不为外邪所袭，此乃卫生之要着也。及阅本报(杭州三三医报)十五期，读先生之论卫生，诚为先得我心。至论西人之卫生，谓皆求诸外，非能保养人身之本髓，尤为不磨之论。至谓石膏可以消暑，每当热时，日煎服生石膏两余，以消除暑热，识见更高人数等矣。以视夫病遇阳明大热，而犹不敢放胆重用生石膏者，其识见之高下，岂可同日语哉！至弟对于佛老之道，原属门外汉，然心焉好之，偶有所见而登于志报者，非以传道也，实欲藉以访友也。及观先生书中云云，知于佛老之道研究极深，特因功候未到，故心不免有出入耳。《金刚经》云："无所住而生其心。”当日佛家六祖即因此一语而悟道，则此语之妙可知。盖无所住之心，即脑中虚灵之元神也。所谓无所住而复生其心者，谓此虚灵之元神，时随目光下照，虽若天道下济光明，无心成化，而仍觉与下焦元气有欣欣相恋之情，其心自不他走，且不落顽空，即抱朴子所谓意双则和，和则增寿也。弟之见解如此，质诸先生，以为然否？

复宾仙园书

敬复者：因令友肾虚不能作强，有碍求嗣，代为问方，此诚不易治疗之证也。按此证向因劳心、劳力过度，且夏日汗出如洗，当此之际，元气已伤，其脚肿者，乃气分因虚不能宣通且下陷也。医者不知，投以滋泥补肾之品，气分愈不宣通矣。夫男子之生殖器，名之为势，纯系气化之贯注以充举之。兹因气分不能宣通，所以气化不能贯注，而更服当归芦荟丸、龙胆泻肝汤以伤其阳分，致阳虚自汗，日久不已，元气益因之伤损，所以其阳不但痿而且缩矣。盖前之阳痿，偶因气化不能贯注，此犹易治；后之阳缩，诚因元气亏损，其元阳之根柢已伤，所以分毫不能用事。夫元阳之根既在元气，若欲元阳壮旺者，自当以培补元气为主。特是人之元气禀于先天（观第一卷元气诠自明），非若后天之气，可以药饵补助也。惟内炼家有补助元气之法，静坐之功是也。愚幸粗识门径，试为详细陈之。其法每当静坐之时，闭目存神，默运脑中，自然之知觉随目光下注丹田，《丹经》所谓凝神入气穴也，《佛经》所谓北斗里看明星也。此法要处，在勿忘勿助。盖忘之则一曝十寒，工夫间断；助之则着于迹象，已落后天。故善用此功者，但用脑中之元神，不用心中之识神。元神者，无思无虑，自然虚灵，灵而曰虚，仍属先天。识神者，有思有虑，灵而不虚，灵既不虚，则已落后天矣。元气本为先天之气，惟常照以先天之性光，则元气自然生长，阳事自然兴举矣。所尤当知者，若静坐时心神易走，宜暂持以后天工夫，用心肾交感之法，使心降肾升，意念欣欣，如婴儿姹女之相恋；移时其心不外驰，可再用功如前。此乃文火、武火相济而为用者也。究之此中消息，宜善自体验，非可尽以言语传也。

至其心跳、耳鸣、便浊诸证，治以日用服食之品，亦即可愈。宜用生怀山药轧作粉，每用一两，或七八钱，凉水调和，煮成茶汤，饥时当点心用之。欲其适口，可加白蔗糖。久之诸病自愈。

复胡剑华书

剑华仁兄雅鉴：著灵子术者系东人。为著此书，精思十昼夜未尝进食，因悟得此术。不但能使周身跳动，即一切器皿，手抚之皆能令其跳动。究之吾中华之哲学，彼固分毫无心得，故于卫生之道亦毫无补益。虽周身跳动时亦形愉快，然适足耗扰精神，是以其人未及中寿而亡。欲明卫生之理，当明以术延命之法。而以术延命法中，有清修、双修之殊。伍冲虚之《天仙正理》《仙佛合宗》，柳华阳之《金仙证论》《慧命经》，清修法也。魏伯阳之《参同契》，张紫阳之《悟真篇》，双修法也。至卫生妙之尤妙者，则又以吕纯阳之妙丹法为最（纯阳书中有更有妙丹法云云）。此乃本阴阳互根之理，以行阴阳栽接之术，只此夫妇居室之常，即均在花甲之年，勤而修之，亦可同登仙箓。此《佛经》所谓“躯壳禅”也，所谓“色即是空，空即是色”也。《丹经》所谓“知其雄，守其雌”也，所谓“无欲以观其妙，有欲以观其窍”也。然其道仍须得名师传授，不然虽聪明过颜闵，徒索诸篇章无益也。

至贵友之咯血六年，病势已危，原属不治之证。初所用泻心汤，虽系治吐血之良方，而用于此证实难取效。后所用之山药、赭石、花蕊石、龙骨、牡蛎诸药，亦极稳妥，其如病证之不可挽回何？事后追维，自疑用药之未能尽善，此乃仁人君子之用心，究之用药何尝有误哉？因思凡咳而吐血者，其治法当先注意止其咳嗽。弟凡遇咳嗽而吐血者，若其脉象虚数，恒用生怀山药细末煮作粥，送服川贝母细末。一日之间,山药约服至二两,川贝末约服至六七钱(川贝不苦,不难多服)。若服之觉闷者,可服西药含糖百布圣钱许,如无此药,可服鸡内金细末钱许。若觉热者,可嚼服天门冬二三钱,其咳嗽往往能愈,咳血之证恒随之同愈。其有咳血仍不愈者,可再用三七细末与赭石(忌用醋淬,宜用生者轧细)细末等分和匀,开水送服二钱。其有热者,用生地数钱煎汤送服,辄能奏效。因其咳嗽既愈,咳血亦不难治矣。然此仍论寻常咳血也。若兄之友,其咳血六年,虚弱已极,又不可以此概论也。

复王肖舫问《内经》注疏何家最善书

昨蒙寄书,虚怀下问《内经》以何家注疏为最善。弟于《内经》注疏诸家,所见无多。自陈修园于注《内经》家独推张隐庵。考张氏之注,原鸠合其一时同人共成之,似较他家注疏为优。然其中谬误穿凿之处,亦复不少。盖《内经》一书,虽传自开天辟地之圣神,实互相授受,至春秋之末始笔之于书。其迭次授受之际,约皆有所附会,与经文以俱传。是以《内经》之文有非圣神不能言者,有近于战国策士夸张之语殊鲜实际者。而注之者,必皆一一视为圣神语录,逐句细为诠解,此谬误穿凿之所由来也。是以愚生平读《内经》,虽挨篇遍读,实非遍记,亦不留意注疏。而每读至精华之处,直觉其言包罗万有,不但为医学鼻祖,一切后世种种学问,实皆属于《内经》之中。至偶有会心之处,恒若迥出注疏之外者。有如弟生平慕哲学,而泛览群书莫得宗旨。后读《内经》至《四气调神篇》,有曰:"使志若伏、若匿、若有私意、若已有得。"乃恍悟养生之道,更触类旁通,并知佛经所谓应"无所住而生其心"者亦此义,道书所谓"意双则和,和则增寿"者亦此义也。又尝观西人论地为球形,人处于地之上下,实无分于上下,其语甚奇。及读《内经·五运行大论》,帝问:"地之为下否乎?"岐伯曰:"地为人之下,太虚之中也。"帝曰:"冯(音凭)乎?"岐伯曰"大气举之也”数语,乃知人在地上者,固以地为下,即人在地下者,亦以地为下,故岐伯谓地为人之下也。继之,又释之为太虚之中,原大气之所包举,实无所为上下也。西人之讲地学者,早包括于《内经》数语中也。兄果有志研究《内经》,正不妨寻章摘句,择其至精至纯之处,借以瀹我性灵、益我神智,此所谓会心处不在多也。况《内经》精纯之处,其光华流露,如日月经天,朗朗照人,令人心目俱爽,无事费心索解,自能豁然贯通,又何须乎诸家之注疏哉!

复相臣哲嗣毅武书

毅武老世讲青及:来函已收到矣。志学情殷,恳恳欲奉愚为师,夫愚之医学,岂足为人师哉!然良骥呈材,志在千里,而识途之效,或有时少资于老马。愚今年过花甲矣,少承家训,自幼学即留心医药,至弱冠即为人疏方,浮沉医界者,四十余年。犹幸精神不衰,记忆如旧,诊病余暇,即研究医学,而心力能到之处,亦时启新悟。今特即管窥所见及者,为世讲粗陈习医门径,其大纲约有三则。

一在明药性。《神农本经》为讲药性之祖,胜于后世本草远矣。然亦间有不可靠之时,或药性古今有变更;或地道生殖有优劣;或因古人书皆口授,次第相传,至笔之于书时,其中不无差误。故欲审定药性,须一一自家亲尝;或临证时检对证之药但以一味投之,以观其效力。拙著《衷中参西录》中,恒单用生石膏数两,退寒温大热;单用山萸肉数两,治气虚汗脱;单用生山药数两,治阴虚灼热;曾单用蒌仁数两,治外感结胸;曾单用赭石数两,治呕吐兼结证上下不通,若此者非行险也,皆几经尝试,确知其药之能力性质,而后敢放胆用之,百用不至一失也。至于猛烈有毒之药,虽不敢轻施于人,亦必自少少尝试,渐渐加多,以确定其药性何如,乃知书之所谓猛烈者,未必皆猛烈;所谓有毒者,未必皆有毒,故《衷中参西录》中所用生硫黄、生水蛭诸药,而皆另有发明也。

一在调药方。古人之方，恒大寒大热并用。如《伤寒论》栀子干姜汤，栀子、干姜并用；附子泻心汤，附子、黄连并用；生姜泻心汤、甘草泻心汤，皆干姜、黄连并用。又如《金匮》风引汤、小青龙加石膏汤，皆干姜、石膏并用。至肾气丸，本方原干地黄（即药房生地）与桂、附同用，取其凉热相济、水火均调以奏功也。后世改用熟地，因其性偏于热，又恒去桂、附为六味丸，性虽和平，而一派滞泥，较之八味之原方迥不如矣。由斯知古方大寒、大热并用，原各具精义。《衷中参西录》中拙拟之方百余，多系步趋先民规矩而少参新解，可细阅也。

一在审病机。一证之随时更变，始终原不一致，贵以吾人之精神息息与病机相赴。如《衷中参西录》第六卷载治一少年伤寒，已过旬日，阳明热实，大便燥结，原是承气汤证。因脉数，恐降后不解，投以白虎汤，一日连进二剂，冀其大便因凉润自通也。至晚九点钟，火似见退，而精神恍惚，大便仍未通下。再诊其脉，变为弦象。夫弦主火衰，亦主气虚；知此证清解已过而大便仍不通者，因气分虚弱，不能运行白虎汤凉润之力也。遂俾单用野台参五钱煎汤服之，须臾大便即通，病亦遂愈。又载治一年过七旬之媪，得伤寒七八日间，其脉洪长有力，表里俱热，烦渴异常，大便自病后未行。因其年高且烦渴太甚，不敢遽用降药，投以白虎加人参汤。二剂，大便随通，一日降下三次。病稍见愈，而脉仍洪长。细审病因，当有结粪未下，遂单用大黄三钱煮数沸服之。下结粪四五枚，病从此遂愈。又载治一少年患伤寒，经医治愈，因饮食过度反复，三四日间，求为诊视。其脉洪长有力。投以大剂白虎汤治愈，脉静身凉，毫无他证。隔两日，复来相迎，言病人反复甚剧，有危在顷刻之虞。因思此证治愈甚的，何遽如此反复？及至见其痰涎壅盛，连连咳吐不竭，精神恍惚，言语错乱，身体颤动，殓服已备。诊其脉象和平，微嫌胃气不能畅行脉中。因恍悟曰："前因饮食过度而复，此必又因饮食过少而复也。"其家人果谓有鉴前失，所与饮食诚甚少。愚曰:“此次无须用药,饱食即可愈矣。”时已届晚八点钟,至明饮食三次,每次仍撙节与之,病若失。统观以上三案,若少涉粗心,不能细审病机,即可误人性命。是以愚每临一险证,恒心力尽瘁。古人云良工苦心,愚于医道原非良工,然对于病机疑似之间,莫不惨淡经营,固四十年如一日也。此不足为外人道,可为世讲粗陈之耳。

复冉雷峰问创建医学堂规则书

雪峰仁兄雅鉴:为创建医校,殷殷驰书下问,足见提倡医学之深心也。特是弟才庸识浅,何敢言千虑一得,而重违兄命,敢略陈刍荛之言以备采择。汉赵充国云:“百闻不如一见。”此论用兵也,而用药等于用兵,故学医者亦耳闻不如目睹。医学校当与医院并立,合为一事,以医院中大夫充医学校中教员。众学生平日闻于师者,及见师之临证处方与所言者,若合符节,所治之病又皆能随手奏效,则学生对于经见之证,异日经手自疗,自然确有把握也。所可虑者,教员讲衍,无善本讲义可遵,不得不仍取《内经》《难经》《伤寒》《金匮》诸书为讲义。然如此以教学生,取径太远,非阐十年之功于此等书,不能卒业,即使能卒业矣,果能得心皆应手乎?是以弟在医院中教导学生,不敢徒慕高远,惟授以拙著《医学衷中参西录》,俾其自阅,于难领略处亦间为讲解。其中一百六十余方,需以三年之久,大抵学生能历睹弟用诸方以治愈诸证,是以三年期满,皆能行道救人。此非谓《内经》《难经》诸书可废也,因古籍紧要之处,已粗搜罗于拙著之中而便于领会也。我兄医界国手,负时重望,当广搜群籍撷其精,参以西学择其粹,独出见解,发古人所未发,补中西所未备,撰为医学新讲义,以教导生徒,诚千古之慧业也,济世之仁术也,岂不美哉!兄其勉旃,弟日望之矣。

复刘希宪书

捧读瑶章，对于拙著溢分誉扬，不禁感愧交集，至推为知道，尤不敢任受。今之同善社非不佳，而弟未入者，诚以自古设坛讲道，对大说法，止言清修工夫，此性学也。至有能于性学甚了悟者，而后秘密传以命学，此在释家为秘宗，在道家为教外别传。试观释家五祖传六祖时，因其偈语悟彻性功，然后夜半放舟湖中，授以命功，其慎密竟至如此。今即入同善社，其秘密者能骤闻乎？盖但修性功，可使灵魂长存而不能化身，若性命双修，此身可化为玲珑，体步日月而无影。久之此身化为清气，可步云凌空，古所谓白日飞升者此也。究其道之入手，不外大易一阴一阳，互为之根二语。盖阴以阳为根，则阴可长存，阳以阴为根，则阳可长存，此天地之所以永久不敝也。人果能学天地互根长存之理，则亦可长存矣。由此知独修一身者，固非房术采炼损人利己者更非矣。

宗弟相臣来函(名树筠，直隶青县张家营人)

自庚申年在鄂督署得览《衷中参西录》第一期大著，钦羡无似。历试诸方，莫不应手奏效，如鼓桴之相应，真活人之金丹，济世之慈航也。今闻我兄又撰医论，凡同人本大著诸方及或有加减治愈之病证，皆可附载篇末，藉资参考，弟谨将数年来仿照《衷中参西录》治愈之案，择录数则寄呈。如有可采，并乞附载医论之后，实为荣幸之至。

定县吴锡三偕眷寓汉皋。其妻病，服药罔效。时弟服武昌督署务，诊其脉，浮而无力。胸次郁结，如有物杜塞，饮食至胃间，恒觉烧热不下。仿第二卷首方参赭镇气汤之义，用野台参六钱，赭石细末二两。将二药煎服，胸次即觉开通。服至二剂，饮食下行无碍。因其大便犹燥，再用当归、肉苁蓉各四钱，俾煎服，病若失。

芦台北涧李子芳，年四十二岁，壬戌五月间，因劳碌暑热，大便下血，且腹疼。医者多用西洋参、野于术、地榆炭、柏叶炭温涩之品投之，愈服愈危。小站王绍圃，余友也，代寄函询方，并将病源暨前方开示。余阅毕，遂为邮去痢疾门中所载菩提丹四服。每服六十粒，日服一次。未几，接复函，谓服毕血止，腹疼亦愈，极赞药之神妙。近年用此丹治赤痢及二便下血，愈者甚多，神妙之誉非溢美也。

胞妹路姑，年四十余岁，体素瘦弱，久患脾胃湿寒，胃脘时觉疼痛，饮食减少，常作泄泻，完谷不化。因照泄泻门中益脾饼原方，为制一料，服之即愈。为善后计，又服一料，永久祓除病根。

侄女秀姑，已于归数载，因患瘰疬证成劳，喘嗽不休，或自汗，或心中怔忡，来函索方。余揣此系阴分亏损已极所致。俾先用虚劳门一味薯蓣饮，每日用生怀山药四两，煮汁两大碗，当茶频频温饮之。不数剂，喘定汗止，咳嗽亦见轻。继又兼服泄泻门中薯蓣粥，作点心用之，渐渐全愈。其祖翁亦业医，问此妙方出何医书。答以二方皆出自友人新著《衷中参西录》。因索书观之，大为叹服。余亦因知此二方之妙，后恒用之以治虚劳，救人甚夥。

河间裘幻因，年二十八岁，聪敏善书，寓天津。患咳嗽吐血，且咯吐甚多，气分太虚，喘息迫促，上焦烦热，其脉大而无力，右部尤甚，盖血脱而气亦将脱也。急用吐衄门保元寒降汤，加青竹茹、麦门冬各三钱。一剂血止。至第二剂，将台参五钱易为西洋参一钱，服之而愈。方病相投，效如影响，洵不误也。

河间刘君仲章，久仕鄂，年五十余岁。漏疮甚剧，屡治不痊，后兼泄泻不止，盖肠滑不固，故医药无灵。诊其脉甚小弱，渐已成劳。嘱其用泄泻门薯蓣鸡子黄粥。一剂泻止。三服，精神焕发。十数日后，身体复原。此后凡遇虚泻久不愈者，用之屡收特效。

湖北督署韩承启，庆轩寅友也。其夫人年六旬，素多肝郁，浸至胸中大气下陷。其气短不足以息，因而努力呼吸，有似乎喘，喉干作渴，心中满闷怔忡，其脉甚沉微。知其胸中大气下陷过甚，肺中呼吸几有将停之势，非投以第四卷首方升陷汤以升补其大气不可。为录出原方，遵注大气陷之甚者将升麻加倍服。一剂后，吐出黏涎数碗。胸中顿觉舒畅。又于方中加半夏、陈皮，连服三剂，病遂霍然。盖此证因大气下陷，其胸肺胃脘无大气以斡旋之，约皆积有痰涎，迨服药后，大气来复，故能运转痰涎外出，此《金匮》水气门所谓“大气一转，其气(水气即痰涎)乃散”也。从此知《衷中参西录》实为医学家不可不备之要书也。后大气下陷证数见不鲜，莫不用升陷汤加减治愈。

鄂督王子春将军之如夫人，年十九岁，因殇子过痛，肝气不畅，经水行时多而且久，或不时漏下。前服逍遥、归脾等药，皆无效。诊其脉，左关尺及右尺皆浮弦，一息五至强。口干不思食，腰疼无力，乃血亏而有热也。遵将女科调经门安冲汤去芪、术，加麦冬、霍石斛、香附米，俾服之。二剂血止，六剂后食量增加，口干、腰疼皆愈。继将汤剂制作丸药，徐徐服之，月事亦从此调矣。

湖北医兵张某，患历节风证，西医名偻麻质斯，服其药年余无效，步履艰难，天未凉即着皮裤。诊其脉，浮数有力，知为经络虚而有热之象。遂用痿废门加味黄芪五物汤，遵注热者加知母，又加生薏米、鲜桑枝、牛膝、木通。服一剂觉轻减，三剂离杖，五剂痊愈。近年用此方治痛风、历节证，愈者甚多。若无热者，即用书中原方，亦甚效验。

津寓献县刘姓之婴孩，抽绵风不已，夜半询方。知病危急，适存有沧州敝号春和堂按小儿风证门所制定风丹，与以少许。服之立止，永未再犯。后屡用此方皆效，真保赤之良方也。凡药局中皆宜照《衷中参西录》所载原方，预制此丹，以备不时之需。

相臣哲嗣毅武来函(名燕杰)

前阅《绍兴医报》，有我师赐示习医门径三则。捧读之下，顿开茅塞。尊著《衷中参西录》第三期，受业反复细阅，方案之后所加精微诠解，莫不口诵心维。偶有会悟，辄能得心应手，临证之际，即获效果。是知《衷中参西录》一书，奥妙无穷，特患不能精心探索以领取也。今敢即管窥所得，可实见诸临证者，详录数则，以质夫子。至审病用药之处有未尽合者，仍乞赐教。

族嫂年三十余岁，身体甚弱，于季春忽患头疼，右边疼尤剧，以致上下眼睑皆疼，口中时溢涎沫，唾吐满地。经血两月未见。舌苔黏腻。左脉弦硬而浮，右脉沉滑。知系气血两虚，内有蕴热，挟肝胆之火上冲头目，且有热痰杜塞中焦也。为疏方用尊著药性解赭石下所载治安东何道尹犹女之方加减，生赭石细末六钱，净山萸肉五钱，野台参、生杭芍、生龟板、当归身各三钱。一剂左边疼顿减，而右边之疼如故。遂用前方加丹皮二钱，赭石改用八钱。服后不但头疼悉愈，且口内涎沫亦无，惟月经仍未见。又改用赭石至一两，加川芎二钱服下，翌日月事亦通。夫赭石向在药物中为罕用之品，而此方用之以治头疼，以治痰涎杜塞，以治月事不见，皆能随手奏效，实赭石之力居多。然非吾师对于赭石尽力提倡，极口赞扬，燕杰何能用之而左宜右有哉！

又津埠三条石宋氏妇，年将四旬，身体羸弱，前二年即咳嗽吐痰，因不以为事未尝调治。今春证浸加剧，屡次服药无效。诊其脉，左部弦细，右部微弱，数近六至。咳嗽，吐痰白色，气腥臭，喘促自汗，午后发热，夜间尤甚，胸膈满闷，饮食减少，大便秘结，知其已成劳瘵而兼肺病也。从前所服药十余纸，但以止嗽药治其肺病，而不知子虚补母之义，所以无效。为疏方用《衷中参西录》首方资生汤加减，生山药八钱，玄参、大生地、净萸肉各六钱，生牡蛎、生杭芍、生赭石各四钱，于术、生鸡内金、甘草各二钱。煎服二剂，汗止喘轻，发热咳嗽稍愈，遂将前方去牡蛎，加蒌仁、地骨皮各三钱，山药改用一两，赭石改用六钱。连服十剂，诸病皆愈，为善后计，俾用《衷中参西录》泄泻门薯蓣粥方，用生山药细末八钱煮粥，调白糖服之，早晚各一次。后月余，与介绍人晤面，言此时宋氏妇饮食甚多,身体较前健壮多矣。然此病本不易治,故服他医之药数十剂,寸效不见。乃病者喘逆迫促,竟能重用赭石以镇安其气,何用药之奇而奏效之捷也? 燕杰答曰:“余得名师傅授耳。”介绍人似未遽信,因为详细述之,乃大叹服。

又族兄泰,年三十余,素强壮无病。壬戌中秋,因在田间掘壑,劳苦过甚,自觉气力不支,即在壑中吃烟休息,少缓须臾又复力作。至晚归家时,途中步行,觉两腿酸木不仁。及至夜间,两腿抽疼甚剧。适生在里,其弟扣门求为往治。诊其脉,迟滞而细,号呼不已,气逆不顺,身冷,小溲不利。遂用《衷中参西录》活络效灵丹方,加白芍三钱,桂枝尖二钱,生姜三片。一剂腿疼大减,小便即利,身冷亦退。再剂,霍然全愈。

又天津西门外王媪,年五十七岁,右膝盖部发炎,红热肿疼,食减不眠。其嗣如珍延为诊视。至其家,闻病者呼号不止,口称救命。其右脉洪数有力,心悸头眩,舌苔白而腻,大便三日未行,小便赤热。按此足征湿热下注。予以活络效灵丹,加生石膏六钱,知母、怀牛膝、生薏米各四钱,甘草梢一钱,嘱服一剂。次日自能来寓,其疼减肿消,夜已成寐,尚云右臂酸疼,又即原方加青连翘、金银花、油松节各二钱,服之全愈。

又族侄妇,年二十余,素性谨言,情志抑郁。因气分不舒,致四肢痉挛颤动,呼吸短促,胸中胀闷,约一昼夜。先延针科医治,云是鸡爪风,为刺囟门及十指尖,稍愈,旋即复作如故。其脉左部弦细,右部似有似无,一分钟数至百至。其两肩抬动,气逆作喘。询知其素不健壮,廉于饮食。盖肝属木而主筋,肝郁不舒则筋挛;肝郁恒侮其所胜,故脾土受伤而食少。遂为开《衷中参西录》培脾舒肝汤。为有逆气上干,又加生赭石细末五钱。嘱服二剂,痉挛即愈,气息亦平。遂去赭石,照原方又服数剂,以善其后。

又族姊适徐姓,年三十余。有妊流产,已旬日矣,忽然下血甚多,头晕腹胀,脉小无力。知为冲脉滑脱之征。予以《衷中参西录》固冲汤,加柴胡钱半,归身二钱,服药三剂即止。俾继服坤顺至宝丹以善其后。

又族婶母,年四十余岁,身体素弱。因境遇不顺,又多抑郁。癸亥十月下旬,忽患头疼甚剧,已三日矣。族叔来舍,俾生往诊。及至闻呻吟不已,卧床不起,言已针过百会及太阳两处,均未见效。其左脉微细如丝,按之即无,右脉亦无力,自言气息不接,胸闷不畅,不思饮食,自觉精神恍惚,似难支持,知其胸中之大气下陷也。其头疼者,因大气陷后,有他经之逆气乘虚上干也。遵用《衷中参西录》升陷汤原方,升提其下陷之大气,连服数剂全愈。

又天津裕甡堂药局同事曹希贤,年二十五岁,自春日患吐血证,时发时愈,不以介意。至仲冬忽吐血较前剧,咳嗽音哑,面带贫血,胸中烦热,食少倦怠。屡治罔效,来寓求诊。左脉细弱,右脉则弦而有力,知其病久生热,其胃气因热上逆,血即随之上升也。为开《衷中参西录》寒降汤方,为其咳嗽音哑,加川贝三钱。连服二剂,病大轻减。又服二剂,不但吐血已止,而咳嗽音哑诸病皆愈。

又族嫂年三十五岁,初患风寒咳嗽,因懒于服药,不以为事。后渐至病重,始延医诊治。所服之药,皆温散燥烈之品,不知风寒久而化热,故越治越剧,几至不起。后生于腊底回里,族兄邀为诊视。脉象虚而无力,身瘦如柴,咳嗽微喘,饮食减少,大便泄泻,或兼白带,午后身热颧红,确系劳瘵已成。授以《衷中参西录》第一卷首方资生汤,加炒薏仁、茯苓片、生龙骨、生牡蛎各三钱,茵陈、炙甘草各钱半。服二剂,身热、颧红皆退,咳嗽、泄泻亦见愈。后仍按此方加减,又服六剂,诸病皆痊。嘱其每日用生怀山药细末煮粥,调以白糖服之,以善其后。

孙香荪来函(名蕊榜,直隶盐山赵毛陶人)

受业深痛家人遘遇疾病多为药误,于斯立志研究医学,上自农轩,下至近代著述诸家,莫不详阅深思,而卒未有心得。后读我师《衷中参西录》,如饮上池之水,觉心目俱爽,对于医理隔阂之处,莫不豁然贯彻,而临证亦遂觉确有把握。噫!我师著述之功效,于医界中可谓独有千古矣。今将遵用师方所治大证验案,择尤列下,敬祈教正,藉供研究。

一、用卫生防疫宝丹治霍乱验案

民国十三年六月,友人杜印三君之令堂得霍乱证,上吐下泻,转筋腹疼,六脉闭塞。生诊视后,为开卫生防疫宝丹方,共研作粉,每次服一钱。服第一次,吐泻稍止。服第二次,病即痊愈。

斯年初冬,陈列所第一科科长邓子辅君之儿媳得霍乱证,时已夜半,请为诊视。吐泻转筋,六脉皆无,心中迷乱,时作谵语。治以卫生防疫宝丹,初服仍吐,服至二次,脉即徐出而愈。

民国十四年六月,友人刘香南君之令正得霍乱证,香南冒雨至陈列所,请为诊视。因日前其长子得热泻病,经津埠名医数人,治皆不效,生为治之立愈,故其心中甚相信也。适天津县地方物产展览会是日开幕,实不能往,细询病状,为开卫生防疫宝丹方,服之即愈。

民国十六年五月,陈列所第三科科长赵信臣君之令堂得霍乱证,先延针医放血不愈,请为诊视。其手足逆冷,脉乍有乍无,头出冷汗,吐泻转筋。俾服卫生防疫宝丹八十粒,药力未行即吐出。继服一百二十粒,吐泻即止。翌日病大见愈,胸中觉闷,仍欲作呕。诊其脉细数,又因年高,为疏急救回阳汤方,重用赭石、朱砂,一剂而愈。

按:霍乱一证,古今中外无必效之方,惟我师所拟之卫生防疫宝丹,如金针暗渡,无论病因之或凉或热,病势之如何危险,投以此丹，莫不立愈，效如桴鼓之应，真千古未有之奇方，普渡众生之慈航也。

二、用升陷汤治大气下陷验案

民国十五年冬，河东友人翟桐生之令堂，乳部生疮，疼痛难忍，同事王德三君约往诊视。翟君言，昨日请医诊治，服药一剂，亦不觉如何，惟言誓不再服彼医方药。生诊视时，其脉左关弦硬，右寸独微弱，口不能言，气息甚微，病势已危险万分。生断为年高因病疮大气下陷。为开升陷汤，以升举其气，又加连翘、丹参诸药，以理其疮。一剂能言。病人喜甚，非按原方再服一剂不可。后生又诊数次，即方略为加减，数服全愈。后遇此证数次，亦皆用升陷汤加减治愈。

按：大气下陷之理，古今方书皆未发明，是以遇此证而误治者比比皆是。独我师本生平大慧力以发为大慈悲，拟得升陷汤诸方，能使大气之陷于九渊者可升至九天，虽病至垂危之候，服之皆立能回生，即拟之九还神丹，曷以过焉。凡医界同人，志在活人者，可不于此诸方加之意乎！

三、用安冲汤治愈下血证验案

民国十三年七月，友人张竹荪君之令堂，因筹办娶儿媳事劳心过度，小便下血不止，其血之来沥沥有声，请为诊视，举止不定，气息微弱，右脉弦细，左脉弦硬。为开安冲汤，服后稍愈。翌日晨起，忽然昏迷，其家人甚恐，又请诊视。其脉尚和平，知其昏迷系黄芪升补之力稍过，遂仍用原方，加赭石八钱，一剂而愈。

家族婶有下血证，医治十余年，时愈时发，终未除根。民国十五年六月，病又作，请为诊视。治以《傅青主女科》治老妇血崩方，遵师训加生地黄一两，一服即愈。七月，病又反复。治以安冲汤方，以其心中觉凉，加干姜二钱。一剂病又愈。

斯年初秋，佃户李姓之女，年十七岁，下血不止，面唇皆白，六脉细数。治以安冲汤，重用山萸肉，三剂而愈。

四、用生石膏治温病验案

民国十三年八月,财政厅友人张竹荪之女公子,发热甚剧,来询方。为开生石膏一两半,煎汤饮之。其热仍不稍退,又来询方。答以多煎石膏水饮之,必能见愈。竹荪购石膏数两,煮汤若干,渴则饮之,数日而愈。

斯年初冬,因兵革不靖,请假旋里。适生佃户郭姓之女得伤寒证,三四日间阳明热势甚剧,面赤气粗,六脉洪数,时作谵语。为开寒解汤,因胸中觉闷,加瓜蒌仁一两,一剂病愈。

民国十四年春,同所俞品三君佣妪之子,来津学木工。因身体单薄,又兼天热,得温病,请为诊视。脉浮数而滑,舌苔白厚,时时昏睡。为开清解汤,生石膏用一两,为其脉数,又加玄参五钱。一剂病愈。

民国十六年孟春,同事赵明仲君,江苏人,得温病,请为诊视。满面及口内皆肿,舌苔灰腻而厚,两寸脉大于尺部一倍。为开白虎加人参汤,生石膏用二两,以其舌苔灰腻,以生杭芍代知母,又加云苓、滑石各五钱。其令亲实业厅秘书张惠臣君适在座,见生石膏二两,为之咋舌。赵君因知生治病多效,服之不疑。连服二剂,病始痊愈。以后张君有病,亦请为诊治焉。

斯年仲春,俞品三君之三位女公子皆出瘟疹。生为诊视,皆投以清解汤,加连翘、生地、滑石而愈。同时之患此证者,势多危险。惟生投以此方,皆能遂手奏效,诚良方之可以活人也。

斯年仲夏,舍亲傅立钟得暑热病,请为诊视。面红气粗,两寸脉弦硬而浮,两尺细数,身体颤动。为开白虎加人参汤,生石膏用二两。因其阴分亏损,为加大生地五钱,玄参五钱;又因脉浮,加青连翘三钱,一剂遍身凉汗而愈。

按:后世本草谓石膏煅不伤胃,此诚谬说。乃一倡百和,流毒无穷,直使患寒温者皆入危险之境,此医学中一大障碍也。我师为悲悯所迫,大声急呼,唤醒医界,谓石膏生用直同金丹,煅用即同鸩毒(谓煅石膏可代卤水点豆腐,是以不可用),广登报章,举世医界奉为圭臬。而流俗医者,不明化学,犹坚执旧说,蛊惑病家,误人性命,是诚孽由自作矣。

马秀三来函(奉天义县南关人)

去岁(乙丑)舍侄洪升患膈食,延医诊治,年余无效。及病至垂危,诸医束手无策,有旧戚赠一良方,言系《衷中参西录》所载之方,名参赭培气汤,服之立见功效。连服十剂,其病全愈。后购全书读之,见书中所载共计一百六十余方,皆先生自拟,方后诠解精妙,验案屡载,无一非挽回人命之金丹也。

萧介青来函(汉口太和桥屏藩里人)

三年前在黄陂,曾代友人田寿先作脉案一则,呈请夫子赐方,治其腹胀病。蒙赐一方,药只三味(当归、丹参、代赭石),无异金丹。服后,瘀血由大便而下者数升,旋即病愈。由此田君习医,请精画肖象者,照《衷中参西录》所载尊容放大,悬于中堂,早晚朝拜。青每日陪参,因同席研究医学数年,不敢以琐屑上呈者,知夫子诊务纷繁,著述匆碌,恐渎清听耳。七八年来,读夫子《衷中参西录》及分载各医报之鸿论,遵法施治,全活无算,真是无方不效。其所最效者,用十全育真汤治愈同学朱凤岩之夫人虚劳病。此病曾经汉臬著名西医江徐二君诊治年余,化费千元,不但无效,而且备后事矣。青见其所患与十全育真汤主治之病相同,为书原方服之。四剂病若失,群惊为神。因将《衷中参西录》遍示众人,即迷信西医者阅之,无不服夫子立方之善,医学之精矣。又用《沈阳医志》所载夫子论肺病治法,按期用药,治愈余香亭、周丁氏二人,此皆西医辞而不治之证也。夫子费尽心血,著书传方,全活生命已不胜计,善人得厚报,青拭目而待焉。所有恳者,夫子前撰之西药注射法,用以止血、清血,治痢疾、霍乱等证,载于泰县铎声医报,有益医林非浅。不幸此报青所存者不知何以忽失，今欲照法学习，依据无从。此时泰县医报已停止出版，无处购买，不得已仍敬求夫子将注射之法及注射所需之药料、并注射后以何中药善后，撰一篇登诸各处医学志报，以公诸医界，俾学者皆有所取法，不惟青一人感激莫名，凡我医界中人，应莫不争先快睹，欣喜异常也。夫子以启迪后进为怀，谅能俯允所请欤？

周禹锡来函（名荣珪，四川泾南人）

久承师训，获益良多，景慕之诚，莫可名状。今特将仿用《衷中参西录》中诸方论治愈险证数则，誊清恭呈函丈，其有病虽治愈，而所用之方未尽吻合者，仍乞夫子多赐指教，是所切盼。

杨姓女，年十九岁，出嫁二载，月事犹未见，身体羸瘦，饮食减少，干咳无痰，五心烦热，诊其脉细数有力。仿用《衷中参西录》资生汤方，用生山药一两，于术二钱，牛蒡子三钱，玄参五钱，生地黄四钱，生鸡内金一钱。连服五剂，热退咳减，食欲增加。遂于原方中去生地，倍于术。又服三剂，汛潮忽至。共服二十剂全愈。

程姓男孩，年五岁，乳哺不足，脱肛近四载，医不能治。其面白神疲，身体孱弱，大肠坠出二寸许，用手塞入，旋又坠出，其脉濡弱无力，呼吸促短，状若不能接续。知其胸中大气下陷，下焦之气化因之不能固摄也。仿用《衷中参西录》升陷汤方，用生箭芪四钱，知母二钱，桔梗、柴胡、升麻各一钱，潞参、净萸肉各三钱，煎汤一盅，分两次温饮下。连服二剂，肛即收缩。乃减去升麻，再服三剂，全愈。

熊姓叟，年近七旬，精神矍铄，平素喜服热药，桂、附、参、茸诸品，未尝一日去口。十余年间，安泰无病，自以为服热药之功，而不知其因禀赋敦厚也。客秋患白痢，医者见其平素多服温补，疑其体弱受寒，治以附子理中汤，不效。旋又利下清谷，腹中痛满，直认为寒泻无疑，仍投以大剂附子理中汤，杂以消导之药。服后病益剧，继增发厥。医者断为高年气血两亏，病在不治。其婿魏君倩生往诊以决吉凶。其脉沉伏几不见，莫辨虚实，舌上无津，惟目光闪灼有神，言语急促似喘，所下极恶臭。直断为热邪内伏，阳极似阴之候。拟用生石膏四两，生山药、鲜石斛各一两，白头翁、天花粉各五钱为方。病家睹方骇甚，生晓之曰："尊翁资禀甚厚，宜享高年。其平素过服热药而能受者，亦禀赋过厚之故。然附子有大毒，含麻醉性，如鸦片然，久服虽未见害，而药瘾已成，其毒性与血化合，真阴已暗耗甚多矣。今病若此，显系肠胃之阴液（中含有稀盐酸能化食）已竭，而失其濡润消化之力，故下利清谷，以其恶臭似热酿成，故确断其为热无疑。且四肢发厥，热伤筋也。热深者厥亦深，因内有伏热，故厥而手足搐搦也。目为五脏之精华，今目光闪灼，阳有余也。言语急迫，火逆上冲也。若不急急泻热救阴，恐有顷刻亡阴之势。"病家闻之似有会悟，始敢将药煎服。服后诸病未退，转加烦躁，知药剂犹轻，不能胜病也，遂仍用前方，将生石膏倍作八两，煎汤数杯，徐徐服下。一日夜连进二剂，厥止手足已温，下痢亦疏。再倍加生山药为二两，又服二剂，其痢已愈强半。乃将石膏减为二两，去白头翁，加白芍五钱，甘草三钱，又服三剂，病始霍然。

按：医界多忌用生石膏，谓煅之始不伤胃。独夫子则谓石膏生用，其性凉而能散，以治外感实热直同金丹；若煅之则性专收敛，能将外感之痰火敛住直同鸩毒。此诚开天辟地之名论也。惟笃信师训，故敢放胆重用生石膏，以挽回此垂绝之人命也。

曾姓媪，年过六旬，春间患温病。医者见其年老体弱，于桂、麻、羌、独发表药中，杂以归、芎养血等药。服后神识渐昏，舌苔燥黑，身热而厥。其家人惶急，日更十余医，咸云莫救。延生往视时，气息奄奄，仅存一线，其脉细数欲绝，动而中止，心憺憺然大动，舌卷干黑，烦躁不宁，汗出如油。证本不救，踌躇再四，强为拟复脉法，以救其逆。方用：

生龟板　生龙骨　生牡蛎　生地黄各一两　生杭芍六钱　生枣仁五钱　大麦冬　粉甘草各八钱　花旗人参四钱

浓煎汁一大盅,俾分两次服。初服一次,烦躁益甚,病家恐极。生晓之曰:“此勿恐,药轻不胜病也,再服一次即安矣。”迟片时,将余一半服下,沉沉睡去,约三点钟始醒,醒后神识渐清。再诊其脉,犹无起色,俾将药渣煎服。明晨往诊,脉息稍和,仍有结象。据云昨夜思食,已进藕粉羹半盏。生俾其再服时,可改用山药粥。至所服之药仍用前方。一剂病势大减,三剂后已起床矣。继用益胃养阴之药,调理数日全愈。生因熟读《衷中参西录》,见书中之方,龟板、龙骨、牡蛎、芍药诸药皆生用,取其凉润滋阴,本性纯全,生效而用之,如此重病,竟能随手奏效,诚得力于师训者多也。

张让轩来函(直隶唐山老庄之人)

自去秋得读贵著,朝夕研究,深叹先生于轩岐妙法,独具机杼,而仲景之心传,昭然若揭,融贯中西,抉精阐微,涵盖群伦,莫名崇仰。鄙人得之,茅塞顿开,奉之如至宝。兹有大证三人,用先生法而起者,备陈于下。

张灼芳,年二十八岁,小学教员,于去岁冬月初,得膏淋,继之血淋。所便者,或血条,或血块,后则继以鲜血,溺频茎疼。屡经医者调治,病转加剧。其气色青黑,六脉坚数,肝脉尤甚。与以淋浊门理血汤,俾连服三剂,血止,脉稍平,他证仍旧。继按淋浊门诸方加减治之,十余剂全愈。灼芳谢曰:“予得此证,食少不寐,肌肉消瘦,一月有余,屡治不效,病势日增。不意先生用药如此神妙,竟能挽回垂危之命。”愚谓之曰:“此非我之能,乃著《衷中参西录》张寿翁之大德也。”如以此证言之,非先生之妙方,未有能治愈者。

又堂弟价儒,年二十九岁,因去秋土匪横起,焚庄抢掠,昼夜戒严。价儒在城经理商务，焦劳尤甚，寝食不安，今正遂得极虚之证。两颧泛红，气短声微，精神颓惫。医者用玄参、生地、丹皮等以滋其阴，乃误以气短为郁，又加枳壳以开之，其气益弱，胸益满。遂迎愚往治，诊毕谓之曰："此病以内外之证观之，阴阳俱虚之候也。且脉象沉细而涩，名曰虚中兼涩，平日有郁故也。胸胁虽有阻滞，非有实物，乃肾不纳，肺不降也，气短声微可征也。何堪再用开破之药以重虚之乎？"遂遵虚劳门诸方，补其肝肾，化其凝滞，数剂向愈。又养之百日，而始恢复原状。

又价儒之内，以其夫病势沉重，深恐难起，忧虑成疾，心内动悸，痞塞短气。医者以为痰郁，用二陈汤加减清之，病益加剧。因鉴其父为药所误（其父为尊郡名儒，因下痢十余日，医用大黄四钱降之，覆杯而卒），遂停药不敢服。此际愚正在城中为价儒调治余病，俟愚来家求诊，见其满面油光，两手尺寸之脉皆极沉，惟关脉坚而有力。愚曰："此乃胸中大气下陷，何医者不明如是，而用清痰之二陈也。今两关脉之坚弦，乃彼用药推荡之力。"诊际，大气一陷，遂全身一战，冷汗满额，心即连次跳动十余次。遂用大气下陷门中之升陷汤，再仿逍遥散、炙甘草汤之意，提其下陷之气，散其中宫之滞，并以交其心肾。一剂而三部平，大气固。嗣因尺中太微，而理气药及升、柴等药皆不敢用，遂按大气下陷门之意及虚劳门之法，精心消息，调治而愈。今食量增加，气日壮矣。此三人病愈甚喜，屡请愚函谢先生著书治人之德，故将三人之病详细报告于上下也。

席文介来函（湖北当阳县人）

寿甫夫子德鉴敬启者：介自幼小身体羸弱，气力极不充足。民纪己未秋毕业于湖北省立荆南中学校，庚申夏即在家设立国民学校。因学童年幼不会听讲，每上堂必大声讲演，务使能懂方休，如是三年，已觉劳苦。迨至今春，忝列为敝县模范高小学国文教员,兼高二年级主任,早起迟眠,疲惫异常,每上堂授课恒觉气短舌蹇,讲解困难。有时话到舌边不能说出,因之不敢对人谈话。每看书不到两行,即头目眩晕,必倒床小睡,如此状况颇感苦痛。暑期归家读夫子《衷中参西录》至升陷汤,始知其病为胸中大气下陷。遂用原方连服七剂,即觉神清气爽,逢人谈话亦不畏难,现到校中仍服此汤,不能舍去。噫！惟夫子则介之病不能治,独恨路程遥远不能亲来受教,谨草此芜语,藉作感谢云尔。

章叔和来函(名洪均,安徽绩溪长安人)

言之不能适诸实用,虽扬厉铺张,动人听闻,终难取信而远传也。学之不能有益世界者,虽文章锦绣风靡一时,亦难久存而罔替也。故惟经济之学赖以治平戡乱,医药之学赖以却疾卫生,其学不同,而爱国救民之心则同。所以古豪杰之士不得大用于世者,类皆从事医药,藉以伸其平生之愿力,此范文正之矢志不为良相必为良医也。均不幸生而体弱多病,初曾攻习儒业,屡与侪辈角逐文场。继以几为药误,愤而锐志学医。惟良师难逢,歉然以未得真传为憾。因广购书籍,朝夕钻研,更订阅医药各报,冀扩新知,且得以谂识时贤之学问。心折于先生者已数年矣。吾道长城,巍然在望,独恨未能早读先生之书,仅于诸报端少睹先生之零墨札记。碎锦瓣香,尽属佳珍,循环涵咏,新义迭出,一再观摩,不觉五体之投地也。去岁仲冬,旬日之间,遵先生大气诠、赭石解二著之论治方法,治愈两大危险之证,敢附崖略,以昭确效云。

一距均家二里之朱家村,有冯顺昌者,务农而家小康。其母章氏,年正八秩,体丰善饭。一日忽觉左手麻痹,渐至不能持碗。越朝方食面饼,攸然僵厥,坐向下堕,肢冷额汗,气息仅属。人皆以为猝中也,聚商救治。自午至晡,逐见危殆,来请均为筹挽救简方,以老人素不服药,且口噤鼻塞,恐药汁亦难下咽耳。均意谓年老久厥,讵能回阳,姑嘱以红灵丹少许吹鼻中,倘嚏气能宣通,再议用药。乃药甫入而嚏作，似渐苏醒。然呼吸甚微，如一线游丝，恐风吹断。先按口鼻，温度甚低，音在喉中，犹言誓不服药。诊其脉，则沉微。察其瞳，亦涣散。遂确定为大气下陷。但值耄年，势难遽投重峻之剂，爰照升陷汤方而小其剂，用生箭芪一钱五分，知母八分，净萸肉一钱，柴胡四分，升麻三分。煎服须臾，即渐有转机。续进两剂，逐次平复。继俾服潞党参，每日二钱，加五味子五粒，广陈皮少许，频饮代茶。今春见之，较未病前更倍康强矣。

又距均家五里之鱼鳞溪，有洪瑞璋者，年五十余，家素贫苦，曾吸鸦片，戒未多年，由咳而成喘疾，勉强操劳，每届冬令则加剧，然病发时亦往往不服药而自愈。兹次发喘，初由外感，兼发热头痛。医者投以二活、防、葛，大剂表散，遂汗出二日不止，喘逆上冲，不能平卧，胸痞腹胀，大便旬余未行，语不接气，时或瘈疭，种种见证，已濒极险。诊其脉，微细不起。形状颓败殊甚。详细勘视，诚将有阴阳脱离之虞。适日前阅赭石解，记其主治，揣之颇合。但恐其性太重镇而正气将随以下陷也，再四踌躇，因配以真潞党参、生怀山药、野茯神、净萸肉、广橘红、京半夏、龙骨、牡蛎、苏子、蒡子等，皆属按证而拟，竟与《衷中参西录》中之参赭镇气汤大致相同。一剂病愈大半，两剂即扶杖起行，三剂则康复如恒矣。前月遇之，自言冬不知寒，至春亦未反复，似有返老还童之嘉概，感颂均德不辍口。盖其有生以来，从未服过功力大著之药，今连投数重剂，复与病机吻合，宜乎效倍寻常，不亚琼浆玉液也。综此两证，皆濒极危地步，乃因先生之方法，遂得着手回生，忝获嘉誉，先生殊大有造于均，寸衷铭感，固当永矢弗谖矣。嗣此仰慕先生之情愈切，思见先生之书倍殷。幸近承无锡周小农先生邮来大著《衷中参西录》三期及药物学讲义，至宝乍得，夙愿喜偿，盥薇敬诵，茅塞顿开。且欣悉尚有医论、医案二编，亦陆续出版。改良医药，树之先声，嘉惠学者，示以门径，前途之造就，正未可量也。若夫以成绩言之，则经先生亲手所治疗，暨用书中之方治疗者，人数当以万亿计。此书诚先生传道之准绳，所以却疾以保命、卫生以延龄、识药而加格致、附案而存为法程者，靡不尽系于兹也。窃尝细绎大旨，议论则扼要而简，制方则妥切而必效，远绍轩岐长沙之统绪，旁采西欧东亚之菁华，经数十年之躬亲试验，成数十万言之美善模型，诚属医林之木铎，不啻苦海之慈航也。爰不揣芜陋，抒诚纪实，冒昧呈质，深冀先生之不我遐弃，进而有以益之。并愿借以告诸同道，凡抱有爱国救民之热忱者，盍爽然省悟，共取师资于斯编，行见国学昌明，人寿增进，可翘足而俟也。

卢月潭来函(名保圻，山东德州人)

上月中旬，四弟专差送来《衷中参两录》三期全部。急展读，有我夫子尊象，犹如觌面受教，景慕异常，不觉以首投地，再拜致敬。侄数年遵斯书治愈各大证不胜纪，兹略陈数则，其有用药未吻合处，尤乞赐教。

族侄孙云倬，患肠结证，缠绵两月有余。城内外及德州附近各名医，无人不请，更医数十人，服药百余剂，不但无效，转大增剧。伊亦以为无人能治，无药可医。气息奄奄，殓服已备。后接夫子信(曾为去信服《衷中参西录》中赭遂攻结汤)，即携《衷中参西录》往视，幸伊心神未昏，将赭遂攻结汤方查出示之。伊素知医，卧观一小时，即猛起一手拍腑，言我病即愈，幸不当死。立急派人取药，服后片刻，腹中大响一阵，自觉其结已开，随即大泻两三盆，停约两句钟，又泻数次，其病竟愈。随即食山药粉稀粥两茶杯，继用补益濡润之药数剂以善其后。伊之全家，至今永感不忘。

崇台五家兄，患偏枯。延医十余人，调治两年余，终未见效。后又添眩晕，终日自觉不舒。后侄查照《衷中参西录》各方加减，用台参、黄芪、净萸肉各一两，龙骨、牡蛎各六钱，玄参五钱，秦艽、虎骨胶、鹿角胶(二胶融化兑服)各三钱，共九味为方，日日常服。虽未大愈，而颇见轻减。至今一离此药，即觉不舒。去年八月，因数日未服药，忽然眩晕，心神忙乱，大汗淋漓，大有将脱之势。犹幸家中存有斯药两剂，赶紧随煎随服。头煎服完，心神大定，汗亦即止，一夜安睡，明日照常。盖家兄之证，阴阳俱虚，故一离此药，即危险如是也。然治病贵乎除根，拟得暇自到院中，面述详细，敬求夫子特赐良方，家兄之病当有全愈之日也。

又五家嫂及内子两人，系因家务心力煎劳，自觉无日不病者。五家嫂怔忡异常，每犯此病，必数日不能起床，须人重按其心，终日面目虚浮，无病不有。而内子则不但怔忡，寒热往来，少腹重坠，自汗、盗汗，亦无定时，面目手足及右腿无日不肿。而两人丸药日不离口，不但无效，更渐加剧。后侄查《衷中参西录》大气下陷一切方案，确知两人皆系大气下陷无疑。服升陷汤数剂，并加滋补之味，而各病若失，现今均健壮如常矣。

又介受族嫂，因逃荒惊恐，又兼受暑，致患痢两月余，服药无效，益加沉重。侄为开乌梅六个，山楂两半，煎汤送服益元散四钱，去皮鸦蛋子四十粒。煎药渣时，亦如此送服。一剂病若失。后介受兄见侄云："我弟如此妙方，果从何处得来？真不亚仙丹矣。"侄即答云："此有名师传授，非弟之能也。"因详述得力之由，介受兄亦殊叹服。略将家族中所治愈者数则录出，以敬质诸夫子。其余所治诸案，容异日进谒时觌面述之。

董寿山来函（名仁清，沧县董程家林人）

寿甫夫子函丈：睽违尘教，转瞬一载。景仰之忱，时形梦寐。曩蒙惠赐《衷中参西录》三期版，诊治之暇，即捧读不释于手。但学陋识浅，难悟玄妙，惟遇有与书中证脉显然者，遵法施治，无不应手奏效。《衷中参西录》一书，真可为济世之慈航也。谨将所治紧要之案，详列于下。病虽治愈而用药有未尽合，仍乞赐教。

邑赵家庄赵绍文，患温病。医者投以桂枝汤，觉热渴气促。又与柴胡汤，热尤甚，且增喘嗽，频吐痰涎，不得卧者六七日。医者谓病甚重,不能为矣。举家闻之,惶恐无措。伊弟绍义延为诊治。既至见病人喘促肩息,头汗自出,表里皆热,舌苔深灰,缩不能言。急诊其脉,浮数有力,重按甚空。因思此证阳明热极,阴分将竭,实为误服桂枝、柴胡之坏证。急投以白虎加人参以山药代粳米汤,更以玄参代知母。连服两剂,渴愈喘止,脉不浮数,仍然有力,舌伸能言,而痰嗽不甚见轻。继投以从龙汤,去苏子,加人参四钱,天冬八钱,服七剂全愈。

又绍文之族弟妇,年三十二,偶得外感,医者与以麻黄汤,出大汗二次,竟身软无力,胸满气短,寒热如疟,间日一发,非大汗一身,热不能解,解后汗仍不止。有本庄医者投以截疟七宝饮,寒热更甚。诊其脉,浮大无力,沉部紧涩。谓病家曰:"此非疟疾。脉浮大无力者,大汗亡阳也。沉部紧涩者,血塞凝滞也。"病人云:"曩以产后受寒,致少腹作疼,已二年矣。"答曰:"亡阳急证,宜先回其阳。瘀血证从缓,从末治之可也。"为开生黄芪八钱,野台参五钱,知母、附子、于术各三钱,肉桂、甘草各二钱。服二剂,而寒热不发,汗止思食。逾三日,又为开理冲汤,知母减半,加附子二钱,生水蛭三钱。进七八剂,瘀血行而愈,今生一女矣。

又一赵姓妇,年二十余,产后八九日,忽得温病。因误用热药发汗,致热渴喘促,舌苔干黑,循衣摸床,呼索凉水,病家不敢与。脉弦数有力,一息七至。急投以白虎加人参以山药代粳米汤。为系产后,更以玄参代知母。方中生石膏重用至四两,又加生地、白芍各数钱。煎汤一大碗,分四次温饮下,尽剂而愈。当时有知医者在座,疑而问曰:"产后忌用寒凉,何以如此放胆重用生石膏?且知母、玄参皆系寒凉之品,何以必用玄参易知母?"答曰:"此理俱在《衷中参西录》。"遂于行箧中出书示之。医者细观移时,始喟然叹服。

又马家庄外祖家表妹,字于孙庆屯张姓。因产后病温,服补药二十余剂,致大热、大渴、大汗,屡索凉水。医者禁勿与饮,急欲投井。及生视之，舌黑唇焦，目睛直视，谵语发狂。诊其脉，细数有力。问其小便赤涩，大便紫黑黏滞，不甚通利。盖以产后血虚，又得温病，兼为补药所误，以致外邪无由而出，内热如焚，阴血转瞬告罄。急投以白虎加人参汤，仍用山药、玄参代粳米、知母。服后一夜安稳，黎明旋又反复，热渴又如从前。细思产后血室空虚，邪热乘虚而入，故大便紫黑，宜调以桃仁承气汤，以下其瘀血，邪热当随之俱下。因小便赤涩，膀胱蓄热，又加滑石四钱，甘草钱半。乃开药房者系其本族，谓此药断不可服。病家疑甚，复延前医相质。前医谓，此病余连治三次，投以温补药转剧，昨服白虎加人参汤，既稍见轻，想服承气汤亦无妨也。病家闻之，始敢煎服。因方中大黄重用六钱，俾煎汤一盅半，分三次温饮下。逾三点钟，降下大便如胶漆者二次，鲜红色者一次，小便亦清利，脉净身凉而愈。

又外祖家观涛表弟，由过力而得温病，五六日竟热渴饮冷，谵语不识人。脉洪数有力，左寸尤甚。夫温病之脉，右盛于左者其常也，今则脉象如此，当系热邪传心，乱其神明，是以昏愦殊甚。急用犀角三钱，羚羊角二钱，生石膏二两，甘草钱半，煎汤一大碗，分三次温服，每次送服朱砂细末四分，尽剂而愈。

又王御史庄赵希贤之子，年十九岁，偶得温病，医者下之太早，大便转不通者十八日，热渴喘满，舌苔干黑，牙龈出血，目盲谵语，腹胀如鼓，脐突出二寸，屡治不效。忽大便自利，完谷不化，随食随即泻出。诊其脉尽伏。身冷厥逆，气息将无。乍临茫然不知所措，细询从前病状及所服之药，始悟为阳极似阴，热深厥亦深也。然须用药将其滑泻止住，不复热邪旁流，而后能治其热厥。遂急用野台参三钱，大熟地、生山药、滑石各六钱。煎服后，泻止脉出，洪长滑数，右部尤甚。继拟以大剂白虎加人参汤，生石膏重用至八两。竟身热厥回，一夜甚安。至明晨，病又如故。试按其腹中，有坚块，重按眉皱似疼，且其腹胀脐突若此，知其内有燥粪甚多。遂改用大黄一两,芒硝六钱,赭石、蒌仁各八钱,煎汤一大盅,分两次温饮下,下燥粪二十七枚而愈。

又朱程家林朱姓妇,产后旬余,甚平顺。适伊弟来视,午后食煮包一大碗,伊弟去后,竟猝然昏倒,四肢抽搐,不省人事。延为诊视,六脉皆伏。当系产后五内空虚,骤而饱食填息,胸中大气不能宣通,诸气亦因之闭塞,故现此证。取药不及,急用点天突穴及捏结喉法,又用针刺十宣及少商穴,须臾咳吐稠痰若干,气顺腹响,微汗而愈。

阎兆元来函(名国庆,奉天桓仁县女子师范校长)

前岁有门人因事至沈,归以先生所著之《衷中参西录》相赠。庆每于课余之际,捧读不置,所谓实获我心者也。继有邻居求为治病,辞之不获,因采用书中各方,无不立奏肤功,而尤以治大气下陷及痢证为最有效。客岁家慈得大气下陷证,庆以向未行医,未敢率尔用药,遂聘本县名流再三诊治,终无效验。迟至今岁正月初二日,气息奄奄,迫不及待,遂急用第四卷之升陷汤,遵方后所注更番增减,按证投药,数月沉疴,数日全愈,此皆先生所赐也。独恨云山遥隔,未得追随杖履,以亲承教益耳。

杨鸿恩来函(奉天铁岭人,曾在奉天医院从习医学)

自离函丈,每怀教诲,时时无忘。生刻下所医之病,俱用《衷中参西录》方,莫不立竿见影,大起沉疴。本村张氏妇,得温病,继而小产,犹不以为意。越四五日,其病大发。遍请医生,均谓温病小产,又兼邪热太甚,无方可治。有人告以生自奉天新归,其夫遂造门求为诊治。生至其家,见病人目不识人,神气恍惚,渴嗜饮水,大便滑泻,脉数近八至,且微细无力,舌苔边黄中黑,缩不能伸。举家泣问:“此病尚可救否?”答曰:“此病按常法原在不治之例。然余受名师传授,竭吾能力,或可挽回。”为其燥热,又兼滑泻,先投以《衷中参西录》滋阴清燥汤。一剂泻止,热稍见愈。继投以大剂白虎加人参以山药代粳米汤,为其产后,以玄参代知母,为其舌缩脉数,阴分大亏,又加枸杞、生地。煎汤一大碗,调入生鸡子黄三枚,分数次徐徐温饮下。精神清爽,言能伸出。连服三剂全愈。众人皆曰神医。生曰:“此皆遵余师之训也。若拘俗说,产后不敢用石膏,庸有幸乎?特是用石膏必须仿白虎加人参汤之义,而以参佐之耳,余师所著《衷中参西录》中论之详矣。”

又治本城李茶馆妇人膨胀证。先经他医用苍术、槟榔、厚朴、枳实、香附、紫蔻之类辛燥开破,初服觉轻,七八剂后病转增剧,烦渴泄泻,又更他医,投以紫朴琥珀丸,烦渴益甚,一日夜泄泻十五六次,再诊时,医者辞不治,又延医数人,皆诿为不治。后乃一息奄奄,舁至床上两次,待时而已。其姻家有知生者,强生往视。其脉如水上浮麻,不分至数,按之即无,惟两尺犹似有根,言语不真,仿佛可辩,自言心中大渴,少饮水即疼不可忍。盖不食者已三日矣。先投以滋阴清燥汤。为脉象虚甚,且气息有将脱之意,又加野台参、净萸肉,一剂诸病皆愈,可以进食。遂俾用《衷中参西录》一味薯蓣粥,送服生鸡内金细末及西药百布圣,取其既可作药,又可作饭也。又即前方加减,日服一剂,旬日全愈。

万泽东来函(名沛霖,奉天法库县人)

寿甫夫子惠鉴:久违尊范,时深孺慕。自读尊著《衷中参西录》后,聊慰痴思。盖日读吾师之书,即不啻受教于尊前也。门生遵用书中各方,恒多奇效。而其奇之尤奇,直令门生咸佩无已时者,更在一味薯蓣饮一方也。今敬为吾师详细述之。家慈患痰喘咳嗽病,三十年于兹矣。百方不效,且年愈高,病愈进。门生日夜忧思,以为不能救堂上之厄,不孝孰甚焉。然亦无可如何也。乃于今春宿病既发,又添发灼、咽干、头汗出、食不下等证。生虽习医,此时惟战兢不敢处方,遂请一宿医诊视,云是痰盛有火,孰知是肺气与脾阴肾阴将虚竭也。与人参清肺汤,加生地、丹皮等味,服二剂,非特未效,遂发灼如火,更添泄泻,有不可终日之势。于是不敢延医,自选用《衷中参西录》资生汤方。服一剂,亦无显效。转思此时方中于术、牛蒡、鸡内金等味有未合也。因改用一味薯蓣饮,用生怀山药四两,加玄参三钱。服一剂见效,二剂大见效,三剂即病愈强半矣。后乃改用薯蓣粥,用生怀山药一两为细末,煮作粥,少调以白糖,每日两次当点心服之。又间进开胃之药,旬余而安。似此,足见山药之伟功,迥异于寻常药品也。夫《衷中参西录》中既有薯蓣饮,又复有薯蓣粥,方后各载有单用之治愈险证若干,以寻常服食之物,而深知其有殊异之功能,非吾师之卓识,何以及此哉!

又十年春,族弟妇产后虚羸少食,迁延月余,渐至发灼、自汗、消瘦、乏气、干呕、头晕等证,此方书所谓蓐劳也。经医四人治不效,并添颧红作泻。适生自安东归,为之诊视,六脉虚数。检阅所服之方,有遵《金鉴》三合饮者,有守用养荣汤者,要皆平淡无奇。然病势至此,诚难入手,幸脉虽虚数,未至无神,颧虽红,犹不抟聚(若抟聚则阴阳离矣,不抟聚是其阴阳犹未离),似尚可治。此盖素即阴虚,又经产后亡血,气亦随之,阴不中守,阳不外固,故汗出气乏;其阴阳不相维系,阴愈亏而阳愈浮,故发烧咳嗽头晕。其颧红者,因其部位应肾,肾中真阳上浮,故发现于此,而红且热也。其消瘦作泻者,以二阳不纳,无以充肌肉,更不特肾阴虚,而脾阴胃液均虚,中权失司,下陷不固,所必然者,此是病之原委欤?再四思维,非《衷中参西录》资生汤不可。遂处方用生怀山药二两,于术三钱,玄参四钱,鸡内金、牛蒡子各二钱(此系资生汤原方稍加重),外加净萸肉、龙骨、牡蛎各五钱,止汗并以止泻。五剂后,汗与泻均止,饮食稍进,惟干咳与发热仅去十之二三。又照原方加粉甘草、天冬、生地等味,连服七剂。再照方减萸肉,加党参二钱,服四剂后,饮食大进,并能起坐矣。惟经尚未行。更按资生汤原方，加当归四钱。服数剂后，又复少有加减，一月经脉亦通。

又本年六月，生在辑安外岔沟缉私局充文牍，有本街邱云阁之女，年十五，天癸已至，因受惊而经闭。两阅月，发现心热、心跳、膨胀等证，经医治疗未效，更添翻胃吐食、便燥、自汗等证。又经两月，更医十数，病益剧。适友人介绍为之诊视，脉浮数而濡，尺弱于寸，面色枯槁，肢体消瘦，不能起床，盖两月间食入即吐，或俟半日许亦必吐出，不受水谷之养，并灼热耗阴，无怪其支离若是也。思之再四，此必因受惊气乱而血亦乱，遂至遏其生机；且又在童年，血分未充，即不能应月而潮，久之不下行，必上逆，气机亦即上逆，况冲为血海，隶属阳明，阳明有升无降，冲血即随之上逆，瘀而不行，以至作灼作胀。其心跳者，为上冲之气血所扰也。其出汗吐食者，为上冲之气血所迫也。其津液因汗吐过多而消耗，所以大便干燥也。势非降逆、滋阴、镇心、解瘀之药并用不可。查《衷中参西录》第二卷参赭镇气汤及参赭培气汤二方，实为治斯证之津梁，爰即二方加减，赭石两半，当归、净萸肉、龙骨、牡蛎各五钱，白芍、肉苁蓉、党参、天冬、生鸡内金各三钱，磨取铁锈之水煎服。一剂病似觉甚，病家哗然，以为药不对证，欲另延医。惟介绍人主持甚力，勉又邀生再诊，此中喧变生固未之知也。既诊脉如故，决无病进之象。后闻有如此情形，生亦莫解。因反复思之，恍悟此必胃虚已极，兼胃气上逆过甚，遽投以如此重剂，其胃虚不能运化，气逆更多冲激，想有一番瞑眩，故病似加重也。于斯将原方减半，煎汤一盅，又分两次温服下，并送服柿霜三钱。其第一次服，仍吐药一半，二次即不吐。服完此剂后，略进薄粥，亦未吐。病家始欢然相信。又连服三剂，汗与吐均止，心跳膨胀亦大见轻，惟灼热犹不甚减。遂去净萸肉、龙骨、牡蛎，加生地、玄参各四钱，服五剂后，灼热亦愈强半。如此加减服之，一月后遂能起床矣。适缉私局长调换，生将旋里，嘱其仍守服原方，至诸病全愈后可停药勿服，月事至期亦当自至也。

宾仙园来函(名启荣,广西柳州人)

寿甫道长雅鉴:向阅医报,屡睹名论卓卓,为医界独辟新境,大放光明,先生诚医学之师表也。去岁仲秋,得睹大著《衷中参西录》,盥手捧读,如获异珍。因试其方,遇心腹疼痛者数人,投以活络效灵丹,皆随手奏效。

又治一妇人,十七岁,自二七出嫁,未见行经。先因腹胁作疼求为诊治,投以活络效灵丹立愈。继欲调其月事,投以理冲汤三剂,月经亦通,三日未止。犹恐瘀血未化,改用王清任少腹逐瘀汤,亦三剂,其人从此月事调顺,身体强壮矣。

又治一妇人,年四十三岁,素因家务劳心,又兼伤心,遂患吐血。后吐血虽愈,而喘嗽殊甚,夜不能卧。诸医率用枇杷叶、款冬花、杏仁、紫菀、贝母等药治之。其后右边面颧淡红肿起,嗽喘仍不少愈。后仆为诊治,先投以王清任少腹逐瘀汤加苏子、沉香二剂,继服书中参麦汤八剂,喘嗽皆愈。

又治一男子,年四十六岁,心中发热作喘,医治三年无效。仆为诊视,先投以书中首方资生汤,遵注加生地黄六钱。一剂见轻,数剂病愈强半。继用参麦汤数剂,病愈十之八九。然病已数年,身体羸弱,非仓猝所能复原,望先生赐惠,为拟一善后之方,既可治病,又可卫生,有病无病,皆可常服,则幸甚矣。仆年齿已加长,脑力记忆已非少年,恨未于十年之前得读先生书耳。今蠢子嘉祥、嘉圣皆学医数年,自睹先生医书后,已命于尊照前行弟子礼矣。深望不弃,俾得侧身私淑之列,异日或有问难,赐以片牍,以当提示。栽培之恩,固当永矢弗谖也。

田聘卿来函(名毓珍,奉天开原人)

乙未春访友赴省,在作新印书局购得贵著《衷中参西录》携归,因忙碌未暇细阅。继有汪汉章之内人患血痢十分危险,恶候俱见,医皆束手。后珍诊视,踌躇之间,忽忆《衷中参西录》中有治痢之方,名燮理汤。遂照原方俾煎服。其证顿觉轻减,又服一剂病若失。后照此方治痢,莫不随手奏效,活人甚多。由此知此书诚堪宝贵,深加研究,恍若夜行得灯,拨云见日,洵振古未有之奇编也。珍内子常患腹疼,疼剧时则呕吐,屡次服药不能除根。近遵书中既济汤方,加赭石、吴茱萸、生姜,服后却不疼不吐。后又减去赭石、吴茱萸连服三剂,至今数月未尝反复。计迄,今遵用书中之方将至一年,凡治愈喘证、噎证、心腹疼痛、历节风证约近百人。而来日方长,以后遵用先生之书,又不知能拯救几何人命也。

张右长来函(湖南常德县神武巷人)

本年(己丑)敝省久旱,数月不雨,赤地千里,秋收失望,哀鸿遍野,嗷嗷待哺。时下疠气为灾,霍乱流行,城乡人民染此证而死于顷刻者,随处有之。生将吾师《衷中参西录》中急救回生丹、卫生防疫宝丹、急救回阳汤三方详细录出,呈请县长印刷布告,遍贴城乡,并劝殷实绅商出款备药,救活之人不胜数。又将三方详登本埠报章,传送各县灾区,无不钦佩吾师三方之效验神奇。统核此次活人约以千计,多系三方所救也。宜袁霖普君称为锡类推仁功德无量也。惟城区人民病势最重者,生主张先送往美立广德医院。注射盐酸挽回生命于俄顷,注射后舁归再用中药调治,甚为得法。其病因久旱不雨,燥气伏于人身,乘秋凉汗少发现。唇焦、口渴,舌苔灰黑而有芒刺,余皆为霍乱恒有之现象。生用连翘心、金银花、晚蚕沙、玄参、生芍药、麦门冬,石菖蒲、玥雄精、益元散诸药。临证择宜投之,颇觉有效。其燥热之甚者,亦间用生石膏,未知当否,希训示。

蔡维望来函(江苏崇明县协平乡西新镇人)

前蒙赐教,恍然会悟,继得先生大著,益能心领神会。回忆毕业中学时,劳心过度,致患吐血。虽家祖世医,终难疗治。遍求名医诊治,亦时止时吐。及肄业大学时,吐血更甚,医者多劝辍学静养,方可望痊。乃为性命计,遂强抑壮志,辍学家居,服药静养,病仍如旧。计无所施,自取数世所藏医书遍阅之,又汗牛充栋,渺茫无涯,况玉石混杂,瑜瑕莫辨,徒增望洋之叹也。幸今秋自周小农处购得《衷中参西录》三期,阅至吐衄门补络补管汤,知为治仆病的方。抄出以呈家祖父,命将药剂减半煎服,颇见效验。遂放胆照原方,兼取寒降汤之义加赭石六钱,连服三剂全愈。从前半月之间,必然反复,今已月余安然无恙,自觉身体渐强,精神倍加,不禁欣喜若狂而言曰:“苦海浮沉,六度春秋。自顾残躯,灵丹莫救。孰意得此妙方,沉疴顿消。从此前途余生,皆先生之所赐也。惜关山远隔,难报洪恩,惟深印脑海,神明常照而已。”仆今奉尊著若圭臬,日夜披读,始知我崇风气畏石膏如猛虎而煅用,纵用生者不过二三钱;乳、没、龙、牡等药,煅用亦不过钱,即用之对证,亦何能愈病。今季秋,敝处张氏之女得瘟病甚剧,服药无效,医言不治,病家以为无望。仆适在家叔经理之同德公司内,与为比邻,其母乞求强仆往视。见其神昏如睡,高呼不觉,脉甚洪实。用先生所拟之石膏粳米汤(方载三期五卷),生石膏用三两,粳米用五钱。见者莫不惊讶诽笑,且有一老医扬言于人曰:“蔡某年仅二十,看书不过年余,竟大胆若此!石膏重用三两,纵煅透用之亦不可,况生者乎?此药下咽,人即死矣。”有人闻此言,急来相告。仆曰:“此方若用煅石膏,无须三两,即一两亦断送人命而有余。若用生者,即再多数两亦无碍,况仅三两乎?”遂急催病家购药,亲自监视,煎取清汤一大碗,徐徐温灌下。病人霍然顿醒。其家人惊喜异常,直以为死后重生矣。闻其事者,互相传告以为异事,且有来相质问者。因晓之曰："《神农本经》原谓石膏微寒，非多用不能奏功，且其性凉而能散，故以清外感实热，直胜金丹。煅之则凉散之性变为收敛，可代卤水点豆腐，若外感有实热者服之，能使人痰火凝滞，固结不散，外感之热永无消路，其人不死何待。盖人皆误信后世本草，谓石膏大寒，且言煅不伤胃，遂畏其大寒而煅用之。不知自后世本草有此数语，遂误尽天下苍生矣。余向者亦未能知，近因阅现时名医著作，乃能豁然贯通。"因取《衷中参西录》例言中所论石膏示之。其人细观一过，喟然悦服。继而热疟流行，经仆重用生石膏治愈者不胜计。浸至求治者无虚日，均照先生之方治之，莫不随手奏效。未知何以能立诸多妙方以概治诸病，真令人欣佩无已也。然学无止境，愿先生以后益广为著作，遍行医界，唤醒梦梦，斯固仆之馨香默祝者也。

李品三来函(名金恒，直隶沧县城东孙家庄子人)

弟长男媳，年二十四岁，于本年(丙寅)正月间患寒热往来，自因素畏服药，故隐忍不肯言，迨兵革稍静，弟赴沧时尚未知也。至四月初，家人来迓弟，言儿媳病剧。回家视之，虽未卧床不起，而瘦弱实难堪矣。诊其脉，弦而浮数。细询病情，言每逢午后先寒后热，时而微咳无痰，日夜作泻十余次，黎明则头汗出，胸间绵绵作疼，食一下咽即胀满难堪，而诸虚百损之状，显然尽露。筹思良久，为立逍遥散方。服两剂无效，因复至沧取药，适逢张相臣先生自津来沧，遂将儿媳之病细述本末，因相臣先生为当世之名医，故虚心以相质也。相臣先生曰："以弟之意，将用何方以治之？"答曰："余拟将《衷中参西录》中资生汤、十全育真汤二方，汇通用之，可乎？"相臣先生曰："得之矣。此良方也，服之必效。"弟遂师二方之义，用生怀山药八钱，生白术、净萸肉、生鸡内金、生龙骨、生牡蛎、鲜石斛各三钱，丹参四钱。连服四剂，诸证皆大轻减。又于原方加三棱、莪术(十全育真汤中，用此二药者，因虚劳之证多血痹也）各一钱，粉丹皮、地骨皮各二钱。又连服八剂，诸病悉退，饮食增加，今已完全成功矣。此病治愈之后，恒喜不成寝，玩索筹思，始悟《衷中参西录》有曰："至哉坤元，万物资生。"此言天地间之万物，莫不藉土德而生长，而人之脏腑气血亦莫不藉脾土而生长也。由此知我兄不徒精医学，而尤深《易》理。阐明人之未发，启后人之蒙昧。《衷中参西录》一书诚于医界大有裨益。医界同人果皆于此书精心研究，医学何患不振兴哉！

李日纶来函（名恩绰，直隶盐山花寨人）

寿甫仁兄道鉴：弟读书之暇，喜观方书，以为有关于卫生者甚大也。无如上古之书，简奥难明，自汉季以后之书，又互相驳辩，令人无所适从，是以十余年间，所阅之书近百种，而对于临证终觉毫无把握。戊午春得读大著《衷中西参录》，直如暗室得灯，拨云见日，胸中疑团豁然尽释，从此临证，虽未能见垣一方，而已觉确有把握矣。今特将本《衷中参西录》中方论治愈之证数则，详陈于下，以明生平之所得力，其有疵瑕之处，尤乞不吝指教。

天津锅店街东口义合胜皮店学徒奎禄，得温病，先服他医清解之药数剂无效。弟诊其脉象，沉浮皆有力。表里壮热无汗。投以书中寒解汤原方，遍身得汗而愈。由斯知方中重用生石膏、知母以清热，少加连翘、蝉退以引热透表外出，制方之妙远胜于银翘散、桑菊饮诸方矣，且由此知石膏生用诚为妙药。从治愈此证之后，凡遇寒温实热诸证，莫不遵书中方论，重用生石膏治之。其热实脉虚者，亦莫不遵书中方论，用白虎加人参汤，或用白虎加人参以生山药代粳米汤，皆能随手奏效，以之救人多矣。推本溯源，实皆我兄德惠所及也。

天津赵稚堂君夫人，年四十余岁，行经过期不止，诸治不效，延弟诊视。见两部之脉皆微细无力，为开固冲汤原方予之，服数剂即全收功。因思如此年岁，血分又如此受伤，谅从此断生育矣。

不意年余又产一子，安然无恙。盖因固冲汤止血兼有补血之功也。又天津张华亭君夫人，年二十四岁，因小产后血不止者绵延月余，屡经医治无效。诊其脉象，微细而数，为开固冲汤方。因其脉数，加生地一两。服药后，病虽见轻，而不见大功。反复思索，莫得其故。细询其药价过贱，忽忆人言此地药房所鬻黄芪，有真有假，今此方无显著之功效，或其黄芪过劣也。改用口黄芪，连服两剂全愈。由斯知药物必须地道真正方效也。

天津南关下头王媪，得病月余，困顿已极，求治于弟。诊其脉，六部皆弦硬有力，更粗大异常，询其病，则胸膈满闷，食已即吐，月余以来，未得一饭不吐，且每日大便两三次，所便少许有如鸡矢，自云心中之难受，莫可言喻，不如即早与世长辞，脱此苦恼。细思胸膈满闷，颇似实证者，然而脉象弦硬粗大，无一点柔和之象，遂忆《衷中参西录》镇摄汤下注云，治胸膈满闷，其脉大而弦，按之有力，此脾胃真气外泄，冲脉逆气上干之证，慎勿以实证治之云云，即抄镇摄汤原方予之。服一剂，吐即见减，大便次数亦见减，脉遂有柔和之象。四五剂，即诸病全愈。以后遇此等脉象，即按此汤加减治之，无不效如桴鼓。然非我兄精研脉理，谆谆为医界说法，弟何由能辨此脉也。

活络效灵丹治气血凝滞诸疼，按方加减，大抵皆效，弟用之屡效。然间有不效之时，非方之不效，实因审证未细，所用之方未能与证吻合也。去岁仲冬，吾邑西崔庄刘耀南兄，系弟之同学，病左胁焮疼。诸治无效，询方于弟。授以活络效灵丹方，服之不应，因延为诊视。脉象他部皆微弱，惟左关沉而有力。治以金铃泻肝汤，加当归数钱。服一剂，翌日降下若干绿色黏滞之物，遂豁然而愈。盖此汤原注明治胁下焮疼，由此知兄所拟方各有主治，方病相投，莫不神效也。

至诸方之中效而且奇者，用鲜梨片蘸生石膏细末，以止寒温证之呕吐是也。丁卯中秋，曾治天津西广开傅姓少年，患温证，胃热气逆,无论饮食药物下咽即吐出。延医治疗,皆因此束手。弟忽忆《衷中参西录》温病门载治毛姓媪医案,曾用此方以止呕吐,即以清胃腑之大热,遂仿而用之。食梨一颗,蘸生石膏细末七钱余,其吐顿止,可以进食。然心中犹觉热,再投以白虎加人参汤,一剂全愈。以兹小小便方,能挽回人命于顷刻,即名之为夺命金丹,亦不为过也。

杨学忱来函(名绣章,天津北营门外曾家胡同五号)

绣章素习西医,于中医之书虽常披阅,实无心得。自在天津陆军军医处充差,见夫子用自制卫生防疫宝丹治愈若干紧急危险之证,乃讶中医药中竟有如此灵妙出人意计之外者。丁卯季夏,小儿佐朝,年甫两岁,因饮食不慎,偶染泄泻,已服胃肠缓和药三次未效。忽忆夫子所赠卫生防疫宝丹尚在囊中,先用十粒研细俾服下,泻遂减少,隔四时又服十粒,即全愈。后十余日,侄女,年三岁,亦患泄泻,与以十五粒服之,一次即愈。夫卫生防疫宝丹原为治霍乱良药,而以治诸暴病皆效,以治小孩暑日泄泻亦莫不效,因叹卫生防疫宝丹之妙用,几于无病不宜也。

刁继冲来函(江苏崇明县人)

素读大著,字字金玉,中医之赖以不取缔者,先生之力居多也。继冲近治一伏温病,壮热烦渴,脉来洪实兼数,大解十日未行。欲透其邪,则津液已衰,恐有汗脱之虞,欲通其便,则并无承气确征。细思此证,乃阳明热久,真阴铄耗。遵先生重用生石膏之训,即用生石膏二两,合增液汤,加鲜金钗石斛、香青蒿各三钱。病家疑忌,见者皆以为药性过寒凉。余愤然曰:“择医宜慎,任医宜专,既不信余药,请余何为?”病家不得已,购药一剂,俾煎汤两盅,作两次服下,而热势益炽,病家疑药不对证。余曰:“此非药不对证,乃药轻不胜病耳。”遂俾将两剂并作一剂,煎汤一大碗,徐徐温饮下。移时汗出便通,病若失。众人竟推余重用生石膏之功,然不读先生书,何能如此放胆哉!故详书以报知先生,而先生提倡重用生石膏之功德,真无量哉!使医界中人皆以先生之心为心,救人愈多矣。

高砚樵来函(名崇勋,烟台同善社)

夫子之书,博大精深,包含弘富固也。然一种仁慈恺恻之情浩瀚无极,而语语本诸实验,不设疑阵,不尚空谈,果能心小胆大,遵用方论,莫不左右逢源,遂使读斯书者,苟无先人之见横亘于胸,皆能心悦诚服,临风膜拜也。勋于医学,本无深切之研究。去秋于友人处得见大著,如获拱璧,立即函购,并尽力宣传,以为斯书多流通一部,即可多救无数之人命。是以会中同人,为先生忠纯信徒者,已不乏人,皆能遵信书中方论,屡愈大证。其尤者,则为海关秦君甲先。此君年力方壮,勇于任事,实具心小胆大之天然资格。当夏秋之交,虎疫猖狂,被聘为烟台防疫医院救济医生。每遇霍乱之轻者,皆以卫生防疫宝丹取效。凡至吐泻已极,气息频危之候,均放胆用急救回阳汤挽救,有照原方加至半倍者。又多有并非霍乱,经粗野针师,用宽扁之针放血至数碗,以致奄奄欲脱者,率以数两萸肉、生山药救其急,而以大剂既济汤善其后。其有证本温病,误针放血欲脱,服既济汤后脉象转实,大热大渴,辄用大剂白虎加人参以山药代粳米汤,石膏有用至三两者,率能得燥粪而愈。且卫生防疫宝丹方,传诸四乡,救人无算。据药房云,绅商富家配制此药施舍者,竟至一百六十余料。每料以百服计,当治愈轻重之证万人以上,我夫子制此方之功德,为何如哉!至于勋,因心钝公忙,临证之机会转少。然内子大病半年,凡经危急三次,分别以石膏、萸肉、山药大剂转危为安,以有今日,此洵为举家感德永世不忘者。再则以曲直汤,治愈肝虚腿疼两月不能履地者一人;以清降汤加三七,治愈吐血甚重者一人;以重用赭石及既济汤加三七，治愈大口吐血频危者一人；以玉液汤，再每日用生山药四两煮水当茶，治愈数年糖尿证一人；以升陷汤加减，治愈大气下陷者三人；以建瓴汤治愈脑充血者四人；以燮理汤加三七，治愈血痢二人；以理冲汤，治愈小女数年癥瘕。至于冲气上冲，胃气不降，以降胃镇冲汤加减治愈者，指不胜屈。是以同善社中同人，若王惠安、曲殿卿、徐航尘、林书丹、秦甲先、曲祖谊诸君，皆极信仰夫子，平常谈及，皆以张老师相称，据见倾倒之至也。

刘惠民来函(山东沂水城西乡胡家庄协济中西药房)

今岁仲夏，沂水第一学区胡家庄初级小学教员杨希古先生之次女公子淑儒，年七岁，患疳疾兼大便下血，身形羸弱，不思饮食，甚为危险。前所服中西治疳积之药若干均无效，来寓求治。后学检视腹部，其回血管现露，色青微紫，腹胀且疼，两颧发赤，潮热有汗，目睛白处有赤丝，口干不渴，六脉沉数，肌肤甲错，毛发焦枯。审证辨脉，知系瘀血为恙也。踌躇再四，忽忆及向阅《衷中参西录》，见先生论用三七之特殊功能，历数诸多奇效，不但善于止血，且更善化瘀血。遂俾用三七研为精粉，每服七分，朝夕空心时各服一次，服至五日，而大便下血愈。又服数日，疳疾亦愈。用三七一味，治愈中西诸医不能治之大病，药性之妙用，真令人不可思议矣。然非先生提倡之，又孰知三七之功能如斯哉！

赵利庭来函(唐山启新洋灰公司收发课)

自观尊著后，治得验案二则，敢敬报告。小女一年有余，于季夏忽大便两三次带有黏滞，至夜发热，日闭目昏睡，翌晨手足惊惕肉瞤，后学断其肝风已动。因忆尊著第五期二卷中，先生论羚羊角最善清肝胆之火，且历数其奇异之功效，真令人不可思议，为急购羚羊角尖一钱。上午九点煎服，至十一点周身得微汗，灼热即退。为其药甚珍贵，又将其渣煎服三次，惊惕亦愈。继服三期五卷滋阴清燥汤一剂，泻痢均愈。又二小儿年十二岁，右边牙疼，连右腮亦肿疼。因读先生自述治愈牙疼之经过，知腮肿系外感受风，牙疼系胃火炽盛，遂先用西药阿斯必林一瓦，服后微见汗。继用生石膏二两，薄荷叶钱半，连服三剂全愈。内子见两次用《衷中参西录》方治愈儿女之病，遂含泪言曰："《衷中参西录》之方，用之对证，无异金丹。若早有此书，三小儿不至夭折！"言之若甚痛惜，举家为之惨然。因从前三小儿之病，与小女相似，而竟未能治愈也。仆今言此，欲人知先生之书，若早置一编，以备查阅，洵堪为举家护命之宝符，甚勿若仆有晚置此书之悔也。

吴宏鼎来函（安徽当阳护驾墩镇）

孟夏二十三日，赤日晴天，铄人脏腑。有太平圩陶国荣者，因业商，斯日出外买粮，午后忽于路中患吐血，迨抵家尚呕不止。凌晨来院求治。诊其脉象洪滑，重按甚实，知其为热所迫而胃气不降也。因夫子尝推《金匮》泻心汤为治吐衄良方，遂俾用其方煎汤，送服黑山栀细末二钱。服后病稍愈而血仍不止，诊其脉仍然有力。遂为开夫子所拟寒降汤，加广三七细末三钱，俾将寒降汤煎一大盅，分两次将三七细末送服，果一剂而愈。由此知夫子对于医药新旧智识，可谓左右逢源。凡我同道研究古圣经方者，岂可不参观时贤验方哉！

王锡光来函（江苏平台）

自觏名著《衷中参西录》以来，临证之时奉为圭臬，皆应手奏效，今试略述之：

（一）大樊庄顾子安，患肢体痿废，时当溽暑，遍延中西医诊治无效。锡光用《衷中参西录》加味黄芪五物汤治之，连服数剂全愈。

（二）鸿宾旅馆主妇，产后乳上生痈，肿疼殊甚。延西医治不效，继延锡光诊治。其脓已成，用针刺之，出脓甚多，第二日已眠食俱安矣。至第三日，忽神昏不食，并头疼。其母曰："此昨日受风寒以致如此。"诊其脉，微细若无，身无寒热，心跳，少腹微疼，知非外感，当系胸中大气下陷。投以《衷中参西录》升陷汤，两剂全愈。

（三）小儿悦生，今年秋夏之交陡起大热，失常神呆，闭目不食，家慈见而骇甚。锡光因胸有成竹定见，遂曰："此无忧。"即用书中石膏阿斯必林汤，照原方服法，服后即神清热退。第二日午际又热，遂放胆再用原方，因其痰多而咳，为加清半夏、牛蒡子，服之全愈。

（四）龙姓妇人，产后腹疼兼下痢。用通变白头翁汤合活络效灵丹治之，腹疼与下痢皆愈。以上各节，设不读尊著之书，何以能如此神效哉！

仲晓秋来函（柳河孤山子邮政局局长）

晓秋素羸，为防身计，故喜阅医书。庚午季秋，偶觉心中发凉，服热药数剂无效，迁延旬日，陡觉凉气上冲脑际，顿失知觉，移时始苏，日三四发，屡次延医诊治不愈。乃病不犯时，心犹清白，遂细阅《衷中参西录》，忽见夫子治坐则左边下坠，睡时不敢向左侧之医案，断为肝虚。且谓黄芪与肝木有同气相求之妙用，遂重用生黄芪治愈。乃恍悟晓秋睡时亦不能左侧，知病源实为肝虚；其若斯之凉者，肝中所寄之相火衰也。爰用生箭芪二两，广条桂五钱，因小便稍有不利，又加椒目五钱。煎服一剂，病大见愈。遂即原方连服数剂全愈。于以叹夫子断病之确，审药之精，此中当有神助，宜医界推第一人也。

高丽安凤轩来函(高丽庆南统营郡光道面竹林里一二七六番地)

谨启者:今偶得先生所著《衷中参西录》及《药物学讲义》,拜览一过,知实为医学上至贵至宝之救命书也。汉医自五千年流来,多凭虚论理,恒少实用。而西人实验虽精,又未能深究性理。所以世界医学,终未至昌明地位。天怜生命,假国手以著斯书,医学从此昌明,非偶然也。使人人早知斯书之出现,生命何以虑乎!阅之又阅,欣心自涌,口莫能言,中心敬谢先生之救此苍生也。四期序中言有医论、医案,犹未付梓,若再出版时,可将尊著共合为一编,纸质菁勒,目录详明,每篇之首皆有题纲,以表内容。如此精印不拘内外,广迅流传,以救生命,修成佛身,万首仰慕,极致美勋矣。鄙人亦甚愿在东方为先生传此书也。

山西平陆县尹彭子益致山西医学会理事长书

(论《衷中参西录》之内容)

奉天立达医院张寿甫所著《衷中参西录》,其中皆本人多年实验之方,较之医校中各家讲义,录古人成书案,而不断无裨实际者,实高出万万。即如近今晋省发生温病,本可用石膏,而往往服之致泄泻者,此非石膏之过,用石膏不当之过。所谓不当者,既用石膏,又用破气耗津、寒中败脾之药,随之不解其非也。张君之用石膏,则皆用顾元气、养津液之药以辅之,所以自言屡次实验情形,苦口婆心独负责任。知事所见医书,实以《衷中参西录》为第一可法之书。其他内伤各方,亦皆与山西之空气及地点相宜,拟求理事长于专校学生传习。学生每人发给一部,必可救许多枉死之人。此书奉天立达医院发售,如经费无余,请令各县解送学生饭费内多解送一元五角,即将此善举做好,且学生都必佩服此书,个个熟习此书,则风同道一,可立而待也。

盛泽王镜泉登《绍兴医报》论《衷中参西录》为医家必读之书

古今书籍极博矣，此不独各书为然也，即医书亦何独不然？《本经》《内经》《伤寒》《金匮》夐乎尚矣，唐之《千金》《外台》搜罗弘富，足备稽考。至金元间刘、张、李、朱四子出，虽不无偏倚处，然著书立说亦卓然成家。他如吴又可、戴麟郊之研究瘟疫，李濒湖、赵恕轩之研究本草，喻嘉言之研究肺燥，魏柳洲之研究肝病，聂久吾、叶香岩之研究痘科，王洪绪、徐洄溪之研究外科，吴鞠通之研究温病，王潜斋之研究霍乱，其中名言精理，一经开卷获益靡穷。盖业轩岐者，果能精熟以上各书，则已不胜用矣。乃自欧风东渐，译本之书纷至沓来，若解剖学、生理学、病理学、霉菌学、卫生学种种，诸说引人入胜。而新学说与旧学说交讧，遂有冰炭不相容之势。在守旧派，每訾新学为呆滞；在维新派，辄诋旧学为空虚，此固当世医学一大障碍也。求其能融贯中西，汇通新旧，以求医学之尽善尽美，而无偏私之见，存于其中者，则余于张君寿甫之《衷中参西录》。见之斯书共八卷，自拟新方百六十有奇，将以其方为理想而设乎，则未尝不施诸实验而来也。将以其方为实验而成乎，则未尝不根诸理想而致也。盖理想以实验征之而自确，实验以理想索之而愈明，是真能知气化又知形质，取中西学说，合一炉而熔冶之。故用其方者，能确审脉证不差，莫不药到病除也。

虬湖卢逸轩登如皋医报论第四期书药物学讲义之内容

名医著作，多言治验方案及药性发明，以其为生平得力之处，不忍泯没无闻，故举之以垂示后人也。然历观古人验方药性，往往不言其所以然，则虽技通神明，心参造化，后世阅之震其名者，讶为惊奇，疑其术者，视若谰语，乌足开示后学法程乎！惟寿甫张氏《衷中参西录》药物学一书，历举诸药功能，所验特效。各案详晰指示，末附西药四十余种，以补中药之不逮。使后学得有指归，发古人之未发，说理精博，妙论绝伦，诚足为轩岐以后之功臣，近代医坛之执牛耳者也。夫医之道，首重理论，次重实验。不尚理论不足以参古人奥义，不讲实验不足以见临证措施。斯书每说一药，必先反复于性味、形质、效能、炮制用量。末附验案、病之表里、虚实、寒热，确确凿凿，见地分明。岂彼剿几句阴阳，窃几句气运，遂率尔操觚，著书立说，空言袭取所可比拟者哉！吾愿今之医界著作者，当如张君之语语尚理论、讲实验，勿空空侈谈五运六气也。月朔同文颜小屡氏以道院纂职赴如皋，嘱于医报社购获斯书，反复环诵廿余日，如饮芝露与味无穷，因记之。

时乙丑小阳春月廿七日虬湖卢逸轩书于仙芝堂之南隅

跋重刊第五期《医学衷中参西录》

第五期《衷中参西录》，为吾师张公寿甫夫子应各处医报征稿之作，初印于民国十七年戊辰，再版于二十一年壬申。今又三次重刊，以广流传。予忝任校雠之役。书成，诸同学谓予曰：子事先师久，于先师之嘉言懿行，知之较详，盍记之以刊书后？予不获辞，仅就所知者略述之。吾师治医，素不尚浮夸，凡论一证、立一方，必屡经实验，信而有征，然后笔之于书，绝无空谈玄理之论，故世之用其方者，罔不效。读古人书，能扩而充之，于古方多所化裁，而起古人不治之疴。性刚介，好直言，俭约尚义，冬一裘，夏一葛，浣濯补缀，仅蔽寒暑而已。曰：吾不欲以衣冠炫世也。见人有过，恒以礼责之。沽上某医，以事与其弟子讼，尝诉其事于吾师，师哂然曰：是亦羿有罪焉，薄乎云尔。某医叹服，遂罢讼。早年客豫中，岁大饥，有卢氏子名俊升，年尚幼，父母相继丧，孤苦无以自存，吾师见而悯之，收为义子，以养以教，相从二十余年，来津为之授室，始令自立门户。俊升今已逾四十，吾师之殁也，哀毁至废餐眠，其感人之深，以至于此。岁癸酉春，设函授医校于津门。预定课程，先授《伤寒》，次论《温病》，再次及《金匮》，然后上述《内》

《难》，近采时贤，而以《医话》殿。曰：四年而后，吾门人才辈出，可以息影田园矣。不料授《伤寒》甫毕，因劳致疾，夏历八月初八日卒，享寿七十有四。翌年，春生学兄与予纠合诸同学汇集讲义付印，为《衷中参西录》第七期，成师志也。吾师于时贤少所推许，独心折汉皋冉雪峰先生。尝曰：真能改造国医者，雪公一人而已。病危时犹谆谆相嘱曰：生等如欲深造，此老可师也。以故予与同学李允中、孙静明二君，于翌年均得通函列入冉先生之门。读其书，益信吾师知人之明。戊寅予以临证所得，述成《三愿卢研医就正录》二卷，其间颇得春生兄之指正，及铭勋世兄之校勘。铭勋字韫华，乃春生学兄哲嗣，英年好学，其辨证立方，胆识过人，有乃祖若父风，今已崭然露头角于医界，是真能绳祖武传家学于不坠者也。呜呼！吾师归道山八年于兹矣，而国事蜩螗，忧患日深，予不才，手无斧柯，不能医国伤，惟日费精神，向故纸中讨生活，厕身于巫祝卜筮之流，亦自歉矣。深愿读吾师之书者，简练揣举，融洽古今，汇通中外，神明而变化之，触类而引申之，救斯民之疾苦，登同胞于寿域，虽无益于国家，尚裨补于社会，要亦时贤所赞许也。

时民国二十九年庚辰仲秋深县张堃方舆谨识于沽上三愿卢

医学衷中参西录

原第六期

李　序

尝思医者济世活人之实学也，乃有半生学医，迨用之临证之际，征诸实验而仍毫无把握，此无他，“医者意也”，通变化裁之妙，原运乎一心，若不能审机观变，息息与病机相赴，纵医病皆本《灵》《素》，用药皆遵《本经》，制方皆师仲景，亦难随手奏效也。盐山张寿甫先生，素裕经猷，本怀济世深心，而遭逢不偶，遂一变方针，托医药活人，以偿其济世之初念。是以所著《衷中参西录》，自一期以至五期，医界莫不奉为金科玉律，无待仆之表彰也。今又著成《志诚堂医案》为六期。所出之书，其审病也，洞见隔垣，纤微悉彻；其用药也，化裁因心，措施咸宜。故无论证之至危、至险、至奇、至变，一经诊治，莫不立起沉疴，先生诚神明于医者哉！且自西法输入以来，中西医士恒相龃龉，而先生独博采兼收，举中医之理想、西医之实验，以互相发明。凡医理深奥之处，莫不昭然尽揭。如此汇通中西，先生以前未有也。是以医学志报，有称先生为医学革命家，当为医学开新纪元者，洵不误也。且先生书中，常发明养生之理，以辅医药所不逮。仆素读先生之书，于所论养生之处，初未知注意也，后因下焦常觉寒凉，每服补助相火之品，亦似有效，而旬余不服药则寒凉依旧，先生授以吸升呼降之法（在三期敦复汤后），习之旬日，顿觉下焦元阳壮旺，始知凡经先生所发明者，皆可令人遵行。举凡欲习医者，果能于先生之书熟读深思，又何患不得真门径哉！

通县后学李重儒澍田敬序于津沽紫竹林学舍

例 言

一、石膏为硫氧氢钙化合，宜生用不宜煅用。生用其性凉而能散，煅之则成洋灰，即为鸩毒，断不可用。是以案中石膏皆生用。然又须防药房以煅者伪充，当细辨。

二、赤石脂原为陶土，津沽药房恒和以水烧成陶瓦，以入丸散必伤脾胃。故在津沽用此药，必须加生字。然生石脂之名难登于书，是以案中石脂皆生者，而不便加生字也。

三、杏仁之皮有毒，桃仁之皮无毒，故桃仁可带皮用，取其色红能活血也。然恐药房以带皮杏仁误充，故案中桃仁亦开去皮，若真知其为桃仁，带皮用之更佳。

四、䗪虫即土鳖，曾见于《名医别录》，津沽药房竟分之为二种，若方中开䗪虫皆以光背黑甲虫伪充，必开土鳖始与以真䗪虫。是以案中用䗪虫皆开土鳖虫。

五、鲜小蓟根最能止血治肺病，而案中未用者，因药房无鲜小蓟根也。若至地邻山野可自剖取鲜者加入肺病及吐血药中。若不识小蓟者，四期药物讲义曾详言其形状。

六、凡案中所用大剂作数次服者，用其方时亦必须按其服法方为稳妥。又宜切嘱病家如法服药，不可疏忽，病愈药即停服，不必尽剂也。

原第六期第一卷

虚劳喘嗽门

虚劳证阳亢阴亏

天津南门外升安大街张媪,年九十二岁,得上焦烦热病。

病因 平素身体康强,所禀元阳独旺,是以能享高年。至八旬后阴分浸衰,阳分偏盛,胸间恒觉烦热,延医服药多用滋阴之品始愈。迨至年过九旬,阴愈衰而阳愈亢,仲春阳气发生,烦热旧病反复甚剧。其哲嗣馨山君,原任哈尔滨税捐局局长,因慈亲年高,于民纪十年辞差归侍温凊。见愚所著《衷中参西录》深相推许,延为诊视。

证候 胸中烦热异常,剧时若屋中莫能容,恒至堂中,当户久坐以翕收庭中空气。有时觉心为热迫怔忡不宁,大便干燥,四五日一行,甚或服药始通。其脉左右皆弦硬,间现结脉,至数如常。

诊断 即此证脉细参,纯系阳分偏盛,阴分不足之象。然所以享此大年,实赖元阳充足。此时阳虽偏盛,当大滋真阴以潜其阳,实不可以苦寒泻之。至脉有结象,高年者虽在所不忌,而究系气分有不足之处,宜以大滋真阴之药为主,而少加补气之品以调其脉。

处方 生怀山药一两　玄参一两　熟怀地黄一两　生怀地黄八钱　天冬八钱　甘草二钱　大甘枸杞八钱　生杭芍五钱　野台参三钱　赭石轧细,六钱　生鸡内金黄色的,捣,二钱

共煎三大盅,为一日之量,徐徐分多次温饮下。

方解 方中之义,重用凉润之品以滋真阴,少用野台参三钱

以调其脉。犹恐参性温升不宜于上焦之烦热，又倍用生赭石以引之下行，且此证原艰于大便，赭石又能降胃气以通大便也。用鸡内金者，欲其助胃气以运化药力也；用甘草者，以其能缓脉象之弦硬，且以调和诸凉药之性也。

效果 每日服药一剂至三剂，烦热大减，脉已不结，且较前柔和。遂将方中玄参、生地黄皆改用六钱，又加龙眼肉五钱，连服五剂诸病皆愈。

虚劳兼劳碌过度

天津二区宁氏妇，年近四旬，素病虚劳，偶因劳碌过甚益增剧。

病因 处境不顺，家务劳心，饮食减少，浸成虚劳，已病到卧床懒起矣。又因有讼事，强令公堂对质，劳苦半日，归家病大加剧。

证候 卧床闭目，昏昏似睡，呼之眼微开不发言语，有若能言而甚懒于言者。其面色似有浮热，身间温度三十八度八分，问其心中发热乎？觉怔忡乎？皆颔之。其左脉浮而弦硬，右脉浮而芤，皆不任重按，一息六至。两日之间，惟少饮米汤，大便数日未行，小便亦甚短少。

诊断 即其脉之左弦右芤，且又浮数无根，知系气血亏极有阴阳不相维系之象。是以阳气上浮而面热，阳气外越而身热，此乃虚劳中极危险之证也。所幸气息似稍促而不至于喘，虽有咳嗽亦不甚剧，知尤可治。斯当培养其气血，更以收敛气血之药佐之，俾其阴阳互相维系，即可安然无虞矣。

处方 野台参四钱 生怀山药八钱 净萸肉八钱 生龙骨捣碎，八钱 大甘枸杞六钱 甘草二钱 生怀地黄六钱 玄参五钱 沙参五钱 生赭石轧细，五钱 生杭芍四钱

共煎汤一大盅，分两次温饮下。

复诊 将药连服三剂，已能言语，可进饮食，浮越之热已敛，温度下降至三十七度六分，心中已不发热，有时微觉怔忡，大便通下一次，小便亦利，遂即原方略为加减俾再服之。

处方 野台参四钱 生怀山药一两 大甘枸杞八钱 净萸肉六钱 生怀地黄五钱 甘草二钱 玄参五钱 沙参五钱 生赭石轧细，四钱 生杭芍三钱 生鸡内金黄色的，捣，钱半

共煎汤一大盅，温服。

方解 方中加鸡内金者，因虚劳之证，脉络多瘀，《金匮》所谓血痹虚劳也。用鸡内金以化其血痹，虚劳可以除根，且与台参并用，又能运化参之补力不使作胀满也。

效果 将药连服四剂，新得之病全愈，其素日虚劳未能尽愈。俾停服汤药，日用生怀山药细末煮粥，少加白糖当点心服之。每服时送服生鸡内金细末少许，以善其后。

肺劳咳嗽由于伏气化热所伤证

高瑞章，沈阳户口登记生，年三十二岁。因伏气化热伤肺，致成肺劳咳嗽证。

病因 腊底冒寒挨户检查，感受寒凉，未即成病，而从此身不见汗。继则心中渐觉发热，至仲春其热加甚，饮食懒进，发生咳嗽，浸成肺劳病。

证候 其咳嗽昼轻夜重，时或咳而兼喘，身体羸弱，筋骨酸疼，精神时昏愦，腹中觉饥而饮食恒不欲下咽。从前惟心中发热，今则日昳时身恒觉热，大便燥，小便短赤，脉左右皆弦长，右部重按有力，一息五至。

诊断 此病之原因，实由伏气化热久留不去，不但伤肺而兼伤及诸脏腑也。按此证自述，因腊底受寒，若当时即病，则为伤寒矣。乃因所受之寒甚轻，不能即病，惟伏于半表半里三焦脂膜之中，阻塞气化之升降流通，是以从此身不见汗，而心渐发热。迨时

至仲春，阳气萌动，原当随春阳而化热以成温病（《内经》谓冬伤于寒，春必病温），乃其所化之热又非如温病之大热暴发能自里达表，而惟缘三焦脂膜散漫于诸脏腑，是以胃受其热而懒于饮食，心受其热而精神昏愦，肾受其热而阴虚潮热，肝受其热而筋骨酸疼，至肺受其热而咳嗽吐痰，则又其显然者也。治此证者，当以清其伏气之热为主，而以滋养津液药辅之。

处方 生石膏捣碎，一两 党参三钱 天花粉八钱 玄参八钱 生杭芍五钱 甘草钱半 连翘三钱 滑石三钱 鲜茅根三钱 射干三钱 生远志二钱

共煎汤一大盅半，分两次温服。若无鲜茅根，可以鲜芦根代之。

方解 方中之义，用石膏以清伏气之热，而助之以连翘、茅根，其热可由毛孔透出；更辅之以滑石、杭芍，其热可由水道泻出；加花粉、玄参者，因石膏但能清实热，而花粉、玄参兼能清虚热也；用射干、远志者，因石膏能清肺宁嗽，而佐以射干、远志，更能利痰定喘也；用甘草者，所以缓诸凉药之下趋，不欲其寒凉侵下焦也；至加党参者，实仿白虎加人参汤之义，因身体虚弱者，必石膏与人参并用，始能逐久匿之热邪外出也。今之党参即古之人参也。

复诊 将药连服四剂，热退三分之二，咳嗽吐痰亦愈强半，饮食加多，脉象亦见缓和。知其伏气之热已消，所余者惟阴虚之热也，当再投以育阴之方，俾多服数剂自能全愈。

处方 生怀山药一两 大甘枸杞八钱 玄参五钱 生怀地黄五钱 沙参五钱 生杭芍三钱 生远志二钱 川贝母二钱 生鸡内金黄色的，捣，钱半 甘草钱半

共煎汤一大盅，温服。方中加鸡内金者，不但欲其助胃消食，兼欲借之以化诸药之滞泥也。

效果 将药连服五剂，病遂全愈。而夜间犹偶有咳嗽之时，俾停服汤药，日用生怀山药细末煮作粥，调以白糖当点心服之，以

善其后。

虚劳咳嗽兼外感实热证

抚顺姚旅长公子，年九岁，因有外感实热久留不去，变为虚劳咳嗽证。

病因 从前曾受外感，热入阳明。医者纯用甘寒之药清之，致病愈之后，犹有些些余热稽留脏腑，久之阴分亏耗，浸成虚劳咳嗽证。

证候 心中常常发热，有时身亦觉热，懒于饮食，咳嗽频吐痰涎，身体瘦弱。屡服清热、宁嗽之药，即稍效病仍反复，其脉象弦数，右部尤弦而兼硬。

诊断 其脉象弦数者，热久涸阴血液亏损也；其右部弦而兼硬者，从前外感之余热，犹留滞于阳明之府也。至其咳嗽吐痰，亦热久伤肺之现象也。欲治此证，当以清其阳明余热为初步，热清之后，再用药滋养其真阴，病根自不难除矣。

处方 生石膏捣细，两半　大潞参三钱　玄参五钱　生怀山药五钱　鲜茅根三钱　甘草二钱

共煎汤一盅半，分两次温饮下。若无鲜茅根时，可用鲜芦根代之。

方解 此方即白虎加人参汤，以玄参代知母，生山药代粳米，而又加鲜茅根也。盖阳明久郁之邪热，非白虎加人参汤不能清之，为其病久阴亏，故又将原方少为变通，使之兼能滋阴也。加鲜茅根者，取其具有升发透达之性，与石膏并用，能清热兼能散热也。

复诊 将药煎服两剂，身心之热大减，咳嗽、吐痰已愈强半，脉象亦较前和平。知外邪之热已清，宜再用药专滋其阴分，俾阴分充足，自能尽消其余热也。

处方 生怀山药一两　大甘枸杞八钱　生怀地黄五钱　玄参

四钱　沙参四钱　生杭芍三钱　生远志二钱　白术二钱　生鸡内金黄色的，捣，二钱　甘草钱半

共煎汤一盅，温服。

效果　将药连服三剂，饮食加多，诸病皆愈。

方解　陆九芝谓："凡外感实热之证，最忌但用甘寒滞泥之药治之。其病纵治愈，亦恒稽留余热，永锢闭于脏腑之中，不能消散，致热久耗阴，浸成虚劳，不能救药者多矣。"此诚见道之言也。而愚遇此等证，其虚劳不至过甚，且脉象仍有力者，恒治以白虎加人参汤，复略为变通，使之退实热兼能退虚热，约皆可随手奏效也。

劳热咳嗽

邻村许姓学生，年十八岁，于季春得劳热咳嗽证。

病因　秉性刚强，校中岁底季考，未列前茅，于斯发愤用功，劳心过度；又当新婚之余，或年少失保养，迨至春阳发动，渐成劳热咳嗽证。

证候　日晡潮热，通夜作灼，至黎明得微汗其灼乃退。白昼咳嗽不甚剧，夜则咳嗽不能安枕。饮食减少，身体羸瘦，略有动作即气息迫促。左右脉皆细弱，重按无根，数逾七至。夫脉一息七至，即难挽回，况复逾七至乎？犹幸食量犹佳，大便干燥（此等证忌滑泻），知犹可治。拟治以峻补真阴之剂，而佐以收敛气化之品。

处方　生怀山药一两　大甘枸杞八钱　玄参六钱　生怀地黄六钱　沙参六钱　甘草三钱　生龙骨捣碎，六钱　净萸肉六钱　生杭芍三钱　五味子捣碎，三钱　牛蒡子捣碎，三钱

共煎汤一大盅，温服。

方解　五味入汤剂，药房照例不捣。然其皮味酸，核味辛，若囫囵入煎则其味过酸，服之恒有满闷之弊。故徐灵胎谓，宜与干

姜之味辛者同服。若捣碎入煎,正可藉其核味之辛以济皮味之酸,无事伍以干姜而亦不发满闷。是以欲重用五味以治嗽者,当注意令其捣碎,或说给病家自检点。至于甘草多用至三钱者,诚以此方中不但五味酸,萸肉亦味酸,若用甘草之至甘者与之化合(即甲己化土),可增加其补益之力(如酸能齼齿,得甘则不齼齿是明征),是以多用至三钱。

复诊 将药连服三剂,灼热似见退,不复出汗,咳嗽亦稍减,而脉仍七至强。因恍悟此脉之数,不但因阴虚,实亦兼因气虚,犹若力小而强任重者,其体发颤也。拟仍峻补其真阴,再辅以补气之品。

处方 生怀山药一两 野台参三钱 大甘枸杞六钱 玄参六钱 生怀地黄六钱 甘草三钱 净萸肉五钱 天花粉五钱 五味子捣碎,三钱 生杭芍三钱 射干二钱 生鸡内金黄色的,捣,钱半

共煎一大盅,温服。为方中加台参恐服之作闷,是以又加鸡内金以运化之,且凡虚劳之甚者,其脉络间恒多瘀滞,鸡内金又善化经络之瘀滞也。

三诊 将药连服四剂,灼热、咳嗽已逾十之七八,脉已缓至六至,此足征补气有效也。爰即原方略为加减,多服数剂,病自除根。

处方 生怀山药一两 野台参二钱 大甘枸杞六钱 玄参六钱 生怀地黄五钱 甘草二钱 天冬五钱 净萸肉五钱 生杭芍三钱 川贝母三钱 生远志二钱 生鸡内金黄色的,捣,钱半

共煎一大盅,温服。

效果 将药连服五剂,灼热、咳嗽全愈,脉已复常,遂停服汤剂。俾日用生怀山药细末煮作茶汤,兑以鲜梨自然汁,当点心服之,以善其后。

肺劳喘嗽遗传性证

陈林生，江苏浦口人，寓天津一区玉山里，年十八岁。自幼得肺劳喘嗽证。

病因 因其令堂素有肺劳病，再上推之，其外祖母亦有斯病。是以自幼时，因有遗传性亦患此病。

证候 其证初时犹轻，至热时即可如常人，惟略有感冒即作喘嗽。治之即愈，不治则两三日亦可自愈。至过十岁则渐加重，热时亦作喘嗽，冷时则甚于热时，服药亦可见轻，旋即反复。至十六七岁时，病又加剧，屡次服药亦无效，然犹可支持也。迨愚为诊视，在民纪十九年仲冬，其时病剧已难支持，昼夜伏几，喘而且嗽，咳吐痰涎，连连不竭，无论服何中药，皆分毫无效。惟日延西医注射药针一次，虽不能止咳喘而可保当日无虞。诊其脉左右皆弦细，关前微浮，两尺重按无根。

诊断 此等证原因肺脏气化不能通畅，其中诸细管即易为痰涎滞塞，热时肺胞松缓，故病犹轻，至冷时肺胞紧缩，是以其病加剧。治之者当培养其肺中气化，使之阖辟有力，更疏瀹其肺中诸细管，使之宣通无滞，原为治此病之正规也。而此证两尺之脉无根，不但其肺中有病，其肝肾实亦有病，且病因又为遗传性，原非一蹴所能治愈，当分作数步治之。

处方 生怀山药一两　大甘枸杞一两　天花粉三钱　天冬三钱　生杭芍三钱　广三七捣细，二钱　射干三钱　杏仁去皮，二钱　五味子捣碎，二钱　葶苈子微炒，二钱　细辛一钱

药共十一味，前十味煎汤一大盅，送服三七末一钱，至煎渣再服时仍送服余一钱。

方解 方中用三七者，恐肺中之气室塞，肺中之血亦随之凝滞，三七为止血妄行之圣药，更为流通瘀血之圣药，故于初步药中加之；五味必捣碎用者，因其外皮之肉偏于酸，核中之仁味颇辛，

酸辛相济，能敛又复能开，若囫囵入汤剂煎之，则力专酸敛，服后或有满闷之弊，若捣碎用之，无事伍以干姜（小青龙汤中五味、干姜并用，徐氏谓此借干姜辛以调五之味之酸），服后自无满闷之弊也。

复诊 将药连服四剂，咳喘皆愈三分之二，能卧睡两三点钟。其脉关前不浮，至数少减，而两尺似无根，拟再治以纳气归肾之方。

处方 生怀山药一两 大甘枸杞一两 野党参三钱 生赭石轧细，六钱 生怀地黄六钱 生鸡内金黄色的，捣，钱半 净萸肉四钱 天花粉四钱 天冬三钱 牛蒡子捣碎，三钱 射干二钱

共煎汤一大盅，温服。

方解 参之性补而微升，惟与赭石并用，其补益之力直达涌泉。况咳喘之剧者，其冲胃之气恒因之上逆，赭石实又为降胃镇冲之要药也。至方中用鸡内金者，因其含有稀盐酸，原善化肺管中之瘀滞以开其闭塞，又兼能运化人参之补力不使作满闷也。

三诊 将药连服五剂，咳喘皆愈，惟其脉仍逾五至，行动时犹觉气息微喘，此乃下焦阴分犹未充足，不能与阳分相维系也。此当峻补其真阴，俾阴分充足自能维系其阳分，气息自不上奔矣。

处方 生怀山药一两 大甘枸杞一两 熟怀地黄一两 净萸肉四钱 玄参四钱 生远志钱半 北沙参四钱 怀牛膝三钱 大云苓片二钱 苏子炒捣，二钱 牛蒡子捣碎，二钱 生鸡内金钱半

共煎汤一大盅，温服。

方解 按远志诸家本草皆谓其味苦性善补肾，而愚曾嚼服之，则其味甚酸，且似含有矾味。后阅西药本草，谓其含有林禽酸，且谓可作轻吐药（服其末至二钱即可作吐），是其中含有矾味可知。为其味酸，且含有矾味，是以能使肺中多生津液以化凝痰，又可为理肺要药。此原为肺肾同治之剂，故宜用此肺肾双理之药也。

效果 将药连服八剂，行走动作皆不作喘，其脉至数已复常。

从此停服汤药，俾日用生怀山药细末，水调煮作茶汤，少调以生梨自然汁，当点心用之，以善其后。

肺劳痰喘

徐益林，住天津一区，年三十四岁，业商，得肺劳痰喘证。

病因 因弱冠时游戏竞走，努力过度伤肺，致有喘病，入冬以来又兼咳嗽。

证候 平素虽有喘证，然安养时则不犯，入冬以来，寒风陡至，出外为风所袭，忽发咳嗽。咳嗽不已，喘病亦发，咳喘相助为虐，屡次延医，服药不愈，夜不能卧。其脉左部弦细而硬，右部濡而兼沉，至数如常。

诊断 此乃气血两亏，并有停饮之证。是以其左脉弦细者，气虚也。弦细兼硬者，肝血虚、津液短也。其右脉濡者，湿痰留饮也。濡而兼沉者，中焦气化亦有所不足也。其所以喘而且嗽者，亦痰饮上溢之所迫致也。拟用小青龙汤，再加滋补之药治之。

处方 生怀山药一两 当归身四钱 天冬四钱 寸麦冬四钱 生杭芍三钱 清半夏三钱 桂枝尖二钱五分 五味子捣碎，二钱 杏仁去皮，二钱 干姜钱半 细辛一钱 甘草钱半 生姜三片

共煎一大盅，温饮下。

方解 凡用小青龙汤，喘者去麻黄加杏仁，此定例也。若有外感之热者，更宜加生石膏，此证无外感之热，故但加二冬以解姜、桂诸药之热。

复诊 将药煎服一剂，其喘即愈。又继服两剂，咳嗽亦愈强半，右脉已不沉，似稍有力，左脉仍近弦硬，拟再以健胃、养肺、滋生血脉之品。

处方 生怀山药一两 生百合五钱 大枸杞子五钱 天冬五钱 当归身三钱 苏子炒捣，钱半 川贝母三钱 白术炒，三钱 生薏米捣碎，三钱 生远志二钱 生鸡内金黄色的，捣，钱半 甘草

钱半

共煎汤一大盅，温服。

效果 将药连服四剂，咳嗽全愈，脉亦调和如常矣。

肺劳喘咳

罗金波，天津新旅社理事，年三十四岁，得肺劳喘嗽病。

病因 数年之前，曾受肺风发咳嗽，治失其宜，病虽暂愈，风邪锢闭肺中未去，致成肺劳喘嗽证。

证候 其病在暖燠之时甚轻，偶发喘嗽一半日即愈，至冬令则喘嗽连连，必至天气暖和时始渐愈。其脉左部弦硬，右部濡滑，两尺皆重按无根。

诊断 此风邪锢闭肺中，久而伤肺，致肺中气管滞塞，暖时肌肉松缓，气管亦随之松缓，其呼吸犹可自如；冷时肌肉紧缩，气管亦随之紧缩，遂至吸难呼易而喘作，更因痰涎壅滞而嗽作矣。其脉左部弦硬者，肝肾之阴液不足也。右部濡滑者，肺胃中痰涎充溢也。两尺不任重按者，下焦气化虚损，不能固摄，则上焦之喘嗽益甚也。欲治此证，当先宣通其肺，俾气管之郁者皆开后，再投以滋阴培气、肺肾双补之剂以祓除其病根。

处方 麻黄钱半 天冬三钱 天花粉三钱 牛蒡子捣碎，三钱 杏仁去皮，捣碎，二钱 甘草钱半 苏子炒捣，二钱 生远志去心，二钱 生麦芽二钱 生杭芍二钱 细辛一钱

共煎汤一大盅，温服。

复诊 将药煎服两剂，喘嗽皆愈，而劳动时仍微喘。其脉左部仍似弦硬，右部仍濡，不若从前之滑，两尺犹虚，此病已去而正未复也。宜再为谋根本之治法，而投以培养之剂。

处方 野台参三钱 生赭石轧细，八钱 生怀山药一两 熟怀地黄一两 生怀地黄一两 大云苓片二钱 大甘枸杞六钱 天冬六钱 净萸肉五钱 苏子炒捣，三钱 牛蒡子捣碎，三钱

共煎一大盅，温服。

方解 人参为补气主药，实兼具上升之力。喻嘉言谓：气虚欲上脱者专用之转气高不返。是以凡喘逆之证，皆不可轻用人参，惟重用赭石以引之下行，转能纳气归肾，而下焦之气化遂因之壮旺而固摄。此方中人参、赭石并用，不但欲导引肺气归肾，实又因其两尺脉虚，即藉以培补下焦之气化也。

效果 将药连服十余剂，虽劳动亦不作喘。再诊其脉，左右皆调和无病，两尺重按不虚，遂将赭石减去二钱，俾多服以善其后。

肺劳喘嗽兼不寐证

天津一区竹远里，于姓媪，年近五旬，咳嗽有痰微喘，且苦不寐。

病因 夜间因不能寐，心中常觉发热，久之则肺脏受伤咳嗽多痰，且微作喘。

证候 素来夜间不寐，至黎明时始能少睡。后因咳嗽不止，痰涎壅盛，且复作喘，不能安卧，恒至黎明亦不能睡。因之心中发热益甚，懒于饮食，大便干燥，四五日一行，两旬之间大形困顿，屡次服药无效。其脉左部弦而无力，右部滑而无力，数逾五至。

诊断 此真阴亏损，心肾不能相济，是以不眠。久则心血耗散，心火更易妄动以上铄肺金，是以咳嗽有痰作喘。治此证者，当以大滋真阴为主。真阴足则心肾自然相交，以水济火而火不妄动；真阴足则自能纳气归根，气息下达，而呼吸自顺。且肺肾为子母之脏，原相连属，子虚有损于母，子实即有益于母，果能使真阴充足，则肺金既不受心火之铄耗，更可得肾阴之津润，自能复其清肃下行之常，其痰涎咳嗽不治自愈也。若更辅以清火润肺，化痰宁嗽之品，则奏效当更捷矣。

处方 沙参一两 大枸杞一两 玄参六钱 天冬六钱 生赭

石轧细，五钱　甘草二钱　生杭芍三钱　川贝母三钱　牛蒡子捣碎，一钱　生麦芽三钱　枣仁炒捣，三钱　射干二钱

共煎汤一大盅，温服。

复诊　将药连服六剂，咳喘痰涎愈十分之八，心中已不发热，食欲已振，夜能睡数时，大便亦不甚燥。诊其脉至数复常，惟六部重按仍皆欠实，左脉仍有弦意。拟再峻补其真阴以除病根，所谓上病取诸下也。

处方　生怀山药一两　大枸杞一两　辽沙参八钱　生怀地黄六钱　熟怀地黄六钱　甘草二钱　生赭石轧细，六钱　净萸肉四钱　生杭芍三钱　生麦芽三钱　生鸡内金黄色的，捣，钱半

共煎汤一大盅，温服。

效果　将药连服二剂，诸病皆愈。俾用珠玉二宝粥（在三期一卷），常常当点心服之，以善其后。

或问　两方中所用之药，若滋阴润肺，清火理痰，止嗽诸品，原为人所共知，而两方之中皆用赭石、麦芽，且又皆生用者，其义何居？答曰：胃居中焦，原以传送饮食为专职，是以胃中之气，以息息下行为顺，果其气能息息下行，则冲气可阻其上冲，胆火可因之下降，大便亦可按时下通，至于痰涎之壅滞、咳嗽喘逆诸证，亦可因之递减，而降胃之药，固莫赭石若也。然此物为铁氧化合，煅之则铁氧分离，即不宜用，此所以两方皆用赭石，而又必须生赭石也。至于麦芽，炒用之善于消食，生用之则善于升达肝气。人身之气化原左升右降，若但知用赭石降胃，其重坠下行之力或有碍于肝气之上升，是以方中用赭石降胃，即用麦芽升肝，此所以顺气化之自然，而还其左升右降之常也。

肺病咳嗽吐血

张耀华，年二十六岁，盐山人，寓居天津一区，业商，得肺病咳嗽吐血。

病因 经商劳心，又兼新婚，失于调摄，遂患劳嗽。继延推拿者为推拿两日，咳嗽分毫未减，转添吐血之证。

证候 连声咳嗽不已，即继以吐血，或痰中带血，或纯血无痰，或有咳嗽兼喘，夜不能卧，心中发热，懒食，大便干燥，小便赤涩。脉搏五至强，其左部弦而无力，右部浮取似有力，而尺部重按豁然。

处方 生怀山药一两　大潞参三钱　生赭石轧细，六钱　生怀地黄六钱　玄参六钱　广三七轧细，二钱　天冬五钱　净萸肉五钱　生杭芍四钱　射干三钱　甘草二钱

药共十一味，将前十味煎汤一大盅，送服三七末一半，至煎渣重服时，再送服其余一半。

复诊 此药服两剂后，血已不吐，又服两剂，咳喘亦大见愈，大小便已顺利，脉已有根，不若从前之浮弦。遂即原方略为加减，俾再服之。

处方 生怀山药一两　大潞参三钱　生赭石轧细，六钱　生怀地黄六钱　大甘枸杞六钱　广三七轧细，钱半　净萸肉五钱　沙参五钱　生杭芍三钱　射干二钱　甘草二钱

药共十一味，将前十味煎汤一大盅，送服三七末一半，至煎渣重服时，再送其余一半。

效果 将药连服五剂，诸病皆愈，脉已复常，而尺部重按仍欠实。遂于方中加熟怀地黄五钱，俾再服数剂，以善其后。

肺病咳吐脓血

叶凤桐，天津估衣街文竹斋经理，年三十二岁，得肺病咳吐脓血。

病因 其未病之前数月，心中时常发热，由此浸成肺病。

证候 初觉发热时，屡服凉药，热不减退，大便干燥，小便短赤，后则渐生咳嗽，继则痰中带血，继则痰血相杂，又继则脓血相

杂。诊其脉左部弦长,右部洪长,皆重按颇实。

诊断 此乃伏气化热,窜入阳明之府。医者不知病因,见其心中发热,而多用甘寒滞腻之品,稽留其热,俾无出路。久之上熏肺部,至肺中结核因生咳嗽,其核溃烂遂吐脓血,斯必先清其胃腑之热,使不复上升熏肺,而后肺病可愈。特是此热为伏气之热所化,原非轻剂所能消除,当先投以治外感实热之剂。

处方 生石膏捣细,两半 大潞参三钱 生怀山药六钱 天花粉六钱 金银花四钱 鲜芦根四钱 川贝母三钱 连翘二钱 甘草二钱 广三七轧细,二钱

药共十味,将前九味煎汤一大盅,送服三七末一钱,至煎渣再服时,仍送服余一钱。

方解 此方实仿白虎加人参汤之义而为之变通也。方中以天花粉代知母,以生山药代粳米,仍与白虎加人参汤无异,故用之以清胃腑积久之实热,而又加金银花、三七以解毒,芦根、连翘以引之上行,此肺胃双理之剂也。

复诊 将药连服三剂,脓血已不复吐,咳嗽少愈,大便之干燥,小便之短赤亦见愈。惟心中仍觉发热,脉象仍然有力,拟再投以清肺泻热之剂。

处方 天花粉八钱 北沙参五钱 玄参五钱 鲜芦根四钱 川贝母三钱 牛蒡子捣碎,三钱 五味子捣细,二钱 射干二钱 甘草轧细,二钱

药共九味,将前八味煎汤一大盅,送服甘草末一钱,至煎渣再服时,仍送服余一钱。方中五味必须捣碎入煎,不然则服之恒多发闷;方中甘草无论红者、黄者皆可用,至轧之不细时,切忌锅炮,若炮则其性即变,非此方中用甘草之意矣。用此药者,宜自监视轧之,或但罗取其头次所轧之末亦可。

效果 将药连服五剂,诸病皆愈,惟心中犹间有发热之时,脉象较常脉似仍有力。为善后计,俾用生怀山药轧细,每用七八钱

或两许，煮作茶汤，送服离中丹钱许或至钱半（多少宜自酌），当点心用之。后此方服阅两月，脉始复常，心中亦不复发热矣。离中丹为愚自制之方，即益元散方以生石膏代滑石也。盖滑石宜于湿热，石膏宜于燥热，北方多热而兼燥者，故将其方变通之，凡上焦有实热者，用之皆有捷效。

或问 伏气化热，原可成温，即无新受之外感，而忽然成温病者是也。此证伏气所化之热，何以不成温病而成肺病？答曰：伏气之侵入，伏于三焦脂膜之中，有多有少，多者化热重，少者化热轻，化热重者当时即成温病，化热轻者恒循三焦脂膜而窜入各脏腑。愚临证五十年，细心体验，知有窜入肝胆病目者；窜入肠中病下痢者；有窜入肾中病虚劳者；窜入肺中病咳嗽久而成肺病者；有窜入胃中病吐衄而其热上熏亦可成肺病者，如此证是也。是以此证心中初发热时，医者不知其有伏气化热入胃，而泛以凉药治之，是以不效，而投以白虎加人参汤即随后奏效。至于不但用白虎汤而必用白虎加人参汤者，诚以此证已阅数月，病久气化虚损，非人参与石膏并用，不能托深陷之热外出也。

肺病咳吐痰血

乔邦平，年三十余，天津河东永和甡木厂分号经理，得咳吐痰血病。

病因 前因偶受肺风，服药失宜，遂患咳嗽，咳嗽日久，继患咳血。

证候 咳嗽已近一年，服药转浸加剧，继则痰中带血，又继则间有呕血之时，然犹不至于倾吐。其心中时常发热，大便时常燥结，幸食欲犹佳，身形不至羸弱，其脉左部近和平，右部寸关俱有滑实之象。

诊断 证脉合参，知系从前外感之热久留肺胃，金畏火刑，因热久而肺金受伤，是以咳嗽；至于胃腑久为热铄，致胃壁之膜腐烂连及血管，是以呕血；至其大便恒燥结者，因其热下输肠中，且因胃气因热上逆失其传送之职也。治此证者，当以清肺胃之热为主，而以养肺降胃之药辅之。

处方 生石膏细末，二两 粉甘草细末，六钱 镜面朱砂细末，二钱

共和匀，每服一钱五分。

又方 生怀山药一两 生赭石轧细，八钱 天冬六钱 玄参五钱 沙参五钱 天花粉五钱 生杭芍四钱 川贝母三钱 射干二钱 儿茶二钱 甘草钱半 广三七轧细，二钱

共药十二味，将前十一味煎汤送服三七一钱，至煎渣再服时，再送服一钱。

每日午前十点钟服散药一次，临睡时再服一次，汤药则晚服头煎，翌晨服次煎。

效果 服药三日，咳血、吐血皆愈。仍然咳嗽，遂即原方去沙参，加生百合五钱，米壳钱半，又服四剂，咳嗽亦愈，已不发热，大便已不燥结。俾将散药惟头午服一次，又将汤药中赭石减半，再服数剂以善后。

气病门

大气下陷兼小便不禁

陈禹廷，天津东四里沽人，年三十五岁，在天津业商，于孟冬得大气下陷兼小便不禁证。

病因 禀赋素弱，恒觉呼吸之气不能上达，屡次来社求诊，投以拙拟升陷汤（在三期四卷）即愈。后以出外劳碌过度，又兼受凉，陡然反复甚剧，不但大气下陷，且又小便不禁。

证候 自觉胸中之气息息下坠，努力呼之犹难上达，其下坠之气行至少腹，小便即不能禁，且觉下焦凉甚，肢体无力，其脉左

右皆沉濡，而右部寸关之沉濡尤甚。

诊断 此胸中大气下陷之剧者也。按胸中大气，一名宗气，《内经》谓其积于胸中，以贯心脉，而行呼吸。盖心肺均在膈上，原在大气包举之内，是以心血之循环，肺气之呼吸，皆大气主之。此证因大气虚陷，心血之循环无力，是以脉象沉濡而迟，肺气之呼吸将停，是以努力呼气外出而犹难上达。不但此也，大气虽在膈上，实能斡旋全身统摄三焦，今因下陷而失位无权，是以全身失其斡旋，肢体遂酸软无力，三焦失其统摄，小便遂不禁。其下焦凉甚者，外受之寒凉随大气下陷至下焦也。此证之危已至极点，当用重剂升举其下陷之大气，使复本位，更兼用温暖下焦之药，袪其寒凉庶能治愈。

处方 野台参五钱 乌附子四钱 生怀山药一两

煎汤一盅，温服，此为第一方。

又方 生箭芪一两 生怀山药一两 白术炒，四钱 净萸肉四钱 萆薢二钱 升麻钱半 柴胡钱半

共煎药一大盅，温服，此为第二方。先服第一方，后迟一点半钟即服第二方。

效果 将药如法各服两剂，下焦之凉与小便之不禁皆愈，惟呼吸犹觉气分不足，肢体虽不酸软，仍觉无力。遂但用第二方，将方中柴胡减去，加桂枝尖钱半，连服数剂，气息已顺。又将方中升麻、桂枝皆改用一钱，服至五剂，身体健康如常，遂停药勿服。

或问 此二方前后相继服之，中间原为时无多，何妨将二方并为一方？答曰：凡欲温暖下焦之药，宜速其下行，不可用升药提之。若将二方并为一方，附子与升、柴并用，其上焦必生烦躁，而下焦之寒凉转不能去。惟先服第一方，附子得人参之助，其热力之敷布最速，是以为时虽无多，下焦之寒凉已化其强半；且参、附与山药并用，大能保合下焦之气化，小便之不禁者亦可因之收摄，此时下焦受参、附、山药之培养，已有一阳来复，徐徐上升之机。

已陷之大气虽不能因之上升，实已有上升之根基。遂继服第二方，黄芪与升、柴并用，升提之力甚大，藉之以升提下陷之大气，如人欲登高山则或推之，或挽之，纵肢体软弱，亦不难登峰造极也。且此一点余钟，附子之热力已融化于下焦，虽遇升、柴之升提，必不至上升作烦躁，审斯则二方不可相并之理由，及二方前后继服之利益不昭然乎！

或问　萆薢之性，《别录》谓其治失溺，是能缩小便也；《甄权》谓其治肾间膀胱缩水，是能利小便也，今用于第二方中，欲藉之以治小便不禁明矣，是则《别录》之说可从，《甄权》之说不可从欤？答曰：二书论萆薢之性相反，而愚从《别录》，不从《甄权》者，原从实验中来也。曾治以小便不通证，其人因淋疼，医者投以萆薢分清饮两剂，小便遂滴沥不通。后至旬月，迎愚为诊视。既至已舁诸床奄奄一息，毫无知觉，脉细如丝，一息九至。愚谓病家曰：此证小便不通，今夜犹可无碍，若小便通下则危在目前矣。病家再三恳求，谓小便通下纵有危险，断不敢怨先生。愚不得已为开大滋真阴之方，而少以利小便之药佐之。将药灌下，须臾小便通下，其人遂脱，果如所料。由此深知萆薢果能缩小便，断不能通小便也。然此药在药房中，恒以土茯苓伪充。土茯苓固和小便者也，若恐此药无真者，则方中不用此药亦可。再者，凡药方之名美而药劣者，医多受其误，萆薢分清饮是也。其方不但萆薢能缩小便，即益智之涩、乌药之温亦皆与小便不利。尝见有以治水肿，而水肿反加剧者；以之治淋病，而淋病益增疼者，如此等方宜严加屏斥，勿使再见于方书，亦扫除医学障碍之一端也。

或问　人身之血，原随气运行，如谓心血之循环大气主之，斯原近理，至肺之呼吸，西人实验之，而知关于延髓，若遵《内经》之谓呼吸亦关大气，是西人实验亦不足凭欤？答曰：西人之实验原足凭，《内经》之所论亦宜确信。譬如火车，延髓者机轮也，大气者水火之蒸汽也，无机轮火车不能行，无水火之蒸汽火车亦不能行。《易》云:“形而上者谓之道,形而下者谓之气。”西人注重形下,是以凡事皆求诸实见;中医注重形上,恒由所见而推及于所不见。《内经》谓:“上气不足,脑为之不满,耳为之苦鸣,头为之倾,目为之眩。”夫上气者即胸中大气也,细审《内经》之文,脑部原在大气斡旋之中,而延髓与脑相连,独不在大气斡旋之中乎？由斯知延髓之能司呼吸,其原动力固在大气也。《内经》与西说原不相背,是以当今欲求医学进步,当汇通中西以科学开哲学之始,即以哲学济科学之穷,通变化裁,运乎一心,自于医学能登峰造极也。

大气下陷

李登高,山东恩县人,年三十二岁,寓天津河东瑞安街,拉洋车为业,得大气下陷证。

病因 腹中觉饥,未暇吃饭,枵腹奔走七八里,遂得此病。

证候 呼吸短气,心中发热,懒食,肢体酸懒无力,略有动作即觉气短不足以息。其脉左部弦而兼硬,右部则寸关皆沉而无力。

诊断 此胸中大气下陷,其肝胆又蕴有郁热也。盖胸中大气原为后天宗气,能代先天元气主持全身,然必赖水谷之气以养之。此证因忍饥劳力过度,是以大气下陷,右寸关之沉而无力其明征也。其举家数口生活皆赖一人劳力,因气陷不能劳力继将断炊,肝胆之中遂多起急火,其左脉之弦而兼硬是明征也。治之者当用拙拟之升陷汤(在《衷中参西录》三期四卷),升补其胸中大气,而辅以凉润之品以清肝胆之热。

处方 生箭芪八钱 知母五钱 桔梗二钱 柴胡二钱 升麻钱半 生杭芍五钱 龙胆草二钱

共煎汤一大盅,温服。

效果 将药连服两剂,诸病脱然全愈。

大气下陷身冷

天津东门里东箭道，宋氏妇，年四旬，于仲夏得大气下陷周身发冷证。

病因 禀赋素弱，居恒自觉气分不足，偶因努力搬运重物，遂觉呼吸短气，周身发冷。

证候 呼吸之间，恒觉气息不能上达，时当暑热，着夹衣犹觉寒凉，头午病稍轻，午后则渐剧，必努力始能呼吸，外披大氅犹或寒战，饮食少许，犹不消化。其脉关前沉细欲无，关后差胜亦在沉分，一息不足四至。

诊断 此上焦心肺之阳虚损，又兼胸中大气下陷也。为其心肺阳虚，是以周身恶寒而饮食不化；为其胸中大气下陷，是以呼吸短气。头午气化上升之时是以病轻，过午气化下降之时所以增剧也。拟治以回阳升陷汤（方在三期四卷）加党参之大力者以补助之。

处方 生箭芪八钱　野台党参四钱　干姜四钱　当归身四钱　桂枝尖三钱　甘草二钱

共煎汤一大盅，温服。

效果 将药连服三剂，气息已顺，而兼有短气之时，周身已不发冷，惟晚间睡时仍须厚覆，饮食能消化，脉象亦大有起色。遂即原方去党参，将干姜、桂枝皆改用二钱，又加生怀山药八钱，俾再服数剂，以善其后。

说明 心为君火，全身热力之司命，肺与心同居膈上，一系相连，血脉之循环又息息相通，是以与心相助为理，同主上焦之阳气。然此气虽在上焦，实如日丽中天，照临下土，是以其热力透至中焦，胃中之饮食因之熟腐，更透至下焦，命门之相火因之生旺，内温脏腑，外暖周身，实赖此阳气为布护宣通也。特是心与肺皆在胸中大气包举之中，其布护宣通之原动力，实又赖于大气。此证心肺之阳本虚,向赖大气为之保护,故犹可支持,迨大气陷而失其保护,遂致虚寒之象顿呈。此方以升补胸中大气为主,以培养心肺之阳为辅,病药针芥相投,是以服之辄能奏效也。

大气下陷兼消食

李景文,年二十六岁,北平大学肄业生,得大气下陷兼消食证。

病因 其未病之前二年,常觉呼吸短气,初未注意。继因校中功课劳心,短气益剧,且觉食量倍增,因成消食之证。

证候 呼吸之间,觉吸气稍易而呼气费力,夜睡一点钟许,即觉气不上达,须得披衣起坐,迟移时,气息稍顺,始能再睡。一日之间,进食四次犹饥,饥时若不急食,即觉怔忡。且心中常觉发热,大便干燥,小便短赤,其脉浮分无力,沉分稍实,至数略迟。

诊断 此乃胸中大气下陷,兼有伏气化热,因之成消食也。为其大气下陷,是以脉象浮分无力;为其有伏气化热,是以其沉分犹实。即有伏气化热矣,而脉象转稍迟者,因大气下陷之脉原多迟也。盖胃中有热者,恒多化食,而大气下陷其胃气因之下降甚速者,亦恒能多食。今既病大气下陷,又兼伏气化热侵入胃中,是以日食四次犹饥也。此宜升补其胸中大气,再兼用寒凉之品,以清其伏气所化之热,则短气与消食原不难并愈也。

处方 生箭芪六钱 生石膏捣细,一两 天花粉五钱 知母五钱 玄参四钱 升麻钱半 柴胡钱半 甘草钱半

共煎汤一大盅,温服。

复诊 将药连服四剂,短气已愈强半,发热与消食亦大见愈,遂即原方略为加减,俾再服之。

处方 生箭芪六钱 天花粉六钱 知母六钱 玄参六钱 净萸肉三钱 升麻钱半 柴胡钱半 甘草钱半

共煎汤一大盅,温服。

方解 方中去石膏者，以伏气所化之热所余无多也。既去石膏而又将花粉、知母诸凉药加重者，因花粉诸药原用以调剂黄芪之温补生热，而今则兼用之以清伏气所化之余热，是以又加重也。至于前方之外，又加萸肉者，欲以收敛大气之涣散，俾大气之已升者不至复陷，且又以萸肉得木气最厚，酸敛之中大具条畅之性，虽伏气之热犹未尽消，而亦不妨用之也。

效果 将药又连服四剂，病遂全愈。俾停服汤药，再用生箭芪、天花粉等分轧为细末，每服三钱，日服两次，以善其后。

或问 脉之迟数，恒关于人身之热力，热力过盛则脉数，热力微弱而脉迟，此定理也。今此证虽有伏气化热，因大气下陷而脉仍迟，何以脉之迟数与大气若斯有关系乎？答曰：胸中大气亦名宗气，为其实用能斡旋全身，故曰大气，为其为后天生命之宗主，故又曰宗气。《内经》谓宗气积于胸中，以贯心脉，而行呼吸，深思《内经》之言，知肺叶之阖辟，固为大气所司，而心机之跳动，亦为大气所司也。今因大气下陷而失其所司，是以不惟肺受其病，心机之跳动亦受其病，而脉遂迟也。

大气下陷兼疝气

陈邦启，天津盐道公署科员，年三十八岁，得大气下陷兼疝气证。

病因 初因劳心过度，浸觉气分不舒，后又因出外办公劳碌过甚，遂觉呼吸短气，犹不以为意也。继又患疝气下坠作疼，始来寓求为诊治。

证候 呼吸之际，常觉气短似难上达，劳动时则益甚。夜间卧睡一点钟许，即觉气分不舒，披衣起坐移时将气调匀，然后能再睡。至其疝气之坠疼，恒觉与气分有关，每当呼吸不利时，则疝气之坠疼必益甚。其脉关前沉而无力，右部尤甚，至数稍迟。

诊断 且此证脉参之，其呼吸之短气，疝气之下坠，实皆因胸中大气下陷也。盖胸中大气，原为后天生命之宗主（是以亦名宗气）以代先天元气用事，故能斡旋全身，统摄三焦气化。此气一陷则肺脏之阖辟失其斡旋，是以呼吸短气，三焦之气化失其统摄，是以疝气下坠。斯当升补其下陷之大气，俾仍还其本位，则呼吸之短气，疝气之坠疼自皆不难愈矣。

处方 生箭芪六钱 天花粉六钱 当归三钱 荔枝核三钱 生明没药三钱 生五灵脂三钱 柴胡钱半 升麻钱半 小茴香炒捣，一钱

共煎汤一大盅，温饮下。

复诊 将药连服三剂，短气之病已大见愈，惟与人谈话多时，仍觉短气。其疝气已上升，有时下坠亦不作疼，脉象亦大有起色。此药已对证，而服药之功候未到也。爰即原方略为加减，俾再服之。

处方 生箭芪六钱 天花粉六钱 净萸肉四钱 当归三钱 荔枝核三钱 生明没药三钱 生五灵脂三钱 柴胡钱半 升麻钱半 广砂仁捣碎，一钱

共煎一大盅，温服。

效果 将药连服四剂，呼吸已不短气，然仍自觉气分不足，疝气亦大轻减，犹未全消。遂即原方去萸肉，将柴胡、升麻皆改用一钱，又加党参、天冬各三钱，俾多服数剂，以善其后。

冲气上冲兼奔豚

张继武，住天津河东吉家胡同，年四十五岁，业商，得冲气上冲兼奔豚证。

病因 初秋之时，患赤白痢证，医者两次用大黄下之，其痢愈而变为此证。

证候 每夜间当丑寅之交，有气起自下焦挟热上冲，行至中焦觉闷而且热，心中烦乱，迟十数分钟其气上出为呃，热即随之消

矣。其脉大致近和平，惟两尺稍浮，按之不实。

诊断 此因病痢时，连服大黄下之，伤其下焦气化，而下焦之冲气遂挟肾中之相火上冲也。其在丑寅之交者，阳气上升之时也。宜用仲师桂枝加桂汤加减治之。

处方 桂枝尖四钱 生怀山药一两 生芡实捣碎，六钱 清半夏水洗三次，四钱 生杭芍四钱 生龙骨捣碎，四钱 生牡蛎捣碎，四钱 生麦芽三钱 生鸡内金黄色的，捣，二钱 黄柏二钱 甘草二钱

共煎汤一大盅，温服。

效果 将药煎服两剂，病愈强半，遂即原方将桂枝改用三钱，又加净萸肉、甘枸杞各四钱，连服三剂全愈。

说明 凡气之逆者可降，郁者可升，惟此证冲气挟相火上冲，则升降皆无所施。桂枝一药而升降之性皆备，凡气之当升者遇之则升，气之当降者遇之则降，此诚天生使独，而为不可思议之妙药也；山药、芡实皆能补肾，又皆能敛戢下焦气化，龙骨、牡蛎亦收敛之品，然敛正气而不敛邪气，用于此证初无收敛过甚之虞，此四药并用，诚能于下焦之气化培养而镇安之也；用芍药、黄柏者，一泻肾中之相火，一泻肝中之相火，且桂枝性热，二药性凉，凉热相济，方能奏效；用麦芽、鸡内金者，所以运化诸药之力也；用甘草者，欲以缓肝之急，不使肝木助气冲相火上升也。至于服药后病愈强半，遂减轻桂枝加萸肉、枸杞者，俾肝肾壮旺自能扫除病根。至医界同人，或对于桂枝升降之妙用而有疑义者，观本书三期二卷参赭镇气汤后所载单用桂枝治愈之案自能了然。

胃气不降

大城王家口，王佑三夫人，年近四旬，时常呕吐，大便迟下，数年不愈。

病因 其人禀性暴烈，处境又多不顺，浸成此证。

证候 饭后每觉食停胃中，似有气上冲阻其下行，因此大便恒至旬日始下。至大便多日不下时，则恒作呕吐，即屡服止呕通便之药，下次仍然如故。佑三因愚曾用药治愈其腹中冷积，遂同其夫人来津求为诊治。其脉左右皆弦，右脉弦而且长，重诊颇实，至数照常。

诊断 弦为肝脉，弦而且长则冲脉也。弦长之脉，见于右部，尤按之颇实，此又为胃气上逆之脉。肝、胃、冲三经之气化皆有升无降，故其下焦便秘而上焦呕吐也。此当治以泻肝、降胃、镇冲之剂，其大便自顺，呕吐自止矣。

处方 生赭石轧细，半两　生杭芍六钱　柏子仁六钱　生怀山药六钱　天冬六钱　怀牛膝五钱　当归四钱　生麦芽三钱　茵陈二钱　甘草钱半

共煎汤一大盅，温服。

效果 服药一剂，大便即通下，即原方略为加减，又服数剂，大便每日一次，食后胃中已不觉停滞，从此病遂除根。

或问 麦芽生用能升肝气，茵陈为青蒿之嫩者亦具有升发之力，此证即因脏腑之气有升无降，何以方中复用此二药乎？答曰：肝为将军之官，中寄相火，其性最刚烈，若强制之，恒激发其反动之力；麦芽、茵陈善舒肝气而不至过于升提，是将顺肝木之性使之柔和，不至起反动力也。

肝气郁兼胃气不降

姚景仁，住天津鼓楼东，年五十二岁，业商，得肝郁胃逆证。

病因 其近族分支多门，恒不自给，每月必经心为之补助，又设有买卖数处，亦自经心照料，劳心太过，因得斯证。

证候 腹中有气，自下上冲，致胃脘满闷，胸中烦热，胁下胀疼，时常呃逆，间作呕吐，大便燥结。其脉左部沉细，右部则弦硬而长，大于左部数倍。

诊断 此乃肝气郁结，冲气上冲，更迫胃气不降也。为肝气郁结，是以左脉沉细；为冲气上冲，是以右脉弦长。冲脉上隶阳明，其气上冲不已，易致阳明胃气不下降。此证之呕吐呃逆，胃脘满闷，胸间烦热，皆冲胃之气相并冲逆之明征也。其胁下胀疼，肝气郁结之明征也。其大便燥结者，因胃气原宜息息下行，传送饮食下为二便，今其胃气既不下降，是以大便燥结也。拟治以舒肝、降胃、安冲之剂。

处方 生赭石轧细，一两　生怀山药一两　天冬一两　寸麦冬去心，六钱　清半夏水洗三次，四钱　碎竹茹三钱　生麦芽三钱　茵陈二钱　川续断二钱　生鸡内金黄色的，捣，二钱　甘草钱半

煎汤一大盅，温服。

方解 肝主左而宜升，胃主右而宜降，肝气不升则先天之气化不能由肝上达，胃气不降则后天之饮食不能由胃下输，此证之病根正因当升者不升，当降者不降也。故方中以生麦芽、茵陈以升肝，生赭石、半夏、竹茹以降胃，即以安冲；用续断者，因其能补肝，可助肝气上升也；用生山药、二冬者，取其能润胃补胃，可助胃气下降也；用鸡内金者，取其能化瘀止疼，以运行诸药之力也。

复诊 上方随时加减，连服二十余剂，肝气已升，胃气已降，左右脉均已平安，诸病皆愈。惟肢体乏力，饮食不甚消化，拟再治以补气健胃之剂。

处方 野台参四钱　生怀山药一两　生赭石轧细，六钱　天冬六钱　寸麦冬六钱　生鸡内金黄色的，捣，三钱　生麦芽三钱　甘草钱半

煎汤一大盅，温服。

效果 将药煎服三剂，饮食加多，体力渐复。于方中加枸杞五钱，白术三钱，俾再服数剂，以善其后。

说明 身之气化原左升右降，若但知用赭石降胃，不知用麦芽升肝，久之肝气将有郁遏之弊，况此证之肝气原郁结乎？此所

以方中用赭石即用麦芽,赭石生用而麦芽亦生用也。且诸家本草谓麦芽炒用者为丸散计也,若入汤剂何须炒用,盖用生者煮汁饮之,则消食之力愈大也。

或问 升肝之药,柴胡最效,今方中不用柴胡而用生麦芽者,将毋别有所取乎?答曰:柴胡升提肝气之力甚大,用之失宜,恒并将胃气之下行者提之上逆,曾有患阳明厥逆吐血者(《内经》谓:阳明厥逆衄呕血。此阳明指胃腑而言也。凡论六经不言足经、手经者,皆指足经而言),初不甚剧。医者误用柴胡数钱即大吐不止,须臾盈一痰盂,有危在顷刻之惧,取药无及,适备有生赭石细末若干,俾急用温开水送下,约尽两半,其血始止,此柴胡并能提胃气上逆之明征也。况此证之胃气原不降乎?至生麦芽虽能升肝,实无防胃气之下降,盖其萌芽发生之性,与肝木同气相求,能宣通肝气之郁结,使之开解而自然上升,非若柴胡之纯于升提也。

胃气不降

掖县任维周夫人,年五旬,得胃气不降证,因维周在津经商,遂来津求为诊治。

原因 举家人口众多,因其夫在外,家务皆自操劳,恒动肝火,遂得此证。

证候 食后停滞胃中,艰于下行,且时觉有气挟火上冲,口苦舌胀,目眩耳鸣,恒有呃欲呕逆或恶心,胸膈烦闷,大便六七日始行一次,或至服通利药始通,小便亦不顺利。其脉左部弦硬,右部弦硬而长,一息搏近五至,受病四年,屡次服药无效。

诊断 此肝火与肝气相并,冲激胃腑,致胃腑之气不能息息下行传送饮食,久之胃气不但不能下行,且更转而上逆,是以有种种诸病也。宜治以降胃理冲之品,而以滋阴清火之药辅之。

处方 生赭石轧细,两半　生怀山药一两　生杭芍六钱　玄参六钱　生麦芽三钱　茵陈二钱　生鸡内金黄色的,捣,二钱　甘

草钱半

共煎汤一大盅，温服。

效果 每日服药一剂，三日后大便日行一次，小便亦顺利。上焦诸病亦皆轻减，再诊其脉，颇见柔和。遂将赭石减去五钱，又加柏子仁五钱，连服数剂，霍然全愈。

血病门

吐血证

张焕卿，年三十五岁，住天津特别第一区三义庄，业商，得吐血证，年余不愈。

病因 禀性褊急，劳心之余又兼有拂意之事，遂得斯证。

证候 初次所吐甚多，屡经医治，所吐较少，然终不能除根。每日或一次或两次，觉心中有热上冲，即吐血一两口。因病久身羸弱，卧床不起，亦偶有扶起少坐之时，偶或微喘，幸食欲犹佳，大便微溏，日行两三次。其脉左部弦长，重按无力，右部大而芤，一息五至。

诊断 凡吐血久不愈者，多系胃气不降，致胃壁破裂，出血之处不能长肉生肌也。再即此脉论之，其左脉之弦，右脉之大，原现有肝气浮动挟胃气上冲之象，是以其吐血时，觉有热上逆。至其脉之弦而无力者，病久而气化虚也。大而兼芤者，失血过多也。至其呼吸有时或喘，大便日行数次，亦皆气化虚而不摄之故。治此证者，当投以清肝降胃，培养气血，固摄气化之剂。

处方 赤石脂两半 生怀山药一两 净萸肉八钱 生龙骨捣碎，六钱 生牡蛎捣碎，六钱 生杭芍六钱 大生地黄四钱 甘草二钱 广三七二钱

共药九味，将前八味煎汤，送服三七末。

方解 降胃之药莫如赭石，此愚治吐衄恒用之药也。此方中

独重用赤石脂者，因赭石为铁氧化合，其重坠之力甚大，用之虽善降胃，而其力达于下焦，又善通大便，此证大便不实，赭石似不宜用；赤石脂之性，重用之亦能使胃气下降，至行至下焦，其黏滞之力又能固涩大便，且其性能生肌，更可使肠壁破裂出血之处早愈，诚为此证最宜之药也。所最可异者，天津药房中之赤石脂，竟有煅与不煅之殊。夫石药多煅用者，欲化质之硬者为软也。石脂原系粉末陶土，其质甚软，宜兴人以之烧作瓦器。天津药房其石脂之煅者，系以水和石脂作泥，在煤炉中煅成陶瓦。如此制药以入汤剂，虽不能治病，犹不至有害。然石脂入汤剂者少，入丸散者多。若将石脂煅成陶瓦竟作丸散用之，其伤胃败脾之病可胜言哉！是以愚在天津诊病出方，凡用石脂必于药名上加生字，所以别于煅也。然未免为大雅所笑矣。

效果　将药煎服两剂，血即不吐。喘息已平，大便亦不若从前之勤，脉象亦较前和平，惟心中仍有觉热之时。遂即原方将生地黄改用一两，又加熟地黄一两，连服三剂，诸病皆愈。

咳血兼吐血证

堂侄女住姑，适邻村王氏，于乙酉仲春，得吐血证，时年三十岁。

病因　侄婿筱楼孝廉，在外设教，因家务自理，劳心过度，且禀赋素弱，当此春阳发动之时，遂病吐血。

证候　先则咳嗽痰中带血，继则大口吐血，其吐时觉心中有热上冲，一日夜吐两三次，剧时可吐半碗。两日之后，觉精神气力皆不能支持，遂急迎愚诊治。自言心中摇摇似将上脱，两颧发红，面上发热，其脉左部浮而动，右部浮而濡，两尺无根，数逾五至。

诊断　此肝肾虚极，阴分阳分不相维系，而有危在顷刻之势。遂急为出方取药以防虚脱。

处方　生怀山药一两　生怀地黄一两　熟怀地黄一两　净萸

肉一两　生赭石轧细，一两

急火煎药取汤两盅，分两次温服下。

效果　将药甫煎成未服，又吐血一次，吐后忽停息闭目，惛然罔觉。诊其脉跳动仍旧，知能苏醒，约四分钟呼吸始续，两次将药服下，其血从此不吐。俾即原方再服一剂，至第三剂即原方加潞党参三钱，天冬四钱，连服数剂，身形亦渐复原。继用生怀山药为细面，每用八钱煮作茶汤，少调以白糖，送服生赭石细末五分，作点心用之，以善其后。

吐血兼咳嗽

王宝森，天津裕大纺纱厂理事，年二十四岁，得咳嗽吐血证。

病因　禀赋素弱，略有外感，即发咳嗽，偶因咳嗽未愈，继又劳心过度，心中发热，遂至吐血。

证候　先时咳嗽犹轻，失血之后则嗽益加剧。初则痰中带血，继则大口吐血，心中发热，气息微喘，胁下作疼，大便干燥。其脉关前浮弦，两尺重按不实，左右皆然，数逾五至。

诊断　此证乃肺金伤损，肝木横恣，又兼胃气不降，肾气不摄也。为其肺金受伤，是以咳嗽痰中带血；为胃气不降，是以血随气升，致胃中血管破裂而大口吐血。至胁下作疼，乃肝木横恣之明证；其脉上盛下虚，气息微喘，又肾气不摄之明征也。治之者，宜平肝降胃，润肺补肾，以培养调剂其脏腑，则病自愈矣。

处方　生怀山药一两　生赭石轧细，六钱　生怀地黄一两　生杭芍五钱　天冬五钱　大甘枸杞五钱　川贝母四钱　生麦芽三钱　牛蒡子捣碎，三钱　射干二钱　广三七细末，三钱　粉甘草细末，二钱

药共十二味，将前十味煎汤一大盅，送服三七、甘草末各一半，至煎渣再服，仍送服其余一半。

效果　服药一剂，吐血即愈，诸病亦轻减。后即原方随时为

之加减，连服三十余剂，其嗽始除根，身体亦渐壮健。

吐血兼咳嗽

孙星桥，天津南开义聚成铁工厂理事，年二十八岁，得吐血兼咳嗽证。

病因 因天津南小站分有支厂，彼在其中经理，因有官活若干，工人短少，恐误日期，心中着急起火，遂致吐血咳嗽。

证候 其吐血之始，至今已二年矣。经医治愈，屡次反复，少有操劳，心中发热即复吐血。又频作咳嗽，嗽时吐痰亦恒带血。肋下恒作刺疼，嗽时其疼益甚，口中发干，身中亦间有灼热，大便干燥。其脉左部弦硬，右部弦长，皆重按不实，一息搏近五至。

诊断 此证左脉弦硬者，阴分亏损而肝胆有热也。右部弦长者，因冲气上冲并致胃气上逆也。为其冲胃气逆，是以胃壁血管破裂，以至于吐血、咳血也。其脉重按不实者，血亏而气亦亏也。至于口无津液，身或灼热，大便干燥，无非血少阴亏之现象。拟治以清肝降胃，滋阴化瘀之剂。

处方 生赭石轧细，八钱　生怀地黄一两　生怀山药一两　生杭芍六钱　玄参五钱　川楝子捣碎，四钱　生麦芽三钱　川贝母三钱　甘草钱半　广三七细末，二钱

药共十味，将前九味煎汤一大盅，送服三七末一半，至煎渣重服时，再送服余一半。

方解 愚治吐血，凡重用生地黄，必用三七辅之，因生地黄最善凉血，以治血热妄行，犹恐妄行之血因凉而凝，瘀塞于经络中也。三七善化瘀血，与生地黄并用，血止后自无他虞；且此证肋下作疼，原有瘀血，则三七尤在所必需也。

复诊 将药连服三剂，吐血全愈，咳嗽吐痰亦不见血，肋疼亦愈强半，灼热已无，惟口中仍发干，脉仍有弦象。知其真阴犹亏也，拟再治以滋补真阴之剂。

处方 生怀山药一两 生怀地黄六钱 大甘枸杞六钱 生杭芍四钱 玄参四钱 生赭石轧细，四钱 生麦芽二钱 甘草二钱 广三七细末，二钱

服法如前。

效果 将药连服五剂，病全愈，脉亦复常，遂去三七，以熟地黄易生地黄，俾多服数剂以善其后。

吐血证

冯松庆，年三十二岁，原籍浙江，在津充北宁铁路稽查，得吐血证久不愈。

病因 处境多有拂意，继因办公劳心、劳力过度，遂得此证。

证候 吐血已逾二年，治愈，屡次反复。病将发时，觉胃中气化不通，满闷发热，大便滞塞，旋即吐血，兼咳嗽多吐痰涎。其脉左部弦长，右部长而兼硬，一息五至。

诊断 此证当系肝火挟冲胃之气上冲，血亦随之上逆，又兼失血久而阴分亏也。为其肝火炽盛，是以左脉弦长；为其肝火挟冲胃之气上冲，是以右脉长而兼硬；为其失血久而真阴亏损，是以其脉既弦硬（弦硬即有阴亏之象）而又兼数也。此宜治以泻肝降胃之剂，而以大滋真阴之药佐之。

处方 生赭石轧细，一两 玄参八钱 大生地八钱 生怀山药六钱 瓜蒌仁炒捣，六钱 生杭芍四钱 龙胆草三钱 川贝母三钱 甘草钱半 广三七细末，二钱

药共十味，先将前九味煎汤一大盅，送服三七细末一半，至煎渣重服时，再送服其余一半。

效果 每日煎服一剂，初服后血即不吐，服至三剂咳嗽亦愈，大便顺利。再诊其脉，左右皆有和柔之象，问其心中闷热全无。遂去蒌仁、龙胆草，生山药改用一两，俾多服数剂，吐血之病可从此永远除根矣。

吐血证

张姓,年过三旬,寓居天津南门西沈家台,业商,偶患吐血证。

病因 其人性嗜酒,每日必饮,且不知节。初则饮酒过量即觉胸间烦热,后则不饮酒时亦觉烦热,遂至吐血。

证候 其初吐血之时,原不甚剧,始则痰血相杂,因咳吐出。即或纯吐鲜血,亦不过一日数口,继复因延医服药,方中有柴胡三钱,服药半点钟后,遂大吐不止,仓猝迎愚往视。及至则所吐之血已盈痰盂,又复连连呕吐,若不立为止住,实有危在目前之惧。幸所携药囊中有生赭石细末一包,俾先用温水送下五钱,其吐少缓,须臾又再送下五钱,遂止住不吐。诊其脉弦而芤,数逾五至,其左寸摇摇有动意,问其心中觉怔忡乎?答曰:怔忡殊甚,几若不能支持。

诊断 此证初伤于酒,继伤于药,脏腑之血几于倾囊而出。犹幸速为立止,宜急服汤药以养其血,降其胃气,保其心气,育其真阴,连服数剂,庶其血不至再吐。

处方 生怀山药一两 生赭石轧细,六钱 玄参六钱 生地黄六钱 生龙骨捣碎,六钱 生牡蛎捣碎,六钱 生杭芍五钱 酸枣仁炒捣,四钱 柏子仁四钱 甘草钱半 广三七细末,三钱

此方将前十味煎汤,三七分两次用,头煎及二煎之汤送服。

效果 每日服药一剂,连服三日血已不吐,心中不复怔忡。再诊其脉芤动皆无,至数仍略数,遂将生地黄易作熟地黄,俾再服数剂以善其后。

原第六期第二卷

血病门

大便下血

袁镜如，住天津河东，年三十二岁，为天津统税局科员，得大便下血证。

病因 先因劳心过度，心中时觉发热，继又因朋友宴会，饮酒过度遂得斯证。

证候 自孟夏下血，历六月不止，每日六七次，腹中觉疼即须入厕，心中时或发热，懒于饮食。其脉浮而不实，有似芤脉，而不若芤脉之硬，两尺沉分尤虚，至数微数。

诊断 此证临便时腹疼者，肠中有溃烂处也。心中时或发热者，阴虚之热上浮也。其脉近芤者，失血过多也。其两尺尤虚者，下血久而阴亏，更兼下焦气化不固摄也。此宜用化腐生肌之药治其肠中溃烂，滋阴固气之药固其下焦气化，则大便下血可愈矣。

处方 生怀山药两半　熟地黄一两　龙眼肉一两　净萸肉六钱　樗白皮五钱　金银花四钱　赤石脂研细，四钱　甘草二钱　鸦胆子仁成实者，八十粒　生硫黄细末，八分

共药十味，将前八味煎汤，送服鸦胆子、硫黄各一半，至煎渣再服时，仍送服其余一半，至于硫黄生用之理，详于三期八卷。

方解 方中鸦胆子、硫黄并用者，因鸦胆子善治下血，而此证之脉两尺过弱，又恐单用之失于寒凉，故少加硫黄辅之。况其肠中脂膜因下血日久易至腐败酿毒，二药之性皆善消除毒菌也。又其腹疼下血，已历半载不愈，有似东人志贺洁所谓阿米巴赤痢，硫

黄实又为治阿米巴赤痢之要药也。

复诊 前药连服三剂，下血已愈，心中亦不发热，脉不若从前之浮，至数如常，而其大便犹一日溏泻四五次，此宜投以健胃固肠之剂。

处方 炙箭芪三钱 炒白术三钱 生怀山药一两 龙眼肉一两 生麦芽三钱 建神曲三钱 大云苓片二钱

共煎汤一大盅，温服。

效果 将药连服五剂，大便已不溏泻，日下一次，遂停服汤药。俾用生怀山药细末煮作粥，调以白糖，当点心服之，以善其后。

大便下血

高福亭，年三十六岁，胶济路警察委员，得大便下血证。

病因 冷时出外办公，寝于寒凉屋中，床衾又甚寒凉，遂得斯证。

证候 每日下血数次，或全是血，或兼有大便，或多或少，其下时多在夜间，每觉腹中作疼，即须入厕，夜间恒苦不寐。其脉迟而芤，两尺尤不堪重按，病已二年余，服温补下元药则稍轻，然终不能除根，久之则身体渐觉羸弱。

诊断 此下焦虚寒太甚，其气化不能固摄而血下陷也。视其从前所服诸方，皆系草木之品，其质轻浮，温暖之力究难下达，当以矿质之品温暖兼收涩者投之。

处方 生硫黄色纯黄者，半斤 赤石脂纯系粉末者，半斤

将二味共轧细过罗，先空心服七八分，日服两次，品验渐渐加多，以服后移时微觉腹中温暖为度。

效果 后服至每次二钱，腹中始觉温暖，血下亦渐少。服至旬余，身体渐壮，夜睡安然，可无入厕。服至月余，则病根被除矣。

方解 按：硫黄之性，温暖下达，诚为温补下焦第一良药，而

生用之尤佳,惟其性能润大便(本草谓其能使大便润、小便长,西医以为轻泻药),于大便滑泻者不宜,故辅以赤石脂之黏腻收涩,自有益而无弊矣。

大便下血

天津公安局崔姓工友之子,年十三岁,得大便下血证。

病因 仲夏天热赛球竞走,劳力过度,又兼受热,遂患大便下血。

证候 每日大便必然下血,便时腹中作疼,或轻或剧,若疼剧时,则血之下者必多,已年余矣。饮食减少,身体羸弱,面目黄白无血色,脉搏六至,左部弦而微硬,右部濡而无力。

诊断 此证当因脾虚不能统血,是以其血下陷,至其腹所以作疼,其肠中必有损伤溃烂处也。当用药健补其脾胃,兼调养其肠中溃烂。

处方 生怀山药一两 龙眼肉一两 金银花四钱 甘草三钱 鸦胆子去皮,拣其仁之成实者,八十粒 广三七轧细末,二钱半

共药六味,将前四味煎汤,送服三七、鸦胆子各一半,至煎渣再服时,仍送服余一半。

效果 将药如法服两次,下血病即除根矣。

大便下血

杜澧芑,年四十五岁,阜城建桥镇人,湖北督署秘书,得大便下血证。

病因 向因办公劳心过度,每大便时下血,服药治愈。因有事还籍,值夏季暑热过甚,又复劳心过度,旧证复发,屡治不愈。遂来津入西医院治疗,西医为其血在便后,谓系内痔,服药血仍不止,因转而求治于愚。

证候 血随便下,且所下甚多,然不觉疼坠,心中发热懒食,

其脉左部弦长，右部洪滑。

诊断 此因劳心生内热，因牵动肝经所寄相火，致肝不藏血而兼与溽暑之热相并，所以血妄行也。宜治以清心凉肝兼消暑热之剂，而少以培补脾胃之药佐之。

处方 生怀地黄一两 白头翁五钱 龙眼肉五钱 生怀山药五钱 知母四钱 秦皮三钱 黄柏二钱 龙胆草二钱 甘草二钱

共煎汤一大盅，温服。

复诊 上方煎服一剂，血已不见，服至两剂，少腹觉微凉，再诊其脉，弦长与洪滑之象皆减退，遂为开半清半补之方，以善其后。

处方 生怀山药一两 熟怀地黄八钱 净萸肉五钱 龙眼肉五钱 白头翁五钱 秦皮三钱 生杭芍三钱 地骨皮三钱 甘草二钱

共煎汤一大盅，温服。

效果 将药煎服一剂后，食欲顿开，腹已不疼，俾即原方多服数剂，下血病当可除根。

瘀血短气

刘书林，盐山城西八里庄人，年二十五岁，业泥瓦工，得瘀血短气证。

病因 因出外修工，努力抬重物，当时觉胁下作疼，数日疼愈，仍觉胁下有物妨碍呼吸。

证候 身形素强壮，自受病之后，迟延半载，渐渐羸弱，常觉右胁之下有物阻碍呼吸之气，与人言时恒半句而止，候至气上达再言，若偶忿怒则益甚，脉象近和平，惟稍弱不能条畅。

诊断 此因努力太过，致肝经有不归经之血瘀经络之间，阻塞气息升降之道路也。喜其脉虽稍弱，犹能支持，可但用化瘀血之药，徐徐化其瘀结，气息自能调顺。

处方 广三七四两

轧为细末，每服钱半，用生麦芽三钱煎汤送下，日再服。

方解 三七为止血妄行之圣药，又为化瘀血之圣药，且又化瘀血不伤新血，单服久服无碍。此乃药中特异之品，其妙处直不可令人思议。愚恒用以消积久之瘀血，皆能奏效。至麦芽原为消食之品，生煮服之则善舒肝气，且亦能化瘀，试生麦芽于理石（即石膏）上，其根盘曲之状，理石皆成凹形，为其根含有稀盐酸，是以有此能力，稀盐酸固亦善化瘀血者也。是以用之煎汤，以送服三七也。

效果 服药四日后，自鼻孔中出紫血一条，呼吸较顺，继又服至药尽，遂脱然全愈。

或问 人之呼吸在于肺，今谓肝经积有瘀血，即可妨碍呼吸，其义何居？答曰：按生理之学，人之呼吸可达于冲任，方书又谓呼出心肺，吸入肝肾，若谓呼吸皆在于肺，是以上两说皆可废也。盖心、肺、肝原一系相连，下又连于冲任，而心肺相连之系，其中原有两管：一为血脉管，一为回血管。血脉管下行，回血管上行。肺为发动呼吸之机关，非呼吸即限于肺也，是以吸入之气可由血脉管下达，呼出之气可由回血管上达，无论气之上达下达，皆从肝经过，是以血瘀肝经，即有妨于升降之气息也。据斯以论呼吸之关于肺者固多，而心肺相连之系亦司呼吸之分支也。

脑充血门

脑充血头疼

谈丹崖，北平大陆银行总理，年五十二岁，得脑充血头疼证。

病因 禀性强干精明，分行十余处多经其手设立，因此劳心过度，遂得脑充血头疼证。

证候 脏腑之间恒觉有气上冲，头即作疼，甚或至于眩晕，其夜间头疼益甚，恒至疼不能寐。医治二年无效，浸至言语蹇涩，肢体渐觉不利，饮食停滞胃口不下行，心中时常发热，大便干燥。其脉左右皆弦硬，关前有力，两尺重按不实。

诊断 弦为肝脉，至弦硬有力无论见于何部，皆系有肝火过升之弊。因肝火过升，恒引动冲气胃气相并上升，是以其脏腑之间恒觉有气上冲也。人之血随气行，气上升不已，血即随之上升不已，以致脑中血管充血过甚，是以作疼。其夜间疼益剧者，因其脉上盛下虚，阴分原不充足，是以夜则加剧，其偶作眩晕亦职此也。至其心常发热，肝火炽其心火亦炽也。其饮食不下行，大便多干燥者，又皆因其冲气挟胃气上升，胃即不能传送饮食以速达于大肠也。其言语、肢体蹇涩不利者，因脑中血管充血过甚，有妨碍于司运动之神经也。此宜治以镇肝、降胃、安冲之剂，而以引血下行兼清热滋阴之药辅之。又须知肝为将军之官，中藏相火，强镇之恒起其反动力，又宜兼有舒肝之药，将顺其性之作引也。

处方 生赭石轧细，一两　生怀地黄一两　怀牛膝六钱　大甘枸杞六钱　生龙骨捣碎，六钱　生牡蛎捣碎，六钱　净萸肉五钱　生杭芍五钱　茵陈二钱　甘草二钱

共煎汤一大盅，温服。

复诊 将药连服四剂，头疼已愈强半，夜间可睡四五点钟，诸病亦皆见愈，脉象之弦硬已减，两尺重诊有根。拟即原方略为加减，俾再服之。

处方 生赭石轧细，一两　生怀地黄一两　生怀山药八钱　怀牛膝六钱　生龙骨捣碎，六钱　生牡蛎捣碎，六钱　净萸肉五钱　生杭芍五钱　生鸡内金黄色的，捣，钱半　茵陈钱半　甘草二钱

共煎汤一大盅，温服。

三诊 将药连服五剂，头已不疼，能彻夜安睡，诸病皆愈。惟经理行中事务略觉操劳过度，头仍作疼，脉象犹微有弦硬之意，其心中仍间有觉热之时，拟再治以滋阴清热之剂。

处方 生怀山药一两 生怀地黄八钱 玄参四钱 北沙参四钱 生杭芍四钱 净萸肉四钱 生珍珠母捣碎，四钱 生石决明捣碎，四钱 生赭石轧细，四钱 怀牛膝三钱 生鸡内金黄色的，捣，钱半 甘草二钱

共煎汤一大盅，温饮下。

效果 将药连服六剂，至经理事务时，头亦不疼，脉象已和平如常。遂停服汤药，俾日用生山药细末，煮作茶汤，调以白糖令适口，送服生赭石细末钱许，当点心服之，以善其后。

说明 脑充血之病名倡自西人，实即《内经》所谓诸厥证，亦即后世方书所谓内中风证，三期七卷镇肝熄风汤后及五期三卷建瓴汤后皆论之甚详，可参观。至西人论脑充血证，原分三种：其轻者为脑充血，其血虽充实于血管之中，犹未出于血管之外也，其人不过头疼，或兼眩晕，或口眼略有歪斜，或肢体稍有不利；其重者为脑溢血，其血因充实过甚，或自分支细血管中溢出少许，或隔血管之壁因排挤过甚渗出少许，其所出之血着于司知觉之神经，则有累知觉，着于司运动之神经，则有累运动，治之得宜，其知觉运动亦可徐复其旧；其又重者为脑出血，其血管充血至于极点，而忽然破裂也，其人必忽然昏倒，人事不知，其稍轻者，或血管破裂不剧，血甫出即止，其人犹可徐徐苏醒。若其人不能自醒，亦可急用引血下行之药使之苏醒。然苏醒之后，其知觉之迟顿，肢体之痿废，在所不免矣。此证治之得宜，亦可渐愈，若欲治至脱然无累，不过百中之一二耳。至于所用诸种治法，五期三卷中论之颇详，可参观。

脑充血头疼

天津一区，李氏妇，年过三旬，得脑充血头疼证。

病因 禀性褊急，家务劳心，常起暗火，因得斯证。

证候 其头疼或左或右，或左右皆疼，剧时至作呻吟。心中

常常发热，时或烦躁，间有眩晕之时，其大便燥结，非服通下药不行。其脉左右皆弦硬而长，重诊甚实，经中西医诊治二年，毫无功效。

诊断 其左脉弦硬而长者，肝胆之火上升也；其右脉弦硬而长者，胃气不降而逆行，又兼冲气上冲也。究之，左右脉皆弦硬，实亦阴分有亏损也。因其脏腑之气化有升无降，则血随气升者过多，遂至充塞于脑部，排挤其脑中之血管而作疼，此《内经》所谓血之与气，并走于上之厥证也，亦即西人所谓脑充血之证也。其大便燥结不行者，因胃气不降，失其传送之职也。其心中发烦躁者，因肝胃之火上升也。其头部间或眩晕者，医脑部充血过甚，有碍于神经也。此宜清其脏腑之热，滋其脏腑之阴，更降其脏腑之气，以引脑部所充之血下行，方能治愈。

处方 生赭石轧细，两半　怀牛膝一两　生怀山药六钱　生怀地黄六钱　天冬六钱　玄参五钱　生杭芍五钱　生龙齿捣碎，五钱　生石决明捣碎，五钱　茵陈钱半　甘草钱半

共煎汤一大盅，温服。

方解 赭石为铁氧化合，其质重坠下行，能降胃、平肝、镇安冲气；其下行之力，又善通大便燥结而毫无开破之弊。方中重用两半者，因此证大便燥结过甚，非服药不能通下也。盖大便不通，是以胃气不下降，而肝火之上升，冲气之上冲，又多因胃气不降而增剧。是治此证者，当以通其大便为要务，迨服药至大便自然通顺时，则病愈过半矣。牛膝为治腿疾要药，以其能引气血下行也。而《名医别录》及《千金翼方》皆谓其除脑中痛，盖以其能引气血下行，即可轻减脑中之充血也。愚生平治此等证必此二药并用，而又皆重用之。用玄参、天冬、芍药者，取其既善退热兼能滋阴也。用龙齿、石决明者，以其皆为肝家之药，其性皆能敛戢肝火，镇熄肝风，以缓其上升之势也。用山药、甘草者，以二药皆善和胃，能调和金石之药与胃相宜，犹白虎汤用甘草、粳米之义，而山

药且善滋阴，甘草亦善缓肝也。用茵陈者，因肝为将军之官，其性刚果，且中寄相火，若但用药平之镇之，恒至起反动之力，茵陈为青蒿之嫩者，禀少阳初生之气（春日发生最早），与肝木同气相求，最能将顺肝木之性，且又善泻肝热，李氏《纲目》谓善治头痛，是不但将顺肝木之性使不至反动，且又为清凉脑部之要药也。诸药汇集为方，久服之自有殊效。

复诊 将药连服二十余剂（其中随时略有加减），头已不疼，惟夜失眠时则仍疼，心中发热、烦躁皆无，亦不复作眩晕，大便届时自行，无须再服通药，脉象较前和平而仍有弦硬之意，此宜注意滋其真阴以除病根。

处方 生赭石轧细，一两　怀牛膝八钱　生怀山药八钱　生怀地黄八钱　玄参六钱　大甘枸杞六钱　净萸肉五钱　生杭芍四钱　柏子仁四钱　生麦芽三钱　甘草二钱

共煎汤一大盅，温服。方中用麦芽者，借以宣通诸药之滞腻也，且麦芽生用原善调和肝气，亦犹前方用茵陈之义也。

效果 将药又连服二十余剂（亦随时略有加减），病遂全愈，脉象亦和平如常矣。

脑充血头疼

天津北马路西首，于氏妇，年二十二岁，得脑充血头疼证。

病因 其月信素日短少不调，大便燥结，非服降药不下行，浸至脏腑气化有升无降，因成斯证。

证候 头疼甚剧，恒至夜不能眠，心中常觉发热，偶动肝火即发眩晕，胃中饮食恒停滞不消，大便六七日不行，必须服通下药始行。其脉弦细有力而长，左右皆然，每分钟八十至，延医诊治历久无效。

诊断 此因阴分亏损，下焦气化不能固摄，冲气遂挟胃气上逆，而肝脏亦因阴分亏损，水不滋木，致所寄之相火妄动，恒助肝

气上冲。由斯脏腑之气化有升无降,而自心注脑之血为上升之气化所迫,遂至充塞于脑中血管而作疼作晕也。其饮食不消、大便不行者,因冲胃之气皆逆也。其月信不调且短少者,因冲为血海,肝为冲任行气,脾胃又为生血之源,诸经皆失其常司,是以月信不调且少也。《内经》谓:"血菀(同郁)于上,使人薄厥。"言为上升之气血倡薄而厥也。此证不急治则薄厥将成,宜急治以降胃、镇冲、平肝之剂,再以滋补真阴之药辅之,庶可转上升之气血下行不成薄厥也。

处方 生赭石轧细,一两 怀牛膝一两 生怀地黄一两 大甘枸杞八钱 生怀山药六钱 生杭芍五钱 生龙齿捣碎,五钱 生石决明捣碎,五钱 天冬五钱 生鸡内金黄色的,捣,二钱 苏子炒捣,二钱 茵陈钱半 甘草钱半

共煎汤一大盅,温服。

复诊 将药连服四剂,诸病皆见轻,脉象亦稍见柔和。惟大便六日仍未通行,因思此证必先使其大便如常,则病始可愈,拟将赭石加重,再将余药略为加减以通其大便。

处方 生赭石轧细,两半 怀牛膝一两 天冬一两 黑芝麻炒捣,八钱 大甘枸杞八钱 生杭芍五钱 生龙齿捣碎,五钱 生石决明捣碎,五钱 苏子炒捣,三钱 生鸡内金黄色的,捣,钱半 甘草钱半 净柿霜五钱

共药十二味,将前十一味煎汤一大盅,入柿霜融化温服。

三诊 将药连服五剂,大便间日一行,诸证皆愈十之八九,月信适来,仍不甚多,脉象仍有弦硬之意,知其真阴犹未充足也。当即原方略为加减,再加滋阴生血之品。

处方 生赭石轧细,一两 怀牛膝八钱 大甘枸杞八钱 龙眼肉六钱 生怀地黄六钱 当归五钱 玄参四钱 沙参四钱 生怀山药四钱 生杭芍四钱 生鸡内金黄色的,捣,一钱 甘草二钱 生姜三钱 大枣三枚,掰开

共煎汤一大盅,温服。

效果 将药连服四剂后,心中已分毫不觉热,脉象亦大见和平,大便日行一次,遂去方中玄参、沙参,生赭石改用八钱,生怀山药改用六钱,俾多服数剂,以善其后。

脑充血兼腿痿弱

崔华林,天津金钢桥旁德兴木厂理事,年三十八岁,得脑充血兼两腿痿弱证。

病因 出门采买木料,数日始归,劳心劳力过度,遂得斯证。

证候 其初常觉头疼,时或眩晕,心中发热,饮食停滞,大便燥结,延医治疗无效。一日早起下床,觉痿弱无力,痿坐于地,人扶起坐床沿休息移时,自扶杖起立,犹可徐步,然时恐颠仆。其脉左部弦而甚硬,右部弦硬且长。

诊断 其左脉弦硬者,肝气挟火上升也。右脉弦硬且长者,胃气上逆更兼冲气上冲也。因其脏腑间之气化有升无降,是以血随气升充塞于脑部作疼、作眩晕。其脑部充血过甚,或自微细血管溢血于外,或隔血管之壁些些渗血于外,其所出之血,若着于司运动之神经,其重者可使肢体痿废,其轻者亦可使肢体软弱无力,若此证之忽然痿坐于地者是也。至其心中之发热,饮食之停滞,大便之燥结,亦皆其气化有升无降之故,此宜平肝清热,降胃安冲,不使脏腑之气化过升,且导引其脑中过充之血使之下行,则诸证自愈矣。

处方 生赭石轧细,一两　怀牛膝一两　生怀地黄一两　生珍珠母捣碎,六钱　生石决明捣碎,六钱　生杭芍五钱　当归四钱　龙胆草二钱　茵陈钱半　甘草钱半

共煎汤一大盅,温服。

复诊 将药连服七剂,诸病皆大见愈,脉象亦大见缓和,惟其步履之间仍须用杖未能复常,心中仍间有发热之时。拟即原方略

为加减,再佐以通活血脉之品。

处方 生赭石轧细,一两 怀牛膝一两 生怀地黄一两 生杭芍五钱 生珍珠母捣碎,四钱 生石决明捣碎,四钱 丹参四钱 生麦芽三钱 土鳖虫五个 甘草一钱

共煎汤一大盅,调服。

效果 将药连服八剂,步履复常,病遂全愈。

脑充血兼痰厥

骆义波,住天津东门里谦益里,年四十九岁,业商,得脑充血兼痰厥证。

病因 平素常患头晕,间有疼时,久则精神渐似短少,言语渐形蹇涩,一日外出会友,饮食过度,归家因事有拂意,怒动肝火,陡然昏厥。

证候 闭目昏昏,呼之不应,喉间痰涎杜塞,气息微通。诊其脉左右皆弦硬而长,重按有力,知其证不但痰厥,实素有脑充血病也。

诊断 其平素头晕作疼,即脑充血之现证也。其司知觉之神经为脑充血所伤,是以精神短少。其司运动之神经为脑充血所伤,是以言语蹇涩。又凡脑充血之人,其脏腑之气多上逆,胃气逆则饮食停积不能下行,肝气逆则痰火相并易于上干,此所以因饱食动怒而陡成痰厥也。此其危险即在目前,取药无及,当先以手术治之。

手术治痰厥之手术,当以手指点其天突穴处,穴在结喉下宛宛中,即颈与胸交际之处也。点法用右手大指端着穴,指肚向外,指甲贴颈用力向下点之(不可向里),一点一起,且用指端向下向外挠动,令其杜塞之痰活动,兼可令其喉中发痒作嗽,兼用手指捏其结喉以助其发痒作嗽。如此近八分钟许,即咳嗽呕吐。约吐出痰涎饮食三碗许,豁然顿醒,自言心中发热,头目胀疼,此当继治

其脑部充血以求全愈。拟用建瓴汤方(在五期三卷)治之,因病脉之所宜而略为加减。

处方 生赭石轧细,一两 怀牛膝一两 生怀地黄一两 天花粉六钱 生杭芍六钱 生龙骨捣碎,五钱 生牡蛎捣碎,五钱 生麦芽三钱 茵陈钱半 甘草钱半

磨取生铁锈浓水以之煎药,煎汤一盅,温服下。

复诊 将药服三剂,心中已不发热,头疼、目胀皆愈,惟步履之时觉头重足轻,脚底如踏棉絮。其脉象较前和缓似有上盛下虚之象,爰即原方略为加减,再添滋补之品。

处方 生赭石轧细,一两 怀牛膝一两 生怀地黄一两 大甘枸杞八钱 生杭芍六钱 净萸肉六钱 生龙骨捣碎,五钱 生牡蛎捣碎,五钱 柏子仁炒捣,五钱 茵陈钱半 甘草钱半

磨取生铁锈浓水以之煎药,煎汤一大盅,温服。

效果 将药连服五剂,病遂脱然全愈。将赭石、牛膝、地黄皆改用八钱,俾多服数剂,以善其后。

脑充血兼偏枯

孙聘卿,住天津东门里季家大院,年四十六岁,业商,得脑充血证遂至偏枯。

病因 禀性褊急,又兼处境不顺,恒触动肝火致得斯证。

证候 未病之先恒觉头疼,时常眩晕。一日又遇事有拂意,遂忽然昏倒,移时醒后,左手足皆不能动,并其半身皆麻木,言语蹇涩。延医服药十阅月,手略能动,其五指则握而不伸,足可任地而不能行步,言语仍然蹇涩,又服药数月病仍如故。诊其脉左右皆弦硬,右部似尤甚,知虽服药年余,脑充血之病犹未除也。问其心中发热乎?脑中有时觉疼乎?答曰:心中有时觉有热上冲胃口,其热再上升则脑中可作疼,然不若病初得时脑疼之剧也。问其大便两三日一行,证脉相参,其脑中犹病充血无疑。

诊断 按此证初得，不但脑充血实兼脑溢血也。其溢出之血，着于左边司运动之神经，则右半身痿废，着于右边司运动之神经，则左半身痿废，此乃交叉神经以互司其身之左右也。想其得病之初，脉象之弦硬，此时尤剧，是以头疼、眩晕由充血之极而至于溢血，因溢血而至于残废也。即现时之证脉详参，其脑中溢血之病想早就愈，而脑充血之病根确未除也。宜注意治其脑充血，而以通活经络之药辅之。

处方 生怀山药一两 生怀地黄一两 生赭石轧细，八钱 怀牛膝八钱 生杭芍六钱 柏子仁炒捣，四钱 白术炒，三钱 滴乳香三钱 明没药三钱 土鳖虫四大个，捣 生鸡内金黄色的，捣，钱半 茵陈一钱

共煎汤一大盅，调服。

复诊 将药连服七剂，脑中已不作疼，心中间有微热之时，其左半身自觉肌肉松活，不若从前之麻木，言语之蹇涩稍愈，大便较前通顺，脉之弦硬已愈十之七八，拟再注意治其左手足之痿废。

处方 生箭芪五钱 天花粉八钱 生赭石轧细，六钱 怀牛膝五钱 滴乳香四钱 明没药四钱 当归三钱 丝瓜络三钱 土鳖虫四大个，捣 地龙去土，二钱

共煎汤一大盅，温服。

三诊 将药连服三十余剂（随时略有加减），其左手之不伸者已能伸，左足之不能迈步者，今已举足能行矣。病人问从此再多多服药可能复原否？答曰：此病若初得即治，服药四十余剂即能脱然。今已迟延年余，虽服数百剂亦不能保全愈，因关节经络之间瘀滞已久也。然再多服数十剂，仍可见愈，遂即原方略为加减，再设法以眴动其神经，补助其神经当更有效。

处方 生箭芪六钱 天花粉八钱 生赭石轧细，六钱 怀牛膝五钱 滴乳香四钱 明没药四钱 当归三钱 土鳖虫四大个，捣 地龙去土，二钱 真鹿角胶轧细，二钱 广三七轧细，二钱 制马

钱子末三分

药共十二味，先将前九味共煎汤一大盅，送服后三味各一半，至煎渣再服时，仍送服其余一半。

方解 方中用鹿角胶者，因其可为左半身引经（理详三期四卷活络效灵丹后），且其角为督脉所生，是以其性善补益脑髓以滋养脑髓神经也。用三七者，关节经络间积久之瘀滞，三七能融化之也。用制马钱子者，以其能瞤动神经使灵活也（制马钱子法，详三期七卷振颓丸下）。

效果 将药又连服三十余剂，手足之举动皆较前便利，言语之蹇涩亦大见愈，可勉强出门作事矣。遂俾停服汤药，日用生怀山药细末煮作茶汤，调以白糖令适口，送服黄色生鸡内金细末三分许，当点心用之，以善其后。此欲用山药以补益气血，少加鸡内金以化瘀滞也。

说明 按脑充血证，最忌用黄芪，因黄芪之性补而兼升，气升则血必随之上升，致脑中之血充而益充，排挤脑中血管可至溢血，甚或至破裂而出血，不可救药者多矣。至将其脑充血之病治愈，而肢体之痿废仍不愈者，皆因其经络瘀塞血脉不能流通也。此时欲化其瘀塞，通其血脉，正不妨以黄芪辅之，特是其脑中素有充血之病，终嫌黄芪升补之性能助血上升，故方中仍加生赭石、牛膝，以防血之上升，即所以监制黄芪也。又虑黄芪性温，温而且补即能生热，故又重用花粉以调剂之也。

肠胃病门

噎膈

盛隽卿，天津锅店街老德记西药房理事，年五旬，得噎膈证。

病因 处境恒多不顺，且又秉性褊急，易动肝火，遂得斯证。

证候 得病之初，间觉饮食有不顺时，后则常常如此，始延医为调治。服药半年,更医十余人皆无效验,转觉病势增剧,自以为病在不治,已停药不服矣。适其友人何翼云孝廉(何子贞公曾孙)来津,其人雅博通医,曾阅拙著《衷中参西录》,力劝其求愚为之诊治。其六脉细微无力,强食饼干少许,必嚼成稀糜方能下咽,咽时偶觉龃龉即作呕吐,带出痰涎若干。惟饮粳米所煮稠汤尚无阻碍,其大便燥结如羊矢,不易下行。

诊断 杨素园谓:"此病与失血异证同源,血之来也暴,将胃壁之膜冲开则为吐血;其来也缓,不能冲开胃膜,遂瘀于上脘之处,致食管窄隘即成噎膈。"至西人则名为胃癌,所谓癌者,如山石之有岩,其形凸出也。此与杨氏之说正相符合,其为瘀血致病无疑也。其脉象甚弱者,为其进食甚少,气血两亏也。至其便结如羊矢,亦因其饮食甚少,兼胃气虚弱不输送下行之故也。此宜化其瘀血兼引其血下行,而更辅以培养气血之品。

处方 生赭石轧细,一两 野台参五钱 生怀山药六钱 天花粉六钱 天冬四钱 桃仁去皮,捣,三钱 红花二钱 土鳖虫捣碎,五枚 广三七捣细,二钱

药共九味,将前八味煎汤一大盅,送服三七末一半,至煎渣再服时,再送服余一半。

方解 方中之义,桃仁、红花、土鳖虫、三七诸药,所以消其瘀血也。重用生赭石至一两,所以引其血下行也。用台参、山药者,所以培养胃中之气化,不使因服开破之药而有伤损也。用天冬、天花粉者,恐其胃液枯槁,所瘀之血将益干结,故藉其凉润之力以滋胃液,且即以防台参之因补生热也。

效果 将药服至两剂后,即可进食,服至五剂,大便如常。因将赭石改用八钱,又服数剂,饮食加多,仍觉胃口似有阻碍不能脱然。俾将三七加倍为四钱,仍分两次服下,连进四剂,自大便泻下脓血若干,病遂全愈。

说明 按噎膈之证,有因痰饮而成者,其胃口之间生有痰囊

(即喻氏《寓意草》中所谓窠囊),本方去土鳖虫、三七,加清半夏四钱,数剂可愈。有因胃上脘枯槁萎缩致成噎膈者,本方去土鳖虫、三七,将赭石改为八钱,再加当归、龙眼肉、枸杞子各五钱,多服可愈。有因胃上脘生瘤赘以致成噎膈者(五期三卷胃病噎膈治法篇中曾详论其治法),然此证甚少,较他种噎膈亦甚难治。盖瘤赘之生,恒有在胃之下脘成反胃者,至生于胃之上脘成噎膈者,则百中无一二也。

反胃吐食

陈景三,天津河北人,年五十六岁,业商,得反胃吐食证,半年不愈。

病因 初因夏日多食瓜果致伤脾胃,廉于饮食,后又因处境不顺心多抑郁,致成反胃之证。

证候 食后消化力甚弱,停滞胃中不下行,渐觉恶心,久之则觉有气自下上冲,即将饮食吐出。屡经医诊视,服暖胃降气之药稍愈,仍然反复,迁延已年余矣。身体羸弱,脉弦长,按之不实,左右皆然。

诊断 此证之饮食不能消化,固由于脾胃虚寒,然脾胃虚寒者,食后恒易作泄泻,此则食不下行而作呕吐者,因其有冲气上冲,并迫其胃气上逆也。当以温补脾胃之药为主。而以降胃镇冲之药辅之。

处方 生怀山药一两　白术炒,三钱　干姜三钱　生鸡内金黄色的,捣,三钱　生赭石轧细,六钱　炙甘草二钱

共煎汤一大盅,温服。

效果 将药煎服后,觉饮食下行不复呕吐,翌日头午大便下两次,再诊其脉不若从前之弦长,知其下元气化不固,不任赭石之镇降也。遂去赭石加赤石脂五钱(用头煎和次煎之汤,分两次送服)、苏子二钱,日煎服一剂,连服十剂霍然全愈。盖赤石脂为末

送服，可代赭石以降胃镇冲，而又有固涩下焦之力，故服不复滑泻也。

胃脘疼闷

天津十区宝华里，徐氏妇，年近三旬，得胃脘疼闷证。

病因 本南方人，出嫁随夫，久居北方，远怀乡里，归宁不得，常起忧思，因得斯证。

证候 中焦气化凝郁，饮食停滞艰于下行，时欲呃逆，又苦不能上达，甚则蓄极绵绵作疼。其初病时，惟觉气分不舒，服药治疗三年，病益加剧，且身形亦渐羸弱，呼吸短气，口无津液，时常作渴，大便时常干燥，其脉左右皆弦细，右脉又兼有牢意。

诊断 《内经》谓：脾主思，此证乃过思伤脾，以致脾不升、胃不降也。为其脾气不上升，是以口无津液，呃逆不能上达；为其胃气不降，是以饮食停滞，大便干燥。治之者当调养其脾胃，俾还其脾升胃降之常，则中焦气化舒畅，疼胀自愈，饮食加多而诸病自除矣。

处方 生怀山药一两　大甘枸杞八钱　生箭芪三钱　生鸡内金黄色的，捣，三钱　生麦芽三钱　玄参三钱　天花粉三钱　天冬三钱　生杭芍二钱　桂枝尖钱半　生姜三钱　大枣三枚，劈开

共煎汤一大盅，温服。

效果 此方以山药、枸杞、黄芪、姜、枣，培养中焦气化，以麦芽升脾（麦芽生用善升），以鸡内金降胃（鸡内金生用善降），以桂枝升脾兼以降胃（气之当升者遇之则升，气之当降者遇之则降），又用玄参、花粉诸药，以调剂姜、桂、黄芪之温热，则药性归于和平，可以久服无弊。

复诊 将药连服五剂，诸病皆大轻减，而胃疼仍未脱然，右脉仍有牢意。度其疼处当有瘀血凝滞，拟再于升降气化药中加消瘀血之品。

处方 生怀山药一两 大甘枸杞八钱 生箭芪三钱 玄参三钱 天花粉三钱 生麦芽三钱 生鸡内金黄色的，捣，二钱 生杭芍二钱 桃仁去皮，炒捣，一钱 广三七轧细，二钱

药共十味，将前九味煎汤一大盅，送服三七末一半，至煎渣再服时，仍送服余一半。

效果 将药连服四剂，胃中安然不疼，诸病皆愈，身形渐强壮，脉象已如常人，将原方再服数剂，以善其后。

或问 药物之性原有一定，善升者不能下降，善降者不能上升，此为一定之理，何以桂枝之性既善上升，又善下降乎？答曰：凡树枝之形状，分鹿角、蟹爪两种，鹿角者属阳，蟹爪者属阴。桂枝原具鹿角形状，且又性温，温为木气，为其得春木之气最厚，是以善升，而其味又甚辣，辣为金味，为其得秋金之味最厚，是以善降。究之其能升兼能降之理，乃天生使独，又非可仅以气味相测之。且愚谓气之当升不升者，遇桂枝则升，气之当降不降者，遇桂枝则降，此虽从实验中得来，实亦读《伤寒》《金匮》而先有会悟。今试取《伤寒》《金匮》凡用桂枝之方，汇通参观，自晓然无疑义矣。

冷积腹疼

王佑三，大城王家口人，年五十岁，在天津业商，少腹冷疼，久服药不愈。

病因 自幼在家惯睡火坑，后在津经商，栖处寒凉，饮食又多不慎，遂得此证。

证候 其少腹时觉下坠，眠时须以暖水袋熨脐下，不然则疼不能寐。若屡服热药，上焦即觉烦躁，是已历二年不愈。脉象沉弦，左右皆然，至数稍迟。

诊断 即其两尺沉弦，凉而且坠论之，知其肠中当有冷积，此宜用温通之药下之。

处方 与以自制通彻丸(系用牵牛头末和水为丸,如秫米粒大)三钱,俾于清晨空心服下。

效果 阅三点钟,腹中疼似加剧,须臾下如绿豆糊所熬凉粉者若干,疼坠脱然全愈,亦不觉凉。继为开温通化滞之方,俾再服数剂,以善其后。

肠结腹疼

李连荣,天津泥沽人,年二十五岁,业商,于仲春得腹结作疼证。

病因 偶因恼怒触动肝气,遂即饮食停肠中,结而不下作疼。

证候 食结肠中,时时切疼。二十余日大便不通。始犹少进饮食,继则食不能进,饮水一口亦吐出。延医服药,无论何药下咽亦皆吐出,其脉左右皆微弱,犹幸至数照常,按之犹有根柢,知犹可救。

疗法 治此等证,必止呕之药与开结之药并用,方能直达病所;又必须内外兼治,则久停之结庶可下行。

处方 用硝菔攻结汤(方载三期三卷,系用净朴硝四两,鲜莱菔五斤切片,将莱菔片和朴硝用水分数次煮烂即捞出,再换生莱菔片,将莱菔片煮完,可得浓汁一大碗,分三次服)送服生赭石细末,汤分三次服下(每五十分钟服一次),共送服赭石末两半,外又用葱白四斤切丝,醋炒至极热,将热布包熨患处,凉则易之。又俾用净萸肉二两,煮汤一盅,结开下后饮之,以防虚脱。

效果 自晚八点钟服,至夜半时将药服完,炒葱外熨,至翌日早八点钟下燥粪二十枚,后继以溏便。知其下净,遂将萸肉汤饮下,完然全愈。若虚甚者,结开欲大便时,宜先将萸肉汤服下。

肠结腹疼兼外感实热

沈阳张姓媪，住小南门外风雨台旁，年过六旬，肠结腹疼，兼心中发热。

病因 素有肝气病，因怒肝气发动，恒至大便不通，必服泻药始通下。此次旧病复发而呕吐不能受药，是以病久不愈。

证候 胃下脐上似有实积，常常作疼，按之则疼益甚，表里俱觉发热，恶心呕吐。连次延医服药，下咽须臾即吐出，大便不行已过旬日，水浆不入者七八日矣。脉搏五至，左右脉象皆弱，独右关重按似有力，舌有黄苔，中心近黑，因问其得病之初曾发冷否？答云：旬日前曾发冷两日，至三日即变为热矣。

诊断 即此证脉论之，其阳明胃腑当蕴有外感实热，是以表里俱热，因其肠结不通，胃气不能下行，遂转而上行与热相并作呕吐。治此证之法，当用镇降之药止其呕，咸润之药开其结，又当辅以补益之品，俾其呕止结开，而正气无伤始克有济。

处方 生石膏轧细，一两　生赭石轧细，一两　玄参一两　潞参四钱　芒硝四钱　生麦芽二钱　茵陈二钱

共煎汤一大盅，温服。

效果 煎服一剂，呕止结开，大便通下燥粪若干，表里热皆轻减，可进饮食。诊其脉仍有余热未净，再为开滋阴清热之方，俾服数剂，以善其后。

头部病门

头疼

李姓，住天津一区，业商，得头疼证，日久不愈。

病因 其人素羸弱，因商务操劳，遇事又多不顺，心肝之火常常妄动，遂致头疼。

证候 头疼不起床者已逾两月，每日头午犹轻，过午则浸加重，夜间疼不能寐，鸡鸣后疼又渐轻可以少睡，心中时或觉热，饮食懒进。脉搏五至，左部弦长，关脉犹弦而兼硬，右脉则稍和平。

诊断 即此脉象论之，显系肝胆之热上冲脑部作疼也。宜用药清肝火、养肝阴、镇肝逆，且兼用升清降浊之药理其脑部。

处方 生杭芍八钱　柏子仁六钱　玄参六钱　生龟板轧细，六钱　龙胆草三钱　川芎钱半　甘菊花一钱　甘草三钱

共煎汤一大盅，温服。

效果 服药一剂，病愈十之七八，脉象亦较前和平，遂将龙胆草减去一钱，又服两剂全愈。

或问 川芎为升提气分之品，今其头疼既因肝胆之热上冲，复用川芎以升提之，其热不益上冲乎？何以服之有效也？答曰：川芎升清气者也，清气即氢气也。按化学之理，无论何种气，若在氢气之中必然下降，人之脏腑原有氢气，川芎能升氢气上至脑中，则脑中热浊之气自然下降，是以其疼可愈也。

眼疾

李汝峰，年二十岁，文安人，在天津恒源纺纱厂学徒，得眼疾久不愈。

病因 厂中屋宇窄狭，人口众多，不得空气，且工作忙碌，致发生眼疾。

证候 眼睑红肿，胬肉遮睛甚剧，目睛胀疼，不但目不能见，且耳聋鼻塞见闻俱废，跬步须人扶持。其脉象洪长，按之甚实，两部皆然，其心中甚觉发热，舌有白苔，中心已黄。其从前大便原秘，因屡次服西医之药，大便日行两次。

诊断 此证当系先有外感伏气积久化热，又因春阳萌动，屋宇气浊，激动伏气窜入阳明，兼入少阳，此《伤寒论》阳明篇中所谓少阳阳明也。是以脉象若斯之洪实，其热上冲遂至目疼、鼻塞、

耳聋也。当用药清其伏气之热而诸病自愈矣。

处方 拟用大剂白虎汤以清阳明之热，更加白芍、龙胆草以清少阳之热。病人谓厂中原有西医，不令服外人药，今因屡次服其药而病浸加剧，故偷来求治于先生，或服丸散犹可，断乎不能在厂中煎服汤药。愚曰："此易耳，我有自制治眼妙药送汝一包，服之必愈。"遂将预轧生石膏细末二两与之，嘱其分作六次服，日服三次，开水送下，服后宜多饮开水，令微见汗方好。

效果 隔三日复来，眼疾已愈十之八九，耳聋鼻塞皆愈，心已不觉热，脉已和平。复与以生石膏细末两半，俾仍作六次服，将药服尽全愈。至与以生石膏而不欲明言者，恐明言之彼将不敢服矣。

目病干疼

崔振之，天津东兴街永和甡木厂同事，年三十四岁。患眼干，间有时作疼。

病因 向因外感之热传入阳明之府，服药多甘寒之品，致外感之邪未净，痼闭胃中永不消散，其热上冲，遂发为眼疾。

证候 两目干涩，有时目睛胀疼，渐至视物昏花，心中时常发热，二便皆不通顺，其脉左右皆有力，而右关重按有洪实之象，屡次服药已近二年，仍不少愈。

诊断 凡外感之热传里，最忌但用甘寒滞泥之药，痼闭其外感之邪不能尽去，是以陆九芝谓如此治法，其病当时虽愈，后恒变成劳瘵。此证因其禀赋强壮，是以未变劳瘵而发为眼疾，医者不知清其外感之余热，而泛以治眼疾之药治之，是以历久不愈也。愚有自制离中丹（即益元散以生石膏代滑石），再佐以清热托表之品，以引久蕴之邪热外出，眼疾当愈。

处方 离中丹一两　鲜芦根五钱　鲜茅根五钱

共药三味，将后二味煎汤三杯，分三次温服，每次服离中丹三钱强，为一日之量，若二种鲜根但有一种者，可倍作一两用之。

效果 将药如法服之，至第三日因心中不发热，将离中丹减半，又服数日，眼之干涩、疼胀皆愈，二便亦顺利。

牙疼

王姓，年三十余，住天津东门里二道街，业商，得牙疼病。

病因 商务劳心，又兼连日与友宴饮，遂得斯证。

证候 其牙疼甚剧，有碍饮食，夜不能寐，服一切治牙疼之药不效，已迁延二十余日矣。其脉左部如常，而右部弦长，按之有力。

诊断 此阳明胃气不降也。上牙龈属足阳明胃，下牙龈属手阳明大肠。究之胃气不降，肠中之气亦必不降，火随气升，血亦因之随气上升，并于牙龈而作疼，是以牙疼者牙龈之肉多肿热也。宜降其胃气，兼引其上逆之血下行，更以清热之药辅之。

处方 生赭石轧细，一两　怀牛膝一两　滑石六钱　甘草一钱

煎汤服。

效果 将药煎服一剂，牙疼立愈，俾按原方再服一剂，以善其后。

说明 方书治牙疼未见有用赭石、牛膝者，因愚曾病牙疼以二药治愈（详案在五期第二卷），后凡遇胃气不降致牙疼者，方中必用此二药。其阳明胃腑有实热者，又恒加生石膏数钱。

肢体疼痛门

胁疼

陈锡周，安徽人，寓天津一区，年六旬，得胁下作疼证。

病因 素性仁慈，最喜施舍，联合同志共捐钱开设粥场，诸事又皆亲自经管。因操劳过度，遂得胁下作疼病。

证候 其疼或在左胁，或在右胁，或有时两胁皆疼，医者治以平肝、舒肝、柔肝之法皆不效。迁延年余，病势浸增，疼剧之时，觉精神昏愦。其脉左部微细，按之即无，右脉似近和平，其搏动之力略失于弱。

诊断 人之肝居胁下，其性属木，原喜条达，此因肝气虚弱不能条达，故郁于胁下作疼也。其疼或在左或在右者，《难经》云，肝之为脏其治在左，其藏在右胁右肾之前，并脊著于脊之第九椎（《金鉴》刺灸篇曾引此数语，今本《难经》不知被何人删去）。所谓藏者，肝脏所居之地也，谓治者肝气所行之地也。是知肝虽居右而其气化实先行于左。其疼在左者，肝气郁于所行之地也；其疼在右者，肝气郁于所居之地也；其疼剧时精神昏愦者，因肝经之病原与神经有涉也（肝主筋，脑髓神经为灰白色之筋，是以肝经之病与神经有涉）。治此证者，当以补助肝气为主，而以升肝化郁之药辅之。

处方 生箭芪五钱 生杭芍四钱 玄参四钱 滴乳香炒，三钱 明没药不炒，三钱 生麦芽三钱 当归三钱 川芎二钱 甘草钱半

共煎汤一大盅，温服。

方解 方书有谓肝虚无补法者，此非见道之言也。《周易》谓："同声相应，同气相求。"愚尝以此理推之，确知黄芪当为补肝之主药，何则？黄芪之性温而能升，而脏腑之中秉温升之性者肝木也，是以各脏腑气虚，黄芪皆能补之，而以补肝经之气虚，实更有同气相求之妙，是以方中用之为主药。然因其性颇温，重用之虽善补肝气，恐并能助肝火，故以芍药、玄参之滋阴凉润者济之。用乳香、没药者以之融化肝气之郁也。用麦芽、芎䓖者以之升达肝气之郁也（麦芽生用有升达之力）。究之无论融化升达，皆通行其经络，使之通则不痛也。用当归者以肝为藏血之脏，既补其气，又欲补其血也。且当归味甘多液，固善生血，而性温味又兼辛，实

又能调和气分也。用甘草者以其能缓肝之急，而甘草与芍药并用，原又善治腹疼，当亦可善治胁疼也。

再诊 将药连服四剂，胁疼已愈强半，偶有疼时亦不甚剧。脉象左部重按有根，右部亦较前有力，惟从前因胁疼食量减少，至此仍未增加，拟即原方再加健胃、消食之品。

处方 生箭芪四钱 生杭芍四钱 玄参四钱 于白术三钱 滴乳香炒，三钱 明没药不炒，三钱 生麦芽三钱 当归三钱 生鸡内金黄色的，捣，二钱 川芎二钱 甘草钱半

共煎汤一大盅，温服。

三诊 将药连服四剂，胁下已不作疼，饮食亦较前增加，脉象左右皆调和无病，惟自觉两腿筋骨软弱，此因病久使然也。拟再治以舒肝健胃，强壮筋骨之剂。

处方 生箭芪四钱 生怀山药四钱 天花粉四钱 胡桃仁四钱 于白术三钱 生明没药三钱 当归三钱 生麦芽三钱 寸麦冬三钱 生鸡内金黄色的，捣，二钱 真鹿角胶三钱

药共十一味，将前十味煎汤一大盅，再将鹿角胶另用水炖化和匀，温服。

效果 将药连服十剂，身体浸觉健壮，遂停服汤药，俾用生怀山药细末七八钱，或至一两，凉水调和煮作茶汤，调以蔗糖令其适口，当点心服之。服后再嚼服熟胡桃仁二三钱，如此调养，宿病可以永愈。

胁下疼兼胃口疼

齐斐章，县尹，吉林人，寓天津二区，年五旬，得胁下作疼，兼胃口疼病。

病因 素有肝气不顺病，继因设买卖赔累，激动肝气，遂致胁下作疼，久之胃口亦疼。

证候 其初次觉疼恒在申酉时，且不至每日疼，后浸至每日

觉疼，又浸至无时不疼。屡次延医服药，过用开破之品伤及脾胃，饮食不能消化，至疼剧时恒连胃中亦疼。其脉左部沉弦微硬，右部则弦而无力，一息近五至。

诊断 其左脉弦硬而沉者，肝经血虚火盛，而肝气又郁结也。其右脉弦而无力者，土为木伤，脾胃失其蠕动健运也。其胁疼之起点在申酉时者，因肝属木，申酉属金，木遇金时其气化益遏抑不舒也。《内经》谓："厥阴不治，求之阳明。"夫厥阴为肝，阳明为胃，遵《内经》之微旨以治此证，果能健补脾胃，俾中焦之气化运行无滞，再少佐以理肝之品，则胃疼可愈，而胁下之疼亦即随之而愈矣。

处方 生怀山药一两 大甘枸杞六钱 玄参四钱 寸麦冬带心，四钱 于白术三钱 生杭芍三钱 生麦芽三钱 桂枝尖二钱 龙胆草二钱 生鸡内金黄色的，捣，二钱 厚朴钱半 甘草钱半

共煎汤一大盅，温服。

复诊 将药连服四剂，胃中已不作疼，胁下之疼亦大轻减，且不至每日作疼，即有疼时亦须臾自愈。脉象亦见和缓，遂即原方略为加减俾再服之。

处方 生怀山药一两 大甘枸杞六钱 玄参五钱 寸麦冬带心，四钱 于白术三钱 生杭芍三钱 当归三钱 桂枝尖二钱 龙胆草二钱 生鸡内金黄色的，捣，二钱 醋香附钱半 甘草钱半 生姜二钱

并煎汤一大盅，温服。

效果 将药连服五剂，胁下之疼霍然全愈，肝脉亦和平如常矣。遂停服汤药，俾日用生怀山药细末两许，水调煮作茶汤，调以蔗糖令适口，以之送服生鸡内金细末二分许，以善其后。

或问 人之手足皆有阳明经与厥阴经。《内经》浑言厥阴阳明，而未显指其为足经、手经，何以知其所称者为足厥阴肝、足阳明胃乎？答曰：此有定例，熟读《内经》者自能知之。盖人之足经

长、手经短，足经原可以统手经也。是《内经》之论六经，凡不言手经、足经者，皆指足经而言，若所论者为手经则必明言为手某经矣。此不但《内经》为然，即如《伤寒论》以六经分篇，亦未尝指明为手经、足经，而所载诸方大抵皆为足经立法也。

或问 理肝之药莫如柴胡，其善舒肝气之郁结也。今治胁疼两方中皆用桂枝而不用柴胡，将毋另有取义？答曰：桂枝与柴胡虽皆善理肝，而其性实有不同之处。如此证之疼肇于胁下，是肝气郁结而不舒畅也，继之因胁疼累及胃中亦疼，是又肝木之横恣而其所能胜也。柴胡能舒肝气之郁，而不能平肝木之横恣，桂枝其气温升（温升为木气），能舒肝气之郁结则胁疼可愈，其味辛辣（辛辣为金味），更能平肝木横恣则胃疼亦可愈也。惟其性偏于温，与肝血虚损有热者不宜，故特加龙胆草以调剂之，俾其性归和平而后用之，有益无损也。不但此也，拙拟两方之要旨，不外升肝降胃，而桂枝之妙用，不但为升肝要药，实又为降胃要药。《金匮》桂枝加桂汤，治肾邪奔豚上干直透中焦，而方中以桂枝为主药，是其能降胃之明征也。再上溯《神农本经》，谓桂枝主上气咳逆及吐吸（吸不归根即吐出，即后世所谓喘也），是桂枝原善降肺气，然必胃气息息下行，肺气始能下达无碍。细绎经旨，则桂枝降胃之功用，更可借善治上气咳逆吐吸而益显也。盖肝升胃降，原人身气化升降之常，顺人身自然之气化而调养之，则有病者自然无病。此两方之中所以不用柴胡皆用桂枝也。

胁疼

邻村西楼庄，李姓妇，年近四旬，得胁下疼证。

病因 平素肝气不舒，继因暴怒，胁下陡然作疼。

证候 两胁下焮疼甚剧，呻吟不止，其左胁之疼尤甚，倩人以手按之则其疼稍愈，心中时觉发热，恶心欲作呕吐，脉左右两部皆弦硬。

诊断　此肝气胆火相助横恣，欲上升而不能透膈，郁于胁下而作疼也。当平其肝气，泻其胆火，其疼自愈。

处方　川楝子捣碎，八钱　生杭芍四钱　生明没药四钱　生麦芽三钱　三棱三钱　莪术三钱　茵陈二钱　龙胆草二钱　连翘三钱

磨取生铁锈浓水，煎药取汤一大盅，温服。

方解　方中川楝、芍药、龙胆引气火下降者也。茵陈、生麦芽引气火上散者也。三棱、莪术开气火之凝结，连翘、没药消气火之弥漫，用铁锈水煎药者，藉金之余气，以镇肝胆之木也。

效果　煎服一剂后其疼顿止，而仍觉气分不舒，遂将川楝、三棱、莪术各减半，再加柴胡二钱，一剂全愈。

腰疼

天津保安队长李雨霖，辽阳人，年三十四岁，得腰疼证。

病因　公事劳心过度，数日懒食，又勉强远出操办要务，因得斯证。

证候　其疼剧时不能动转，轻时则似疼非疼绵绵不已，亦恒数日不疼，或动气或劳力时则疼剧，心中非常发闷。其脉左部沉弦，右部沉牢，一息四至强。观其从前所服之方，虽不一致，大抵不外补肝肾、强筋骨诸药，间有杂似祛风药者，自谓得病之初，至今已三年，服药数百剂，其疼卒未轻减。

诊断　《内经》谓通则不痛，此证乃痛则不通也。肝肾果系虚弱，其脉必细数，今左部沉弦，右部沉牢，其为腰际关节经络有瘀而不通之气无疑，拟治以利关节、通经络之剂。

处方　生怀山药一两　大甘枸杞八钱　当归四钱　丹参四钱　生明没药四钱　生五灵脂四钱　穿山甲炒捣，二钱　桃仁去皮，捣碎，二钱　红花钱半　土鳖虫捣碎，五枚　广三七轧细，二钱

药共十一味，先将前十味煎汤一大盅，送服三七细末一半，至

煎渣重服时,再送其余一半。

效果 将药连服三剂腰已不疼,心中亦不发闷,脉象虽有起色,仍未复常,遂即原方去山甲加川续断、生杭芍各三钱,连服数剂,脉已复常,自此病遂除根。

说明 医者治病不可预有成见,临证时不复细审病因。方书谓腰者肾之府,腰疼则肾脏衰惫,又谓肝主筋、肾主骨,腰疼为筋骨之病,是以肝肾主之。治腰疼者因先有此等说存于胸中,恒多用补肝肾之品。究之此证由于肝肾虚者甚少,由于气血瘀者颇多,若因努力任重而腰疼者尤多瘀证。曾治一人因担重物后腰疼,为用三七、土鳖虫等分共为细末,每服二钱,日两次,服三日全愈。又一人因抬物用力过度,腰疼半年不愈,忽于疼处发出一疮,在脊梁之旁,微似红肿,状若覆盂,大径七寸。疡医以为腰疼半年始发现此疮,其根蒂必深,不敢保好,转求愚为治疗,调治两旬始愈(详案载三期八卷内托生肌散后)。然使当腰初觉疼之时,亦服三七、土鳖以开其瘀,又何至有后时之危险乎!又尝治一妇,每当行经之时腰疼殊甚,诊其脉气分甚虚,于四物汤中加黄芪八钱,服数剂而疼愈。又一妇腰疼绵绵不止,亦不甚剧,诊其脉知其下焦虚寒,治以温补下焦之药,又于服汤药之外,俾服生硫黄细末一钱,日两次,硫黄服尽四两,其疼除根。是知同是腰疼而其致病之因各异,治之者安可胶柱鼓瑟哉?

腿疼

窦英如,邻村蒙馆教员,年过三旬,于孟冬得腿疼证。

病因 禀赋素弱,下焦常畏寒凉,一日因出门寝于寒凉屋中,且铺盖甚薄,晨起遂病腿疼。

证候 初疼时犹不甚剧,数延医服药尤效,后因食猪头其疼陡然加剧,两腿不能任地,夜则疼不能寐,其脉左右皆弦细无力,两尺尤甚,至数稍迟。

诊断 此证因下焦相火虚衰，是以易为寒侵，而细审其脉，实更兼气虚不能充体，即不能达于四肢以运化药力，是以所服之药纵对证亦不易见效也。此当助其相火祛其外寒，而更加补益气分之药，使气分壮旺自能运行药力以胜病也。

处方 野党参八钱 当归五钱 怀牛膝五钱 胡桃仁五钱 乌附子四钱 补骨脂炒捣，三钱 滴乳香炒，三钱 明没药不炒，三钱 威灵仙钱半

共煎汤一大盅，温服。

复诊 将药连服五剂，腿之疼稍觉轻而不能任地，脉象较前似稍有力。问其心中服此热药多剂后仍不觉热，因思其疼在于两腿，当用性热质重之品，方能引诸药之力下行以达病所。

处方 野党参五钱 怀牛膝五钱 胡桃仁五钱 乌附子四钱 白术炒，三钱 补骨脂炒捣，三钱 滴乳香炒，三钱 明没药不炒，三钱 生硫黄研细，一钱

共药九味，将前八味煎汤一大盅，送服硫黄末五分，至煎渣再服时，又送服所余五分。

效果 将药连服八剂，腿疼大见轻减，可扶杖行步，脉象已调和无病，心中微觉发热，俾停服汤药，每日用生怀山药细末七八钱许，煮作茶汤，送服青娥丸三钱，或一次或再次皆可，后服至月余，两腿分毫不疼，步履如常人矣。

或曰 猪肉原为寻常服食之物，何以因食猪头肉而腿疼加剧乎？答曰：猪肉原有苦寒有毒之说，曾见于各家本草。究之其肉非苦寒，亦非有毒，而猪头之肉实具有咸寒开破之性（猪嘴能起土成沟，故有开破之性），是以善通大便燥结，其咸寒与开破皆与腿之虚寒作疼者不宜也，此所以食猪头肉后而腿之疼加剧也。

肿胀门

受风水肿

邑北境常庄刘氏妇,年过三旬,因受风得水肿证。

病因 原系农家,时当孟夏,农家忙甚,将饭炊熟,复自馌田间,因作饭时受热出汗,出门时途间受风,此后即得水肿证。

证候 腹中胀甚,头面周身皆肿,两目之肿不能开视,心中发热,周身汗闭不出,大便干燥,小便短赤。其两腕肿甚不能诊脉,按之移时,水气四开,始能见脉。其左部弦而兼硬,右部滑而颇实,一息近五至。

诊断 《金匮》辨水证之脉,谓风水脉浮,此证脉之部位肿甚,原无从辨其脉之浮沉,然即其自述,谓于有汗受风之后,其为风水无疑也。其左脉弦硬者,肝胆有郁热也,其右脉滑而实者,外为风束胃中亦浸生热也。至于大便干燥,小便短赤,皆肝胃有热之所致也。当用《金匮》越婢汤加减治之。

处方 生石膏捣细,一两 滑石四钱 生杭芍四钱 麻黄三钱 甘草二钱 大枣四枚,劈开 生姜二钱 西药阿斯必林一瓦

中药七味,共煎汤一大盅,当煎汤将成之时,先用白糖水将西药阿斯必林送下,候周身出汗(若不出汗仍可再服一瓦),将所煎之汤药温服下,其汗出必益多,其小便当利,肿即可消矣。

复诊 如法将药服完,果周身皆得透汗,心中已不发热,小便遂利,腹胀身肿皆愈强半,脉象已近和平,拟再治以滋阴利水之剂,以消其余肿。

处方 生杭芍六钱 生薏米捣碎,六钱 鲜白茅根一两

药共三味,先将前二味水煎十余沸,加入白茅根再煎四五沸,取汤一大盅,温服。

效果 将药连服十剂,其肿全消,俾每日但用鲜白茅根一两,

煎数沸当茶饮之,以善其后。

或问 前方中用麻黄三钱原可发汗,何必先用西药阿斯必林先发其汗乎?答曰:麻黄用至三钱虽能发汗,然有石膏、滑石、芍药以监制之,则其发汗之力顿减,况肌肤肿甚者,汗尤不易透出也。若因其汗不易出,拟复多加麻黄,而其性热而且燥,又非所宜。惟西药阿斯必林,其原质存于杨柳皮津液之中,其性凉而能散,既善发汗,又善清热,以之为麻黄之前驱,则麻黄自易奏功也。

或问 风袭人之皮肤,何以能令人小便不利积成水肿?答曰:小便出于膀胱,膀胱者太阳之府也。袭人之风由经传府,致膀胱失其所司,是以小便不利。麻黄能祛太阳在府之风,佐以石膏、滑石,更能清太阳在府之热,是以服药汗出而小便自利也。况此证肝中亦有蕴热,《内经》谓:"肝热病者小便先黄。"是肝与小便亦大有关系也。方中兼用芍药以清肝热,则小便之利者当益利。至于薏米、茅根亦皆为利小便之辅佐品,汇集诸药为方,是以用之必效也。

阴虚水肿

邻村霍氏妇,年二十余,因阴虚得水肿证。

病因 因阴分虚损,常作灼热,浸至小便不利,积成水肿。

证候 头面周身皆肿,以手按其肿处成凹,移时始能复原。日晡潮热,心中亦恒觉发热。小便赤涩,一日夜间不过通下一次。其脉左部弦细,右部弦而微硬,其数六至。

诊断 此证因阴分虚损,肾脏为虚热所伤而生炎,是以不能漉水以利小便。且其左脉弦细,则肝之疏泄力减,可致小便不利,右脉弦硬,胃之蕴热下溜,亦可使小便不利,是以积成水肿也。宜治以大滋真阴之品,俾其阴足自能退热,则肾炎可愈,胃热可清。肝木得肾水之涵濡,而其疏泄之力亦自充足,再辅以利小便之品作向导,其小便必然通利,所积之水肿亦不难徐消矣。

处方 生怀山药一两 生怀地黄六钱 生杭芍六钱 玄参五钱 大甘枸杞五钱 沙参四钱 滑石三钱

共煎汤一大盅，温服。

复诊 将药连服四剂，小便已利，头面周身之肿已消弱半，日晡之热已无，心中仍有发热之时，惟其脉仍数逾五至，知其阴分犹未充足也。仍宜注重补其真阴而少辅以利水之品。

处方 熟怀地黄一两 生杭芍六钱 生怀山药五钱 大甘枸杞五钱 柏子仁四钱 玄参四钱 沙参三钱 生车前子三钱，装袋 大云苓片二钱 鲜白茅根五钱

药共十味，先将前九味水煎十余沸，再入鲜白茅根，煎四五沸取汤一大盅，温服。若无鲜白茅根，可代以鲜芦根。至两方皆重用芍药者，因芍药性善滋阴，而又善利小便，原为阴虚小便不利者之主药也。

效果 将药连服六剂，肿遂尽消，脉已复常，遂停服汤药，俾日用生怀山药细末两许，熬作粥，少兑以鲜梨自然汁，当点心服之，以善其后。

风水有痰

马朴臣，辽宁大西关人，年五旬，业商，得受风水肿兼有痰证。

病因 因秋末远出经商，劳碌受风遂得斯证。

证候 腹胀，周身漫肿，喘息迫促，咽喉膺胸之间时有痰涎杜塞，舌苔淡白，小便赤涩短少，大便间日一行，脉象无火而微浮，拟是风水，当遵《金匮》治风水之方治之。

处方 生石膏捣细，一两 麻黄三钱 甘草二钱 生姜二钱 大枣四枚，劈开 西药阿斯必林三分

共药六味，将前五味煎汤一大盅，冲化阿斯必林，温服，被覆取汗。

方解 此方即越婢汤原方加西药阿斯必林也。当时冬初，北

方天气寒凉，汗不易出，恐但服越婢汤不能得汗，故以西药之最善发汗兼能解热者之阿斯必林佐之。

复诊 将药服后，汗出遍体，喘息顿愈，他证如故，又添心中热渴不思饮食。诊其脉仍无火象，盖因痰饮多而湿胜故也。斯当舍脉从证，而治以清热之重剂。

处方 生石膏捣细，四两 天花粉八钱 薄荷叶钱半

共煎汤一大碗，俾分多次徐徐温饮下。

三诊 将药服后，热渴痰涎皆愈强半，小便亦见多，可进饮食，而漫肿腹胀不甚见轻。斯宜注重利其小便以消漫肿，再少加理气之品以消其腹胀。

处方 生石膏捣细，一两 滑石一两 地肤子三钱 丈菊子捣碎，三钱 海金沙三钱 槟榔三钱 鲜茅根三钱

共煎汤一大盅半，分两次温服下。

丈菊俗名向日葵。究之向日葵之名当属之卫足花，不可以名丈菊也。丈菊子《本草纲目》未收，因其善治淋疼、利小便，故方中用之。

效果 将药煎服两剂，小便大利，肿胀皆见消，因将方中石膏、滑石、槟榔皆减半，连服三剂病全愈。

黄疸门

黄疸兼外感

天津北大关下首，苏媪，年六十六岁，于仲春得黄疸证。

病因 事有拂意，怒动肝火，继又薄受外感，遂遍身发黄成疸证。

证候 周身黄色如橘，目睛黄尤甚，小便黄可染衣，大便色白而干，心中发热作渴，不思饮食。其脉左部弦长有力且甚硬，右部脉亦有力而微浮，舌苔薄而白无津液。

诊断 此乃肝中先有蕴热，又为外感所束，其热益甚，致胆管肿胀，不能输其胆汁于小肠，而溢于血中随血运遍周身，是以周身无处不黄。迨至随血运行之余，又随水饮渗出归于膀胱，是以小便亦黄。至于大便色白者，因胆汁不入小肠以化食，大便中既无胆汁之色也。《金匮》有硝石矾石散，原为治女劳疸之专方，愚恒借之以概治疸证皆效，而煎汤送服之药须随证变更。其原方原用大麦粥送服，而此证肝胆之脉太盛，当用泻肝胆之药煎汤送之。

处方 净火硝研细，一两　皂矾捣碎，一两　大麦面焙熟，二两，如无可代以小麦面

水和为丸，桐子大，每服二钱，日两次。此即硝石矾石散而变散为丸也。

汤药 生怀山药一两　生杭芍八钱　连翘三钱　滑石三钱　栀子二钱　茵陈二钱　甘草二钱

共煎汤一大盅，送服丸药一次，至第二次服丸药时，仍煎此汤药之渣送之。再者此证舌苔犹白，右脉犹浮，当于初次服药后迟一点钟，再服西药阿斯必林一瓦，俾周身得微汗以解其未罢之表证。

方解 按硝石矾石散，服之间有作呕吐者，今变散为丸，即无斯弊。又方中矾石解者多谓系白矾，而兹方中用皂矾者，因本方后有病随大小便去，小便正黄，大便正黑数语。解者又谓大便正黑系瘀血下行，夫果系瘀血下行，当为紫黑，何为正黑？盖人惟服皂矾其大便必正黑，矾石系为皂矾之明征。又尝考《本经》，硝石一名羽涅，《尔雅》又名为涅石，夫涅者染物使黑也，矾石既为染黑色所需之物，则为皂矾非白矾尤无疑矣。且此病发于肝胆，皂矾原为硫酸化铁而成，化学家既名之为硫酸铁，方中用矾石原借金能制木之义以制胆汁之妄行也。又尝阅西学医书，其治黄疸亦多用铁基之药，即中西医理汇通参观，则矾石为皂矾而决非白矾，不更分毫无疑哉！

复诊 将药连服四剂，阿斯必林服一次已周身得汗，其心中已不若从前之渴热，能进饮食，大便已变黑色，小便黄色稍淡，周身之黄亦见退，脉象亦较前和缓。俾每日仍服丸药两次，每次服一钱五分，所送服之汤药方则稍为加减。

汤药 生怀山药一两　生杭芍六钱　生麦芽三钱　鲜茅根三钱，茅根无鲜者可代以鲜芦根　茵陈二钱　龙胆草二钱　甘草钱半

共煎汤，送服丸药如前。

效果 将药连服五剂，周身之黄已减三分之二，小便之黄亦日见轻减，脉象已和平如常。遂俾停药勿服，日用生怀山药、生薏米等分轧细，煮作茶汤，调入鲜梨、鲜荸荠自然汁，当点心服之，阅两旬病遂全愈。

或问 黄疸之证，中法谓病发于脾，西法谓病发于胆。今此案全从病发于胆论治，将勿中法谓病发于脾者不可信欤？答曰：黄疸之证有发于脾者有发于胆者，为黄疸之原因不同，是以仲圣治黄疸之方各异，即如硝石矾石散，原治病发于胆者也。其矾石若用皂矾，固为平肝胆要药，至硝石确系火硝，其味甚辛，辛者金味，与矾石并用更可相助为理也。且西人谓有因胆石成黄疸者，而硝石矾石散，又善消胆石；有因钩虫成黄疸者，而硝石矾石散，并善除钩虫，制方之妙诚不可令人思议也。不但此也，仲圣对于各种疸证多用茵陈，此物乃青蒿之嫩者，禀少阳最初之气，发生于冰雪未化之中，色青、性凉、气香，最善入少阳之府以清热、舒郁、消肿、透窍，原为少阳之主药。仲圣若不知黄疸之证兼发于胆，何以若斯喜用少阳之药乎？是以至明季南昌喻氏出，深窥仲圣用药之奥旨，于治钱小鲁酒疸一案，直谓胆之热汁溢于外，以渐渗于经络则周身俱黄云云，不已显然揭明黄疸有发于胆经者乎？

黄疸

王级三，奉天陆军连长，年三十二岁，于季秋得黄疸证。

病因　出外行军，夜宿帐中，勤苦兼受寒凉，如此月余，遂得黄疸证。

证候　周身黄色甚暗似兼灰色，饮食减少，肢体酸懒无力，大便一日恒两次，似完谷不化。脉象沉细，左部更沉细欲无。

诊断　此脾胃、肝胆两伤之病也，为勤苦寒凉过度，以致伤其脾胃，是以饮食减少，完谷不化；伤其肝胆，是以胆汁凝结于胆管之中，不能输肠以化食，转由胆囊渗出，随血流行于周身而发黄。此宜用《金匮》硝石矾石散以化其胆管之凝结，而以健脾胃、补肝胆之药煎汤送服。

处方　用硝石矾石散所制丸药（见前），每服二钱，一日服两次，用后汤药送服。

汤药　生箭芪六钱　白术炒，四钱　桂枝尖三钱　生鸡内金黄色的，捣，二钱　甘草二钱

共煎汤一大盅，送服丸药一次，至第二次服丸药时，仍煎此汤药之渣送之。

复诊　将药连服五剂，饮食增加，消化亦颇佳良，体力稍振，周身黄退弱半，脉象亦大有起色。俾仍服丸药，一次服一钱五分，日两次，所送服之汤药宜略有加减。

汤药　生箭芪六钱　白术炒，三钱　当归三钱　生麦芽三钱　生鸡内金黄色的，捣，二钱　甘草二钱

共煎汤一大盅，送服丸药一次，至第二次服丸药时，仍煎此汤药之渣送服。

效果　将药连服六剂，周身之黄已退十分之七，身形亦渐强壮，脉象已复其常。俾将丸药减去一次，将汤药中去白术，加生怀山药五钱，再服数剂以善其后。

黄疸

范庸吾,年三十二岁,住天津城里草厂庵旁,业商,为义商汇丰银行经理,得黄疸证。

病因 连日朋友饮宴,饮酒过量,遂得斯证。

证候 周身面目俱黄,饮食懒进,时作呕吐,心中恒觉发热,小便黄甚,大便白而干涩,脉象左部弦而有力,右部滑而有力。

诊断 此因脾中蕴有湿热,不能助胃消食,转输其湿热于胃,以致胃气上逆(是以呕吐),胆火亦因之上逆(黄坤载谓,非胃气下降,则胆火不降),致胆管肿胀不能输其汁于小肠以化食,遂溢于血中而成黄疸矣。治此证者,宜降胃气,除脾湿,兼清肝胆之热,则黄疸自愈。

处方 生赭石轧细,一两　生薏米捣细,八钱　茵陈三钱　栀子三钱　生麦芽三钱　竹茹三钱　木通二钱　槟榔二钱　甘草二钱

煎汤服。

效果 服药一剂,呕吐即止,可以进食,又服两剂,饮食如常,遂停药,静养旬日间黄疸皆退净。

原第六期第三卷

痢疾门

痢疾转肠溃疡

杨晴溪，沧县杨家石桥人，年三十五岁，业商，于季秋因下痢成肠溃疡证。

病因 向在天津开耀华织工厂，因赔累歇业，心中懊憹，暗生内热，其肝胆之热下迫，致成痢疾。痢久不愈，又转为肠溃疡。

证候 其初下痢时，后重腹疼，一昼夜十七八次，所下者赤痢多带鲜血，间有白痢。延医治疗阅两月，病益加剧。所下者渐变为血水，杂以脂膜，其色腐败，其气腥臭，每腹中一觉疼即须入厕，一昼夜二十余次，身体羸弱，口中发干，心中怔忡，其脉左右皆弦细，其左部则弦而兼硬，一分钟九十二至。

诊断 此乃因痢久不愈，肠中脂膜腐败，由腐败而至于溃烂，是以纯下血水杂以脂膜，即西人所谓肠溃疡也。其脉象弦细者，气血两亏也。其左脉细而硬者，肝肾之阴亏甚也。其口干、心中怔忡者，皆下血过多之所致也。此宜培养其气血，而以解毒、化瘀、生新之药佐之。

处方 龙眼肉一两　生怀山药一两　熟地黄一两　金银花四钱　甘草三钱　广三七轧细，三钱

药共六味，将前五味煎汤，送服三七末一半，至煎渣再服时，仍送服余一半。

方解 龙眼肉为补益脾胃之药，而又善生心血以愈怔忡，更善治肠风下血，治此证当为主药。山药亦善补脾胃，而又能上益

肺气、下固肾气,其所含多量之蛋白质,尤善滋阴养血,凡气血两虚者,洵为当用之药。熟地黄不但补肾阴也,冯楚瞻谓能大补肾中元气,要亦气血双补之品也。此三味并用,久亏之气血自能渐复,气血壮旺自能长肌肉、排腐烂。又佐以金银花、甘草以解毒,三七以化瘀生新,庶能挽回此垂危之证也。

复诊 将药煎服三剂,病大见愈,一昼夜大便三四次,间见好粪,心中已不怔忡,脉象犹弦而左部不若从前之硬。因所服之药有效,遂即原方略为加减,又服数剂,其大便仍一日数次,血粪相杂,因思此证下痢甚久,或有阿米巴毒菌(此菌详三期痢疾门)伏藏于内,拟方中加消除此毒菌之药治之。

处方 龙眼肉一两 生怀山药一两 熟地黄一两 甘草三钱 生硫黄研细,八分 鸦胆子去皮成实者,六十粒

共药六味,将前四味煎汤一大盅,送服鸦胆子、硫黄末各一半,至煎渣再服时,仍送服余一半。

方解 方中用鸦胆子、硫黄者,因鸦胆子为治血痢要药,并善治二便下血;硫黄为除阿米巴痢之毒菌要药,二药并用,则凉热相济,性归和平,奏效当速也。

三诊 将药煎服两剂,其大便仍血粪相杂,一日数行。因思鸦胆子与硫黄并用虽能消除痢中毒菌,然鸦胆子化瘀之力甚大,硫黄又为润大便之药(本草谓其能使大便润、小便长,西人以硫黄为轻下药),二药虽能消除痢中毒菌,究难使此病完全除根,拟去此二药,于方中加保护脂膜,固涩大便之品。

处方 龙眼肉一两 生怀山药一两 大熟地黄一两 赤石脂捣细,一两 甘草三钱 广三七轧细,三钱

药共六味,将前五味煎汤一大盅,送服三七细末一半,至煎渣再服时,仍送服其余一半。

效果 将药连服五剂,下血之证全愈,口中已不发干,犹日下溏粪两三次,然便时腹中分毫不疼矣。俾用生怀山药轧细末,每用两许

煮作茶汤，调以白糖令适口，当点心服之，其大便久自能固。

痢疾

天津一区慧文里，张氏幼女，年五岁，于孟秋得痢证。

病因 暑日恣食瓜果，脾胃有伤，入秋以来则先泻后痢。

证候 前因泄泻旬日，身体已羸弱，继又变泻为痢，日下十余次，赤白参半，下坠腹疼。屡次服药不愈，身益羸弱，其脉象亦弱，而左脉之力似略胜于右。

诊断 按其左右脉皆弱者，气血两虚也，而左脉之力似略胜于右脉者，知其肝胆虚而挟热，是以痢久不愈。然此热非纯系实热，不可用过凉之药，因其虚而挟热，其虚又不受补，是必所用之补品兼能泻热，俾肝胆之虚热皆愈而痢自愈矣。

处方 鸭肝一具

调以食料，烹熟服之，日服二次。

效果 如法将鸭肝烹食，两日全愈，此方愚在辽宁得之友人齐自芸君（北京人，学问渊博，兼通医学，时为沈阳税捐局长）。尝阅李氏《纲目》，鸭肉性凉善治痢，鸭蛋之腌咸者亦善治痢，而未尝言及鸭肝。然痢之为病，多系肝火下迫肠中，鸭肉凉想鸭肝亦凉，此证先泻后痢，身体羸弱，其肝经热而且虚可知，以鸭肝泻肝之热，即以鸭肝补肝之虚，此所谓脏器疗法，是以奏效甚速也。且又香美适口，以治孺子之苦于服药者为尤宜也。

痢疾

郑耀先，枣强人，年五旬，在天津一区为私塾教员，于孟秋得下痢证。

病因 连日劳心过度，心中有热，多食瓜果，遂至病痢。

证候 腹疼后重，下痢赤白参半，一日夜七八次，其脉左部弦而有力，右部浮而濡，重按不实，病已八日，饮食减少，肢体酸软。

诊断 证脉合参,当系肝胆因劳心生热,脾胃因生冷有伤,冷热相搏,遂致成痢。当清其肝胆之热,兼顾其脾胃之虚。

处方 生怀山药一两 生杭芍一两 当归六钱 炒薏米六钱 金银花四钱 竹茹碎者,三钱 甘草三钱 生姜三钱

共煎汤一大盅,温服。

复诊 服药两剂,腹疼后重皆除,下痢次数亦减,且纯变为白痢。再诊脉左部已和平如常,而右部之脉仍如从前,斯再投以温补脾胃之剂当愈。

处方 生怀山药一两 炒薏米五钱 龙眼肉五钱 山楂片三钱 干姜二钱 生杭芍二钱

共煎汤一大盅,温服。

效果 将药煎汤,服两剂,痢遂全愈。

说明 按:欲温补其脾胃而复用芍药者,防其肝胆因温补复生热也。用山楂片者,以其能化白痢之滞,且与甘草同用则酸甘化合(即甲己化土),实有健运脾胃之功效也。

噤口痢

施瑞臣,安徽蒙城人,五十六岁,居天津一区,得噤口痢证。

病因 举家数口,寄食友家不能还乡,后友家助以资斧令还乡,道路又复不通,日夜焦思,颇动肝火,时当孟秋,心热贪凉,多食瓜果,致患下痢。

证候 一日夜下痢十五六次,多带鲜血,后重甚剧,腹偶觉疼即须入厕,便后移时疼始稍愈,病已五日,分毫不能进食,惟一日之间强饮米汤数口。其脉左部弦而硬,右部弦而浮,其搏五至,心中发热常觉恶心。

诊断 此肝火炽盛,肝血虚损,又兼胃气挟热上逆,是以下痢甚剧,而又噤口不食也。当治以滋阴清热,平肝降胃之品。

处方 生杭芍一两 生怀山药一两 滑石七钱 白头翁五钱

秦皮三钱　碎竹茹三钱　甘草三钱　鸦胆子去皮成实者，五十粒

先用白糖水囫囵送服鸭胆子仁，再将余药煎汤一大盅，温服下。

复诊　将药如法服两剂，痢中已不见鲜血，次数减去三分之二。其脉左部较前和平，右部则仍有浮弦之象，仍然不能饮食，心中仍然发热，然不若从前之恶心，此宜用药再清其胃腑，必然能食矣。

处方　生怀山药两半　生石膏捣细，两半　生杭芍六钱　白头翁四钱　秦皮二钱　甘草二钱

共煎汤一大盅，分两次温服。

效果　将药煎服一剂，即能进食，痢已不见，变作泄泻，日四五次，俾用生怀山药细末煮作粥，少调以白糖服之，三日全愈。

或问　石膏为治外感实热之药，今此证未夹杂外感，何以方中亦用之？答曰：石膏为治阳明胃腑有实热者之圣药，初不论其为外感非外感也。盖阳明胃气以息息下行为顺，若有热则其气多不下行而上逆，因其胃气挟热上逆，所以多恶心、呕吐、不思饮食，若但知清其热而不知降其气，治之恒不易见效。惟石膏性凉质重（虽煎为汤，仍有沉重之力），其凉也能清实热，其重也能镇气逆，是以凡胃气挟实热上逆令人不思饮食者，服之可须臾奏效。若必谓石膏专治外感实热，不可用治内伤实热，则近代名医徐氏、吴氏医案中皆有重用石膏治愈内伤实热之案，何妨取以参观乎？

大小便病门

泄泻兼发灼

胡益轩，天津南唐官屯人，年四十二岁，业商，于孟秋得泄泻兼灼热病。

病因　其兄因痢病故，铺中之事及为其兄殡葬之事，皆其一人经理，哀痛之余，又兼心力俱瘁，遂致大便泄泻，周身发热。

证候　一日夜泻十四五次，将泻时先腹疼，泻后疼益甚，移时

始愈，每过午一点钟，即觉周身发热，然不甚剧，夜间三点钟后又渐愈，其脉六部皆弱，两尺尤甚。

诊断 按：此证系下焦虚寒及胸中大气虚损也。盖下焦寒甚者，能迫下焦之元阳上浮；胸中大气虚甚者，恒不能收摄，致卫气外浮，则元阳之上浮与卫气之外浮相并，即可使周身发热。其发在过午者，因过午则下焦之阴寒益盛，而胸中大气益虚也（胸中大气乃上焦之阳气，过午阴盛，是以大气益虚）。此本虚寒泄泻之证，原不难治，而医者因其过午身热，皆不敢投以温补，是以屡治不愈。拟治以大剂温补之药，并收敛其元阳归其本源，则泄泻止而灼热亦愈矣。

处方 白术炒，五钱　熟怀地黄一两　生怀山药一两　净萸肉五钱　干姜三钱　乌附子三钱　生杭芍三钱　云苓片二钱　炙甘草三钱

共煎汤一大盅，温服。

复诊 服药一剂，身热即愈，服至三剂，泄泻已愈强半，脉象亦较前有力，遂即原方略为加减，俾再服之。

处方 白术炒，六钱　熟怀地黄一两　生怀山药一两　净萸肉五钱　龙眼肉五钱　干姜四钱　乌附子四钱　云苓片二钱　炙甘草三钱

效果 将药连服十余剂，病遂全愈。

说明 大队温补药中复用芍药者，取其与附子并用，能收敛元阳归根于阴，且能分利小便则泄泻易愈也。至后方去芍药者，因身已不热，元阳已归其宅，且泄泻已就愈，仍有茯苓以利其小便，无须再用芍药也。

小便白浊

李克明，天津东门里宝林书庄理事，年二十六岁，得小便白浊证。

病因 其家在盐山，距天津二百余里，于季秋乘载货大车还家，中途遇雨，衣服尽湿，夜宿店中，又披衣至庭中小便，为寒风所袭，遂得白浊之证。

证候 尿道中恒发刺痒，每小便完时有类精髓流出数滴。今已三阅月，屡次服药无效，颇觉身体衰弱，精神短少，其脉左部弦硬，右部微浮重按无力。

诊断 《内经》谓：肾主蛰藏，肝主疏泄；又谓风气通于肝；又谓肝行肾之气。此证因风寒内袭入肝，肝得风助，其疏泄之力愈大，故当小便时，肝为肾行气过于疏泄，遂致肾脏失其蛰藏之用，尿出而精亦随之出矣。其左脉弦硬者，肝脉挟风之象，其右脉浮而无力者，因病久而气血虚弱也。其尿道恒发刺痒者，尤显为风袭之明征也。此宜散其肝风，固其肾气，而更辅以培补气血之品。

处方 生箭氏五钱 净萸肉五钱 生怀山药五钱 生龙骨捣碎，五钱 生牡蛎捣碎，五钱 生杭芍四钱 桂枝尖三钱 生怀地黄三钱 甘草钱半

共煎汤一大盅，温服。

方解 方中以黄芪为主者，因《本经》原谓黄芪主大风，是以风之入脏者，黄芪能逐之外出，且其性善补气，气盛自无滑脱之病也。桂枝亦逐风要药，因其必善平肝，故尤善逐肝家之风，与黄芪相助为理则逐风之力愈大也。用萸肉、龙骨、牡蛎者，以其皆为收敛之品，又皆善收敛正气而不敛邪气，能助肾脏之蛰藏而无碍肝风之消散，拙著药物讲义中论之详矣。用山药者，以其能固摄下焦气化，与萸肉同为肾气丸中要品，自能保合肾气不使虚泻也。用芍药、地黄者，欲以调剂黄芪、桂枝之热，而芍药又善平肝，地黄又善补肾，古方肾气丸以干地黄为主药，即今之生地黄也。用甘草者，取其能缓肝之急，即能缓其过于疏泄之力也。

效果 将药连服三剂，病即全愈，因即原方去桂枝以熟地易生地，俾再服数剂，以善其后。

小便因寒闭塞

石玉和，辽宁省公署护兵，年三十二岁，于仲冬得小便不通证。

病因 晚饭之后，食梨一颗，至夜站岗又受寒过甚，遂致小便不通。

证候 病初得时，先入西医院治疗。西医治以引溺管小便通出，有顷小便复存蓄若干，西医又纳以橡皮引溺管，使久在其中有尿即通出。乃初虽稍利，继则小便仍不出，遂来院中（立达医院）求为诊治。其脉弦细沉微，不足四至，自言下焦疼甚且凉甚，知其小便因受寒而凝滞也，斯当以温热之药通之。

处方 野党参五钱 椒目炒捣，五钱 怀牛膝五钱 乌附子三钱 广肉桂三钱 当归三钱 干姜二钱 小茴香二钱 生明没药二钱 威灵仙二钱 甘草二钱

共煎一大盅，温服。

方解 方中之义，人参、灵仙并用，可治气虚小便不通。椒目与桂、附、干姜并用，可治因寒小便不通。又佐以当归、牛膝、茴香、没药、甘草诸药，或润而滑之，或引而下之，或辛香以透窍，或温通以开瘀，或和中以止疼，众药相济为功，自当随手奏效也。

效果 将药煎服一剂，小便通下，服至三剂，腹疼觉凉全愈，脉已复常。俾停服汤药，日用生硫黄钱许研细，分作两次服，以善其后。

说明 诸家本草，皆谓硫黄之性能使大便润、小便长，用于此证，其暖而能通之性适与此证相宜也。

不寐病门

心虚不寐

徐友梅，道尹（总统介弟），寓天津一区小松岛街，年六十六岁，于季春得不寐证。

病因 因性嗜吟咏，喜与文士结社，赋诗联句，暗耗心血，遂致不寐。

证候 自冬令间有不寐之时，未尝介意，至春日阳生病浸加剧，迨至季春恒数夜不寐，服一切安眠药皆不效。精神大为衰惫，心中时常发热，懒于饮食，勉强加餐，恒觉食停胃脘不下行。大便干燥，恒服药始下。其脉左部浮弦，右脉尤弦而兼硬，一息五至。

诊断 其左脉浮弦者，肝血虚损，兼肝火上升也。人之睡时魂藏于肝，今因肝脏血虚，火升魂不能藏，是以不寐。其右脉弦而兼硬者，胃中酸汁短少，更兼胃气上逆也。酸汁少则不能化食，气上逆则不能息息下行传送饮食，是以食后恒停胃脘不下。而其大便之燥结，亦即由胃腑气化不能下达所致。治此证者，宜清肝火、生肝血、降胃气、滋胃汁，如此以调养肝胃，则夜间自能安睡，食后自不停滞矣。

处方 生怀山药一两　大甘枸杞八钱　生赭石轧细，六钱　玄参五钱　北沙参五钱　生杭芍五钱　酸枣仁炒捣，四钱　生麦芽三钱　生鸡内金黄色的，捣，钱半　茵陈钱半　甘草二钱

共煎一大盅，温服。

复诊 将药煎服两剂，夜间可睡两三点钟，心中已不发热，食量亦少加增，大便仍滞，脉象不若从前之弦硬，遂即原方略为加减，俾再服之。

处方 生怀山药一两　大甘枸杞八钱　生赭石轧细，六钱　玄参五钱　北沙参五钱　酸枣仁炒捣，四钱　龙眼肉三钱　生杭芍三钱　生鸡内金黄色的，捣，钱半　生远志钱半　茵陈一钱　甘草钱半

共煎汤一大盅，温服。

效果 将药连服三剂，夜间安睡如常，食欲已振，大便亦自然通下。惟脉象仍有弦硬之意，遂将方中龙眼肉改用八钱，俾多服数剂，以善其后。

说明 《易·系辞》云，一阴一阳互为之根，此天地之气化也。人禀天地之气化以生，是以上焦之气化为阳，下焦之气化为阴。当白昼时，终日言语动作，阴阳之气化皆有消耗，实赖向晦燕息以补助之。诚以人当睡时，上焦之阳气下降潜藏与下焦之阴气会合，则阴阳自能互根，心肾自然相交。是以当熟睡之时，其相火恒炽盛暗动（得心阳之助），此心有益于肾也。至睡足之时，精神自清爽异常（得肾阴之助），此肾有益于心也。即《易》所谓一阴一阳互为之根也。由斯知人能寐者，由于阳气之潜藏，其不能寐者，即由于阳气之浮越，究其所以浮越者，实因脏腑之气化有升无降也。是以方中重用赭石以降胃镇肝，即以治大便燥结，且其色赤质重，能入心中引心阳下降以成寐，若更佐以龙骨、牡蛎诸收敛之品以保安其神魂，则更可稳睡，而方中未加入者，因其收涩之性与大便燥结者不宜也。又《内经》治目不得瞑，有半夏秫米汤原甚效验，诚以胃居中焦，胃中之气化若能息息下行，上焦之气化皆可因之下行。半夏善于降胃，秫米善于和胃，半夏与秫米并用，俾胃气调和顺适，不失下行之常，是以能令人瞑目安睡。方中赭石与山药并用，其和胃降胃之力实优于半夏秫米，此乃取古方之义而通变化裁，虽未显用古方而不啻用古方也。

不寐兼惊悸

表兄赵文林之夫人，年近三旬，得不寐证，兼心中恒惊悸。

病因 文林为吾邑名孝廉，远出作教员，恒半载不归，家中诸事皆其夫人自理，劳心过度，因得不寐兼惊悸病。

证候 初苦不寐时，不过数日偶然，其过半夜犹能睡，继则常常如此，又继则彻夜不寐。一连七八日困顿已极，仿佛若睡，陡觉心中怦怦而动，即蓦然惊醒，醒后心犹怔忡，移时始定。心常发热，呼吸似觉短气，懒于饮食，大便燥结，四五日始一行。其脉左部弦硬，右部近滑，重诊不实，一息数近六至。

诊断 此因用心过度，心热耗血，更因热生痰之证也。为其血液因热暗耗，阴虚不能潜阳，是以不寐，痰停心下，火畏水刑（心属火，痰属水），是以惊悸。其呼吸觉短气者，上焦凝滞之痰碍气之升降也。其大便燥结者，火盛血虚，肠中津液短也。此宜治以利痰降胃，滋阴柔肝之剂，再以养心安神之品辅之。

处方 生赭石轧细，八钱 大甘枸杞八钱 生怀地黄八钱 生怀山药六钱 瓜蒌仁炒捣，六钱 天冬六钱 生杭芍五钱 清半夏四钱 枣仁炒捣，四钱 生远志二钱 茵陈钱半 甘草钱半 朱砂研细，二分

药共十三味，将前十二味煎汤一大盅，送服朱砂末。

复诊 将药连服四剂，心中已不觉热，夜间可睡两点钟，惊悸已愈十之七八，气息亦较前调顺，大便之燥结亦见愈，脉象左部稍见柔和，右部仍有滑象，至数稍缓，遂即原方略为加减，俾再服之。

处方 生赭石轧细，八钱 大甘枸杞八钱 生怀地黄八钱 生怀山药六钱 龙眼肉五钱 瓜蒌仁炒捣，五钱 玄参五钱 生杭芍五钱 枣仁炒捣，四钱 生远志二钱 甘草二钱

共煎汤一大盅，温服。

效果 将药连服六剂，彻夜安睡，诸病皆愈。

痫痉颠狂门

痫风兼脑充血

陈德三，山东曲阜人，年三十八岁，在天津一区充商业学校教员，得痫风兼脑充血证。

病因 因肝火素盛，又在校中任讲英文，每日登堂演说，时间过长，劳心劳力皆过度，遂得斯证。

证候 其来社求诊时，但言患痫风，或数日一发，或旬余一发，其发必以夜，亦不自觉，惟睡醒后其舌边觉疼，有咬破之处，即

知其睡时已发痫风，其日必精神昏愦，身体酸懒。诊其脉左右皆弦硬异常，因问其脑中发热或作疼，或兼有眩晕之时乎？答曰：此三种病脑中皆有，余以为系痫风之连带病，故未言及耳。愚曰：非也，是子患痫风兼患脑充血也。

诊断 按痫风之证，皆因脑髓神经失其所司，而有非常之变动，其脑部若充血过甚者，恒至排挤脑髓神经，使失其常司也。此证既患痫风，又兼脑部充血，则治之者自当以先治其脑部充血为急务。

处方 治以拙拟镇肝熄风汤（方在三期七卷），为其兼患痫风加全蜈蚣大者三条。盖镇肝熄风汤原为拙拟治脑充血之主方，而蜈蚣又善治痫风之要药也。

复诊 前方连服十剂，脑部热疼眩晕皆除。惟脉仍有力，即原方略为加减，又服十剂，则脉象和平如常矣。继再治其痫风。

处方 治以拙拟愈痫丹（方在五期论治痫风篇中），日服两次，每次用生怀山药五钱煎汤送下。

效果 服药逾两月，旧病未发，遂停药勿服，痫风从此愈矣。

受风瘛疭

天津北门西自家胡同，董氏幼女，年三岁，患瘛疭病。

病因 暮春气暖着衣过厚，在院中嬉戏，出汗受风，至夜间遂发瘛疭。

证候 剧时闭目昏昏，身躯后挺，两手紧握，轻时亦能明了，而舌肿不能吮乳，惟饮茶汤及代乳粉。大便每日溏泻两三次，如此三昼夜不愈，精神渐以不支，皮肤发热，诊其脉亦有热象。

诊断 此因春暖衣厚，肝有郁热，因外感激发其热上冲脑部，排挤脑髓神经失其运动之常度，是以发搐。法当清其肝热，散其外感，兼治以镇安神经之药，其病自愈。

处方 生怀山药一两　滑石八钱　生杭芍六钱　连翘三钱

甘草三钱　全蜈蚣大者，两条　朱砂细末，二分

共药七味，将前六味煎汤一盅，分数次将朱砂徐徐温送下。

效果　将药煎服一剂，瘈疭已愈，其头仍向后仰，左手仍拳曲不舒，舌肿已消强半，可以吮乳，大便之溏已愈。遂即原方减滑石之半，加玄参六钱，煎服后，左手已不拳曲，其头有后仰之意，遂减去方中滑石，加全蝎三个，服一剂全愈。盖蜈蚣之为物，节节有脑，原善理神经以愈瘈疭；而蝎之为物，腹有八星，列作两行，实为木之成数，故能直入肝经以理肝舒筋（肝主筋），项间之筋舒则无拘挛，头自不向后仰矣。

慢脾风

辽宁省公署科员侯寿平之幼子，年七岁，于季秋得慢脾风证。

病因　秋初病疟月余方愈，愈后觉左胁下痞硬，又屡服消瘀之品，致脾胃虚寒不能化食，浸至吐泻交作，兼发抽掣。

证候　日昳潮热，两颧发红，昏睡露睛，手足时作抽掣，剧时督脉紧而头向后仰（俗名角弓反张），无论饮食、药物服后半点钟即吐出，且带出痰涎若干，时作泄泻，其脉象细数无力。

诊断　疟为肝胆所受之邪，木病侮土，是以久病疟者多伤脾胃。此证从前之左胁之痞硬，脾因受伤作胀也。而又多次服消导开破之品，则中焦气化愈伤，以致寒痰留饮积满上溢，迫激其心肺之阳上浮则面红，外越而身热，而其病本实则凉也。其不受饮食者，为寒痰所阻也；其兼泄泻者，下焦之气化不固也；其手足抽掣者，血虚不能荣筋养肝，则肝风内动而筋紧缩也；抽掣剧时头向后仰者，不但督脉因寒紧缩，且以督脉与神经相连，督脉病而脑髓神经亦病，是以改其常度而妄行也。拟先用《福幼编》逐寒荡凉汤开其寒痰，俾其能进饮食斯为要务。

处方　胡椒一钱　干姜一钱　肉桂一钱　丁香十粒，四味捣成粗渣　高丽参一钱　甘草一钱

先用灶心土三两煮汤澄清，以之代水，先煎人参、甘草七八沸，再入前四味同煎三四沸，取清汤八分杯，徐徐灌之。

此方即逐寒荡惊汤原方加人参、甘草也。原方干姜原系炮用，然炮之则其气轻浮，辣变为苦，其开通下达之力顿减，是以不如生者。特是生用之则苛辣过甚，故加甘草和之，且能逗留干姜之力使绵长也。又加人参者，欲以补助胸中大气以运化诸药之力，仲师所谓大气一转，其气(即痰饮)乃散也。又此方原以胡椒为主，若遇寒痰过甚者，可用至钱半。又此物在药房中原系背药，陈久则力减，宜向食料铺中买之。

复诊 将药服后呕吐即止，抽掣亦愈，而潮热、泄泻亦似轻减，拟继用《福幼编》中加味理中地黄汤，略为加减俾服之。

处方 熟怀地黄五钱 生怀山药五钱 焦白术三钱 大甘枸杞三钱 野党参二钱 炙箭芪二钱 干姜二钱 生杭芍二钱 净萸肉二钱 肉桂一钱，后入 红枣三枚，掰开 炙甘草一钱 胡桃一个，用仁，捣碎

共煎汤一大盅，分多次徐徐温服下。

方解 此方之药为温热并用之剂，热以补阳，温以滋阴，病本寒凉是以药宜温热，而独杂以性凉之芍药者，因此证凉在脾胃，不在肝胆，若但知暖其脾胃，不知凉其肝胆，则肝胆因服热药而生火，或更激动其所寄之相火，以致小便因之不利，其大便必益泄泻，芍药能凉肝胆，尤善利小便，且尤善敛阳气之浮越以退潮热，是以方中特加之也。

《福幼编》此方干姜亦系炮用，前方中之干姜变炮为生，以生者善止呕吐也。今呕吐已止，而干姜复生用者，诚以方中药多滞腻，犹恐因之生痰，以干姜生用之苛辣者开通之，则滞腻可化，而干姜苛辣过甚之性，即可因与滞腻之药并用而变为缓和，此药性之相合而化，亦即相得益彰也。

又此方原亦用灶心土煎汤以之代水煎药，而此时呕吐已止，

故可不用。然须知灶心土含碱质甚多,凡柴中有碱质者烧余其碱多归灶心土,是以其所煮之汤苦咸,甚难下咽,愚即用时恒以灶圹红土代之。且灶心土一名伏龙肝,而雷敩谓用此土勿误用灶下土,宜用灶额中赤土,此与灶圹中红土无异。愚从前原未见其说,后得见之,自喜拙见与古暗合也。

效果 将药连服两剂,潮热与泄泻皆愈,脉象亦较前有力,遂去白术,将干姜改用一钱,又服两剂全愈。

慢脾风

辽宁测量局长张孝孺君之幼孙,年四岁,得慢脾风证。

病因 秋初恣食瓜果,久则损伤脾胃,消化力减犹不知戒,中秋节后遂成慢脾风证。

证候 食饮大减,强食少许犹不能消化,医者犹投以消食开瘀之剂,脾胃益弱,浸至吐泻交作,间发抽掣,始求愚为诊视,周身肌肤灼热,其脉则微细欲无,昏睡露睛,神气虚弱。

诊断 此证因脾胃虚寒,不能熟腐水谷消化饮食,所以作吐泻。且所食之物不能融化精微以生气血,惟多成寒饮,积于胃中溢于膈上,排挤心肺之阳外出,是以周身灼热而脉转微细,此里有真寒外作假热也。其昏睡露睛者,因眼胞属脾胃,其脾胃如此虚寒,眼胞必然紧缩,是以虽睡时而眼犹微睁也。其肢体抽掣者,因气血亏损,不能上达于脑以濡润斡旋其脑髓神经(《内经》谓:上气不足,则脑为之不满。盖血随气升,气之上升者少,血之上升亦少。可知观囟门未合之小儿,患此证者,其囟门必然下陷,此实脑为不满之明证,亦即气血不能上达之明征也),是以神经失其常司,而肢体有时抽掣也。此当投以温暖之剂,健补脾胃以消其寒饮,诸病当自愈。

处方 赤石脂研细,一两　生怀山药六钱　熟怀地黄六钱　焦白术三钱　乌附子二钱　广肉桂去粗皮,后入,二钱　干姜钱半

大云苓片钱半　炙甘草二钱　高丽参捣为粗末，钱半

药共十味，将前九味煎汤一大盅，分多次徐徐温服，每次皆送服参末少许。

方解　方中重用赤石脂者，为其在上能镇呕吐，在下能止泄泻也。人参为末送服者，因以治吐泻丸散优于汤剂，盖因丸散之渣滓能留恋于肠胃也。

效果　将药服完一剂，呕吐已止，泻愈强半，抽掣不复作，灼热亦大轻减，遂将干姜减去，白术改用四钱，再服一剂，其泻亦止。又即原方将附子减半，再加大甘枸杞五钱，服两剂病遂全愈。

说明　按:此证若呕吐过甚者，当先用《福幼编》逐寒荡惊汤开其寒饮，然后能受他药，而此证呕吐原不甚剧，是以未用。

将成慢脾风

邻村赵姓幼男，年八岁，脾胃受伤，将成慢脾风证。

病因　本系农家，田园种瓜看守其间，至秋日瓜熟，饥恒食瓜当饭，因之脾胃受伤，显露慢脾风朕兆。

证候　食后饮食不化恒有吐时，其大便一日三四次，多带完谷，其腿有时不能行步，恒当行走之时痿坐于地，其周身偶有灼热之时，其脉左部弦细，右部虚濡，且至数兼迟。

诊断　此证之吐而且泻及偶痿废不能行步，皆慢脾风朕兆也。况其周身偶或灼热，而脉转弦、细、虚、濡，至数且迟，此显系内有真寒、外有假热之象。宜治以大剂温补脾胃之药，俾脾胃健旺自能消化饮食，不复作吐作泻，久之则中焦气化舒畅，周身血脉贯通，余病自愈。

处方　生怀山药一两　白术炒，四钱　熟怀地黄四钱　龙眼肉四钱　干姜三钱　生鸡内金黄色的，捣，二钱　生杭芍二钱　甘草二钱

共煎汤一大盅，分两次温服下。

复诊 将药煎服两剂，吐泻、灼热皆愈，惟行走时犹偶觉腿有不利，因即原方略为加减，俾多服数剂当全愈。

处方 生怀山药一两 熟怀地黄四钱 龙眼肉四钱 胡桃仁四钱 白术炒，三钱 川续断三钱 干姜二钱 生鸡内金黄色的，捣，二钱 生杭芍钱半 甘草钱半

共煎汤一大盅，分两次温服。

效果 将药煎服两剂，病遂全愈，因切戒其勿再食生冷之物，以防病之反复。

颠狂失心

都凤巢，洮昌都道尹之公子，年三旬，得颠狂失心证。

病因 因读书无所成就，欲别谋营业而庭训甚严，不能自由，心郁生热，因热生痰，遂至颠狂失心。

证候 言语错乱，精神昏瞀，时或忿怒，时或狂歌，其心中犹似烦躁，夜不能寐，恒以手自挠其胸，盖自觉发闷也。问之亦不能答，观其身形似颇强壮，六脉滑实，两寸尤甚，一息五至。

诊断 人之元神在脑，识神在心，心脑息息相通，其神明自湛然长醒。生理学家谓心有四支血管通脑，此即神明往来于心脑之路也。此证之脉，其关前之滑实太过，系有热痰上壅，将其心脑相通之路杜塞，遂至神明有所隔碍，失其常性，此颠狂失心之所由来也。治之者当投以开通重坠之剂，引其痰火下行，其四支血管为痰所瘀者，复其流通之旧，则神明之往来自无所隔碍，而复湛然长醒之旧矣。

处方 生赭石轧细，两半 川大黄八钱 清半夏五钱 芒硝四钱

药共四味，先将赭石、半夏煎十余沸，加入大黄煎两三沸，取汤一大盅，入芒硝融化温服。

方解 方中重用赭石者，以赭石系铁氧化合，其重坠之性能

引血管中之瘀痰下行也。

复诊 三日服药一次(凡降下之药不可连服,须俟其正气稍缓再服),共服三次,每次服药后通下大便两三次,似有痰涎随下,其精神较前稍明了,诊其脉仍有滑实之象,身体未见衰弱,拟再投以较重之剂。盖凡颠狂之甚者,非重剂治之不能愈也。

处方 生赭石轧细,二两 川大黄一两 芒硝四钱 甘遂细末,钱半

药共四味,先煎赭石十余沸,入大黄煎两三沸,取汤一大盅,入芒硝融化,将服时再调入甘遂末。

三诊 将药如法煎服一剂,下大便五六次,带有痰涎若干,中隔两日又服药一次(药中有甘遂,必须三日服一次,不然必作呕吐),又下大便五六次,中多兼痰块挑之不开,此所谓顽痰也。从此精神大见明了,脉象亦不复滑实矣,拟改用平和之剂调治之。

处方 生怀山药一两 生杭芍六钱 清半夏四钱 石菖蒲三钱 生远志二钱 清竹沥三钱 镜面砂研细,三分

药共七味,将前五味煎汤一大盅,调入竹沥,送服朱砂细末。

效果 将药如法煎服数剂,病遂全愈。

神经错乱

黄象三,天津北仓中学肄业生,年二十岁,得神经错乱病。

病因 在校中本属翘楚,而考时不列前茅,因此心中忿郁,久之遂致神经错乱。

证候 心中满闷发热,不思饮食,有时下焦有气上冲,并觉胃脘之气亦随之上冲,遂致精神昏瞀,言语支离,移时觉气消稍顺,或吐痰数口,精神遂复旧。其左脉弦而硬,右脉弦而长,两尺皆重按不实,一息五至。

诊断 此乃肝火屡动,牵引冲气、胃气相并上冲,更挟痰涎上冲,以滞塞于喉间,并冲激其脑部,是以其神经错乱而精神言语皆

失其常也。其左脉弦硬者,肝血虚而火炽盛也;右脉弦长者,冲气挟胃气上冲之现象也。方书论脉有直上直下,冲脉昭昭之语,所谓直上直下者,即脉弦且长之形状也;其两尺不实者,下焦之气化不固也,因下焦有虚脱之象,是以冲气易挟胃气上冲也。此当治以降胃、敛冲、镇肝之剂,更兼用凉润滋阴之品,以养肝血,清肝热,庶能治愈。

处方 生赭石轧细,一两 灵磁石轧细,五钱 生怀山药八钱 生龙骨捣碎,八钱 生杭芍六钱 玄参五钱 柏子仁五钱 云苓片三钱 清半夏三钱 石菖蒲三钱 生远志二钱 镜面砂研细,三分

药共十二味,将前十一味煎汤一大盅,送服朱砂细末。

复诊 将药连服四剂,满闷发热皆大见愈,能进饮食,有时气复上冲而不复上干神经至于错乱,左右之脉皆较前平和,而尺部仍然欠实,拟兼用培补下元之品以除病根。

处方 生赭石轧细,一两 熟怀地黄八钱 生怀山药八钱 大甘枸杞六钱 净萸肉五钱 生杭芍四钱 玄参四钱 云苓片二钱

共煎汤一大盅,温服。

效果 将药连服六剂,诸病皆愈,脉亦复常。

或问 地黄之性黏腻生痰,胃脘胀满,有痰者多不敢用,今重用之何以能诸病皆愈?答曰:用药如用兵,此医界之恒言也。如宋八字军最弱,刘锜将之即为劲卒,遂能大败金人奏顺昌之捷,以斯知兵无强弱,在用之者何如耳。至用药亦何独不然,忆曾治一李姓媪,胃口满闷有痰,其脉上盛下虚,投以肾气丸作汤服,为加生赭石八钱,服后觉药有推荡之力,须臾胸次豁然,肾气丸非重用地黄者乎?然如此用药非前无师承而能有然也。《金匮》云:"短气有微饮,当从小便去之,苓桂术甘汤主之,肾气丸亦主之。"夫饮即痰也,气短亦近于满闷,而仲师竟谓可治以肾气丸,愚为于《金

匮》曾熟读深思，故临证偶有会心耳。

伤寒门

伤寒兼脑膜炎

李淑颜，盐山城西八里庄人，年六旬，蒙塾教员，于季冬患伤寒兼脑膜生炎。

病因 素有头昏证，每逢上焦有热，精神即不清爽，腊底偶冒风寒，病传阳明，邪热内炽，则脑膜生炎，累及神明失其知觉。

证候 从前医者治不如法，初得时未能解表，遂致伤寒传里，阳明府实，舌苔黄而带黑，其干如错，小能外伸，谵语不休，分毫不省人事，两日直视不瞬。诊其脉两手筋惕不安，脉象似有力而不实，一息五至，大便四日未行，小便则溺时不知。

诊断 此乃病实脉虚之证，其气血亏损难抗外邪，是以有种种危险之象。其舌苔黑而干者，阳明热实，津液不上潮也；其两目直视不瞬者，肝火上冲而目发胀也；其两手筋惕不安者，肝热血耗而内风将动也；其谵语不省人事者，固有外感之邪热过盛，昏其神明，实亦由外感之邪热上蒸，致脑膜生炎，累及脑髓神经也。拟用白虎加人参汤，更辅以滋补真阴之品，庶可治愈。

处方 生石膏捣细，五两　生怀地黄二两　野台参八钱　天花粉八钱　北沙参八钱　知母六钱　生杭芍六钱　生怀山药六钱　甘草四钱　荷叶边一钱

共煎汤三盅，分三次温服下，每服一盅调入生鸡子黄两枚。方中不用粳米者，以生山药可代粳米和胃也；用生鸡子黄者，以其善熄肝风之内动也；用荷叶者，以其形为仰盂象震，而其梗又中空亭亭直上，且又得水面氢气最多，善引诸凉药之力直达胸中，以清脑膜之炎也。

再诊 将药如法煎服，翌晨下大便一次，舌苔干较愈，而仍无

津液，精神较前明了，而仍有谵语之时，其目已不直视而能瞬，诊其脉筋惕已愈强半，至数较前稍缓，其浮分不若从前有力，而重按却比从前有根柢，此皆佳兆也。拟即前方略为加减，清其余热即以复其真阴，庶可全愈。

处方 生石膏捣细，四两 生怀地黄二钱 野台参八钱 大甘枸杞一两 生怀山药一两 天花粉八钱 北沙参八钱 知母六钱 生杭芍六钱 甘草四钱

共煎汤三盅，为其大便已通，俾分多次徐徐温饮下，一次只饮一大口。

效果 阅十点钟将药服完，精神清爽，诸病皆愈。

说明 按治脑膜炎证，羚羊角最佳，而以治筋惕不安亦羚羊角最效，以其上可清头脑，下可熄肝风之萌动也。然此药价太昂，僻处药房又鲜真者，是以方中未用，且此证虽兼有脑膜炎病，实因脏腑之邪热上蒸，清其邪热则脑膜炎自愈，原不必注重于清脑也。

或问 筋惕之病，西人谓脑髓神经失其常度而妄行，是以脑膜炎证，恒有痉搐拘挛，角弓反张诸病，此皆筋惕之类，诚以脑膜生炎而累及神经也。今则谓肝经血虚有热使然，将勿西人之说不足信欤？答曰：此二说原可相通，脑髓神经原名脑气筋，乃灰白色之细筋也，全体之筋皆肝主之，是以脑髓神经与肝有至切之关系，肝有所伤，脑髓神经恒失其常，度西医所谓脑髓神经病，多系方书中谓肝经病也。况方中用荷叶边作引，原能引诸凉药上行以清其脑部乎？

伤寒脉闭

张金铎，天津东门里面粉庄理事，年三十八岁，于季冬得伤寒证，且无脉。

病因 旬日前曾感冒风寒，经医治愈，继出门作事，又感风寒遂得斯病。

证候 内外俱觉寒凉，头疼，气息微喘，身体微形寒战，六脉皆无。

诊断 盖其身体素弱，又在重感之余，风寒深入，阻塞经络，是以脉闭。拟治以麻黄汤，再重加补气之药，补其正气以逐邪外出，当可奏效。

处方 麻黄三钱 生箭芪一两 桂枝尖二钱 杏仁去皮，二钱 甘草二钱

先煎麻黄数沸，吹去浮沫，再入余药同煎汤一大盅，温服，被覆取微汗。

效果 服药后周身得汗，其脉即出，诸病皆愈。

说明 按此证或疑系少阴伤寒，因少阴伤寒脉原微细，微细之至可至于无也。而愚从太阳治者，因其头疼、微喘、寒战，皆为太阳经之现象，而无少阴证蜷卧，但欲寐之现象也。是以于麻黄汤中，重加生黄芪一两，以助麻、桂成功，此扶正即以逐邪也。

伤寒脉闭

李姓童子，年十四岁，天津河北耀华织布工厂学徒，得伤寒脉闭证。

病因 其左肋下素有郁气，发动时辄作疼，一日发动疼剧，头上汗出，其汗未解，出冒风寒，遂得斯证。

证候 头疼身冷，恶寒无汗，心中发热，六脉皆闭。

诊断 因其素有肋下作疼之病，身形羸弱；又当汗出之时感冒风寒，则风寒之入者必深，是以脉闭身寒；又肋下素有郁气，其肝胆之火必然郁滞，因外感所束激动其素郁之火，所以心中觉热。法当以发表之药为主，而以清热理郁兼补正之药佐之。

处方 麻黄二钱 玄参六钱 生怀山药六钱 野台参二钱 生鸡内金二钱 天花粉五钱 甘草钱半

先煎麻黄数沸，吹去浮沫，再入诸药同煎一大盅，温服取汗，

若不出汗时，宜再服西药阿斯必林一瓦以助其汗。

效果 服药两点钟，周身微发热，汗欲出不出，遂将阿斯必林服下，须臾汗出遍体。翌日复诊，其脉已出，五至无力，已不恶寒，心中仍觉发热，遂去麻黄，将玄参、山药皆改用一两，服至三剂后，心中已不发热，遂将玄参、天花粉各减半，再服数剂，以善其后。

少阴伤寒

李儒斋，天津山东省银行理事，年三十二岁，于夏季得伤寒证。

病因 午间恣食瓜果，因夜间失眠，遂食余酣睡，值东风骤至，天气忽变寒凉，因而冻醒，其未醒之时又复梦中遗精，醒后遂觉周身寒凉抖战，腹中又复隐隐作疼，惧甚，遂急延为诊视。

证候 迨愚至为诊视时，其寒战腹疼益甚，其脉六部皆微细欲无，知其已成直中少阴之伤寒也。

诊断 按直中少阴伤寒为麻黄附子细辛汤证，而因在梦遗之后，腹中作疼，则寒凉之内侵者益深入也，是宜于麻黄附子细辛汤中再加温暖补益之品。

处方 麻黄二钱 乌附子三钱 细辛一钱 熟地黄一两 生怀山药五钱 净萸肉五钱 干姜三钱 公丁香十粒

煎汤一大盅，温服，温覆取汗，勿令过度。

效果 将药服后，过一点钟，周身微汗，寒战与腹疼皆愈。

或问 麻黄附子细辛汤证，伤寒始得发热脉沉也，今斯证寒战、脉沉细，夫寒战与发热迥异矣，何以亦用麻黄附子细辛汤乎？答曰：麻黄附子细辛汤证，是由太阳传少阴也，为其病传少阴是以脉沉，为其自太阳传少阴是以太阳有反应之力而发热。此证昼眠冻醒，是自太阳传少阴，又因恣食寒凉，继而昼寝梦遗，其寒凉又直中少阴，内外寒凉夹攻，是以外寒战而内腹疼，太阳虽为表阳亦无反应之力也。方中用麻黄以逐表寒，用附子以解里寒，用细辛以通融表里，使表里之寒尽化；又因其少阴新虚，加熟地黄、萸肉、山药以补之，养正即以除邪也；又因其腹疼知寒侵太深，又加干姜、丁香助附子、细辛以除之，寒邪自无遁藏也。方中用意周匝，是以服之即效。至于麻黄发汗止二钱者，因当夏令也，若当冬令则此证必须用四钱方能出汗，此用药因时令而有异也。至若在南方，虽当冬令，用麻黄二钱亦能发汗，且南方又有麻黄不过钱之说，此又用药因地点而有异也。

伤寒兼有伏热证

马朴臣，辽宁大西关人，年五十一岁，业商，得伤寒兼有伏热证。

病因 家本小康，因买卖俄国银币票赔钱数万元，家计顿窘，懊悔不已，致生内热。孟冬时因受风，咳嗽有痰微喘，小便不利，周身漫肿，愚为治愈，旬日之外，又重受外感，因得斯证。

证候 表里大热，烦躁不安，脑中胀疼，大便数日一行，甚干燥，舌苔白厚，中心微黄，脉极洪实，左右皆然，此乃阳明府实之证。凡阳明府实之脉，多偏见于右手，此脉左右皆洪实者，因其时常懊悔，心肝积有内热也；其脑中胀疼者，因心与肝胆之热挟阳明之热上攻也。当用大剂寒凉微带表散，清其阳明胃府之热，兼以清其心肝之热。

处方 生石膏捣细，四两　知母一两　甘草四钱　粳米六钱　青连翘三钱

共作汤煎至米熟，取汤三盅，分三次温服下，病愈勿尽剂。

方解 此方即白虎汤加连翘也。白虎汤为伤寒病阳明府热之正药，加连翘者取其色青入肝，气轻入心，又能引白虎汤之力达于心肝以清热也。

效果 将药三次服完，其热稍退，翌日病复还原，连服五剂，将生石膏加至八两，病仍如故，大便亦不滑泻，病家惧不可挽救，

因晓之曰：石膏原为平和之药，惟服其细末则较有力，听吾用药勿阻，此次即愈矣。为疏方，方中生石膏仍用八两，将药煎服之后，又用生石膏细末二两，俾蘸梨片徐徐嚼服之，服至两半，其热全消，遂停服，从此病愈，不再反复。

附录 此案曾登于《名医验案类编》，何廉臣先生评此案云："日本和田东郭氏谓：'石膏非大剂则无效，故白虎汤、竹叶石膏汤及其他石膏诸方，其量皆过于平剂。世医不知此意为小剂用之，譬如一杯水救一车薪之火，宜乎无效也。'吾国善用石膏者，除长沙汉方之外，明有缪氏仲淳，清有顾氏松园、余氏师愚、王氏孟英，皆以善治温热名，凡治阳明实热之证，无不重用石膏以奏功。今用石膏由四两加至八两，似已骇人听闻，然连服五六剂热仍如故，大便亦不滑泻，迨外加石膏细末梨片蘸服又至两半，热始全消而病愈，可见石膏为凉药中纯良之品，世之畏石膏如虎者，可以放胆而不必怀疑也。"

温病门

温病兼大气下陷

天津公安局科长康国屏之幼女晓卿，年九岁，于孟秋得温病兼大气下陷。

病因 因得罪其母惧谴谪，藏楼下屋中，屋窗四敞，卧床上睡着，被风吹袭遂成温病。

证候 初得病时服药失宜，热邪内陷，神昏不语，后经中西医多位诊治二十余日，病益加剧。医者见病危已至极点，皆辞不治。继延愚为诊视，其两目上窜，几不见黑睛，精神昏愦，毫无知觉，身体颤动不安，时作嗳声，其肌肤甚热，启其齿见其舌缩而干，苔薄微黄，偶灌以水或米汤犹知下咽，其气息不匀，间有喘时，其脉数逾六至，左部细而浮，不任重按，右部亦弦细，重诊似有力，大便旬日未行。

诊断 此外感之热久不退,灼耗真阴,以致肝脏虚损,木燥生风而欲上脱也。当用药清其实热,滋其真阴,而更辅以酸收敛肝之品,庶可救此极危之证。

处方 生石膏轧细,二两 野台参三钱 生怀地黄一两 净萸肉一两 生怀山药六钱 甘草二钱

共煎汤两大盅,分三次温饮下,每次调入生鸡子黄一枚。

方解 此方即白虎加人参汤,以生地黄代知母,生山药代粳米,而又加萸肉也。此方若不加萸肉为愚常用之方,以治寒温证当用白虎加人参汤,而体弱阴亏者,今加萸肉藉以收敛肝气之将脱也。至此方不用白虎汤加减,而必用白虎加人参为之加减者,因病至此际,非加人参于白虎汤中,不能退其深陷之热,复其昏愦之神明也。此理参观四期药物讲义人参解后所附医案自明。

复诊 将药三次服完,目睛即不上窜,身体安稳不复颤动,嗳声已止,气息已匀,精神较前明了而仍不能言,大便犹未通下,肌肤犹热,脉数已减,不若从前之浮弦,而右部重诊仍似有力,遂即原方略为加减,俾再服之。

处方 生石膏轧细,两半 野台参三钱 生怀地黄一两 净萸肉六钱 天冬六钱 甘草二钱

共煎汤两盅,分两次温饮下,每次调入生鸡子黄一枚。

三诊 日服药一剂,连服两日,热已全退,精神之明了,似将复原,而仍不能言,大便仍未通下,间有努力欲便之象,遂用灌肠法以通其便。再诊其脉,六部皆微弱无力,知其所以不能言者,胸中大气虚陷,不能上达于舌本也。宜于大剂滋补药中,再加升补气分之品。

处方 生怀山药一两 大甘枸杞一两 沙参一两 天冬六钱 寸麦冬六钱 生箭芪三钱 野台参三钱 升麻一钱 桔梗一钱

共煎汤一盅半,分两次温服下。

效果 将药煎服两剂，遂能言语，因即原方去升麻减沙参之半，再加萸肉、生麦芽各三钱，再服数剂以善后。

说明 医者救危险将脱之证喜用人参，而喻嘉言谓气若上脱，但知重用人参转令人气高不返，必重用赭石辅之始能奏效，此诚千古不磨之论也。此方中之用人参原非用其救脱，因此证真阴大亏，惟石膏与人参并用，独能于邪火炽盛之时立复真阴，此白虎加人参汤之实用也。至于萸肉，其补益气分之力远不如参，而其挽救气分之上脱则远胜于参。诚以肝主疏泄，人之元气甚虚者，恒因肝之疏泄过甚而上脱，重用萸肉以敛肝使之不复疏泄，则元气之欲上脱者即可不脱，此愚屡次用之奏效而确知其然者也。

温病兼气虚气郁

天津南开义善里，迟氏妇，年二十二岁，于季秋得温病。

病因 其素日血分不调，恒作灼热，心中亦恒发热，因热贪凉，薄受外感，即成温病。

证候 初受外感时，医者以温药发其汗，汗出之后，表里陡然大热，呕吐难进饮食，饮水亦恒吐出，气息不调，恒作呻吟，小便不利，大便泄泻日三四次，其舌苔薄而黄，脉象似有力而不实，左部尤不任重按，一分钟百零二至，摇摇有动象。

诊断 其胃中为热药发表所伤，是以呕吐。其素日阴亏，肝肾有热，又兼外感之热内迫，致小便不利，水归大肠，是以泄泻。其舌苔薄而黄者，外感原不甚剧（舌苔薄，亦主胃气虚），而治以滋阴清热，上止呕吐、下调二便之剂。

处方 生怀山药一两　滑石八钱　生杭芍八钱　生怀地黄六钱　清半夏温水洗三次，五钱　碎竹茹三钱　生麦芽三钱　净青黛二钱　连翘二钱　甘草三钱　鲜茅根四钱

药共十一味，先将前十味水煎十余沸，再入茅根同煎七八沸，其汤即成，取清汤两盅，分三次温饮下。服药后防其呕吐可口含

生姜一片，或于煎药时加生姜三片亦可。至药房中若无鲜茅根，可用干茅根两半煎汤，以之代水煎药。

方解 方中之义，山药与滑石并用，一滋阴以退热而能固大便，一清火以退热而善利小便；芍药与甘草并用，为芍药甘草汤，仲师用之以复真阴，而芍药亦善利小便，甘草亦善补大便，汇集四味成方，即拙拟之滋阴清燥汤也（方载三期五卷）。以治上有燥热下焦滑泻之证，莫不随手奏效。半夏善止呕吐，然必须洗净矾味（药房清半夏亦有矾），屡洗之则药力减，是以用至五钱。竹茹亦善止呕吐，其碎者为竹之皮，津沽药房名为竹茹粉，其止呕之力较整者为优。至于青黛、生姜亦止呕吐之副品也，用生麦芽、鲜茅根者，以二药皆善利小便，而又善达肝木之郁以调气分也。用生地黄者，以其为滋补真阴之主药，即可为治脉数动摇者之要药也。

复诊 将药煎服一剂，呕吐与泄泻皆愈，小便已利，脉象不复摇摇，仍似有力，至数未减，其表里之热稍退，气息仍似不顺，舌苔仍黄，欲投以重剂以清其热，犹恐大便不实，拟再治以清解之剂。

处方 生怀地黄一两 玄参八钱 生杭芍六钱 天花粉六钱 生麦芽三钱 鲜茅根三钱 滑石三钱 甘草三钱

共煎汤一大盅，分两次温服下。

三诊 将药煎服后，病又见轻，家人以为病愈无须服药矣。至翌日晚十一点钟后，见其面红，精神昏愦，时作呻吟，始知其病犹未愈。及愚诊视时，夜已过半，其脉左右皆弦硬而长，数近七至，两目直视，其呻吟之声，似阻隔不顺，舌苔变黑，问其心中何如？自言热甚，且觉气息不接续，此其气分虚而且郁，又兼血虚阴亏，而阳明之热又炽盛也。其脉近七至者，固为阴虚有热之象，而正气虚损不能抗拒外邪者，其脉亦恒现数象，至其脉不为洪滑而为弦硬者，亦气血两亏，邪热炽盛之现象也。拟用白虎加人参汤，再加滋阴理气之品，盖此时大便已实，故敢放胆治之。

处方 生石膏轧细，五两 野台参六钱 知母六钱 天花粉六

钱　玄参六钱　生杭芍五钱　生莱菔子捣碎，四钱　生麦芽三钱　鲜茅根三钱　粳米三钱　甘草三钱

共煎汤一大碗，分四次温饮下，病愈不必尽剂。

效果　将药分四次服完，热退强半，精神已清，气息已顺，脉象较前缓和，而大便犹未通下，因即原方将石膏改用四两，莱菔子改用二钱，如前煎服，服至三次后，大便通下，其热全退，遂停后服。

说明　愚用白虎加人参汤，或以玄参代知母（产后寒温证用之），或以芍药代知母（寒温兼下痢者用之），或以生地黄代知母（兼温兼阴虚者用之），或以生山药代粳米（寒温热实下焦气化不固者用之，产后寒温证用之），又恒于原方之外，加生地黄、玄参、沙参诸药以生津液，加鲜茅根、芦根、生麦芽诸药以宣通气化，初未有加莱菔子者，惟此证之气分虚而且郁，白虎汤中加人参可补其气分之虚，再加莱菔子更可理其气分之郁也。至于莱菔子必须生用者，取其有升发之力也。又须知此证不治以白虎汤而必治以白虎加人参汤者，不但为其气分虚也。凡人外感之热炽盛，真阴又复亏损，此乃极危险之证，此时若但用生地黄、玄参诸滋阴之品不能奏效，即将此等药加于白虎汤中亦不能奏效，惟生石膏与人参并用，独能于邪热炽盛之时立复真阴，此所以伤寒汗、吐、下后与渴者治以白虎汤时，仲圣不加他药而独加人参也。观拙著三期六卷所载治寒温诸案，乃四期一卷人参解后附载之案，五期五卷论白虎汤及白虎加人参汤之用法，则于此理益晓然矣。

温病兼吐泻腿抽

族侄秀川，年五十三岁，在天津业商，于仲春下旬得温病兼吐泻，腿筋抽缩作疼。

病因　素为腿筋抽疼病，犯时即卧床不能起，一日在铺中，旧病陡发，急乘洋车回寓，因腿疼出汗在路受风，遂成温病。继又吐

泻交作。

证候 表里俱壮热，呕吐连连不止，饮水少许亦吐出，一日夜泻十余次。得病已三日，小便滴沥全无，腿疼剧时恒作号呼，其脉左部浮弦似有力，按之不实。右部则弦长有力，重按甚硬，一息逾五至。

诊断 此证因阴分素亏，血不荣筋，是以腿筋抽疼。今又加以外感之壮热，传入阳明以灼耗其阴分，是以其脉象不为洪滑有力而为弦硬有力，此乃火盛阴亏之现象也。其作呕吐者，因其右脉弦硬且长，当有冲气上冲，因致胃气不下行而上逆也。其小便不利、大便滑泻者，因阴虚肾亏不能漉水，水归大肠是以下焦之气化不能固摄也。当用拙拟滋阴宣解汤（在三期五卷），以清热滋阴，调理二便，再加止呕吐及舒筋定疼之品辅之。

处方 生怀山药一两　滑石一两　生杭芍一两　清半夏温水淘三次，四钱　碎竹茹三钱　净青黛二钱　连翘钱半　蝉退钱半　甘草三钱　全蜈蚣大者，一条，为末

药共十味，将前九味煎汤一大盅，送服蜈蚣细末，防其呕吐，俾分三次温服，蜈蚣末亦分三次送服，服后口含生姜片以防恶心。

方解 方中用蝉退者，不但因其能托邪外出，因蝉之为物饮而不食，有小便无大便，是以其蜕亦有利小便、固大便之力也。用蜈蚣者，因此物节节有脑，原善理脑髓神经，腿筋之抽疼，固由于肝血虚损不能荣筋，而与神经之分支在腿者，实有关系，有蜈蚣以理之，则神经不至于妄行也。

复诊 将药服后呕吐未止，幸三次所服之药皆未吐出，小便通下两次，大便之泻全止，腿疼已愈强半，表里仍壮热，脉象仍弦长有力。为其滑泻已愈，拟放胆用重剂以清阳明之热，阳明胃之热清，则呕吐当自止矣。

处方 生石膏捣细，三两　生怀山药两半　生怀地黄一两　生杭芍五钱　滑石五钱　碎竹茹三钱　甘草三钱

共煎汤一大碗，分四次温饮下。

方解 按用白虎汤之定例，凡在汗、吐、下后当加人参。此方中以生地黄代知母、生山药代粳米，与石膏、甘草同用，斯亦白虎汤也，而不加人参者，以其吐犹未止，加之恐助胃气上升。于斯变通其方，重用生山药至两半，其冲和稠黏之液，既可代粳米和胃，其培脾滋肾之功，又可代人参补益气血也。至于用白虎汤而复用滑石、芍药者，因二药皆善通利小便，防其水饮仍归大肠也。且芍药与甘草同用名芍药甘草汤，仲圣用以复真阴，前方之小便得通，实芍药之功居多（阴虚小便不利者，必重用芍药始能奏效）。矧弦为肝脉，此证之脉象弦硬，肝经必有炽盛之热，而芍药能生肝血、退肝热，为柔肝之要药，即为治脉象弦硬之要药也。

三诊 将药分四次服完，表里之热退强半，腿疼全愈，脉象亦较前缓和，惟呕吐未能全愈，犹恶心懒进饮食，幸其大便犹固。俾先用生赭石细末两半，煎汤一盅半，分三次温饮下，饮至第二次后，觉胃脘开通，恶心全无，遂将赭石停饮，进稀米粥一大瓯，遂又为疏方以清余热。

处方 生石膏捣细，一两　生怀山药一两　生怀地黄一两　生杭芍六钱　甘草二钱

共煎汤两盅，分两次温服下。

效果 将药两次服完，表里之热全消，大便通下一次，病遂脱然全愈。惟其脉一息犹五至，知其真阴未尽复也。俾用生怀山药轧细过罗，每用七八钱或两许，煮粥调以蔗糖，当点心服之。若服久或觉发闷，可以送服西药百布圣五分，若无西药处，可用生鸡内金细末三分代之。

温病少阴证

表弟刘爽园，二十五岁，业农，于季春得温病。

病因 自正二月间，心中恒觉发热，懒于饮食，喜坐房阴乘

凉,薄受外感,遂成温病。

证候 因相距四十余里,初得病时,延近处医者诊治,阅七八日病势益剧,精神昏愦,闭目蜷卧,似睡非睡,懒于言语,咽喉微疼,口唇干裂,舌干而缩,薄有黄苔欲黑,频频饮水不少濡润,饮食懒进,一日之间,惟强饮米汤瓯许,自言心中热而且干,周身酸软无力,抚其肌肤不甚发热,体温三十七度八分,其脉六部皆微弱而沉,左部又兼细,至数如常,大便四日未行,小便短少赤涩。

诊断 此伏气触发于外,感而成温,因肾脏虚损而窜入少阴也。《内经》谓:“冬伤于寒,春必病温。”此言冬时所受之寒甚轻,不能即时成为伤寒,恒伏于三焦脂膜之中,阻塞气化之升降,暗生内热,至春阳萌动之时,其所生之热恒激发于春阳而成温。然此等温病未必入少阴也。《内经》又谓:“冬不藏精,春必病温。”此言冬不藏精之人,因阴虚多生内热,至春令阳回其内热必益加增,略为外感激发,即可成温病。而此等温病亦未必入少阴也。惟其人冬伤于寒,又兼冬不藏精,其所伤之寒伏于三焦,随春阳而化热。恒因其素不藏精,乘虚而窜入少阴,此等证若未至春令即化热窜入少阴,则为少阴伤寒,即伤寒少阴证二三日以上,宜用黄连阿胶汤者也;若已至春令始化热窜入少阴,当可名为少阴温病,即温病中内有实热,脉转微细者也。诚以脉生于心,必肾阴上潮与心阳相济,而后其跳动始有力,此所谓一阴一阳互为之根也。盖此证因温邪窜入少阴,俾心肾不能相济,是以内虽蕴有实热,而脉转微细。其咽喉疼者,因少阴之脉上通咽喉,其热邪循经上逆也。其唇裂舌干而缩者,肾中真阴为邪热遏抑不能上潮,而心中之亢阳益妄动上升以铄耗其津液也。至于心中发热且发干,以及大便燥结、小便赤涩,亦无非阴亏阳亢之所致。为其肾阴、心阳不能相济为功,是以精神昏愦,闭目蜷卧,烦人言语,此乃热邪深陷气化隔阂之候,在温病中最为险证。正不可因其脉象无火,身不甚热,而视为易治之证也。愚向拟有坎离互根汤(在五期六卷)可为治此病的方，今将其方略为加减，俾与病候相宜。

处方 生石膏轧细，三两 野台参四钱 生怀地黄一两 生怀山药八钱 玄参五钱 辽沙参五钱 甘草三钱 鲜茅根五钱

药共八味，先将前七味煎十余沸，再入鲜茅根，煎七八沸，其汤即成。取清汤三盅，分三次温服下，每服一次调入生鸡子黄一枚。此方若无鲜茅根，可用干茅根两半，水煮数沸，取其汤代水煎药。

方解 温病之实热，非生石膏莫解，辅以人参并能解邪实正虚之热，再辅以地黄、山药诸滋阴之品，更能解肾亏阴虚之热。且人参与滋阴之品同用，又能助肾阴上潮以解上焦之燥热。用鸡子黄者，化学家谓鸡子黄中含有副肾髓质之分泌素，为滋补肾脏最要之品也。用茅根者，以其禀少阳初生之气（春日发生最早），其质中空凉而能散，用之作引，能使深入下陷之邪热上出外散以消解无余也。

复诊 将药三次服完，周身之热度增高，脉象较前有力，似近洪滑，诸病皆见轻减，精神已振。惟心中仍觉有余热，大便犹未通下，宜再以大剂凉润之药清之，而少佐以补气之品。

处方 生石膏轧细，一两 大潞参三钱 生怀地黄一两 玄参八钱 辽沙参八钱 大甘枸杞六钱 甘草二钱 鲜茅根四钱

共药八味，先将前七味煎十余沸，再入茅根，煎七八沸，其汤即成。取清汤两大盅，分两次温服下，每服一次调入生鸡子黄一枚。

效果 将药连服两剂，大便通下，病遂全愈。

说明 此证之脉象沉细，是肾气不能上潮于心，而心肾不交也。迨服药之后，脉近洪滑，是肾气已能上潮于心而心肾相交也。为其心肾相交，是以诸病皆见轻减，非若寻常温病其脉洪大为增剧也。如谓如此以论脉跳动，终属理想之谈者，可更进征诸西人之实验。夫西人原谓肾司漉水，以外别无他用者也。今因其实验

益精，已渐悟心肾相济之理，曾于所出之新药发明之。近今德国所出之药，有苏泼拉来宁为强心要药。药后附以说明，谓人肾脏之旁有小核名副肾，其汁周流身中调剂血脉，经医家发明副肾之汁有收束血管、增进血压及强心止血之力。然此汁在于人身者不能取，遂由法普唯耳坑厂用化学方法造成精制副肾液粉子（苏发拉来宁），尤比天然副肾液之功力为佳，乃强心、强脉、止血、敛津、增长血压之要药也。夫医家之论肾，原取广义，凡督脉、任脉、冲脉及胞室与肾相连之处皆可为副肾，彼所谓副肾约不外此类。详观西人之所云云，不亦确知心肾可以相济乎！所有异者，中医由理想而得，故所言者肾之气化，西人由实验而得，故所言者肾之形迹。究之人之先天原由气化以生形迹，至后天更可由形迹以生气化，形迹与气化实乃无所区别也。

温病结胸

张姓叟，年近五旬，住天津西关外下头，以缮缉破鞋为业，于季夏得温病结胸证。

病因 心有忿怒，继复饱食，夜眠又当窗受风，晨起遂觉头疼发热，心下痞闷，服药数次病益进。

证候 初但心下痞闷，继则胸膈之间亦甚痞塞，且甚烦热，其脉左部沉弦，右部沉牢。

诊断 寒温下早成结胸，若表有外感，里有瘀积，不知表散药与消积药并用，而专事开破以消其积，则外感乘虚而入亦可成结胸。审证察脉，其病属结胸无疑，然其结之非剧，本陷胸汤之义而通变治之可也。

处方 病者旬余辍工，家几断炊，愚怜其贫，为拟简便之方，与以自制通彻丸（即牵牛轧取头次末，水泛为小丸）五钱及自制离中丹（即益元散以生石膏代滑石）两半，俾先服通彻丸三钱，迟一点半钟，若不觉药力猛烈，再服下所余二钱，候须臾再服离中丹三钱,服后多饮开水,俾出汗。若痞塞开后,仍有余热者,将所余离中丹分数次徐徐服之,每服后皆宜多饮开水取微汗。

效果 如法将两种药服下,痞塞与烦热皆愈。

温病结胸

赵殿杰,年四十二岁,盐山人,在天津西门外开利源恒织布工厂,得温病结胸证。

病因 季春下旬,因饭后有汗出受风,翌日头疼,身热无汗,心中发闷,医者外散其表热,内攻其发闷,服药后表未汗解,而热与发闷转加剧。医者见服药无效,再疏方时益将攻破之药加重,下大便一次,遂至成结胸证。

证候 胸中满闷异常,似觉有物填塞,压其气息不能上达,且发热嗜饮水,小便不利,大便日溏泻两三次。其脉左部弦长,右部中分似洪而重按不实,一息五至强。

诊断 此证因下早而成结胸,又因小便不利而致溏泻,即其证脉合参,此乃上实下虚,外感之热兼挟有阴虚之热也。治之者宜上开其结,下止其泻,兼清其内伤、外感之热,庶可奏效。

处方 生怀山药一两五钱 生莱菔子捣碎,一两 滑石一两 生杭芍六钱 甘草三钱

共煎汤一大盅,温服。

复诊 服药后上焦之结已愈强半,气息颇形顺适,灼热亦减,已不感渴,大便仍溏,服药后下一次,脉象较前平和仍微数,遂再即原方略加减之。

处方 生怀山药一两五钱 生莱菔子捣碎,八钱 滑石八钱 生杭芍五钱 甘草三钱

先用白茅根(鲜者更好)、青竹茹各二两,同煎数沸,取汤以之代水煎药。

效果 将药煎服后,诸病皆愈,惟大便仍不实,俾每日用生怀

山药细末两许，水调煮作茶汤，以之送服西药百布圣五分，充作点心，以善其后。

温病

俞寿卿，年过四旬，住天津大胡同经理房租，于孟夏得温病。

病因 与人动气争闹，头面出汗为风所袭，遂成温病。

证候 表里俱发热，胸膈满闷有似结胸，呼吸甚觉不利，夜不能寐，其脉左右皆浮弦有力，舌苔白厚，大便三日未行。

诊断 此病系在太阳而连及阳明、少阳也。为其病在太阳，所以脉浮；为其连及阳明，所以按之有力；为其更连及少阳，是以脉浮有力而又兼弦也。其胸膈满闷呼吸不利者，因其怒气溢于胸中，挟风邪痰饮凝结于太阳部位也。宜外解太阳之表，内清阳明之热，兼和解其少阳，更开荡其胸膈，方为完全之策。

处方 生石膏捣细，二两　蒌仁炒捣，二两　生莱菔子捣碎，八钱　天花粉六钱　苏子炒捣，三钱　连翘三钱　薄荷叶二钱　茵陈二钱　龙胆草二钱　甘草二钱

共煎汤一大盅，温服后，覆衾取微汗。

效果 服药后阅一小时，遍身得汗，胸次豁然，温热全消，夜能安睡，脉已和平如常，惟大便犹未通下，俾但用西药旃那叶一钱，开水浸服两次，大便遂通下。

风温

赵印龙，邑北境许孝子庄人，年近三旬，业农，于孟秋得风温病。

病因 孟秋下旬，农人忙甚，因劳力出汗过多，复在树阴乘凉过度，遂得风温病。

证候 胃热气逆，服药多呕吐。因此屡次延医服药，旬余无效。及愚诊视，见其周身壮热，心中亦甚觉热，五六日间饮食分毫

不进,大便数日未行。问何不少进饮食?自言有时亦思饮食,然一切食物闻之皆臭恶异常。强食之即呕吐,所以不能食也。诊其脉弦长有力,右部微有洪象,一息五至。

诊断 即此证脉相参,知其阳明府热已实,又挟冲气上冲,所以不能进食,服药亦多呕也。欲治此证当以清胃之药为主,而以降冲之药辅之。则冲气不上冲,胃气亦必随之下降,而呕吐能止,即可以受药进食矣。

处方 生石膏捣细,三两 生赭石轧细,一两 知母八钱 潞党参四钱 粳米三钱 甘草二钱

共煎汤一大碗,分三次温服下。

方解 此方乃白虎加人参汤又加赭石,为其胃府热实,故用白虎汤,为其呕吐已久,故加人参,为其冲胃上逆,故又加赭石也。

效果 将药三次服完,呕吐即止,次日减去赭石,又服一剂,大便通下,热退强半。至第三日减去石膏一两,加玄参六钱,服一剂,脉静身凉,而仍分毫不能饮食,憎其臭味如前。愚晓其家人曰:此病已愈,无须用药,所以仍不饮食者,其胃气不开也。胃之食物莫如莱菔,可用鲜莱菔切丝香油炒半熟,而以葱酱作汤勿过熟,少调以绿豆粉俾服之。至汤作熟时,病人仍不肯服,迫令尝少许,始知香美,须臾服尽两碗,从此饮食复常。病人谓其家人曰:吾从前服药十余剂,病未见愈,今因服莱菔汤而霍然全愈,若早知莱菔汤能如此治病,则吾之病不早愈乎?其家人不觉失笑。

附录 曾记弱冠时,比邻有病外感痰喘者,延邑中老医皮荣伯先生,投以小青龙汤一剂喘即愈,然觉胸中似有雾气弥漫不能进食。皮君曰,此乃湿气充盛,是以胃气不开也,此当投以开胃之剂。为疏方用《金匮》苓桂术甘汤,煎服后未半刻,陡觉胸中阴霾顿开,毫无障碍,遂能进食,见者皆惊其用药之神奇。夫皮君能如此用药,诚无愧名医之目。而益叹经方之神妙,诚有不可令人思议者矣。此因一用莱菔,一用古方,均开胃于顷刻之间,故附志之。

风温兼伏气化热

陈百生督军(前任陕西),年四十六岁,寓天津广东路,得风温兼伏气化热病。

病因 因有事乘京奉车北上时,当仲夏归途受风,致成温热病。

证候 其得病之翌日,即延为诊视,起居如常,惟觉咽喉之间有热上冲,咳嗽吐痰,音微哑,周身似拘束酸软,脉象浮而微滑,右关重按甚实,知其证虽感风成温,而其热气之上冲咽喉,实有伏气化热内动也。若投以拙拟寒解汤(在三期五卷中,有生石膏一两),原可一汗而愈。富贵之人其身体倍自郑重,当此病之初起而遽投以石膏重剂,彼将疑而不肯服矣。因与之商曰:将军之病,原可一药而愈,然必须方中生石膏一两。夫石膏原和平之药不足畏,若不欲用时而以他凉药代之,必不能一剂治愈也。陈督曰:我之病治愈原不心急,即多服几剂药无妨。愚见其不欲轻服石膏,遂迁就为之拟方。盖医以救人为目的,正不妨委曲以行其道也。

处方 薄荷叶三钱 青连翘三钱 蝉退二钱 知母六钱 玄参六钱 天花粉六钱 甘草二钱

共煎汤一大盅,温服。

复诊 翌日复延为诊视,言服药后周身得微汗,而表里反大热,咳嗽音哑益甚,何以服如此凉药而热更增加,将毋不易治乎?言之若甚恐惧者。诊其脉洪大而实,左右皆然,知非重用石膏不可。因谓之曰,此病乃伏气化热,又兼有新感之热,虽在初得亦必须用石膏清之方能治愈。吾初次已曾言之,今将军果欲愈此证乎,殊非难事,然此时但用石膏一两不足恃也,若果能用生石膏四两,今日必愈,吾能保险也。问石膏四两一次全服乎?答曰,非也。可分作数次服,病愈则停服耳。陈督闻愚言似相信,求为出方,盖因其有恐惧之心,故可使相信耳。

处方 生石膏捣细，四两 粳米六钱

共煎汤至米熟，取汤四盅，分四次徐徐温饮下。病愈不必尽剂，饮至热退而止。大便若有滑泻，尤宜将药急停服。至方中石膏既开生者，断不可误用煅者。若恐药房或有差误，可向杂货铺中买大块石膏自制细用之。盖此时愚至津未久，津地医者率用煅石膏，鲜有用生石膏者。前此开方曾用生石膏三两，药房以煅者误充，经愚看出，是以此次如此谆谆告语也。

复诊 翌日又延为诊视，相迎而笑曰：我今热果全消矣，惟喉间似微觉疼，先生可再为治之。问药四盅全服乎？答曰：全服矣。当服至三盅后，心犹觉稍热，是以全服，且服后并无大便滑泻之病，石膏真良药也。再诊其脉已平和如常。原无须服药，问其大便，三日犹未下行。为开滋阴润便之方，谓服至大便通后，喉疼亦必自愈，即可停药勿服矣。

温病兼痧疹

舒啸岑，天津二区华新公司办公处经理，年四十五岁，于仲夏得温病兼痧疹。

病因 舒君原精医术，当温疹流行之时，屡次出门为人诊病，受其传染因得斯病。

证候 其前数日皆系自治，屡次服表疹清热之药，疹已遍身出齐而热仍不退，因求愚为诊治。其表里俱觉发热，且又烦躁异常，无片时宁静，而其脉则微弱不起，舌苔薄而微黄，大便日行一次不干不溏，小便赤涩短少。

诊断 此证当先有伏气化热，因受外感之传染而激发，缘三焦脂膜窜入少阴遏抑肾气，不能上与心火相济，是以舌苔已黄，小便短赤，阳明府热已实，而其脉仍然无力也。其烦躁异常者，亦因水火之气不相交也。此虽温病，实与少阴伤寒之热者无异，故其脉亦与少阴伤寒之脉同。当治以白虎加人参汤，将原方少为变

通，而再加托表疹毒之品辅之。

处方 生石膏捣细，二两 大潞参四钱 天花粉八钱 生怀山药八钱 鲜茅根四钱 甘草二钱

共煎汤两盅，分两次温服下。

此方即白虎加人参汤以花粉代知母，生山药代粳米，而又加鲜茅根也。花粉与知母皆能清热，而花粉于清热之外又善解毒，山药与粳米皆能和胃，而山药于和胃之外又能滋肾。方中之义，用白虎汤以治外感实热，如此变通则兼能清其虚热，解其疹毒，且又助以人参，更可治证实脉虚之热，引以鲜茅根，并可治温病下陷之热也。

复诊 将药煎服一剂，热退强半，烦躁亦大轻减，可安睡片时。至翌日过午，发热烦躁又如旧，脉象仍然无力，因将生石膏改用三两，潞参改用五钱，俾煎汤三盅，分三次温饮下。每饮一次，调入生鸡子黄一枚，服后其病亦见愈。旋又反复，且其大便一日两次，知此寒凉之药不可再服。乃此时愚恍然会悟，得治此证之的方矣。

处方 鲜白茅根切碎，六两

添凉水五盅，在炉上煎一沸，即将药罐离开炉眼，约隔三寸许，迟十分钟再煎一沸，又离开炉眼，再迟十分钟，视其茅根皆沉水底，其汤即成。若茅根不沉水底，可再煎一沸，约可取清汤三盅，乘热顿饮之，以得微汗方佳。

效果 此方如法服两剂，其病脱然愈矣。

说明 按此证其伏气之化热，固在三焦，而毒菌之传染，实先受于上焦，于斯毒热相并随上焦之如雾而弥漫于全身之脏腑经络不分界限。茅根禀少阳最初之气，凉而能散，且其形不但中空，周遭爿上皆小孔玲珑透彻，故能通达经络脏腑无微不至。惟性甚平和，非多用不能奏效。是以一剂重用至六两，其凉散之力能将脏腑经络间之毒热尽数排出（茅根能微汗利小便，皆其排出之道路），

毒热清肃,烦躁自除矣。愚临证五十年,用白虎加人参汤时不知凡几,约皆随手奏效。今此证两次用之无效,而竟以鲜白茅根收其功,此非愚所素知,乃因一时会悟后则屡次用之皆效,故特详之以为治温疹者开一法门也。若其脉象洪滑甚实者,仍须重用石膏清之,或石膏、茅根并用亦可。

又按:白茅根必须用鲜者,且必如此煎法方效。但依之成功,多用可至十两,少用亦须至四两,不然此证前两方中皆有茅根四钱未见效验,其宜多用可知矣。又药房中若无鲜者,可自向洼中剖之,随处皆有。若剖多不能一时皆用,以湿土埋之永久不坏。

温病兼劳力过度

族弟印春,年三十八岁,业商,于孟夏来津,于旅次得温病。

病因 时天气炎热,途中自挽辘车,辛苦过力,出汗受风,至津遂成温病。

证候 表里俱觉甚热,合目恒谵语,所言多劳力之事。舌苔白厚,大便三日未行,脉象左部弦硬,右部洪实而浮,数逾五至。

诊断 此证因长途炎热劳碌,脏腑间先有积热,又为外感所袭,则其热陡发。其左脉弦硬者,劳力过度,肝肾之阴分有伤也。右部洪实者,阳明之府热已实也。其洪实兼浮者,证犹连表也。拟治以白虎加人参汤以玄参代知母,生山药代粳米,更辅以透表之药以引热外出。

处方 生石膏捣细,三两　大潞参四钱　玄参一两　生怀山药六钱　甘草三钱　西药阿斯必林一瓦

将前五味共煎汤两大盅,先温服一盅,迟半点钟将阿斯必林用开水送下,俟汗出后再将所余一盅分两次温服下。

效果 将药服一盅后,即不作谵语,须臾将阿斯必林服下,遍体得汗,继又将所余之汤药徐徐服下,其病霍然全愈。

说明 白虎汤中以石膏为主药,重用至三两,所以治右脉之

洪实也；于白虎汤中加人参，更以玄参代知母，生山药代粳米，退热之中大具滋阴之力（石膏、人参并用，能于温寒大热之际，立复真阴），所以治左脉之弦硬也。用药如用兵，料敌详审，步伍整齐，此所以战则必胜也。至于脉象兼浮，知其表证未罢，犹可由汗而解，遂佐以阿斯必林之善透表者以引之出汗，此所谓因其病机而利导之也。若无阿斯必林之处，于方中加薄荷叶一钱，连翘二钱，亦能出汗。若疑二药如此少用，似不能出汗者，观三期五卷寒解汤后之诠语自明。

按：石膏之原质为硫氧氢钙化合而成。其性凉而能散，是以白虎汤证及白虎加人参汤证，往往于服药后周身得汗而解者。即使服药后未即得汗，而石膏所含硫氧氢之宣散力，实能排逐内蕴之热，息息自毛孔透出，此虽非汗解亦等于出汗也。

又按：阿斯必林之原质存于杨柳皮中。杨柳在春日发生最早，原禀少阳初生之气，其性凉而长于表散，且有以皮达皮之妙用。西人又制以硫酸（即硫氧），与石膏之原质原有相同之处，是以既能发表，又善退热，然其透表之力胜于石膏，而其退热之力则远不如石膏。是以温病初得其内热未实者，用开水送服一瓦或一瓦强，得汗即愈。若其内热既已炽盛，其证犹连表可发汗者，单用阿斯必林发汗不效，若用生石膏两许，其脉甚洪实者，或用生石膏至二两，煎汤一大盅，送服阿斯必林以发汗则效。即服后不出汗，其病亦可愈。此愚屡经试验而确知其然者也。

温病兼下痢

天津大胡同，范姓媪，年过五旬，得温病兼下痢证。

病因　家务劳心，恒动肝火，时当夏初，肝阳正旺，其热下迫，遂患痢证。因夜间屡次入厕又受感冒，兼发生温病。

证候　表里皆觉发热，时或作渴，心中烦躁，腹中疼甚剧，恒作呻吟。昼夜下痢十余次，旬日之后系纯白痢，其舌苔厚欲黄，屡次延医服药，但知治痢且用开降之品，致身体虚弱卧不能起，其脉左右皆弦而有力，重按不实，搏近五至。

诊断 此病因肝火甚盛，兼有外感之热已入阳明，所以脉象弦而有力。其按之不实者，因从前服开降之药过多也。其腹疼甚剧者，因弦原主疼，兹则弦而且有力，致腹中气化不和，故疼甚剧也。其烦躁者，因下久阴虚，肾气不能上达与心相济，遂不耐肝火温热之灼耗，故觉烦躁也。宜治以清温凉肝之品，而以滋阴补正之药辅之。

处方 生杭芍一两 滑石一两 生怀山药一两 天花粉五钱 山楂片四钱 连翘三钱 甘草三钱

共煎汤一大盅，温服。

复诊 将药煎服一剂，温热已愈强半，下痢腹疼皆愈，脉象亦见和缓，拟再用凉润滋阴之剂，以清其余热。

处方 生怀山药一两 生杭芍六钱 天花粉五钱 生怀地黄五钱 玄参五钱 山楂片三钱 连翘二钱 甘草二钱

共煎汤一大盅，温服。

效果 将药连服两剂，病遂全愈。惟口中津液短少恒作渴，运动乏力，俾用生怀山药细末煮作茶汤，兑以鲜梨自然汁，当点心服之，日两次，浃辰之间当即可复原矣。盖山药多含蛋白质原善滋阴，而其补益之力又能培养气化之虚耗。惟其性微温，恐与病后有余热者稍有不宜，藉鲜梨自然汁之凉润以相济为用，则为益多矣。

温病兼脑膜炎

天津东门里经司胡同，侯姓幼男，年八岁，得热病兼脑膜炎。

病因 蒙学暑假乍放，幼童贪玩，群在烈日中嬉戏，出汗受风，遂得斯证。

证候 闭目昏昏，呼之不应，周身灼热无汗，其脉洪滑而长，两寸尤盛。其母言病已三日,昨日犹省人事,惟言心中发热,至夜间即昏无知觉。然以水灌之犹知下咽,问其大便三日未行,其母泣问犹可救否?答以准可为之治愈。

诊断 此温热之病,阳明府热已实,其热循经上升兼发生脑膜炎也。脑藏神明主知觉,神经因热受伤,是以知觉全无,宜投以大剂白虎汤以清胃腑之热,而复佐以轻清之品,以引药之凉力上行,则脑中之热与胃腑之热全清,神识自明了矣。

处方 生石膏捣细,三两 知母八钱 连翘三钱 茵陈钱半 甘草三钱 粳米五钱

煎至米熟其汤即成,取清汁三茶杯,徐徐分三次温服,病愈无须尽剂。

效果 服至两次已明了能言,自言心中犹发热,将药服完,其热遂尽消,霍然全愈。

说明 脑膜炎之名创自西人。所谓炎者,谓其膜红、热、肿、疼也。此多为伤寒温病之兼证,故中医对于此证皆责之阳明热实。然均是阳明热实,而其神明有昏愦不昏愦之殊,实因其脑膜有炎有不炎也,是以西人之说原自可信。然脑中所藏者元神,心中所藏者识神,故寒温之热,若窜入手少阴,亦可使神明昏愦(此证极少)。西人不知心中有识神,而热入手少阴以昏人之神明,自非西人所能知也。

温热泄泻

天津一区钱姓幼男,年四岁,于孟秋得温热兼泄泻,病久不愈。

病因 季夏感受暑温,服药失宜,热留阳明之府,久则灼耗胃阴,嗜凉且多嗜饮水。延至孟秋,上热未消,而下焦又添泄泻。

证候 形状瘦弱已极,周身灼热,饮食少许则恶心欲呕吐。小便不利,大便一昼夜十余次,多系稀水,卧不能动,哭泣无声,脉

数十至且无力(四岁时,当以七至为正脉),指纹现淡红色,已透气关。

诊断 此因外感之热久留耗阴,气化伤损,是以上焦发热懒食,下焦小便不利而大便泄泻也。宜治以滋阴清热,利小便兼固大便之剂。

处方 生怀山药一两五钱 滑石一两 生杭芍六钱 甘草三钱

煎汤一大盅,分数次徐徐温服下。

方解 此方即拙著三期五卷中滋阴清燥汤也。原方生山药是一两,今用两半者,因此幼童瘦弱已极,气化太虚也。方中之义,山药与滑石同用,一利小便,一固大便,一滋阴以退虚热,一泻火以除实热。芍药与甘草同用,甘苦化合,味近人参,能补益气化之虚损。而芍药又善滋肝肾以利小便,甘草又善调脾胃以固大便,是以汇集而为一方也。

效果 将药连服两剂,热退泻止,小便亦利,可进饮食,惟身体羸瘦不能遽复。俾用生怀山药细末七八钱许,煮作粥,调以白糖,作点心服之。且每次送西药百布圣一瓦,如此将养月余始胖壮。

附录 此钱姓幼男之舅,系西医杨秀章君,为愚在陆军充军医正时之从事。见愚治愈此病,深叹中药若用之得法,有挽回造化之权。于斯从愚兼习中医,今已深窥医理之奥,中西并用而为救世之良医矣。

原第六期第四卷

温病门

温病兼虚热

高振之，山西人，年二十八岁，来天津谋事，寓居其友家一区陈宅，于仲秋得温病。

病因 朋友招饮，饮酒过度，又多喝热茶，周身出汗，出外受风。

证候 周身骨节作疼，身热三十九度四分，心中热而且渴，舌苔薄而微黄。大便干燥，小便短赤，时或干嗽，身体酸软殊甚，动则眩晕，脉数逾五至，浮弦无力。自始病至此已四十日矣，屡次延医服药无效。

诊断 此证乃薄受外感，并非难治之证。因治疗失宜，已逾月而外表未解，内热自不能清。病则懒食，又兼热久耗阴，遂由外感之实热酿成内伤之虚热，二热相并，则愈难治矣。斯当以大滋真阴之药为主，而以解表泻热之药佐之。

处方 生怀山药一两　生怀地黄一两　玄参一两　沙参六钱　生杭芍六钱　大甘枸杞五钱　天冬五钱　天花粉五钱　滑石三钱　甘草三钱

共煎汤一大碗，分三次温饮下，其初饮一次时，先用白糖水送服西药阿斯必林半瓦，然后服汤药。

复诊 初服药一次后，周身得汗，骨节已不觉疼，二次、三次继续服完，热退强半，小便通畅，脉已不浮弦，跳动稍有力，遂即原方略为加减，俾再服之。

处方 生怀山药一两 生怀地黄八钱 玄参六钱 沙参六钱 大甘枸杞六钱 天门冬六钱 滑石三钱 甘草二钱 真阿胶捣碎，三钱

药共九味，先将前八味煎汤两大盅，去渣入阿胶融化，分两次温服。其服初次时，仍先用白糖水送服阿斯必林三分瓦之一。此方中加阿胶者，以其既善滋阴，又善润大便之干燥也。

效果 将药先服一次，周身又得微汗，继将二分服下，口已不渴，其日大便亦通下。便下之后，顿觉精神清爽，灼热全无，病遂从此愈矣。

按：方中重用大队凉润之品，滋真阴即以退实热，而复以阿斯必林解肌，滑石利小便者，所以开实热之出路也。至于服阿斯必林半瓦，即遍身得汗者，因体虚者其汗易出，而心有燥热之人，得凉药之濡润亦恒自出汗也。

温病体虚

辽宁清丈局科员刘敷辰之幼子，年七岁，于暮春得温病。

病因 因赴澡塘洗澡，汗出未竭，遽出冒风，遂成温病。

证候 病初得时，医者不知用辛凉之药解肌，而竟用温热之药为发其汗，迨汗出遍体，而灼热转剧。又延他医遽以承气下之，病尤加剧，因其无可下之证而误下也。从此不敢轻于服药，迟延数日见病势浸增，遂延愚为诊视。其精神昏愦，间作谵语，气息微喘，肌肤灼热。问其心中亦甚觉热，唇干裂有凝血，其舌苔薄而黄，中心干黑，频频饮水不能濡润。其脉弦而有力，搏近六至，按之不实，而左部尤不任重按，其大便自服药下后未行。

诊断 此因误汗、误下，伤其气化，兼温热既久，阴分亏耗，乃邪实正虚之候也。宜治以大剂白虎加人参汤。以白虎汤清其热，以人参补其虚，再加滋阴之品数味，以滋补阴分之亏耗。

处方 生石膏捣细，四两 知母一两 野党参五钱 大生地

黄一两　生怀山药七钱　玄参四钱　甘草三钱

共煎汤三大盅，分三次温饮下。病愈者勿须尽剂，热退即停服。白虎加人参汤中无粳米者，因方中有生山药可代粳米和胃也。

效果　三次将药服完，温热大减，神已清爽，大便犹未通下，心中犹觉发热，诊其脉仍似有力，遂将原方去山药，仍煎三盅，俾徐徐温饮下，服至两盅大便通下，遂停药勿服，病全愈。

温热腹疼兼下痢

天津一区教堂后，张姓媪，年过五旬，先得温病腹疼，即又下痢。

病因　因其夫与子相继病故，屡次伤心，蕴有内热，又当端阳节后，天气干热非常，遂得斯证。

证候　腹中搅疼，号呼辗转不能安卧，周身温热，心中亦甚觉热，为其卧不安枕，手足扰动，脉难细诊，其大致总近热象，其舌色紫而干，舌根微有黄苔，大便两日未行。

诊断　此乃因日日伤心，身体虚损，始则因痛悼而脏腑生热，继则因热久耗阴而更生虚热，继又因时令之燥热内侵与内蕴之热相并，激动肝火下迫腹中，是以作疼，火热炽盛，是以表里俱觉发热。此宜清其温热，平其肝火，理其腹疼，更宜防其腹疼成痢也。

处方　先用生杭芍一两，甘草三钱，煎汤一大盅，分两次温服。每次送服卫生防疫宝丹（方载三期霍乱门）四十粒，约点半钟服完两次，腹已不疼。又俾用连翘一两，甘草三钱，煎汤一大盅，分作三次温服。每次送服拙拟离中丹三钱（方即益元散以生石膏代滑石），嘱约两点钟温服一次。

复诊　翌日晚三点钟，复为诊视，闭目昏昏，呼之不应。其家人言，前日将药服完，里外之热皆觉轻减，午前精神颇清爽，午后又渐发潮热，病热一时重于一时。前半点钟呼之犹知答应，兹则大声呼之亦不应矣。又自黎明时下脓血，至午后已十余次，今则将近两点钟未见下矣。诊其脉左右皆似大而有力，重按不实，数近六至，知其身体本虚，又因屡次下痢，更兼外感实热之灼耗，是以精神昏愦，分毫不能支持也。拟放胆投以大剂白虎加人参汤，复即原方略为加减，俾与病机适宜。

处方 生石膏捣细，三两　野台参五钱　生杭芍一两　生怀地黄一两　甘草三钱　生怀山药八钱

共煎汤三盅，分三次徐徐温服下。

此方系以生地黄代原方中知母，生山药代原方中粳米，而又加芍药。以芍药与方中甘草并用，即《伤寒论》中芍药甘草汤，为仲圣复真阴之妙方。而用于此方之中，又善治后重腹疼，为治下痢之要药也。

复诊 将药三次服完后，时过夜半，其人豁然省悟，其家人言自诊脉疏方后，又下脓血数次，至将药服完，即不复下脓血矣。再诊其脉，大见和平，问其心中，仍微觉热，且觉心中怔忡不安。拟再治以凉润育阴之剂，以清余热，而更加保合气化之品，以治其心中怔忡。

处方 玄参一两　生杭芍六钱　净萸肉六钱　生龙骨捣碎，六钱　生牡蛎捣碎，六钱　沙参四钱　酸枣仁炒捣，四钱　甘草二钱

共煎汤两盅，分两次温服。每服一次，调入生鸡子黄一枚。

效果 将药连服三剂，余热全消，心中亦不复怔忡矣。遂停服汤药，俾用生怀山药细末一两弱，煮作茶汤，少兑以鲜梨自然汁，当点心服之，以善其后。

说明 温而兼痢之证，愚治之多矣，未有若此证之剧者。盖此证腹疼至辗转号呼不能诊脉，不但因肝火下迫欲作痢也，实兼有外感毒疠之气以相助为虐。故用芍药以泻肝之热，甘草之缓肝之急，更用卫生防疫宝丹以驱逐外侵之邪气。迨腹疼已愈，又恐其温热增剧，故又俾用连翘甘草煎汤，遂服离中丹以清其温热，是

以其证翌日头午颇见轻。若即其见轻时而早为之诊脉服药,原可免后此之昏沉,乃因翌日相延稍晚,竟使病势危至极点,后幸用药得宜,犹能挽回,然亦险矣。谚有之"走马看伤寒",言其病势变更之速也,至治温病亦何独不然哉!又此证过午所以如此加剧者,亦以其素本阴虚,又自黎明下痢脓血多次,则虚而益虚;再加以阴亏之虚热,与外感之实热相并,是以其精神即不能支持,所赖方中药味无多,而举凡虚热、实热及下痢所生之热,兼顾无遗,且又煎一大剂分三次温饮下,使药力前后相继,此古人一煎三服之法。愚遵此法以挽回险证救人多矣。非然者则剂轻原不能挽回重病,若剂重作一次服病人又将不堪。惟将药多煎少服,病愈不必尽剂,此以小心行其放胆,洵为挽回险病之要着也。

温病兼下痢

津海道尹袁霖普君之夫人,年三十六岁,得温病兼下痢证。

病因 仲秋乘火车赴保定归母家省视,往来辛苦,路间又兼受风,遂得温病兼患下痢。

证候 周身壮热,心中热而且渴,下痢赤多白少,后重腹疼,一昼夜十余次。舌苔白厚,中心微黄,其脉左部弦硬,右部洪实,一息五至。

诊断 此风温之热已入阳明之府,是以右脉洪实,其炽盛之肝火下迫肠中作痢,是以左脉弦硬。夫阳明脉实而渴者,宜用白虎加人参汤,因其肝热甚盛,证兼下痢,又宜以生山药代粳米以固下焦气化,更辅以凉肝调气之品,则温与痢庶可并愈。

处方 生石膏捣细,三两　野党参四钱　生怀山药一两　生杭芍一两　知母六钱　白头翁五钱　生麦芽四钱　甘草四钱

将药煎汤三盅,分三次温饮下。

复诊 将药分三次服完,温热已退强半,痢疾已愈十之七八,腹已不疼。脉象亦较前和平,遂即原方略为加减,俾再服之。

处方 生石膏捣细，二两 野台参三钱 生怀山药八钱 生杭芍六钱 知母五钱 白头翁五钱 秦皮三钱 甘草三钱

共煎汤两盅，分两次温服下。

效果 将药煎服两剂，诸病皆愈，惟脉象似仍有余热，胃中似不开通，懒于饮食。俾用鲜梨、鲜藕、莱菔三者等分，切片煮汁，送服益元散三钱许，日服两次，至三次则喜进饮食，脉亦和平如常矣。

说明 凡温而兼痢之证，最为难治。盖温随下痢深陷而永无出路，即痢为温热所灼而益加疼坠，惟石膏与人参并用，能升举下陷之温邪，使之徐徐上升外散。而方中生山药一味，在白虎汤中能代粳米以和胃，在治痢药中又能固摄下焦气化，协同芍药、白头翁诸药以润肝滋肾，从容以奏肤功也。至于麦芽炒用之为消食之品，生用之不但消食，实能舒发肝气，宣散肝火，而痢病之后重可除也。至后方加秦皮者，取其性本苦寒，力善收涩，藉之以清热补虚，原为痢病将愈最宜之品。是以《伤寒论》白头翁汤中亦藉之以清厥阴热痢也。

袁霖普君为桓仁名孝廉，虽在仕途多年，而胸怀冲淡不改儒素本色。拙著之书曾为呈部注册，对于愚之医学极为推奖。故方中如此重用寒凉而心中坦然不疑，是以愚得放手速为之治愈也。若在他富贵之家为开此等方，则决不肯服矣。

温病兼下痢

天津河北玄纬路，姚姓媪，年六旬有二，于孟秋得温病兼下痢。

病因 孟秋天气犹热，且自觉心中有火，多食瓜果，又喜当风乘凉，遂致病温兼下痢。

证候 周身灼热，心中热且渴，连连呻吟不止，一日夜下痢十二三次，赤白参半，后重腹疼，饮食懒进，恶心欲呕，其脉左部弦而

兼硬，右部似有力而重按不实，数近六至。延医治疗近旬日病益加剧。

诊断 其左脉弦而兼硬者，肝血虚而胆火盛也。其右脉似有力而重按不实者，因其下痢久而气化已伤，外感之热又侵入阳明之府也。其数六至者，缘外感之热灼耗已久，而其真阴大有亏损也。证脉合参，此乃邪实正虚之候。拟用拙定通变白虎加人参汤及通变白头翁汤（两方皆在三期三卷痢疾门）二方相并治之。

处方 生石膏捣细，二两 野台参四钱 生怀山药一两 生杭芍一两 白头翁四钱 金银花四钱 秦皮二钱 生地榆二钱 甘草二钱 广三七轧细，二钱 鸦胆子去皮，拣成实者，五十粒

共药十一味，先用白糖水送服三七、鸦胆子各一半，再将余药煎汤两盅，分两次温服下。至煎渣再服时，亦先服所余之三七、鸦胆子。

复诊 将药煎服，日进一剂，服两日表里之热皆退，痢变为泻，仍稍带痢，泻时仍觉腹疼后重而较前轻减，其脉象已近平和，此宜以大剂温补止其泄泻，再少辅以治痢之品。

处方 生怀山药一两 炒怀山药一两 龙眼肉一两 大云苓片三钱 生杭芍三钱 金银花三钱 甘草二钱

共煎汤一大盅，温服。

效果 将药煎服两剂，痢已净尽而泻未全愈，遂即原方去金银花、芍药，加白术三钱，服两剂其泻亦愈。

暑温兼泄泻

天津估衣街西头万全堂药局，侯姓学徒，年十三岁，得暑温兼泄泻。

病因 季夏天气暑热，出门送药受暑，表里俱觉发热，兼头目眩晕。服药失宜，又兼患泄泻。

证候 每日泄泻十余次，已逾两旬，而心中仍觉发热懒食，周

身酸软无力，时或怔忡，小便赤涩发热，其脉左部微弱，右部重按颇实，搏近六至。

诊断 此暑热郁于阳明之府，是以发热懒食，而肝肾气化不舒，是以小便不利致大便泄泻也。当清泻胃腑，调补肝肾，病当自愈。

处方 生怀山药两半 滑石一两 生杭芍六钱 净萸肉四钱 生麦芽三钱 甘草三钱

共煎汤一大盅，温服。

复诊 服药一剂泻即止，小便通畅，惟心中犹觉发热，又间有怔忡之时，遂即原方略为加减，俾再服之。

处方 生怀山药一两 生怀地黄一两 净萸肉八钱 生杭芍六钱 生麦芽二钱 甘草二钱

共煎汤一大盅，温服。

效果 将药连服两剂，其病霍然全愈。

说明 初次所用之方，即拙拟之滋阴清燥汤(在三期五卷)加山萸肉、生麦芽也。从来寒温之热传入阳明，其上焦燥热、下焦滑泻者最为难治，因欲治其上焦之燥热，则有碍下焦之滑泻；欲补其下焦之滑泻，则有碍上焦之燥热，是以医者对之恒至束手。然此等证若不急为治愈，则下焦滑泻愈久，上焦燥热必愈甚，是以本属可治之证，因稍为迟延竟至不可救者多矣。惟拙拟之滋阴清燥汤，山药与滑石并用，一补大便，一利小便。而山药多液，滑石性凉，又善清上焦之燥热，更辅以甘草、芍药以复其阴(仲景谓作芍药甘草汤，以复其阴)，阴复自能胜燥热，而芍药又善利小便，甘草亦善调大便，汇集四味为方，凡遇证之上焦燥热、下焦滑泻者，莫不随手奏效也。间有阳明热实，服药后滑泻虽止而燥热未尽清者，不妨继服白虎汤。其热实体虚者，或服白虎加人参汤，若虑其复作滑泻，可于方中仍加滑石三钱，或更以生山药代粳米煎取清汤，一次只饮一大口，徐徐将药服完，其热全消，亦不至复作滑泻。

愚用此法救人多矣，滋阴清燥汤后，附有治愈多案可参观也。至此案方中加萸肉、生麦芽者，因其肝脉弱而不舒，故以萸肉补之，以生麦芽调之，所以遂其条达之性也。至于第二方中为泻止小便已利，故去滑石。为心中犹怔忡，故将萸肉加重。为犹有余热未清，故又加生地黄。因其余热无多，如此治法已可消除净尽，无须服白虎汤及白虎加人参汤也。

温病

孙雨亭，武清县人，年三十三岁，小学教员，喜阅医书，尤喜阅拙著《衷中参西录》。于孟秋时得温病，在家治不愈，遂来津求为诊治。

病因 未病之前，心中常觉发热，继因饭后有汗，未暇休息，陡有急事冒风出门，致得温病。

证候 表里俱觉壮热，嗜饮凉水食凉物，舌苔白厚，中心已黄，大便干燥，小便短赤，脉象洪长有力，左右皆然，一分钟七十八至。

诊断 此因未病之先已有伏气化热，或有暑气之热内伏，略为外感所激，即表里陡发壮热，一两日间阳明府热已实，其脉之洪长有力是明征也。拟投以大剂白虎汤，再少佐以宣散之品。

处方 生石膏捣细，四两 知母一两 鲜茅根六钱 青连翘三钱 甘草三钱 粳米三钱

共煎汤三盅，分三次温服下。

复诊 将药分三次服完，表里之热分毫未减，脉象之洪长有力亦仍旧，大便亦未通下。此非药不对证，乃药轻病重，药不胜病也。夫石膏之性《本经》原谓其微寒，若遇阳明大热之证，当放胆用之。拟即原方去连翘加天花粉，再将石膏加重。

处方 生石膏六两 知母一两 天花粉一两 鲜茅根六钱 甘草四钱 粳米四钱

共煎汤三大盅,分三次温服下。

复诊 将药分三次服完,下燥粪数枚,其表里之热仍然不退,脉象亦仍有力。愚谓雨亭曰,余生平治寒温实热证,若屡次治以大剂白虎汤而其热不退者,恒将方中石膏研极细,将余药煎汤送服即可奏效,今此证正宜用此方,雨亭亦以为然。

处方 生石膏研极细,二两　生怀山药二两　甘草六钱

将山药、甘草煎汤一大碗,分多次温服。每次送服石膏末二钱许,热退勿须尽剂,即其热未尽退,若其大便再通下一次者,亦宜将药停服。

效果 分六次将汤药饮完,将石膏送服强半,热犹未退,大便亦未通下,又煎渣取汤两盅,分数次送服石膏末,甫完,陡觉表里热势大增。时当夜深,不便延医。雨亭自持其脉弦硬异常,因常阅《衷中参西录》,知脉虽有力而无洪滑之致者,用白虎汤时皆宜加人参,遂急买高丽参五钱,煮汤顿饮下,其脉渐渐和缓,热亦渐退,至黎明其病霍然全愈矣。

说明 按:伤寒定例,凡用白虎汤若在汗、吐、下后及渴者,皆宜加人参。细询此证之经过始知曾发大汗一次,此次所服之药虽非白虎汤原方,实以山药代粳米,又以石膏如此服法,其力之大,可以不用知母是其方亦白虎汤也。若早加党参数钱,与山药、甘草同煎汤以送服石膏,当即安然病愈。乃因一时疏忽,并未见及,犹幸病者自知医理以挽回于末路。此虽白虎汤与人参前后分用之,仍不啻同时并用之也。

又按:此证加人参于白虎汤中其益有三:发汗之后人之正气多虚,人参大能补助正气,俾正气壮旺自能运化药力以胜邪,其为益一也;又发汗易伤津液,津液伤则人之阴分恒因之亏损,人参与石膏并用,能于邪热炽盛之时滋津液以复真阴,液滋阴复则邪热易退,其为益二也;又用药之法,恒热因凉用、凉因热用,《内经》所谓伏其所因也,此证用山药、甘草煎汤送服石膏之后,病则纯

热，药则纯凉，势若冰炭不相容，是以其热益激发而暴动，加人参之性温者以为之作引，此即凉因热用之义，为凉药中有热药引之以消热，而后热不格拒转与化合，热与凉药化合则热即消矣，此其为益三也。统此三益观之，可晓然于此病之所以愈，益叹仲圣制方之妙。即约略用之，亦可挽回至险之证也。

温病兼项后作疼

李芳岑督军之太夫人，年八旬有三，于孟夏得温病，兼项后作疼。

病因　饭后头面有汗，忽隔窗纱透入凉风，其汗遂闭，因得斯证。

证候　项疼不能转侧，并不能俯仰，周身发灼热，心中亦热，思凉物，脉象左部弦而长，右部则弦硬有力，大便干燥，小便短少。

诊断　此因汗出腠理不闭，风袭风池、风府，是以项疼，因而成风温也。高年之脉，大抵弦细，因其气虚所以无甚起伏，因其血液短少，是以细而不濡。至于弦硬而长有力，是显有温热之现象也。此当清其实热，辅以补正兼解表之品。

处方　生石膏轧细，一两　野台参三钱　生怀地黄一两　生怀山药五钱　玄参三钱　沙参三钱　连翘二钱

西药阿斯必林一瓦，先将阿斯必林用白糖水送下，即将中药煎汤一大盅，至甫出汗时，即将汤药乘热服下。

效果　如法将药服下后，周身得汗，表里之热皆退，项之疼大减，而仍未脱然。俾每日用阿斯必林一瓦强（约三分），分三次用白糖水送下，隔四点钟服一次。若初次服后微见汗者，后两次宜少服，如此两日，项疼全愈。盖阿斯必林不但能发汗去热，且能为热性关节疼痛之最妙药也。

温病兼胁疼

李镜波律师,寓天津河北三马路颐寿里,年三十八岁,于孟冬上旬得温病。

病因 其夫人于秋间病故,子女皆幼,处处须自经管,伤心又兼劳心,遂致暗生内热,薄受外感,遽成温病。

证候 初得时,即表里俱热,医者治以薄荷、连翘、菊花诸药。服后微见汗,病稍见轻。至再诊时,病人自觉呼吸短气,此气郁不舒也。医者误以为气虚,遂于清热药中加党参以补其气,服后右胁下陡然作疼,彻夜不能卧,亦不能眠。心中发热,舌苔白厚,大便四日未行。其左右脉皆弦,右部尤弦而有力,一分钟八十二至。

诊断 凡脉象弦者主疼,又主血液短少,此证之右胁非常疼痛,原为证脉相符,而其伤心、劳心以致暗生内热者,其血液必然伤损,此亦证脉相符也。其右脉弦而有力者,外感之热已入阳明之府也。拟治以白虎汤而辅以开郁滋阴之品。

处方 生石膏轧细,二两 知母八钱 玄参八钱 天冬八钱 川楝子捣碎,五钱 生莱菔子捣碎,五钱 连翘三钱 甘草二钱 粳米三钱

共煎汤两大盅,分两次温服下。

复诊 将药服完,热退强半,胁疼已愈三分之二,脉象变为浮弦,惟胸膈似觉郁闷,大便犹未通下。再治以宽胸、清热、润燥之剂,为其脉浮有还表之象,宜再少加透表之药以引之外出,其病当由汗而解。

处方 糖瓜蒌切碎,二两 生石膏捣细,一两 知母五钱 玄参五钱 连翘三钱 川楝子捣碎,四钱 甘草二钱

共煎汤两盅,分二次温服下。其服完两次之后,迟一点钟再服西药阿斯必林一瓦,温覆以取微汗。

效果 如法将药服完,果周身皆得微汗,病若失,其大便亦通

下矣。

风温兼喘促

辽宁小南关柴市旁，赫姓幼子，年五岁，得风温兼喘促证。

病因 季春下旬，在外边嬉戏，出汗受风，遂成温病。医治失宜，七八日间又添喘促。

证候 面红身热，喘息极迫促，痰声漉漉，目似不瞬。脉象浮滑，重按有力。指有紫纹，上透气关，启口视其舌，苔白而润。问其二便，言大便两日未行，小便微黄，然甚通利。

诊断 观此证状况已危至极点，然脉象见滑，虽主有痰亦足征阴分充足。且视其身体胖壮，知犹可治，宜用《金匮》小青龙加石膏汤，再加杏仁、川贝以利其肺气。

处方 麻黄一钱 桂枝尖一钱 生杭芍三钱 清半夏二钱 杏仁去皮捣碎，二钱 川贝母捣碎，二钱 五味子捣碎，一钱 干姜六分 细辛六分 生石膏捣细，一两

共煎汤一大盅，分两次温服下。

方解 《金匮》小青龙加石膏汤，原治肺胀，咳而上气，烦躁而喘。然其石膏之分量，仅为麻、桂三分之二(《金匮》小青龙加石膏汤，其石膏之分量原有差误，五期五卷曾详论之)，而此方中之生石膏则十倍于麻桂，诚以其面红身热，脉象有力，若不如此重用石膏，则麻、桂、姜、辛之热即不能用矣。又《伤寒论》小青龙汤加减之例，喘者去麻黄加杏仁，今加杏仁而不去麻黄者，因重用生石膏以监制麻黄，则麻黄即可不去也。

复诊 将药服尽一剂，喘愈强半，痰犹壅盛，肌肤犹灼热，大便犹未通下，脉象仍有力，拟再治以清热、利痰之品。

处方 生石膏捣细，二两 瓜蒌仁炒捣，二两 生赭石轧细，一两

共煎汤两盅，分三次徐徐温饮下。

效果 将药分三次服完，火退痰消，大便通下，病遂全愈。

说明 此案曾登于《名医验案类编》，何廉臣先生评此案云："风温犯肺，肺胀喘促，小儿尤多。病最危险，儿科专家，往往称为马脾风者此也。此案断定为外寒束内热，仿《金匮》小青龙加石膏汤，再加贝母开豁清泄，接方用二石、蒌仁等清镇滑降而痊。先开后降，步骤井然。惟五岁小儿能受如此重量，可见北方风气刚强，体质茁实，不比南方人之体质柔弱也。正惟能受重剂，故能奏速功。"

观何廉臣先生评语，虽亦推奖此案，而究嫌药量过重，致有南北分别之设想。不如此案药方之分量若作一次服，以治五岁孺子诚为过重。若分作三次服，则无论南北，凡身体胖壮之孺子皆可服也。试观近今新出之医书，治产后温病，有一剂用生石膏半斤者矣。曾见于刘蔚楚君《证治丛录》，刘君原广东香山人也。治鼠疫病亦有一剂用生石膏半斤者矣。曾见于李健颐君《鼠疫新篇》，李君原福建平潭人也，若在北方治此等证，岂药之分量可再加增乎？由此知医者之治病用药，不可定存南北之见也。且愚亦尝南至汉皋矣。曾在彼处临证处方，未觉有异于北方，惟用发表之剂则南方出汗较易，其分量自宜从轻。然此乃地气寒暖之关系，非其身体强弱之关系也。既如此，一人之身则冬时发汗与夏时发汗，其所用药剂之轻重自迥殊也。

尝细验天地之气化，恒数十年而一变。仲景当日原先著《伤寒论》，后著《金匮要略》，《伤寒论》小青龙汤，原有五种加法，而独无加石膏之例，因当时无当加石膏之病也。至著《金匮》时，则有小青龙加石膏汤矣。想其时已现有当加石膏之病也。忆愚弱冠时，见医者治外感痰喘证，但投以小青龙汤原方即可治愈。后数年愚临证遇有外感痰喘证，但投以小青龙汤不效，必加生石膏数钱方效。又迟数年必加生石膏两许，或至二两方效。由斯知为医者当随气化之转移，而时时与之消息，不可拘定成方而不知变通也。

秋温兼伏气化热

天津鼓楼东，徐姓媪，年五十九岁，于中秋上旬得温病，兼有伏气化热。

病因 从前原居他处，因迁居劳碌，天气燥热，有汗受风，遂得斯病。

证候 晨起觉周身微发热兼酸懒不舒，过午陡觉表里大热且其热浸增，及晚四点钟往视时，见其卧床闭目，精神昏昏，呻吟不止。诊其脉左部沉弦，右部洪实，数近六至。问其未病之前，曾有拂意之事乎？其家人曰：诚然，其禀性褊急，恒多忧思，且又易动肝火。欲见其舌苔，大声呼数次，始知启口，视其舌上似无苔而有肿胀之意，问其大便，言素恒干燥。

诊断 其左脉沉弦者，知其肝气郁滞不能条达，是以呻吟不止，此欲藉呻吟以舒其气也。其右脉洪实者，知此证必有伏气化热，窜入阳明，不然则外感之温病，半日之间何至若斯之剧也。此当用白虎汤以清阳明之热，而以调气舒肝之药佐之。

处方 生石膏捣细，二两　知母八钱　生莱菔子捣碎，三钱　青连翘三钱　甘草二钱　粳米四钱

共煎汤两盅，分两次温服。

方解 莱菔子为善化郁气之药，其性善升亦善降，炒用之则降多于升，生用之则升多于降，凡肝气之郁者宜升，是以方中用生者。至于连翘，原具有透表之力，而用于此方之中，不但取其能透表也，其性又善舒肝，凡肝气之郁而不舒者，连翘皆能舒之也。是则连翘一味，既可佐白虎以清温热，更可辅莱菔以开肝气之郁滞。

复诊 将药两次服完，周身得汗，热退十之七八，精神骤然清爽。左脉仍有弦象而不沉，右脉已无洪象而仍似有力，至数之数亦减。问其心中仍有觉热之时，且腹中知饥而懒于进食，此则再宜用凉润滋阴之品清其余热。

处方 玄参一两 沙参五钱 生杭芍四钱 生麦芽三钱 鲜茅根四钱 滑石三钱 甘草二钱

共煎汤一大盅，温服。方中有滑石者，欲其余热自小便泻出也。

效果 将药连服两剂，大便通下，其热全消。能进饮食，脉象亦和平矣。而至数仍有数象，俾再用玄参两半，潞参三钱，煎服数剂以善其后。

说明 医者论温病之成，多言由于伏气化热，而推本于《内经》“冬伤于寒，春必病温”二语，谓所受之伏气皆为冬令所感之寒。夫春日之温病，谓系冬日所感之寒化热，斯原近理，至夏日、秋日，皆有温病，若亦谓系冬日所感之寒化热则非是。盖凡伏气伏于三焦脂膜之中，能阻塞人身气化之流通，其人恒不易得汗。若能遍体出透汗，其伏气即可随汗发出。由斯而论，人之春日或可不出汗，至夏日则人有不出汗者乎？至夏日屡次出汗，纵有伏气有不暗消者乎？盖人四时皆可受外感，其受外感之轻者不能即发，皆可伏于三焦脂膜之中而为伏气，至于伏气之化热，冷时则迟，暖时则速，若交夏令以后，其化热不过旬日间耳。乃医者多不悟此理，仍执定旧说，遂致来西医之讥，谓病菌之伏于人身，其发皆有定期，未有至一月者，而况至数月乎？此固西医之轻言多事，然亦中医自遗人以口实也。

温病兼呕吐

刘秀岩，年三十二岁，住天津城北金钢桥西，小学教员，于季夏得温热病，兼呕吐不受饮食。

病因 学校与住宅相隔甚近，暑假放学，至晚仍在校中宿卧，一日因校中无人，其衾褥被人窃去，追之不及，因努力奔跑，周身出汗，乘凉歇息，遂得斯病。

证候 心中烦热，周身时时汗出，自第二日，呕吐不受饮食。

今已四日,屡次服药亦皆吐出,即渴时饮水亦恒吐出。舌苔白厚,大便四日未行。其脉左部弦硬,右部弦长有力,一息五至。

诊断 其脉左部弦硬者,肝胆之火炽盛也。右部弦长者,冲气挟胃气上冲也。弦长而兼有力者,外感之热已入阳明之府也。此证因被盗怒动肝气,肝火上冲,并激动冲气挟胃气亦上冲,而外感之热又复炽盛于胃中以相助为虐,是以烦热汗出不受饮食而吐药吐水也。此当投以清热、镇逆之剂。

处方 生石膏细末,二两 生赭石细末,六钱 镜面朱砂细末,五钱

和匀分作五包,先送服一包,过两点钟再送服一包,病愈即停服,不必尽剂。方用散剂不用汤剂者,止呕吐之药丸散优于汤剂也。

效果 服至两包,呕吐已愈,心中犹觉烦热。服至四包,烦热全愈,大便亦通下矣。

说明 石膏为石质之药,本重坠且又寒凉,是以白虎汤中以石膏为主,而以甘草缓之,以粳米和之,欲其服后留恋于胃中,不至速于下行。故用石膏者,忌再与重坠之药并用,恐其寒凉侵下焦也;并不可与开破之药同用,因开破之药力原下行也。乃今因肝气、胆火相并上冲,更激动冲气挟胃气上冲,且更有外感之热助之上冲,因致脏腑之气化有升无降。是以饮食与药至胃中皆不能存留,此但恃石膏之寒凉重坠原不能胜任,故特有赭石之最有压力者以辅之。此所以旋转脏腑中之气化,而使之归于常也。设非遇此等证脉,则石膏原不可与赭石并用也。

温病兼呕吐

天津北门里,杨姓媪,年过五旬,于冬春得温病兼呕吐。

病因 家庭勃谿,激动肝胆之火,继因汗出受风,遂得此证。

证候 表里壮热,呕吐甚剧,不能服药,少进饮食亦皆吐出,

舌苔白厚，中心微黄，大便三日未行，其脉左部弦长，右部洪长，重按皆实。

诊断 此少阳、阳明合病也。为其外感之热已入阳明胃腑，是以表里俱壮热，而舌苔已黄，为其激动之火积于少阳肝胆，是以其火上冲频作呕吐。治此证者欲其受药不吐，当变汤剂为散，且又分毫无药味，庶可奏效。

处方 生石膏细末，一两 鲜梨两大个

将梨去皮，切片，蘸石膏末细细嚼服。

复诊 将梨片与石膏末嚼服一强半未吐，迟两点钟又将所余者服完，自此不复呕吐，可进饮食，大便通下一次。诊其脉犹有余热，问其心中亦仍觉热，而较前则大轻减矣，拟改用汤剂以清其未尽之热。

处方 生石膏捣细，一两 生杭芍八钱 玄参三钱 沙参三钱 连翘二钱 甘草二钱 鲜白茅根三钱

药共七味，先将前六味水煎十余沸，入鲜白茅根再煎三四沸，取汤一大盅，温服。

效果 将药如法煎服一剂，热又减退若干，脉象已近和平，遂即原方将石膏改用六钱，芍药改用四钱，又服一剂，病遂全愈。

或问 石膏为清阳明之主药，此证原阳明、少阳均有实热，何以用石膏但清阳明之热而病即可愈？答曰：凡药服下，原随气血流行无处不到。石膏虽善清阳明之热，究之，凡脏腑间蕴有实热，石膏皆能清之。且凡呕吐者皆气上逆也，石膏末服，其石质之重坠大能折其上逆之气使之下行。又有梨片之甘凉开胃者以辅之，所以奏效甚捷也。若当秋夏之交无鲜梨时，可以西瓜代之。

温病兼衄血便血

天津城西梁家嘴，陈姓童子，年十五岁，在学校肄业，于仲秋得温病，兼衄血、便血。

病因 初因周身发热出有斑点,有似麻疹。医用凉药清之,斑点即回,连服凉药数剂,周身热已退,而心中时觉烦躁。逾旬日,因薄受外感,其热陡然反复。

证候 表里壮热,衄血两次,小便时或带血,呕吐不受饮食,服药亦多吐出,心中自觉为热所灼,怔忡莫支。其脉摇摇而动,数逾五至,左右皆有力,而重按不实。舌苔白而欲黄,大便三日未行。

处方 本拟投以白虎加人参汤,恐其服后作呕,遂用生石膏细末三两,生怀山药二两,共煎汤一大碗,俾徐徐温饮下。为防其呕吐,一次只饮一大口,限定四小时将药服完。

方解 凡呕吐之证,饮汤则吐,服粥恒可不吐。生山药二两煎取浓汁与粥无异,且无药味,服后其黏滞之力自能留恋于胃中。且其温补之性,又能固摄下焦以止便血,培养心气以治怔忡也。而以治此温而兼虚之证,与石膏相伍为方,以石膏清其温,以山药补其虚,虽非白虎加人参汤,而亦不啻白虎加人参汤矣。

效果 翌日复诊,热退十之七八,心中亦不怔忡,少进饮食亦不呕吐,衄血、便血皆愈。脉象力减,至数仍数,又俾用玄参二两,潞参、连翘各五钱,仍煎汤一大碗,徐徐温饮下,尽剂而愈,大便亦即通下。盖其大热已退而脉仍数者,以其有阴虚之热也。玄参、潞参并用,原善退阴虚作热,而犹恐其伏有疹毒,故又加连翘以托之外出也。

按:此证若能服药不吐,投以大剂白虎加人参汤,大热退后其脉即可不数。乃因其服药呕吐,遂变通其方,重用生山药二两与生石膏同煎服。因山药能健脾滋肾,其补益之力虽不如人参,实有近于人参处也。至大热退后,脉象犹数,遂重用玄参二两以代石膏,取其能滋真阴兼能清外感余热,而又伍以潞参、连翘各五钱,潞参即古之人参,此由白虎加人参之义化裁而出,故虚热易退,而连翘又能助玄参凉润之力外透肌肤,则余热亦易清也。

温疹

天津南门西沈家台，杨姓幼子，年四岁，于季春发生温疹。

病因 春暖时气流行，比户多有发生此病者，因受传染。

证候 周身出疹甚密，且灼热异常，闭目昏昏，时作谵语，气息迫促，其唇干裂紫黑，上多凝血，脉象数而有力，大便不实，每日溏泻两三次。

诊断 凡上焦有热之证，最忌下焦滑泻。此证上焦之热已极，而其大便又复溏泻，欲清其热，又恐其溏泻益甚，且在发疹，更虞其因溏泻毒内陷也。是以治此证者，当上清其热，下止其泻，兼托疹毒外出，证候虽险，自能治愈。

处方 生怀山药一两 滑石一两 生石膏捣细，一两 生杭芍六钱 甘草三钱 连翘三钱 蝉退去土，钱半

共煎一大盅，分多次徐徐温饮下。

效果 分七八次将药服完。翌日视之其热大减，诸病皆见愈。惟不能稳睡，心中似骚扰不安，其脉象仍似有力。遂将方中滑石、石膏皆减半，煎汤送安宫牛黄丸半丸，至煎渣再服时，又送服半丸，病遂全愈。

温疹兼喉痧

天津瑞云里，沈姓学生，年十六岁，于仲春得温疹兼喉痧证。

病因 因在体育场中游戏，努力过度，周身出汗为风所袭，遂得斯病。

证候 初病时微觉恶寒头疼，翌日即表里俱壮热，咽喉闷疼。延医服药病未见轻，喉中疼闷似加剧，周身又复出疹，遂延愚为诊治。其肌肤甚热，出疹甚密，连无疹之处其肌肤亦红，诚西人所谓猩红热也。其心中亦自觉热甚，其喉中扁桃腺处皆红肿，其左边有如榆荚一块发白，自言不惟饮食疼难下咽，即呼吸亦甚觉有碍。

诊其脉左右皆洪滑有力，一分钟九十八至。愚为刺其少商出血，复为针其合谷，又为拟一清咽、表疹、泻火之方，俾服之。

处方 生石膏捣细，二两 玄参六钱 天花粉六钱 射干三钱 牛蒡子捣碎，三钱 浙贝母三钱 青连翘三钱 鲜芦根三钱 甘草钱半 粳米三钱

共煎汤两大盅，分两次温服下。

复诊 翌日过午复为诊视，其表里之热皆稍退，脉象之洪滑亦稍减，疹出又稍加多。从前三日未大便，至此则通下一次。再视其喉，其红肿似加增，白处稍大，病人自言此时饮水必须努力始能下咽，呼吸之滞碍似又加剧。愚曰：此为极危险之病，非刺患处出血不可。遂用圭式小刀，于喉左右红肿之处，各刺一长口放出紫血若干，遽觉呼吸顺利。拟再投以清热、消肿、托表疹毒之剂。

处方 生石膏捣细，一两 天花粉六钱 赤芍三钱 板蓝根三钱 牛蒡子捣细，三钱 生蒲黄三钱 浙贝母三钱 青连翘三钱 鲜芦根三钱

共煎一大盅半，分两次温服。

方解 赤芍药张隐庵、陈修园皆疑是山中野草之根，以其纹理甚粗，与园中所植之芍药根迥异也。然此物出于东三省，愚亲至其地，见山坡多生此种芍药，开单瓣红花，其花小于寻常芍药花约三倍，而其叶则确系芍药无疑。盖南方亦有赤芍药，而其根仍白，兹则花赤其根亦赤，是以善入血分活血化瘀也。又浙贝治嗽，不如川贝，而以之治疮，浙贝似胜于川贝，以其味苦性凉能清热解毒也。

效果 将药连服两剂，其病脱然全愈。

说明 《灵枢·痈疽篇》谓，痈发嗌中，名曰猛疽，不治化为脓，脓不泻塞咽，半日死。此证咽喉两旁红肿日增，即痈发嗌中名为猛疽者也。其脓成不泻则危在目前。若其剧者必俟其化脓而后泻之，又恒有迫不及待之时，是以此证因其红肿已甚有碍呼吸，急刺之以出其紫血而红肿遂愈，此所谓防之于预也。且化脓而后

泻之，其疮口恒至溃烂，若未成脓而泻，其紫血所刺之口半日即合矣。

喉证原有内伤、外感之殊，其内伤者虽宜注重清热，亦宜少佐以宣散之品。如《白喉忌表抉微》方中之用薄荷、连翘是也。由外感者虽不忌用表散之品，然宜表散以辛凉，不宜表散以温热，若薄荷、连翘、蝉退、芦根诸药，皆表散之佳品也。

或有谓喉证若由于外感，虽麻黄亦可用者。然用麻黄必须重用生石膏佐之。若《伤寒论》之麻杏甘石汤，诚为治外感喉证之佳方也。特是其方原非治喉证之方，是以方中石膏仅为麻黄之两倍，若借以治外感喉证，则石膏当十倍于麻黄。若遇外感实火炽盛者，石膏尤宜多加方为稳妥。是以愚用此方以治外感喉证时，麻黄不过用至一钱，而生石膏恒用至两余，或重用至二两也。然此犹论喉证之红肿不甚剧者，若至肿甚有碍呼吸，不惟麻黄不可用，即薄荷亦不可用，是以治此证方中止用连翘、芦根也。

以上所论者，无论内伤、外感，皆咽喉证之属热者也。而咽喉中之变证，间有真寒假热者，又当另议治法。五期四卷载有治此等咽喉证之验案可参观。

温病兼喉痧痰喘

马心琢，天津城里乡祠前皮局工人，年二十八岁，于季秋得温病兼喉痧痰喘证。

病因　初因外出受风感冒甚微，医者用热药发之，陡成温病，而喉病喘病遂同时发现。

证候　表里俱壮热，喘逆咳嗽，时吐痰涎，咽喉左边红肿作疼（即西人所谓扁桃体炎），其外边项左侧亦肿胀，呼吸皆有窒碍。为其病喉且兼喘逆，则吸气尤形困难，必十分努力始能将气吸入。其舌苔白而薄，中心微黄。小便赤涩，大便四日未行。其脉左右皆弦长，右部重诊有力，一分钟九十六至。

诊断 此乃外感之热已入阳明之府，而冲气又挟胃气、肝火上冲也。为其外感之热已入阳明之府，是以右脉之力胜于左脉，为其冲气挟胃气、肝火上冲，是以左右脉皆弦长。病现喘逆及咽喉肿疼，其肿痛偏左者，正当肝火上升之路也。拟治以麻杏甘石汤，兼加镇冲降胃，纳气利痰之品以辅之，又宜兼用针刺放血以救目前之急。

处方 麻黄一钱 生石膏捣细，二两 生赭石轧细，一两 生怀山药八钱 杏仁去皮，炒捣，三钱 连翘三钱 牛蒡子捣碎，三钱 射干二钱 甘草一钱

共煎汤两盅，分两次温服。

又于未服药之前，用三棱针刺其两手少商出血，用有尖小刀刺其咽喉肿处，开两小口令其出血，且用硼砂、西药盐酸加里，融以三十倍之水，俾其含漱。又于两手合谷处为之行针。其咽喉肿处骤然轻减，然后服药。

复诊 将药服后，其喘顿愈强半，呼吸似无妨碍，表里之热亦愈强半，脉象亦较前平和，其右部仍然有力。胸膈似觉郁闷，有时觉气上冲，仍然咳嗽，大便犹未通下。拟再治以开郁降气，清热理嗽之剂。

处方 糖瓜蒌切碎，二两 生石膏捣细，一两 生赭石轧细，五钱 生杭芍三钱 川贝母三钱 碎竹茹三钱 生蒡子捣碎，三钱

共煎汤一大盅，温服。

效果 将药煎服一剂，大便通下，诸病皆愈。惟一日之间犹偶有咳嗽之时，俾用川贝母细末和梨蒸食之，以善其后。

说明 凡用古人成方治病，其药味或可不动，然必细审其药之分量或加或减，俾与病机相宜。如麻杏甘石汤原方，石膏之分量仅为麻黄之两倍，而此证所用麻杏甘石汤则石膏之分量二十倍于麻黄矣。盖《伤寒论》之麻杏甘石汤原非为治喉证而设，今藉之以治喉证。原用麻黄以散风定喘，又因此证之喉肿太甚，有碍

呼吸而方中犹用麻黄，原为行险之道，故麻黄仅用一钱，而又重用生石膏二两以监制之。且于临服药时先用刀㦨其患处，用针刺其少商与合谷，此所以于险中求稳也。尝闻友人杨达夫言有一名医深于《伤寒论》，自著有《注解伤寒论》之书行世，偶患喉证，自服麻杏甘石汤竟至不起。使其用麻杏甘石汤时，亦若愚所用者如此加减，又何患喉证不愈乎？纵使服药不能即愈，又何至竟不起乎？由此知非古人之方误人。麻杏甘石汤原为发汗后及下后，汗出而喘，无大热者之的方，原未言及治喉证也。而欲藉之以治喉证，能勿将药味之分量为之加减乎？尝总核《伤寒论》诸方用于今日，大抵多稍偏于热，此非仲景之不善制方也。自汉季至今，上下相隔已一千六百余年，其天地之气化，人生之禀赋，必有不同之处，是以欲用古方皆宜细为斟酌也。

温病兼喉疼

胡珍簠，道尹，年五十四岁，原籍云南，寓天津一区，于仲秋感受温病兼喉疼证。

病因 子孙繁多，教养皆自经心，又兼自理家中细务，劳心过度，暗生内热。且日饮牛乳两次作点心，亦能助热，内热上潮，遂觉咽喉不利，至仲秋感受风温，陡觉咽喉作疼。

证候 表里俱觉发热，咽喉疼痛，妨碍饮食。心中之热时觉上冲，则咽喉之疼即因之益甚。周身酸懒无力，大便干燥，脉象浮滑而长，右关尤重按有力，舌上白苔满布。

诊断 此证脉象犹浮，舌苔犹白，盖得病甫二日，表证犹未罢也。而右关重按有力，且时觉有热上冲咽喉者，是内伤外感相并而为病也。宜用重剂清其胃腑之热，而少佐以解表之品，表解里清，喉之疼痛当自愈矣。

处方 生石膏捣细，四两　西药阿斯必林一瓦

单将生石膏煎汤一大盅，乘热将阿斯必林融化其中服之。因

阿斯必林之原质,存于杨柳皮津液中,实为酸凉解肌之妙药。与大量之石膏并用,服后须臾其内伤、外感相并之热,自能化汗而解也。

效果 服后约半点钟,其上半身微似有汗,而未能遍身透出,迟一点钟,觉心中之热不复上冲,咽喉疼痛轻减,时在下午一点钟。至晚间临睡时,仍照原方再服一剂,周身皆得透汗,安睡一夜。翌晨诸病若失矣。

胡珍簠君前清名进士,为愚民纪后初次来津之居停也。平素博极群书,对于医书亦恒素披阅。惟误信旧说,颇忌生用石膏。经愚为之解析则豁然顿悟,是以一日之间共服生石膏八两而不疑,经此番治愈之后,益信生石膏为家常必需之品。恒预轧细末数斤,凡家中人有心中觉热者,即用两许,煮水饮之,是以家中终岁鲜病者。

温病兼阴虚

高诚轩,邻村张马村人,年二十五岁,业农,于仲夏得温病。

病因 仲夏上旬,麦秋将至,远出办事,又欲急回收麦,长途趋行于烈日之中,辛苦殊甚,因得温病。其叔父鲁轩与其表叔毛仙阁皆邑中名医,又皆善治温病。二人共治旬日无效,盖因其劳力过甚,体虚不能托病外出也。

证候 愚诊视时,其两目清白,竟无所见,两手循衣摸床,乱动不休,谵语无伦,分毫不省人事。其大便从前滑泻,此时虽不滑泻,每日仍溏便一两次,脉象浮而无力,右寸之浮尤甚,两尺按之即无,一分钟数至一百二十至。舌苔薄黄,中心干而微黑。

诊断 诊视甫毕,鲁轩与仙阁问曰:视此病脉何如,尚可救否?答曰:此证两目清白无火,而竟无所见者,肾阴将竭也。其两手乱动不休者,肝风已动也。病势至此,危险已至极点。幸喜脉浮为病还在太阳,右寸浮尤甚,又为将汗之兆。其所以将汗而不汗者，人身之有汗，如天地之有雨，天地阴阳和而后雨，人身亦阴阳和而后汗。此证两尺脉甚弱，阳升而阴不应，是以不能作汗。当用大滋真阴之品，济阴以应其阳必能自汗，汗出则病愈矣。然非强发其汗也，强发其汗则汗出必脱。调剂阴阳以听其自汗，是以汗出必愈也。鲁轩曰：余临证二十年，遇若此证者不知凡几，未尝救愈一人。今君英俊青年（时年二十六）遇此等极险之证，慨然以为可救，若果救愈此子者，当更名再生矣，遂促急为立方。

处方 熟怀地黄二两 生怀山药一两 玄参一两 大甘枸杞一两 甘草三钱 真阿胶四钱

药共六味，将前五味煎汤一大碗去渣，入阿胶融化，徐徐分数次温饮下。

效果 时当上午十点钟将药煎服，至下午两点钟将药服完。形状较前安静，再诊其脉颇有起色。俾再用原方煎汤一大碗，陆续服之，至秉烛时遍身得透汗，其病霍然愈矣。此案曾载于《名医验案类编》，编辑主任何廉臣先生对于此案似有疑意，以为诚如案中所述病况，实为不可挽救之证也。故今将此案又登斯编，并细载临证时问答诸语，以征此案之事实。且其哲嗣仙庄，后从愚学医，今已行道津沽，彰彰有声，其父偶与追述往事，犹不胜感激也。

说明 尝实验天地之气化，恒数十年而一变，医者临证用药，即宜随气化而转移，因病者所得之病已先随气转移也。愚未习医时，见医者治伤寒温病，皆喜用下药，见热已传里其大便稍实者，用承气汤下之则愈，如此者约二十年。及愚习医学时，其如此治法者则恒多偾事，而愚所阅之医书，又皆系赵氏《医贯》《景岳全书》《冯氏锦囊》诸喜用熟地之书，即外感证亦多喜用之。愚之治愈此证，实得力于诸书之讲究。而此证之外，又有重用熟地治愈寒温之坏证诸多验案（三期六卷白虎加人参以山药代粳米汤后，载有数案可参观）。此乃用药适与时会，故用之有效也。且自治愈此证之后，仙阁、鲁轩二君深与愚相契，亦仿用愚方而治愈若干外感之虚证,而一变其从前之用药矣。后至愚年过四旬,觉天地之气化又变,病者多系气分不足,或气分下陷,外感中亦多兼见此证,即用白虎汤时多宜加人参方效。其初得外感应发表时,亦恒为加黄芪方效,如是者又有年。乃自民纪十稔以来,病多亢阳,宜用大剂凉润之药济阴以配其阳,其外感实热之证,多宜用大剂白虎汤,更佐以凉润之品。且人脏腑之气化多有升无降,或脑部充血,或夜眠不寐,此皆气化过升之故,亦即阳亢无制之故。治之者宜镇安其气化,潜藏其阳分,再重用凉润之药辅之,而病始可治。此诚以天地之气化又有转移,人所生之病即随之转移,而医者之用药自不得不随之转移也。由此悟自古名医所著之书,多有所偏者非偏也,其所逢之时气化不同也。愚为滥竽医界者已五十年,故能举生平之所经历而细细陈之也。

温病兼喘胀

邑中牛留里,王义源君之女,年十五岁,于仲春得温病久不愈。

病因 仲春上旬,感受风温,医者诊治失宜,迁延旬余,病益增剧,医者诿为不治,始延愚为诊视。

证候 心下胀满甚剧,喘不能卧,自言心中干甚,似难支持。其舌苔白而微黄。小便赤少,大便从前滑泻。此时虽不滑泻,然仍每日下行。脉搏一息五至强,左部弦而有力,右部似大而有力,然皆不任重按。

诊断 此其温病之热,本不甚剧。因病久真阴亏损致小便不利,所饮之水停于肠胃则胀满,迫于心下则作喘。其心中自觉干甚,固系温病之热未清,亦足征其真阴亏损,阴精不能上奉也(《内经》谓阴精上奉,其人寿)。当滋其真阴,利其小便,真阴足则以水济火,而心中自然不干;小便利则水从下消,而胀满、喘促自愈。至于些些温病之余热,亦可皆随小便泻出而不治自愈矣。

处方 鲜白茅根去净皮及节间细根六两切碎，用水三大碗，煎一沸，俟半点钟，视其茅根若不沉水底，再煎一沸，至茅根皆沉水底，其汤即成。去渣当茶，徐徐温饮之。

效果 如法煎饮茅根两日，其病霍然全愈。盖白茅根凉润滋阴，又善治肝肾有热，小便不利，且具有发表之性，能透温病之热外出。一药而三善备，故单用之而能立建奇功也。然必剖取鲜者用之，且复如此煎法(过煎则无效)方能有效。

凡药之性，能利水者多不能滋阴，能下降者多不能上升，能清里者多不能达表。惟茅根既善滋阴，又善利水；既善引水气下行，又善助肾阴上升。且内清脏腑之热，外托肌表之邪，而尤善清肺、利痰定其喘逆。盖凡物体之中空者皆象肺，茅根不但中空，其周围爿上又有十二小孔，是其中空象肺叶，而其爿上之小孔又象肺叶上之通气小管也。因其形与肺肖，是以此证之病兼喘者服之亦愈也。

温病兼虚热

邑城东赵家庄，刘氏女，年十五岁，于季春患温病久不愈。

病因 因天气渐热，犹勤纺织，劳力之余出外乘凉，有汗被风遂成温病。

证候 初得周身发热，原宜辛凉解肌，医者竟用热药发之，汗未出而热益甚，心中亦热而且渴。此时若用大剂白虎加人参汤清之，病亦可愈，而又小心不敢用，惟些些投以凉润小剂，迁延二十余日，外感之热似渐退。然午前稍轻，而午后则仍然灼热，且多日不能饮食，形体异常清瘦。左脉弦细无根，右部关脉稍实，一息六至。舌苔薄而微黄，毫无津液。大便四五日一行，颇干燥。

诊断 此因病久耗阴，阴虚生热，又兼外感之热留滞于阳明之府未尽消也。当以清外感之热为主，而以滋补真阴之药辅之。

处方 生石膏捣细，一两　野党参三钱　生怀地黄一两　生

怀山药一两　生杭芍四钱　滑石三钱　甘草三钱

共煎汤一大盅,分两次温服下。

复诊　将药煎服两剂后,外感之热已退,右关脉已平和,惟过午犹微发热,此其阴分犹虚也。当再滋补其阴分。

处方　玄参一两　生怀山药一两　甘枸杞大者,五钱　生杭芍五钱　滑石二钱　熟地黄一两　生鸡内金黄色的,捣,一钱　甘草二钱

共煎一大盅,分两次温服。

效果　日服药一剂,连服三日,灼热全愈。

说明　按此方于大队滋阴药中犹少加滑石者,恐外感之热邪未尽,引之自小便出也。愚凡治外感之热兼有虚热者,恒生山药与滑石并用,泻热补虚一举两得。至上有外感燥热而下焦复滑泻者,用之以清热止泻(宜各用一两),尤屡次奏效。二药相伍,原有化合之妙用,若再加芍药、甘草,即拙拟之滋阴清燥汤,载于三期五卷,可参观也。

温病兼吐血

沧州大西门外,吴姓媪,年过七旬,偶得温病兼患吐血。

病因　年岁虽高,家庭事务仍自操劳,因劳心过度,心常发热,时当季春,有汗受风,遂得温病,且兼吐血。

证候　三四日间表里俱壮热,心中热极之时恒吐血一两口,急饮新汲井泉水其血即止。舌苔白厚欲黄,大便三日未行。脉象左部弦长,右部洪长,一息五至。

诊断　此证因家务劳心过度,心肝先有蕴热,又兼外感之热传入阳明之府,两热相并,逼血妄行,所以吐血。然其脉象火热虽盛,而正犹不虚,虽在高年,知犹可治。其治法当以清胃腑之热为主,而兼清其心肝之热,俾内伤外感之热俱清血自不吐矣。

处方　生石膏轧细,三两　生怀地黄一两五钱　生怀山药一两

生杭芍一两　知母三钱　甘草三钱　乌犀角一钱五分　广三七轧细，二钱

共药八味，将前六味煎汤三盅，犀角另煎汤半盅，和匀，分三次温服下。每服药一次，即送服三七末三分之一。

效果　将药三次服完，血止热退，脉亦平和，大便犹未通下，俾煎渣再服，犀角亦煎渣取汤，和于汤药中服之，大便通下全愈。

说明　愚平素用白虎汤，凡年过六旬者必加人参，此证年过七旬而不加人参者，以其证兼吐血也。为不用人参，所以重用生山药一两，取其既能代粳米和胃，又可代人参稍补益其正气也。

温病兼冲气上冲

郑伯恕，奉天裕盛铭印书局经理，年五十二岁，于季春得温病，兼冲气自下上冲。

病因　其人素有痰饮，偶有拂意之事，肝火内动，其冲气即挟痰饮上涌，连连呕吐痰水。季春之时，因受感冒成温病。温热内传，触动冲气又复上冲。

证候　表里俱壮热，嗜饮凉水，痰涎上泛，屡屡咳吐，呃逆哕气，连连不除，两胁作胀。舌苔白厚，而中心微黄。大便三日未行。其脉左部弦硬而长，右部洪滑而长，皆重按有力。此温病之热，已入阳明之府，又兼肝火挟冲气上冲也。是以其左脉弦硬为肝火炽盛，其弦硬而长即为冲脉上冲之现象也；其右脉洪滑，为温热已入阳明胃腑，其洪滑而长，亦冲气上冲之现象也。因冲脉虽居于上，而与阳明、厥阴皆有连带之关系也。欲治此证，当重用白虎汤以清阳明之热，而以泻肝、降冲、理痰之品辅之。

处方　生石膏捣细，三两　生赭石轧细，一两　生龙骨捣碎，八钱　生牡蛎捣碎，八钱　白知母八钱　生杭芍六钱　清半夏三钱　厚朴钱半　甘草二钱　粳米四钱

共煎汤三盅，分三次温饮下。

效果 将药分三次服完,热退气平,痰涎亦减十之七八,脉象亦近平和。其大便犹未通下,遂即原方将石膏、龙骨、牡蛎各减半,再煎服一剂,大便通下,病全愈。

方书用石膏未有与赭石并用者,即愚生平用石膏亦未尝与赭石并用,恐其寒凉之性与赭石之重坠者并用,而直趋下焦也。然遇有当用之病则病当之,非人当之。有如此证,不重用石膏则阳明之大热不除,不重用赭石则上逆之冲气莫制,此所以并用之而无妨碍也。设若此证,但阳明热实而无冲气上逆,服此药后其大便当即通下,或更至于滑泻,而阳明胃腑之热转难尽消。为其兼有冲气上逆,故必俟服之第二剂大便始能通下,此正所谓病当之,非人当之之明征也。

龙骨、牡蛎之性,皆善镇肝敛冲,以之治痰原非所长,而陈修园谓龙骨、牡蛎同用,能引逆上之火、泛滥之水下归其宅,为治痰之神品。其所谓痰,皆逆上之火、泛滥之水所成,即此证之冲气上冲、痰饮上泛者是也。是以方中龙骨、牡蛎各重用八钱,辅翼赭石以成降逆消痰之功,而非可泛以之治痰也。至于二药必生用者,非但取其生则性凉能清热也。《伤寒论·太阳篇》用龙骨、牡蛎者三方,皆表证未罢,后世解者谓龙骨、牡蛎敛正气而不敛邪气,是以仲师于表证未罢者亦用之。然三方中之龙骨、牡蛎下皆未注有煅字,其生用可知。虽其性敛正气不敛邪气,若煅之则其性过涩,亦必于外感有碍也。且煅之则其气轻浮,不能沉重下达,以镇肝敛冲更可知矣。

疟疾门

疟疾兼阴虚

吴元跻,天津华新纺纱厂理事,常州人,年三十二岁,于仲秋病疟久不愈。

病因 厂中作工，歇人不歇机器，轮流恒有夜班。暑热之时，彻夜不眠，辛苦有火，多食凉物，入秋遂发疟疾。

证候 其疟初发时，寒热皆剧，服西药金鸡纳霜治愈。旬日疟复发如前，又服金鸡纳霜治愈。七八日疟又发，寒轻热重，服金鸡纳霜不愈，服中药治疟汤剂亦不愈，迁延旬余，始求为诊治。自言疟作时发热固重，即不发疟之日身亦觉热，其脉左右皆弦而无力，数逾五至，知其阴分、阳分俱虚，而阴分之虚尤甚也。此当培养其气血，而以治疟之药辅之。

处方 玄参一两 知母六钱 天冬六钱 潞参三钱 何首乌三钱 炙鳖甲三钱 常山酒炒，钱半 柴胡钱半 茵陈钱半 生姜三钱 大枣三个，劈开

此方于发疟之前一夕煎服，翌晨煎渣再服，又于发疟之前四点钟，送服西药盐酸规尼涅（即金鸡纳霜，以盐酸制者）半瓦。

效果 将药如法服之，一剂疟即不发。而有时身犹觉热，脉象犹数，知其阴分犹虚也。俾用玄参、生怀山药各一两，生姜三片，大枣三枚，同煎服，以服至身不发热时停服。

疟疾兼脾胀

张宝华，住天津特别一区，年十九岁，习英文学生，于孟秋病疟，愈而屡次反复。

病因 其人性笃于学，当溽暑放假之时，仍自补习功课，劳心过度，又复受热过度，兼又多食瓜果以解其热，入秋遂发疟疾。

证候 自孟秋中旬病疟，服西药规尼涅治愈，后旬日反复，又服规尼涅治愈，后又反复，服规尼涅无效。以中药治愈，隔旬余病又反复。服中西药皆无效，因来社求治于愚。其脉洪滑而实，右部尤甚，自觉心中杜塞满闷，常觉有热上攻，其病疟时则寒热平均，皆不甚剧，其大便四日未行。

诊断 此胃间积有热痰，又兼脾作胀也。方书谓久疟在肋下

结有硬块名疟母,其块不消疟即不愈。而西人实验所结之块确系脾脏胀大,此证之自觉满闷,即脾脏胀大也。又方书谓无痰不作疟,是以治疟之方多用半夏、常山以理其痰,此证之自觉满闷且杜塞,又时有热上攻,实为热痰充塞于胃脘也。治之者宜消其脾之胀大,清其胃之热痰,兼以治疟之品辅之。且更可因其大便不通,驱逐脾之病下行自大便泻出,其病疟之根柢可除矣。

处方 川大黄四钱 生鸡内金黄色的,捣,三钱 清半夏三钱 常山酒炒,钱半 柴胡钱半 茵陈钱半 甘草钱半 净芒硝钱半

共药八味,将前七味煎汤一盅,冲芒硝服之。

其疟每日一发,在下午七点钟。宜于午前早将药服下,至午后两三点钟时,再服西药盐酸规尼涅(即金鸡纳霜,经盐酸制者)半瓦。

效果 前午十点钟将药服下,至午后一点时下大便两次,其心中已不觉闷热杜塞,迟至两点将西药服下,其日疟遂不发,俾再用生怀山药一两,熟莱菔子二钱,生鸡内金钱半煎汤,日服一剂,连服数日以善其后。

疟疾兼暑热

天津鼓楼东,徐姓媪,年近五旬,于季夏得疟疾。

病因 勤俭持家,中馈事多躬操,且宅旁设有面粉庄,其饭亦由家出,劳而兼暑,遂至病疟。

证候 其病间日一发,先冷后热,其冷甚轻,其热甚剧。恶心懒食,心中时常发热,思食凉物。其脉左部弦硬,右部洪实。大便干燥,小便赤涩,屡次服药无效。

诊断 此乃肝胆伏有疟邪,胃腑郁有暑热,暑热疟邪相并而为寒热往来,然寒少热多,此方书所谓阳明热疟也。宜祛其肝胆之邪,兼清其胃腑之热。

处方 生石膏研细,一两

均分作三包，其未发疟之日，头午用柴胡二钱煎汤送服一包，隔半日许再用开水送服一包，至次日前发疟五小时，再用生姜三钱煎汤送服一包。

效果　将药按期服完后，疟疾即愈，心中发热懒食亦愈。盖石膏善清胃热，兼能清肝胆之热，初次用柴胡煎汤送服者，所以和解少阳之邪也。至三次用生姜煎汤送服者，是防其疟疾将发与太阳相并而生寒也。

疟痢兼证

刘星垣，天津津浦路机械厂中工师，年三十二岁，于季秋患疟又兼下痢。

病因　因军事繁多，需车孔亟，机轮坏处须得急速收拾，忙时恒彻夜不眠，劳苦过甚，遂至下痢，继又病疟。

证候　其痢赤白参半，一昼夜十余次，下坠腹疼，其疟间日一发，寒轻热重，其脉左右皆有弦象，而左关独弦而有力。

诊断　此证之脉，左右皆弦者，病疟之脉，大抵如此。其左关独弦而有力者，其病根在肝胆也。为肝胆有外受之邪，是以脉现弦象而病疟；为其所受之邪为外感之热邪，是以左关脉象弦而有力，其热下迫肠中而下痢。拟清肝胆之热，散其外感之邪，则疟痢庶可同愈。

处方　生杭芍一两　山楂片三钱　茵陈二钱　生麦芽二钱　柴胡钱半　常山酒炒，钱半　草果捣碎，钱半　黄芩钱半　甘草二钱　生姜三片

煎汤一大盅，于不发疟之日晚间服之，翌晨煎渣再服一次。

效果　将药如法服后，疟痢皆愈。又为开生怀山药一两，生杭芍三钱，黄色生鸡内金一钱，俾日煎服一剂，以滋阴、培气、化瘀，连服数日以善其后。

霍乱门

霍乱兼转筋

王格言，盐山人，年三十八岁，在天津南开开义聚成铁工厂，于冬季得霍乱证。

病因 厂中腊底事务烦杂，劳心过度，暗生内热，又兼因怒激动肝火，怒犹未歇，遽就寝睡，至一点钟时，觉心中扰乱，腹中作疼，移时则吐泻交作，遂成霍乱。

证候 心中发热而渴，恶心怔忡，饮水须臾即吐，腹中时疼时止，疼剧时则下泻，泻时异常觉热，偶有小便热亦如斯，有时两腿筋转，然不甚剧，其脉象无力，却无闭塞之象。

诊断 霍乱之证，恒有脉象无火而其实际转大热者。即或脉闭身冷显露寒凉之象，亦不可遽以凉断。此证脉象不见有热，而心中热而且渴，二便尤甚觉热，其为内蕴实热无疑。至其脉不见有热象者，以心脏因受毒麻痹，而机关之启闭无力也。拟用大剂寒凉清其内热，而辅以解毒、消菌之品。

处方 生石膏捣细，三两　生杭芍八钱　清半夏温水淘三次，五钱　生怀山药五钱　嫩竹茹碎的，三钱　甘松二钱　甘草三钱

共煎汤三盅，分三次温服下，每次送服卫生防疫宝丹五十粒。方载后方中。甘松亦名甘松香，即西药中之缬草也。《纲目》谓，马氏《开宝本草》载其主恶气，卒心腹痛满。西人谓其善治转筋，是以为治霍乱要药。且其性善熏劳瘵，诚有解毒、除菌之力也。

复诊 将药分两次服完，吐泻、腹疼、转筋诸证皆愈。惟心中犹觉热作渴，二便仍觉发热。诊其脉较前有力，显呈有火之象。盖其心脏至此已不麻痹，启闭之机关灵活，是以脉象变更也。其犹觉热与渴者，因系余火未清，而吐泻之甚者最足伤阴，阴分伤损，最易生热，且善作渴，此不可但治以泻火之凉药也，拟兼投以

大滋真阴之品。

处方　生怀山药一两　大甘枸杞一两　北沙参一两　离中丹五钱

药共四味，将前三味煎汤一大盅，送服离中丹一半，迟四点钟，再将药渣煎汤一大盅，送服其余一半。离中丹载虚劳喘嗽门叶案中。

效果　将药分三次服完，热退渴止，病遂全愈。

说明　霍乱之证，原阴阳俱有。然愚五十年经验以来，知此证属阳，而宜治以凉药者十居其八；此证属阴，而宜治以热药者十居其一；此证属半阴半阳，当凉热之药并用，以调剂其阴阳者，又十居其一。而后世论者，恒以《伤寒论》所载之霍乱为真霍乱，至于以凉药治愈之霍乱，皆系假霍乱，不知《伤寒论》对于霍乱之治法亦非专用热药也。有如其篇第七节云，霍乱头痛，发热，身疼痛，热多，欲饮水者五苓散主之；寒多，不用水者理中丸主之。夫既明言热多寒多，是显有寒热可分也。虽所用之五苓散中亦有桂枝而分量独轻，至泽泻、茯苓、猪苓其性皆微凉，其方原不可以热论也。且用显微镜审察此病之菌，系弯曲杆形，是以此证无论凉热，惟审察其传染之毒菌，现弯曲杆形即为霍乱无疑也。至欲细审此病之凉热百不失一，当参观三期七卷霍乱门，及五期六卷论霍乱治法篇，自能临证无误。

卫生防疫宝丹方：

粉甘草细末十两　细辛细末两半　香白芷细末一两　薄荷冰细末三钱　樟脑所升冰片细末二钱　镜面朱砂三两

将前五味共和水泛为丸，如薏米粒大，晾干（忌晒），将朱砂研细为衣，勿令余剩，瓶贮密封。以治霍乱宜服八十粒，不效，迟两三点钟可再服八十粒，无论霍乱凉热，服之皆宜。

霍乱吐泻

天津荣业大街，李姓媪，年过六旬，于仲夏得霍乱证。

病因　天气炎热，有事出门，道途受暑，归家又复自饮，多受碳气，遂病霍乱。

证候　恶心呕吐，腹疼泄泻，得病不过十小时，吐泻已十余次矣。其手足皆凉，手凉至肘，足凉至膝，心中则觉发热，其脉沉细欲无，不足四至。

诊断　此霍乱之毒菌随溽暑之热传入脏腑也。其心脏受毒菌之麻痹，跳动之机关将停，是以脉沉细且迟；其血脉之流通无力，不能达于四肢，是以手足皆凉；其毒菌侵入肠胃，俾肠胃之气化失和，兼以脏腑之正气与侵入之邪气互相格拒，是以恶心腹疼，吐泻交作；其心中发热者固系夹杂暑气，而霍乱之属阳者，即不夹杂暑气，亦恒令人心中发热也。此宜治以解毒、清热之剂。

处方　卫生防疫宝丹百六十粒　离中丹四钱　益元散四钱

先将卫生防疫宝丹分三次用开水送服，约半点多钟服一次，服完三次，其恶心、腹疼当愈，呕吐、泄泻亦当随愈。愈后若仍觉心中热者，再将后二味药和匀，亦分三次用开水送服。每一点钟服一次，热退者不必尽服。离中丹见前。

效果　将卫生防疫宝丹分三次服完，果恶心、呕吐、腹疼、泄泻皆愈，而心中之热未见轻减，继将离中丹、益元散和匀，分三次服完，其热遂消，病全愈。

霍乱脱证

辽宁小南关，寇姓媪，年过六旬，得霍乱脱证。

病因　孟秋下旬染霍乱，经医数人调治两日，病势垂危，医者辞不治，其家人来院恳求往为诊治。

证候　其证从前吐泻交作，至此吐泻全无。奄奄一息，昏昏似睡,肢体甚凉,六脉全无。询之犹略能言语,惟觉心中发热难受。

诊断 此证虽身凉、脉闭,而心中自觉发热,仍当以热论。其所以身凉脉闭者,因霍乱之毒菌窜入心脏,致心脏行血之机关将停,血脉不达于周身,所以内虽蕴热而仍身凉、脉闭也。此当用药消其毒菌,清其内热,并以助心房之跳动,虽危险仍可挽回。

处方 镜面朱砂钱半 粉甘草细面,一钱 冰片三分 薄荷冰二分

共研细末,分作三次服,病急者四十分钟服一次,病缓者一点钟服一次,开水送下。

复诊 将药末分三次服完,心热与难受皆愈强半,而脉犹不出,身仍发凉,知其年过花甲,吐泻两日,未进饮食,其血衰惫已极,所以不能鼓脉外出以温暖于周身。

处方 野台参一两 生怀地黄一两 生怀山药一两 净萸肉八钱 甘草蜜炙,三钱

煎汤两大盅,分两次温服下。

方解 方中之义,用台参以回阳,生怀地黄以滋阴,萸肉以敛肝之脱(此证吐泻之始,肝木助邪侮土,至吐泻之极,而肝气转先脱),炙甘草以和中气之漓。至于生山药,其味甘、性温,可助台参回阳,其汁浆稠润又可助地黄滋阴。且此证胃中毫无谷气,又可藉之以培养脾胃,俾脾胃运化诸药有力也。

效果 将药两次服完,脉出,周身亦热,惟自觉心中余火未清,知其阴分犹亏,不能潜阳也。又用玄参、沙参、生山药各六钱,煎汤服下,病遂全愈。

说明 此证初次所服之药末,原名急救回生丹,载在三期七卷霍乱门。因民纪八稔孟秋,霍乱盛行,时在辽宁立达医院。拟得此方,登报广告,凡用此方者皆愈。时桓仁友人袁霖普,为河北故城县尹,用此方施药二百六十剂,即救愈二百六十人。复将此

方遍寄河北、山东各县署，又呈明省长，登于《北洋公报》。次年河北南半省又有霍乱证，复为寄去卫生防疫宝丹（见前王案中），袁君按方施药六大料，救愈千人。又将其方传遍各处，呈明省长及警务处长，登之《北洋公报》，袁君可为好行其德者矣。大抵前方治霍乱阳证最宜，后方则无论阴阳证及阴阳参半之证用之皆效。

霍乱暴脱证

邑北境故城县，刘氏妇，年近四旬，得霍乱暴脱证。

病因 受妊五六个月，时当壬寅秋令，霍乱盛行，因受传染，吐泻一昼夜，病似稍愈，而胎忽滑下。自觉精神顿散，心摇摇似不能支持。时愚在其邻村训蒙，遂急延为诊视。

证候 迨愚至欲为诊视，则病势大革，殓服已备，着于身将舁诸床，病家辞以不必入视。愚曰：此系暴脱之证，一息尚存，即可挽回。遂入视之，气息若无，大声呼之亦不知应，脉象模糊如水上浮麻，莫辨至数。

诊断 此证若系陈病状况，至此定难挽回，惟因霍乱吐泻已极，又复流产，则气血暴脱，故仍可用药挽救。夫暴脱之证，其所脱者元气也。凡元气之上脱必由于肝（所以人之将脱者，肝风先动），当用酸敛之品直趋肝脏以收敛之。即所以杜塞元气上脱之路，再用补助气分之药辅之。虽病势垂危至极点，亦可挽回性命于呼吸之间。

处方 净杭萸肉二两　野党参一两　生怀山药一两

共煎汤一大盅，温服。

方虽开就而药房相隔数里，取药迫不及待，幸其比邻刘翁玉珍是愚表兄，有愚所开药方，取药二剂未服，中有萸肉共六钱，遂急取来暴火煎汤灌之。

效果 将药徐徐灌下，须臾气息稍大，呼之能应，又急煎渣灌下，较前尤明了。问其心中何如，言甚难受，其音惟在喉间，细听可辨。须臾药已取到，急煎汤两茶杯，此时已自能服药。俾分三次温服下，精神顿复，可自动转。继用生山药细末八钱许，煮作茶汤，调以白糖，令其适口当点心服之。日两次，如此将养五六日以善其后。

说明 按人之气海有二：一为先天之气海，一为后天之气海。《内经》论四海之名，以膻中（即膈上）为气海，所藏者大气，即宗气也；养生家及针灸家皆以脐下为气海，所藏者元气，即养生家所谓祖气也。此气海之形状，若倒提鸡冠花形，纯系脂膜结成而中空（剖解猪腹者，名之为鸡冠油），肝脏下垂之脂膜与之相连，是以元气之上行，原由肝而敷布，而元气之上脱，亦即由肝而疏泄也（《内经》谓：肝主疏泄）。惟重用萸肉以酸敛防其疏泄，藉以杜塞元气上脱之路，而元气即可不脱矣。所最足明征者，若初次即服所开之方以治愈此证，鲜不谓人参之功居多，乃因取药不及，遂单服萸肉，且所服者只六钱即能建此奇功。由此知萸肉救脱之力实远胜人参。盖人参以救元气之下脱犹足恃，而以救元气之上脱，若单用之转有气高不返之弊（说见喻氏《寓意草》），以其性温而兼升也。至萸肉则无论上脱、下脱，用之皆效。盖元气之上脱由于肝，其下脱亦由于肝，诚以肝能为肾行气（《内经》谓：肝行肾之气），即能泻元气自下出也。为其下脱亦由于肝，故亦可重用萸肉治之也。

或问 同为元气之脱，何以辨其上脱、下脱？答曰：上脱与下脱，其外现之证可据以辨别者甚多。今但即脉以论，如此证脉若水上浮麻，此上脱之征也。若系下脱，其脉即沉细欲无矣。且元气上脱、下脱之外，又有所谓外脱者，周身汗出不止者是也。萸肉最善敛汗，是以萸肉亦能治之。三期一卷来复汤后载有治验之案数则，可参观也。

妇女科

怀妊受温病

长安县尹何麟皋君夫人，年三十二岁，受妊五月，于孟秋感受温病。

病因 怀妊畏热，夜眠当窗，未上窗幔，自窗纱透风，感冒成温。

证候 初病时调治失宜，温热传里，阳明府实，延医数人皆言病原当用大凉之药，因怀妊实不敢轻用，继延愚为诊视，见其面红气粗，舌苔白厚，中心已黄，大便干燥，小便短赤。诊其脉左右皆洪滑而实，一息五至强。

诊断 据此证状脉象观之，不但阳明胃腑之热甚实，即肝胆之热亦甚盛。想其未病之前必曾怒动肝火，若不急清其热，势将迫血妄行，危险即在目前。病家曰：先生之言诚然，今听先生用药，不知可保无虞否？答曰：此当治以白虎加人参汤，以白虎汤解其热，加参以保其胎，听吾用药可保万全无虞。病家闻此言深相信服，遂为疏方俾急服之。

处方 生石膏捣细，三两　野党参四钱　生怀地黄一两　生怀山药一两　生杭芍五钱　甘草三钱

共煎汤三盅，分三次温服下。

方解 按此方虽非白虎加人参汤原方，而实以生地黄代知母，以生山药代粳米，而外加芍药也。盖知母、地黄同能滋阴退热，而知母性滑，地黄则饶有补肾之力（八味丸中干地黄即药房中之生地黄）；粳米与山药皆有浓汁能和胃，而粳米汁浓而不黏，山药之汁浓而且黏，大有固肾之力。如此通变原方，自于胎妊大有益也。外加芍药者，欲藉之以清肝胆之热也。

复诊 将药分三次服完，翌日午前大便通下一次，热已退十

之七八，脉象已非洪实，仍然有力，心中仍觉发热，拟再用凉润滋阴之品清之。

处方 玄参一两 生怀地黄一两 天花粉五钱 生杭芍五钱 鲜茅根四钱 甘草二钱

共煎汤两盅，分两次温服下。

效果 将药煎服两剂，病遂霍然全愈。

说明 凡外感有热之证，皆右部之脉盛于左部之脉，至阳明府实之证，尤必显然于右部见之，因胃腑之脉原候于右关也。今此证为阳明府实，其右部之脉洪滑而实宜矣。而左部之脉亦现此象，是以知其未病之先肝中先有郁热，继为外感之热所激，则勃然发动而亦现洪滑而实之脉象也。

受妊呕吐

天津一区王氏妇，年二十六岁，受妊后呕吐不止。

病因 素有肝气病，偶有拂意，激动肝气，恒作呕吐。至受妊后，则呕吐连连不止。

证候 受妊至四十日时，每日必吐，然犹可受饮食，后则吐浸加重，迨至两月以后勺水不存。及愚诊视时，不能食者已数日矣。困顿已极，不能起床。诊其脉虽甚虚弱，仍现滑象，至数未改，惟左关微浮，稍似有力。

诊断 恶阻呕吐原妊妇之常，兹因左关独浮而有力，知系肝气、胆火上冲，是以呕吐特甚。有谓恶阻呕吐虽甚剧无碍者，此未有阅历之言。愚自行道以来，耳闻目睹，因此证偾事者已有多人，甚勿忽视。此宜急治以镇肝降胃之品，不可因其受妊而不敢放胆用药也。

处方 生赭石轧细，两半 潞党参三钱 生怀山药一两 生怀地黄八钱 生杭芍六钱 大甘枸杞五钱 净萸肉四钱 青黛三钱 清半夏六钱药共九味，先将半夏用温水淘三次，将矾味淘净，用作饭小锅煮取清汤一盅，调以面粉煮作茶汤，和以白糖令其适口，服下其吐可止。再将余药八味煎汤一大盅，分三次温服。

复诊 将药连服两剂，呕吐即止。精神、气力稍振，可以起坐，其脉左关之浮已去，六部皆近和平。惟仍有恶心之时，懒于饮食，拟再治以开胃理肝，滋阴清热之剂。

处方 生怀山药一两 生杭芍五钱 冬瓜仁捣碎，四钱 北沙参四钱 碎竹茹三钱 净青黛二钱 甘草二钱

共煎汤一大盅，分两次温服下。

效果 将药连服三剂，病遂全愈，体渐复原，能起床矣。

或问 赭石《别录》称其能坠胎，原为催生要药，今重用之以治恶阻呕吐，独不虑其有坠胎之弊乎？答曰：《别录》谓其能坠胎者，为赭石之质重坠，可坠已成形之胎也。若胎至五六月时诚然忌之。若在三月以前之胎，虽名为胎，不过血脉一团凝聚耳。此时惟忌用破血之品，而赭石毫无破血之性。且《本经》谓治赤沃漏下，李氏《纲目》谓治妇人血崩，则其性可知。且其质虽重坠，不过镇降其肝胃上逆之气使归于平，是重坠之力上逆之气当之，即病当之非人当之也。况又与潞参、萸肉、山药诸补益之药并用，此所谓节制之师，是以战则必胜也。

怀妊得温病兼痰喘

天津北阁西，董绍轩街长之夫人，年三十四岁，怀妊，感受温病兼有痰作喘。

病因 受妊已逾八月，心中常常发热。时当季春，喜在院中乘凉，为风袭遂成此证。

证候 喘息有声，呼吸迫促异常，昼夜不能少卧，心中烦躁，舌苔白厚欲黄，左右寸脉皆洪实异常，两尺则按之不实，其数八至，大便干燥，小便赤涩。

诊断　此证前因医者欲治其喘，屡次用麻黄发之。致其元气将脱，又兼外感之热已入阳明。其实热与外感之气相并上冲，是以其脉上盛下虚，喘逆若斯迫使，脉七至即为绝脉，今竟八至恐难挽回。欲辞不治而病家再三恳求，遂勉为拟方。以清其热、止其喘，挽救其气化之将脱。

处方　净萸肉一两　生怀地黄一两　生龙骨捣碎，一两　生牡蛎捣碎，一两

将四味煎汤，送服生石膏细末三钱，迟五点钟若热犹不退。煎渣再服，仍送服生石膏细末三钱。

复诊　服药头煎、次煎后，喘愈强半，遂能卧眠，迨至黎明胎忽滑下，且系死胎。再诊其脉较前更数，一息九至，然不若从前之滑实，而尺脉则按之即无。其喘似又稍剧，其心中烦躁依旧，且觉怔忡，不能支持。此乃肝肾阴分大亏，不能维系阳分而气化欲涣散也。当峻补肝肾之阴，兼清外感未尽之余热。

处方　生怀山药六两　玄参两半　熟鸡子黄捻碎，六个　真西洋参捣为粗末，二钱

先将山药煎十余沸，再入玄参、鸡子黄煎汤一大碗，分多次徐徐温饮下。每饮一次，送服洋参末少许，饮完再煎渣取汤接续饮之，洋参末亦分多次送服，勿令余剩。

国产之参皆有热性，惟西洋参则补而不热，以治温热病气分虚者甚宜。然此参伪者极多，其性甚热，误用之足以偾事。惟其皮色黄，皮上皆系横纹，密而且细，其质甚坚者方真。若无真西洋参，可权用潞党参代之，剪成小块用药汤送服。

三诊　翌日又为诊视，其脉已减去三至为六至，尺脉按之有根，知其病已回生。问其心中已不怔忡，惟其心中犹觉发热，此非外感之热，乃真阴未复之热也。当纯用大滋真阴之品以复其阴。

处方　玄参三两　生怀山药两半　当归四钱　真西洋参捣为粗末，二钱

将前三味共煎汤一大碗，分多次温饮下，每饮一次送服洋参末少许。

四诊 前方服一剂，心中已不觉热，惟腹中作疼，问其恶露所下甚少，当系瘀血作疼。治以化瘀血之品，其疼当自愈。

处方 生怀山药一两 当归五钱 怀牛膝五钱 生鸡内金黄色的，捣，二钱 桃仁二钱 红花钱半 真西洋参捣为粗末，二钱

将前六味共煎汤一大盅，送服洋参末一半，至煎渣服时再送服余一半。

效果 前方日服一剂，服两日病遂全愈。

或问 他方用石膏皆与诸药同煎，此证何以独将石膏为末送服？答曰：石膏原为石质重坠之品，此证之喘息迫促，呼吸惟在喉间，分毫不能下达，几有将脱之势。石膏为末服之，欲借其重坠之力以引气下达也。且石膏末服，其退热之力一钱可抵半两，此乃屡经自服以试验之，而确能知其如斯。此证一日服石膏末至六钱，大热始退。若用生石膏三两，同诸药煎汤，病家将不敢服，此为救人计，不得不委曲以行其术也。

或问 产后忌用寒凉，第三方用于流产之后，方中玄参重用三两，独不虑其过于苦寒乎？答曰：玄参细嚼之其味甘而微苦，原甘凉滋阴之品，实非苦寒之药。是以《本经》谓其微寒，善治产乳余疾，故产后忌用凉药而玄参则毫无所忌也。且后世本草谓大便滑泻者忌之，因误认其为苦寒也。而此证服过三两玄参之后，大便仍然干燥，则玄参之性可知矣。

或问 此证之胎已逾八月，即系流产，其胎应活，何以产下竟为死胎？答曰：胎在腹中，原有脐呼吸，实藉母之呼吸以为呼吸，是以凡受妊者其吸入之气，可由任脉以达于胎儿脐中。此证因吸入之气分毫不能下达，则胎失所荫，所以不能资生也。为其不能资生，所以下降，此非因服药而下降也。

怀妊得温病兼下痢

天津一区橘街，张氏妇，年近三旬，怀妊，受温病兼下痢。

病因 受妊已六个月，心中恒觉发热，继因其夫本为显宦，时事变革，骤尔赋闲，遂致激动肝火，其热益甚，又薄为外感所束，遂致温而兼痢。

证候 表里俱壮热无汗，心中热极，思饮冰水，其家人不敢予。舌苔干而黄，频饮水不濡润，腹中常觉疼坠，下痢赤多白少，间杂以鲜血，一昼夜十余次。其脉左部弦长，右部洪滑，皆重诊有力，一息五至。

诊断 其脉左部弦长有力者，肝胆之火炽盛也。惟其肝胆之火炽盛下迫，是以不但下痢赤白，且又兼下鲜血，腹疼下坠。为其右部洪滑有力，知温热已入阳明之府，是以舌苔干黄，心为热迫，思饮冰水。所犹喜者脉象虽热，不至甚数，且又流利无滞，胎气可保无恙也。宜治以白虎加人参汤以解温病之热，而更重用芍药以代方中知母，则肝热能清而痢亦可愈矣。

处方 生石膏捣细，二两　大潞参五钱　生杭芍一两　粳米五钱　甘草三钱

共煎汤三盅，分三次温饮下。

复诊 将药分三次服完，表里之热已退强半，痢愈十之七八，腹中疼坠亦大轻减，舌苔由黄变白，已有津液，脉象仍然有力而较前则和缓矣。遂即原方为之加减，俾再服之。

处方 生石膏捣细，三两　大潞参三钱　生怀山药八钱　生杭芍六钱　白头翁四钱　秦皮三钱　甘草二钱

共煎汤三盅，分三次温饮下。

方解 按此方即白虎加人参汤与白头翁汤相并为一方也。为方中有芍药、山药，是以白虎加人参汤中可省去知母、粳米；为白虎加人参汤中之石膏可抵黄连、黄柏，是以白头翁汤中止用白

头翁、秦皮，合用之则一半治温，一半治痢，安排周匝，步伍整齐，当可奏效。

效果 将药如法服两剂，病遂全愈。

或问 《伤寒论》用白虎汤之方定例，汗、吐、下后加人参，渴者加人参。此案之证非当汗、吐、下后，亦未言渴，何以案中两次用白虎皆加人参乎？答曰：此案证兼下痢，下痢亦下之类也。其舌苔干黄毫无津液，舌干无液亦渴之类也。且其温病之热，不但入胃，更随下痢陷至下焦永无出路。惟人参与石膏并用，实能升举其下陷之温热而清解消散之，不至久留下焦以耗真阴。况此证温病与下痢相助为疟，实有累于胎气，几至于莫能支。加人参于白虎汤中，亦所以保其胎气，使无意外之虞也。

产后下血

天津河东十字街东，李氏妇，年近四旬，得产后下血证。

病因 身形素弱，临盆时又劳碌过甚，遂得斯证。

证候 产后未见恶露，纯下鲜血。屡次延医服药血终不止。及愚诊视，已廿八日矣。其精神衰惫，身体羸弱，周身时或发灼，自觉心中怔忡莫支。其下血剧时腰际疼甚，呼吸常觉短气，其脉左部弦细，右部沉虚，一分钟八十二至。

诊断 即此脉证细参，当系血下陷气亦下陷。从前所服之药，但知治血，不知治气，是以屡次服药无效。此当培补其气血，而以收敛固涩之药佐之。

处方 生箭芪一两 当归身一两 生怀地黄一两 净萸肉八钱 生龙骨捣碎，八钱 桑叶十四片 广三七细末，三钱

药共七味，将前六味煎汤一大盅，送服三七末一半，至煎渣再服时，仍送服其余一半。

方解 此乃傅青主治老妇血崩之方。愚又为之加生地黄、萸肉、龙骨也。其方不但善治老妇血崩，即用以治少年者亦效。初

但用其原方，后因治一壮年妇人患血崩甚剧，投以原方不效，且服药后心中觉热，遂即原方为加生地黄一两则效。从此愚再用其方时，必加生地黄一两，以济黄芪之热，皆可随手奏效。今此方中又加萸肉、龙骨者，因其下血既久，下焦之气化不能固摄，加萸肉、龙骨所以固摄下焦之气化也。

复诊 服药两剂，下血与短气皆愈强半，诸病亦皆见愈，脉象亦有起色，而起坐片时自觉筋骨酸软，此仍宜治以培补气血，固摄下焦气化，兼壮筋骨之剂。

处方 生箭芪一两 龙眼肉八钱 生怀地黄八钱 净萸肉八钱 胡桃肉五钱 北沙参五钱 升麻一钱 鹿角胶三钱

药共八味。将前七味煎汤一大盅，鹿角胶另炖化兑服。方中加升麻者，欲以助黄芪升补气分使之上达，兼以升提血分使不下陷也。

三诊 将药连服三剂，呼吸已不短气，而血分则犹见少许，然非鲜血而为从前未下之恶露，此吉兆也。若此恶露不下，后必为恙。且又必须下净方妥，此当兼用化瘀之药以催之速下。

处方 生箭芪一两 龙眼肉八钱 生怀地黄八钱 生怀山药六钱 胡桃肉五钱 当归四钱 北沙参三钱 鹿角胶四钱 广三七细末，三钱

药共九味，先将前七味煎汤一大盅，鹿角胶另炖化兑汤药中，送服三七末一半，至煎渣再服时，仍将所余之鹿角胶炖化兑汤药中，送服所余之三七末。

方解 此方欲用以化瘀血，而不用桃仁、红花诸药者，恐有妨于从前之下血也。且此方中原有善化瘀血之品，鹿角胶、三七是也。盖鹿角之性原善化瘀生新，熬之成胶其性仍在。前此之恶露自下，实多赖鹿角胶之力，今又助之以三七，亦化瘀血不伤新血之品。连服数剂，自不难将恶露尽化也。

效果 将药连服五剂，恶露下尽，病遂全愈。

产后手足抽掣

天津大伙巷，于氏妇，年过三旬，于产后得四肢抽掣病。

病因 产时所下恶露甚少，至两日又分毫恶露不见，迟半日遂发抽掣。

证候 心中发热，有时觉气血上涌，即昏然身躯后挺，四肢抽掣。其腹中有时作疼，令人揉之则少瘥，其脉左部沉弦，右部沉涩，一息四至强。

诊断 此乃肝气胆火，挟败血上冲以瘀塞经络，而其气火相并上冲不已，兼能妨碍神经，是以昏然后挺而四肢作抽掣也。当降其败血，使之还为恶露泻出，其病自愈。

处方 怀牛膝一两　生杭芍六钱　丹参五钱　玄参五钱　苏木三钱　桃仁去皮，三钱　红花二钱　土鳖虫五大个，捣　红娘虫即樗鸡，六大个，捣

共煎汤一盅，温服。

效果 此药煎服两剂，败血尽下，病若失。

产后癥瘕

邑城西韩家庄，韩氏妇，年三十六岁，得产后癥瘕证。

病因 生产时恶露所下甚少，未尝介意，迟至半年遂成癥瘕。

证候 初因恶露下少，弥月之后渐觉少腹胀满。因系农家，当时麦秋忙甚，未暇延医服药。又迟月余则胀而且疼，始服便方数次皆无效。后则疼处按之觉硬，始延医服药，诊治月余，其疼似减轻而硬处转见增大，月信自产后未见。诊其脉左部沉弦，右部沉涩，一息近五至。

诊断 按生理正规，产后两月，月信当见，有孩吃乳，至四月亦当见矣。今则已半载月信未见，因其产后未下之恶露，结癥瘕于冲任之间，后生之血遂不能下为月信，而尽附益于其上，俾其日

有增长，是以积久而其硬处益大也。是当以消癥瘕之药消之，又当与补益之药并用，使之消癥瘕而不至有伤气化。

处方 生箭芪五钱 天花粉五钱 生怀山药五钱 三棱三钱 莪术三钱 当归三钱 白术二钱 生鸡内金黄色的，捣，二钱 桃仁去皮，二钱 知母二钱

共煎汤一大盅，温服。

复诊 将药连服六剂，腹已不疼，其硬处亦消，按之觉软，且从前食量减少，至斯已复其旧。其脉亦较前舒畅，遂即原方为之加减，俾再服之。

处方 生箭芪五钱 天花粉五钱 生怀山药四钱 三棱三钱 莪术三钱 怀牛膝三钱 野党参三钱 知母三钱 生鸡内金黄色的，捣，二钱 生水蛭捣碎，二钱

共煎汤一大盅，温服。

效果 将药连服十五六剂（随时略有加减），忽下紫黑血块若干，病遂全愈。

说明 妇女癥瘕治愈者甚少，非其病之果难治也。《金匮》下瘀血汤，原可为治妇女癥瘕之主方。特其药性猛烈，原非长服之方。于癥瘕初结未坚硬者，服此药两三次或可将病消除。若至累月累年，癥瘕结如铁石，必须久服，方能奏效者，下瘀血汤原不能用。乃医者亦知下瘀血汤不可治坚结之癥瘕，遂改用桃仁、红花、丹参、赤芍诸平和之品；见其癥瘕处作疼，或更加香附、延胡、青皮、木香诸理气之品，如此等药用之以治坚结之癥瘕，可决其虽服至百剂，亦不能奏效。然仗之奏效则不足，伤人气化则有余。若视为平和而连次服之，十余剂外人身之气化即暗耗矣。此所以治癥瘕者十中难愈二三也。若拙拟之方其三棱、莪术、水蛭，皆为消癥瘕专药，即鸡内金人皆用以消食，而以消癥瘕亦甚有力。更佐以参、芪、术诸补益之品，则消癥瘕诸药不虑其因猛烈而伤人。且又用花粉、知母以调剂补药之热，牛膝引药下行以直达病所，是

以其方可久服无弊,而坚结之癥瘕即可徐徐消除也。至于水蛭必生用者,三期八卷理冲丸后论之最详。且其性并不猛烈过甚,治此证者,宜放胆用之以挽救人命。

血闭成癥瘕

邻庄李边务,刘氏妇,年二十五岁,经血不行,结成癥瘕。

病因 处境不顺,心多抑郁,以致月信渐闭,结成癥瘕。

证候 癥瘕初结时,大如核桃,屡治不消,渐至经闭,后则癥瘕,长三年之后大如覆盂,按之甚硬。渐至饮食减少,寒热往来,咳嗽吐痰,身体羸弱,亦以为无可医治待时而已。后忽闻愚善治此证,求为诊视。其脉左右皆弦细无力,一息近六至。

诊断 此乃由闭经而积成癥瘕,由癥瘕而浸成虚劳之证也。此宜先注意治其虚劳,而以消癥瘕之品辅之。

处方 生怀山药一两 大甘枸杞一两 生怀地黄五钱 玄参四钱 沙参四钱 生箭芪三钱 天冬三钱 三棱钱半 莪术钱半 生鸡内金黄色的,捣,钱半

共煎汤一大盅,温服。

方解 方中用三棱、莪术,非但以之消癥瘕也,诚以此证廉于饮食,方中鸡内金固能消食,而三棱、莪术与黄芪并用,实更有开胃健脾之功。脾胃健壮,不但善消饮食,兼能运化药力,使病速愈也。

复诊 将药连服六剂,寒热已愈,饮食加多,咳嗽吐痰亦大轻减。癥瘕虽未见消,然从前时或作疼今则不复疼矣。其脉亦较前颇有起色。拟再治以半补虚劳、半消癥瘕之方。

处方 生怀山药一两 大甘枸杞一两 生怀地黄八钱 生箭芪四钱 沙参四钱 生杭芍四钱 天冬四钱 三棱二钱 莪术二钱 桃仁去皮,二钱 生鸡内金黄色的,捣,钱半

共煎汤一大盅,温服。

三诊 将药连服六剂，咳嗽吐痰皆愈。身形已渐强壮，脉象又较前有力，至数复常。至此虚劳已愈，无庸再治。其癥瘕虽未见消，而较前颇软，拟再专用药消之。

处方 生箭芪六钱 天花粉五钱 生怀山药五钱 三棱三钱 莪术三钱 怀牛膝三钱 潞党参三钱 知母三钱 桃仁去皮，二钱 生鸡内金黄色的，捣，二钱 生水蛭捣碎，二钱

共煎汤一大盅，温服。

效果 将药连服十二剂，其瘀血忽然降下若干，紫黑成块，杂以脂膜，癥瘕全消。为其病积太久，恐未除根，俾日用山楂片两许，煮汤冲红蔗糖，当茶饮之以善其后。

产后温病

天津一区，李氏妇，年二十七岁，于中秋节后得温病。

病因 产后六日，更衣入厕受风。

证候 自厕返后，觉周身发冷，更数小时，冷已又复发热，自用生姜、红糖煎汤乘热饮之，周身得汗稍愈，至汗解而其热如故。迁延两日热益盛，心中烦躁作渴。急延愚为诊视，见其满面火色，且微喘，诊其脉象洪实，右部尤甚，一分钟九十三至，舌苔满布白而微黄，大便自病后未行。

诊断 此乃产后阴虚生内热，略为外感拘束而即成温病也。其心中烦躁而渴者，因产后肾阴虚损，不能上达舌本，且不能与心火相济也。其微喘者，因肾虚不能纳气也。其舌苔白而微黄者，热已入阳明之府也。其脉洪实兼数者，此阳明府热已实，又有阴虚之象也。宜治以白虎加人参汤更少为变通之，方于产后无碍。

处方 生石膏捣细，三两 野台参四钱 玄参一两 生怀山药八钱 甘草三钱

共煎汤三盅，分三次温饮下。

方解 按此方即白虎加人参汤，以玄参代知母，生山药代粳

米也。《伤寒》书中用白虎汤之定例,汗、吐、下后加人参,以其虚也。渴者加人参以其津液不上潮也,至产后则虚之尤虚,且又作渴,其宜加人参明矣。至以玄参代知母者,因玄参《本经》原谓其治产乳余疾也。以生山药代粳米者,因山药之甘温既能代粳米和胃,而其所含多量之蛋白质,更能补益产后者之肾虚也。如此变通,其方虽在产后用之,可毫无妨碍,况石膏《本经》原谓其微寒,且明载其主产乳乎?

复诊 服药一剂,热退强半,渴喘皆愈。脉象已近和平,大便犹未通下。宜大滋真阴以退其余热,而复少加补气之药佐之。诚以气旺则血易生,即真阴易复也。

处方 玄参二钱 野党参五钱

共煎汤两盅,分两次温饮下。

效果 将药煎服两剂,大便通下,病遂全愈。

流产后满闷

天津一区,张氏妇,年二十六岁,流产之后胃脘满闷,不能进食。

病因 孕已四月,自觉胃口满闷,倩人以手为之下推,因用力下推至脐,遂至流产。

证候 流产之后,忽觉气血上涌充塞胃口,三日之间分毫不能进食。动则作喘,头目眩晕,心中怔忡,脉象微弱,两尺无根。其夫张耀华,曾因肺病吐脓血,经愚治愈,因相信复急延为诊治。

诊断 此证因流产后下焦暴虚,肾气不能固摄冲气,遂因之上冲。夫冲脉原上隶阳明胃腑,其气上冲胃气即不能下降(胃气以息息下行为顺),是以胃中胀满,不能进食。治此等证者,若用开破之药开之,胀满去而其人或至于虚脱。宜投以峻补之剂,更用重镇之药辅之以引之下行,则上之郁开而下焦之虚亦即受此补剂之培养矣。

处方 大潞参四钱 生赭石轧细，一两 生怀山药一两 熟怀地黄一两 玄参八钱 净萸肉八钱 紫苏子炒捣，三钱 生麦芽三钱

共煎汤一大盅，分两次温服下。

方解 按方中用生麦芽，非取其化食消胀也。诚以人之肝气宜升，胃气宜降，凡用重剂降胃，必须少用升肝之药佐之，以防其肝气不舒。麦芽生用原善舒肝，况其性能补益胃中酸汁，兼为化食消胀之妙品乎？

效果 将药煎服一剂，胃中豁然顿开，能进饮食，又连服两剂，喘与怔忡皆愈。

月闭兼温疹靥急

天津城里丁家胡同，杨氏女，年十五岁，先患月闭，继又染温疹靥急。

病因 自十四岁月信已通，后因肝气不舒，致月信半载不至，继又感发温疹，初见点即靥。

证候 初因月信久闭，已发热瘦弱，懒于饮食，恒倦卧终日不起，继受温疹，寒热往来，其寒时觉体热减轻，至热时较从前之热增加数倍，又加以疹初见点即靥，其毒热内攻，心中烦躁怔忡，剧时精神昏愦，恒作谵语，舌苔白而中心已黄，毫无津液。大便数日未行，其脉觉寒时似近闭塞，觉热时又似洪大而重按不实，一息五至强。

诊断 此证因阴分亏损将成劳瘵，又兼外感内侵，病连少阳，是以寒热往来，又加以疹毒之热，不能外透而内攻，是以烦躁怔忡，神昏谵语。此乃内伤外感两剧之证也。宜用大剂滋其真阴，清其毒热，更佐以托疹透表之品当能奏效。

处方 生石膏捣细，二两 野台参三钱 玄参一两 生怀山药一两 大甘枸杞六钱 知母四钱 连翘三钱 蝉退二钱 茵陈

二钱　僵蚕钱半　鲜芦根四钱

共煎汤三盅，分三次温饮下。嘱其服一剂热不退时，可即原方再服，若服至大便通下且微溏时，即宜停药勿服。

复诊　将药煎服两剂，大热始退，不复寒热往来，疹未表出而心已不烦躁怔忡。知其毒由内消，当不变生他故。大便通下一次亦未见溏，再诊其脉已近和平，惟至数仍数，知其外感已愈十之八九，而真阴犹未复也。拟再滋补其真阴，培养其血脉，俾其真阴充足，血脉调和，月信自然通顺而不愆期矣。

处方　生怀山药一两　大甘枸杞一两　玄参五钱　地骨皮五钱　龙眼肉五钱　北沙参五钱　生杭芍三钱　生鸡内金黄色的，捣，钱半　甘草二钱

共煎汤一大盅，温服。

三诊　将药连服四剂，饮食增加，精神较前振作，自觉诸病皆无，惟腹中间有疼时，此月信欲通而未能即通也。再诊其脉已和平四至矣。知方中凉药宜减，再少加活血化瘀之品。

处方　生怀山药一两　大甘枸杞一两　龙眼肉六钱　当归五钱　玄参三钱　地骨皮三钱　生杭芍三钱　生鸡内金黄色的，捣，钱半　土鳖虫五个，大者，捣　甘草钱半　生姜三片

共煎汤一大盅，温服。

效果　此药连服十剂，腹已不疼，身形已渐胖壮，惟月信仍未至，俾停药静候。旬日后月信遂见，因将原方略为加减，再服数剂，以善其后。

或问　方书治温疹之方，未见有用参者。开首之方原以治温疹为急务，即有内伤亦当从缓治之，而方中用野台参者其义何居？答曰：《伤寒论》用白虎汤之例，汗、吐、下后加人参以其虚也，渴者加人参以其气虚不能助津液上潮也。今此证当久病内亏之余，不但其血分虚损，其气分亦必虚损。若但知用白虎汤以清其热，不知加参以助之，而热转不清，且更有病转加剧之时（观四期人参

后附载医案可知)。此证之用人参,实欲其热之速退也。且此证疹靥之急,亦气分不足之故。用参助石膏以清外感之热,即藉其力以托疹毒外出,更可藉之以补从前之虚劳。是此方中之用参,诚为内伤外感兼顾之要药也。

或问 凡病见寒热往来者,多系病兼少阳,是以治之者恒用柴胡以和解之。今方中未用柴胡,而寒热往来亦愈何也?答曰:柴胡虽能和解少阳,而其升提之力甚大。此证根本已虚,实不任柴胡之升提。方中茵陈乃青蒿之嫩者,经冬不枯,饱沃霜雪,至春得少阳最初之气,即萌动发生,是以其性凉而能散,最能宣通少阳之郁热,可为柴胡之代用品,实为少阳病兼虚者无尚之妙药也。况又有芦根亦少阳药,更可与之相助为理乎?此所以不用柴胡亦能愈其寒热往来也。

处女经闭

天津南开中学旁,陈氏女,年十七岁,经通忽又半载不至。

病因 项侧生有瘰疬,服药疗治,过于咸寒,致伤脾胃,饮食减少,遂至经闭。

证候 午前微觉寒凉日加,申时又复潮热,然不甚剧。黎明时或微出汗,咳嗽有痰,夜间略甚,然仍无妨于安眠。饮食消化不良,较寻常减半。心中恒觉发热思食凉食,大便干燥,三四日一行。其脉左部弦而微硬,右部脉亦近弦,而重诊无力,一息搏逾五至。

诊断 此因饮食减少,生血不足以至经闭也。其午前觉凉者,其气分亦有不足,不能乘阳气上升之时而宣布也。至其晚间之觉热,则显为血虚之象。至于心中发热,是因阴虚生内热也。其热上升伤肺易生咳嗽,胃中消化不良易生痰涎,此咳嗽又多痰也。其大便燥结者,因脾胃伤损失传送之力,而血虚阴亏又不能润其肠也。左脉弦而兼硬者,心血虚损不能润肝滋肾也。右脉弦而无力者，肺之津液、胃之酸汁皆亏，又兼肺胃之气分皆不足也。拟治以资生通脉汤（方在三期八卷），复即原方略为加减，俾与证相宜。

处方　白术炒，三钱　生怀山药八钱　大甘枸杞六钱　龙眼肉五钱　生怀地黄五钱　玄参四钱　生杭芍四钱　生赭石轧细，四钱　当归四钱　桃仁二钱　红花钱半　甘草二钱

共煎汤一大盅，温服。

复诊　将药连服二十余剂（随时略有加减），饮食增多，身形健壮，诸病皆愈。惟月信犹未通，宜再注意通其月信。

处方　生水蛭轧为细末，一两　生怀山药轧为细末，半斤

每用山药末七钱，凉水调和煮作茶汤，加红蔗糖融化，令其适口，以之送服水蛭末六分，一日再服，当点心用之，久则月信必通。

效果　按方服过旬日，月信果通下，从此经血调和无病。

方解　按水蛭《本经》原无炙用之文，而后世本草谓若不炙即用之，得水即活，殊为荒唐之言。尝试用此药，先用炙者无效，后改用生者，见效甚速（三期七卷理冲丸后附有医案，且论水蛭之性甚详），其性并不猛烈，惟稍有刺激性。屡服恐于胃不宜，用山药煮粥送服，此即《金匮》硝石矾石散送以大麦粥之义也。且山药饶有补益之力，又为寻常服食之品，以其粥送水蛭，既可防其开破伤正，且又善于调和胃腑也。

血崩证

天津二区，徐姓妇人，年十八岁，得血崩证。

病因　家庭不和，激动肝火，因致下血不止。

证候　初时下血甚多，屡经医治，月余血虽见少，而终不能止。脉象濡弱，而搏近五至，呼吸短气，自觉当呼气外出之时，稍须努力，不能顺呼吸之自然，过午潮热，然不甚剧。

诊断　此胸中大气下陷，其阴分兼亏损也。为其大气下陷，

所以呼气努力，下血不止。为其阴分亏损，所以过午潮热。宜补其大气，滋其真阴，而兼用升举固涩之品方能治愈。

处方 生箭芪一两 白术炒，五钱 大生地一两 龙骨煅捣，一两 牡蛎煅捣，一两 天花粉六钱 苦参四钱 黄柏四钱 柴胡三钱 海螵蛸去甲，三钱 茜草二钱

西药麦角中者一个，搀乳糖五分，共研细，将中药煎汤两大盅，分两次服，麦角末亦分两次送服。

效果 煎服一剂，其血顿止，分毫皆无，短气与潮热皆愈。再为开调补气血之剂，俾服数剂以善其后。

附录保赤良方 治小儿之书，有《儿科辑要》，著此书者为姚济苍君。辽源友人王止孚曾赠一部，书中谓小儿初生时，宜急用手指蘸鸡蛋清摩擦其脊骨，自下而上须着力挨次摩擦，其摩擦之处，即出若干粗黑毛，如拔净可免抽风及他病。王君曾自试其方，确有效验，因多买其书，以送朋友。会比邻王姓小孩降生后不哭不乳，授以此方治之，现出黑粗毛若干，为拔净，即啼哭食乳矣。此诚保赤之良方也。其黑毛之生，多在脊骨靠下处，擦时于其处尤宜注意。见此方者，若能广传，诚积善之一道也。

原第六期第五卷

种菊轩诗草

自序

诗以舒胸臆，乃所以适一己之性情，初非求知于外人也。况诗原欠佳，又何必附于自撰医学之后哉！诚以十余前来医报宣传各位同人，声气相通，锡纯不免有以诗应酬之举，竟谬得能诗之名。同人来函多劝再有书出版，当附诗集于后者。而四川万县政界、军界、学界、医界诸大雅，又联名登于杭州《三三医报》，劝将生平诗文并附于书后。乃自顾诗文皆所作无多，而于医界同人行世之新著作，数年来恒为之作序，此亦足见文之一斑矣。今因重违诸大雅之期望，遂但将所撰诗集附载于六期医案之后，而自遴选誊录之际，忽不禁戚然有感焉。忆自幼时从先严丹亭公读书，恒命多读唐诗，且又精选历代名家诗数百篇，以备暇时讽咏。诚以先严素善诗，自著有莲香斋诗稿，是以于教授之际，恒注重于诗。一日试帖诗课，以天宝宫人命题，锡纯诗课中有月送满宫愁之句，先严大加奖异，谓孺子异日当以诗显名。此语迄今已六十年矣，而所作之诗竟同渔翁、樵夫之讴歌，毫无骚人风致。回忆先严期许之语，能勿深愧于心乎！夫良弓良冶，箕裘传世。锡纯自幼以至弱冠，日侍先严之侧，每见先严自绘丹青图画，必题以新诗，即景挥毫，顷刻可就。凡有歌咏，皆能为景物绘真写生。而锡纯才质笨鲁，竟不能上绍前徽，此诚所谓其父析薪，其子不克负荷者矣。夫当世多善诗名流，即吾医界中能诗者亦不乏人，其有览斯编而阅到疵瑕之处者，深期不吝指教也。

登日观峰诗并序

癸巳孟春,余曾有泰山之行,因为母祈祷疾愈,往叩碧霞元君也。路出济南,见其湖(大明湖)山(千佛山)之美,诚古诗所谓济南潇洒小江南也。又南行百里,山势渐高。行近泰山,诸峰攒秀,高插青云,见有矗然起于诸峰环绕之间者,泰山也。其气象庄严,不同诸峰之秀丽。《鲁颂》所谓泰山严严者,实善为泰山写照也。既至,住山南旅。次息两日,同行者邀翌日登山,未及半夜即起,饱食篝灯而行。循山坡北上,穿山数重,至泰山麓,约高于平地已千尺矣。山麓有门,额横镌孔子登临处五字。入门仍北上,见山路铺青石作蹬,垒级而上。约行五六里,其级渐紧,两旁古柏夹路,粗皆合抱,苍翠可爱,人呼为柏树洞。又行近十里,山势偶有平处,有松三株,其粗未及合抱,而顶大甚平,其荫亩余,同行者谓五大夫松也。问:何以三株?曰:土人谓其二株不受秦封,际天大雨雷电,化云飞去。问:此松数千年何以粗仅如许?曰:土人谓此耻受秦封,而愧惭不长耳!似此荒渺之谈,应出之齐东野人,然亦足征廉耻之念,犹在人心也。过此,则山路尤紧,其蹬宽不容足,而厚则径尺。又约行六七里,其路北上忽穷,因有石壁当前,其高万仞,而东西夹以深涧,下望无底,幸有桥横空。度过东涧,其石壁当桥处镌有《云中仙步》四字,谓桥之高峻直可凌云也。桥之东数步有亭,过桥坐此,可少歇。亭上匾额为《对松亭》三字。因亭之东又为一深涧,涧东石壁耸立,壁多石缝,遍生松树近百株。为其生直壁上,纵横偃蹇,奇状异常,故亭以对松名焉。而松枝掩映之中,见有松涛二字镌于壁,每字大可方丈,真奇观也。又十余里,已近山顶,有门当路,额镌南天门三字。登门后,一望平坦。向东北行二里许至泰折,为自古帝王巡东岳祭地之处,碧霞元君庙在焉。庙貌之壮丽闳廓,实为生平所未睹。庙庭有碑丈余,以铜为外廓,系清高宗所立。其文因太后目眚,遥祷碧霞元君而愈。

后历年所，太后陡遐。因思为太后夙愿未还，而太后陡遐后，当常依碧霞元君之左右，今至泰山祭碧霞元君以还夙愿，并于此祭太后云云。夫文王陡降，在帝左右，周颂所赓也。今太后陡遐，在碧霞元君左右，是知碧霞元君当为至尊地母之神，故居泰折祭地之处也。过此，则山又起顶，上行之路仍向东北，约行二里强，至岱词所祀东岳之神（俗呼为天启庙）。又二里许，至山顶极高之处（俗名为玉皇顶），自古帝王巡东岳祭天于此，建有祠宇，以供上帝。由此东行半里许，为日观峰，不再起顶，有石横出东指约十余丈，宽五丈，作笏形（俗名探海石）。履其上以观日出时，高三丈，下望平地犹黑暗。爰口占五律四韵，以示同人。盖泰山极高峻，四围群山皆未及泰山之半，而白云横带山腰，如烟铺地，诗中之所云云皆实录也。须臾，下方亦明亮，南望白光界地如衣带者，汶水也。汶之北有如菜畦，广袤数尺者，泰安城也。城中他无所见，有一点如玉蜀黍粒。近北城墙处，同行者谓系岱祠，极高峻闳厂，故独见之。于斯自山顶寻他路下行，以便观览。行至二里许，见有磨崖碑，高约三丈，上镌孔子二字，下为积雪所遮不可见。余谓同行者曰：闻泰山有孔子崖，当是此处，下为积雪遮者，崖字也。过此，复归旧路，徐徐下行，见路旁有丰碑屹立（来时路黑故不见），其文曰，自古祭天有泰坛，祭地于泰折。天有何形象，而祭天者但祭无形象之天，终觉于心未安，于斯有十二旒赭黄袍至尊至贵之神，俨然临乎其上焉。地亦有何形象，而祭地者但祭无形之地，亦觉于心未安，于斯有凰冠霞帔手秉圭璋至尊至贵之神，俨然乎其上焉。夫人皆父天母地，然父尊母亲，为其亲也，呼吸之间即有感应。是以人当困苦疾痛之时，诚心祈祷于碧霞元君而辄有应验云云。观此，则碧霞元君为地母之尊不尤确然可信乎！此碑之外，路旁犹有多碑，然因同行者急欲归寓，无暇细观，及至寓时，日已加申矣。

夜气苍茫里，来登第一峰。
群山丹嶂列，古径白云封。

旭日观初出，青天问可通。
汪洋沧海阔，极目到蓬瀛。

附记：翌日，偕同人进城观览。因忆同人在日观峰盛称岱祠，遂至其处。见周围垒石为墙，墙上生松十余株，似皆数百年物。墙南面平列三门，皆作城门式，而高大少亚于城门。庭中亦多有古松柏，祠之正殿纵横皆九，共为一顶。同人皆夸其殿宇之弘，而余独讶其殿制之异。踌躇再四，恍悟此即泰山下之明堂，宣王听孟子之言而勿毁者也。犹幸古制留遗至今，犹得观瞻也。

游览既毕，遂与同人出城，逍遥散步，见西南有山，相距六七里许，山形不高，孤立耸秀，因徐步往观。将近山处，见有石碑千余，碣上皆镌有某省府县庄、某姓先人。飨祀之处，石工数百人，所作之碑文亦如此。愚心大疑，询之同人，亦莫明其故。山麓有神祠十所，入视之，皆为阎罗像。此胡为者，心疑愈甚。详观祠庭碑文，乃知此地名蒿里，即封禅书所谓西蒿里也。盖自古相传，谓人之始生，魂灵来自泰山，百岁之后，则魂灵归于蒿里。夫泰山为东岳，东方原为化育之始，而蒿里在泰山坤位，又适为归藏之地，古说之云云，似亦可信。此登泰山祭碧霞元君者，多祭其先于蒿里也。并悟清高宗谓祭碧霞元君即以祭太后，亦犹此义也。

秋日与广平诸同人会治北学舍开轩远眺

结舍临畎亩，秋光匝野排。
凉风吹雨过，夕照送山来（日夕可见太行）。
丰岁田家乐，乡心游子怀。
同人欣聚首，佳景共徘徊。

和杨孕灵君甲子生朝偶成（步原韵）

名医间出世，江左屡发祥。
国手年而立，上元月转阳。

活人今仲景，卖药古韩康。
愧和清风句，巴人妄滥觞。
医界君竞爽，前途早着鞭。
新春初度日，化甲半周年。
著述绍先圣，刀圭传后贤。
锡龄膺善果，欣诵九如篇。

贵农

邦以农为本，史家重有年。
稻粱胜珠玉，饮食是民天。

惜物命

生物供饮馔，余心殊不安。
虽微亦性命，何忍竟相残！

悯时

世运何纷扰，天心问有无。
哀鸿飞遍野，含泪独踌躇。

德州军中视日报有感

神州倏忽变沧桑，骤雨狂风几莫当。
时事怆怀增感慨，天心搔首竟苍茫。
英雄造世空悬忆，鹬蚌相持转自戕。
万种愁思消未尽，闻鸡起舞剑生光。

德州卫岸有感(时洪宪僭号)

浮沉世世竟年年，百丈狂澜谁障川。
傀儡登场原是戏，书生扼腕亦徒然。

垒卵国运风潮涌，逝水光阴岁月迁。
消尽愁思端借酒，俗尘不混醉中天。

秋日闲游卫岸

西风摇落卫河边，极目云山意渺然。
梵阁铃声黄叶寺，渔舟笛韵白苹天。
崎岖命运蚕丛路，潇洒胸怀诗酒缘。
且喜秋光三径满，菊花香里任留连。

月夜独步河上

黄河堤外水无涯，星宿来源极目奢。
万里洪涛飞雪浪，一滩皓月晒银砂。
年垂白首还为客，春老青山未见花。
潦倒此生成底事，空怀壮志欲乘槎。

题扇诗并序

客居濮阳，寓近舞台，时河工兴举演戏，赛神班中有童子馥花，年十五岁，充花旦脚色，持扇造寓求诗，因成四韵，为书扇上。其面色过白，善笑善舞，故诗中云云。

傅粉何郎辨未真，恍疑仙子落寰尘。
歌喉呖呖莺声哢，舞袖翩翩凤翼分。
杨柳临风工态度，芙蓉出水写精神。
阳春一出行云遏，真个魂消顾曲人。

广平学舍题壁并序

乙卯季夏，自澶渊之南移住广平，溽暑长途颇形劳瘁，至广平后借寓治北学舍，地居高阜，下临旷野，时当雨后，禾黍之光油然在目，绕以清流，蛙声鼓吹，觉心目顿爽。学中主讲者三人，为李君济民、张君严卿、张君秀升，皆博雅君子也。倾盖定交，臭味浃洽，遂赋此以志之。

征尘仆仆太行东，小寓琅环俗虑空。
两部鼓吹新雨后，四围禾黍澹烟中。
如毡细草缘皆绿，带露琦花榜户红。
更喜主人皆雅士，快谈今古兴何穷。

广平模范学校题壁

琅环福地甚清奇，瑶草琦花傍短篱。
梵阁铃声风过后(邻古刹)，芸窗琴韵课余时(课余多习琴)。
修篁耐雪经冬茂，古木参天入夏宜。
主讲循循皆善诱，菁莪棫朴庆培之。

大名临河旅邸春日即事

细柳垂杨绕岸栽，波光漾绿照楼台。
流莺百啭如珠玉，沙鸟群飞自去来。
水面风微清澹荡，林间月透意徘徊。
内经一卷从容看，又闻渔歌南浦回。

客居大名清明有感

寄居萧寺度年华，举目乡关云树遮。
数盏酒从寒舍饮，半轮月向故园斜。
烟迷卫岸生芳草，雪霁山村见杏花(前二日雨雪)。
千里相隔俗未改，门前插柳又家家。

黄鹤楼题壁诗并序

楼在武昌城西北隅蛇山上。蛇山之脉，自东北而西南，起伏一线，势如长蛇。至西北隅起顶而止，人呼为蛇山头焉。山麓有红楼三层，甚高峻，额署黄鹤楼，实为后世添造之楼。旧黄鹤楼原在山腰，日久颓废，经张文襄公督荆时重修，楼亦三层，琉瓦为檐，高峻壮丽，名之为楼，实作阁形，额署奥略楼，荆人以志文襄抚荆之功德，故以名焉。楼之第二层供奉文襄遗相一方，人颇致虔诚，是知遗爱在人，自与江山并寿也。其上层则闲游者多饮茶酒其中，四壁题诗甚多，然鲜佳作。再其上为抱膝亭，在山之极高处，下作两层楼式，而楼之上有亭焉。在此四望，知此地虽一面临江，而为江渚环绕，实四面皆水。其对面为龟山，即禹贡之大别山，汉水在山下入江，山介其间，分别江汉，故以名焉。后世呼为龟山者，象形也。山之坡有鹦鹉洲，洲之东有晴川阁，江山胜概历历在目。夫鹦鹉洲原为旧名，而晴川阁则后世摘取崔灏诗句以为名焉，愚因之有感矣。夫止一日之间，人之登楼游眺者，不知凡几。而千古以登黄鹤楼名者，独崔灏、李太白二人。因此，知人无百年不敝之身，而有千古不朽之著作。愚今徘徊此间，前不见古人，后不见来者，俯仰天地，感慨何极，爰成七律四韵，还题于奥略楼上，非敢与前贤竞美也，亦略留雪泥之迹云尔。

高楼突兀半空支，此日登临万象卑。
江汉合流天景阔，龟蛇对峙地形奇。
青山一脉连衡岳，古木千章傍钓坻。
几度凭栏北眺望，苍茫云树起乡思。

汉皋江上偶成

时当三次革命，南方不靖，余偶至汉皋，见其江山之美，竟南北分裂，实有风景不殊之感。且际此列强环伺，毫无御侮之策，而惟阋墙是力，真堪令人浩叹也。

敢将诗酒傲王侯，潇洒闲身幸自由。
天地有情容放浪，江山多致在勾留。
壮怀空击祖生楫，高蹈期随范蠡舟。

世世茫茫难逆料，沧桑不改旧神州。

自汉皋还至保阳即事

北还小住保阳东，度却春光夏又逢。
布谷飞鸣芳树外，垂杨摇曳淡烟中。
青山不断太行脉，微雨吹来大海风。
青酒一樽消世虑，闲愁不使上眉峰。

题东明县漆阳书院

征尘仆仆大河滨，偶至琅环景物新。
拔地危楼红射日，参天古木缘团云。
社余宰肉识王佐(陈平此县人)，濮上观鱼悟道心(庄子为漆园吏处)。
流览此邦多胜概，抗怀希古伊何人。

和友人李心泉自咏原韵

未酬壮志鬓先霜，世变倏然一剧场。
跃马英雄徒热恼，骑驴居士自清凉。
扫除俗虑襟怀阔，咏就新诗翰墨香。
慧业如君磨不尽，浮云富贵岂能长。

咏菊诗并序

愚性喜养花，于群花之中又最爱菊，以其性能傲霜，且又种种色相，尽态极妍，而毫无俗意。门前有隙地亩许，结屋数间，编树为篱，种菊其中，外有清溪护绕，恒自汲溪水以灌菊畦。至重阳节，菊英吐艳，满院芬芳，与二三契友饮咏其间，亦隐居之乐事也。

红紫百般孰傲霜，菊花原自殿群芳。
东篱月冷添幽艳，老圃秋深听主张。
不共春华争富贵，独留夕秀振颓唐。

邀来佳客同欣尝，觞咏花前诗几章。

咏菊(在奉省作于锡钧翰林座上)

百花凋谢此花香，骨骼由来能傲霜。
点缀秋容存老圃，扶持晚节仗孤芳。
陶公开径烟霞古，骚客餐英风味凉。
幸有仙翁堪作伴，朝朝相尝兴偏长。

正月上旬怀友人杨杏村

律回太簇又逢春，忽忆蓟门有故人。
慷慨胸怀斑定远，精明韬略马服君。
英雄造世盟夙志，臭味相投契素心。
云白山青千里隔，何时晤语涤尘襟。

和张汉槎自题避秦居原韵

多文为富不忧贫，寄傲名园孰是邻。
栗里归来同靖节，天台小住儗刘晨。
囊中锦绣诗成癖，笔下烟云画有神。
满眼秦坑火未熄，清凉居士独伊人。
琦行不顾恒流嗔，世外烟霞寄此身。
傲骨严霜存硕果，清标明月认前因。
偶逢旧雨谈诗画，常对青山作主宾。
记撰桃源原自况，品同五柳即仙人。

又叠前韵

茅檐稳住莫愁贫，翠竹琦花都是邻。
世外烟霞成大隐，个中风月度良晨。
消磨壮志权行乐，啸傲名园静养神。

诗酒陶情皆慧业，羡君常作散仙人。
寄语恒流且莫嗔，苍天留得等闲身。
潜龙事业先藏用，附骥勋名耻有因。
行乐略为千日醉，伤心未见四夷宾。
东山谢傅岂终老，尚作群生托命人。

和宗弟相臣咏怀二律原韵

想像丰神五度年（相契五年犹未觌面），两心相契默通玄。
刀圭济众功无量，珍异罗胸书几篇。
救世期弘胞与愿，活人非为姓名传。
萱堂多寿子继业，积善门庭自古然。
戾气中人似虎狂，灵丹救苦病何伤。
术同扁华今谁伍，药核寒凉昔遍尝。
臭味芝兰深结契，逍遥身世任行藏。
羡君洞彻隔垣视，临证何须细较量。

和胡天宗五十自寿原韵

剑铗羞随俗士弹，浮云富贵等闲看。
志存济世弘胞与，水饮上池见肺肝。
医国经纶原素裕，活人千万更何难。
年华半百逢初度，菊绽黄英正可餐。
数卷书成寓化机，轩岐奥理想非非。
神明劳瘁奚暇恤，黎庶恫瘝甚可悲。
既倒狂澜凭挽救，多歧医术定从违。
群生普渡功无量，煦物深恩同曙晖。
感慨同胞忧采薪，抗怀希古贵求真。
经研灵素深参奥，理汇中西妙入神。
愿力慈祥能广被，陶情诗酒不妨贫。

地仙岁月闲中度，随意逍遥江水滨。
吴江枫冷叶丹黄，隐士堂中共举觞。
淡于为官早解组，偶逢作赋喜登场。
功回造化人同寿，德被苍黎后自昌。
调剂阴阳身不老，筹添海屋记沧桑。

咏辽宁城东万泉河并序

辽宁气候寒凉，花木迟发，未至其地者，恒疑殊少佳景，而灵秀所钟随址呈露，一邱一壑自有洞天。因景物之天然，又加以人工点缀，诚有令人尝心悦目者，辽宁城东之万泉河是也。河在城东稍南二里许，平地出泉若干，汇而为泽，广四五里，泽积满则流而为河，出向东南，注于洪河，泽中水深四五尺，无杂草，尽种荷花，有堤相通，堤势蜿蜒曲折，分歧旁达，堤多断处，以通泽水，便舟楫往来，上皆横桥，以便行人。落霞飞虹皆其中桥名，而桥之形势亦如虹飞霞举，高跨水上。缘堤两旁皆植杨柳，泽之四面亦多杨柳护绕。水上楼台数十处，皆极工巧华丽，或为歌馆，或为茶社酒亭，分住其中。当荷花开时，乘轻舟游泳其间，柳荫垂绿，莲蕊飘香，舟行缓缓，风浪无惊，时间歌韵悠扬，管弦清越，四五契友围坐谈心，时浮以大白快何如哉！爰赋诗以志之。

奉城胜地属东隅，乘兴遨游纵目初。
跨水飞桥虹倒影，缘堤曲径蚁穿珠。
莲花世界真香国，杨柳楼台入画图。
几度万泉河畔立，恍疑仙境是蓬壶。

和徐韵英二十感怀原韵

青年日月未蹉跎，百岁光阴来正多。
志士惟期身有用，达人不问命如何。
精金冶炼方成器，美玉磨砻或借他。

不世才华当奋勉,居诸分寸莫轻过。
英奇间出何论年,生甫弱冠已卓然。
学问渐深同蚁术,才思日进效莺迁。
囊中有草文成锦,笔底生花色更嫣。
权藉刀圭广救世,杏林春暖艳阳天。

感时

茫茫国运未逢涯,极目遥天云雾遮。
来往要冲皆壁垒,村庄何处乐桑麻。
阋墙有力侮谁御,济世无权忿自嗟。
五夜闻鸡思起舞,古希垂老感年华。

吕镜宇尚书八旬晋五寿诞兼重逢赴鹿鸣之期志喜

富贵神仙元老身,逍遥岁月隐风尘。
蓟门耆献存遗爱,桂苑馨香来旧人。
南北飞轮开轻路(曾督修津浦铁路),欧罗奉檄靖夷风(曾出史德国议和)。
生平勋业垂青史,大德由来寿莫伦。
传经家世旧名儒(伯恭后裔),泽被苍生信不虚。
拯救战危倡结会(曾创中国红十字会),旬宣秩满共攀车(曾以常镇道内擢,遮道攀留者以万计)。
精神矍铄邀天佑,时事蜩螗避地居。
佳节重阳菊酒熟,称觞共祝寿如山。

放纸鸢

谁把长绳放太空,制成纸鸢竟知风。
冲虚欲伴九霄鹤,遇顺恍如千里鸿。
翔止全凭操纵稳,飞腾不仗羽毛丰。

吹嘘直上青云路，天际盘旋赖化工。

咏傅星桥表兄元配刘孺人诗并序

傅星桥表兄，资禀颖异。髫龄入泮，为邑名士。元配刘孺人，出沧州望族诗礼门庭，素娴内则。适星桥时，舅姑早亡，惟祖舅阿平公患痿，独存孺人佐夫事其父，朝夕罔懈，阃内诸事，纤悉就理，宜室宜家之什，洵堪为孺人咏焉。不幸星桥早逝，当病危时，孺人割臂和药，焚香吁天，乞以身代，其心亦良苦矣。时其哲嗣金枢甫五岁，孺人柏舟矢志，抚孤恩勤，教养备至。邻里垂其懿行，共为呈请旌表，至斯孺人之苦衷藉以少慰。迨民纪戊辰，年近八旬以寿终。其哲嗣金枢，长号泣血，几至灭性，殡后犹恒绕墓号泣，哀感路人。如此纯孝，诚得于母教者深也。爰赋此以赓飏之。

婺女光临渤海滨，笃生淑德振彝伦。
忘身救婿心何苦，无愧大家（同姑）传里人。
自古三迁孟母传，传家有母媲前贤。
抚孤教养恩勤至，有子克家岂偶然。

暮春闲游卫上

卫岸闲游竟忘归，缘堤细草自芳菲。
苔矶镇日从容坐，独对青风看燕飞。

意境

僻处深山不厌深，山花山鸟伴闲身。
开轩朗朗三更月，照得心头悟道心。

题友人张子平别墅（别墅在许孝子庄，门外有许孝子墓）

故人家住屯河滨，别墅晴开景物新。
门外荒台孝子墓，千秋原可结芳邻。

秋日在大名偶眺河上

西风飒飒雁声凉，夹岸园林逗晚芳。
款乃卫河船欲泊，鹚头满载菊花香。

和李心泉咏黄梅诗原韵

皑皑梅花白雪光，如何此树色偏黄。
衹缘高居群芳首，青帝催他换素装。

题杨如侯君灵素生理新论中肖相

道貌霭如太古春，天人合撰笔通神。
内经精义融中外，仲圣而今有替人。
莫道书生无相才，经纶小试亦安怀。
慈悲大众恒河数，前度如来今又来。

自题衷中参西录中肖相

藐焉俯仰地天中，遭际嶙峋百虑空。
独有拳拳消未尽，同胞疴养系私衷。
惨淡经营几度年，此心非不爱逃禅。
欲求后世堪持赠，长作千秋未了缘。

题友人张叔翔与全连军士摄影

翩翩儒将士赳赳，指臂相连秘运筹。
三十六人抵西海，班超事业惊全欧。

咏药中白头翁

邑治东有古城址基，愚偶登其上，见城阴多长白头翁，而彼处人固未之识也。因剖取鲜根，以治血证之因热者甚效，爰赋诗以志之。

白头翁住古城阴，埋没英才岁月深。
偶遇知音来劝驾，出为斯世起疴沉。

题军士鲁广达肖相

冰雪聪明秋水神，学成韬略几经春。
茫茫尘海谁青眼，落拓英雄竟至今。

题苏明阳君肖相（天地新学社主任）

一点灵台万象含，千秋慧业静中参。
从今开辟新天地，扫尽西人荒渺谈。

题张钟山君肖相（天地新学社副主任，素有修道工夫，故诗中云云）

潇洒风尘一介身，茫茫何处问前因。
钟情吐纳悟玄妙，君是蓬来旧主人。

题姜指欧君肖相（天地新学社编辑主任）

珠玉丰姿秋水神，文参造化笔超群。
毛锥不是封侯业，定远功名须待君。

题优伶孝女诗并序

愚于民纪七稔，应辽宁立达医院之聘，星期得暇，恒出外消遣。一日观剧于会仙茶园，见有女优金翠红者，年近三旬，充髯生脚色，演回荆州、柴桑口、空城计诸剧，形容尽致，声情逼肖，而眉目之间时有英气流露，毫无女子态度，心甚异之。归向内子述之，内子曰：此人我甚知悉。其本姓刘，名荆玉，金翠红其所托名也。其家亦栖霞，与余家同移居安东，为比邻。自幼在女子学校读书，颖悟过人，其年少余五岁。当其十一二岁时，放学归家，恒执书质问，余爱其聪明秀婉，意态怜人，每尽情为之讲解，视之如妹，彼亦视余犹姊焉。及余留学东洋,数载始归,其所住之宅已易他姓,细询之,始知荆玉废读学戏,其家已迁居奉天矣。盖其家原无恒产,荆玉又无兄弟,一家数口赖其父刘翁作小经纪,仅能糊口。后因刘翁臂疼病废,饔飧不给,荆玉不忍双亲冻馁,遂弃读学戏,惭执贱业,讳莫如深,故托为金翠红焉。其演剧多在奉城,是以举家就居之。余初来奉时,观剧亦在会仙茶园,荆玉见余在座,出班至座前,殷勤款待,极道契阔,因执余手曰:不竟今生犹得见我姊。言之泪随声坠,余亦凄然泪下。又为另备茶点,其眷眷相依,深情犹如十二岁时也。余曰:彼已嫁人乎?内子曰:未也。彼孝女也,出嫁恐不能养亲,且其立志清高,俟双亲百岁后,当入广宁山中(即古之医巫闾山),祝发空门,长斋绣佛。曾再三劝喻,其志坚不能夺。盖揣其意,以为十余年混迹靡丽场中,其结局不如斯,不足自明其清白之身也。余闻而嘉其孝,且悲其志,因赋诗三章,浼内子转寄之。荆玉得诗良喜,来寓相谢,且曰从前因事贱业,不敢轻来贵寓相溷,今既如此垂青,荆玉何敢自外!从此数日辄一至,从内子学风琴,略抚弄即成声调,后因渐稔,愚劝以及时出嫁,为女子正规,彼仍坚执素志。愚曰:许字得聘仪,亦可养亲,若欲长生,双修中自有神仙,何必求之于寂寞中也。因历举箫史,携弄玉上升,唐诗人陈陶(即八仙中篮采禾)夫妇,同登仙录。诸事告之,荆玉慧心人,似有会悟,笑而颔之。

云英本是谪仙人,演剧登台为养亲。
靡丽场中完素志,清风明月认前身。
美玉精金莫指瑕,超然出俗洗繁华。
观音大士慈悲甚,愿借祥云护瑞花。
兰蕙由来称国香,蹉跎数载伍群芳。
他年得子清修愿,名列仙班第一行。

中秋望月

中秋佳节卫河滨,消尽烟云宝镜新。
大造似嫌多戾气,月华如水洗乾坤。

题友人张海如所画山水图

万山合沓树槎枒,一径羊肠云半遮。
遥指苍茫烟水里,渔樵相伴是谁家。

寄友人朱钵文

如何倾盖便倾心,臭味相投非自今。
慧业同修来净土,三生石畔问前因。
经纶富有识超群,国士偃蹇竟至今。
若得指挥天下事,神州何患遍烟尘。

题康燮忱色门棒喝集

一掬慈心笔下传,行行珠玉惊青年。
果悟大士低眉意,便是红尘不老仙。
百年寿命最堪思,莫负彼苍赋畀奇。
启后承先担荷重,况复国运仗撑持。
漫道莲开并蒂红,女戎自古困英雄。
瑶编字字精心读,参透禅宗色是空。

咏史

天生王佐本兴刘,初志为韩焉得酬。
灭项亡秦资汉力,英雄终复旧君仇。
出师两表炳千秋,三代英才汉秀留。
天下指挥犹未定,勋名已可比伊周。

强师压境镇从容，决胜谋成游眺中。
报到捷音方对奕，东山气度果恢弘。
扪虱谈笑度恢弘，将相兼才国士风。
正朔关心觇素志，偏邦佐命亦英雄。
神仙骨骼荩臣衷，两定储君默建功。
重造唐家资庙算，漫云将相不相容。
良医良相两盟心，济世活人念念深。
更有文章光日月，千秋俎豆重儒林。
兴亡两代历辽金，隐托角端感主心。
涕泣陈言回功运，一团忠爱贮胸襟。
难星能识功最奇，王佐有才感主知。
华夏重兴资辅弼，祥云预兆隐居时。

题明季费宫人故里

愚在天津，寓东门里大街路北，路南相对即明费宫人故里也。愚素重费宫人节义非常，因赋此以吊之。

为国捐躯烈烈风，卓然巾帼出英雄。
渠魁未纤终赍恨，愍帝有知悯苦衷。
猛将阚如虓虎狂，身经百战助强梁。
一朝断送纤纤手，李逆魂飞魄亦亡。

立春日迟杨杏村不至

严冬消尽意徘徊，渺渺余心独远怀。
北向蓟门几眺望，春风不送故人来。

湖北道中

春山缺处露桃林，翠竹苍松掩映新。
绿水一湾斜抱去，苔矶独立钓鱼人。

观剧偶成

乙卯之岁，客居濮阳时，河工兴举演剧，赛神班中有童子名馥青者，年十四岁，充正旦脚色，风神潇洒，气度从容，最善于舞台之上为烈女节妇传神写照，每演至凄惋之处，则声泪俱下，旁观亦多有泣下者，而余下泪最多，故赋诗以志之。

双眉澹扫善颦颦，潇洒风姿秋水神。
听到歌喉声咽处，青衫司马半湿襟。
装成袅娜恁多情，一出骊歌泪欲倾。
漫道大罗天上曲，人间不得听分明。
雅韵随风来月宫，悠然响遏白云横。
如何仙子多幽恨，常作梨花带雨容。

和友人何筱棠赠妓原韵并劝筱棠为之消籍

珠玉精神白雪心，可怜孽海竟深深。
何郎本是挥豪客，欲赎蛾眉讵惜金。
琵琶一曲奏浔阳，逝水年华徒自伤。
且喜徐娘身未老，臂盟早定有情郎。

慈溪张生甫君六旬寿词

天目两乳长，瑞脉赴钱塘。
龙蟠又虎踞，宋代曾发祥。
余气尚磅礴，直走慈溪乡。
水环山抱处，少微下垂芒。
伊人谁宛在，张君读书堂。
胸中罗万卷，邦家储栋梁。
举世无真尝，荆璞沾莫偿。
出人曾小试，骥足难腾骧。

解组旋饮至，欢迎动一方。
黎庶苦疾厄，先生热中肠。
刀圭活万众，生佛姓字香。
心得难自秘，简册录彰彰。
要旨虚劳著，医学达变详（著有虚劳要旨、医学达变二书）。
风行遍海内，不为名山藏。
先生善养生，精神日倍增。
历年周化甲，意态自纵横。
有如松柏茂，百岁不凋零。
太簇律回新，先生初度辰。
中旬有三日，华堂集嘉宾。
共祝仁者寿，紫霞杯满斟。
岁月既可假，著作更等身。
医界仰山斗，流泽万千春。

赠友人杨杏村

丙辰之岁，客居德州，防次有见习员杨杏村者，居同院宇，朝夕相谈宴见，其器弘识远，议论风生，递谈救时之策，如述家珍。司马德操云，识时务者为俊杰。余今喜遇其人，爰作歌以赠之。

保阳有伟人，家居濡水滨。
聪明本天授，志气愤风云。
胸襟罗万有，学术贯古今。
指挥天下事，如观掌上纹。
纵横亿万里，上下几千春。
雄谈惊四座，听者振精神。
说同生公法，顽石亦倾心。
同胞苦饥溺，岂能长山林。
投笔班定远，请缨汉终军。

同此七尺躯，后先相追寻。

谢何筱棠赠诗为题扇上并为画兰于扇

山左有高士，飘然海鹤姿。
居近王贻上（新城人），后先相追随。
文章排屈宋，风裁等田夷。
大才难为用，抱负绌数奇。
沙麓初相遇，莫逆两心知。
殷勤奖励意，写作扇头诗。
更为画幽兰，龙蛇腾笔端。
国香况国士，自喻风骨骞。
竭成刍荛句，难答意绵绵。

题画

童子高振先者，友人锡三之哲嗣也。自髫龄已善书画，曾为画山水于扇端，因题其上。

种松作龙鳞，硬干撑浓云。
云白山泼黛，草色蒙茸新。
笔端生造化，景物逼天真。

题友人祁仲安肖相

北海有高士，翛然云鹤姿。
抱负济世略，落拓不逢时。
闲居多韵事，行乐任天倪。
作画学摩诘，作书学羲之。
弹琴多古调，知音少子期。
更悟养生理，玄奥师希夷。
身有九仙骨，何须一品衣。

挽陆军中将黄华轩公

卫岸风寒草色枯，日光黯黯云模糊。林鸟悲鸣厩马嘶，旌旗烈烈树扶疏。景物触怀何惨澹，壁垒依旧元老无。元老为谁我黄公，纶巾羽扇汉伏龙。民国肇造蟊贼起，公镇河朔靖刁风。国家依公将大用，将星忽坠太行东。才堪济世竟不寿，搔首直欲问苍冥。今日万众齐洒泪，我为公哭又为公。赓吁嗟我公遗爱在人兮，德被群生保障一方兮。萑泽风清抚恤士卒兮，待以心腹功垂异祀兮。勋铭鼎钟不朽有三兮，公身皆备神明之寿兮。天地无穷同胞熏沐兮，共荐馨香大招赋罢兮。我心凄怆公感虔诚兮，仿佛来飨骖鸾驾虬兮。空际翱翔俯仰乾坤兮，倍倍增感慨黄泉碧落兮。极目茫茫。

拟诸葛武侯祠堂对联(奉天高等师范题)

学为帝师，才为王佐，六伐七擒廿余载，鞠躬尽瘁。
难回者天，不磨者心，阵图师表亿万年，浩气长存。

医学衷中参西录

原第七期

王　序

古圣贤作医学，以救济群生，为举世日用，所需甚于水火，进而与世运相消息、相盛衰。岐黄衣钵，代有传人，间世一出，良有以也。盐山张寿甫先生，寝馈医学，垂五十年，博综典籍，神明而变化之，辨天道之盈虚消长，察禀赋之南北各殊，因时辨方，按脉立法，会通今古，兼用中西。四方学者归之如云，而先生不厌不倦，复遂同人之请，设函授学校，以广流传。先生冲和直谅，济世为怀，延诊求方者，户屦常满，沉疴宿症，无不立应，应无不效。而请益者，或前席陈词，或函牍纷沓，口讲手答，竟委穷源，言无不尽，甚或漏夜未尝有倦容。居迪尝请先生量为同志分劳，以事珍卫。先生愀然曰：病机之变，万有不齐，一字之微，毫厘千里，曷敢稍自懈逸，假手于人哉！呜呼！先生布衣蔬食，不慕荣利，与夫所著《衷中参西录》六期，固人所共知者耳，而先生之立身植品，一以圣贤为指归，譬彼谈佛，世人但知我佛之成道救人，而我佛之投崖饲虎，殆未能尽知也，先生诚千古之传人哉！癸酉秋，居迪道次津沽，见先生精神奕奕，宏论博议，犹如往昔，乃别。经匝月，逮还沽上，而先生已归道山。回忆别时，先生若有不愉色者，然岂预有所知耶？小儿毓瀛幸辱门墙，备蒙教育，未及一修北面之仪，其抱憾又何如耶？长公子春生兄，梓函授遗篇，为《衷中参西录》第七期以行世，是未读《伤寒论》者，固不可不读；已读《伤寒论》者，尤不可不读之书也。虽止于《伤寒论》，而大要可以类推。春生兄克继先业，家学渊源，自必能神明变化，以成先生未竟之志，而济世寿民讵有量哉！

甲戌暮春河间王居迪惠安

高　序

范文正公曰：不为良相，必为良医。盖以燮理阴阳，补偏救弊，致平而定乱，起死而回生，良相、良医其揆一也。或曰举一政而四海胪欢，进一言而万民食德，良相之丰功伟烈，岂医者三指一方所可侔哉？曰不然，子之所拟述而不作之时医，而非所谓良医也。良医者，必先治儒通经，寝馈于《本经》《灵》《素》，能于医理触类旁通，发人之所未发，然后本悲天悯人之怀，出其绪余以问世，进而济众临证则妙绪环生，退而著书立论则名山不朽。仲景而后，代有闻人，若晋之王叔和、唐之孙思邈、宋之成无己、明之喻嘉言，以及有清徐、张诸贤皆是也。中古以后，治乱相寻，世少长治久安之策，而多活人济世之书，是良相致治一时，犹未若良医垂法千古也。吾先师张寿甫先生，品学身世，于本集各期序文及前三期自序已见崖略，称之为良医，洵无愧色矣。及读先生之书，仰见肫肫恳恳之诚，流露行间字里，其善气迎人之概，求之他书未之有也。发明医理，本诸载籍，以求弦外之音。如畅论大气，发人之所未发；化裁经方，言人之所不敢言。以古今禀赋不同，为体以亲尝药力之特效，为用不空谈、不讳过，立身于不败之地。语可惊人，而效归实用，求之前贤亦未之有也。故《衷中参西录》前出六期，久已名重医林，风行海内，私淑名流，遵用方论救人无算。先生意犹未足，于癸酉春，发起医学函授，先生时年七十有四岁，精神矍铄，乐此不疲，手制讲义夜分不倦。函授要目，首重伤寒；继之以温病、杂病，以及临床医话，范围愈广，预定四年毕业。尝曰：吾老矣，今将未了之事，托诸函授，四年之后，吾门中必有人材辈出，以行吾志，则可息影田园，乐吾天年矣。时不敏亦列门墙，方自期许，不图是年八月，先生遽归道山，伤寒讲义方告结束，温病正在开端,仅得遗方十一首。长公子春生君,裒辑讲义成书付梓,公之于世,名曰《衷中参西录》第七期,与前六期合为一集,成先志也。书中名贵之处,笔难尽述,要在繁征博引,与古为新,而又与古人精蕴天然合拍,水到渠成,汇为大观。论断中有云吾人生于古人之后,不可以古人之才智囿我,实贵以古人之才智启我,然后医学方有进步。呜呼!寥寥数语,可见吾师毕生之志矣,谓之为全书三昧亦宜。

中华民国二十有三年甲戌春二月通县受业高崇勋砚樵谨序

林 序

圣人以益世为心，不以名利自私。农黄之世道，在君相既明农教稼制礼作乐，而天行时气、饮食、寒暑恐民之不免于疾病也，乃复阐明医理，圣人之用心其周匝为何如乎！降及后世，人心日偷，医者多炫其术以市利，又或不学无术，以其生人者杀人，虽历代不乏名家著述，然自仲景而后，多空谈玄理，鲜能证诸实验。遂使我中华数千年神圣医学，几如曙后晨星矣。吾师盐山张寿甫先生，博学穷经，感医学之颓废，怅医德之沦丧，慨然以振兴医学为己任。行道数十年，足迹遍天下，沉疴宿痼群医束手，一经诊视，无不着手回春。所著《医学衷中参西录》凡六集，不仅风行遍国中，西人亦译为番文，奉为圭臬。书丹拳拳，私淑亦既有年，衣食奔逐，未能执弟子之役。自先生设立函授医学校，始得附列门墙，讲义以《伤寒论》开始，且《伤寒》一书虽代有注者，仍不免附会牵强，晦涩罕通。先生反复解释，胥以经验证明，使学者易于领悟。顾书丹素性鲁钝，请益繁多，函牍往还，无或有间，先生不责其渎，而勖其勤，随问批答，瀹我性灵，益我神智，方期努力加勉，仰答裁成。何意六经讲义甫毕，而先生遽归道山，呜呼！先生绝诣苦心，竟抱憾以终，天耶，数耶！不禁令人痛哭矣。今春生大兄，汇集诸稿，梓为《衷中参西录》第七期以行世，诚度世之金针，救时之宝筏，岂独垂名于当世，尤当流泽于千秋也。犹忆书丹于壬申之秋，展谒师门时，先生施诊远道，未得一亲杖履，乃竟未能再申瞻拜之仪，心丧讵有穷期耶！爰于书成之日，略书数语以志哀悼。

甲戌清和月受业门人长乐林书丹谨识

张 序

予尝学道于段正元师尊之门。师曰：读古人之书，不被古人所愚，学今人之学，不被今人所惑，从容中道，择善而从，其庶几乎？予尝本此旨，以求天下之士而不可得。后遇张寿甫先生于津门，先生盐山名儒，经史淹通，举凡中外科学，天文、算数、声光、电化，莫不研究有得。居常以天下事自任，其后怀才不遇，遂隐于医，历游国内通商大埠，南至汉皋，东抵辽沈，所至博采旁搜，以资医理之研究。后乃卜居津门，以其平生经验，著《医学衷中参西录》，先后出书凡六期，共二十五卷，风行全国，远至异邦。千古疑难大症，前贤所诿为不治者，先生皆自立新方，效如桴鼓。海内贤达，奉为师资者有年矣。顾先生犹以为未足，尝谓轩岐、仲景之书，大经大法固已灿然，然辗转传写讹错不鲜，且时代变迁，人之禀赋各异，故药之凉热，方之配合，均宜酌古准今，权轻重、峻缓之不同，察天时、人事之迭变，为之变通改正而后可。而前人之注解，多为古人作奴隶，有不可通者，亦强为之解，是不特厚诬古人，亦且遗害于来世。于是先生复设函授医学，手著讲义，经验与理想同归，哲学与科学相合，融冶古今，汇通中外，独辟统系，列为成书。古代医圣之心传，一语道及，石破天惊，为中华医界开一新纪元。学者本此，以求病无遁情，胸有成竹，如饮上池之水，洞见癥结，以之治疾，何疾不瘳？是诚功同良相，博济苍生者也。若段师尊之所称，先生可以当之矣。予幼承庭训，读书之余兼习医理，忽忽十年苦无门径可寻，自聆先生名论，钦佩莫名，于是五体投地，亲受师门。先生诲人不倦，每有疑难辄反复剖解，若惟恐人之不喻者，亦见其诱导后学之至意也。予方以得名师自幸，而先生于伤寒大纲甫经完毕，温病方一入手之际，竟驾返道山，时癸酉八月初八日也，先生寿七十有四。犹忆是岁七月间，造先生处执卷问难，先生讲解毕，援笔成自咏诗云："八旬已近又何求，意匠经营日不休，但愿同胞皆上寿，敢云身后有千秋。"书成，唏嘘！不料竟成谶语，痛矣！先生哲嗣春生兄，家学渊源，其论证处方，胆识过人，有先生风，曾充前京畿卫戍司令部军医官，今继承先志，行道津门，各处同学函简纷来，咸以将先生函授遗稿付印为请，爰详加校订，付之手民，为《衷中参西录》第七期。予以深蒙先生指导之惠，而又叹春生兄之克绍先志也。略述颠末，而为之序云。

民国二十三年甲戌正月受业门人深县张堃方舆敬序

刘 序

参赞化育，燮理阴阳，古圣贤致身君相，行道于国者之所为也。挽天地之沴疠，救斯民之疾苦，士君子抱道在躬，不遇于时者之所为也。范文正公云，不为良相，愿为良医。夫非以济世活人厥相功同欤？我师寿甫先生当代名儒，怀抱利器，不得志于场屋，遂绝意仕，进而隐于医坛，九折之良，得轩岐之秘，垣方洞见，著手春成，奇论鸿篇，化通微莫。前著《衷中参西录》已出版者凡六期，久已名满天下，无待予之饶舌矣。癸酉春复设函授医学，所著讲义，首论伤寒，凡古人未发之意，先圣言外之旨，不惜倾囊倒箧而出，苦口婆心，唤醒梦梦，一正中医数千年之讹谬，诚度人之金针，救世之宝筏也。先生云伤寒完毕，继将各科依次发挥，孰料伤寒甫成，温病甫一入手，先生竟驾归道山。泰山其颓，梁木其坏，诚可为我医界痛哭矣。今先生哲嗣春生兄，校勘遗稿，将付之梓，为《衷中参西录》第七期，予以亲受先生，宿受教诲，师恩未报，有不能已于言者，爰不揣冒昧，而为之序。

冀县受业刘明宝谨识

孙 序

医者意也,君子之道也。何则?夫药能生人,亦能杀人。若学焉而不精,方药乱投,其不至以生人者杀人几希。又有稍精于术者,偶有心得,密而不传,自高身价,以为博取厚利之资,是皆贱丈夫之所为,甚非古人济世活人之深意也。惟我师张寿甫先生,黄卷功深,青囊学富,囊括中外,融贯古今,审证详而确,处方简而效,无论贫富,有求必应,故受其惠者不可胜数。诊余之暇,集四十余年之心得,成《衷中参西录》六期,都二十五卷。问世以来,风行全国,远至欧美,有口皆碑,勿待予之赘述矣。晚年卜居津门,复设中医函授学校,受业者遍全国。先生编著讲义,焚膏继晷,孜孜不倦,因劳苦过度,于癸酉八月间谢世长辞,寿七十有四。呜呼!先生可谓鞠躬尽瘁于医界矣。先师生平著作,多发前人所未发,言今人所不敢言,时人称为医界革命第一人,洵不诬也。其长公子春生亦精于医,继父业行道津门,盛名卓著,因不敢埋没先生之遗志,故集《伤寒论》旧稿,以成《衷中参西录》第七期,付之剞劂,公之于世,行见灾疠消弭二竖潜纵,抑亦登斯民于寿域也。

天津受业门人孙玉泉静明谨识

题　记

先严寿甫府君，以医问世垂五十年，所著《医学衷中参西录》，循期印行已至六期，历蒙海内医学名家交口称赞，游扬备至，先严感深知己，益乐道不倦。癸酉春，复有医学函授之组设，及门同学多为俊乂，所授学理亦一洗肤浅，盖旨趣所寄，欲将毕生心血最后表见于世也。原定方策四年毕业，课程首先精研伤寒、温病、金匮杂证，而后殿以医话汇为大观。惜天不我佑，编发讲义伤寒甫毕，温病正在开端，先严竟于是年秋八月谢世，抱憾以终。呜呼，可不痛哉！荫潮不肖，自幼随侍先严读书，耳提面命，少得绪余，何期惨遭大故。思有以勉继先志，谨将先严遗著《伤寒论讲义》及最后手泽温病验方十一首编辑成书，公之于世，为《衷中参西录》第七期。感蒙诸贤远道赐序，有光简册，并拟广征医林前辈以及同门硕彦，凡曾与先严通函、晤面，研摩医理、质疑问难，重要之简翰、谈片、集锦、零纨，缤纷下惠，继以荫潮生平所闻，于先严之医训，其理论为前所未发明者，汇为医话拾零，以作是集八期之续，盖亦继志述事之微意，惟海内贤达有以教之幸甚。

不肖男荫潮谨识

原第七期第一卷

六经总论

伤寒治法以六经分篇，然手足各有六经，实则十二经也。手足之经既有十二，而《伤寒论》但分为六经者何也？

按：《内经》之论十二经也，凡言某经而不明言其为手经、足经者皆系足经，至言手经则必明言其为手某经。盖人之足经长、手经短，足经大、手经小，足经原可以统手经，但言足经而手经亦恒寓其中矣。《伤寒论》之以六经分篇，此遵《内经》定例，寓手经于足经中也。彼解《伤寒论》者，谓其所言之六经皆系足经，是犹未明仲景著伤寒之深意也。

经者，气血流通之处也。人之脏腑与某经相通，即为某经之府，其流通之气血原由府发出，而外感之内侵遂多以府为归宿。今将手、足十二经及手、足十二经之府详列于下。

手、足虽有十二经，其名则分为六经，因手、足经之名原相同也。其经有阴有阳，其阳经分太阳、阳明、少阳，其阴经分太阴、少阴、厥阴。其阴阳之经原互相表里，太阳与少阴为表里，阳明与太阴为表里，少阳与厥阴为表里。凡互为表里者，因其阴阳之经并行，其阳行于表，阴行于里也。至于经之分属于府者，足太阳经之府在膀胱，足少阴经之府在肾，足阳明经之府在胃，足太阴经之府在脾，足少阳经之府在胆，足厥阴经之府在肝，此足之三阴三阳经与府也。

手之太阳经其府在小肠，手之少阴经其府在心，手之阳明经其府在大肠，手之太阴经其府在肺，手之少阳经其府在三焦，手之厥阴经其府在心胞，此手之三阴三阳经与府也。

阳经为阴经之表，而太阳经又为表中之表，其经之大都会在背，而实则为周身之外廓，周身之营血卫气皆赖其卫护保合，且具有充分之热力，为营卫御外感之内侵，是以《内经》名之为巨阳。推原其热力之由来，不外君相二火。君火生于心之血脉，与肺相循环，而散热于胸中大气（一名宗气），以外通于营卫，此如日丽中天，有阳光下济之热也，是以其经名为太阳。相火生于肾中命门，肾原属水，中藏相火，其水火蒸热之气，由膀胱连三焦之脂膜以透达于身之外表，此犹地心水火之气（地中心有水火之气），应春令上透地面以生热也，为其热力发于水中，故太阳之经又名太阳寒水之经也。为太阳经之热力生于君相二火，是以其经不但以膀胱为府，而亦以胸中为府，观《伤寒论》陷胸诸汤丸及泻心诸汤，皆列于太阳篇中可知也。

至于人病伤寒，其六经相传之次第，详于《内经·素问·热论篇》谓："人之伤于寒也，则为病热，一日巨阳受之，故头项痛，腰脊强；二日阳明受之，阳明主肌肉，其脉侠（同夹）鼻络于目，故身热目疼，而鼻干不得卧也；三日少阳受之，少阳主胆，其脉循胁络于耳，故胸胁痛而耳聋，三阳经络皆受其病而未入于藏者故可汗而已；四日太阴受之，太阴脉布胃中络于嗌（咽喉），故腹满而嗌干；五日少阴受之，少阴脉贯肾络于肺，系舌本，故口燥舌干而渴；六日厥阴受之，厥阴之脉循阴器而络于肝，故烦满而囊缩。经络受病入于府者，故可下而已。"此《内经》论六经相传之次第也。至《伤寒论》六经之次序，皆以《内经》为法，而未明言其日传一经。至愚生平临证之实验，见有伤寒至旬日，病犹在太阳之府者，至他经相传之日期，亦无一定。盖《内经》言其常，而病情之变化恒有出于常例之外者。至传至某经，即现某经之病状，此又不尽然，推原其所以然之故，且加以生平临证之实验，知传至某经即现某经之病状者，多系因其经先有内伤也。若无内伤则传至某经恒有不即现某经之病时，此在临证者细心体察耳。

至于六经之命名，手足皆同，然有因手经发源之府而命名者，有因足经发源之府而命名者。如太阳经名为太阳寒水之经，此原因足太阳之府命名，而手太阳亦名太阳寒水之经者，是以足经而连带其手经也。他如阳明经名为阳明燥金之经，是因手阳明之府命名（手阳明府大肠属金，其互为表里之肺亦属金），而足阳明经亦名阳明燥金之经者，是以手经而连带其足经也。少阳经名为少阳相火之经，此因足少阳之府命名（胆中寄有相火），而手少阳经亦名为少阳相火之经者，是以足经而连带其手经也。太阴经名为太阴湿土之经，此因足太阴之府命名（脾为湿土），而手太阴经亦名太阴湿土之经者，是以足经而连带其手经也。少阴经名为少阴君火之经，此因手少阴之府命名（心为君火），而足少阴经亦名少阴君火之经者，是以手经而连带其足经也。厥阴经名为厥阴风木之经，此因足厥阴之府命名（肝属木而主风），而手厥阴经亦名厥阴风木之经者，是以足经而连带其手经也。此手足十二经可并为六经之义也。

太阳病桂枝汤证

病名伤寒，而太阳篇之开端，实中风、伤寒、风温并列。盖寒气多随风至，是中风者伤寒之诱起也。无论中风、伤寒，入阳明后皆化为温，是温病者伤寒之归宿也。惟其初得之时，中风、伤寒、温病，当分三种治法耳。为中风为伤寒之诱起，是以太阳篇开始之第一方为桂枝汤，其方原为治中风而设也。《伤寒论》原文云：太阳病，发热，汗出，恶风，脉缓者（缓脉与迟脉不同，脉搏以一息四至为准，脉迟者不足四至，若缓脉则至数不改似有懒动之意），名为中风。

太阳中风，阳浮而阴弱（脉法关前为阳，关后为阴，其浮脉见于关前，弱脉见于关后，浮者着手即得，弱者不任重按），阳浮者热自发，阴弱者汗自出，啬啬恶寒（单弱不胜寒之意），淅淅恶风（为风所伤恒畏风声之意),翕翕发热(其热蕴而不散之意),鼻鸣干呕者,桂枝汤主之。

桂枝汤方

桂枝三两,去皮　芍药三两　炙甘草二两　生姜三两　大枣十二枚,擘

上五味㕮咀,以水七升,微火煮取三升,去滓,适寒温,服一升。服已须臾,啜热稀粥一升余,以助药力。温覆令一时许,遍体漐漐微似有汗者益佳,不可令如水流漓,病必不除。若一服汗出病瘥(愈也),停后服,不必尽剂。若不汗,更服,依前法。又不汗,后服当小促其间,半日许,令三服尽。若病重者,一日一夜服,周时观之。服一剂尽,病证犹在者,更作服。若不汗出者,乃服至二三剂。禁生冷、黏滑、肉面、五辛、酒酪、臭恶等物。

古用桂枝,但取新生枝之嫩尖,折视之皮骨不分,若见有皮骨可分者,去之不用,非去枝上之皮也。

陈古愚曰:桂枝辛温阳也,芍药苦平阴也。桂枝又得生姜之辛同气相求,可恃之以调周身之阳气;芍药而得大枣、甘草之甘,则甘苦化合可恃之以滋周身之阴液,即取大补阴阳之品,养其汗源为胜邪之本,又啜粥以助之,取水谷之津以为汗,汗后毫不受伤,所谓立身有不败之地以图万全也。

人之营卫皆在太阳部位,卫主皮毛,皮毛之内有白膜一层,名为腠理,腠理之内遍布微丝血管即营也。其人若卫气充盛,可为周身之外围,即受风不能深入(此受风,不可名为中风),其人恒多汗闭不出,迨其卫气流通其风自去,原可不药而愈也。至桂枝汤所主之证,乃卫气虚弱,不能护卫其营分,外感之风直透卫而入营,其营为风邪所伤,又乏卫之保护,是以易于出汗。其发热者,因营分中之微丝血管原有自心传来之热,而有风以扰之,则更激发其热也。其恶风者,因卫虚无御风之力,而病之起点又由于风也。推原其卫气不能卫护之故,实由于胸中大气之虚损。《灵枢

·五味篇》曰:“谷始入于胃,其精微者,先出于胃之两焦,以溉五藏,别出两行营卫之道,其大气之抟而不行者,积于胸中,命曰气海。”由斯观之,营卫原与胸中大气息息相通,而大气实为营卫内部之大都会。愚临证实验以来,见有大气虚者,其营卫即不能护卫于外而汗出淋漓。夫大气原赖水谷之气时时培养,观服桂枝汤者当啜热粥以助药力,此不惟助其速于出汗,实兼欲助胸中大气以固营卫之本源也。

或问:桂枝汤提纲中,原谓阴弱者汗自出,未尝言阳弱者汗自出也。夫关后为阴主血,关前为阳主气,桂枝汤证,其弱脉惟见于关后,至关前之脉则见有浮象,未见其弱,而先生竟谓桂枝汤证之出汗,实由于胸中大气之弱,不显与提纲中之言相背乎?答曰:凡受风之脉多见于关前,提纲中所谓阳浮者,其关前之脉因受风而浮也,所谓阴弱者,知其未病之先其脉原弱,至病后而仍不改其弱也。由斯而论,其未病之先,不但关后之脉弱,即关前之脉亦弱,既病之后,其关前脉之弱者转为浮脉所掩,而不见其弱耳。然其脉虽浮,必不任重按,是浮中仍有弱也,特古人立言尚简,未尝细细明言耳。孟子谓:“读古人之书,不以文害辞,不以辞害志,以意逆志,是为得之。”至吾人之读古人医书,亦当遵斯道也。是以愚用桂枝汤时,恒加黄芪以补其胸中大气,加薄荷以助其速于出汗,不至若方后所云,恒服药多次始汗也。又宜加天花粉助芍药以退热(但用芍药退热之力恒不足),即以防黄芪服后能助热也(黄芪、天花粉等分并用,其凉热之力相敌,若兼用之助芍药清热,分量又宜多用)。若遇干呕过甚者,又宜加半夏以治其呕,惟此时药房所鬻之半夏,多制以矾(虽清半夏亦有矾),若用以止呕,必须用微温之水淘净矾味,用之方效。

或疑《伤寒论》方中未有用薄荷者,想薄荷之性或于伤寒有所不宜,是以仲景于治伤寒诸方中未尝一用。不知论古人之方,当先知古人所处之世,当仲景时,论药之书惟有《神农本经》,是以仲景所用药品不外《神农本经》，而薄荷古名为苛，菜蔬中或有用者，而《本经》未载，是以仲景不用也。且薄荷之性凉而能散，能发出人之凉汗，桂枝汤证，原挟有外感之热，发出凉汗即愈矣。惟不宜过煎以存其辛凉之性，则用之必有效也。

愚治桂枝汤证，又有屡用屡效之便方，较用桂枝汤殊为省事。方用生怀山药细末两半或一两，凉水调和煮成稀粥一碗，加白糖令适口，以之送服西药阿斯必林一瓦（合中量二分六厘四毫），得汗即愈。

山药富有蛋白质，人皆知其为补肾、润肺之品，而实具有人参性质，能培养全身气化，兼能固摄全身气化，服之能补助胸中大气，使卫气外护之力顿强。阿斯必林之原质，存于杨柳皮液中，而少加硫酸制之，为洞悉其原质及制法，故敢与中药并用。杨柳皮中之津液其性原清凉，且有以皮达皮之用，又少制以硫酸则其透表之力最速，少少用之即可发出周身凉汗，而外感之风热可因之而顿解矣。

男荫潮按：有服阿斯必林不能得汗者，必其人素有蕴寒，其脉之迟，阿斯必林之性原凉，故服之不能得汗，若煎生姜汤送服，其内蕴之寒得姜之辛温透表，与阿斯必林相济，必能得汗，屡用屡效，故附录之。

桂枝汤证之出汗，不过间有出汗之时，非时时皆出汗也，故必用药再发其汗，始能将外感之风邪逐出。然风邪去后，又虑其自汗之病不愈，故方中山药与阿斯必林并用，一发汗、一止汗也。至于发汗与止汗之药并用而药力两不相妨者，此中原有深义。盖药性之入人脏腑，其流行之迟速原迥异，阿斯必林之性其发汗最速，而山药止汗之力则奏效稍迟，是以二药虽一时并用，而其药力之行则一先一后，分毫不相妨碍也。

太阳病麻黄汤证(附:太阳与阳明合病麻黄汤证)

《伤寒论》原治伤寒之书,而首论中风者,因中风亦可名为伤寒也(《难经》曰:“伤寒有五:有中风,有伤寒,有湿温,有热病,有温病”)。然究与真伤寒不同,盖中风病轻,伤寒病重。为其重也,而治之者必须用大有力之药,始能胜任。所谓大有力者,即《伤寒论》中之麻黄汤是也。今试论麻黄汤证及麻黄汤制方之义,并详论用麻黄汤时通变化裁之法。

《伤寒论》原文:太阳病,或已发热,或未发热,必恶寒,体痛,呕逆,脉阴阳俱紧者,名为伤寒。又原文:太阳病,头疼发热,身疼腰痛,骨节疼痛,恶风,无汗而喘者,麻黄汤主之。

脉象阴阳俱紧,实为伤寒之确征,然紧脉之状最难形容,惟深明其病理,自不难想象而得。脉生于心,心一动而外输其血,周身之脉即一动,动则如波浪之有起伏。以理言之,凡脉之力大者,其起伏之势自应愈大。至紧脉其跳动若有力而转若无所起伏,究其所以然之故,实因太阳为外卫之阳,因为寒所袭,逼之内陷与脉相并,则脉得太阳蕴蓄之热,原当起伏有力以成反应之势,而寒气紧缩之力,又复逼压其脉道使不能起伏,是以指下诊之似甚有力而竟直穿而过,且因其不得起伏,蓄极而有左右弹之势,此紧脉真象也。

至麻黄汤证,全体作疼痛者,以筋骨不禁寒气之紧缩也(铁条经严寒则缩短,寒气紧缩之力可知)。其发热者,身中之元阳为寒气闭塞不能宣散而增热也。其无汗恶风者,汗为寒闭,内蕴之热原欲藉汗透出,是以恶风也。其作喘者,因手太阴肺经与卫共主皮毛,寒气由皮毛入肺,闭其肺中气管,是以不纳气而作喘。然深究其作喘之由,犹不但此也。人之胸中亦太阳之部位也,其中间所积大气,原与外表之卫气息息相通,然大气即宗气,《内经》《灵枢》(《内经》中《灵枢》《素问》各自为书)谓:宗气积于胸中,出于喉咙，以贯心脉而行呼吸。夫大气既能以贯心脉，是营血之中亦大气所流通也。伤寒之证，其营卫皆为外寒所束，则大气内郁必膨胀而上逆冲肺，此又喘之所由来也。

麻黄汤方

麻黄三两　桂枝三两，去皮　甘草一两，炙　杏仁七十个，去皮尖

上四味，以水九升，先煮麻黄减二升，去上沫，纳诸药，煮取二升半，去渣，温服八合（一升十合），覆取微似汗，不须啜粥，余如桂枝法将息。

麻黄发汗力甚猛烈，先煮之去其浮沫，因其沫中含有发表之猛力，去之所以缓麻黄发表之性也。麻黄不但善于发汗，且善利小便，外感之在太阳者，间有由经入府而留连不去者（凡太阳病多日不解者，皆是由经入府），以麻黄发其汗，则外感之在经者可解，以麻黄利其小便，则外感之由经入府者，亦可分消也。且麻黄又兼入手太阴能泻肺定喘，俾外感之由皮毛窜入肺者（肺主皮毛），亦清肃无遗。是以发太阳之汗者不但麻黄，而仲景定此方时独取麻黄也。桂枝味辛性温，亦具有发表之力，而其所发表者，惟在肌肉之间，故善托肌肉中之寒外出，且《本经》惟其主上气咳逆吐吸（吸气甫入即吐出），是桂枝不但能佐麻黄发表，兼能佐麻黄入肺定喘也。杏仁味苦性温，《本经》亦谓其主咳逆上气，是亦能佐麻黄定喘可知，而其苦降之性又善通小便，能佐麻黄以除太阳病之留连于府者，故又加之以为佐使也。至于甘草之甘缓，能缓麻黄发汗之猛烈，兼能解杏仁之小毒，即以填补（甘草属土能填补）出汗后之汗腺空虚也。药止四味，面面俱到，且又互相协助，此诚非圣手莫办也。

人之禀赋随天地之气化为转移，古今之气化或有不同，则今人与古人之禀赋，其强弱厚薄偏阴偏阳之际不无差池，是以古方用于今日，正不妨因时制宜而为之变通加减也。愚弱冠后，初为

人治病时,用麻黄汤原方以治伤寒,有效有不效。其不效者,服麻黄汤出汗后其病恒转入阳明,后乃悟今人禀赋多阴亏,后再用麻黄汤时,遂于方中加知母(近时知母多伪,宜以天花粉代之)数钱以滋阴退热,则用之皆效。

间有其人阳分虚者,又当于麻黄汤中加补气之药以助之出汗。一人年近四旬,身体素羸弱,于季冬得伤寒证,医者投以麻黄汤汗无分毫,求为诊治。其脉似紧而不任重按,遂于麻黄汤中加生黄芪、天花粉各五钱,一剂得汗而愈。

又一人亦年近四旬,初得外感,经医甫治愈,即出门作事,又重受外感,内外俱觉寒凉,头疼气息微喘,周身微形寒战。诊其脉六部皆无,重按亦不见,愚不禁骇然。问其心中除觉寒凉外别无所苦,知犹可治,不至有意外之虑,遂于麻黄汤原方中为加生黄芪一两,服药后六脉皆出,周身得微汗病遂愈。

麻黄汤证有兼咽喉疼者,宜将方中桂枝减半,加天花粉六钱,射干三钱,若其咽喉疼而且肿者,麻黄亦宜减半,去桂枝再加生蒲黄三钱以消其肿。然如此加减,凉药重而表药轻,若服后过点半钟不出汗时,亦服西药阿斯必林瓦许以助其汗,若服后汗仍不出时,宜阿斯必林接续再服,以汗出为目的,若能遍体皆微见汗,则咽喉之疼肿皆愈矣。

麻黄汤证,若遇其人素有肺劳病者,宜于原方中加生怀山药、天门冬各八钱。

麻黄汤证,若遇其人素有吐血病者,虽时已愈,仍宜去桂枝以防风二钱代之(吐血之证最忌桂枝),再加生杭芍三钱,按古之一两约折为今之三钱,且将一次所煎之汤分作三剂,则一剂之中当有麻黄三钱,然又宜因时、因地、因人细为斟酌,不必定以三钱为准也。如温和之时,汗易出少用麻黄即能出汗;严寒之时,汗难出必多用麻黄始能出汗,此因时也。又如大江以南之人,其地气候温暖,人之生于其地者,其肌肤浅薄,麻黄至一钱即可出汗,故南方所出医书有用麻黄不过一钱之语;至黄河南北,用麻黄约可以三钱为率;至东三省人,因生长于严寒之地,其肌肤颇强厚,须于三钱之外再将麻黄加重始能得汗,此因地也。至于地无论南北,时无论寒燠,凡其人之劳碌于风尘,与长居屋中者,其肌肤之厚薄强弱原自不同,即其汗之易出不易出,或宜多用麻黄,或宜少用麻黄,原不一致,此因人也。用古人之方者,岂可胶柱鼓瑟哉!

《伤寒论》原文:太阳与阳明合病,喘而胸满者,不可下,宜麻黄汤主之。

按:太阳与阳明合病,是太阳表证未罢,而又兼阳明之热也。其喘者风寒由皮毛袭肺也;其胸满者胸中大气因营卫闭塞,不能宣通而生膜胀也;其言不可下者,因阳明仍连太阳,下之则成结胸,且其胸本发满,成结胸尤易,矧其阳明之热,仅在于经,亦断无可下之理,故谆谆以不可下示戒也。仍治以麻黄汤,是开其太阳而使阳明初生之热随汗而解也。

按:证兼阳明,而仍用麻黄汤主治,在古人禀赋敦厚,淡泊寡欲,服之可以有效。今人则禀赋薄弱,嗜好日多,强半阴亏,若遇此等证时,宜以薄荷代方中桂枝。若其热稍剧,而大便实者,又宜酌加生石膏(宜生用不可煅用,理详白虎汤下)数钱,方能有效。

受业宝和按:阴亏则虚阳上浮,故桂枝之苦温者不宜,服之则转为汗后不解。

太阳温病麻杏甘石汤证

至于温病,在上古时,原与中风、伤寒统名之为伤寒,是以秦越人《难经》有伤寒有五之说,至仲景著《伤寒论》,知温病初得之治法,原与中风、伤寒皆不同,故于太阳篇首即明分为三项,而于温病复详细论之,此仲景之医学较上古有进步之处也。

《伤寒论》原文:太阳病,发热而渴,不恶寒者为温病,若发汗已身灼热者,名曰风温。风温为病,脉阴阳俱浮,自汗出,身重多眠睡，息必鼾，语言难出。

论温病之开端，亦冠以太阳病三字者，因温病亦必自太阳（此是足太阳非手太阳，彼谓温病入手经不入足经者，果何所据也）入也。然其化热最速，不过数小时即侵入阳明，是以不觉恶寒转发热而渴也。治之者不知其为温病，而误以热药发之，竟至汗出不解而转增其灼热，则即此不受热药之发表，可确定其名为风温矣。其脉阴阳俱浮者，象风之飘扬也；自汗出者，热随浮脉外透也；身重者，身体经热酸软也；多眠睡者，精神经热昏沉也；语言难出者，上焦有热而舌肿胀也。

按：风温之外，又有湿温病与伏气化热温病，而提纲中止论风温者，因湿温及伏气化热之温病，其病之起点亦恒为风所激发，故皆可以风温统之也。

又按：提纲中论风温之病状详矣，而提纲之后未列治法，后世以为憾事。及反复详细推之，乃知《伤寒论》中原有治温病之方，特因全书散佚，后经叔和编辑而错简在后耳。

尝观其第六十二节云，发汗后不可更行桂枝汤，汗出而喘无大热者，可与麻黄杏仁甘草石膏汤。今取此节与温病提纲对观，则此节之所谓发汗后，即提纲之所谓若发汗也；此节之所谓喘，即提纲之所谓息必鼾也，由口息而喘者，由鼻息即鼾矣；此节之所谓无大热，即提纲之所谓身灼热也。盖其灼热犹在外表，心中仍无大热也。将此节之文与温病提纲一一比较，皆若合符节。夫中风、伤寒、温病特立三大提纲，已并列于篇首，至其后则于治中风治伤寒之方首仍加提纲，以彼例此，确知此节之文原为温病之方，另加提纲无疑，即麻杏甘石汤为治温病之方无疑也。盖当仲景时，人之治温病者，犹混温病于中风、伤寒之中，于病初得时，未细审其发热不恶寒，而以温热之药发之，是以汗后不解。或见其发热不恶寒，误认为病已传里，而竟以药下之，是以百六十三节，又有下后不可更行桂枝汤云云。所稍异者，一在汗后，一在下后，仲景恐人见其汗出再误认为桂枝证，故切戒其不可更行桂枝汤，而宜治以麻杏甘石汤。盖伤寒定例，凡各经病证误服他药后，其原病犹在者，仍可投以正治之原方，是以百零三节云，凡柴胡汤病证而下之，若柴胡证不罢者复与小柴胡汤。以此例彼，知麻杏甘石汤为救温病误治之方，实即治温病初得之主方，而欲用此方于今日，须将古之分量稍有变通。

麻黄杏仁甘草石膏汤原方

麻黄四两，去节　杏仁五十个，去皮尖　甘草二两　石膏八两，碎绵裹

上四味，以水七升，先煮麻黄减二升，去上沫，纳诸药，煮取二升，去渣，温服一升。

方中之义，用麻黄协杏仁以定喘，伍以石膏以退热，热退其汗自止也。复加甘草者，取其甘缓之性，能调和麻黄、石膏，使其凉热之力溶和无间以相助成功，是以奏效甚捷也。

按：此方原治温病之汗出无大热者，若其证非汗出且热稍重者，用此方时，原宜因证为之变通，是以愚用此方时，石膏之分量恒为麻黄之十倍，或麻黄一钱，石膏一两，或麻黄钱半，石膏两半。遇有不出汗者，恐麻黄少用不致汗，服药后可服西药阿斯必林瓦许以助其汗，若遇热重者，石膏又可多用。曾治白喉证及烂喉痧证（烂喉痧证必兼温病，白喉证亦多微兼外感），麻黄用一钱，石膏恒重至二两，喉证最忌麻黄，而能多用石膏以辅弼之，则不惟不忌，转能藉麻黄之力立见奇功也。

至于肺病之起点，恒有因感受风温，其风邪稽留肺中化热铄肺，有时肺中作痒，即连连喘嗽者，亦宜投以此汤，清其久蕴之风邪，连服数剂其肺中不作痒，嗽喘自能减轻，再徐治以润肺、清火、利痰之剂，而肺病可除矣。盖此麻杏甘石汤之用处甚广，凡新受外感作喘嗽，及头疼、齿疼、两腮肿疼，其病因由于外感风热者皆可用之，惟方中药品之分量，宜因证变通耳。

附录 北平大陆银行理事林农孙，年近五旬，因受风温，虽经医治愈，而肺中余热未清，致肺阴铄耗，酿成肺病，屡经医治无效，其脉一息五至，浮沉皆有力，自言喉连肺际，若觉痒则咳嗽顿发，剧时连嗽数十声，周身汗出，必吐出若干稠痰其嗽始止。问其心中常觉发热，大便燥甚，四五日一行，因悟其肺际作痒，即顿发咳嗽者，必其从前病时风邪由皮毛袭入肺中者，至今犹未尽除也。因其肺中风热相助为虐，宜以麻黄祛其风，石膏清其热，遂为开麻杏甘石汤方，麻黄用钱半，生石膏用两半，杏仁三钱，甘草二钱，煎服一剂，咳嗽顿愈。诊其脉仍有力，又为开善后之方，用生山药一两，北沙参、天花粉、天冬各五钱，川贝、射干、苏子、甘草各二钱，嘱其多服数剂，肺病可从此除根。后阅旬日，愚又赴北平，林农孙又求诊视，言先生去后，余服所开善后方，肺痒咳嗽仍然反复，遂仍服第一次方，至今已连服十剂，心中热已退，仍分毫不觉药凉，肺痒咳嗽皆愈，且饮食增加，大便亦不甚干燥。闻其所言，诚出愚意料之外也。再诊其脉已不数，仍似有力，遂将方中麻黄改用一钱，石膏改用一两，杏仁改用二钱，又加生怀山药六钱，俾煎汤接续服之，若服之稍觉凉时，即速停止。后连服七八剂似稍觉凉，遂停服，肺病从此竟愈。

按：治肺劳投以麻黄杏仁甘草石膏汤，且用至二十余剂，竟将肺劳治愈，未免令阅者生疑，然此中固有精细之理由在也。盖肺病之所以难愈者，为治之者但治其目前所现之证，而不深究其病因也。如此证原以外感受风成肺劳，且其肺中作痒，犹有风邪存留肺中，且为日既久，则为锢闭难出之风邪，非麻黄不能开发其锢闭之深，惟其性偏于热，于肺中蕴有实热者不宜，而重用生石膏以辅弼之，既可解麻黄之热，更可清肺中久蕴之热，以治肺热有风劳嗽者，原为正治之方，故服之立时见功。至于此药，必久服始能拔除病根，且久服麻黄、石膏而无流弊者，此中又有理由在。盖深入久锢之风邪，非屡次发之不能透，而伍以多量之石膏以为之反佐，俾麻黄之力惟旋转于肺脏之中,不至直达于表而为汗,此麻黄久服无弊之原因也。至石膏性虽寒凉,然其质重气轻,煎入汤剂毫无汁浆(无汁浆即是无质),其轻而且凉之气,尽随麻黄发表之力外出,不复留中而伤脾胃,此石膏久服无弊之原因也。所遇之证,非如此治法不愈,用药即不得不如此也。

太阳病大青龙汤证(附:脉微弱汗出恶风及筋惕肉瞤治法)

有太阳中风之脉,兼见太阳伤寒之脉者,大青龙汤所主之证是也。其三十八节原文提纲云:太阳中风,脉浮紧,发热恶寒,身疼痛,不汗出而烦躁者,大青龙汤主之。若脉微弱,汗出恶风者,不可服之,服之则厥逆,筋惕肉瞤,此为逆也。

大青龙汤方

麻黄六两,去节　桂枝二两,去皮　甘草二两,炙　杏仁五十个,去皮尖　生姜三两,切　大枣十二枚,劈　石膏如鸡子大,碎如鸡子大,当有今之三两

上七味,以水九升,先煮麻黄减二升,去上沫,纳诸药,煮取三升,去滓,温服一升,取微似汗,汗出多者,温粉扑之。一服汗者,停后服,汗多亡阳遂虚,恶风、烦躁、不得眠也。

按:此大青龙汤所主之证,原系胸中先有蕴热,又为风寒锢其外表,致其胸中之蕴热有蓄极外越之势。而其锢闭之风寒,而犹恐芍药苦降酸敛之性,似于发汗不宜,而代以石膏,且多用之以厚其力,其辛散凉润之性,既能助麻、桂达表,又善化胸中蕴蓄之热为汗,随麻、桂透表而出也。为有云腾致雨之象,是以名为大青龙也。至于脉微弱,汗出恶风者,原系胸中大气虚损,不能固摄卫气,即使有热亦是虚阳外浮,若误投以大青龙汤,人必至虚者益虚,其人之元阳因气分虚极而欲脱,遂致肝风萌动而筋惕肉瞤也。夫大青龙汤既不可用,遇此证者自当另有治法,拟用生黄芪、生杭芍各五钱,麻黄钱半,煎汤一次服下,此用麻黄以逐其外感,黄芪

以补其气虚，芍药以清其虚热也。为方中有黄芪以补助气分，故麻黄仍可少用也。若其人已误服大青龙汤，而大汗亡阳筋惕肉瞤者，宜去方中麻黄，加净萸肉一两。

其三十九节原文云：伤寒，脉浮缓，身不疼但重，乍有轻时，无少阴证者，大青龙汤发之。细思此节之文，知所言之证原系温病，而节首冠以伤寒二字者，因中风、温病在本书之定例，均可名为伤寒也。凡外感之脉多浮，以其多兼中风也。前节言伤寒脉浮紧，是所中者为栗烈之寒风，是中风兼伤寒也。后节言伤寒脉浮缓，知所中者非栗烈之寒风，当为柔和之温风，既中柔和之温风，则即成风温矣。是以病为伤寒必胸中烦躁而后可用石膏，至温病其胸中不烦躁，亦恒可用石膏，且其身不疼但重，伤寒第六节温病提纲中原明言身重，此明征也。况其证乍有轻时，若在伤寒必不复重用石膏，惟温病虽有轻时，亦可重用石膏。又伤寒初得有少阴证，若温病则始终无少阴证（少阴证有寒有热，此言无少阴证，指少阴之寒证而言，少阴寒证断不可用大青龙汤，至少阴热证，原为伏气化热窜入少阴，虽在初得亦可治以大青龙汤，此又不可不知），此尤不为伤寒而为温病之明也。由此观之，是此节原为治温病者说法，欲其急清燥热以存真阴为先务也。至愚用此方治温病时，恒以薄荷代方中桂枝，尤为稳妥。

凡发汗所用之药，其或凉或热，贵与病适宜。其初得病寒者宜用热药发其汗，初得病热者宜用凉药发其汗。如大青龙汤证，若投以麻黄汤则以热济热，恒不能出汗，即或出汗其病不惟不解，转益增烦躁，惟于麻、桂汤中去芍药，重加石膏多于麻桂数倍，其凉润轻散之性，与胸中之烦躁化合自能作汗，矧有麻黄之善透表者以助之，故服后覆杯之顷即可周身得汗也。曾治一人，冬日得伤寒证，胸中异常烦躁，医者不识为大青龙汤证，竟投以麻黄汤，服后分毫无汗，胸中烦躁益甚，自觉屋隘莫能容，诊其脉洪滑而浮，治以大青龙汤，为加天花粉八钱，服后五分钟，周身汗出如洗，病若失。

或问：服桂枝汤者，宜微似有汗，不可令如水流漓，病必不除；服麻黄汤者，覆取微似汗，知亦不可令汗如水流漓也。今于大青龙汤中加花粉，服汤后竟汗出如洗而病若失者何也？答曰：善哉问也！此中原有妙理，非此问莫能发之。凡伤寒、温病，皆忌伤其阴分，桂枝汤证与麻黄汤证，禁过发汗者恐伤其阴分也。至大青龙汤证，其胸中蕴有燥热，得重量之石膏则化合而为汗，其燥热愈深者，化合之汗愈多，非尽量透发于外，其燥热即不能彻底清肃，是以此等汗不出则已，出则如时雨沛然莫可遏抑。盖麻黄、桂枝等汤，皆用药以祛病，得微汗则药力即能胜病，是以无事过汗以伤阴分。至大青龙汤乃合麻、桂为一方，又去芍药之酸收，益以石膏之辛凉，其与胸中所蕴之燥热化合，犹如冶红之铁沃之以水，其热气自然蓬勃四达，此乃调燮其阴阳，听其自汗，此中精微之理，与服桂枝、麻黄两汤不可过汗者，迥不侔也。

或问：大青龙汤证，当病之初得何以胸中即蕴此大热？答曰：此伤寒中伏气化热证也（温病中有伏气化热，伤寒中亦有伏气化热）。因从前所受外寒甚轻，不能遽病，惟伏藏于三焦脂膜之中，阻塞升降之气化，久而化热，后又因薄受外感之激动，其热陡发，窜入胸中空旷之府，不汗出而烦躁。夫胸中原为太阳之府（胸中及膀胱皆为太阳之府，其理详六经总论中），为其犹在太阳，是以其热虽甚而仍可汗解也。

太阳病小青龙汤证（附：自拟从龙汤方）

《伤寒论》大青龙汤后，又有小青龙汤以辅大青龙汤所不逮。盖大青龙汤为发汗所用，如龙之乘云而致雨；小青龙汤为涤饮所用，如龙之率水以归海，故其汤皆可以青龙名。今于论大青龙汤后，更进而论小青龙汤。

《伤寒论》原文：伤寒表不解，心下有水气，干呕，发热而咳，或渴，或利，或噎，或小便不利、少腹满，或喘者，小青龙汤主之。

水散为气，气可复凝为水。心下不曰停水，而曰有水气，此乃饮水所化之留饮，形虽似水而有黏滞之性，又与外感互相胶漆，是以有以下种种诸病也。干呕者，水气黏滞于胃口也；发热者，水气变为寒饮，迫心肺之阳外越也；咳者，水气浸入肺中也；渴者，水气不能化津液上潮也；利者，水气溜入大肠作泻也；噎者，水气变为寒痰梗塞咽喉也；小便不利、少腹满者，水气凝结膨胀于下焦也；喘者，肺中分支细管皆为水气所弥漫也。

小青龙汤原方

麻黄三两，去节　桂枝三两，去皮　芍药三两　五味子半升　干姜三两，切　甘草三两，炙　细辛三两　半夏半升，汤洗

上八味，以水一斗，先煮麻黄，减二升，去上沫，纳诸药，煮取三升，去滓，温服一升。若微利者，去麻黄，加荛花如鸡子大，熬（炒也）令赤色；若渴者，去半夏加栝蒌根三两；若噎者，去麻黄，加附子一枚炮；若小便不利少腹满者，去麻黄，加茯苓四两；若喘者，去麻黄，加杏仁半升。

按：荛花近时无用者，《金鉴》注谓系芫花之类，攻水之力甚峻，用五分可令人下数十次，当以茯苓代之。又噎字注疏家多以呃逆解之，字典中原有此讲法，然观其去麻黄加附子，似按寒痰凝结梗塞咽喉解法，方与所加之药相宜。

后世所用小青龙汤分量

麻黄二钱　桂枝尖二钱　芍药三钱　五味子钱半　干姜一钱　甘草钱半　细辛一钱　半夏二钱

煎一盅，作一次服。

喻嘉言曰：桂枝、麻黄无大小，而青龙汤有大小者，以桂枝、麻黄之变化多，而大青龙汤之变法不过于桂麻二汤之内施其化裁，故又立小青龙汤一法，散邪之功兼乎涤饮，取义山泽小龙养成头角，乘雷雨而翻江搅海，直奔龙门之义，用以代大青龙而擅江河行

水之力,立法诚大备也。昌昔谓膀胱之气流行,地气不升则天气常朗,其偶受外感,则仲景之小青龙汤一方,与大士水月光中大圆镜智无以异也。盖无形之感挟有形之痰,互为胶漆,其当胸窟宅适在太阳经位,惟于麻黄、桂枝方中,加五味子、半夏以涤饮而收阴,干姜、细辛以散结而分解,合而用之,令药力适在痰饮绾结之处攻击片时,则无形之感从肌肤出,有形之痰从水道出,顷刻分解无余,而胸膺空旷矣。

小青龙汤所兼主诸病,喘居其末,而后世治外感痰喘者,实以小青龙汤为主方,是小青龙汤为外感中治痰饮之剂,实为理肺之剂也。肺主呼吸,其呼吸之机关在于肺叶之阖辟,其阖辟之机自如,喘病自愈。是以陈修园谓:小青龙汤当以五味、干姜、细辛为主药,盖五味子以司肺之阖,干姜以司肺之辟,细辛以发动其阖辟活泼之机,故小青龙汤中诸药皆可加减,独此三味不可加减。

按:陈氏此论甚当,至其谓细辛能发动阖辟活泼之灵机,此中原有妙理。盖细辛人皆知为足少阴之药,故伤寒少阴证多用之,然其性实能引足少阴与手少阴相交,是以少阴伤寒,心肾不交而烦躁者宜用之,又有引诸药之力上达于脑,是以阴寒头疼者必用之,且其含有龙脑气味,能透发神经使之灵活,自能发动肺叶阖辟之机使灵活也。又邹润安谓:凡风气寒气,依于精血、津液、便溺、涕唾以为患者,并能曳而出之,使相离而不相附,审斯则小青龙汤中之用细辛,亦所以除水气中之风寒也。

仲景之方,用五味即用干姜,诚以外感之证皆忌五味,而兼痰嗽者尤忌之,以其酸敛之力甚大,能将外感之邪锢闭肺中永成劳嗽,惟济之以干姜至辛之味,则无碍。诚以五行之理,辛能胜酸,《内经》有明文也。徐氏《本草百种注》中论之甚详,而愚近时临证品验,则另有心得,盖五味之皮虽酸,其仁则含有辛味,以仁之辛济皮之酸,自不至因过酸生弊,是以愚治劳嗽,恒将五味捣碎入煎,少佐以射干、牛蒡诸药即能奏效,不必定佐以干姜也。

特是医家治外感痰喘喜用麻黄，而以小青龙汤治外感之喘，转去麻黄加杏仁，恒令用者生疑。近见有彰明登诸医报而议其非者，以为既减去麻黄，将恃何者以治外感之喘乎？不知《本经》谓桂枝主上气咳逆吐吸，是桂枝原能降气定喘也。诚以喘虽由于外感，亦恒兼因元气虚损不能固摄，麻黄虽能定喘，其得力处在于泻肺，恐于元气素虚者不宜，是以不取麻黄之泻肺，但取桂枝之降肺，更加杏仁能降肺兼能利痰祛邪之品以为之辅佐，是以能稳重建功也。

《伤寒论》小青龙汤为治外感因有水气作喘之圣方，而以治后世痰喘证，似有不尽吻合之处，诚以《伤寒论》所言之水气原属凉，而后世所言之痰喘多属热也。为其属热，则借用小青龙汤原当以凉药佐之。尝观小青龙汤后诸多加法，原无加石膏之例，至《金匮》治肺胀作喘，则有小青龙加石膏汤矣。仲景当日先著《伤寒论》，后著《金匮要略》，《伤寒论》中小青龙汤无加石膏之例，是当其著《伤寒论》时犹无宜加石膏之证也。至《金匮》中载有小青龙加石膏汤，是其著《金匮》时已有宜加石膏之证也。夫仲景先著《伤寒论》，后著《金匮要略》，相隔不过十余年之间耳，而其病随气化之更变即迥有不同，况上下相隔千余年乎？是以愚用小青龙汤以治外感痰喘，必加生石膏两许，或至一两强，方能奏效。盖如此多用石膏，不惟治外感之热且以解方中药性之热也。为有石膏以监制麻黄，若遇脉之实者，仍宜用麻黄一钱，试举一案以征明之。

堂姊丈褚樾浓，体丰气虚，素多痰饮，薄受外感，即大喘不止，医治无效，旬日喘始愈，偶与愚言及，若甚恐惧。愚曰：此甚易治，顾用药何如耳。《金匮》小青龙加石膏汤，为治外感痰喘之神方，辅以拙拟从龙汤，则其功愈显，若后再喘时，先服小青龙汤加石膏，若一剂喘定，继服从龙汤一两剂，其喘必不反复。若一剂喘未定，小青龙加石膏汤可服至两三剂，若犹未全愈，继服从龙汤一两剂必能全愈。若服小青龙加石膏汤,喘止旋又反复,再服不效者,继服从龙汤一两剂必效。遂录两方赠之,樾浓甚欣喜,如获异珍。后用小青龙汤时,畏石膏不敢多加,虽效实无捷效。偶因外感较重喘剧,连服小青龙两剂,每剂加生石膏三钱,喘不止而转增烦躁。急迎为诊视,其脉浮沉皆有力,遂取原方加生石膏一两,煎汤服后其喘立止,烦躁亦愈,继又服从龙汤两剂以善其后。至所谓从龙汤者,系愚新拟之方,宜用于小青龙汤后者也。其方生龙骨、生牡蛎各一两捣碎,生杭芍五钱,清半夏、苏子各四钱,牛蒡子三钱,热者酌加生石膏数钱或至一两。

按:小青龙汤以驱邪为主,从龙汤以敛正为主。至敛正之药,惟重用龙骨、牡蛎,以其但敛正气而不敛邪气也(观《伤寒论》中仲景用龙骨、牡蛎之方可知)。又加半夏、牛蒡以利痰,苏子以降气,芍药清热兼利小便,以为余邪之出路,故先服小青龙汤病减去十之八九,即可急服从龙汤以收十全之功也。

龙骨、牡蛎皆宜生用,而不可煅用者,诚以龙为天地间之元阳与元阴化合而成,迨至元阳飞去所余元阴之质,即为龙骨(说详第四期药物学讲义龙骨条下)。牡蛎乃大海中水气结成,万亿相连,聚为蚝山,为其单片无孕育,故名为牡,实与龙骨同禀至阴之性以翕收为用者也。若煅之则伤其所禀之阴气,虽其质因煅少增黏涩,而翕收之力全无,此所以龙骨、牡蛎宜生用而不可煅用也。

若遇脉象虚者,用小青龙汤及从龙汤时,皆宜加参,又宜酌加天冬,以调解参性之热。然如此佐以人参、天冬,仍有不足恃之时。曾治一人年近六旬,痰喘甚剧,脉则浮弱不堪重按,其心中则颇觉烦躁,投以小青龙汤去麻黄加杏仁,又加生石膏一两,野台参四钱,天冬六钱,俾煎汤一次服下。然仍恐其脉虚不能胜药,预购生杭萸肉(药房中之山萸肉多用酒拌蒸熟令色黑,其酸敛之性大减,殊非所宜)三两,以备不时之需。乃将药煎服后,气息顿平,阅三点钟,忽肢体颤动,遍身出汗,又似作喘,实则无气以息,心怔忡莫支,诊其脉如水上浮麻,莫辨至数,急将所备之萸肉急火煎数沸服下,汗止精神稍定,又添水煮透,取浓汤一大盅服下,脉遂复常,怔忡喘息皆愈。继于从龙汤中加萸肉一两,野台参三钱,天冬六钱,煎服两剂,痰喘不再反复。

按:此证为元气将脱,有危在顷刻之势,重用山萸肉即可随手奏效者,因人之脏腑惟肝主疏泄,人之元气将脱者,恒因肝脏疏泄太过,重用萸肉以收敛之,则其疏泄之机关可使之顿停,即元气可以不脱,此愚从临证实验而得,知山萸肉救脱之力十倍于参芪也。因屡次重用之,以挽回人命于顷刻之间,因名之为回生山茱萸汤。

其人若素有肺病常咳血者,用小青龙汤时,又当另有加减,宜去桂枝留麻黄,又宜于加杏仁、石膏之外,再酌加天冬数钱。盖咳血及吐衄之证,最忌桂枝而不甚忌麻黄,以桂枝能助血分之热也。忆岁在癸卯,曾设教于本县北境刘仁村,愚之外祖家也。有近族舅母刘媪,年过五旬,曾于初春感受风寒,愚为诊视,疏方中有桂枝,服后一汗而愈,因其方服之有效,恐其或失,粘于壁上以俟再用。至暮春又感受风温,遂取其方自购药服之,服后遂至吐血,治以凉血降胃之药,连服数剂始愈。

太阳病旋覆代赭石汤证

心下停有水气可作干呕咳喘,然水气仍属无形不至于痞鞕也。乃至伤寒或因汗、吐、下伤其中焦正气,致冲气肝气皆因中气虚损而上干,迫薄于心下作痞鞕,且其外呼之气必噫而后出者,则非小青龙汤所能治矣,而必须治以旋覆代赭石汤。

《伤寒论》原文:伤寒发汗,若吐,若下,解后,心下痞鞕,噫气不除者,旋覆代赭石汤主之。

旋覆代赭石汤方

旋覆花三两　人参二两　生姜五两,切　代赭石一两　大枣十二枚,擘　甘草三两,炙　半夏半升,洗上七味，以水一斗，煮取六升，去滓，再煮取三升，温服一升，日三服。

人之胃气，其最重之责任在传送饮食，故以息息下行为顺。乃此证因汗、吐、下伤其胃气，则胃气不能下行，或更转而上逆。下焦之冲脉（为奇经八脉之一），原上隶阳明，因胃气上逆，遂至引动冲气上冲，更助胃气上逆。且平时肝气原能助胃消食，至此亦随之上逆，团结于心下痞而且硬，阻塞呼吸之气不能上达，以致噫气不除，噫气者强呼其气外出之声也。此中原有痰涎与气相凝滞，故用旋覆花之逐痰水除胁满者，降胃兼以平肝；又辅以赭石、半夏降胃即以镇冲；更伍以人参、甘草、大枣、生姜以补助胃气之虚，与平肝、降胃、镇冲之品相助为理，奏功自易也。

按：赭石之原质为铁氧化合，含有金气而兼饶重坠之力，故最善平肝、降胃、镇冲，在此方中当得健将，而只用一两，折为今之三钱，三分之则一剂中只有一钱，如此轻用必不能见效。是以愚用此方时，轻用则六钱，重用则一两。盖如此多用，不但取其能助旋覆、半夏以平肝、降胃、镇冲也，且能助人参以辅助正气。盖人参虽善补气，而实则性兼升浮，惟藉赭石之重坠以化其升浮，则人参补益之力下行可至涌泉，非然者但知用人参以补气，而其升浮之性转能补助逆气，而分毫不能补助正气，是用之不如不用也。是以愚从屡次经验以来，知此方中之赭石，即少用亦当为人参之三倍也。夫当世出一书，一经翻印其分量即恒有差谬，况其几经口授、传写，至宋代始有印版，安知药味之分量分毫无差误乎！夫郭公、夏五、三豕渡河之类，古经史且不免差误，况医书乎？用古不至泥古，此以救人为宗旨，有罪我者亦甘受其责而不敢辞也。再者为赭石为铁氧化合宜生轧细用之，不宜煅用，若煅之，则铁氧分离（赭石原是铁矿，以火煅之铁即外出），即不堪用，且其质虽硬，实同铁锈（铁锈亦系铁氧化合），即作丸散亦可生用，于脾胃固毫无伤损也。

又旋覆花《本经》谓其味咸，主结气，胁下满，惊悸，除水；为其味咸，有似朴硝，故有软坚下行之功，是以有以上种种之功效。而药房所鬻者其味甚苦，分毫无咸意，愚对于此等药，实不敢轻用以恃之奏功也。惟敝邑（盐山）武帝台污，其地近渤海，所产旋覆花大于药房所鬻者几一倍，其味咸而且辛，用以平肝、降胃、开痰、利气诚有殊效。有姻家王姓童子，十二三岁，于晨起忽左半身手足不遂，知其为痰瘀经络，致气血不能流通也。时蓄有自制半夏若干，及所采武帝台旋覆花若干，先与以自制半夏，俾为末徐徐服之，服尽六两病愈弱半，继与以武帝台旋覆花，俾其每用二钱半，煎汤服之，日两次，旬日全愈。盖因其味咸而兼辛，则其利痰开瘀之力当益大，是以用之有捷效也。夫咸而兼辛之旋覆花，原为罕有之佳品，至其味微咸而不甚苦者，药房中容或有之，用之亦可奏效。若并此种旋覆花亦无之，用此方时，宜将方中旋覆花减半，多加赭石数钱，如此变通其方亦权可奏效也。

或问：人之呼吸惟在肺中，旋覆代赭石汤证，其痞鞕在于心下，何以妨碍呼吸至噫气不除乎？答曰：肺者发动呼吸之机关也，至呼吸气之所及，非仅在于肺也，是以肺管有分支下连于心，再下则透膈连于肝，再下则由肝连于包肾之脂膜以通于胞室（胞室男女皆有），是以女子妊子其脐带连于胞室，而竟能母呼子亦呼，母吸子亦吸，斯非气能下达之明征乎？由斯知心下痞梗，所阻之气虽为呼吸之气，实自肺管分支下达之气也。

太阳病大陷胸汤证（附：自拟荡胸汤方）

又有痰气之凝结，不在心下而在胸中者，其凝结之痰气，填满于胸膈，至窒塞其肺中之呼吸几至停止者，此为结胸之险证，原非寻常药饵所能疗治。

《伤寒论》原文：太阳病，脉浮而动数，浮则为风，数则为热，动则为痛，数则为虚。头痛发热，微盗汗出，而反恶寒者，表未解也。医反下之，动数变迟，膈内巨痛，胃中空虚，客气动膈，短气烦躁，心中懊憹，阳气内陷，心下因硬，则为结胸，大陷胸汤主之。

脉浮热犹在表，原当用辛凉之药发汗以解其表，乃误认为热已入里，而以药下之，其胸中大气因下而虚，则外表之风热即乘虚而入，与上焦痰水互相凝结于胸膺之间，以填塞其空旷之府，是以成结胸之证。不但觉胸中满闷异常，即肺中呼吸亦觉大有滞碍。其提纲中既言其脉数则为热，而又言数则为虚者，盖人阴分不虚者，总有外感之热，其脉未必即数，今其热犹在表，脉之至数已数，故又因其脉数，而断其为虚也。至于因结胸而脉变为迟者，非因下后热变为凉也，盖人之脏腑中有实在瘀积，阻塞气化之流通者，其脉恒现迟象，是以大承气汤证，其脉亦迟也。膈内巨痛者，胸中大气与痰水凝结之气，互相撑胀而作痛，按之则其痛益甚，是以拒按也。胃中空虚，客气动膈者，因下后胃气伤损，气化不能息息下行（胃气所以传送饮食，故以息息下行为顺），而与胃相连之冲脉（冲脉之上源与胃相连）其气遂易于上干，至鼓动膈膜而转排挤呼吸之气，使不得上升是以短气也。烦躁者，因表热内陷于胸中扰乱其心君之火，故烦躁也。懊憹者，上干之气欲透膈而外越，故懊憹也。

大陷胸汤方

大黄六两，去皮　芒硝一升　甘遂一钱匕

上三味，以水六升，先煮大黄，取二升，去渣，纳芒硝，煮一两沸，纳甘遂末，温服一升，得快利，止后服。所谓一钱匕者，俾匕首作扁方形，将药末积满其上，重可至一钱耳。

结胸之证，虽填塞于胸中异常满闷，然纯为外感之风热内陷，与胸中素蓄之水饮结成，纵有客气上干至于动膈，然仍阻于膈而未能上达，是以若枳实、厚朴一切开气之药皆无须用。惟重用大黄、芒硝以开痰而清热，又虑大黄、芒硝之力虽猛，或难奏效于顷刻，故又少佐以甘遂，其性以攻决为用，异常迅速，与大黄、芒硝化合为方,立能清肃其空旷之府使毫无障碍,制此方者乃霹雳手段也。

按:甘遂之性《本经》原谓其有毒。忆愚初学医时,曾遍尝诸药以求其实际,一日清晨嚼服生甘遂一钱,阅一点钟未觉瞑眩,忽作水泻,连连下行近十次,至巳时吃饭如常,饭后又泻数次,所吃之饭皆泻出,由此悟得利痰之药,当推甘遂为第一。后以治痰迷心窍之疯狂,恒恃之成功,其极量可至一钱强。然非其脉大实,不敢轻投。为其性至猛烈,是以大陷胸汤中所用之甘遂,折为今之分量,一次所服者只一分五厘,而能导引大黄、芒硝直透结胸病之中坚,俾大黄、芒硝得施其药力于瞬息万顷。此乃以之为向导,少用即可成功,原无需乎多也。

又按:甘遂之性,原宜作丸散,若入汤剂下咽即吐出,是以大陷胸汤方必将药煎成,而后纳甘遂之末于其中也。

又甘遂之性,初服之恒可不作呕吐,如连日服即易作呕吐。若此方服初次病未尽除而需再服者,宜加生赭石细末二钱,用此汤药送服,即可不作呕吐。

用大陷胸汤治结胸原有捷效,后世治结胸证敢用此方者,实百中无二三。一畏方中甘遂有毒,一疑提纲论脉处,原明言数则为虚,恐不堪此猛烈之剂。夫人之畏其方不敢用者,愚实难以相强,然其方固可通变也。《伤寒论》大陷胸汤之前,原有大陷胸丸,方系大黄半斤,葶苈半升熬,杏仁半升去皮尖熬黑,芒硝半升。

上四味,捣筛二味,次纳杏仁、芒硝,研如脂,和散,取如弹丸一枚,另捣甘遂末一钱匕,白蜜二合,水二升,煮取一升,温顿服之。

按:此方所主之证,与大陷胸汤同。因其兼有颈强如柔痉状,故于大陷胸汤中加葶苈、杏仁,和以白蜜,连渣煮服,因其病上连颈欲药力缓缓下行也。今欲于大陷胸汤中减去甘遂,可将大陷胸丸中之葶苈及前治噫气不除方中之赭石,各用数钱加于大陷胸汤中，则甘遂不用亦可奏效。夫赭石饶有重坠之力前已论之，至葶苈则味苦善降，性近甘遂而无毒，药力之猛烈亦远逊于甘遂，其苦降之性，能排逐溢于肺中之痰水使之迅速下行，故可与赭石共用以代甘遂也。

至大陷胸汤如此加减用者，若犹畏其力猛，愚又有自拟之方以代之，即拙著《衷中参西录》三期中之荡胸汤是也。其方用瓜蒌仁新炒者二两捣碎，生赭石二两轧细，苏子六钱炒捣，芒硝四钱，药共四味，将前三味用水四盅煎汤两盅，去渣入芒硝融化，先温服一盅，结开大便通下者，停后服。若其胸中结犹未开，过两点钟再温服一盅，若胸中之结已开，而大便犹未通下，且不觉转矢气者，仍可温服半盅。

按：此荡胸汤方不但无甘遂，并无大黄，用以代大陷胸汤莫不随手奏效，故敢笔之于书，以公诸医界也。

太阳病小陷胸汤证（附：白散方）

《伤寒论》大陷胸汤后，又有小陷胸汤以治结胸之轻者，盖其证既轻，治之之方亦宜轻矣。

《伤寒论》原文：小结胸病，正在心下，按之则痛，脉浮滑者，小陷胸汤主之。

按：心下之处，注疏家有谓在膈上者，有谓在膈下者，以理推之实以膈上为对。盖膈上为太阳部位，膈下则非太阳部位。且小结胸之前（百三十九节）谓：太阳病重发汗，而复下之，不大便五六日，舌上燥而渴，日晡所小有潮热，从心下至少腹，鞕满而痛不可近者，大陷胸汤主之。观此大陷胸汤所主之病，亦有从下之文，则知心上仍属胸中无疑义也。

小陷胸汤方

黄连一两　半夏半升，汤洗　栝蒌实大者，一枚

上三味，以水六升，先煮栝蒌，取三升，去渣，纳诸药，煮取二

升，去渣，分温三服。

此证乃心君之火炽盛，铄耗心下水饮结为热痰（脉现滑象，是以知为热痰，若但有痰而不热，当现为濡象矣），而表阳又随风内陷，与之互相胶漆，停滞于心下为痞满，以杜塞心下经络，俾不流通，是以按之作痛也。为其病因由于心火炽盛，故用黄连以宁熄心火，兼以解火热之团结，又佐以半夏开痰兼能降气，栝蒌涤痰兼以清热。其药力虽远逊于大陷胸汤，而以分消心下之痞塞自能胜任有余也。然用此方者，须将栝蒌细切，连其仁皆切碎，方能将药力煎出。

又此证若但痰饮痞结于心下，而脉无滑热之象者，可治以拙拟荡胸汤，惟其药剂宜斟酌减轻耳。

小结胸之外，又有寒实结胸，与小结胸之因于热者迥然各异，其治法自当另商。《伤寒论》谓宜治以三物小陷胸汤。又谓白散亦可服。三物小陷胸汤《伤寒论》中未载。注疏家或疑即小陷胸汤，谓系从治之法。不知所谓从治者，如纯以热治凉，恐其格拒不受，而于纯热之中少用些些凉药为之作引也，若纯以凉治凉，是犹冰上积冰，其凝结不益坚乎！由斯知治寒实结胸，小陷胸汤断不可服，而白散可用也。爰录其方于下。

白散方

桔梗三分　巴豆一分，去皮、心，熬黑，研如脂　贝母三分

上三味，为散，纳巴豆更于臼中杵之，以白饮和服。强人半钱匕，羸者减半；病在膈上必吐，在膈下必利，不利，进热粥一杯，利过不止，进冷粥一杯。

按：方中几分之分，当读为去声，原无分量多少，如方中桔梗、贝母各三分，巴豆一分，即桔梗、贝母之分量皆比巴豆之分量多两倍，而巴豆仅得桔梗及贝母之分量三分之一也。巴豆味辛性热以攻下为用，善开冷积，是以寒实结胸当以此为主药，而佐以桔梗、贝母者，因桔梗不但能载诸药之力上行，且善开通肺中诸气管使

呼吸通畅也。至贝母为治嗽要药，而实善开胸膺之间痰气郁结，卫诗谓："陟被阿丘，言采其虻。"朱注云：虻，贝母也。可以疗郁是明征也。至巴豆必炒黑而后用者，因巴豆性至猛烈，炒至色黑可减其猛烈之性。然犹不敢多用，所谓半钱匕者，乃三药共和之分量，折为今之分量为一分五厘，其中巴豆之分量仅二厘强，身形羸弱者又宜少用，可谓慎之又慎也。

按：白散方中桔梗、贝母，其分量之多少无甚关系，至巴豆为方中主药，所用仅二厘强，纵是药力猛烈，亦难奏效。此盖其分量传写有误也。愚曾遇有寒实结胸，但用巴豆治愈一案，爰详细录出以征明之。

一人年近三旬，胸中素多痰饮，平时呼吸其喉间恒有痰声。时当孟春上旬，冒寒外出，受凉太过，急急还家，即卧床上，歇息移时，呼之吃饭不应，视之有似昏睡，呼吸之间痰声漉漉，手摇之使醒，张目不能言，自以手摩胸际呼吸大有窒碍。延医治之，以为痰厥，概治以痰厥诸方皆无效。及愚视之，抚其四肢冰冷，其脉沉细欲无，因晓其家人曰：此寒实结胸证，非用《伤寒论》白散不可。遂急购巴豆去皮及心，炒黑捣烂，纸裹数层，压去其油（药房中名为巴豆霜，恐药方制不如法，故自制之），秤准一分五厘，开水送下，移时胸中有开通之声，呼吸顿形顺利，可作哼声，进米汤半碗。翌晨又服一剂，大便通下，病大轻减，脉象已起，四肢已温，可以发言。至言从前精神昏愦似无知觉，此时觉胸中似满闷。遂又为开干姜、桂枝尖、人参、厚朴诸药为一方，俾多服数剂以善其后。

如畏巴豆之猛烈不敢轻用，愚又有变通之法，试再举一案以明之。

一妇人年近四旬，素患寒饮，平素喜服干姜、桂枝等药。时当严冬，因在冷屋察点屋中家具为时甚久，忽昏仆于地，舁诸床上，自犹能言，谓适才觉凉气上冲遂至昏仆，今则觉呼吸十分努力气息始通，当速用药救我，言际忽又昏愦，气息几断。时愚正在其村为他家治病,急求为诊视。其脉微细若无,不足四至,询知其素日禀赋及此次得病之由,知其为寒实结胸无疑。取药无及,急用胡椒三钱捣碎,煎两三沸,徐徐灌下,顿觉呼吸顺利,不再昏厥。遂又为疏方:

干姜　生怀山药各六钱　白术　当归各四钱　桂枝尖　半夏　甘草各三钱　厚朴　陈皮各二钱

煎服两剂,病愈十之八九。又即原方略为加减,俾多服数剂,以善其后。

谨案:有以胡椒非开结之品,何以用之而效为问者,曰:此取其至辛之味以救一时之急,且辛热之品能开寒结,仲景通脉四逆汤所以加重干姜也。

又有以腹满用厚朴,胸满用枳实,此两证均系结胸,何以不用枳实而用厚朴为问者,曰:枳实性凉,与寒实结胸不宜;厚朴性温,且能通阳故用也。受业张堃谨注。

太阳病大黄黄连泻心汤证

诸陷胸汤丸及白散之外,又有泻心汤数方,虽曰泻心实亦治胸中之病。盖陷胸诸方所治者,胸中有形之痰水为病,诸泻心汤所治之病,胸中无形之气化为病也。

《伤寒论》原文:心下痞,按之濡,其脉关上浮者,大黄黄连泻心汤主之。

大黄黄连泻心汤方

大黄二两　黄连一两

上二味,以麻沸汤二升渍之须臾,绞去渣,分温再服。

人之上焦如雾,上焦者膈上也。所谓如雾者,心阳能蒸腾上焦之湿气作云雾而化水,缘三焦脂膜以下达于膀胱也。乃今因外感之邪气深陷胸中,与心火蒸腾之气搏结于心下而作痞,故用黄连以泻心火,用大黄以除内陷之外邪,则心下之痞者开,自能还其上焦如雾之常矣。至于大黄、黄连不用汤煮，而俱以麻沸汤渍之者，是但取其清轻之气以治上，不欲取其重浊之汁以攻下也。

太阳病附子泻心汤证(附：自订变通方)

心下痞病，有宜并凉热之药为一方，而后能治愈者，《伤寒论》附子泻心汤所主之病是也。试再详论之。

《伤寒论》原文：心下痞，而复恶寒汗出者，附子泻心汤主之。

附子泻心汤方

大黄二两　黄连　黄芩各一两　附子一枚，炮，去皮，破，另煮取汁

上四味，切前三味，以麻沸汤二升渍之须臾，绞去滓，纳附子汁，分温再服。

按：附子泻心汤所主之病，其心下之痞与大黄黄连泻心汤所主之病同，因其复恶寒，且汗出，知其外卫之阳不能固摄，且知其阳分虚弱不能抗御外寒也。夫太阳之根底在于下焦水府，故于前方中加附子以补助水府之元阳，且以大黄、黄连治上，但渍以麻沸汤，取其清轻之气易于上行也。以附子治下，则煎取浓汤，欲其重浊之汁易于下降也。是以如此寒热殊异之药，浑和为剂，而服下热不妨寒、寒不妨热，分途施治，同时奏功，此不但用药之妙具其精心，即制方之妙亦几令人不可思议也。

按：附子泻心汤之方虽妙，然为其大寒大热并用，医者恒不敢轻试。而愚对于此方原有变通之法，似较平易易用。其方无他，即用黄芪以代附子也。盖太阳之府原有二：一在膀胱，一在胸中(于六经总论中曾详言其理)。而胸中所积之大气，实与太阳外表之卫气有息息密切之关系。气原属阳，胸中大气一虚，不但外卫之气虚不能固摄，其外卫之阳亦遂因之衰微而不能御寒，是以汗出而且恶寒也。用黄芪以补助其胸中大气，则外卫之气固，而汗可不出，即外卫之阳亦因之壮旺而不畏寒矣。盖用附子者，所以

补助太阳下焦之府;用黄芪者所以补助太阳上焦之府,二府之气化原互相流通也。爰审定其方于下,以备采用。

大黄三钱　黄连二钱　生箭芪三钱

前二味,用麻沸汤渍取清汤多半盅,后一味,煮取浓汤少半盅,浑和作一次温服。

或问:凡人脏腑有瘀,恒忌服补药,因补之则所瘀者益锢闭也,今此证既心下瘀而作痞,何以复用黄芪以易附子乎?答曰:凡用药开瘀,将药服下必其脏腑之气化能运行,其破药之力始能奏效,若但知重用破药以破瘀,恒有将其气分破伤而瘀转不开者,是以人之有瘀者,固忌服补气之药,而补气之药若与开破之药同用,则补气之药转能助开破之药,俾所瘀者速消。

太阳病炙甘草汤证

陷胸、泻心诸方,大抵皆治外感之实证,乃有其证虽属外感,而其人内亏实甚者,则《伤寒论》中炙甘草汤所主之证是也。

《伤寒论》原文:伤寒,脉结代,心动悸,炙甘草汤主之。

脉之跳动,偶有止时,其止无定数者为结,言其脉结而不行,是以中止也。止有定数者曰代,言其脉至此即少一跳动,必需他脉代之也。二脉虽皆为特别病脉,然实有轻重之分。盖结脉止无定数,不过其脉偶阻于气血凝滞之处,而有时一止,是以为病犹轻;至代脉则止有定数,是脏腑中有一脏之气内亏,不能外达于脉之部位,是以为病甚重也。其心动悸者,正其结代脉之所由来也。

炙甘草汤方

甘草四两,炙　生姜三两,切　桂枝三两,去皮　人参二两　生地黄一斤　阿胶二两　麦门冬半升　麻子仁半升　大枣三十枚,擘

上九味,以清酒七升,水八升,先煮八味,取三升,去滓纳胶,烊化消尽,温服一升,日三服,一名复脉汤。

按:炙甘草汤之用意甚深,而注疏家则谓,方中多用富有汁浆

之药，为其心血亏少，是以心中动悸以致脉象结代，故重用富有汁浆之药，以滋补心血，为此方中之宗旨，不知如此以论此方，则浅之乎视此方矣。试观方中诸药，惟生地黄（即干地黄）重用一斤，地黄原补肾药也，惟当时无熟地黄，多用又恐其失于寒凉，故煮之以酒七升、水八升，且酒水共十五升，而煮之减去十二升，是酒性原热，而又复久煮，欲变生地黄之凉性为温性者，欲其温补肾脏也。盖脉之跳动在心，而脉之所以跳动有力者，实赖肾气上升与心气相济，是以伤寒少阴病，因肾为病伤，遏抑肾中气化不能上与心交，无论其病为凉为热，而脉皆微弱无力是明征也。由斯观之，是炙甘草汤之用意，原以补助肾中之气化，俾其壮旺上升，与心中之气化相济救为要着也。至其滋补心血，则犹方中兼治之副作用也，犹此方中所缓图者也。

又方中人参原能助心脉跳动，实为方中要药，而只用二两，折为今之六钱，再三分之一，剂中止有人参二钱，此恐分量有误，拟加倍为四钱则奏效当速也。然人参必用党参，而不用辽参，盖辽参有热性也。

又脉象结代而兼有阳明实热者，但治以炙甘草汤恐难奏功，宜借用白虎加人参汤，以炙甘草汤中生地黄代方中知母，生怀山药代方中粳米。曾治一叟，年近六旬，得伤寒证，四五日间表里大热，其脉象洪而不实，现有代象，舌苔白而微黄，大便数日未行。为疏方用：

生石膏三两　大生地一两　野台参四钱　生怀山药六钱　甘草三钱

煎汤三盅，分三次温饮下。将三次服完，脉已不代，热退强半，大便犹未通下，遂即原方减去石膏五钱，加天冬八钱，仍如从前煎服，病遂全愈。

又炙甘草汤虽结代之脉并治，然因结轻代重，故其制方之时注重于代，纯用补药。至结脉恒有不宜纯用补药，宜少加开通之药始与病相宜者。近曾在津治一钱姓壮年,为外洋饭店经理,得伤寒证,三四日间延为诊视,其脉象洪滑甚实,或七八动一止,或十余动一止,其止皆在左部,询其得病之由,知系未病之前曾怒动肝火,继又出门感寒,遂得斯病,因此知其左脉之结乃肝气之不舒也。为疏方仍白虎加人参汤加减,生石膏细末四两,知母八钱,以生山药代粳米用六钱,野台参四钱,甘草三钱,外加生莱菔子四钱捣碎,煎汤三盅,分三次温服下。结脉虽除,而脉象仍有余热,遂即原方将石膏减去一两,人参、莱菔子各减一钱,仍如前煎服,其大便从前四日未通,将药三次服完后,大便通下,病遂全愈。

按:此次所用之方中不以生地黄代知母者,因地黄之性与莱菔子不相宜也。

又愚治寒温证不轻用降下之品,其人虽热入阳明之府,若无大便燥硬欲下不下之实征,亦恒投以大剂白虎汤清其热,热清大便恒自通下。是以愚日日临证,白虎汤实为常用之品,承气汤恒终岁不一用也。

又治一叟年过六旬,大便下血,医治三十余日病益进,日下血十余次,且多血块,精神昏愦,延为诊视,其脉洪实异常,至数不数,惟右部有止时,其止无定数乃结脉也。其舌苔纯黑,知系外感大实之证,从前医者但知治其便血,不知治其外感实热,可异也。投以白虎加人参汤,方中生石膏重用四两,为其下血日久,又用生山药一两以代方中粳米,取其能滋阴补肾,兼能固元气也,煎汤三盅,分三次温服下,每次送服广三七细末一钱,如此日服一剂,两日血止,大便犹日行数次,脉象之洪实大减,而其结益甚,且腹中觉胀。询其病因,知得于恼怒之后,遂改用生莱菔子五钱,而佐以白芍、滑石、天药粉、甘草诸药(外用鲜白茅根切碎四两,煮三四沸,取其汤以代水煎药),服一剂胀消,脉之至数调匀,毫无结象而仍然有力,大便滑泻已减半,再投以拙拟滋阴清燥汤(方系生怀山药、滑石各一两,生杭芍六钱,甘草三钱),一剂泻止,脉亦和平。观上所录二案，知结脉现象未必皆属内亏，恒有因气分不舒，理其气即可愈者。

又有脉非结代，而若现雀啄之象者，此亦气分有所阻隔也。曾治一少妇素日多病，于孟春中旬得伤寒，四五日表里俱壮热，其舌苔白而中心微黄，毫无津液，脉搏近六至，重按有力，或十余动之后，或二十余动之后，恒现有雀啄之象，有如雀之啄粟，恒连二三啄也。其呼吸外出之时，恒似有所龃龉而不能畅舒。细问病因，知其平日司家中出入账目，其姑察账甚严，未病之先，因账有差误，曾被责斥，由此知其气息不顺及脉象之雀啄，其原因皆由此也。问其大便自病后未行，遂仍治以前案钱姓方，将生石膏减去一两，为其津液亏损，为加天花粉八钱，亦煎汤三盅，分三次温服下，脉象已近和平，至数调匀如常，呼吸亦顺，惟大便犹未通下，改用滋阴、润燥、清火之品，服两剂大便通下全愈。

太阳病桃核承气汤证

以上所论伤寒太阳篇，诸方虽不一致，大抵皆治太阳在经之病者也。至治太阳在府之病其方原无多，而治太阳府病之至剧者，则桃核承气汤是也，试再进而详论之。

《伤寒论》原文：太阳病不解，热结膀胱，其人如狂，血自下，下者愈。其外不解者，尚未可攻，当先解其外。外解已，但少腹急结者，乃可攻之，宜桃核承气汤。

桃核承气汤方

桃仁五十个，去皮尖　桂枝二两，去皮　大黄四两，去皮　芒硝二两　甘草二两，炙

上五味，以水七升，煮取二升半，去滓，纳芒硝，更上火微沸，下火，先食温服五合，日三服。当微利。

此证乃外感之热，循三焦脂膜下降结于膀胱，膀胱上与胞室之脂膜相连，其热上蒸，以致胞室亦蕴有实热血蓄而不行，且其热

由任脉上窜,扰乱神明,是以其人如狂也。然病机之变化无穷,若其胞室之血蓄极而自下,其热即可随血而下,是以其病可愈,若其血蓄不能自下,且有欲下不下之势,此非攻之使下不可。惟其外表未解,或因下后而外感之热复内陷,故又宜先解其外表而后可攻下也。

大黄味苦、气香、性凉,原能开气、破血,为攻下之品,然无专入血分之药以引之,则其破血之力仍不专,方中用桃仁者,取其能引大黄之力专入血分以破血也。徐灵胎云:桃花得三月春和之气以生,而花色鲜明似血,故凡血郁血结之疾,不能自调和畅达者,桃仁能入其中而和之散之,然其生血之功少,而去瘀之功多者何也?盖桃核本非血类,故不能有所补益,若瘀血皆已败之血,非生气不能流通,桃之生气在于仁,而味苦又能开泄,故能逐旧而不伤新也。至方中又用桂枝者,亦因其善引诸药入血分,且能引诸药上行,以清上焦血分之热,则神明自安而如狂者可愈也。

特是用桃核承气汤时,又须细加斟酌,其人若素日少腹恒觉䐜胀,至此因外感之激发,而䐜胀益甚者,当防其素有瘀血,若误用桃核承气汤下之,则所下者,必紫色成块之血,其人血下之后,十中难救一二。若临证至不得已必须用桃核承气汤时,须将此事说明以免病家之误会也。

按:热结膀胱之证,不必皆累及胞室蓄血也。人有病在太阳旬余不解,午前稍轻,午后则肢体酸懒,头目昏沉,身似灼热,转畏寒凉,舌苔纯白,小便赤涩者,此但热结膀胱而胞室未尝蓄血也。此当治以经府双解之剂,宜用鲜白茅根切细二两,滑石一两,共煮五六沸取清汤一大盅,送服西药阿斯必林瓦许,周身得汗,小便必然通利,而太阳之表里俱清矣。

原第七期第二卷

太阳阳明合病桂枝加葛根汤证

伤寒之传经，自太阳而阳明，然二经之病恒互相连带，不能划然分为两界也。是以太阳之病有兼阳明者，此乃太阳入阳明之渐也，桂枝加葛根汤所主之病是也。

《伤寒论》原文：太阳病，项背强几几（音殳），反汗出恶风者，桂枝加葛根汤主之。

桂枝加葛根汤方

桂枝三两，去皮　芍药三两　甘草二两，炙　生姜三两，切　大枣十二枚，擘　葛根四两

上六味，以水七升，纳诸药，煮取三升，去滓，温服一升，不须啜粥，余如桂枝法将息及禁忌。

王和安曰：手阳明经，根于大肠出络胃，外出肩背合于督脉，其气由大肠胃外之油膜吸水所化，循本经上出肩背。葛根纯为膜丝管之组织，性善吸水，入土最深，能吸引土下黄泉之水，化气结脂，上升于长藤支络，最与阳明经性切合，气味轻清，尤善解热，故元人张元素谓为阳明仙药也。此方以桂枝汤治太阳中风之本病，加葛根以清解阳明经之兼病，使兼及阳明经之郁热化为清阳，仍以姜、桂之力引之，从太阳所司之营卫而出。至葛根之分量用之独重者，所以监制姜、桂之热不使为弊也。不须啜粥者，以葛根养液无须谷力之助也。伤寒之病手经、足经皆有，因手、足之经原相毗连不能为之分清，是以仲景著书，只浑言某经，未尝确定其为手为足也。愚于第一课首节中，曾详论之。王氏注解此方，以手经立论，原《伤寒论》中当有之义，勿讶其为特创别说也。

张拱端曰：太阳之经连风府，上头项，挟脊，抵腰，至足，循身之背。本论论太阳经病约有三样：一头痛，二项强，三背几几。头、项、背三处，一脉相贯，故又有头项强痛，项背强几几之互词，以太阳之经脉，置行于背而上于头，故不限于一处也。读者须知上节止言头痛，是经病之轻证，此节项背强几几，则经脉所受之邪较重。《内经》云："邪入于输，腰脊乃强。"今邪入于太阳之经输，致使项背强几几。察其邪入之路，从风池而入，上不干于脑，而下干于背，故头不痛而项背强也。又据汗出恶风证，是邪不独入经输，且入肌肉，故用桂枝汤以解肌，加葛根以达经输，而疗项背几几之病也。

愚按：太阳主皮毛，阳明主肌肉，人身之筋络于肌肉之中，为其热在肌肉，筋被热铄有拘挛之意，有似短羽之鸟，伸颈难于飞举之状，故以几几者状之也。至葛根性善醒酒（葛花尤良，古有葛花解酲汤），其凉而能散可知。且其能鼓胃中津液上潮以止消渴，若用以治阳明之病，是藉阳明府中之气化，以逐阳明在经之邪也，是以其奏效自易也。

太阳阳明合病葛根汤证

桂枝加葛根汤是治太阳兼阳明之有汗者。至太阳兼阳明之无汗者，《伤寒论》又另有治法矣。其方即葛根汤是也。

《伤寒论》原文：太阳病，项背强几几，无汗，恶风者，葛根汤主之。

葛根汤方

葛根四两　麻黄三两，去节　桂枝二两，去皮　芍药二两　甘草二两，炙　生姜三两，切　大枣十二枚，擘

上七味㕮咀，以水一斗，先煮麻黄、葛根减六升，去沫，纳诸药，煎取三升，去滓，温服一升。覆取微似汗，不须啜粥，余如桂枝汤法将息及禁忌。

陈古愚曰：桂枝加葛根汤与此汤，俱治太阳经输之病，太阳之经输在背，《经》云：“邪入于输，腰脊乃强。”师于二方皆云治项背几几，几几者，小鸟羽短，欲飞不能飞，而伸颈之象也。但前方治汗出，是邪从肌腠而入输，故主桂枝；此方治无汗，是邪从肤表而入输，故主麻黄。然邪既入输，肌腠亦病，方中取桂枝汤全方加葛根、麻黄，亦肌表两解之治，与桂枝二麻黄一汤同意而用却不同，微乎！微乎！

阳明病葛根黄芩黄连汤证(附：自订滋阴宣解汤方)

上所论二方，皆治太阳与阳明合病之方也。乃有其病原属太阳，误治之后，而又纯属阳明者，葛根黄芩黄连汤所主之病是也。

《伤寒论》原文：太阳病，桂枝证，医反下之，利遂不止，脉促者，表未解也；喘而汗出者，葛根黄芩黄连汤主之。

葛根黄连黄芩汤方

葛根半斤　甘草二两，炙　黄芩三两　黄连三两

上四味，以水八升，先煮葛根减二升，纳诸药，煮取二升，去渣，分温再服。

促脉与结、代之脉皆不同，注疏诸家多谓，脉动速时一止者曰促。夫促脉虽多见于速脉之中，而实非止也。譬如人之行路，行行且止，少停一步复行，是结、代也。又譬如人之奔驰，急急速走，路中偶遇不平，足下恒因有所龃龉，改其步武，而仍然奔驰不止，此促脉也。是以促脉多见于速脉中也。凡此等脉，多因外感之热内陷，促其脉之跳动加速，致脉管有所拥挤，偶现此象，名之为促，若有人催促之使然也。故方中重用芩、连，化其下陷之热，而即用葛根之清轻透表者，引其化而欲散之热尽达于外，则表里俱清矣。且喘为肺病，汗为心液，下陷之热既促脉之跳动改其常度，复迫心肺之阳外越，喘而且汗。由斯知方中芩、连不但取其能清外感内陷之热，并善清心肺之热，而汗喘自愈也。况黄连性能厚肠，又为

治下利之要药乎！若服药后，又有余热利不止者，宜治以拙拟滋阴宣解汤（方载三期五卷，系滑石、山药各一两，杭芍六钱，甘草三钱，连翘三钱，蝉退去足土三钱）。

陆九芝曰：温热之与伤寒所异者，伤寒恶寒，温热不恶寒耳。恶寒为太阳主证，不恶寒为阳明主证，仲景于此分之最严。恶寒而无汗用麻黄，恶寒而有汗用桂枝，不恶寒而有汗且恶热者用葛根。阳明之葛根，即太阳之桂枝也，所以达表也。葛根黄芩黄连汤中之芩、连，即桂枝汤中之芍药也，所以安里也。桂枝协麻黄治恶寒之伤寒，葛根协芩、连治不恶寒之温热，其方为伤寒、温热之分途，任后人审其病之为寒为热而分用之。尤重在芩、连之苦，不独可降可泻，且合苦以坚之之义，坚毛窍可以止汗，坚肠胃可以止利，所以葛根黄芩黄连汤又有下利不止之治，一方而表里兼清，此则药借病用，本不专为下利设也。乃后人视此方若舍下利一证外，更无他用者何也！

按：用此方为阳明温热发表之药可为特识，然葛根发表力甚微，若遇证之无汗者，当加薄荷叶三钱，始能透表出汗。试观葛根汤治项背强几几，无汗恶风者，必佐以麻、桂可知也。当仲景时薄荷尚未入药，前曾论之。究之清轻解肌之品，最宜于阳明经病之发表，且于温病初得者，不仅薄荷，若连翘、蝉退其性皆与薄荷相近，而当仲景时，于连翘止知用其根（即连轺赤小豆汤中之连轺）以利小便，而犹不知用连翘以发表。至于古人用蝉，但知用蚱蝉，是连其全身用之，而不知用其退，有皮以达皮之妙也。盖连翘若单用一两，能于十二小时中使周身不断微汗，若止用二三钱于有薄荷剂中，亦可使薄荷发汗之力绵长。至蝉退若单用三钱煎服，分毫不觉有发表之力即可周身得微汗，且与连翘又皆为清表温疹之妙品，以辅佐薄荷奏功，故因论薄荷而连类及之也。

深研白虎汤之功用

上所论有葛根诸方，皆治阳明在经之病者也。至阳明在府之病，又当另议治法，其治之主要，自当以白虎汤为称首也。

《伤寒论》原文：伤寒，脉浮滑，此表有热，里有寒，白虎汤主之（此节载太阳篇）。

按：此脉象浮而且滑，夫滑则为热入里矣，乃滑而兼浮，是其热未尽入里，半在阳明之府，半在阳明之经也。在经为表，在府为里，故曰表有热里有寒。《内经》谓，热病者皆伤寒之类也。又谓人之伤于寒也，则为病热。此所谓里有寒者，盖谓伤寒之热邪已入里也。陈氏之解原如斯，愚则亦以为然。至他注疏家有谓此寒热二字，宜上下互易，当作外有寒里有热者，然其脉象既现浮滑，其外表断不至恶寒也。有谓此寒字当系痰之误，因痰寒二音相近，且脉滑亦为有痰之征也。然在寒温，其脉有滑象，原主阳明之热已实，且足征病者气血素充，治亦易愈。若因其脉滑，而以为有痰，则白虎汤岂为治痰之剂乎？

《伤寒论》原文：三阳合病，腹满身重，难以转侧，口不仁面垢，谵语遗尿。发汗则谵语；下之则额上生汗，手足逆冷。若自汗出者，白虎汤主之（此节载阳明篇）。

按：证为三阳合病，乃阳明外连太阳，内连少阳也。由此知三阳会合以阳明为中间，三阳之病会合，即以阳明之病为中坚也。是以其主病之方，仍为白虎汤，势若帅师以攻敌，以全力捣其中坚，而其余者自瓦解。

《伤寒论》原文：伤寒，脉滑而厥者，里有热，白虎汤主之（此节载厥阴篇）。

按：脉滑者阳明之热传入厥阴也。其脉滑而四肢厥逆者，因肝主疏泄，此证乃阳明传来之热郁于肝中，致肝失其所司，而不能疏泄，是以热深厥亦深也，治以白虎汤，热消而厥自回矣。

或问：伤寒传经之次第，原自阳明而少阳，三传而后至厥阴，今言阳明之热传入厥阴，将勿与经旨有背谬乎？答曰：白虎汤原为治阳明实热之正药，其证非阳明之实热者，仲景必不用白虎汤。此盖因阳明在经之热，不传于府（若入府则不他传矣）而传于少阳，由少阳而为腑脏之相传（如由太阳传少阴，即府脏相传，《伤寒论·少阴篇》：麻黄附子细辛汤所主之病是也），则肝中传入阳明实热矣。究之此等证，其左右两关必皆现有实热之象。盖此阳明在经之热，虽由少阳以入厥阴，必仍有余热入于阳明之府，俾其府亦蕴有实热，故可放胆投以白虎汤，而于胃府无损也。

白虎汤方

知母六两　石膏一斤，打碎　甘草二两，炙　粳米六合

上四味，以水一斗，煮米熟汤成，去滓，温服一升，日三服。

白虎者，西方之金神也。于时为溽暑既去，金风乍来，病暍之人当之，顿觉心地清凉，精神爽健，时序之宜人，莫可言喻。以比阳明实热之人，正当五心烦灼，毫无聊赖之际，而一饮此汤，亦直觉凉沁心脾，转瞬之间已置身于清凉之域矣。方中重用石膏为主药，取其辛凉之性，质重气轻，不但长于清热，且善排挤内蕴之热息息自毛孔达出也。用知母者，取其凉润滋阴之性，既可佐石膏以退热，更可防阳明热久者之耗真阴也。用甘草者，取其甘缓之性，能逗留石膏之寒凉不至下趋也。用粳米者，取其汁浆浓郁能调石膏金石之药使之与胃相宜也。药止四味，而若此相助为理，俾猛悍之剂归于和平，任人放胆用之，以挽回人命于垂危之际，真无尚之良方也。何犹多畏之如虎而不敢轻用哉？

白虎汤所主之病，分载于太阳、阳明、厥阴篇中，惟阳明所载未言其脉象何如，似令人有未惬意之处。然即太阳篇之脉浮而滑及厥阴篇之脉滑而厥，推之其脉当为洪滑无疑，此当用白虎汤之正脉也。故治伤寒者，临证时若见其脉象洪滑，知其阳明之府热已实，放胆投以白虎汤必无差谬，其人将药服后，或出凉汗而愈，

或不出汗其热亦可暗消于无形。若其脉为浮滑，知其病犹连表，于方中加薄荷叶一钱，或加连翘、蝉退各一钱，服后须臾即可由汗解而愈（此理参看《衷中参西录》三期五卷中寒解汤下诠解自明）。其脉为滑而厥也，知系厥阴肝气不舒，可用白茅根煮汤以之煎药，服后须臾厥回，其病亦遂愈。此愚生平经验所得，故敢确实言之，以补古书所未备也。

近世用白虎汤者，恒恪守吴氏四禁。所谓四禁者，即其所著《温病条辨》白虎汤后所列禁用白虎汤之四条也。然其四条之中，显有与经旨相反之两条，若必奉之为金科玉律，则此救颠扶危挽回人命之良方，几将置之无用之地。愚非好辩而为救人之热肠所迫，实有不能已于言者。

吴鞠通原文：白虎汤本为达热出表，若其人脉浮弦而细者不可与也，脉沉者不可与也，不渴者不可与也，汗不出者不可与也，当须识此勿令误也。

按：前两条之不可与，原当禁用白虎汤矣。至其第三条谓不渴者不可与也。夫用白虎汤之定例，渴者加人参，其不渴者即服白虎汤原方，无事加参可知矣。吴氏以为不渴者不可与，显与经旨相背矣。且果遵吴氏之言，其人若渴即可与以白虎汤，而亦无事加参矣，不又显与渴者加人参之经旨相背乎？至其第四条谓汗不出者不可与也。夫白虎汤三见于《伤寒论》，惟阳明篇中所主之三阳合病有汗，其太阳篇所主之病及厥阴篇所主之病，皆未见有汗也。仲圣当日未见有汗即用白虎汤，而吴氏则于未见有汗者禁用白虎汤，此不又显与经旨相背乎？且石膏原具有发表之性，其汗不出者不正可藉以发其汗乎？且即吴氏所定之例，必其人有汗且兼渴者始可用白虎汤。然阳明实热之证，渴而兼汗出者，十人之中不过一二人，是不几将白虎汤置之无用之地乎？夫吴氏为清季名医，而对于白虎汤竟误设禁忌若此，彼盖未知石膏之性也。及至所著医案，曾治何姓叟，手足拘挛，因误服热药所致，每剂中用生石膏八两,服近五十日始愈,计用生石膏二十余斤。又治赵姓中焦留饮,上泛作喘,每剂药中皆重用生石膏,有一剂药中用六两、八两者,有一剂中用十二两者,有一剂中用至一斤者,共服生石膏近百斤,其病始愈。以观其《温病条辨》中,所定白虎汤之分量生石膏止用一两,犹煎汤三杯分三次温饮下者,岂不天壤悬殊哉!盖吴氏先著《温病条辨》,后著医案,当其著条辨时,因未知石膏之性,故其用白虎汤慎重若此;至其著医案时,是已知石膏之性也,故其能放胆重用石膏若此,学问与年俱进,故不失其为名医也。

按:人之所以重视白虎汤而不敢轻用者,实皆未明石膏之性也。夫自古论药之书,当以《神农本经》为称首,其次则为《名医别录》。《本经》创于开天辟地之圣神,洵堪为药性之正宗,至《别录》则成于前五代之陶弘景,乃取自汉以后及五代以前名医论药之处而集为成书,以为《本经》之辅翼(弘景曾以朱书《本经》,墨书《别录》为一书,进之梁武帝),今即《本经》及《别录》之文而细为研究之。

《本经》石膏原文:气味辛,微寒,无毒,主治中风寒热,心下逆气惊喘,口干舌焦,不能息,腹中坚痛,除邪鬼、产乳、金疮。

按:后世本草,未有不以石膏为大寒者,独《本经》以为微寒,可为万古定论。为其微寒,是以白虎汤中用至一斤,至吴氏医案治痰饮上泛作喘,服石膏近百斤而脾胃不伤也。其言主中风者,夫中风必用发表之药,石膏既主之则性善发表可知。至其主寒热惊喘,口干舌焦,无事诠解。至其能治心下逆气、腹中坚痛,人或疑之,而临证细心品验,自可见诸事实也。曾治一人,患春温,阳明府热已实,心下胀满异常,投以生石膏二两、竹茹碎末五钱,煎服后,顿觉药有推荡之力,胀满与温病皆愈。又尝治一人,少腹肿疼甚剧,屡经医治无效,诊其脉沉洪有力,投以生石膏三两,旱三七二钱(研细冲服),生蒲黄三钱,煎服两剂全愈。此证即西人所谓盲肠炎也。西人恒视之为危险难治之病，而放胆重用生石膏即可随手奏效。至谓其除邪鬼者，谓能治寒温实热证之妄言妄见也。治产乳者，此乳字当作生字解（注疏家多以乳字作乳汁解者非是），谓妇人当生产之后，偶患寒温实热，亦不妨用石膏，即《金匮》谓，妇人乳中虚，烦乱呕逆，安中益气，竹皮大丸主之者是也（竹皮大丸中有石膏）。治金疮者，人若为刀斧所伤，掺以生石膏细末，立能止血且能消肿愈疼也。

《别录》石膏原文：石膏除时气，头疼身热，三焦大热，肠胃中结气，解肌发汗，止消渴烦逆，腹胀暴气，咽痛，亦可作浴汤。

按：解肌者，其力能达表，使肌肤松畅，而内蕴之热息息自毛孔透出也。其解肌兼能发汗者，言解肌之后，其内蕴之热又可化汗而出也。特是后世之论石膏者，对于《本经》之微寒既皆改为大寒，而对于《别录》之解肌发汗，则尤不相信。即如近世所出之本草，若邹润安之《本经疏证》、周伯度之《本草思辨录》，均可为卓卓名著，而对于《别录》谓石膏能解肌发汗亦有微词，今试取两家之论说以参考之。

邹润安曰：石膏体质最重，光明润泽，乃随击即解，纷纷星散，而丝丝纵列，无一缕横陈，故其性主解横溢之热邪，此正石膏解肌之所以然。至其气味辛甘，亦兼具解肌之长。质重而大寒，则不足于发汗，乃《别录》于杏仁曰解肌，于大戟曰发汗，石膏则以解肌发汗连称，岂以仲圣尝用于发汗耶？不知石膏治伤寒阳明病之自汗，不治太阳病之无汗，若太阳表实而兼阳明热郁，则以麻黄发汗，石膏泄热，无舍麻黄而专用石膏者。白虎汤治无表证之自汗，且戒人以无汗勿与，即后世发表经验之方，亦从无用石膏者，所谓发表不远热也。然则解肌非欤？夫白虎证至表里俱热，虽尚未入血分成府实，而阳明气分之热已势成连横，非得辛、甘、寒解肌之石膏，由里达表以散其连横之势。热焉得除，而汗焉得止，是则石膏解肌所以止汗，非所以出汗。他如竹叶石膏汤、白虎加桂枝汤，非不用于无汗，而其证则非发表之证，学者勿过泥《别录》可耳。

无汗禁用白虎之言，《伤寒论》未见，欲自是其说，而设为古人之言以自作征据，其误古人也甚矣。至讲解肌为止汗，则尤支离，不可为训。

周伯度曰：王海藏谓石膏发汗，朱丹溪谓石膏出汗，皆以空文附和，未能实申其义。窃思方书石膏主治，如时气肌肉壮热、烦渴喘逆、中风眩晕、阳毒发斑等证，无一可以发汗而愈者，病之倚重石膏莫如热疫。余师愚清瘟败毒散一剂用至六两、八两，而其所著《疫证一得》，则谆谆以发表致戒。顾松园以白虎汤治汪缵功阳明热证，每剂石膏用至三两，两服热顿减而遍身冷汗、肢冷发呃，群医哗然阻勿再进。顾引仲圣热深厥深，及喻氏阳证忽变阴厥，万中无一之说与辩勿听。迨投参附回阳之剂，而汗益多体益冷，复求顾诊。顾仍以前法用石膏三两，而二服后即汗止身温，此尤可为石膏解肌不发汗之明证，要之顾有定识定力，全在审证之的，而仲圣与喻氏有功后世，亦可见矣。

按：周氏之见解，与邹氏大致相同。所可异者，自不知石膏能发汗，而转笑王海藏谓石膏发汗、朱丹溪谓石膏出汗者，皆以空文附和，未能实申其义，此何异以己之昏昏，訾人之昭昭也哉！至顾松园治汪缵功之热深厥深、周身冷汗，重用生石膏三两，两服病愈，以为石膏非能发汗之明证，而不知石膏能清热即能回厥，迨厥回之后，其周身之冷汗必先变为温和之汗，其内蕴之热，藉石膏发表之力，皆息息自皮毛达出，内热随汗出尽，则汗自止而病自愈也。若认为将石膏服下，其冷汗即立止而病亦遂愈，此诚不在情理中矣。夫邹氏之《本经疏证》及周氏之《本草思辨录》，其讲解他药莫不精细入微，迥异于后世诸家本草，而独于石膏之性未能明了甚矣，石膏之令人难知也。

愚浮沉医界者五十余年，尝精细体验白虎汤之用法，若阳明之实热，一半在经、一半在府，或其热虽入府而犹连于经，服白虎汤后，大抵皆能出汗，斯乃石膏之凉与阳明之热化合而为汗以达于表也。若犹虑其或不出汗，则少加连翘、蝉退诸药以为之引导，服后覆杯之顷，其汗即出，且汗出后其病即愈，而不复有外感之热存留矣。若其阳明之热已尽入府，服白虎汤后，大抵出汗者少，不出汗者多，其出汗者热可由汗而解，其不出汗者其热亦可内消。盖石膏质重气轻，其质重也可以逐热下行，其气轻也可以逐热上出，俾胃腑之气化升降皆湛然清肃，外感之热自无存留之地矣。

石膏之发汗，原发身有实热之汗，非能发新受之风寒也。曾治一人，年近三旬，于春初得温病，医者以温药发其汗，汗出而病益加剧，诊其脉洪滑而浮，投以大剂白虎汤，为加连翘、蝉退各钱半，服后遍体得凉汗而愈。然愈后泄泻数次，后过旬日又重受外感，其脉与前次相符，乃因前次服白虎汤后作泄泻，遂改用天花粉、玄参各八钱，薄荷叶、甘草各二钱，连翘三钱，服后亦汗出遍体，而其病分毫不减，因此次所出之汗乃热汗非凉汗也。不得已遂仍用前方，为防其泄泻，以生怀山药八钱代方中粳米，服后仍遍体出凉汗而愈。由此案观之，则石膏之妙用，有真令人不可思议者矣。

重用石膏以发汗，非仅愚一人之实验也。邑中友人刘聘卿，肺热劳喘，热令尤甚，时当季夏，病犯甚剧，因尝见愚重用生石膏治病，自用生石膏四两，煎汤一大碗顿饮下，周身得凉汗，劳喘骤见轻，隔一日又将石膏如前煎饮，病又见轻，如此隔日一饮石膏汤，饮后必然出汗，其病亦随之递减，饮过六次，而百药难愈之痼疾竟霍然矣。后聘卿与愚相遇，因问石膏如此凉药，何以能令人发汗？愚曰：石膏性善发汗，《别录》载有明文，脏腑蕴有实热之人，服之恒易作汗也。此证因有伏气化热，久留肺中不去，以致肺受其伤，屡次饮石膏汤以逐之，则久留之热不能留，遂尽随汗出而消解无余矣。

用石膏以治肺病及劳热，古人早有经验之方，因后世未知石膏之性,即见古人之方亦不敢信,是以后世无用者。其方曾载于王焘《外台秘要》,今特详录于下,以备医界之采取。

《外台秘要》原文:治骨蒸劳热久嗽,用石膏纹如束针者一斤,粉甘草一两,研细如面,日以水调三四服,言其无毒有大益,乃养命上药,不可忽其贱而疑其寒,《名医别录》言陆州杨士丞女,病骨蒸,内热外寒,众医不能瘥,处州吴医用此方而体遂凉。

按:书中所载杨氏女亦伏气化热病。凡伏气化热之病,原当治以白虎汤,脉有数象者,白虎加人参汤,医者不知如此治法,是以久不瘥。吴医治以石膏、甘草粉,实为白虎汤之变通用法。乃有其证非如此变通用之而不能愈者(必服石膏面始能愈),此愚治伏气化热临证之实验,爰录一案于下,以明用古方者,原宜因证变通也。

一人年近四旬,身形素强壮,时当暮春,忽觉心中发热,初未介意,后渐至大小便皆不利,屡次延医服药病转加剧,腹中胀满,发热益甚,小便犹滴沥可通,而大便则旬余未通矣,且又觉其热上逆,无论所服何药,下咽即吐出,因此医皆束手无策。后延愚为诊视,其脉弦长有力,重按甚实,左右皆然,视其舌苔厚而已黄,且多芒刺,知为伏气化热,因谓病者曰,欲此病愈非治以大剂白虎汤不可。病者谓我未受外感何为服白虎汤?答曰,此伏气化热证也。盖因冬日或春初感受微寒,未能即病,所受之寒伏藏于三焦脂膜之中,阻塞升降之气化,久而生热,至春令已深,而其所伏之气更随春阳而化热,于斯二热相并,而脏腑即不胜其灼热矣。此原与外感深入阳明者治法相同,是以宜治以白虎汤也。病者闻愚言而颔之,遂为开白虎汤方,方中生石膏用三两,为其呕吐为加生赭石细末一两,为其小便不利为加滑石六钱,至大便旬余不通,而不加通大便之药者,因赭石与石膏并用,最善通热结之大便也。俾煎汤一大碗,徐徐温饮下,服后将药吐出一半,小便稍通,大便未通下。翌日即原方将石膏改用五两,赭石改用两半,且仿白虎加人参汤之义，又加野台参三钱，复煎汤徐徐温饮下，仍吐药一半，大便仍未通下。于是变汤为散，用生石膏细末一两，赭石细末四钱和匀，为一日之量，鲜白茅根四两煎汤，分三次将药末送服，服后分毫未吐，下燥粪数枚，小便则甚畅利矣。翌日更仿白虎加人参汤之义，又改用野党参（古之人参生于上党，今之党参即古之人参也。然此参人工种者甚多，而仍以野山自生者为贵）五钱，煎汤送服从前药末，又下燥粪数枚，后或每日如此服药，歇息一日不服药，约计共服生石膏细末斤许，下燥粪近百枚，病始霍然全愈。其人愈后，饮食增加，脾胃分毫无伤，则石膏之功用及石膏之良善可知矣。愚用石膏治大便之因热燥结者实多次矣，或单用石膏细末，或少佐以赭石细末，莫不随手奏效，为此次所用石膏末最多，故特志之。

续申白虎加人参汤之功用

白虎汤之外，又有白虎加人参汤，以辅白虎汤之所不逮，其方五见于《伤寒论》，今试约略录其数节以为研究之资料。

《伤寒论》原文：服桂枝汤，大汗出后，大烦渴不解，脉洪大者，白虎加人参汤主之。

白虎加人参汤方

知母六两　石膏一斤，碎，绵裹　甘草二两，炙　粳米六合　人参二两

上五味，以水一斗，煮米熟汤成，去滓，温服一升，日三服。

服桂枝汤原取微似有汗，若汗出如水流漓，病必不解，此谓服桂枝汤而致大汗出，是汗出如水流漓也。因汗出过多，大伤津液，是以大烦大渴，脉洪大异常，以白虎汤解其热，加人参以复其津液而病可愈矣。

又伤寒，若吐若下后，七八日不解，热结在里，表里俱热，时时恶风，大渴，舌上干燥而烦，欲饮水数升者，白虎加人参汤主之。

按：所谓若吐若下者，实因治失其宜，误吐误下，是以吐下后而病不愈也。且误吐则伤其津液，误下则伤其气分，津液伤损可令人作渴，气分伤损，不能助津液上潮更可作渴，是以欲饮水数升也。白虎汤中加人参，不但能生津液，且能补助气分以助津液上潮，是以能立建奇功也。

又伤寒脉浮，发热无汗，其表不解者，不可与白虎汤；渴欲饮水无表证者，白虎加人参汤主之。

凡服白虎汤之脉，皆当有滑象，脉滑者中有热也，此节之脉象但浮，虽曰发热不过其热在表，其不可与以白虎汤之实际，实在于此。乃因节中有无汗及表不解之文，而后世之治伤寒者，或谓汗不出者，不可用白虎汤，或谓表不解者，不可用白虎汤，至引此节之文以为征据，而不能连上数句汇通读之以重误古人。独不思太阳篇中白虎汤证，其脉浮滑，浮非连于表乎？又不思白虎汤证三见于《伤寒论》，惟阳明篇白虎汤证，明言汗出，而太阳篇与厥阴篇之所载者，皆未言有汗乎？至于其人欲饮水数升，且无寒束之表证，是其外感之热皆入于里，灼耗津液，令人大渴，是亦宜急救以白虎加人参汤而无可迟疑也。

按：白虎加人参汤所主之证，或渴或烦，若舌干，固由内陷之热邪所伤，实亦由其人真阴亏损也。人参补气之药非滋阴之药，而加于白虎汤中，实能于邪火炽盛之时立复真阴，此中盖有化合之妙也。曾治一人，患伤寒热入阳明之府，脉象有力而兼硬，时作谵语，按此等脉原宜投以白虎加人参汤，而愚时当少年，医学未能深造，竟与以大剂白虎汤，俾分数次温饮下，翌日视之热已见退，而脉搏转数，谵语更甚，乃恍然悟会，改投以白虎加人参汤煎一大剂，分三次徐徐温饮下，尽剂而愈。盖白虎汤证其脉宜见滑象，脉有硬象即非滑矣，此中原有阴亏之象，是以宜治以白虎加人参汤，而不可但治以白虎汤也。自治愈此案之后，凡遇其人脉数或弦硬，或年过五旬，或在劳心劳力之余，或其人身形素羸弱，即非在汗、吐、下后，渴而心烦者，当用白虎汤时，皆宜加人参，此立脚于不败之地，战则必胜之师也。

同邑友人李曰纶，悬壶津门，曾治一阳明府实证，其脉虽有力而数逾六至，曰纶先投以白虎汤不效，继因其脉数加玄参、沙参以滋其阴分仍不效，询方于愚。答曰：此白虎加人参汤证也。曰纶谓，此证非在汗、吐、下后，且又不渴不烦，何为用白虎加人参汤？愚曰：用古人之方，当即古人立方之意而推广变通之，凡白虎汤所主之证，其渴与烦者，多因阴分虚损，而脉象数者独非阴分虚损乎？曰纶闻愚言而心中会悟，改投以白虎加人参汤一剂而愈。

推广白虎加人参汤之用法，不必其人身体虚弱，或有所伤损也。忆愚年三旬时，曾病伏气化热，五心烦热，头目昏沉，舌苔白厚欲黄，且多芒刺，大便干燥，每日用生石膏数两煮水饮之，连饮数日，热象不退，因思或药轻不能胜病，乃于头午用生石膏五两煮水饮下，过午又用生石膏五两煮水饮下，一日之间共服生石膏十两，而心中分毫不觉凉，大便亦未通下。踌躇再四，精思其理，恍悟此必伏气之所入甚深，原当补助正气，俾吾身之正气壮旺，自能逐邪外出也。于斯欲仿白虎加人参汤之义，因无确实把握，犹不敢遽用大剂，就已所预存之药，用生石膏二两，野台参二钱，甘草钱半，适有所轧生怀山药粗渣又加少许，煎汤两盅，分三次温饮下，饮完晚间即觉清爽，一夜安睡，至黎明时少腹微疼，连泻三次，自觉伏气之热全消，再自视舌苔，已退去一半，而芒刺全无矣。夫以常理揆之，加人参于白虎汤中，必谓能减石膏之凉力，而此次之实验乃知人参反能助石膏之凉力，其理果安在乎？盖石膏煎汤，其凉散之力皆息息由毛孔透达于外，若与人参并用，则其凉散之力，与人参补益之力互相化合，能旋转于腑脏之间，以搜剔深入之外邪使之净尽无遗，此所以白虎加人参汤，清热之力远胜于白虎汤也。

愚生平治寒温实热，用白虎加人参汤时，恒多于用白虎汤时，而又恒因证制宜,即原方少有通变,凡遇脉过六至者,恒用生怀山药一两以代方中粳米。盖以山药含蛋白质甚多,大能滋阴补肾,而其浓郁之汁浆又能代粳米调胃也。若遇阳明之热既实,而其人又兼下痢者,恒用生杭芍一两以代方中知母,因芍药善清肝热以除痢疾之里急后重,而其凉润滋阴之性又近于知母也。若妇人产后患寒温实热者,亦以山药代粳米,又必以玄参八钱以代方中知母,因山药既可补产后之肾虚,而玄参主产乳余疾,《本经》原有明文也(《本经》中石膏、玄参皆主产乳,知母未言治产乳,不敢师心自用,轻以苦寒之药施于产后也)。且玄参原非苦寒之品,实验之原甘而微苦(《本经》谓其味苦者,当系后世传写之误),是以虽在产后可放胆用之无碍也。

有外感之实热日久不退,致其人气血两亏,危险迫于目前,急救以白虎加人参汤,其病只愈一半,必继服他种补益之药始能全愈者,今试详述一案以征明之。

一幼女年九岁,于季春上旬感受温病,医者以热药发之,服后分毫无汗,转觉表里大热,盖已成白虎汤证也。医者不知按方施治,迁延二十余日,身体尪羸,危险之朕兆歧出,其目睛上窜,几至不见,筋惕肉瞤,周身颤动,时作嗳声,间有喘时,精神昏愦,毫无知觉,其肌肤甚热,启其齿见舌缩而干,苔薄微黄,其脉数逾六至,左部弦细而浮,不任重按,右部亦弦细而重诊似有力,大便旬日未行。此久经外感之热灼耗,致气血两虚,肝风内动,真阴失守,元气将脱之候也。宜急治以白虎加人参汤,再辅以滋阴固气之品,庶可救愈,特虑病状若此,汤药不能下咽耳。其家人谓偶与以勺水或米汤犹知下咽,想灌以药亦知下咽也,于斯遂为疏方。

处方:生石膏细末,二两　野台参三钱　生怀山药六钱　生怀地黄一两　生净萸肉一两　甘草二钱

共煎汤两大盅,分三次温饮下。

按:此方即白虎加人参汤以生地黄代知母,生山药代粳米,而

又加山萸肉也。此方若不加萸肉，为愚常用之方，以治寒温证当用白虎加人参汤而体弱阴亏者。今重加山萸肉一两者，诚以人当元气不固之时，恒因肝脏之疏泄而上脱，此证目睛之上窜，乃显露之朕兆（当属于肝），重用萸肉以收敛肝脏之疏泄，元气即可不脱。且喻嘉言谓：上脱之证，若但知重用人参，转令人气高不返。重用萸肉为之辅弼，自无斯弊，可稳重建功。

将药三次服完，目睛即不上窜，身体安稳，嗳声已止，气息已匀，精神较前明了，而仍不能言，大便犹未通下，肌肤犹热，脉数已减，不若从前之浮弦，右部重诊仍似有力，遂即原方略为加减，俾再服之。

第二方：生石膏细末，两半　野台参三钱　生怀地黄一两　生净萸肉六钱　天冬六钱　甘草二钱

煎汤两盅，分两次温饮下，每饮一次调入生鸡子黄一枚。

按：目睛已不上窜而犹用萸肉者，诚以此证先有嗳气之病，是其气难于上达也。凡气之难于上达者，须防其大便通后气或下脱，故用萸肉以预防之。至于鸡子黄，化学家谓其含有副肾髓质，即善滋真阴，生用之又善润大便，是以加之。

此药日服一剂，服两日热已全退，精神之明了似将复原，而仍不能言，大便仍未通下，间有努力欲便之状。诊其脉热象已静且微弱，拟用灌肠法通其大便。先用野台参三钱，萸肉、天冬各四钱，煎汤服下；然后用灌肠法以通其大便。安然通下，仍不能言，细诊其脉微弱益甚，右部关前之脉几至不见。乃恍悟其所以不能言者，胸中大气下陷也，升补其胸中大气，使之上达于舌本必能言矣。

第三方：生箭芪三钱　野台参三钱　生怀山药一两　大甘枸杞一两　北沙参一两　天冬六钱　寸冬带心，六钱　升麻一钱　桔梗钱半

共煎汤一盅半，分两次温服下。此方连服两剂，遂能言语，因

方中重用滋阴之药以培养其精神，而精神亦复常矣。

阳明病三承气汤证

白虎汤及白虎加人参汤两方，皆治足阳明有实热者也。至热入手阳明之府，致大便因热燥结，其燥结愈甚者，蕴蓄之热必愈深，此非开其燥结其热固不能消也。若斯则攻下之剂，若承气汤诸方在所必需矣。

《伤寒论》原文：阳明病，脉迟，虽汗出，不恶寒者，其身必重，短气，腹满而喘，有潮热者，此外欲解，可攻里也，手足濈然而汗出者，此大便已硬也，大承气汤主之；若汗多，微发热恶寒者，外未解也，其热不潮，未可与承气汤；若腹大满不通者，可与小承气汤微和胃气，勿令大泄下。

王和安曰：《脉诀》迟为在脏，以邪正相搏于太阴油膜中，气不上动搏脉，故脉动濡滞也。仲景论迟有正言者，本篇十七节所言之脉迟是也。有反言者，如太阳篇一百四十五节所言之脉迟身凉，为热结血室，及此节所言之脉迟潮热，为热结油膜是也。大抵迟为在脏，而脏寒、脏热仍以脉力之虚实定之，不得以至数分寒热也。伤寒言身重，多因热灼津液，脉痿不运；杂证身重，多以阳虚气不布津而身体倦困，或郁气凝水，重尤甚于腰际四肢，身重之原因固随证各异也。短气因虚寒者，必气短而息微，或渐有痰饮；短气因热促者，必气短而息粗，甚则兼喘。潮热为内有结热，卫气循行，日以定时触发。杂证结热多在血分，伤寒结热多在油分，故仲景以潮热为用硝黄之的证，至腹大满只可治以小承气也。仲景凡言满，皆指热结脉中，此兼不通则热结于脉而气因滞于油膜也。小承气君大黄入血治热源，佐朴、枳多泻脉血滞气，少泻膜中滞气，而不用硝、草引药入油，可因方治而知结热之先后矣。至潮热为油膜热结，仍可主以小承气，至手足濈然汗出，则为大便已鞕，乃可投以大承气，又可因方治而知结热之所抵止矣。

按:此段疏解颇精细,惟于脉迟之理仍发挥未尽,若参观前节大陷胸汤后,愚曾论大陷胸汤兼及大承气汤证脉之所以迟,并详言其脉迟形状,与他病脉迟者迥然不同,自能于提纲中之言脉迟,了然无疑义也。

大承气汤方

大黄四两,酒洗　厚朴半斤,炙,去皮　枳实五枚,炙　芒硝三合

上四味,以水一斗,先煮二物,取五升,去滓,纳大黄,煮取二升,去滓,纳芒硝,更上火微煮一两沸,分温再服,得下,余勿服。

大承气汤方所以通肠中因热之燥结也。故以大黄之性善攻下,且善泻热者为主药。然药力之行必恃脏腑之气化为斡旋之,故佐以朴、实以流通肠中郁塞之气化,则大黄之攻下自易为力矣。用芒硝者,取其性寒味咸,善清热,又善软坚,且兼有攻下之力,则坚结之燥粪不难化为溏粪而通下矣。方中之用意如此,药味无多,实能面面精到,而愚对于此方不无可疑之点,则在其药味分量之轻重也。

《本经》谓大黄能推陈致新,是以有黄良之名,在阳明蕴有实热大便燥结者,原宜多用。至厚朴不过为大黄之辅佐品,竟重用至半斤,较大黄之分量为加倍。若按一两为今之三钱折算,复分两次服之,则一次所服之药,当有厚朴一两二钱。夫厚朴气温味辛,若多用之,能损人真气,为人所共知,而其性又能横行达表,发出人之热汗。忆愚少时,曾治一阳明实热大便燥结证,方中用大黄三钱,服后大便未通下,改延他医,方中重用厚朴一两,服后片时出热汗遍体,似喘非喘,气弱不足以息,未逾半日而亡矣。此诚可为前车之鉴也。是以愚谓此方之分量必有差误,即如今人著一书几经校对,又差误歧出,况《伤寒论》一书,其初行于世者原无定本,至晋王叔和始为之编辑厘定,后至宋成无己始为之注疏付梓,此中不知几经传写,能保其无差误乎?乃后世注疏诸家,对于此等处,不顾其方之可用不可用,而必曲为之说,以致遗误后人,

此正所以深误古人也。愚疑此方厚朴之分量，当亦如小承气汤为大黄分量之半，其原本或为厚朴之分量半大黄，大抵由此半字而误为半斤也。

小承气汤方

大黄四两，酒洗　厚朴二两，炙，去皮　枳实三枚，大者，炙

上三味，以水四升，煮取一升二合，去滓，分温二服。初服汤当更衣，不尔者尽饮之，若更衣者勿服之。

大承气汤所主之病，大肠中有燥粪，是以用芒硝软坚以化其燥粪；小承气汤所主之病为腹大满不通，是其病在于小肠而上连于胃，是以但用大黄、朴、实以开通其小肠。小肠开通下行，大便不必通下，即通下亦不至多，而胃中之食可下输于小肠，是以胃气得和也。此大、小承气汤用法之分别也。而二承气汤之外，又有调胃承气汤，更可连类论及之。

《伤寒论》原文：阳明病，不吐不下，心烦者，可与调胃承气汤。

成无己曰：吐后心烦谓之内烦，下后心烦谓之虚烦，今阳明病不吐不下心烦，是胃有郁热也，故与调胃承气汤以下郁热。

喻嘉言曰：津液既不由吐下而伤，则心烦明系胃中热炽，故可与调胃承气汤。

王和安曰：从胃缓调使和而止，殆非下比也，谓其可与，盖犹有不可与者在，当精审而慎用之。

调胃承气汤方

大黄四两，去皮，清酒洗　甘草一两，炙　芒硝半升

上二味，㕮咀，以水三升煮取一升，去滓，纳芒硝，再上火微煮令沸，少少温服之。

大黄虽为攻下之品，原善清血分之热，心中发烦实为血分有热也。大黄浸以清酒，可引其苦寒之性上行，以清心之热而烦可除矣。证无大便燥结而仍用芒硝者，《内经》谓，热淫于内，治以咸寒，芒硝味咸性寒，实为心家对宫之药（心属火，咸属水，故为心

家对宫之药),其善清心热,原有专长,故无大便燥结证而亦加之也。用甘草者,所以缓药力之下行,且又善调胃也。不用朴、实者,因无大便燥结及腹满之证也。

承气汤虽有三方,而小承气及调胃承气,实自大承气变化而出。《伤寒论》所载三承气,主治之证不胜录,然果洞悉三方之各有用意,及三方药力轻重各有区别,且所主之病虽有上、中、下之分,而究之治上可及于中,治中可及于下,分治之中仍有连带关系,自能凡遇宜用承气汤证,斟酌其宜轻宜重,分别施治而无差谬矣。

至于愚用承气汤之经过,又恒变化多端,不拘于三承气汤中之药味也。今试举数案以征明之。

大承气汤所主之证,原宜脉迟,其有脉不迟而洪实有力者,亦不妨用。惟其脉不迟而转数,若因大便燥结,而遽投以大承气汤,其脉之无力者,恒因大便通后而虚脱;其脉之有力者,下后纵不至虚脱,其病亦必不能愈,所谓降后不解也。凡遇此等脉,必设法将其脉数治愈,然后再通其大便。

曾治一叟,年近六旬,因外感之热过甚,致大便旬日未通,其脉数逾六至,心中烦热,延医数人,皆不敢用降下之剂。然除降下外,又别无治法,愚诊其脉象虽数,重按甚实,遂先投以大剂白虎加人参汤,每剂分三次温服下,连服两剂,壮热全消,脉已不数,大便犹未通下,继用净芒硝细末三钱,蜂蜜一两,开水冲服,大便通下,病遂愈。

又曾治一少年,因外感实热,致大便燥结,旬余未下,其脉亦数逾六至,且不任重按,亦投以白虎加人参汤,以生地黄代方中知母,生山药代方中粳米,煎汤一大碗,俾分多次徐徐温饮下。初服一剂,脉数见缓,遂即原方略为减轻,俾再煎服。拟后服至脉象复常,再为通其大便,孰意次剂服完而大便自通下矣。且大便通下后,外感之实热亦消解无余矣。此直以白虎加人参汤代承气汤也。自治愈此病之后，凡遇有证之可下而可缓下者，恒以白虎汤代承气，或以白虎加人参汤代承气，其凉润下达之力，恒可使大便徐化其燥结，无事用承气而自然通下，且下后又无不解之虞也。

又治一少妇，于大怒之余感冒伤寒，热传阳明，大便燥结，医者两次投以大承气皆吐出。诊其脉弦长有力。盖脉现弦长，无论见于何部，皆主肝火炽盛，此不受药之所以然也。遂于大承气汤中将朴、实减轻（朴、实各用钱半），加生杭芍、生赭石各一两，临服药时，又恐药汤入口即吐出，先用白开水送服生赭石细末三钱（赭石质同铁锈，因铁锈为铁氧化合，赭石亦铁氧化合也，故生研为细末可服，凡吐甚者，煎汤服之，或不效，服其细末必能立止），继将药服下，阅三点钟，大便通下而病即愈矣。

又治一人素伤烟色，平日大便七八日一行，今因受外感实热，十六七日大便犹未通下，心中烦热，腹中胀满，用洗肠法下燥粪少许，而胀满烦热如旧。医者谓其气虚脉弱，不敢投降下之药。及愚诊之，知其脉虽弱而火则甚实，遂用调胃承气汤加野台参四钱，生赭石、天门冬各八钱，共煎汤一大碗，分三次徐徐温饮下，饮至两次，腹中作响，觉有开通之意，三次遂不敢服，迟两点钟大便通下，内热全消，霍然愈矣。

有服承气汤后，大便之燥结不下，继服些许他药，而燥结始下者，试再举两案以明之。

邑中名医刘肃亭（蕴度）先生，愚初学医时，家中常延之。一日，见先生治一伤寒，热入阳明大便燥结证，从前医者，投以大承气汤两剂不下，继延先生治之，单用威灵仙三钱，煎汤服后大便通下，病亦遂愈。愚疑而问曰：威灵仙虽能通利二便，以较硝、黄攻下之力实远不如，乃从前服大承气汤两剂大便不下，何先生只用威灵仙三钱而大便即下乎？答曰：其中原有妙理，乃前后所用之药相藉以成功也。盖其从前所服之大承气汤两剂，犹在腹中，因其脏腑之气化偶滞，药力亦随之停顿，藉威灵仙走窜之力以触发之，则硝、黄力之停顿者，可陡呈其开通攻决之本性，是以大便遂通下也。是威灵仙之于硝、黄，犹如枪炮家导火之线也。愚闻如此妙论，顿觉心地开通，大有会悟，后有仿此医案之时，亦随手奏效。因并录之于下，由此知医学虽贵自悟，亦必启发之有自也。

邻村霍印科，愚师兄弟也。当怒动肝火之余感受伤寒，七八日间腹中胀满，大便燥结，医者投以大承气汤，大便未通下，肋下转觉疼不可支。其脉左部沉弦有力，知系肝经气郁火盛，急用柴胡三钱，生麦芽一两，煎汤服后，至半点钟肋下已不觉疼，又迟一点余钟，大便即通下。大便下后，腹即不胀，而病脱然全愈矣。

此案实仿前案之义，亦前后药力相借以通大便也。盖肾为二便之关，肝行肾之气，肝又主疏泄，大便之通与不通，实于肝有关系也。调其肝郁，即可以通行大便，此中原有至理。至于调肝用柴胡而又必佐以生麦芽者，因麦芽生用亦善调肝者也。且柴胡之调肝在于升提，生麦芽之调肝在于宣通，若因肝不舒但用柴胡以升提之，恐初服下时肋下之疼将益剧，惟柴胡之升提，与麦芽之宣通相济以成调肝气之功，则肝气之郁者自开，遏者自舒，而徐还其疏泄之常矣。且柴胡之性不但善调肝气也，《本经》谓柴胡主心腹肠胃中结气，饮食积聚，寒热邪气，推陈致新。三复《本经》之文，是柴胡不但善于调肝，兼能消胀满、通大便矣。然柴胡非降下之药也，其于大便之当通者，能助硝、黄以通之，若遇脾胃之气下溜大便泄泻者，伍以芪、术转能升举脾胃之气以止泄泻，柴胡诚妙药也哉。善于用柴胡者，自能深悟此中之妙理也。

至于妊妇外感热实，大便燥结者，承气汤亦不妨用，《内经》所谓："有故无殒，亦无殒也。"然此中须有斟酌，以上所列方中诸药，芒硝断不可用，至赭石则三月以前可用，三月以后不可用，其余虽皆可用，然究宜先以白虎汤或白虎加人参汤代承气，即不能完全治愈，后再用承气时亦易奏效也。曾治一妇人，妊过五月，得伤寒证，八九日间脉象洪实，心中热而烦躁，大便自病后未行，其脐上似有结粪,按之微疼,因其内热过甚,先用白虎加人参汤清之,连服两剂内热颇见轻减,而脐上似益高肿,不按亦疼,知非服降下之药不可也。然从前服白虎加人参汤两剂,知其大便虽结不至甚燥,治以降下之轻剂当可奏效,为疏方用大黄、野台参各三钱,真阿胶(不炒,另炖兑服)、天冬各五钱,煎汤服下,即觉脐上开通,过一点钟,疼处即不疼矣。又迟点半钟,下结粪十余枚,后代溏粪,遂觉霍然全愈,后其胎气亦无所损,届期举子矣。至方中之义,大黄能下结粪,有人参以驾驭之,则不至于伤胎;又辅以阿胶,取其既善保胎,又善润肠,则大便之燥者可以不燥矣。用天冬者,取其凉润微辛之性(细嚼之实有辛味),最能下行以润燥开瘀,兼以解人参之热也。

阳明病茵陈蒿汤栀子檗皮汤麻黄连轺赤小豆汤诸发黄证

阳明原属燥金,其为病也多燥热,白虎、承气诸方,皆所以解阳明之燥热也。然燥热者阳明恒有之正病,而有时间见湿热为病,此阳明之变病也。其变病果为何病,阳明篇中诸发黄之证是也。试再进而详论之。

《伤寒论》原文:阳明病,发热汗出者,此为热越,不能发黄也;但头汗出,身无汗,剂颈而还,小便不利,渴引水浆者,此为瘀热在里,身必发黄,茵陈蒿汤主之。

作酒曲者,湿窨以生热,热与湿化合即生黄色,以之例人,其理同也。是以阳明病发热汗出者,热外越而湿亦随之外越,即不能发黄,若其热不外越而内蕴,又兼其人小便不利,且饮水过多,其湿与热必至化合而生黄,是以周身必发黄也。主以茵陈蒿汤者,以茵陈蒿汤善除湿热也。

茵陈蒿汤方

茵陈蒿六两　栀子十四枚,擘　大黄二两,去皮

上三味,以水一斗二升,先煮茵陈减六升,纳二味,煮取三升,

去滓,分三服。小便当利,尿如皂荚汁状,色正赤,一宿腹减,黄从小便去也。

茵陈为青蒿之嫩者,蒿子落地,至仲秋生芽,贴地长小叶,严冬之时埋藏于冰雪之中,而其叶不枯,甫交春令,得少阳最初之气而勃然发生,其性寒味苦,具有生发之气,寒能胜热,苦能胜湿,其生发之气能逐内蕴之湿热外出,故可为湿热身黄之主药。佐以栀子、大黄者,因二药亦皆味苦性寒也,且栀子能屈曲引心火下行以利小便。大黄之色能直透小便(凡服大黄者,其小便即为大黄之色,是大黄能利小便之明征),故少用之亦善利小便。至茵陈虽具有升发之性,《别录》亦谓其能下利小便,三药并用,又能引内蕴之热自小便泻出,是以服之能随手奏效也。

又伤寒七八日,身黄如橘子色,小便不利,腹微满者,茵陈蒿汤主之。

身黄如橘而腹满,小便不利,此因湿热成病可知,故亦治以茵陈蒿汤也。

又伤寒身黄,发热,栀子檗皮汤主之。

此节示人,但见其身黄发热,即无腹满小便不利诸证,亦直可以湿热成病断之也。

栀子檗皮汤方

肥栀子十五个,擘　甘草一两,炙　黄檗二两

上三味,以水四升,煮取一升半,去滓,分温再服。

此方之用意,欲以分消上、中、下之热也,是以方中栀子善清上焦之热,黄檗善清下焦之热,加甘草与三药并用,又能引之至中焦以清中焦之热也。且栀子、黄檗皆过于苦寒,调以甘草之甘,俾其苦寒之性味少变,而不至有伤于胃也。

又伤寒瘀热在里,身必黄,麻黄连轺赤小豆汤主之。

麻黄连轺赤小豆汤方

麻黄二两,去节　赤小豆一升　连轺二两　杏仁二十个,去皮

尖　大枣十二枚，擘　生梓白皮一升，切　生姜二两，切　甘草二两，炙

上八味，以潦水一斗，先煮麻黄，再沸，去上沫，纳诸药，煮取三升，去滓，分温三服，半日服尽。

按：连轺非连翘，乃连翘根也。其性凉能泻热，兼善利湿，后世改用连翘则性不同矣。赤小豆，即作饭之小豆，形如绿豆而色赤者，非南来之红豆也。梓白皮，药房无鬻者，有梓树处自加之可也。陈修园云，若无梓白皮，可以茵陈代之。

唐容川曰：在里言在肌肉中，对皮毛而言则为在里也。肌是肥肉，气分所居；肉是瘦肉，血分所藏。若热入肌肉，令气血相蒸则汗滞不行，是名瘀热。气瘀则为水，血瘀则为火，水火蒸发于肌肉中，现出土之本色，是以发黄。故用麻黄、杏仁发皮毛以散水于外，用梓白皮以利水于内，梓白皮象人之膜，人身肥肉均生于膜上，膜中通利，水不停，汗则不蒸热，故必利膜而水乃下行，此三味是去水分之瘀热也。连翘散血分之热，赤豆疏血分之结，观仲景赤小豆当归散是疏结血，则此处亦同，此二味是去血分之瘀热也。尤必用甘、枣、生姜宣胃气，协诸药使达于肌肉，妙在潦水是云雨既解之水，用以解水火之蒸郁为切当也。即方观证，而义益显明。

按：身发黄与黄疸不同。黄疸为胆汁妄行于血中，仲景书中虽未明言，而喻嘉言《寓意草》于钱小鲁案中曾发明之，彼时西人谓胆汁溢于血中之说，犹未入中国也。至身发黄之病，猝成于一两日间，其非胆汁溢于血分可知矣。茵陈为治热结黄疸之要药，《本经》载有明文，仲景治身发黄亦用之者，诚以二证之成皆由于湿热，其湿热由渐而成则为黄疸，其湿热因外感所束，仓猝而成则为身发黄，是以皆可以茵陈蒿治之也。

身发黄之证，不必皆湿热也。阳明篇七十六节云：伤寒发汗已，身目为黄，所以然者，以寒湿在里不解故也，以为不可下也，于寒湿中求之。

程应旄曰：其人素有湿邪，汗后之寒与宿湿郁蒸为热，非实热也，故不可下，仍当于寒湿责其或浅或深而治之。

王和安曰：黄为油热色，油中含液而包脉孕血，液虚血燥则热甚为阳黄，身黄发热之栀子柏皮证也。油湿血热相等而交蒸，为小便不利，身黄如橘之茵陈蒿证也。油寒膜湿，郁血为热，则寒湿甚而为阴黄，即茵陈五苓证也。病有热而治从寒湿，玩以为二句，语气之活自可想见。盖以为不可下，明见有可下之热黄也。在于寒湿中求之，言治法求之寒湿，明见黄证不纯为寒湿也。凡一证二因者，治从其甚，可于二语见之。

上程氏、王氏之论皆精细，而愚于此节之文则又别有会悟，试引从前治愈之两案以明之。

曾治一人受感冒，恶寒无汗，周身发黄，以麻黄汤发之，汗出而黄不退。细诊其脉，左部弦而无力，右部濡而无力，知其肝胆之阳不振，而脾胃又虚寒也。盖脾胃属土，土色本黄，脾胃有病，现其本色，是以其病湿热也，可现明亮之黄色，其病湿寒也，亦可现黯淡之黄色。观此所现之黄色，虽似黯淡而不甚黯淡者，因有胆汁妄行在其中也。此盖因肝胆阳分不振，其中气化不能宣通胆汁达于小肠化食，以致胆管闭塞，胆汁遂蓄极妄行，溢于血分而透黄色，其为黄色之根源各异，竟相并以呈其象，是以其发黄似黯淡而非黯淡也。审病既确，遂为拟分治左右之方以治之。

生箭芪六钱　桂枝尖二钱　干姜三钱　厚朴钱半　陈皮钱半　茵陈二钱

上药六味，共煎汤一大盅，温服。

方中之义，用黄芪以助肝胆之阳气，佐以桂枝之辛温，更有开通之力也。用干姜以除脾胃之湿寒，辅以厚朴能使其热力下达。更辅以陈皮，能使其热力旁行，其热力能布护充周，脾胃之寒湿自除也。用茵陈者，为其具有升发之性，实能开启胆管之闭塞，且其性能利湿，更与姜、桂同用，虽云苦寒而亦不觉其苦寒也。况肝胆中寄有相火，肝胆虽凉，相火之寄者仍在，相火原为龙雷之火，不可纯投以辛热之剂以触发之，少加茵陈，实兼有热因寒用之义也。

又治一人，时当仲秋，寒热往来，周身发黄，心中烦热，腹中又似觉寒凉，饮食不甚消化，其脉左部弦硬，右部沉濡，心甚疑之，问其得病之由，答云，不知。因细问其平素之饮食起居，乃知因屋宇窄隘，六七月间皆在外露宿，且其地多潮湿，夜间雾露尤多。乃恍悟此因脏腑久受潮湿，脾胃属土，土为太阴，湿郁久则生寒，是以饮食不能消化。肝胆属木，木为少阳，湿郁久则生热，又兼有所寄之相火为之熏蒸，以致胆管肿胀闭塞，是以胆汁妄行，溢于血中而身黄也。舌上微有白苔，知其薄受外感，侵入三焦，三焦原为手少阳与足少阳并为游部，一气贯通，是以亦可作寒热。原当以柴胡和解之，其寒热自已。茵陈性近柴胡，同为少阳之药，因其身发黄，遂用茵陈三钱以代柴胡，又加连翘、薄荷叶、生姜各三钱，甘草二钱，煎汤服后，周身得汗（足少阳不宜发汗，手少阳宜发汗），寒热往来愈而发黄如故。于斯就其左右之脉寒热迥殊者，再拟一方治之。

茵陈三钱　栀子三钱　干姜三钱　白术三钱，炒　厚朴二钱　焰硝五分，研细

上六味，将前五味煎汤一大盅，乘热纳硝末融化服之。

方中之义，用栀子、茵陈以清肝胆之热，用干姜、白术、厚朴以除脾胃之寒，药性之凉热迥然不同，而汇为一方自能分途施治也。用焰硝者，因胆管之闭塞，恒有胆石阻隔，不能输其胆汁于小肠，焰硝之性善消，即使胆管果有胆石，服之亦不难消融也。

阳明病猪苓汤证

发黄之证，多成于湿热，诸治发黄之方，皆治湿热之方也。乃有本阳明病，其人蕴有湿热而不发黄者，自当另议治法，而阳明篇中亦曾载其治方矣。

《伤寒论》原文：阳明病……若脉浮发热，渴欲饮水，小便不利者，猪苓汤主之。张拱端曰：肺脉浮，肺主皮毛，故脉浮发热为肺病。《经》云："饮入于胃，游溢精气，上输于脾，脾气散精，上归于肺，通调水道，下输膀胱，水精四布，五经并行。"是渴为肺不四布水精，小便不利为肺不通调水道下输膀胱，非若口干舌燥之渴热在于胃也。上节之渴关于胃，宜白虎加人参；此节之渴关于肺，宜猪苓汤。

按：此节所谓脉浮者，乃病入阳明，而犹连太阳之府也。盖太阳之病，在经脉浮，在府亦脉浮，此因太阳之府蕴有实热，以致小便不利，而热之入于阳明者，不能由太阳之府分消其热下行，转上逆而累及于肺，是以渴欲饮水也。治以猪苓汤，是仍欲由太阳之府分消其热也。

猪苓汤方

猪苓去皮　茯苓　阿胶　滑石　泽泻各一两

上五味，以水四升，先煮四味取二升，去滓，纳阿胶烊消，温服七合，日三服。

猪苓、茯苓皆为渗淡之品。而猪苓生于枫下，得枫根阴柔之气（茯苓生于松下，松经霜则弥茂，猪苓生于枫下，枫经霜即红陨，则枫性之阴柔可知也），以其性善化阳，以治因热小便不利者尤宜，故用之为主药。用泽泻者，因其能化水气上升以止渴，而后下降以利小便也。用滑石者，其性可代石膏，以清阳明之实热，又能引其热自小便出也。用阿胶者，因太阳之府原与少阴相连，恐诸利水之药或有损于少阴，故加阿胶大滋真阴之品，以助少阴之气化也。

西医虽未能将肾之功用发挥尽至，而谓其能漉水亦自可取。若少阴衰弱，不能作强则失其职，即为小便不通之证，法当以渗淡通利之品治之。然专用通利诸药亦有不能奏效者，且虑其伤肾故加阿胶以助少阴之气化，少阴壮旺，自能助利水诸药通调水道矣。

受业宝和谨识。

陈古愚曰：此汤与五苓之用有天渊之别，五苓治太阳之水，太阳司寒水，故加桂以温之，是暖肾以行水也。此汤治阳明、少阴结热，二经两关津液，惟取滋阴以行水。盖伤寒表证最忌亡阳，而里热又患亡阴，亡阴者亡肾中之阴与胃之津液也。若过于渗利，则津液反致耗竭，方中阿胶即从利水中育阴，是滋养无形以行有形也。故仲景云：汗多胃燥，虽渴而里无热者，不可与也。

《金鉴》注曰：太阳烦热无汗，小便利者，大青龙汤证也。小便不利者，小青龙去半夏加花粉、茯苓证。烦热有汗而渴，小便利者，桂枝合白虎汤证；小便不利者，五苓散证。阳明病烦热无汗而渴，小便利者，宜葛根汤加石膏主之；小便不利者，以五苓散加石膏、寒水石、滑石主之。阳明病烦热有汗而渴，小便利者，宜白虎汤；小便不利者，以猪苓汤。少阳病寒热无汗而渴，小便利者，以柴胡汤去半夏加花粉；小便不利者，当以小柴胡加茯苓。太阴无渴证，少阴阳邪烦呕，小便赤而渴者，以猪苓汤；少阴阴邪下利，小便白而渴者，以真武汤。厥阴阳邪消渴者，白虎加人参汤；厥阴阴邪转属阳明，渴欲饮水者，少少与之则愈。证既不同，法亦各异，当详审而明辨之。

阳明病四逆汤证

总计阳明篇中之病证，大抵燥而且热也，其有不燥而转湿者，此阳明之变证也。于治发黄诸方，曾发明之矣。更有不热而反寒者，此亦阳明之变证也。夫病既寒矣，必须治以热剂，方为对证之药，是则温热之剂，又宜讲求矣。

《伤寒论》原文：脉浮而迟，表热里寒，下利清谷者，四逆汤主之。

外感之着人，恒视人体之禀赋为转移，有如时气之流行，受病者或同室同时，而其病之偏凉偏热，或迥有不同。盖人之脏腑素有积热者，外感触动之则其热益甚；其素有积寒者，外感触动之则其寒亦益甚也。明乎此则可与论四逆汤矣。

四逆汤方

甘草二两，炙　干姜两半　附子一枚，生用、去皮、破八片

上三味，以水三升，煮取一升二合，去滓，分温再服，强人可大附子一枚，干姜三两。

干姜为温暖脾胃之主药，伍以甘草，能化其猛烈之性使之和平，更能留其温暖之力使之常久也。然脾胃之温暖，恒赖相火之壮旺，附子色黑入肾，其非常之热力，实能补助肾中之相火，以厚脾胃温暖之本源也。方名四逆者，诚以脾主四肢，脾胃虚寒者，其四肢常觉逆冷，服此药后，而四肢之厥逆可回也。

方中附子注明生用，非剖取即用也。

按：附子之毒甚大，种附子者，将附子剖出，先以盐水浸透，至药房中又几经泡制，然后能用，是知方中所谓附子生用者，特未用火炮熟耳。

又按：乌头、天雄、附子、侧子，原系一物。种附子于地，其当年旁生者为附子，附子外复旁生小瓣为侧子，其原种之附子本身变化为乌头，若附子经种后，其旁不长附子，惟本身长大即为天雄。天雄之热力最大，此如蒜中之独头蒜，实较他蒜倍辣也。天雄之色较他附子独黑，为其色黑其力能下达，佐以芍药，能收敛浮越之阳下归其宅；为其独头无瓣，故所切之片为圆片，其热力约大于寻常附子三分之一。方上开乌附子，药房给此，开天雄药房亦应给此。若此药以外，复有所谓天雄者，乃假天雄也。

原第七期第三卷

少阳病提纲及汗吐下三禁

阳明之热已入府者,不他传矣。若犹在经,而未入于府者,仍可传于少阳。而少阳确实之部位,又须详为辩析也。夫太阳主外,阳明主里,而介于太阳、阳明之间者,少阳也。少阳外与太阳相并则寒,内与阳明相并则热,是以少阳有病而寒热往来也。由此而论,则传经之次第,当由太阳而少阳,由少阳而阳明,而《内经》竟谓一日巨阳(即太阳)受之,二日阳明受之,三日少阳受之者何也?盖他手、足同名之经各有界限,独少阳主膜,人身之膜无不相通,膜有连于太阳者,皮肤下腠理之白膜也;膜有连于阳明者,肥肉瘦肉间之膜也,此为手少阳经以三焦为府者也(三焦亦是膜,发源于命门,下焦为包肾络肠之膜,中焦为包脾连胃之膜,上焦为心下膈膜及心肺一系相连之膜)。又两胁之下皆板油,包其外者亦膜也,此为足少阳之膜以胆为府者也。由此知介于太阳、阳明之间者,手少阳也;传经在阳明之后者,足少阳也。太阳传阳明原自手少阳经过,而《伤寒论》未言及者,以其重足经不重手经也。总之,手、足少阳之膜原相联络,即手、足少阳之气化原相贯通,是以《内经》谓少阳为游部(游部者,谓其中气化自手经至足经,自足经至手经,游行无定也),更由此知所谓与太阳相并者,为手少阳腠理之膜也,与阳明相并者,为足少阳板油之膜也,以其相近故能相并也。能明乎此,则可与论少阳篇之病矣。

《伤寒论》原文:少阳之为病,口苦,咽干,目眩也。

唐容川曰:少阳是三焦,肾系命门之中,水中之阳,故曰少阳。从肾系达肝系而与胆通,水中之阳上生肝木,是为春生之阳,故曰少阳胆，寄于肝秉风化而生火，故又为风火之主。若少阳三焦与胆皆不病，则风火清畅，生阳条达，人自不知不觉也。设病少阳胆木之火，则火从膜中上入胃口，而为口苦、咽干。设病少阳胆木之风，则风从膜中上走空窍，入目系合肝脉，肝脉贯脑入目，胆经与之合，则风火相煽而发目眩。眩者旋转不定，如春夏之旋风，乃风中有郁火之气也。此少阳胆经自致之病，仲景以此提纲，既见胆中风火之气化，又见三焦膜膈之道路，凡少阳与各经相通之理，欲人从此会通之矣。

《伤寒论》原文：少阳中风，两耳无所闻，目赤，胸中满而烦者，不可吐下，吐下则悸而惊。

张拱端曰：手、足少阳经脉均入耳中，耳内海底之鼓膜，为闻声之先受，风邪由经脉壅塞于鼓膜之下，外声不能由鼓膜传于司听神经，故两耳无所闻。又手、足少阳经脉交会于目锐眦故目赤，此亦少阳风火循经脉而上走空窍之病也。胸中满而烦者，则又是邪在少阳三焦之府也。上焦之膜，由膈上循腔子而为胸中，达心肺而生心包，故胸中满而烦者，满烦是火气在上焦膜孔府中，不在胃管中，故不可吐下。悸者心包病也，惊者肝病也，心包属手厥阴，与手少阳三焦相表里，肝属足厥阴，与足少阳胆相表里，且包络为三焦所归结，肝为胆所寄附，故少阳三焦胆有病，因误吐下，虚其里之正气，则少阳之邪，可内入于主厥阴之心包、肝而为悸惊也。

《伤寒论》原文：伤寒，脉弦细，头痛发热者，属少阳。少阳不可发汗，发汗则谵语。此属胃，胃和则愈；胃不和，烦而悸。

按：此节所言之证，乃少阳病之偏于热者也，弦细固为少阳之脉。观提纲中谆谆以胃和、胃不和为重要之点，想自阳明传少阳时，其外感之热仍有一半入府，而非尽传于少阳，脉虽弦细，重按必然其实，此原当为少阳、阳明合病也。愚遇此等证脉时，恒将柴胡汤方中药味减半（惟人参与甘草不减），外加生石膏一两，知母五钱(此为白虎加人参汤与小柴胡汤各用一半),则少阳之病可解,其胃中之热亦可尽清,而不至有胃不和之虞矣。又此节合上节,为少阳病汗、吐、下三禁,凡治少阳病者当切记之。

论小柴胡汤证

《伤寒论》原文:伤寒五六日,中风,往来寒热,胸胁苦满,默默不欲饮食,心烦喜呕,或胸中烦而不呕,或渴,或腹中痛,或胁下痞鞕,或心下悸、小便不利,或不渴、身有微热,或咳者,小柴胡汤主之(此节载太阳篇)。

唐容川曰:《内经》云少阳为枢,盖实有枢之境地可指。又曰十二经皆取决于少阳,亦实有取决之道路可指。盖决如决水,谓流行也,如管子决之则行之义,盖言十二经之流行,皆取道于少阳也。少阳是三焦,古作膲,即人身中之膈膜油网,西医名为连网,《内经》名为三焦,宋元后谓三焦有名无象,其说非也。三焦之根发于肾系,由肾系生胁下之两大板油,中生腹内之网油,连小肠、大肠、膀胱;又上生肝膈、连胆系,由肝膈生胸前之膜膈,循肪腔内为一层白膜,上至肺系,连于心为心包络,又上而为咽喉,此三焦之府在内者也;从内透出筋骨之外,是生肥肉,肥肉内瘦肉外,一层网膜有纹理,为营卫外来之路,名曰腠理(此与愚谓皮肤下白膜为腠理者,各有所本),乃三焦之表也。邪在腠理,出与阳争则寒,入与阴争则热,故往来寒热。胸胁是膈膜连接之处,邪在膈膜,故胸胁苦满。少阳胆火游行三焦,内通包络,火郁不达,故默默。凡人饮水俱从胃散入膈膜,下走连网以入膀胱,凡人食物化为汁液,从肠中出走网油以达各脏。邪在膜油之中,水不下行则不欲饮,汁不消行则不欲食。心烦者,三焦之相火内合心包也。喜呕者,三焦为行水之府,水不下行,故反呕也;或但合心火为胸中烦,而水不上逆则不呕。或三焦之火能消水则渴。或肝膈中之气,迫凑于腹内网油之中则腹中痛。或邪结于胁下两大板油之中,则胁下痞满。或三焦中火弱水盛,水气逆于心下膈膜之间,则心下悸。或三焦之府不热则不消渴。而邪在三焦之表,居腠理之间,则身有微热。或从膈膜中上肺冲咽喉,为痰火犯肺则咳。总之,是少阳三焦膜中之水火郁而为病也,统以小柴胡汤散火降水主之。

上唐氏之疏解可谓精细,而于何者为手少阳,何者为足少阳,仍欠发明。再者,观其传经在阳明之后及少阳忌发汗,少阳行身之侧,少阳为枢之义,皆指足少阳而言,则《伤寒论》之侧重足少阳明矣。盖少阳为游部,其手经、足经原不能分,是以病在足少阳多有连带手少阳之处,提纲中所言之病本此义,以融会观之,自无难解之处也。

小柴胡汤方

柴胡半斤　黄芩三两　人参三两　甘草三两　半夏半升,洗　生姜三两,切　大枣十二枚,擘

上七味,以水一斗二升,煮取六升,去滓,再煎取三升,温服一升,日三服。若胸中烦而不呕者,去半夏、人参,加栝蒌实一枚。若渴,去半夏,加人参,合前成四两半,栝蒌根四两。若腹中痛者,去黄芩,加芍药三两。若胁下痞鞕,去大枣,加牡蛎四两。若心下悸、小便不利者,去黄芩,加茯苓四两。若不渴、外有微热者,去人参,加桂枝三两,温覆微汗愈。若咳者,去人参、大枣、生姜,加五味子半升、干姜二两。

张令韶曰:太阳之气,不能由胸出入,逆于胸胁之间,内干动于脏气,当借少阳之枢转而外出也。柴胡二月生苗,感一阳初生之气,香气直达云霄,又禀太阳之气,故能从少阳之枢以达太阳之气。半夏生当夏半,感一阴之气而生,启阴气之上升者也。黄芩气味苦寒,外实而内空腐,能解形身之外热。甘草、人参、大枣,助中焦之脾土,由中而达外。生姜所以发散宣通者也。此从内达外之方也,原本列于太阳,以无论伤寒、中风,至五六日之间,经气一周,又当来复于太阳,往来寒热为少阳之枢象,此能达太阳之气从

枢以外出，非解少阳也。各家俱移入少阳篇，到底是后人识见浅处。又曰：太阳之气，不能从胸出入，逆于胸胁之间，虽不干动在内有形之脏真，而亦干动在外无形之脏气。然见一脏之证，不复更见他脏，故有七或证也。胸中烦者，邪气内侵君主，故去半夏之燥。不呕者，胃中和而不虚，故去人参之补，加栝蒌实之苦寒，导火热以下降也。渴者，阳明燥金气盛，故去半夏之辛，倍人参以生津，加栝蒌根引阴液以上升也。腹中痛者，邪干中土，故去黄芩之苦寒，加芍药以通脾络也。胁下痞鞕者，厥阴肝气不舒，故加牡蛎之纯牡能破肝之牝脏，其味咸能软坚，兼除胁下之痞，去大枣之甘缓，欲其行之捷也。心下悸、小便不利者，肾气上乘而积水在下，故去黄芩恐苦寒以伤君火，加茯苓保心气以制水邪也。不渴而外有微热者，其病仍在太阳，故不必用生液之人参，宜加解外之桂枝，复取微汗也。咳者伤肺，肺气上逆，故加干姜之热以温肺，五味之敛以降逆，凡咳皆去人参，长沙之秘旨，既有干姜之温，不用生姜之散，既用五味之敛，不用大枣之缓也。

或问：传经之次第，自太阳传阳明，因太阳主皮肤，阳明主肌肉，皮肤之内即肌肉也，至阳明传少阳，亦显有道路可指者乎？答曰：善哉问也！欲求医学进步，原当如此研究也。子知阳明主肌肉，亦知少阳主膜乎？肌肉之中有膜，肌肉之底面亦为膜，即人身躯壳里边腔上之肉皮也。阳明之邪入府者，不复传矣，其不入府而传者，由肌肉之浅处以深传不已，必能达于底面之膜，此膜原足少阳主之也。邪传至此，因其膜多与肉紧贴无隙存留，遂皆聚于两胁板油之中，此乃足少阳之大都会，油质原来松缓，膜与肉相离又绰有余地，是以可容邪伏藏也，此阳明传少阳，显然可指之道路也。至《内经》谓，少阳为枢者（《内经》谓：太阳主开，阳明主阖，少阳为枢），乃自下上升之枢，即由内转外之枢也。盖板油之膜，原上与膈膜相连，外邪至此，不能透膜而出，遂缘板油之膜上升至膈，直欲透膈膜而上出，是以少阳之病多数喜呕也，此乃病机之上越也。故方中重用柴胡,正所以助少阳之枢转以引邪外出也。犹恐其枢转之力或弱,故又助以人参,以厚其上升之力,则少阳之邪直能随少阳之气透膈上出矣。用半夏者,因其生当夏半,能通阴阳和表里,且以病本喜呕,而又升以柴胡助以人参,少阳虽能上升,恐胃气亦因之上逆,则欲呕之证仍难愈,用半夏协同甘草、姜、枣降胃兼以和胃也。用黄芩者,以其形原中空,故善清躯壳之热,且亦以解人参之偏热也。

小柴胡汤证,原忌发汗,其去滓重煎者,原所以减柴胡发表之力,欲其但上升而不外达也。乃太阳篇一百零三节,服小柴胡汤后,竟有发热汗出之文,读《伤寒论》者,恒至此而生疑,注疏家亦未见有详申其义者,今试录其原文细研究之。

《伤寒论》原文:凡柴胡汤证而下之,若柴胡证不罢者,复与小柴胡汤,必蒸蒸而振,却发热汗出而解。

解小柴胡汤,以引少阳之邪透膈上出而无事出汗,原为小柴胡汤证治法之正规。然药力之上升透膈颇难,必赖其人之正气无伤,药借正气以运行之而后可以奏效。至误下者,足少阳之邪多散漫于手少阳三焦脂膜之中,仍投以小柴胡汤,其散漫于手少阳者,遂可藉其和解宣通之力,达于太阳而汗解矣。其留于胁下板油中者,因误降伤气,无力上达,亦遂藉径于手少阳而随之汗解,故于汗出上特加一却字,言非发其汗而却由汗解,此乃因误下之后而使然,以明小柴胡汤原非发汗之药也。其汗时必发热蒸蒸而振者,有战而后汗意也。盖少阳之病由汗解,原非正路,而其留于胁下之邪作汗解尤难,乃至服小柴胡汤后,本欲上透膈膜,因下后气虚,不能由上透出,而其散漫于手少阳者,且又以同类相招,遂于蓄极之时而开旁通之路,此际几有正气不能胜邪气之势,故汗之先必发热而振动,此小柴胡汤方中所以有人参之助也。是以愚用此方时,于气分壮实者,恒不用人参,而于误服降药后及气虚者,则必用人参也。

人身之膜,原无处不相联络,女子之胞室亦膜也。其质原两膜相合,中为夹室,男女皆有,男以化精,女以通经,故女子之胞室亦曰血室。当其经水初过之时,适有外感之传经者乘虚袭入,致现少阳证病状,亦宜治以小柴胡汤,《伤寒论》中亦曾详论之矣。

《伤寒论》原文:妇人中风七八日,续得寒热,发作有时,经水适断者,此为热入血室,其血必结,故使如疟状,发作有时,小柴胡汤主之。

唐容川注曰:邪在表里之间,只能往来寒热而不发作有时。惟疟证邪客风府,或疟母结于胁下膜油之中,卫气一日一周,行至邪结之处欲出不得,相争为寒热,所以发作有时也。夫卫气者,发于膀胱水中达出血分,血为营,气为卫,此证热入血室,在下焦膜网之中,其血必结,阻其卫气,至血结之处相争则发寒热,卫气已过则寒热止,是以发作有时,与疟无异。原文"故使"二字,明言卫气从膜中出,血结在膜中,故使卫气不得达也。用柴胡透达膜膈而愈,知热入血室在膜中,即知疟亦在膜中矣。

伤寒之病既自阳明传少阳矣,间有遵少阳之法治之,其证复转阳明者。此虽仅见之证,亦宜详考治法。

《伤寒论》原文:服柴胡汤已渴者,属阳明也,当以法治之。

喻嘉言曰:风寒之邪,从阳明而传少阳,起先不渴,里证未具,及服小柴胡汤已重加口渴,则邪还阳明,而当调胃以存津液矣。然不曰攻下,而曰以法治之,意味无穷。盖少阳之寒热往来,间有渴证,倘少阳未罢而恣言攻下,不自犯少阳之禁乎?故见少阳重转阳明之证,但云以法治之,其法维何?即发汗利小便已,胃中燥烦,实大便难之说也。若未利其小便,则有猪苓、五苓之法,若津液热炽,又有人参白虎之法,仲景圆机活泼,人存政举,未易言矣。

按:少阳证,不必皆传自阳明也。其人若胆中素有积热,偶受外感,即可口苦、心烦、寒热往来,于柴胡汤中加生石膏、滑石、生杭芍各六钱,从小便中分消其热,服后即愈。若其左关甚有力者,生石膏可用至一两(小柴胡汤证宜加石膏者甚多,不但此证也),自无转阳明之虞也。

按:小柴胡汤本为平和之剂,而当时医界恒畏用之,忌柴胡之升提也。即名医若叶天士,亦恒于当用柴胡之处避而不用,或以青蒿代之。诚以古今之人,禀赋实有不同,古人禀质醇厚,不忌药之升提,今人体质多上盛下虚,上焦因多有浮热,见有服柴胡而头疼目眩者,见有服柴胡而齿龈出血者,其人若素患吐血及脑充血证者,尤所忌服。至愚用小柴胡汤时,恒将原方为之变通,今试举治验之数案以明之。

同庄张月楼,少愚八岁,一方之良医也。其初习医时,曾病少阳伤寒,寒热往来,头疼发热,心中烦而喜呕,脉象弦细,重按有力。愚为疏方调治,用柴胡四钱,黄芩、人参、甘草、半夏各三钱,大枣四枚,生姜三大片,生石膏一两,俾煎汤一大盅服之。月楼疑而问曰:此方乃小柴胡汤外加生石膏也。按原方中分量,柴胡半斤以一两折为今之三钱计之,当为二两四钱,复三分之,当为今之八钱,今方中他药皆用其原分量,独柴胡减半,且又煎成一盅服之,不复去滓重煎,其故何也?弟初习医,未明医理,愿兄明以教我也。答曰:用古人之方,原宜因证、因时为之变通,非可胶柱鼓瑟也。此因古今气化略有不同,即人之禀赋遂略有差池,是以愚用小柴胡汤时,其分量与药味,恒有所加减。夫柴胡之性,不但升提,实原兼有发表之力,古法去滓重煎者,所以减其发表之力也。今于方中加生石膏一两以化其发表之力,即不去滓重煎,自无发表之虞,且因未经重煎,其升提之力亦分毫无损,是以止用一半,其力即能透膈上出也。放心服之,自无差谬。月楼果信用愚言,煎服一剂,诸病皆愈。

又治邻村刘姓妇人,得伤寒少阳证,寒热往来无定时,心中发热,呕吐痰涎,连连不竭,脉象沉弦。为开小柴胡汤原方,亦柴胡减半用四钱,加生石膏一两,云苓片四钱。有知医者在座,疑而问曰：少阳经之证，未见有连连吐黏涎不竭者，今先生用小柴胡汤，又加石膏、茯苓，将勿不但为少阳经病，或又兼他经之病乎？答曰：君之问诚然也，此乃少阳病而连太阴也。少阳之去路原为太阴之经，太阴在腹为湿土之气，若与少阳相并，则湿热化合，即可多生黏涎，故于小柴胡汤中加石膏、茯苓，以清少阳之热，即以利太阴之湿也。知医者闻之，甚为叹服，遂将此方煎服，两剂全愈。

又在辽宁曾治一妇人，寒热往来，热重寒轻，夜间恒作谵语，其脉沉弦有力。因忆《伤寒论》谓妇人热入血室证，昼日明了，暮则谵语，如见鬼状。遂细询之，因知其初受外感三四日，月信忽来，至月信断后遂变斯证。据所云云，知确为热入血室，是以其脉沉弦有力也。遂为开小柴胡原方，将柴胡减半，外加生黄芪二钱，川芎钱半，以升举其邪之下陷，更为加生石膏两半，以清其下陷之热，将小柴胡如此变通用之，外感之邪虽深陷，实不难逐之使去矣。将药煎服一剂，病愈强半，又服一剂全愈。

按：热入血室之证，其热之甚者，又宜重用石膏二三两以清其热，血室之中，不使此外感之热稍有存留始无他虞。愚曾治有血室溃烂脓血者数人，而究其由来，大抵皆得诸外感之余，其为热入血室之遗恙可知矣。盖当其得病之初，医者纵知治以小柴胡汤，其遇热之剧者，不知重用石膏以清血室之热，遂致酿成危险之证，此诚医者之咎也。医界有治热入血室之证者，尚其深思愚言哉！

论大柴胡汤证

柴胡汤证，有但服小柴胡不能治愈，必治以大柴胡汤始能治愈者，此病欲藉少阳之枢转外出而阻于阳明之阖，故宜于小柴胡汤中兼用开降阳明之品也。

《伤寒论》原文：太阳病，过经十余日，反二三下之，后四五日，柴胡证仍在者，先与小柴胡汤；呕不止，心下急，郁郁微烦者，为未解也，与大柴胡汤下之则愈。

大柴胡汤方

柴胡半斤　黄芩三两　芍药三两　半夏半升，洗　生姜五两　枳实四两，炙　大枣十二枚，擘

上七味，以水一斗二升，煮取六升，去滓再煎，温服一升，日三服，一方加大黄二两。

陈修园曰：此方若不加大黄，恐不能为大柴胡汤，此乃少阳之枢并于阳明之阖，故用大黄以调胃。

陈古愚曰：凡太阳之气逆而内干，必藉少阳之枢转而外出者，仲景名为柴胡证。但小柴胡证心烦，或胸中烦，或心下悸，重在于胁下苦满；而大柴胡证，不在胁下，而在心下，曰心下急，郁郁微烦，曰心下痞鞕，以此为别。小柴胡证，曰喜呕，曰或胸中烦而不呕；而大柴胡证，不但呕而且呕吐，不但喜呕而且呕不止，又以此为别。所以然者，太阳之气不从枢外出，反从枢内入，干于君主之分，视小柴胡证颇深也。方用芍药、黄芩、枳实、大黄者，以病势内入，必取苦泄之品，以解在内之烦急也。又用柴胡、半夏以启一阴一阳之气，生姜、大枣以宣发中焦之气。盖病势虽已内入，而病情仍欲外达，故制此汤还藉少阳之枢而外出，非若承气之上承热气也。

愚按：此方无大黄者非原方，即加大黄亦疑非原方，以其病当屡下之余，虽柴胡证仍在，其气分必有伤损，况又减去人参，复大黄、枳实并用，既破其血，又破其气，纵方中有柴胡，犹能治其未罢之柴胡证乎？盖大黄虽为攻下之品，然偏于血分，仍于气分无甚伤损，即与柴胡无甚龃龉，至枳实能损人胸中最高之气，其不宜与柴胡并用明矣。愚想此方当日原但加大黄，后世用其方者，畏大黄之猛烈，遂易以枳实，迨用其方不效，不得不仍加大黄，而竟忘去枳实，此为大柴胡或有大黄或无大黄，以致用其方者恒莫知所从也。以后凡我同人，有用此方者，当以加大黄去枳实为定方矣。究之古今之气化不同，人身之强弱因之各异，大柴胡汤用于今日，

不惟枳实不可用,即大黄亦不可轻用,试举两案以明之。

邑诸生刘干臣,愚之契友也,素非业医而喜与愚研究医学。其女公子适邑中某氏,家庭之间多不适意。于季秋感冒风寒,延其近处医者治不愈,干臣邀愚往诊。病近一旬,寒热往来,其胸中满闷烦躁皆甚剧,时作呕吐,脉象弦长有力。愚语干臣曰:此大柴胡汤证也,从前医者不知此证治法,是以不愈。干臣亦以愚言为然,遂为疏方用柴胡四钱,黄芩、芍药、半夏各三钱,生石膏两半碎,竹茹四钱,生姜四片,大枣四枚,俾煎服。干臣疑而问曰:大柴胡汤原有大黄、枳实,今减去之,加石膏、竹茹,将勿药力薄弱难奏效乎?答曰:药之所以能愈病者,在对证与否,不在其力之强弱也,宜放胆服之,若有不效,余职其咎。病人素信愚,闻知方中有石膏,亦愿急服,遂如方煎服一剂。须臾,觉药有推荡之力,胸次顿形开朗,烦躁呕吐皆愈。干臣疑而问曰:余疑药力薄弱不能奏效,而不意其奏效更捷,此其理将安在耶?答曰:凡人得少阳之病,其未病之先,肝胆恒有不舒,木病侮土,脾胃亦恒先受其扰。迨其阳明在经之邪,半入于府、半传于少阳,于斯阳明与少阳合病。其热之入于府中者,原有膨胀之力,复有肝胆以扰之,其膨胀之热,益逆行上干而凌心,此所以烦躁与胀满并剧也。小柴胡汤去人参原可舒其肝胆,肝胆既舒自不复扰及脾胃,又重用石膏,以清入府之热,俾其不复膨胀上干,则烦躁与满闷自除也。况又加竹茹之开胃止呕者以辅翼之,此所以奏效甚捷也。此诚察于天地之气化,揆诸生人之禀赋,而有不得不为变通者矣。干臣闻之,甚为叹服曰:聆此妙论,茅塞顿开,贶我良多矣。

又治一人,年逾弱冠,禀赋素羸弱,又专心医学,昕夕研究,颇费神思。偶于初夏,往邑中办事,因受感冒病于旅邸,迎愚诊视,适愚远出,遂求他医治疗,将近一旬,病犹未愈。时适愚自他处旋里,路经其处,闻其有病,停车视之,正值其父亦来看视,见愚喜甚,盖其人亦略识医学,素深信愚者也。时正为病人煎药,视其方乃系发表之剂,及为诊视,则白虎汤证也。嘱其所煎之药千万莫服。其父求为疏方,因思病者禀赋素弱,且又在劳心之余,若用白虎汤原宜加人参,然其父虽信愚,而其人实小心过度,若加人参,石膏必须多用,或因此不敢径服,况病者未尝汗下,且又不渴,想但用白虎汤不加人参亦可奏效。遂为开白虎汤原方,酌用生石膏二两,其父犹嫌其多。愚曰:此因君平素小心特少用耳,非多也。又因脉有数象,外加生地黄一两以滋其阴分。嘱其煎汤两盅分两次温饮下,且嘱其若服后热未尽退、其大便不滑泻者,可即原方仍服一剂。迨愚旋里后,其药止服一剂,热退十之八九,虽有余热未清,不敢再服。迟旬日大便燥结不下,两腿微肿,拟再迎愚诊视,适有其友人某,稍知医学,谓其腿肿系为前次重用生石膏二两所伤。其父信友人之言,遂改延他医,见其大便燥结,投以降下之剂,方中重用大黄八钱,将药服下其人即不能语矣。其父见病势垂危,急遣人迎愚,未及诊视而亡矣。夫此证之所以便结腿肿者,因其余热未清,药即停止也。乃调养既失之于前,又误药之于后,竟至一误再误,而不及挽救,使其当时不听其友人盲论,仍迎愚为诊治,或再投以白虎汤,或投以白虎加人参汤,将石膏加重用之,其大便即可因服凉润之药而通下,大便既通,小便自利,腿之肿者不治自愈矣。就此案观之,则知大柴胡汤中用大黄,诚不如用石膏也(重用白虎汤即可代承气,曾于前节论承气汤时详言之)。盖愚当成童时,医者多笃信吴又可,用大剂承气汤以治阳明府实之证,莫不随手奏效。及愚业医时,从前之笃信吴又可者,竟恒多偾事,此相隔不过十余年耳,况汉季至今千余年哉?盖愚在医界颇以善治寒温知名,然对于白虎汤或白虎加人参汤,旬日之间必用数次,而对于承气汤恒终岁未尝一用也。非敢任意左右古方,且僭易古方,此诚为救人计而甘冒不韪之名。医界同人之览斯编者尚其谅之。

少阳篇三阳合病之治法

少阳篇，有三阳并病之证，提纲中详其病状而未列治法，此或有所遗失欤？抑待后人遇此证自为拟方欤？愚不揣固陋，本欲拟一方以补之，犹恐所拟者未必有效，今试即其所载病状以研究其病情，再印征以生平所治之验案，或于三阳合病之治法，可得其仿佛欤？

《伤寒论》原文：三阳合病，脉浮大上关上，但欲眠睡，目合则汗。

唐容川曰：少阳半表半里，若从半表而外合于阳明、太阳，则为三阳合病。其脉亦应三阳主外之象而浮大上关上，则寸更浮大皆主在表也。三阳经皆起于目，而三焦膜膝上通耳目空窍，声音从耳入，耳壅塞则聋，神魂从目出，目沉迷则但欲眠。盖邪热在里则神魂不得入而虚烦不眠，邪热在表则神魂不得出而但欲眠。神魂者阳也，与卫气为一体，神魂内返则卫气不出而卫外，故目合则汗。其汗之道路，又从膜而蒸其肌肉，从肌肉而渗出皮毛，总见少阳三焦膜网外通二阳，凡一切由外入内、由内出外之理皆可知矣。即太阳、阳明关于少阳膜间之证，亦从可知矣。少阳证所以不详者，凡二阳兼证，已具太阳、阳明篇中，故不具论，读者当会其通也。

陶华氏谓，此节所言之病，当治以小柴胡加葛根、芍药，而愚对于此证有治验之案二则，又不拘于小柴胡汤中加葛根、芍药也。试详录二案于下，以质诸医界。

一人年过三旬，于初春患伤寒证，经医调治不愈。七八日间延为诊视，头疼，周身发热，恶心欲吐，心中时或烦躁，头即有汗而身上无汗，左右脉象皆弦，右脉尤弦而有力，重按甚实，关前且甚浮。即此脉论，其左右皆弦者，少阳也，右脉重按甚实者，阳明也，关前之脉浮甚者，太阳也，此为三阳合病无疑。其既有少阳病而无寒热往来者,缘与太阳、阳明相并,无所为往无所为来也。遂为疏方生石膏、玄参各一两,连翘三钱,茵陈、甘草各二钱,俾共煎汤一大盅顿服之,将药服后,俄顷汗出遍体,近一点钟,其汗始竭,从此诸病皆愈。其兄颇通医学,疑而问曰:此次所服药中分毫无发表之品,而服后竟由汗解而愈者何也?答曰:出汗之道,在调剂其阴阳,听其自汗,非可强发其汗也。若强发其汗,则汗后恒不能愈,且转至增剧者多矣。如此证之三阳相并,其病机本欲藉径于手太阴之络而外达于皮毛,是以右脉之关前独浮也,乃因其重按有力,知其阳明之积热,犹团结不散,故用石膏、玄参之凉润者,调剂其燥热,凉热化合,自能作汗,又少加连翘、茵陈(可代柴胡)以宣通之,遂得尽随病机之外越者,达于皮毛而为汗解矣,此其病之所以愈也。其兄闻之,甚为叹服曰:先生之妙论自古未有也,诚能于医学否塞之时放异样光明者矣。

又治一人,年近三旬,因长途劳役,感冒甚重,匆匆归家,卧床不起。经医诊治,半月病益加剧。及愚视之,见其精神昏愦,谵语不休,肢体有时惕动不安,其两目直视,似无所见,其周身微热,而间有发潮热之时,心中如何,询之不能自言,其大便每日下行皆系溏粪,其脉左右皆弦细而浮,数逾六至,重按即无。其父泣而问曰:延医数位,皆不为出方,因此后事皆备,不知犹可救否?余生平止此一子,深望先生垂怜也。愚悯其言词恸切,慨然许为救愈。时有其同村医者在座,疑而同曰:此证之危险已至极点,人所共见,先生独慨然谓其可治,然不知此证果系何病,且用何方药治之?答曰:此《伤寒论》少阳篇所谓三阳合病。然《伤寒论》中所言者,是三阳合病之实证,而此症乃三阳合病之虚证,且为极虚之证。凡三阳合病以病已还表,原当由汗而解,此病虽虚,亦当由汗而解也。医者闻愚言,若深讶异曰:病虚若此,犹可发汗乎?且据何见解而知谓为三阳合病乎?答曰:此证为三阳合病,确有征据。此证之肢体惕动,两目直视,且间发潮热者,少阳也;精神昏愦、谵语不休者,阳明也;其脉弦而甚浮者,乃自少阳还太阳也,是以谓之三阳合病也。夫病已还表,原欲作汗,特以脉数无根;真阴大亏,阳升而阴不能应,是以不能化合而为汗耳。治此证者,当先置外感于不问,而以滋培其真阴为主,连服数剂,俾阴分充足,自能与阳气化合而为汗,汗出而病即愈矣。若但知病须汗解,当其脉数无根之时,即用药强发其汗,无论其汗不易出也,即服后将汗发出,其人几何不虚脱也。医者闻之甚悦服曰:先生明论,迥异寻常,可急为疏方以救此垂绝之命哉!愚遂为开生地黄、熟地黄、生山药、大枸杞各一两,玄参、沙参、净萸肉各五钱,煎汤一大碗,分两次温饮下。此药一日夜间连进两剂,翌晨再诊其脉,不足六至,精神亦见明了。自服药后大便未行,遂于原方中去萸肉,加青连翘二钱,服后周身得汗,病若失。

太阴病提纲及意义

病由少阳而愈者,藉少阳之枢转而外出也。乃有治不如法,其病不能藉少阳之枢转外出,而转由腔上之膜息息透入腹中,是由少阳而传太阴也。夫病既传于太阴,其病情必然变易,自当另议治法,是则太阴经发现之病状与其治法,又当进而研究矣。

《伤寒论》原文:太阴之为病,腹满而吐,食不下,自利益甚,时腹自痛,若下之,必胸中结鞕。

脾为太阴之府,其处重重油脂包裹,即太阴之经也。盖论其部位,似在中焦之内,惟其处油脂独厚于他处,是太阴之经虽与三焦相连,而实不与三焦相混也。且《难经》谓脾有散膏半斤,即西人所谓甜肉汁,原系胰子团结而成,方书谓系脾之副脏,其分泌善助小肠化食,实亦太阴经之区域也。为其经居于腹之中间,是以腹满为太阴经之的病,其吐食自利者,此经病而累及于府,脾病不能运化饮食,是以吐利交作也。其腹痛者,因病在太阴,中焦郁满而气化不通也。下之必胸中结鞕者,因下后脾气下陷,不能散精以达于肺(《内经》谓:脾气散精,以达于肺),遂致郁于胸中而为结鞕也。

按:此节提纲甚详,而未言治法,及下节汇通观之,可自得其治法矣。

又原文:太阴中风,四肢烦疼,阳微阴涩而长者,为欲愈。

唐容川曰:此节言太阴中风,脉若阳大而阴滑,则邪盛内陷矣。今阳不大而微,阴涩而又见长者,乃知微涩是邪不盛,不是正气虚;长是正气足,不嫌其微涩,故为欲愈也。

一人年甫弱冠,当仲春之时,因伏气化热窜入太阴,腹中胀满,心中烦躁,两手肿疼,其脉大而濡,两尺重按颇实。因思腹中者太阴之部位也,腹中胀满乃太阴受病也。太阴之府为脾,脾主四肢,因伏气化热窜入太阴,是以两手肿疼也。其两足无恙者,因窜入太阴者,原系热邪,热之性喜上行,是以手病而足不病也。为其所受者热邪,是以觉烦躁也。因忆《伤寒论·太阴篇》有谓,太阴中风,四肢烦疼,阳微阴涩而长者,为欲愈。今此证所现之脉,正与欲愈之脉相反,是不得不细商治法也。为疏方用生莱菔子、生鸡内金各三钱,以开其胀满,滑石、生杭芍各六钱,以清其烦躁,青连翘、生蒲黄各四钱,以愈其两手肿疼,按方煎服两剂,诸病皆愈。诚以太阴之病原属湿热,其湿热之郁蒸于上者,服此汤后得微汗而解,其湿热之陷溺于下者,服此汤后亦可由小便分利而解矣。若执此案之方以治前节所言之病,于方中加法半夏三钱,则在上之吐可止,再加生山药八钱,下焦之利亦可愈,至方中之连翘、蒲黄,不但能治手肿疼,即腹中作痛服之亦能奏效,将方中药味略为增加以治前节之病,亦可随手治愈也。

太阴病桂枝汤证

太阴之病,有时可由汗解者,然必须病机有外越之势,原非强发其汗也。

《伤寒论》原文：太阴病，脉浮者，可发汗，宜桂枝汤。

脉浮者乃太阴之病机外越，原可因其势而导之，故可服桂枝汤以发其汗也。若其脉之浮而有力者，宜将桂枝减半（用钱半），加连翘三钱。盖凡脉有浮热之象者，过用桂枝，恒有失血之虞，而连翘之性凉而宣散，凡遇脉象之浮而有力者，恒得之即可出汗，故减桂枝之半而加之以发汗也。恐其汗不出者，服药后亦可啜粥，若间有太阴腹满之本病者，可加生莱菔子三钱。盖莱菔子生用，其辛辣之味不但可以消胀满，又可助连翘发汗也。

太阴病宜四逆辈诸寒证

太阴自少阳传来原无寒证，乃有其脏本素有寒积，经外感传入而触发之，致太阴外感之证不显，而惟显其内蓄之寒凉以为病者，是则不当治外感，惟宜治内伤矣。

《伤寒论》原文：自利不渴者，属太阴，以其脏有寒故也，当温之，宜四逆辈。

陈修园曰：自利者，不因下而利也。凡利则津液下注，多见口渴，惟太阴湿土之为病不渴，至于下利者当温之，而浑言四逆辈，所包括之方原甚广。

王和安谓：温其中兼温其下宜四逆，但温其中宜理中，吴茱萸，寒结宜大建中汤；湿宜真武汤，渴者宜五苓散，不渴而滑宜赤石脂禹余粮汤。而愚则谓甘草干姜汤、干姜附子汤、茯苓四逆汤诸方，皆可因证选用也。

太阴病坏证桂枝加芍药汤及桂枝加大黄汤证

太阴之证不必皆由少阳传来也，又间有自太阳传来者，然自少阳传来为传经次第之正传，自太阳传来则为误治之坏证矣。

《伤寒论》原文：本太阳病，医反下之，因而腹满时痛者，属太阴也，桂枝加芍药汤主之；大实痛者，桂枝加大黄汤主之。

张拱端曰:太阴脾脏通体连于油网之上,网中之膏油脾所主也。油网布腹中,邪入太阴之网油,故腹满时痛,网油透出躯壳,是生肥肉称肌肉,肌肉与太阳之营卫相接于外,故太阳之邪热可由肌肉而入太阴脾也。用桂枝加芍药汤,以太阳营卫之陷邪可举者,有姜、桂调而举之;不可举者,重加芍药之苦以降之,则满痛可愈。若大实痛者,是膏油受邪过甚,实于其中胰脂化膏之力不足以胜之,故用桂枝加大黄汤,倍芍药苦降之外,更加大黄助胰脂滑利之性以去膏油之实也。然太阴标阴本湿,只有温汗两法,原无下法,以太阴主湿,湿能濡,无燥结之可下也,今用下行之大黄者何耶?盖大黄虽能下行,亦视所用之轻重为变迁耳。考夫阳明与太阴,俱有满痛证,观阳明之承气汤重用大黄,此处轻用大黄,不独见药之轻重有变迁,更可见阳明与太阴之满痛,其界限又不同。阳明是胃管,胃管内之糟粕,得阳明之燥气,能使结实不大便而满痛,故承气重用大黄以通地道。太阴是脾,脾连油网,在胃管之外网膜膏油中,只能壅水与血而为满痛,理中汤用白术、干姜,燥水湿以散寒也。桂枝加芍药汤、桂枝加大黄汤,均重用芍药泄血分之热也。而桂枝加大黄,虽用大黄,然分两轻于诸药,当从诸药入于太阴脾之网油,不得由大肠径过而下也。例如茵陈蒿汤虽用大黄,其茵陈独多,而大黄随茵陈利湿热由小便出,其理可求矣。

张氏此段疏解颇精细,惟于桂枝汤中倍用芍药之理似欠发挥。盖当误下之后,外感之邪固可乘虚而入太阴,究之脾土骤为降下所伤,肝木即乘虚而侮脾土,腹中之满而且痛,实由肝脾之相龃龉也。桂枝原为平肝(木得桂则枯,且其味辛属金,金能制木也)和脾(气香能醒脾,辛温之性,又善开脾瘀)之圣药,而辅以芍药、甘草、姜、枣,又皆为柔肝扶脾之品,是桂枝汤一方,若免去啜粥,即可为治太阴病之正药也。至于本太阳证,因误下病陷太阴,腹满时痛,而独将方中芍药加倍者,因芍药善治腹痛也。试观仲景用小柴胡汤,腹痛者去黄芩加芍药,通脉四逆汤腹痛者,去葱加芍药此明征也。若与甘草等分同用,为芍药甘草汤,原为仲景复阴之方,愚尝用之以治外感杂证,骤然腹痛(须审其腹痛非凉者),莫不随手奏效。惟其所用之分量,芍药倍于甘草是为适宜。盖二药同用原有化合之妙,此中精微固不易窥测也。且二药如此并用,大有开通之力,则不惟能治腹痛,且能除腹满也。惟此方中芍药加倍为六两,甘草仍为二两,似嫌甘草之力薄弱,服后或难速效,拟将甘草亦加重为三两,应无药性偏重之弊欤!

桂枝加芍药汤方

桂枝三两,去皮　芍药六两　甘草二两,炙　生姜三两,切　大枣十二枚,擘

上五味,以水七升,煮取三升,去滓,分温三服。

桂枝加大黄汤方

即前方加大黄二两。

原第七期第四卷

少阴病提纲及意义

中焦脂膜团聚之处，脾居其中，斯为太阴，前已言之，而下焦脂膜团聚之处，肾居其中，故名少阴。少阴之府在肾，少阴之经即团聚之脂膜也。为其与中焦团聚之处相连，是以外感之传递，可由太阴而传入少阴也。

《伤寒论》原文：少阴之为病，脉微细，但欲寐也。

少阴之病有凉有热。说者谓若自太阴传来，是阳明、少阳之邪顺序传入少阴则为热证，若外感之邪直中真阴则为寒证者。而愚临证实验以来，知少阴病之凉者原非直中，乃自太阳传来为表里之相传，亦为腑脏之相传（膀胱），因太阳之府相连之脂膜，原与包肾之脂膜相通也。其间有直中者，或因少阴骤虚之时，饮食寒凉而得，此不过百中之一二，其治法原当另商也。至少阴病之热者，非必自传经而来，多由伏气化热入少阴也。所谓伏气者，因其素受外寒甚轻，不能即病，其所受之寒气伏于三焦脂膜之中，阻塞气化之升降而化热（气化因阻塞而生热，伏气即可与之相合而化热），恒因少阴之虚损，伏气即乘虚而窜入少阴，此乃少阴之热病初得即宜用凉药者也。

至无论其病之或凉或热而脉皆微细者，诚以脉之跳动发于心，而脉之所以跳动有力者，又关于肾。心肾者，水火之根源也，心肾之气相济，则身中之气化自然壮旺，心肾之气若相离，身中之气化遽形衰惫。少阴有病者，其肾气为外邪遏抑不能上升以济心，是以无论病之为凉为热，其脉象皆微细无力也。其但欲寐者，因心肾之气不交，身中之气化衰惫，精神必然倦懒，是以常常闭目以静自休息，又因肾气不能上达以吸引心阳下潜，是以虽闭目休息不能成寐，而为但欲寐之状也。从前西人之论肾者，惟知为漉水之器，后乃知论肾当取广义，遂谓副肾髓质（命门督脉）及副肾皮质（胞室）之分泌素，皆于心之跳动有至切之关系，此诚西人之医学有进步也。然必实征诸其所分泌者而后知之，是仍囿于迹象，而不知肾中有无形之气化与心息息相关者尤切也。

《伤寒论》原文：少阴病，欲吐不吐，心烦，但欲寐，五六日自利而渴者，属少阴也，虚故引水自救；若小便色白者，少阴病形悉具，小便白者，以下焦虚有寒，不能制水，故令色白也。

张拱端曰：少阳为阳枢，少阴为阴枢。少阴欲吐不吐者，以少阴有水复有火，水火之气循环上下不利，故欲吐不吐也。少阳喜呕者，以内外之气由焦膜中行，焦膜不利则气难于出入，是以逆于胃而为呕，呕则气少畅，故喜呕，此少阴欲吐少阳喜呕之所以然也。又太阴、少阴俱有自利证，少阴自利而渴，从少阴本热之化也。太阴自利不渴，从太阴本湿之化也。若治少阴上焦口渴之实热，不顾及下焦下利之虚寒，则下利不止矣。故凡对于水火分病，则当用寒热之药分治之，对于水火合病，无妨用寒热之药合治之，本论用方有纯于寒、有纯于热，复有寒热并用者，即此理也。

谨案：本节未列治法，张氏谓上有实热下有虚寒，宜用寒热之药？函问。师答曰：宜用生地一两，生杭芍五钱，附子二钱，干姜二钱，细辛一钱，计五味不宜用石膏。高崇勋谨注。

《伤寒论》原文：少阴病，脉紧，至七八日，自下利，脉暴微，手足反温，脉紧反去者，为欲解也，虽烦，下利必自愈。

少阴之中有水有火，肾左右两枚水也，肾系命门所生之相火，少阴中之火也。外寒自太阳透入少阴，与少阴中之水气相并，以阻遏其元阳，是以脉现紧象，紧者寒也，乃阴盛阳衰逼阳不得宣布之象也。迨阳气蓄之既久，至七八日又重值太阳、阳明主气之候，命门之火因蓄极而暴发，遂迫阴寒自下利外出，脉之紧者亦暴微。

盖脉紧原阳为阴迫,致现弦而有力之象,至暴微是由紧而变为和缓,未必甚微,与紧相较则见其微矣。且其手足反温,此为元阳已回之兆无疑,治少阴中之寒病者,原以保护其元阳为主,此时或有心烦之病,实因相火暴发,偶有浮越于上者,此益足征元阳之来复也,是以知其必愈也。

陈修园曰:此言少阴得阳热之气而解也。余自行医以来,每遇将死之证,必以大药救之,忽而发烦下利,病家怨而更医,医家亦诋前医之误,以搔不著疼痒之药居功,余反因热肠受谤甚矣,名医之不可为也。

愚年少时,初阅《伤寒论浅注》至此,疑修园之言,似近自为掩饰。迨医学研究既久,又加以临证实验,乃知修园之言诚不诬也。后又见常德张拱端所著《伤寒论会参》,亦谓修园之言诚然,且谓余治一人,服药后下利苦烦,又喜哈哈,似癫非癫,数时病愈,亦与此节烦利自愈一例也。而愚则谓,若遇少阴阴寒险证,欲用药以回其阳时,不妨预告病家,阳回之后恒现下利心烦之象,自能免病家之生疑也。

荫潮按:数年前余在里处,曾治一少阴寒证,服药后下利发烦而愈。民国二十二年腊月,在津又治敦庆隆布庄阎戟临先生少阴寒证,服茴香、干姜等药久不愈,乃询方于余。俾单服生硫黄如枣大,食前服,每日三次,至五六日忽下利,日二三次,骇而问余。余曰:此寒结得硫黄之热而开,《伤寒论》所谓虽烦下利必自愈者是也。后数日利果止,其病亦愈。即此例彼,益知修园、拱端之言不我欺也。

《伤寒论》原文:少阴病,下利,若利自止,恶寒而蜷卧,手足温者,可治。

唐容川曰:少阴肾中之阳下根于足,上达于手,而充塞于膏膜之中。膏即脾所司也,脾膏阳足则熏吸水谷,不致水谷从肠中直泻而出。若肾阳不充于脾,而脾土所司之膏油失职,水谷不分,气陷而崩注是为下利，其肠中水谷泄尽，利止后恶寒蜷卧。若生阳已竭者，则手足厥冷而死，设手足温者，是肾中生阳尚在，故为可治，白通汤等方是矣。

张拱端曰：以上三节，俱少阴阴寒之病，前两节手足温，第三节自烦欲去衣被，均为阳回之候，均为自愈可治之证。可见治少阴伤寒以阳为主，不特阴证见阳脉者生，即阴病见阳证亦为易愈。论中恶寒而蜷之蜷字，足供阴寒在内之考察，何也？大凡阴寒之病，俱有屈曲身体之形。其屈曲之理，实关系于督任二脉。盖以督统诸阳行于背脊，任统诸阴行于胸腹，阴寒在内屈曲身体者，伸背之阳以抑阴也，阳热在内直腰张胸者，伸腹之阴以济阳也。如天气热人必张胸，天气寒人必拘急，观其伸阳以自救，则蜷之属于阴寒，其理可得矣。故阳盛则作痉，阴盛则蜷卧，理所必然也。至于自烦欲去衣被，是阴得阳化故为可治。

张氏论督任相助之理，以释本节中之蜷卧颇为精细，而愚于张氏所论之外，则更别有会心也。推坎离相济，阴阳互根之理，人之心肾相交，即能生热（心肾相交能补助元阳，故能生热），而心肾之相交每在呼气外出之时也。盖当呼气外出之时，其心必然下降，其肾必然上升（此可默自体验），此际之一升一降而心肾交矣。是乃呼吸间自然之利益，以为人身热力之补助也（试观睡时恒畏冷，以入睡着则呼吸慢，热力即顿形不足，是明征也）。人之畏冷身蜷卧者，是其心肾欲相交以生热也（此中有无思无虑自然而然之天机）。至于病热，其身恒后挺，是心肾欲相远防其相交以助热也。果参透此中消息，以后天补助先天，不但由此悟却病之理，更可由此悟养生之理，寿命之悠久固可在把握中也。

《伤寒论》原文：少阴病，吐利，手足不逆冷，反发热者，不死；脉不至者，灸少阴七壮。

陈修园谓，宜灸太溪二穴。张拱端谓，亦可灸复溜二穴。而愚则谓，若先灸太溪二穴，脉仍不应，可再灸复溜二穴，灸时宜两腿一时同灸。太溪二穴，在足内踝后五分，跟骨上动脉中，复溜二穴，在内踝上二寸，大骨后侧陷中，此与太溪同为少阴生脉之源。

少阴病麻黄附子细辛汤证

《伤寒论》原文：少阴病，始得之，反发热，脉沉者，麻黄附子细辛汤主之。

麻黄附子细辛汤方

麻黄二两，去节　细辛二两　附子一枚，炮，去皮，破八片

上三味，以水一斗，先煮麻黄减二升，去上沫，纳诸药，煮取三升，去滓，温服一升，日三服。

此外感之寒凉，由太阳直透少阴，乃太阳与少阴合病也。为少阴与太阳合病，是以少阴已为寒凉所伤，而外表纵有发热之时，然此非外表之壮热，乃恶寒中之发热耳，是以其脉不浮而沉。盖少阴之脉微细，微细原近于沉也。故用附子以解里寒，用麻黄以解外寒，而复佐以辛温香窜之细辛，既能助附子以解里寒，更能助麻黄以解外寒，俾其自太阳透入之寒，仍由太阳作汗而解，此麻黄附子细辛汤之妙用也。

按：方中细辛二两，折为今之六钱，复三分之一，剂中仍有二钱，而后世对于细辛有服不过钱之说，张隐庵曾明辩其非，二钱非不可用，而欲免病家之疑，用一钱亦可奏效。盖凡宜发汗之病，其脉皆浮，此独脉沉，而欲发其汗，故宜用细辛辅之，至谓用一钱亦可奏效者，因细辛之性原甚猛烈，一钱亦不为少矣。

按：此方若少阴病初得之，但恶寒不发热者，亦可用。曾治一少年，时当夏季，午间恣食西瓜，因夜间失眠，遂于食余当窗酣睡。值东风骤至，天气忽变寒凉，因而冻醒。其未醒之先，又复梦中遗精，醒后遂觉周身寒凉抖战，腹中隐隐作疼，须臾觉疼浸加剧。急迎为诊治，其脉微细若无，为疏方用麻黄二钱，乌附子三钱，细辛一钱，熟地黄一两，生山药、净萸肉各五钱，干姜三钱，公丁香十

粒,共煎汤服之。服后温覆,周身得微汗,抖战与腹疼皆愈。此于麻黄附子细辛汤外而复加药数味者,为其少阴暴虚腹中疼痛也。

少阴病黄连阿胶汤证(附:自订坎离互根汤方)

《伤寒论》原文:少阴病,得之二三日以上,心中烦,不得卧,黄连阿胶汤主之。

二三日以上,即一日也,合一二三日而浑言之即初得也。细绎其文,是初得即为少阴病,非自他经传来也。其病既非自他经来,而初得即有热象者,此前所谓伏气化热而窜入少阴者也。盖凡伏气化热之后,恒因薄受外感而猝然发动,至其窜入之处,又恒因其脏腑素有虚损,伏气即乘虚而入。由斯而论,则此节之所谓少阴病,乃少阴病中之肾虚兼热者也。夫大易之象,坎上离下为既济,坎为肾而在上者,此言肾当上济以镇心也,离为心而在下者,此言心当下济以暖肾也。至肾素虚者,其真阴之气不能上济以镇心,心火原有摇摇欲动之机,是以少阴之病初得,肾气为伏气所阻,欲上升以济心尤难,故他病之现象犹未呈露,而心中已不胜热象之烦扰而不能安卧矣。是以当治以黄连阿胶汤也。

黄连阿胶汤

黄连四两　黄芩一两　芍药二两　鸡子黄二枚　阿胶三两

上五味,以水五升,先煮三味,取二升,去滓,纳胶烊尽,小冷,纳鸡子黄,搅令相得,温取七合,日三服。

黄连味苦入心,性凉解热,故重用之以解心中发烦,辅以黄芩,恐心中之热扰及于肺也,又肺为肾之上源,清肺亦所以清肾也。芍药味兼苦酸,其苦也善降,其酸也善收,能收降浮越之阳,使之下归其宅,而性凉又能滋阴,兼能利便,故善滋补肾阴,更能引肾中外感之热自小便出也。阿胶为济水之伏流通于阿井,取其水以煎黑色之驴皮成胶,其性善滋阴,又善潜伏,能直入肾中以生肾水。鸡子黄中含有副肾髓质之分泌素,推以同气相求之理,更能直入肾中以益肾水，肾水充足，自能胜热逐邪以上镇心火之妄动，而心中发烦自愈矣。

或问：提纲明言心中烦而不能卧，夫心与肾共为少阴，使其心之本体热而生烦，其人亦恒不能安卧，此虽为手少阴，亦可名为少阴病也。何先生独推本于肾，由肾病而累及于心乎？答曰：凡曰少阴病者，必脉象微细，开端提纲中已明言之矣。若谓其病发于心，因心本体过热而发烦，则其脉必现浮洪之象，今其心虽有热，而脉象仍然微细（若脉非微细而有变更者，本节提纲中必言明此定例也），则知其病之源不在于心而在于肾可知，其心中发烦不得卧，实因肾病而累及于心，更可知也。

按：此节所言之病，原系少阴病初得无大热者，故治以黄连阿胶汤已足清其热也。若其为日既久，而热浸加增，或其肾经素有蕴热，因有伏气之热激发之则其热益甚，以致心肾皆热，其壮热充实于上下，又非此汤所能胜任矣。愚遇此等证，则恒用白虎加人参汤，以玄参代知母、山药代粳米，又加鲜茅根、生鸡子黄，莫不随手奏效，用之救人多矣，因名之为坎离互根汤，详录其方之分量及煎法于下。

生石膏细末，三两　玄参一两　生怀山药八钱　甘草三钱　野台参四钱　鲜白茅根洗净，切碎，六两　生鸡子黄三枚

上共六味，先将茅根煎三四沸去滓，纳余药五味，煎汤三盅，分三次温服，每服一次调入鸡子黄一枚。

方中之意，石膏、人参并用，不但能解少阴之实热，并能于邪热炽盛之时立复真阴，辅以茅根更能助肾气上升与心火相济也。至于玄参，性凉多液，其质轻松，原善清浮游之热，而心之烦躁可除，其色黑入肾，又能协同鸡子黄以滋肾补阴，俾少阴之气化壮旺自能逐邪外出也。

或问：外感之伏气，恒受于冬日，至春日阳生，随春日之阳而化热，是以温病多有成于伏气化热者，至伤寒约皆在于冬日，何亦

有伏气化热者乎？答曰：伏气化热，原有两种化法。伏气冬日受之，伏于三焦脂膜之中，迟至春日随春日之阳生而化热，此伏气化热之常也。乃有伏气受于冬日，其所伏之处，阻塞腹内升降之气化，其气化因阻塞而生热，伏气亦可随之化热，此伏气化热之变也。迨其化热之后，或又微受外感而触发之，其触发之后，又恒因某经素有虚损，乘虚而窜入其经，此所以伤寒病中亦有伏气化热者也。注疏诸家，因不知伤寒中亦有伏气化热，故对于少阴病之热者，而释之终涉影响也。

少阴病当灸及附子汤证

《伤寒论》原文：少阴病，得之一二日，口中和，其背恶寒者，当灸之，附子汤主之。

陈修园曰：此宜灸膈关二穴以救太阳之寒，再灸关元一穴以助元阳之气。

王和安曰：肾阳以先天元阳藏于丹田，吸引卫阳内返者为体，以后天水谷津液于水府，被心火下交蒸发外出者为用。兹言口中和而不燥渴，则心阳已衰于上，背恶寒则太阳气循脊入命门下丹田者亦衰。治宜引天阳由背脊入命门下丹田，温肾破寒以为之根。故膈关二穴，在脊七椎下各旁开三寸，为足太阳气脉所发，灸七壮，由太阳外部引天阳循脊下胞室矣。关元一穴，在脐下三寸，足三阴任脉之会，可灸百壮，从任脉引心阳以下胞室也。

王氏于此节疏解甚精细，而犹未指出下焦之元阳存于何处。盖人身有两气海，《内经》谓膈上为气海，此后天之气海，所藏者宗气也（即胸中大气）。哲学家以脐下为气海，此先天之气海，所藏者祖气，即元气也。人身之元阳，以元气为体质，元气即以元阳为主宰，诚以其能斡旋全身则为元气，能温暖全身则为元阳，此元阳本于先天，原为先天之君火，以命门之相火为之辅佐者也（此与以心火为君火，以肝中所寄之少阳相火为相火者，有先天、后天之分）。至下焦气海之形质，原为脂膜及胰子团结而中空，《医林改错》所谓形如倒提鸡冠花者是也。人生结胎之始先生此物，由此而下生督脉，上生任脉，以生全身，故其处最为重要之处，实人生性命之根也。有谓人之元气、元阳藏贮于胞室者，不知胞室若在女子，其中生疮溃烂，原可割而去之，若果为藏元气、元阳之处，岂敢为之割去乎！

又原文：少阴病，身体痛，手足寒，骨节痛，脉沉者，附子汤主之。

附子汤方

附子二枚，炮、去皮、破八片　茯苓二两　人参二两　白术四两　芍药三两

上五味，以水八升，煮取三升，去滓，温服一升，日三服。

陈古愚曰：论云少阴病得之一二日，口中和，其背恶寒者当灸之，宜此汤，此治太阳之阳虚，不能与少阴之君火相合也。又云：少阴病，身体疼，手足寒，骨节痛，脉沉者，宜此汤，此治少阴君火内虚神机不转也。方中君以生附子二枚，益下焦水中之生阳以达于上焦之君火也。臣以白术者，以心肾藉中土之气而交合也。佐以人参者，取其甘润以济生附子之大辛。又佐以芍药者，取其苦降以泄生附子之大毒也。然参、芍皆阴分之药，虽能化生附子之暴，又恐其掣生附子之肘，当此阳气欲脱之顷，杂一点阴柔之品，便足害事，故又佐以茯苓之淡渗，使参、芍成功之后，从小便而退于无用之地，不遗余阴之气以妨阳药也。师用此方，一以治阳虚，一以治阴虚，时医开口辄言此四字，其亦知阳指太阳，阴指少阴，一方统治之理乎？

张拱端曰：此方中最妙是人参一味，生于阴林湿地，味甘苦而质润，本于阴也。而发出之苗叶三丫五加，悉为阳数，可知此物从阴出阳，宛如肾水中生阳，用于附子汤中，一则济附子之热，一则助附子以生阳，圣方奇妙，不可思议也。前辈将人参或只解为化

附子之大辛，或解为补中土，此皆未知仲师用药之妙义也。

按：古之人参，即今之党参，其性原温，而《本经》谓其微寒者，因神农尝百草时原采取其鲜者尝之，含有自然之鲜浆汁，是以其性微寒，至蒸熟晒干则变为温矣。此犹如鲜地黄、熟地黄之性各殊也。即古时用人参，亦恒多剖取鲜者用之，是以古方中之用人参，亦多取其微寒之性，与他药配合，而后世之笃信《本经》者，犹以人参为微寒，岂未尝单用人参以试其性之寒热乎？夫人参原为救颠扶危挽回人命之大药，医界同人尚其于人参之性细研究之。

少阴病桃花汤证

《伤寒论》原文：少阴病，下利，便脓血者，桃花汤主之。

王和安曰：凡下利皆油膜寒水返注入肠，油寒而脉血之热力不旺则为洞泻。油寒锢蔽脉血，郁热冲突于油膜中，则为腹痛下坠。要略云，阳证内热则溢出鲜血，阴证内寒则下紫血如豚肝。盖油寒感及脉血，寒瘀而胀裂脉管，则下死瘀之黑血，血热素盛，被油寒郁积，热血胀裂脉管，则下鲜血也。油寒而谷精不能化血，随水下注，则便中挟有白津油中还流之液，或谷精已化之油，被脉血热迫奔注入肠，则便中挟有油汁，油汁白血球应化赤血球者，不得纯热之融化，反以暴热之迫激，杂油血下则为脓血，而知此则桃花汤之微义可解矣。

桃花汤方

赤石脂一斤，一半全用、一半筛末　干姜一两　粳米一升

上三味，以水七升，煮米令熟，去滓，温服七合，纳赤石脂末方寸匕，日三服，若一服愈，余勿服。

石脂原为土质，其性微温，故善温养脾胃，为其具有土质，颇有黏涩之力，故又善治肠澼下脓血。又因其生于两石相并之夹缝，原为山脉行气之处，其质虽黏涩，实兼能流通气血之瘀滞，故

方中重用之以为主药。至于一半煎汤、一半末服者，因凡治下利之药，丸散优于汤剂，且其性和平，虽重用一斤犹恐不能胜病，故又用一半筛其细末，纳汤药中服之也。且服其末，又善护肠中之膜，不至为脓血凝滞所伤损也。用干姜者，因此证其气血因寒而瘀，是以化为脓血，干姜之热既善祛寒，干姜之辛又善开瘀也。用粳米者，以其能和脾胃，兼能利小便，亦可为治下利不止者之辅佐品也。

或问：大便下脓血之证，多因于热，此证即为少阴中寒证，何亦下脓血乎？答曰：提纲之后，曾引王氏一段疏解，君所问之理，中已言明，若心中仍复游移不敢确信者，可举愚平素治验之案以征实之。

辽宁陆军连长何阁臣，年三十许，因初夏在郑州驻防，多受潮湿，下痢脓血相杂，屡治不愈。后所下者渐变紫色，有似烂炙，杂以脂膜，腹中切痛，医者谓此因肠中腐败，故所下如此，若不能急为治愈，则肠将断矣。阁臣闻之惧甚，遂乘火车急还辽宁，长途辛苦，至家病益剧，下痢无度，而一日止食稀粥少许。时愚应辽宁军政两界之聘，在所建立达医院中施诊。阁臣遂来院求为诊治，其脉微弱而沉，左三部几不见，问其心中自觉饮食不能消化，且觉上有浮热，诸般饮食皆懒下咽，下痢一昼夜二十余次，每欲痢时，先觉腹中坠而且疼，细审病因，确系寒痢无疑，其所下者如烂炙，杂以脂膜者，是其肠中之膜，诚然腐败随痢而下也。西人谓此证为肠溃疡，乃赤痢之坏证，最为危险，所用之药有水银基制品，而用于此证实有不宜。即愚平素所遇肠溃疡证，亦恒治以金银花、旱三七、鸭胆子诸药，对于此证亦不宜。盖肠溃疡证多属于热，而此证独属于寒，此诚肠溃疡证之仅见者也。遂俾用生硫黄细末，掺熟面少许为小丸，又重用生山药、熟地黄、龙眼肉，煎浓汤送服，连服十余剂，共服生硫黄二两半（日服药一剂，头煎、次煎约各送服生硫黄八分许），其痢始愈。

按:此证脉微弱而沉,少阴之脉也,下者如烂炙兼脂膜,较下脓血为尤甚矣。使其初得下脓血时,投以桃花汤不即随手可愈乎?乃至病危已至极点,非桃花汤所能胜任,故仍本桃花汤之义,以硫黄代干姜(上焦有浮热者忌干姜,不忌硫黄),用生山药、熟地黄、龙眼肉以代石脂(病人阴虚,石脂能固下不能滋阴,山药诸药能固下兼能滋阴),如此交通,仍不失桃花汤之本义,是以多服十余剂亦能奏效也。至此节之下节,下利不止,下脓血,又添腹痛,小便不利证,亦桃花汤主之。盖小便不利因寒者亦恒有之,故投以桃花汤亦能愈也。

少阴病吴茱萸汤证

《伤寒论》原文:少阴病,吐利,手足厥冷,烦躁欲死者,吴茱萸汤主之。

柯韵伯曰:少阴病,吐利烦躁四逆者死,四逆者四肢厥冷兼臂胫而言也,此云手足是指掌而言,四肢之阳犹在也。

吴茱萸汤

吴茱萸一升,洗　人参三两　生姜六两,切　大枣十二枚,擘

上四味,以水七升,煮取二升,去滓,温服七合,日三服。

陈古愚曰:师于不治之证,不忍坐视,专求阳明是得绝处逢生之妙,所以与通脉四逆汤,白通加猪胆汁汤三方鼎峙也。论云,食谷欲呕者属阳明也,吴茱萸汤主之。又云,干呕吐涎沫头痛者,吴茱萸汤主之。此阳明之正方也。或谓吴茱萸降浊阴之气为厥阴专药,然温中散寒,又为三阴并用之药,而佐以人参、姜、枣,又为胃阳衰败之神方也。

周伯度曰:吴茱萸树高丈余,皮青绿色,结实梢头。其气臊,故得木气多而用在于肝。叶紫、花紫、实紫,紫乃水火相乱之色。实熟于季秋,气味苦辛而温性且烈,是于水火相乱之中,操转旋拨乱之权,故能入肝伸阳戢阴而辟寒邪。味辛则升、苦则降,辛能

散、苦能坚，亦升亦降，亦散亦坚，故上不至极上、下不至极下，第为辟肝中之寒邪而已。食谷欲呕者，肝受寒邪上攻其胃，不食谷则肝气犹舒，食谷则肝不能容而欲呕，与胃虚之有反胃迥殊，故非吴茱萸汤不治。夫肝邪上攻，则胃病为木乘土，下迫则肾病为子传母，迨子传母则吐利交作，而不止一吐矣，少阴自病下利已耳，未必兼吐，吐而利矣，未必兼逆冷烦躁吐利，而且手足逆冷烦躁欲死，非肝邪盛极而何！此时疗之，舍吴茱萸汤亦别无他法也。

按：上两节之议论，一主胃，一主肝。究之吴茱萸汤之实用，乃肝胃同治之剂也。至于此证烦躁欲死，非必因肝邪盛极，实因寒邪阻塞而心肾不交也。盖人心肾之气，果分毫不交，其人即危不旋踵，至于烦躁欲死，其心肾几分毫不交矣。夫心肾之所以相交者，实赖脾胃之气上下通行，是以内炼家以肾为婴儿，心为姹女，婴儿姹女相会，必赖黄婆为媒，黄婆者脾胃也。是以少阴他方中皆用干姜，而吴茱萸汤中则重用生姜至六两，取其温通之性，能升能降（生姜善发汗，是其能升，善止呕吐，是其能降），以开脾胃凝滞之寒邪，使脾胃之气上下通行，则心肾自能随脾胃气化之升降而息息相通矣。

少阴病苦酒汤证

《伤寒论》原文：少阴病，咽中伤，生疮，不能语言，声不出者，苦酒汤主之。

王和安曰：此西人所谓扁桃炎也。扁桃在咽喉两旁，中有缩筋，食物入咽，即以收缩作用，压迫食物下咽，同时收提气管，免食物窜入。扁桃体内有分泌腺，由少阴经从心系上夹咽之脉下通心肾，平人肾脏真气含液循经达咽，由扁桃腺分泌而出，咽润则食管滑利易于下食，咽润则声带得其滋养而发声清彻。今少阴心热上迫，则扁桃体肿大而喉塞，气不得出，扁桃之分泌失职，声带枯梗，不能语言，久则瘀血结合热力，胀裂脉管腺管，腐化脓臭，则成喉痈，其因误食渣滓而刺伤者，亦与喉痈同例。

苦酒汤

半夏洗、破如枣核大、十四枚　鸡子一枚，去黄，纳上苦酒，著鸡子壳中

上两味，纳半夏苦酒中，以鸡子壳置刀环中，安火上，令三沸，去滓，少少含咽之。不差，更作三剂。

按：苦酒即醋也，《论语》又名为醯。又方中枣核当作枣仁，不然，破半夏如枣核大十四枚，即鸡子空壳亦不能容，况鸡子壳中犹有鸡子清与苦酒乎？

又按：古用半夏皆用生者，汤洗七次即用，此方中半夏宜用生半夏先破之，后用汤洗，始能洗出毒涎。

唐容川曰：此节所言生疮，即今之喉痈、喉蛾，肿塞不得出声，今有用刀针破之者，有用巴豆烧焦烙之者，皆是攻破之使不壅塞也。仲景用生半夏正是破之也。余亲见治重舌敷生半夏立即消破，即知咽喉肿闭亦能消而破之矣。且半夏为降痰要药，凡喉肿则痰塞，此仲景用半夏之妙正是破之又能去痰，与后世刀针、巴豆等方较见精密，况兼蛋清之润、苦酒之泻，真妙法也。

少阴病白通汤证及白通加猪胆汁汤证

《伤寒论》原文：少阴病，下痢，白通汤主之。

白通汤方

葱白四茎　干姜一两　附子一枚，生用，去皮，破八片

上三味，以水三升，煮取三升，去滓，分温再服。

下利固系少阴有寒，然实与脾胃及心脏有关，故方中用附子以暖肾，用干姜以暖脾胃，用葱白以通心肾之气，即引心君之火下济（天道下济而光明），以消肾中之寒也。

《伤寒论》原文：少阴病，下利，脉微者，与白通汤；利不止，厥逆无脉，干呕烦者，白通加猪胆汁汤主之。服汤脉暴出者死，微续

者生。

白通加猪胆汁汤方

葱白四茎　干姜一两　附子一枚，生用，去皮，破八片　人尿五合　猪胆汁一合

以上五味，以水三升，煮取一升，去滓，纳胆汁、人尿，和令相得，分温再服，若无胆汁，亦可用。

张令韶曰：脉始于足少阴肾，主于手少阴心，生于足阳明胃。少阴下利脉微者，肾中之生阳不升也，与白通汤以启下陷之阳，若利不止、厥逆无脉、干呕烦者，心无所主、胃无所生、肾无所始也。白通汤三面俱到，加猪胆汁、人尿，调和后入，生气俱在，为效倍速，苦咸合为一家，入咽之顷，苦先入心，即随咸味而直交于肾，肾得心君之助，则生阳之气升。又有附子在下以启之，干姜从中以接之，葱白在上以通之，利止厥回，不烦不呕，脉可微续，危证必仗此大力也。若服此汤后，脉不微续而暴出，灯光回焰，药亦无如之何矣。

按：此节较前节所言之病为又重矣，而于白通汤中加人尿、猪胆汁，即可挽回者，此中原有精微之理在也。人尿原含有脏腑自然之生气，愚友毛仙阁之侄病霍乱，六脉皆闭，两目已瞑，气息已无，舁诸床上，仙阁以手掩其口鼻觉仿佛仍有呼吸，灌水少许，似犹知下咽。乃急用现接之童便，和朱砂细末数分灌之，须臾顿醒，则人尿之功效可知矣。至于猪胆汁，以人之生理推之，原少阳相火之所寄生，故其味甚苦，此与命门相火原有先后天之分，当此元阳衰微、命门相火将绝之时，而以后天助其先天，西人所谓脏器疗法也。且人尿与猪胆汁之性皆凉，加于热药之中以为引导，则寒凉凝聚之处自无格拒，此又从治之法也。

其脉暴出者，提纲中以为不治，以其将脱之脉象已现也。而愚临证数十年，于屡次实验中，得一救脱之圣药，其功效远过于参芪，而自古至今未有发明，其善治脱者其药非他，即山萸肉一味大

剂煎服也。盖无论上脱、下脱、阴脱、阳脱，奄奄一息，危在目前者，急用生净萸肉(药房中恒有将酒浸萸肉蒸熟者，用之无效)三两，急火煎浓汁一大碗，连连温饮之，其脱即止，脱回之后，再用萸肉二两，生怀山药一两，真野台参五钱煎汤一大碗，复徐徐温饮之，暴脱之证约皆可救愈。想此节所谓脉暴出者用之亦可愈也。夫以愚之管窥蠡测，较之仲师何异荧火之比皓月！然吾人生古人之后，贵发古人所未发，不可以古人之才智囿我，实贵以古人之才智启我，然后能于医学有进步也。

少阴病真武汤证

《伤寒论》原文：少阴病，二三日不已，至四五日，腹痛，小便不利，四肢沉重疼痛，自下利者，此为有水气，其人或咳，或小便利，或下利，或呕者，真武汤主之。

真武汤方

茯苓　芍药　生姜切，各三两　白术二两　附子一枚，炮，去皮，破八片

上五味，以水八升，煮取三升，去滓，温服七合，日三服。若咳者，加五味子半升，细辛、干姜各一两；若小便利者，去茯苓；若下利者，去芍药加干姜二两；若呕者，去附子加生姜足前成半斤。

罗东逸曰：真武者，北方司水之神也，以之名汤者，藉以镇水之义也。夫人一身制水者脾，主水者肾也，肾为胃关，聚水而从其类，倘肾中无阳，则脾之枢机虽运，而肾之关门不开，水即欲行以无主制，故泛溢妄行而有是证也。用附子之辛温，壮肾之元阳则水有所主矣。白术之温燥，建立中土则水有所制矣。生姜之辛散，佐附子以补阳，于补水中寓散水之意。茯苓之渗淡，佐白术以建土，于制水中寓利水之道焉。而尤重在芍药之苦降，其旨甚微。盖人身阳根于阴，若徒以辛热补阳，不少佐以苦降之品，恐真阳飞越矣。芍药为春花之殿，交夏而枯，用之以亟收散漫之阳气而归

根。下利减芍药者，以其苦降涌泻也。加干姜者，以其温中胜寒也。水寒伤肺则咳，加细辛、干姜者，胜水寒也；加五味子者，收肺气也。小便利者，去茯苓，恐其过利伤肾也。呕者，去附子倍生姜，以其病非下焦，水停于胃，所以不须温肾以行水，只当温胃以散水，且生姜功能止呕也。

少阴病通脉四逆汤证

《伤寒论》原文：少阴病，下利清谷，里寒外热，手足厥逆，脉微欲绝，身反不恶寒，其人面赤色，腹痛，或干呕，或咽痛，或利止脉不出者，通脉四逆汤主之。

通脉四逆汤

甘草二两，炙　附子大者一枚，生用，去皮，破八片　干姜三两，强人可四两

上三味，以水三升，煮取一升二合，去滓，分温再服，其脉即渐而出者愈(非若暴出者之自无而忽有、既有而仍无，如灯火之回焰也)。面赤色者，加葱九茎。腹中痛者，去葱加芍药二两。呕者，加生姜二两。咽痛者，去芍药加桔梗一两。利止脉不出者，去桔梗加人参二两。病皆与方相应者，乃服之。

按：太阳篇四逆汤中干姜两半，以治汗多亡阳之证。至通脉四逆汤药味同前，惟将干姜加倍。盖因寒盛脉闭，欲藉辛热之力开凝寒以通脉也。面赤者加葱九茎(权用粗葱白切上九寸即可)，盖面赤乃阴寒在下，逼阳上浮，即所谓戴阳证也。加葱以通其上下之气，且多用同于老阳之数，则阳可下归其宅矣。而愚遇此等证，又恒加芍药数钱。盖芍药与附子并用，最善收敛浮越之元阳下降也。

《金鉴》注曰：论中扶阳抑阴之剂，中寒阳微，不能外达，主以四逆；中外俱寒，阳气虚甚，主以附子；阴盛于下，格阳于上，主以白通；阴盛于内，格阳于外，主以通脉。是可知四逆运行阳气者

也,附子温补阳气者也,白通宣通上下之阳者也,通脉通达内外之阳者也。今脉微欲绝,里寒外热,是肾中阴盛格阳于外故主之也。倍干姜加甘草,佐附子易名通脉四逆汤者,以其能大壮元阳,主持中外,共招外热,返之于内。盖此时生气已离,亡在俄顷,若仍以柔缓之甘草为君,何能疾招外阳,故易以干姜,然必加甘草、干姜等分者,恐涣漫之余,姜附之猛不能安养元气,所谓有制之师也。若面赤加葱以通格上之阳,腹痛加芍药以和在里之阴,呕逆加生姜以宣胃,咽痛加桔梗以利经,利不止脉不出气少者,加参以生元气而复脉也。

按:通脉四逆汤,方中甘草亦有作三两者,故鉴注云云。

少阴病大承气汤证

《伤寒论》原文:少阴病,自利清水,色纯青,心下必痛,口干燥者,急下之,宜大承气汤。

按:此证乃伏气之热窜入肝肾二经也。盖以肾主闭藏,肝主疏泄,肾为二便之关,肝又为肾行气,兹因伏气之热,窜入肾兼窜入肝,则肝为热助疏泄之力太过,即为肾行气之力太过,致肾关失其闭藏之用,而下利清水。且因肝热而波及于胆,致胆汁因热妄行,随肝气之疏泄而下纯青色之水。于斯肾水因疏泄太过而将竭,不能上济以镇心火,且肝木不得水气之涵濡,则在下既过于疏泄,在上益肆其横恣,是以心下作痛、口中干燥也。此宜急下之,泻以止泻,则肾中之真阴可回,自能上济以愈口中干燥、心下作痛也。

张拱端曰:民国十五年秋季,发生痢疾,见有一男子得痢,利时极其闭迫后重,惟利下清水色青无脓血。医者均作痢疾治之不效,余治亦不效,数日即死。后阅至此条,始知为少阴急下之证,最为恶候,非秋痢也。其于秋时常痢中,单现一少阴急下之特别下利甚矣,医之难于知病也。

按:少阴病纯下青色之水,愚亦未见,然观张氏所遇之证,治以他药皆不愈,则宜以大承气汤下之无疑矣。且此节之前有少阴病得之二三日,口燥咽干者,急下之,宜大承气汤。及后节少阴病六七日,腹胀不大便者急下之,宜大承气汤。想此二节,仲师亦皆言急下,若不急下,当亦若纯下青水者,其危险即在目前,若仲师者,宜其为医中之圣也。

按:方书有奇恒痢,张隐庵谓,系三阳并至,三阴莫当,九窍皆塞,阳气旁溢,咽干喉塞,痛并于阴,则上下无常,薄为肠澼,其脉缓小迟涩,血温身热者死,热见七日者死。盖因阳气偏盛,阴气受伤,是以脉小迟涩,此证宜急用大承气汤泻阳养阴,缓则无效。夫奇恒痢病,未知所下者奚似,而第即其脉象缓小迟涩,固与少阴病之脉微细者同也。其咽干喉塞,痛并于阴,又与此节之心下痛、口中干燥者同也。隐庵谓宜急服大承气汤,又与此节之急下之,宜大承气者同也。是奇恒痢者,不外少阴下利之范围,名之为奇恒痢可也,名之为少阴下利亦无不可也。

《伤寒论》原文:少阴病,下利,脉微涩,呕而汗出,必数更衣,反少者,当温其上,灸之(注家谓宜灸百会穴)。

张拱端曰:此节言少阴为阴阳气血所资生,其生由下而上,以结少阴全篇之义。经云:少阴为枢,是言少阴之阴阳水火循环相生,以少阴为枢纽也。其阴中潜阳,阳中潜阴,上火下水是其体,水火相衔是其用,于卦为坎离,于人身属先天、后天,造化寄在坎离,故又为阴阳所资始,气血所资生,而其资始资生,悉由下而上,犹水气腾而为云,云行雨施,而后品物流行也。仲师以下利反少,为阳复于下,取灸之,引生气上行以结全篇之义,此理放之则弥六合,卷之则退藏于密,非常人所易窥测也。

厥阴病提纲及意义

传经之次第，由少阴而厥阴。厥阴者，肝也，肝为厥阴之府，而肝膈之下垂，与包肾之脂膜相连者，即厥阴之经也。为其经与少阴经之脂膜相连，是以由少阴可传于厥阴。厥者逆也，又尽也，少阴自少阳、太阴传来，而复逆行上传于肝，且经中气化之相传至此，又复阴尽而阳生也，是以名为厥阴也。

《伤寒论》原文：厥阴之为病，消渴，气上撞心，心中疼热，饥而不欲食，食则吐蛔，下之利不止。

《内经》谓，厥阴之上，风气主之，中见少阳。少阳者，肝中所寄之少阳相火也。为肝中寄有相火，因外感之激发而暴动，是以消渴。相火挟肝气上冲，是以觉气上撞心，心中疼且热也。凡人之肝热者，胃中亦恒有热，胃中有热能化食，肝中有热又恒欲呕，是以饥而不欲食。至于肠中感风木兼少阳之气化，原能生蛔，因病后懒食，肠中空虚，蛔无所养，偶食少许，蛔闻食味则上来，是以吐蛔也。至误下之利不止者，因肝受外感正在不能疏泄之时（经谓肝主疏泄），适有降下之药为向导，遂至为肾过于行气（肝行肾之气）而疏泄不已。

厥阴病乌梅丸证

《伤寒论》原文：伤寒，脉微而厥，至七八日肤冷，其人躁无暂安时者，此为藏厥，非为蛔厥也。蛔厥者，其人当吐蛔。今病者静而复时烦，此为藏寒，蛔上入其膈，故烦，须臾复止，得食而呕又烦者，蛔闻食臭出，其人当自吐蛔。蛔厥者，乌梅丸主之，又主久利。

陈修园曰：此借少阴之藏厥托出厥阴之蛔厥，是明托法。节末补出又主久利四字，言外见本经厥利相因，取乌梅丸为主，分之为蛔厥一证之专方，合之为厥阴各证之总方，以主久利，而托出厥阴之全体，是暗托法。以厥阴证非厥即利，此方不特可以治厥，而并可以治利。凡阴阳不相顺接、厥而下利之证,亦不能舍此而求方。又凡厥阴之变证不一,无论见虫不见虫,辨其气化不拘形迹,皆可统以乌梅丸主之。

乌梅丸方

乌梅三百个　细辛六两　干姜十两　黄连一斤　当归四两　附子六两,炮,去皮　蜀椒四两,炒出汗　人参六两　黄檗六两　桂枝六两

上十味,异捣筛,合治之,以苦酒渍乌梅一宿,去核,蒸之五升米下,饭熟捣成泥,和药令相得,纳臼中,与蜜杵二千下,丸如梧桐子大,先食饮服十丸,日三服。稍加至二十丸,禁生冷、滑物、臭食等。

陈元犀曰:通篇之眼目,在“此在脏寒”四字。言见证虽有风木为病,相火上攻,而其脏则为寒。何也?厥阴为三阴,阴之尽也,《周易》震卦,一阳居二阴之下,为厥阴本象。病则阳逆于上,阴陷于下,饥不欲食,下之利不止,是下寒之确征也。消渴,气上撞心,心中疼热,吐蛔,是上热之确征也。方用乌梅,渍以苦酒,顺曲直作酸之本性,逆者顺之,还其所固有,去其所本无,治之所以臻于上理也。桂、椒、辛、附辛温之品,导逆上之火,以还震卦下一画之奇,黄连、黄檗苦寒之品,泻心胸之热,以还震卦上四画之偶,又佐以人参之甘寒,当归之甘温,干姜之辛温,三物合用,能令中焦受气取汁,而乌梅蒸于米下,服丸送以米饮,无非养中焦之法,所谓厥阴不治,求之阳明者此也。此为厥阴证之总方,注家第谓蛔得酸则静,得辛则伏,得苦则下,犹浅乎测乌梅丸也。

按:厥阴一篇,病理深邃,最难疏解,注家以经文中有阴阳之气不相顺接之语,遂以经解经,于四肢之厥逆,即以阴阳之气不相顺接解之,而未有深究其不相顺接之故,何独在厥阴一经者。盖肝主疏泄,原为风木之脏,于时应春,实为发生之始。肝膈之下垂者,又与气海相连,故能宣通先天之元气,以敷布于周身,而周身

之气化，遂无处不流通也。至肝为外感所侵，其疏泄之力顿失，致脏腑中之气化不能传达于外，是以内虽蕴有实热，而四肢反逆冷，此所谓阴阳之气不相顺接也。至于病多呕吐者，亦因其疏泄之力外无所泻，遂至蓄极而上冲胃口，此多呕吐之所以然也。又胃为肝冲激不已，土为木伤，中气易漓，是以间有除中之病。除中者，脾胃之气已伤尽，而危在目前也。至于下利亦未必皆因脏寒，其因伏气化热窜入肝经，遏抑肝气太过，能激动其疏泄之力上冲，亦可激动其疏泄之力下注以成下利，然所利者必觉热而不觉凉也。试举一治验之案以明之。

辽宁刘允卿，寓居天津河东，年近四旬，于孟秋得吐泻证，六日之间勺饮不存，一昼夜间下利二十余次，病势危急莫支。延为诊治，其脉象微细，重按又似弦长，四肢甚凉，周身肌肤亦近于凉，而心中则甚觉发热，所下利者亦觉发热，断为系厥阴温病，在《伤寒论》中即为厥阴伤寒（《伤寒论》开端处，曾提出温病，后则浑名之为伤寒）。惟其呕吐殊甚，无论何药入口即吐出，分毫不能下咽，实足令医者束手耳。因问之曰：心中既如此发热，亦想冰吃否？答曰：想甚，但家中人驳阻不令食耳。愚曰：此病已近垂危，再如此吐泻一昼夜，即仙丹不能挽回，惟用冰膏搀生石膏细末服之，可以止吐，吐止后泻亦不难治矣。遂立主买冰攪凌若干，搀生石膏细末两许服之，服后病见愈，可服稀粥少许，下利亦见少，翌日复为诊视，四肢已不发凉，身亦微温，其脉大于从前，心中犹觉发热，有时仍复呕吐。俾再用生石膏细末一两，搀西瓜中服之，呕吐从此遂愈。翌日再诊其脉，热犹未清，心中虽不若从前之大热，犹思食凉物，懒于饮食，其下利较前已愈强半。遂为开白虎加人参汤。方中生石膏用二两，野台参三钱，用生杭芍六钱以代知母，生山药六钱以代粳米，甘草则多用至四钱，又加滑石六钱。方中如此加减替代者，实欲以之清热，又欲以之止利也。俾煎汤两盅，分两次温饮下，病遂全愈。此于厥阴温病如此治法，若在冬令，遇厥阴伤寒之有实热者，亦可如此治法。盖厥阴一经，于五行属木，其性原温，而有少阳相火寄生其间，则温而热矣。若再有伏气化热窜入，以激动其相火，原可成极热之病也。夫石膏与冰膏、西瓜并用，似近猛浪，然以愚之目见耳闻，因呕吐不止而废命者多矣，况此证又兼下利乎？此为救人之热肠所迫，于万难挽救之中，而拟此挽救之奇方，实不暇计其方之猛浪也。若无冰膏、西瓜时，或用鲜梨切片蘸生石膏细末服之，当亦不难下咽而止呕吐也。

厥阴病白虎汤证

《伤寒论》原文：伤寒，脉滑而厥者，里有热也，白虎汤主之。

太阳篇白虎汤证，脉浮滑是表里皆有热也。此节之白虎汤证，脉滑而厥，是里有热、表有寒也。此所谓热深厥深也。愚遇此等证，恒先用鲜白茅根半斤切碎，煮四五沸，取汤一大碗，温饮下，厥回身热，然后投以白虎汤，可免病家之疑，病人亦敢放胆服药。若无鲜茅根时，可以药房中干茅根四两代之，若不用茅根时，愚恒治以白虎加人参汤，盖取人参能助人生发之气，以宣通内热外出也。

厥阴病当归四逆汤及加吴茱萸生姜汤证

《伤寒论》原文：手足厥寒，脉细欲绝者，当归四逆汤主之；若其人内有久寒者，宜当归四逆加吴茱萸生姜汤主之。

沈尧封曰：叔和释脉法，细极谓之微，即此之脉细欲绝，即与脉微相浑。不知微者薄也，属阳气虚，细者小也，属阴血虚，薄者未必小，小者未必薄也。盖荣行脉中，阴血虚则实其中者少，脉故小；卫行脉外，阳气虚则约乎外者怯，脉故薄。况前人用微字，多取薄字意，试问"微云淡河汉"，薄乎？细乎？故少阴论中脉微欲绝，用通脉四逆主治回阳之剂也；此之脉细欲绝，用当归四逆主治补血之剂也，两脉阴阳各异，岂堪混释。

当归四逆汤方

当归三两　桂枝去皮，三两　芍药三两　细辛三两　大枣二十五枚，擘　甘草二两，炙　通草二两

上七味，以水八升，煮取三升，去滓，温服一升，日三服。

当归四逆加吴茱萸生姜汤方

即前方加吴茱萸半升，生姜三两，以水六升、清酒六升，和煮取五升，去滓，分温五服。

王和安曰：厥阴经气来自足少阴经，宣于手太阴经，成循环不息之常度。若以血寒自郁于脏，脉象应有弦凝之征。今脉细欲绝，可知少阴经气来源先虚，及复本经受脏寒之感，则虚寒转甚，细而欲绝也。治以当归四逆汤，意在温肝通郁，而必以桂枝、白芍疏浚经气之源，细辛、通草畅达经气之流，内有凝寒，重加吴萸、生姜，温经通气，仍加入原方以全其用，解此则治经气之定义可三反矣。

厥阴病白头翁汤证

《伤寒论》原文：热利下重者，白头翁汤主之。

白头翁汤方

白头翁二两　黄连　黄檗　秦皮各三两

上四味，以水七升，煮取二升，去滓，温服一升。不愈，更服一升。

陈古愚曰：下重者，即《内经》所谓"暴注下迫，皆属于热"之旨也。白头翁临风偏静，特立不挠，用以为君者，欲平走窍之火，必先定摇动之风也。秦皮浸水青蓝色，得厥阴风木之化，故用为臣，以黄连、黄柏为佐使者，其性寒能除热，其味苦又能坚也。总使风木遂其上行之性，则热利下重自除，风火不相煽而燎原，则热渴饮水自止。

《金鉴》注曰：三阴俱有下利证，自利不渴属太明，自利渴属

少阴。惟厥阴下利，属寒者厥而不渴，下利清谷；属热者消渴，下利后重，便利脓血。此热利下重，乃郁热奔逼广肠、魄门重滞难出。初痢用此法以寒治热，久痢则宜用乌梅丸，随所利而从治之，调其气使之平也。

按：白头翁一名独摇草，后世本草谓其无风自摇，有风反安然不动。愚初甚疑之，草木之中，何曾见有有风不动，无风反自摇者乎？乃后登本邑古城址墓，见其背阴多长白头翁，细察其状，乃恍悟其亦名独摇草之所以然也。盖此物茎粗如箸，而高不盈尺，其茎四面生叶与艾叶相似，而其蒂则细而且软，微有风吹，他草未动而其叶已动，此其无风自摇也；若有大风，其茎因粗而且短，是以不动，而其叶因蒂细软顺风溜于一边，无自反之力，亦似不动，此所谓有风不动也。事非亲见，又安知本草之误哉？盖此物生冈阜之阴而性凉，原禀有阴性，而感初春少阳之气即突然发生，正与肝为厥阴，而具有升发之气者同也。为其与肝为同气，故能升达肝气，清散肝火，不使肝气挟热下迫以成下重也。且其头生白茸，叶上亦微有白毛，原兼禀西方之金气，故又善镇肝而不使肝木过于横恣也。至于又加连、柏、秦皮为之佐使，陈氏论中已详言其义，无庸愚之赘语也。

又按：白头翁汤所主之热利下重，当自少阴传来，不然则为伏气化热窜入厥阴，其征虽热，而仍非外感大实之热，故白头翁汤可以胜任。乃有病在阳明之时，其病一半入府，一半由经而传于少阳，即由少阳入厥阴而为腑脏之相传。则在厥阴者既可成厥阴热利之下重，而阳明府中稽留之热，更与之相助而为虐，此非但用白头翁汤所能胜任矣。愚遇此等证，恒将白头翁、秦皮加于白虎加人参汤中，则莫不随手奏效也。

曾治一中年妇人，于孟春感冒风寒，四五日间延为诊治，其左脉弦而不力，右脉洪而有力，舌苔白而微黄，心中热而且渴，下利脓血相杂，里急后重，一昼夜二十余次，即其左右之脉象论之，断为阳明、厥阴合并病。有一医者在座，疑而问曰：凡病涉厥阴，手足多厥逆，此证则手足甚温何也？答曰：此其所以与阳明并病也。阳明主肌肉，阳明府中有热，是以周身皆热，而四肢之厥逆自不能于周身皆热时外现也。况厥阴之病，即非杂以阳明，亦未必四肢皆厥逆乎！医者深韪愚言，与病家皆求速为疏方，遂为立方如下：

生石膏捣细，三两　生杭芍八钱　生怀山药八钱　野台参四钱　白头翁八钱　秦皮六钱　天花粉八钱　甘草三钱

上药八味，共煎三盅，分三次温饮下。

方中之义是合白虎加人参汤与白头翁汤为一方，而又因证加他药也。白虎汤中无知母者，方中芍药可代知母也。盖芍药既能若知母之退热滋阴，而又善治下痢者之后重也。无粳米者，方中生山药可代粳米也。盖山药汁浆浓郁，既可代粳米和胃，而其温补之性，又能助人参固下也。至于白头翁汤中无黄连、黄柏者，因与白虎汤并用，有石膏之寒凉，可省去连、柏也。又外加天花粉者，因其病兼渴，天花粉偕同人参最善生津止渴。将此药三次服完，诸病皆减三分之二。再诊其脉仍有实热未清，遂于原方中加滑石五钱，利其小便，正所以止其大便，俾仍如从前煎服，于服汤药之外，又用鲜白茅根半斤煎汤当茶，病遂全愈。

不分经之病烧裩散证理中丸证竹叶石膏汤证

伤寒病六经分治之外，又有不分经之病，附载于伤寒分经之后者，又宜择其紧要者，详为诠解，而后学治伤寒者，自能应变无穷也。

《伤寒论》原文：伤寒阴阳易之为病，其人身体重，少气，少腹里急，或引阴中拘挛，热上冲胸，头重不欲举，眼中生花，膝胫拘急者，烧裩散主之。

烧裩散方

妇人中裩近阴处，取烧作灰。

上一味，水服方寸匕，日三服，小便即利，阴头微肿，此为愈矣。妇人病，取男子裈，烧灰服。

张隐庵曰：裈裆，乃阴吹注精之的，盖取彼之余气，却彼之余邪，邪毒原从阴入，复使之从阴以出，故曰小便利、阴头微肿即愈。

王和安曰：人身正阳充满，气血盈溢，对于外邪富有抵抗力，诸邪莫入。交媾时冲、任、督三脉气血之一部顿虚，则有受邪之余地矣。伤寒新瘥人，病菌在气血者，虽多从表里汗下除去，而潜于骨髓者无由发泄，必俟正气充盈，以白血球捕菌之力，久久搜捕而排泄之，菌邪乃尽。新瘥之人，骨髓中未泄之菌欲泄不能，必乘交媾时以灵能作用随精发泄，此时乘彼交媾，人三脉顿虚，注射而入，其人虚气被郁，自身重少气。膜中寒燥，自少腹里急，牵引阴筋为之拘挛。脉中郁热积盛上浮，循冲由前上胸，为热上冲胸。循督由后上脑，为头重不举，眼中生花。其循任脉由内上心为烦，上口为疮者较少，以任脉血下行稍资敌御，不如冲督之精血上行之势顺也。但以邪集少腹，郁阻任脉血，不能下行温足，必渐至膝胫拘急。此时治法，应审三脉，菌集孰多，郁热孰甚，谅以鹿角治督、黄柏治冲、龟板通任，阴挛加荔核、川楝，筋结加羚羊、犀角，膝胫拘急、眼中生花加牛膝、杏仁，于清热解郁中加苁蓉、车前、土茯苓等利窍，引毒从前阴去。此云烧裈散主之，以裈近阴处，常有余精流著，取之以烧灰入药，可引药力直达精所，泄菌出自前阴，犹治血热用尿，可引药力直达血分，引热泄于尿窍也。陈修园谓，治此证以大剂加入烧裈散易效，诚善读圣书也。

按：王氏之论甚精细，其论用药处亦佳，然愚对于此证，又另有作引之药，可与烧裈散并用，其药非他，血余炭是也。盖血余原心血所生，为炭服之能自还原化，此证以之作引，有以心济肾之义也。且其性又善利小便，更可引阴中所受之邪自小便出也。

《伤寒论》原文：大病瘥后，喜唾，久不了了，胸上有寒，当以丸药温之，宜理中丸。

理中丸方

人参　甘草炙　白术　干姜各三两

上四味，捣筛，蜜和为丸，如鸡子黄许大，以沸汤数合和一丸，研碎，温服之，日三夜二服。腹中未热，益至三四丸，然不及汤。汤法：以四物依两数切，用水八升，煮取三升，去滓，温服一升，日三服。若脐上筑者，肾气动也，去术加桂四两。吐多者，去术加生姜三两，下多者，还用术。悸者，加茯苓二两。渴欲饮水者，加术足前成四两半。腹中痛者，加人参足前成四两半。寒者，加干姜足前成四两半。腹中满者，去术加附子一枚。服汤后如食顷，饮热粥一升许，微自温，勿发揭衣被。

此病时服凉药太过，伤其胃中之阳，致胃阳虚损不能运化脾脏之湿，是以痰饮上溢而喜唾，久不了了也。故方中用人参以回胃中之阳，其补益之力，且能助胃之瞤动加数，自能运化脾中之湿使之下行。而又辅以白术，能健脾又能渗湿。干姜以能暖胃，又能助相火以生土。且又加甘草以调和诸药，使药力之猛者，得甘草之缓而猛力悉化；使药性之热者，得甘草之甘而热力愈长也。至于方后诸多加减，又皆各具精义，随诸证之变化，而遵其加减诸法，用之自能奏效无误也。

《伤寒论》原文：伤寒解后，虚羸少气，气逆欲吐者，竹叶石膏汤主之。

竹叶石膏汤方

竹叶二把　石膏一斤　半夏半升，洗　麦门冬一升，去心　人参三两　甘草二两，炙　粳米半升

上七味，以水一斗，煮取六升，去滓，纳粳米，煮米熟汤成，去米，温服一升，日三服。

前节是病时过用凉药伤其阳分，此节是病时不能急用凉药以清外感之热致耗阴分。且其大热虽退，仍有余热未清，是以虚羸少气、气逆欲吐，此乃阴虚不能恋阳之象，又兼有外感之余热为之

助虐也。故方中用竹叶、石膏以清外感之热,又加人参、麦冬协同石膏以滋阴分之亏。盖石膏与人参并用,原有化合之妙,能于余热未清之际立复真阴也。用半夏者,降逆气以止吐也。用甘草、粳米者,调和胃气以缓石药下侵也。自常情观之,伤寒解后之余热,何必重用石膏,以生地、玄参、天冬、麦冬诸药亦可胜任,然而甘寒留邪,可默酿劳瘵之基础,此又不可不知也。

附温病遗方

《伤寒论》中原有温病,浑同于六经分篇之中,均名之为伤寒,未尝明指为温病也。况温病之原因各殊,或为风温,或为湿温,或为伏气成温,或为温热,受病之因既不同,治法即宜随证各异。有谓温病入手经、不入足经者,有谓当分上、中、下三焦施治者,皆非确当之论。斟酌再四,惟仍按《伤寒论》六经分治乃为近是。

太阳经

有未觉感冒,身体忽然酸软,懒于动作,头不疼,肌肤不热,似稍畏风,舌似无苔而色白,脉象微浮,至数如常者,此乃受风甚轻,是以受时不觉也,宜用轻清辛凉之剂发之。

处方 薄荷叶三钱 连翘三钱 大葱白三寸

上药三味,共煎汤七八沸,取清汤一大盅,温服下,周身得汗即愈。

薄荷之成分,含有薄荷脑,辛凉芬芳,最善透窍,内而脏腑,外而皮毛,凡有风邪匿藏,皆能逐之外出,惟其性凉,故于感受温风者最宜。古原名苛,古人少用之,取其苛辣之味以调和菜蔬,是以当汉季时,犹不知以之入药,是以《伤寒论》诸方未有用薄荷者。自后世视之,不知论世知人,转谓仲师方中不用薄荷,是薄荷原非紧要之药。不然则谓薄荷原系辛凉之品,宜于温病而不宜于伤寒者，皆非通论也。惟煮汤服之，宜取其轻清之气，不宜过煎（过煎即不能发汗），是以以之煎汤，只宜七八沸，若与难煎之药同煎，后入可也。连翘为轻清宣散之品，其发汗之力不及薄荷，然与薄荷同用，能使薄荷发汗之力悠长（曾治一少年受感冒，俾单用连翘一两，煮汤服之，终宵微汗不竭，病遂愈，其发汗之力和缓兼悠长可知）。葱之形中空，其味微辣微苦，原微具发表之性，以旋转于营卫之间，故最能助发表之药以调和营卫也。

有受风较重，不但酸软懒动，且觉头疼，周身骨节皆疼，肌肤热，不畏风，心中亦微觉发热，脉象浮数似有力，舌苔白厚，宜于前方中去葱白，加天花粉八钱以清热，加菊花二钱以治头疼，惟煎汤时薄荷宜后入。

有其人预有伏气化热，潜伏未动，后因薄受外感之触动，其伏气陡然勃发，一时表里俱热，其舌苔白厚，中心似干，脉象浮而有洪象，此其病虽连阳明而仍可由太阳汗解也。

处方 生石膏一两，捣细 天花粉一两 薄荷叶钱半 连翘钱半

上药四味，煎汤一大盅，温服得汗即愈，薄荷叶煎时宜后入。

或问：此方重用石膏、花粉，少用薄荷、连翘，以为发表之剂，特恐石膏、花粉、临制薄荷、连翘太过，服后不能作汗耳？答曰：此方虽为发表之剂，实乃调剂阴阳听其自汗，而非强发其汗也。盖此证原为伏气化热，偶为外感触动，遂欲达于表而外出，而重用凉药与之化合，犹如水沃冶红之铁，其蓬勃四达之热气原难遏抑，而复少用薄荷、连翘，为之解其外表之阻隔，则腹中所化之热气，自夺门而出，作汗而解矣。且此等汗，原不可设法为之息止，虽如水流漓而断无亡阴、亡阳之虞，亦断无汗后不解之虞。此方原与《衷中参西录》寒解汤相似（寒解汤：生石膏一两，知母八钱，连翘、蝉退各钱半，今以知母多劣，故易以花粉，为蝉退发表之力稍弱，又易以薄荷叶）。二方任用其一，果能证脉无误，服后覆杯之顷，即可全

身得汗，间有畏石膏之凉将其药先服一半者，服后亦可得汗，后再服其所余，则分毫无汗矣。因其热已化汗而出，所余之热无多也。即此之前后分服，或出汗或不出汗，可不深悟此药发汗之理乎？况石膏原硫氧氢钙化合，硫氧之原质，原具有发表之力也。有其人身体酸懒，且甚觉沉重，头重懒抬，足重懒举，或周身肌肤重按移时，微似有痕，或小便不利，其舌苔白而发腻，微带灰白，其脉浮而濡，至数如常者，此湿温也。其人或久居潮湿之地，脏腑为湿气所侵；或值阴雨连旬，空气之中含水分过度；或因饮食不慎，伤其脾胃，湿郁中焦，又复感受风邪，遂成斯证，宜用药外解其表，内利其湿则病愈矣。

处方 薄荷叶三钱 连翘三钱 小苍术三钱 黄芩三钱 木通二钱

上药五味，先将后四味水煎十余沸，冉入薄荷煎七八沸，取清汤一大盅，温服之。若小便不利者，于用药之外，用鲜白茅根六两，去皮切碎，水煎四五沸，取其清汤以之当茶，渴则饮之。

若其人肌肤发热，心中亦微觉热者，宜去苍术，加滑石八钱。

有温病初得作喘者，其肌肤不恶寒而发热，心中亦微觉发热，脉象浮而长者，此乃肺中先有痰火，又为风邪所袭也。宜用《伤寒论》麻杏甘石汤，而更定其分量之轻重。

更定麻杏甘石汤方

生石膏一两，捣细 麻黄一钱 杏仁二钱，去皮 甘草钱半

上四味，共煎汤一大盅（不先煎麻黄吹去浮沫者，因所用只一钱，而又重用生石膏以监制之也）温服。若服后过点半钟，汗不出者，宜服西药阿斯必林一瓦，合中量二分六厘四毫，若不汗，仍宜再服，以服至出汗为度。盖风邪由皮毛而入，仍使之由皮毛而出也。

有温病旬日不解，其舌苔仍白，脉仍浮者，此邪入太阳之府也，其小便必发黄。宜于发表清热药中加清膀胱之药，此分解法

也。今拟二方于下,以便用者相热之轻重而自斟酌用之。

处方 滑石一两 连翘三钱 蝉退去土足,三钱 地肤子三钱 甘草二钱

上药五味,共煎一大盅,温服。

又方 生石膏捣细,一两 滑石八钱 连翘三钱 蝉退去土足,三钱 地肤子三钱 甘草二钱

上药六味,共煎汤一大盅,温服。

有温病至七八日,六经已周,其脉忽然浮起,至数不数,且有大意者,宜用辛凉之剂助之达表而汗解。

处方 玄参一两 寸麦冬带心,五钱 连翘二钱 菊花二钱 蝉退去土足,二钱

上药五味,共煎汤一大盅,温服。用玄参者,恐温病日久伤阴分也。

有温病多日,六经已周,脉象浮数而细,关前之浮尤甚,其头目昏沉,恒作谵语,四肢且有扰动不安之意,此乃外感重还太阳欲作汗也。其所欲汗而不汗者,因阴分太亏,不能上济以应阳也。此证若因脉浮而强发其汗,必凶危立见,宜用大滋真阴之品,连服数剂,俾脉之数者渐缓,脉之细者渐大,迨阴气充长,能上升以应其阳,则汗自出矣。

处方 生地黄一两 生怀山药一两 玄参一两 大甘枸杞一两 生净萸肉六钱 柏子仁六钱 生枣仁六钱,捣碎 甘草三钱

上药八味,水煎一大碗,候五分钟,调入生鸡子黄二枚,徐徐温饮之,饮完一剂再煎一剂,使昼夜药力相继不断,三剂之后,当能自汗。若至其时,汗仍不出者,其脉不似从前之数细,可仍煎此药送服西药阿斯必林一瓦,其汗即出矣。

或问:山萸肉原具酸敛之性,先生所定来复汤,尝重用之以治汗出不止,此方原欲病者服之易于出汗,何方中亦用之乎?答曰:此中理甚精微,当详细言之,萸肉为养肝熄风之要药,此证四肢之

骚扰不安，其肝风固已动也，此方中用萸肉之本意也。若虑用之有妨于出汗，是犹未知萸肉之性。盖萸肉之味至酸，原得木气最全，是以酸敛之中，大具条畅之性，《本经》谓其逐寒湿痹是明征也。为其味酸敛也，故遇元气不能固摄者，用之原可止汗；为其性条畅也，遇肝虚不能疏泄者，用之又善出汗，如此以用萸肉，是皆得之临证实验之余，非但凭诸理想而云然也。若果服药数剂后，其脉渐有起色，四肢不复扰动，即去萸肉亦无妨，其开始服药时，萸肉则断不能去也。

有未病之先，心中常常发热，后为外感触发，则其热益甚，五心烦躁，头目昏沉，其舌苔白厚，且生芒刺，其口中似有辣味，其脉浮数有力者，此伏气化热已入心包，而又为外感束其外表，则内蕴之热益甚，是以舌有芒刺且觉发辣也。宜用凉润清散之剂，内清外解，遍体得透汗则愈矣。

处方 鲜地黄一两 玄参一两 天花粉一两 知母五钱 寸麦冬带心，五钱 西药阿斯必林两瓦

上药先煎前五味，取清汤两大盅，先温服一大盅，送服阿斯必林一瓦。若服一次后汗未出，热亦未消者，可再温服一盅，送服阿斯必林一瓦。若汗已出热未尽消者，药汤可如前服法，阿斯必林宜斟酌少服。

医学衷中参西录

增补第八期

医话拾零

诊余随笔

西人谓胆汁渗入十二指肠,能助小肠消化食物。此理《内经》未尝言之,似为中医疏忽之处,不知后世名医曾言之矣。吴鞠通《医医病书》曰:胆无出路,借小肠以为出路。此非谓胆汁能入小肠乎？至于胆汁能化食之说,中医书中亦早寓其理。《神农本经》之论柴胡也,谓能去肠胃中结气,饮食积聚,寒热邪气,推陈致新。夫柴胡为少阳胆经之主药,而其功效多用于肠胃者,为其善理肝胆,使胆汁流通无滞,自能入于肠中消化食物积聚,以成推陈致新之功也。至于徐灵胎注《本经》则以“木能疏土”解之,是谓肝胆属木,脾胃属土。徐氏既云“木能疏土”,是明谓肝胆能助肠胃化食,而胆汁能助小肠化食之理,即在其中矣。

或问:太阳病,发热恶寒,热多寒少,脉微弱者,此无阳也,不可发汗,宜桂枝二越婢一汤。夫既曰无阳,何以复用石膏？既曰不可发汗,何以复用麻黄？答曰:人之血分属阴,气分属阳,无阳从脉微弱看出,是言其气分不足也。盖证既热多寒少,其脉原当有力,若脉果有力时,可直投以越婢汤矣,或麻杏甘石汤。今因其气分虚而脉象微弱,故用桂枝助其脉(凡脉之微弱者,服桂枝则脉大),以托肌肉中外感之邪外出,随麻黄以达于皮毛也。其云不可发汗者,盖证止宜解肌。麻黄发汗之力虽猛,然所用甚少,且有石膏凉之、芍药敛之,是以服药之后,止为解肌之小汗,而不至于为淋漓之大汗也。

肺脏下无透窍,而吸入之氧气,实能隔肺胞息息透过,以养胸中大气,由胸中大气以敷布于全身。而其吸入之气,又自喉管分支下达于心，由心及肝，由肝至冲任交会之处，以及于肾。故肝肾之气化收敛，自能容纳下达之气，且能导引使之归根。有时肝肾阴虚，其气化不能固摄，则肝气忿急，可透隔以干大气，肾气膨胀，可挟冲气上冲。则肝气可挟所寄之相火上逆，肾气可挟副肾脏之冲气上逆。于是逆气上干，排挤胸中、喉中皆不能容受外气则喘作矣。

肺劳咳嗽，最为难治之证。愚向治此证，惟用生怀山药条（切片者，皆经水泡，不如用条），轧细过罗，每用两许，煮作茶汤，调以糖，令适口，以之送服川贝细末。每日两次，当点心服之。若其脾胃消化不良或服后微觉满闷者，可将黄色生鸡内金，轧成细末，每用二三分与川贝同送服。若觉热时，可嚼服天冬。此方曾治愈肺劳作喘者若干人，且能令人胖壮，能享大年。

离中丹

治肺病发热，咳吐脓血，兼治暴发眼疾，红肿作痛，头痛齿痛，一切上焦实热之症。

生石膏细末，二两　甘草细末，六钱　朱砂末一钱半

共和匀，每服一钱，日再服，白水送。热甚者，一次可服钱半。咳嗽甚者，方中加川贝五钱。咳血多者，加三七四钱。大便不实者，将石膏去一两，加滑石一两，用生山药面熬粥，送服此丹。若阴虚作喘者，亦宜山药粥送服。至于山药面熬粥自五钱可至一两。

下焦寒凉泄泻及五更泻者，皆系命门相火虚衰。确能补助相火之药，莫如硫黄，且更莫如生硫黄。为其为石质之药，沉重下达耳。不经水煮火烁，而其热力全也（硫黄无毒，其毒即其热，故可生用）。然愚向用硫黄治寒泻证，效者固多，兼有服之泻更甚者，因本草原谓其大便润、小便长，岂以其能润大便即可作泻乎？后阅西人药性书，硫黄原列于轻泻药中。乃知其服后间作泻者，无足怪也。且其所谓轻泻者，与中医说所谓大便润者，原相通也。于

斯再用硫黄时，于石质药中，择一性温且饶有收涩之力者佐之，即无斯弊。且但热下焦而性不僭上，胜于但知用桂、附者远矣。若于方中再少加辛香之品，引其温暖之力以入奇经，更可治女子血海虚寒不孕。

坎中丹

硫黄用纯黄者，一两　赤石脂一两

共为细末和匀。每服五分，食前服，一日两次。不知则渐渐加多，以服后移时微觉温暖为度。若以治女子血海虚寒不孕者，宜于方中加炒熟小茴香末二钱。

或问：五更泻证，虽一日大便止，此一次，久则身体必然虚弱，其故何也？答曰：人身之气化与天地同，一日之阳气生于子时，是以人当夜半之时，身中之阳气即由肾徐徐上升；五更寅时，乃三阳出土之时，肾中上升之阳已达中焦，乃因阳微力弱，不能透过中焦，遂复转而下降，以成五更泄泻。夫人身之气化，原朝升暮降，以随天地气化之自然，而后脏腑始调和无病。非然者，则脏腑中之气化，上下不能相济，其人将何以堪乎？是知五更泄泻原为紧要之证，不可不急为治愈也。

逐风通痹汤

治风袭肌肉经络，初则麻木不仁，浸至肢体关节不利。

生箭芪六钱　麻黄三钱　全当归五钱　丹参三钱　乳香三钱　没药三钱　全蝎二钱

脉象迟弱无力恶寒者，将黄芪重用一两，再照加乌头二三钱；脉象有力恶热者，以薄荷易麻黄，再加天花粉一两。初服以遍体皆得微汗为佳；至汗后再服，宜将麻黄减半，或止用一钱；筋骨软弱者，加明天麻三钱；口眼歪斜者，加蜈蚣二条；其病剧者，可加三条。此风中身之外廓，未入于脏腑也。是以心中无病，而病在于肌肉、肢体、经络、关节之处。《内经·风论篇》谓："风气与太阳俱入行诸脉俞，散于分肉之间，与卫气相干，其道不利，故使肌肉愤䐜而有疡,卫气有所凝而不行,故其肉有不仁也。”又《内经·痹论》曰:“风、寒、湿三气杂至,合而为痹也。其风气胜者为行痹,寒气胜者为痛痹,湿气胜者为着痹。”据《内经》二节之文观之,则风袭人之肌肉经络,可使麻木不仁,浸至肢体关节不利可知也。是以方中以黄芪为主药,取其能升补胸中大气以通于卫气,自能逐风外出。故《本经》谓:黄芪能主大风,而又以最善发表之麻黄辅之。一则扶正以祛邪,一则发汗以透邪,二药相济为用,其逐风之力虽猛,而实不至伤正气也。至当归、丹参、乳没、全蝎诸药,或活血以祛风,或通络以祛风,皆所以赞助黄芪、麻黄以成功也。至于病偏凉者加乌头,更将黄芪增重;病偏热者加花粉,更以薄荷易麻黄,此随病机之所宜,以细为调剂,不使服药后有觉凉觉热之龃龉也。筋骨软弱者加明天麻,取其能壮筋骨兼能祛风也;口眼歪斜者加蜈蚣,取其善理脑髓神经,而有牵正口眼之力也。曾治一人,夏月开轩当窗而寝,为风所袭,其左半身即觉麻木,肌肉渐形消瘦,左手足渐觉不遂,为拟此方。其病偏于左,又加鹿角胶二钱作引(若偏于右宜用虎骨胶作引,理详活络效灵丹后),一剂周身得汗,病愈强半,即方略为加减,又服二剂全愈。后屡试其方莫不随手奏效。

近闻京中会议,上峰偏重西医之说,欲废中医中药,此特因诸位上峰,非医界中人,不知中医之实际也。即近时观之,都会商埠之处,病家延西医服西药者,不过十中之一,其余各处延西医服西药者,实百中无一二也。夫西医入中国已多年矣,使果远胜中医,何信之者如此寥寥,此明征也。且中医创自农轩,保我民族,即遇有疠疫流行,亦皆有妙方挽救。是以我国民族之生齿,实甲于他国之人。今若将中医中药一旦废却,此于国计民生大有关系。且近时日本人亦深悟明治专尚西医之非,其医学博士如朝比奈泰彦及近藤平三郎等七十余人,创立皇汉医学会,又有贵族议员中村纯九郎、高桥源太郎、陆军大学教授安井小太郎、陆军大将立花小一郎等为之赞助,此载于各处报章,彰彰可考者也,奈何竟欲蹈明治之复辙也。

如谓中医不善防疫,西医能明于毒菌之学,故善防疫,此为中医不及西医之处欤?则时贤刘蔚楚所著《遇安斋证治丛录》,载有香港防疫一案,可为中西医比较之确证也。今试录其原文于下:

《证治丛录》原文:前约二十年(即清朝末季)香港鼠疫流行,沿门阖户,死人如麻。香港西医谓中医不识治疫,请港政府禁绝中医。各中医求东华院绅,联谒港督华民政务司,请选西绅院绅十人为监督,以病疫者分授中西医各半,表列成绩,不尚空谈。一考,中医治效超过之,西医不服。二考,平均以百分计,西医得三十余分,中医竟超过六十分,中医赖此以保存。当时华督一为韦宝珊姻兄,一为余友古君辉山经理其事,而粤人又多有能言之者。即此观之,西医之于治疫,果精焉否乎?

吾中华医学,始于黄帝,当其临朝致治,他务未遑,首先与其臣岐伯、伯高、雷公诸臣问答,以成《内经》一书。其书诚能博济群生以利万世也。后因此书师弟相传,皆以口授,至周末始笔之于书。其数千年累相授受之际,必多有附《内经》并传之语。是以内兼有失于夸张,有类战国策士语气者。然其精到之处,恒数语包括万有,能令熟读深思者得医学无限法门。是以读《内经》之法,其于可宝贵之处,当竭力研究,于其不可尽信之处,置而不论可也。乃今之信西学者,谓《内经》多言阴阳五行,不可入于科学。然西人科学中非不言阴阳也,如电学家以磁石养针,其针即能收摄电气,然其所收摄之电,必一端是阴电,一端是阳电,欲其针相黏连,必阳端与阴端相对,阴端与阳端相接,始能吸引不脱。按此理以通于医学,此中原有无穷妙用,此医家所以谈阴阳也。乃同一阴明,在西人谈之,即为科学,在中人谈之,即为荒渺,此果平情之论乎?又西医谓《内经》多谈十二经,按解剖实验,实无形迹可指。然精于针灸者,按十二经以刺疔疮,若疔生于经之起处,刺经之止处可愈;疔生于经之止处,针经之起处可愈;若生于经之中间,并刺其本经起止之处皆可愈。此虽无形迹可凭,实有气化可通也。盖有形迹可凭者,譬之有线电也。无形迹可凭而仍有气化相通者,譬之无线电也。西人窥天地气化之精微以创无线电,可列于科学,古圣能窥人身之气化精微,以定十二经,而目之为荒渺,此又平情之论乎?且针灸详于《内经》,外国此时,不亦有习此为专科者乎?尝阅沪上诸医报,中、西势若冰炭。甚至互相谩骂,此诚医界之大耻也。究之平情而论,中医尚理想不尚实验,故精于人身之气化,而略于人身之组织;西医尚实验不尚理想,故精于人身之组织,而略于人身之气也。是以区区意见,以为当今之世,欲求医学登峰造极,诚非沟通中西不可也。是以因《益世报》有医学一栏,拟得中西医理异同论一篇,历举《内经》之文,以发明中医之理,多同于西医者,实于西医未尝少有疵瑕。一以有鉴于沪上中西医之争,一以仆之亲朋多有业西医者,如此立说,可告无罪于西医矣。乃不谓有某君者,仇视中医,并仇视《内经》,至谓《内经》谈生理处,无一是处。如某君驳抽论云:"神明之体藏于脑,神明之用发于心,这一种说法,可谓极周纳之能事。这明是不肯承认《内经》神明在心之非,又难以否认现代医学神明在脑的事实。于无可如何之中,采取了这个骑墙式的说法。"按某君如此驳辩,是谓《内经》"头者精明之府"句,说得浑含不足征,不知《内经》早知神明在脑之理。是以其驳语中,并未提着《内经》此句,而惟单提"心者君主之官,神明出焉"两句,是又变出字为在字,可为巧于立言矣。究之《内经》"头者精明之府"句,如日丽中天,终不可掩。而后人因读《内经》,悟得神明在脑者,已不乏人,今略举数条以证明之。

古文思字作恖。说文解之云"囟、顶骨空处,思字从囟从心"者,言自脑至心,如丝相贯,非心与脑相辅而成思乎?若脑无神明,何以与心相辅而成思也?且人头囟之囟字(音信),其左旁即古思字,则脑藏神明而能思,自苍颉造字之时,已显露其端倪矣。

又明季文豪嘉鱼金正希曰:人之记性,皆在于脑中。小儿善忘者,脑未满也;老人健忘者,脑渐空也。凡人外见一物,必留一形影于脑中。

又李时珍曰:肺气通于鼻,阳明胃脉,环鼻上行于脑,脑为元神之府,鼻为命门之窍,人之中气不足,清阳不升,则头为之倾,九窍为之不利。

又自古养生之家(即今之所谓哲学家),皆以脑中之神为元神,心中之神为识神,元神者无思无虑,自然虚灵也;识神者有思有虑,灵而不虚也。然其所注重者在脑中元神,不在心中识神,是以有"学道之人不识真,只为从前认识神"之语(见《慧命经》),其以脑中之知觉为神明之正宗,尤可知矣。

又古《六书精蕴》云:元神何宅,心为之宅,元神何门,囟为之门(见《康熙字典》)。

以上所引诸端,亦可谓其不知神明在脑乎?夫我亿万同胞,黄帝之子孙也,《内经》一书,乃黄帝留以保护后世子孙者也。纵其书有大醇小疵,而但于其大醇之处,通变化裁,自能普济群生;其小疵之处,置而不论可也。此尊祖敬宗之义也,亦保存国粹之义也。仆愿某君再三深思之,且至清夜时思之。

胡莱菔英能解砒石毒

邑东境褚王庄,褚姓,因夫妻反目,其妻怒吞砒石。其夫出门赌博未归,夜间砒毒发作,觉心中热渴异常。其锅中有泡干胡莱菔英之水若干,犹微温,遂尽量饮之,热渴顿止,迨其夫归犹未知也。隔旬,其夫之妹,在婆家亦吞砒石,急遣人来送信,其夫仓猝将往视之。其妻谓,将干胡莱菔英携一筐去,开水浸透,多饮其水必愈,万无一失。其夫问何以知之,其妻始明言前事。其夫果亦用此方,将其妹救愈。然所用者,是秋末所晒之干胡莱菔英,在房顶迭次经霜,其能解砒毒或亦借严霜之力欤?至鲜胡莱菔英亦能解砒毒否?则犹未知也。

麦苗善治黄疸

内子王氏,生平不能服药,即分毫无味之药亦不能服。于乙丑季秋,得黄疸证,为开好服之药数味,煎汤,强令服之,下咽即呕吐大作,将药尽行吐出。友人张某谓,可用鲜麦苗煎汤服之。遂采鲜麦苗一握,又为之加滑石五钱,服后病即轻减,又服一剂全愈。盖以麦苗之性,能疏通肝胆,兼能清肝胆之热,犹能消胆管之炎,导胆汁归小肠也。因悟得此理后,凡遇黄疸证,必加生麦芽数钱于药中,亦奏效颇著。然药铺中麦芽皆干者,若能得鲜麦芽,且长至寸余用之,当更佳。或当有麦苗时,于服药之外,以麦苗煎汤当茶饮之亦可。

答受业高崇勋质疑

(一)问:讲义对于脉法浮、沉、迟、数、缓、紧、代、促、结真象,发挥尽致,其余各脉,尚未阐发,如芤、滑、涩、革、牢等脉形状,均难揣摹,请示其端。答曰:芤觉脉中无物充实其中也。盖脉管中有气有血,至血去而气独留,是以脉虽不至微细,而充实则有欠也。滑为气血有余之象,指下觉气血充足而兼流走也,其跳动似数而非数也。涩为气血不足之象,指下觉气血而近模糊也,其跳动似迟而非迟也。革者浮弦兼大硬也。牢者沉弦有力,而无过度流走之势也。滑主热,滑而有力者,或至血热妄行。涩而无力者,主有瘀血,或血脉不通。革主病有变革,且主阴阳将离。牢为腹内有坚结之病,牢守其处而不动。

(二)问:《伤寒论》讲义,何不依照原论,逐节发挥?答曰:《伤寒论》一书,若如数皆为解释,须得四年工夫。此限于时间,有不得不然者。但即余所发明者熟习而汇通之，医治伤寒自无难也。

（三）两寸微弱，关尺弦硬，认为其人平素气虚，骤为肝胆之火激动，挟血上冲，将成脑充血证。宜于建瓴汤中加野台参三钱以补其气，再加天花粉四钱以解参之热，生赭石又宜改用一两，黄芪仍以不用为是。盖参、赭并用，其补益之力，可下行达于涌泉，补其下即所以益其上也。

（四）升陷汤证，有兼肝胆之火上冲，并冲气亦上冲者，加龙骨、牡蛎、芡实，甚为适宜。因三药皆敛药，而非降药，是以升陷汤后之注语，原有加萸肉之说，萸肉亦与芡实诸药同性也

（五）湿气之为病，当用薏米，炒至焦黄色，轧成细末过罗，随意服之。所炒之薏米，不可过多，取其焦香之气，五日一炒可也。此是谷食，不论多食久食，皆无弊也。

（六）人患伤寒，其府无内伤即不现其经之病。如少阳传太阴，太阴传少阴病，恒与先见少阳，后无腹胀病，忽见少阴病者，是因脾土强壮而不现其经之病也。

（七）无论何经，皆可直中。然直中之理，固因其经府空虚，此中亦有岁运相关。如去岁壬申少阳相火司天，厥阴风木在泉，故凡病者多连少阳，寒热往来或作呕吐。

（八）外感自后受者，易入太阳，自前受者，易入阳明，自侧受者，易入少阳。

（九）脉搏以一息四至为准。但人之呼吸长短非一定，闰以太息则五至，太息者其呼吸之气较长也，是以五至。以余生平体验，大抵一息四至半为准。

（十）瘀血新得者，可治其血，虽瘀久而身形壮者犹可治。惟其人瘀血既久，身形又弱，若用药降下其瘀断不可。盖常见病瘀血之人，其病革时，瘀血自下，然至此时神丹亦难挽回矣。非在于用桃仁也，桃仁为破血中和平之药，拙著中曾引徐氏之说，可参观

也。是以用桃核承气汤时，恐其人素有瘀血，诊脉时未能诊出，不妨预告病家，若下紫黑之血，是从前之瘀为不治之证，即不下之，亦为不治之证，以自留站脚之地也。

（十一）问：《衷中参西录》五期，大青龙汤论中，可以薄荷代麻黄，讲义大青龙汤则以薄荷代桂枝，未知孰是？答曰：讲义与参西录各自为书，其有矛盾之处，当以讲义为是，以其书后出也。大青龙汤无论温病、伤寒，皆宜以薄荷代桂枝，而麻黄勿庸代。然宜少用，当为石膏十分之二。以治温病，麻黄尤宜少用。盖有薄荷叶代之，发表原可少用也。至桂枝原与烦躁不相宜，是以原方分量止为麻黄之半。观此则仲景制方之时，原有嫌桂枝性热之意，特当时无薄荷，又无相当之药以代之耳。

答受业林世铭质疑

（一）心下之水气，有何形象？答曰：凡言水气，皆指稀痰。

（二）古之一升，合今量一两。

（三）麻沸汤，即煮水虽开，而不至翻花者。

（四）桃仁之皮尖原无毒，非杏仁可比。经方云云，乃古人误处。

（五）阳明、少阴二经之证，皆与津液有关系。

（六）内烦、虚烦之别，如吐后不至于虚，谓之内烦；下后则气虚，谓之虚烦。

（七）芒硝、大黄皆为攻下品，妊妇独禁芒硝，而不禁大黄者，因芒硝有下死胎之力，故当忌；至大黄则力较和平耳。

（八）太阳伤寒入府，外不解者，宜麻黄汤加滑石。

（九）人之素有痰饮者，感受风寒，其见症必有胸中胀满作痛，盖因风寒外来，胸中大气与痰饮冲激也。

（十）三种承气汤，主病上、中、下，意调胃承气汤治上、小承气汤治中、大承气汤治下，然否？答曰：此说是。

（十一）桔梗一药有苦甜二种，入药以苦者为佳，惜今苦者少耳。

（十二）肝热，所以能致里急后重之痢者，因肾为二便之关，肝行肾之气，肝热下迫，故里急后重而作痢。

（十三）少阳行身之侧，是否指板油而言？答曰：然。少阳之府是胆，少阳经是板油，原居身之侧也。

（十四）少阳之邪透膈上出之途径，是随少阳之气，透膈膜上之微丝血管而上出。

（十五）疟母结于胁下膜油中，久发疟，则胁下实，即脾胀也。

（十六）胞室之形象，两膜相合为扁形，中为夹室，其功用则男以化精，女以系胎。

（十七）副肾髓质，即肾脉中所含之骨髓，俗名脊髓袋。

（十八）气血因寒而瘀者，其变化，瘀久变热，可化脓血。

答葛介人相质一则（论隐曲）

尝考《内经》文同而义异者，实确有其处。如热论篇有“大气皆去”之语，所谓大邪之气也。至五味篇又有“大气之抟而不行者，积于胸中”之语。若先生所言《内经》之文同者，其义必同。将五味篇之所谓大气，亦与热论篇之所谓大气同一解乎？岂五味可以养人，而五味所化之气，乃大邪之气乎？由此推之“隐曲”二字，虽《内经》数见，多作房事解，安知此处不可作心思不遂解乎？且所谓心思不遂者，非必皆如阁下所言“想思病”也，凡拂情不能自由之事，皆在其中。且《内经》谓此证传为风消，传为息贲，即在不治之例。而愚苦心思索，拟得资生汤一方，救人多矣。医界同人用此方救人而寄函相告者亦多矣。夫医者以活人为主，苟其方能活人，即与经旨少有差池，犹当曲谅，况与经旨未必有差池乎！且愚因才识庸碌，生平不敢讲薄前人，故方后自注有云“吾不敢谓从前解者皆谬，然由拙解以释经文，自觉经文别有意味，且有实用也”云云。此欿然不满之心，不敢自居于必是也。先生阅拙著至此数语，亦可宽愚妄论之罪矣。

答汪景文质疑

详观病案，知系“心肾不交”病。人禀太和之气以生，上阳下阴，互相维系。阳之性亲上，而有下焦之阴吸之，则不至上脱；阴之性亲下，而有上焦之阳吸之，则不至下脱，此临证者所以上病取诸下，下病取诸上也。某少年涉足花丛，既伤于色，致肾阴亏损，不能上吸心阳，上焦阳分先有浮越之势。加以拂郁以激动肝火，纵酒以昏迷脑筋，多言不寐，以耗散气血，是以忽然昏厥，此扁鹊所谓“上有绝阳之络，下有破阴之纽”也。此证若非大便溏泻或犹可治，当峻补真阴以助之上升，收敛元阳以引之下降，镇敛肝气肝火，以熄内风，自然阴阳维系，火降痰消，而精神复初矣。乃此证溏泻数旬，且又阳缩，少阴之根基已陷，用药纵对证，又何益哉？再者，此又似夹杂外感，自太阳陷入少阴，故形似有火而脉沉也。内伤已在不治，况又加之以外感乎？

胃之大络名“虚里”，贯膈络肺，出于左乳下。夫“虚里”之络，即胃输水谷之气于胸中，以积成大气之道路。所以名“虚里”者，因其贯膈络肺，游行于胸中空虚之处也。

答柴德新疑问

万物未有之先，皆赖天地之气化以生之。人禀天地之气化以生，人身亦小天地也。是以人之身内可寄生蛔虫，身外可寄生虱虮。友人田聘卿，曾治一人，腹中生虫，用药下之，长尺余，形若蛇，系其尾倒悬之，滴血数日，系一带根长发。古人谓带根之发，误食之可化为蛇，信不误也。由此推之，蛇之精遗于谷菜之上，人食之可成蛟龙病，又何异乎？且蛟龙病，史书亦恒载之，不但如田君所引征也。后汉书载“华元化见一人病噎食，不得下，令取饼店家蒜齑(捣烂之蒜汁),大可二升,饮之,立吐一蛇。病者悬蛇于车,造陀家,壁上悬蛇数十,乃知其奇。”又《唐书·方伎传》“有宦者奉使岭南,还奏事,适有太医过其前曰,此人腹中有蛟龙。上问之,对曰,曾在岭南骑马行烈日中,渴甚,饮涧水数口,自此常常腹痛。上命太医治之,投以雄黄末,吐出一物,长数寸,有鳞甲,疼遂愈。”按此条记不甚清,因客中无书可查,遂约略录之。又按医者一见其人,即知其为蛟龙病者,必因其头面有光也。夏子益《奇疾方》云:“人头面上有光,他人手近之如火炽者,此中蛊也。用蒜汁半两和酒服之,当吐出如蛇状。”

答刘希文问七伤

(一)大饱伤脾:因脾主运化饮食,饮食太饱,脾之运化力不足以胜之,是以受伤。其作噫者,因脾不运化,气郁中焦,其气郁极欲通,故噫以通之;其欲卧者,因脾主四肢,脾伤四肢酸懒,是以欲卧;其色黄者,因脾属土,土色黄。凡人之五脏,何脏有病,即现何脏所属之本色。此四诊之中,所以望居首也。

(二)大怒气逆伤肝:因肝属木,木之条上达,木之根下达。为肝气能上达,故能助心气之宣通(肝系下连气海,上连心,故能接引气海中元气上达于心);为肝气能下达,故能助肾气之疏泄(肾主闭藏,有肝气以疏泄之,二便始能通顺)。大怒,其气有升无降,甚而至于横行,其中所藏之相火,亦遂因之暴动(相火生于命门,寄于肝胆,游行于三焦),耗其血液,所以伤肝而血即少。肝开窍于目,目得血而能视,肝伤血少,所以其目暗也。

(三)形寒饮冷伤肺:因肺为娇脏,冷热皆足以伤之也。盖肺主皮毛,形寒则皮毛闭塞,肺气不能宣通,遂郁而生热,此肺之因热而伤也。饮冷则胃有寒饮留滞,变为饮邪,上逆于肺而为悬饮,此肺之因冷而伤也。肺主气,开窍于鼻,有病则咳,肺伤所以气少,咳嗽鼻鸣也。

(四)忧愁思虑伤心:因人之神明藏于脑,故脑为精明之府(《内经·脉要精微论》),而发出在心,故心为君主之官(《内经》灵兰秘典)。神明属阳,阳者主热。忧愁思虑者,神明常常由心发露,心血必因热而耗,是以伤心也。心伤,上之不能充量输血于脑,下之不能充量输血于肝,脑中之神失其凭借,故苦惊喜忘,肝中之魂,失其护卫,故夜不能寐,且肝中血少,必生燥热,故又多怒也。

(五)强力入房坐卧湿地伤肾:因肾有两枚,皆属于水,中藏相火,为真阴中之真阳,共为坎卦,以统摄下焦真阴、真阳之气。强力入房则伤阴,久坐湿地则伤阳,肾之真阴、真阳俱伤,所以伤肾。肾伤则呼吸之时,不能纳气归根,所以短气。腰者肾之府,肾伤所以腰疼。骨者肾所主,肾伤所以脚骨作疼。至于厥逆下冷,亦肾中水火之气,不能敷布之故也

(六)风、寒、暑伤形:因风、雨、寒、暑原天地之气化,虽非若疠疫不正之气,而当其来时或过于猛烈,即与人身之气化有不宜。是以上栋下宇,以御风雨,夏葛冬裘,以节寒暑,卫生之道,自古然也。乃有时为时势所迫,或自不经意被风、雨、寒、暑之气侵,其身体气弱,不能捍御,则伤形矣。形伤则发落,肌肤枯槁,此犹木伤其本,而害及枝叶也。

(七)大恐惧不节伤志:因志者为心之所主,必以中正之官辅之,此志始百折不回。中正之官者,胆也,若过恐惧,则胆失其司,即不能辅心以成志,所以伤志。志伤,则心有所图而畏首畏尾,所以恍惚不乐也。

答胡剑华疑问二则

五运六气之说,似乎无凭,然亦非尽无凭,以六气配一岁,初之气风木,二之气君火,三之气相火,四之气湿土,五之气燥金,六之气寒水,每气各主六十日强。而人生之病,即多随各气之主令

而现症，此静而有常之主气也。又有每年转换之气，如子午年，初之气寒水；丑未年，初之气风木；寅申年，初之气君火；卯酉年，初之气湿土；辰戌年，初之气相火；已亥年，初之气燥金；此动而不常之客气也。主气有权，客气无权，故人之生病，恒随主气为转移，不随客气为转移。愚以为主气者，乃天地自然之气，圣人因而表彰之，至客气或为后人附会之说耳。五运之说，因甲己化土，故为土运；乙庚化金，故为金运；丙辛化水，故为水运；丁壬化木，故为木运，戊癸化火，故为火运，然必二干相合，始能相化。若但以岁干逢甲，即为土运，逢乙即为金运，此理原来牵强。然甲干主岁，其岁支或又属土；乙干主岁，其岁支或又属金之类。天干地支，合为一气，以之断病，恒有验时。即如陈修园集中所载，戊午年两遇奇恒痢证。夫该证为非常之火毒，业医者恒终身不一见，而修园于戊午年两遇之者，诚以戊为火运，而岁支午又属火，火气太甚，故迭见此证，并云二证之危，皆至七日，因七者，火之成数也。由是观之，五运之说，非尽无凭也。

《内经》诊脉之法，原是三部九候。三部者，分上、中、下；九候者，每部之中又分三部以候脉也。是故上三部在头，以候头面、耳目、口齿之疾；中三部在手，以候手经诸脏腑之疾；下三部在足，以候足经诸脏腑之疾。盖动脉虽皆出于心，而其分支别派，实贯串于各脏腑。其由某脏腑贯而来者，即可以候某脏腑，此《内经》所以有三部九候也。至秦越人《难经》，但取手太阴之动脉处寸口，以为诊病之准则。此仅为中三部中之一部，是取肺能终始诸脉之义（即西人由肺吐出碳气，换氧气之理），其法原不完备。故仲景平脉篇论脉，多手足并举，其《伤寒论》序中，又讥“按手不及足”者，由是而论，若遵《内经》及仲景之诊脉，固确有可凭也。

答徐韵黄疑问

《内经》《灵枢·五味篇》曰："谷始入于胃，其精微者，先出于胃之两焦，以溉五脏。"所谓精微者，津液血液也（血虽成于小肠中乳糜汁，而其本源实由于胃，故《内经》有"中焦受气，取汁变化而赤是为血"之语）。盖此精微，胃中无时不生出，即无时不灌溉五脏，而毫无停滞也。至其人有病，将胃中所化之精微凝滞而为痰，有如经络瘀血，疮疡溃脓一般，岂可借之以为胃中之滋养乎？至礞石滚痰丸之力虽猛，然病急治标，诚有顽痰充塞过甚，又当为探本穷源之治，使脏腑调和而痰自不生。此贵临证制宜，随时化裁，若浑而言之曰痰，而以为何方可用，何方不可用，原非精当之论也。

癥瘕二字，虽并举而虚实有分。癥者，有实可征，无论痰积、食积、血积，皆确有其物，其中原无气也；瘕者，有象可假，无论痰积、食积、血积，皆忽聚忽散，其中原杂以气也。即但以癥论，其当初病因，亦多由于气分不顺而病及于血，由是而论"气裹血"之语，虽出之俗医，未尝见于古籍，似亦未可厚非也。

诊余随笔

各处庭院中，多有络石与蘡薁，此二种皆木本藤蔓类，而皆可入药。络石蔓粗而长，叶若红薯，其节间出须，须端作爪形，经雨露濡湿，其爪遂粘于砖石壁上，俗呼为爬山虎，即药房中之络石藤也。本草又名为石龙藤，其性善治喉痹肿塞，用鲜者两半，煎汤一盅，细细呷之，少顷即通。其性又善通经络，同续断、菟丝子煮酒（须用酿酒，不宜用灼酒）日日饮之，或单用络石煮酒饮之，善治周身拘挛，肢体作痛，若与狗脊、猴姜煮酒饮之，善治腰疼。若兼腿疼者，宜加牛膝。《名医别录》又谓，此物久服能轻身、明目、润泽、好颜色、不老。诚如《别录》之所云云，则每日以之煮汤当茶饮之，其为益不亦多乎？

蘡薁蔓类络石而稍细，花叶若鸡爪形，又多分歧，以其须缠于高树之枝柯上。其藤中多通气细孔，截断吹之有浆出，可擦疮疡肿毒。其性亦善治淋，煎汤当茶，最善止渴。取其叶捣汁饮之，善治呕哕。其所结之实，大如广红豆，形圆色红而亮，中有浆微甘微酸，其功用能止渴，益气力，悦颜色。俗传有谓其善解砒石毒者，然未见其出载，此则待质高明也。

答王肖舫质疑

犀黄，诚如兄言为西黄之误。盖牛黄之好者出于高丽，因高丽之牛大，故所出之黄亦最美（从前高丽清心丸甚佳，以其有牛黄也），特别之曰东牛黄，而其价亦较昂；青海、西藏之地亦多出牛黄，其成色亚于东牛黄，故又别之曰西牛黄，而其地原有犀，遂又误西为犀也。紫石英，弟恒用之，治女子不育甚效。其未经煅者，其色紫而透彻，大小皆作五棱者佳。盖白石英属阴，紫石英属阳，阴者宜六棱，阳者宜五棱。至钟乳石、蛇含石，皆未用过，不敢置论。

答沈仲圭问学医当读何书为要

鄙人于医学原系门外汉，而再三殷殷下问，不得不略陈管见以质高明。尝思人以类聚，物以种分，西人之说，由渐进化，故凡有创造，皆谓后来居上。至中华黄族，乃神明之胄，故远溯古昔，吾开天辟地之远祖，实皆经天纬地之圣神也。所以其所创造留贻，以佑启我后人者，无论后世如何变通尽妙，如何鼓舞尽神，皆不能出其范围。而至于医学为尤甚，是以有志医学者，当以农轩之书为根本焉。《神农本经》三百六十五味，每味皆有主治之要点。其所主治者，乃其本品独具之良能，恒有不可由气味推测者。后世本草对于此等处，恒疑而删去，及取其药实试之，其效验恒与经文若合符节。是《本经》胜于后世本草远矣。至后世注《本经》

者，若张隐庵、叶天士、陈修园，皆有新颖可取之处，然皆不如徐灵胎所注《本经百种录》之灵妙也。虽所注者仅百种，而寻常日用之药亦大约皆备。他如《本草纲目》，本草原始诸书，亦可参观以广见闻。惟本草雷氏炮制，不宜涉猎，因此书原系刘宋时雷敩所著，非上古雷公之书，无论何药，皆炮制失其本性，大为医学之累也。至《内经》从前注者止注《素问》，至清初张隐庵始将《素问》《灵枢》皆详细诠解，较前人为优，然亦多有谬处。又宜兼看徐灵胎、陈修园节选《内经》之注（此书皆在其本集中）。至经文幽深难解之处，经诸家注疏而仍难解者，亦可以不求深解，盖益我神智瀹我性灵之处，恒在一目了然之处也。至《脉诀》《内经》开其始，扁鹊（《难经》）、仲景（《伤寒》《金匮》）衍其绪，叔和竟其委。然王氏书多穿凿，不可尽信，须兼看李士材、李濒湖、徐灵胎、陈修园诸家脉诀，方能得其要领，而数家之中，尤以徐氏《脉诀启悟》《洄溪脉学》为最。至诸方书，《伤寒论》《金匮》尚矣。然亦有不可尽信处（拙著书中，曾确为指明，兹不赘），盖年远代湮，中有差讹也。他如《千金》《外台》皆可取，而《千金》之制方，有甚奇特处，可法也。汉、唐而后，诸家著作，无甚可取，迨至张、刘、李、朱四家出，所谓宋、元、明四大家也。而细阅其书，仍未能尽惬人意。如子和重用汗、吐、下三法，可谓有胆有识，而于扶正以胜邪之理，犹欠发挥；东垣善理脾胃，然知脾多阳虚，而不知胃多阴虚，且止知升脾，而不知降胃；丹溪注重滋阴，喜用熟地、龟板、知、柏诸药，果系阳火偏胜，铄其真阴，致不足者用之，恒多效验。若非阳有余而阴实不足，其方断不可用。当调其脾胃，俾多进饮食，自能生津养血，而真阴自足也。至河间主火立论，亦或间有偏欹，而以辛凉治外感，实为后世治温者开不二法门，可崇拜也。至明季南昌喻氏出，本源《内经》，率由仲景，生平著作，大致纯粹，而其《寓意草》二卷，及《尚论篇》中真武、大小青龙诸汤后之论，尤愚所生平快读者也。此外徐氏《洄溪医案》亦甚佳，愚遵用其法，恒多获效。至若陈修园、黄坤载二家，用药恒偏于热，然其义论精到处，亦多可采取。而黄氏肝脾宜升，胆胃宜降之论（在其本草半夏、干姜之下）尤为的确。后此则唐氏容川又为表表杰出，其发明三焦之体质及其功用，诚突过唐、宋也。上所论者，管见如此，未知尊意以为何如？未知质诸众大雅以为何如？特是事贵师古，尤贵与古为新，方能使医学日有进步。愚愿有志学医者，既于古人著作精心研究，更当举古人著作而扩充之，引申触长之，使古人可作应叹谓后生可畏，然后可为医学嫡派之真种子，而远绍农轩之传也。此敬复。

答周小农问鱼肚

前蒙问奉天之鱼肚，出于何鱼，即作鱼肚之法。今特即所知者略为陈之。按鱼肚色黄，故名黄鱼肚，非出自鳇鱼也。肴品中之鱼骨，出自鳇鱼，而不出鱼肚。出鱼肚之鱼，奉天谓之鲈，以其巨口细鳞状如松花江之鲈也。至敝邑海中亦出鱼肚，其鱼如鲫，大十余斤，俗呼为大鱼。鱼肚乃其胞也。其性温而滋阴，为补肾良药。余用《内经》四乌贼骨一芦茹丸，恒用鱼肚加于其中，以代送丸药之鲍鱼汤。入药时，可用蛤粉炒至发起，即易轧细。若作食品，宜用香油炸至发起，再置凉水中，浸至柔软用之。

复汪景文书

凡癥瘕结于少腹，多妨生育。令正癥瘕结于少腹，如此之大，而仍能生育，恐非血瘀之癥瘕，或是肠蕈证。西人割出人腹中之肠蕈，有重至十余斤者。此证若系瘀血结为癥瘕，多服理冲汤无不愈者。若系肠蕈证，非药饵所能消也。

答金履升问治吐血后咳嗽法

详观百五十三号病案，知系因吐血过多，下焦真阴亏损，以致肾气不敛，冲气上冲。五更乃三阳升发之时，冲气上冲者必益甚，所以脑筋跳动，喘嗽加剧也。欲治此证，当滋阴纳气，敛冲镇肝，方能有效。爰拟方于下以备酌用。

生山药一两　大熟地一两　净萸肉六钱　怀牛膝六钱　柏子仁六钱　生龙骨四钱　生牡蛎四钱　生赭石四钱　生内金二钱　玄参二钱　炙草二钱

日服一剂，煎渣重服。

答吴自雄问病

所问妇人血淋之证，因日久损其脾胃，饮食不化，大便滑泄，且血淋又兼砂淋，洵为难治之证。今拟一方，用生山药一斤轧细末，每用八钱，加生车前子二钱，同煮作粥，送服三七细末、生内金细末各五分，每日两次，当点心用之，日久可愈。方中之意，用山药、车前煮粥以治泄泻。而车前又善治淋疼，又送服三七以治血淋，内金以消砂淋，且鸡内金又善消食，与山药并用，又为健补脾胃之妙品也。惟内金生用则力大，而稍有破气之副作用，若气分过虚时，宜先用生者轧细，焙熟用之。若服药数日而血淋不见轻者，可用毕澄茄细末一分，加西药哥拜拔油一分同服。又此证大便不止，血淋亦无从愈，若服山药、车前粥而泻不止，可将熟鸡子黄二三枚捻碎，调在粥中，再煮一两开服之。

答高甘棠问病三则

一、答：系淋毒未净，故小便浑浊，阴茎之端微肿，似梅毒亦未净尽。方用鲜小蓟根约二两，洗净切碎，丈菊子一两，煮数沸，取汤一大盅，候半温时，掺入西药骨拜波拔尔撒谟一分五厘，调和同服。日两次，半月后当全愈。

二、答：孕至十三月不育，且腹不甚大，亦不甚动，当是鬼胎。可用带皮尖生桃仁四钱，捣碎，煎汤服之。若服一次不效，再服可用生桃仁六钱，连服数剂，腹当消。盖桃仁皮尖无毒，原宜带皮尖生用,皮色红能入血分,尖乃生发之机,善通气化。杏仁之毒在皮,故必去皮乃可用(中杏仁毒者,用杏树根皮,煎汤饮之即解,神效)。用此方时,须仔细检点,慎勿误用生杏仁。

三、答:咳嗽四年,肺有伤损,原不易治。方用西药佗氏散一钱,阿斯必林二钱和匀,分为十六包。再用生山药轧末过罗,每用一两煮作粥,当点心服时,送服前二味药末一包。日服二次,久当愈。

答王肖舫问小儿走马牙疳

王洪绪《外科症治全生集》,有赤霜散治走马牙疳甚效。然此药有毒性,敷患处后,有唾须吐出。小儿不知吐,宜以少许点患处,恐多则随津咽下。再每日用黄连清胃丸一付,分三次服下。

答徐庄君问其夫人荡漾病治法

详观所述病案,谓脉象滑动,且得之服六味地黄丸之余,其为热痰郁于中焦,以致胃气上逆,冲气上冲,浸成上盛下虚之证无疑。为其上盛下虚,所以时时有荡漾之病也。法当利痰清火,降胃敛冲,处一小剂,久久服之,气化归根,荡漾自愈。拟方于下:

清半夏三钱　柏子仁三钱　生赭石轧末,三钱　生杭芍三钱　生芡实一两　生姜三片

磨生铁锈浓水煎药。

方中之意,用半夏、赭石以利痰坠痰,即以降胃安冲。用芡实以固下焦气化,使药之降者、坠者,有所底止,且以收敛冲气,而不使再上冲也。用芍药以清肝火,利小便,即以开痰之去路。用柏子仁以养肝血,滋肾水,即以调半夏之辛燥。用生姜以透窍络,通神明,即以为治痰药之佐使。至用铁锈水煎药者,诚以诸风掉眩晕,皆属于肝,荡漾即眩晕也。此中必有肝风萌动,以助胃气,冲气之上升不已。律以金能制木之理,可借铁锈之金气以镇肝木,

更推以铁能重坠,引肝中所寄龙雷之火下降也。况铁锈为铁与氧气化合而成,最善补养人之血分,强健人之精神,即久久服之,于脏腑亦无不宜也。

答诸暨孟兴朕疑问二则

禽亦有肺,其肺内与脊肉相连,贴脊之内,中有青色之管二支,即其肺也。至鱼类,其胎生者,若鲸鱼,懒妇鱼之类,皆显然有肺,故恒喙出水面,呼吸喷浪以舒其气。其卵生者,肺与禽同。

草木之生,分甲生乙生。甲生者拆甲而出,其类属阳。乙生者形屈似乙而出,其类属阴。诸豆皆乙生也(出时屈其顶先出土外),为其禀阴柔之气化,力欠宣通,故诸豆多食皆能作胀,豆腐出于豆,是以其性与豆同也。

答月影女士问疼经治法

详观病案,知系血海虚寒,其中气化不宣通也。夫血海者,冲脉也,居脐之两旁,微向下,男女皆有。在女子则上承诸经之血,下应一月之信,有任脉以为之担任,带脉以为之约束。阳维、阴维、阳跷、阴跷为之拥护,督脉为之督摄,《内经》所谓“女子二七,太冲脉盛,月事以时下”者此也。有时其中气化虚损或兼寒凉,其宣通之力微,遂至凝滞而作疼也。而诸脉之担任、拥护、督摄者,亦遂连带而作疼也。斯当温补其气化而宣通之,其疼自止。爰拟方于下:

全当归一两　生乳香一两　生没药一两　小茴香炒熟,一两　鱼鳔胶猪脂炸脆,一两　川芎五钱　甘松五钱,此药原香郁,若陈腐者不用亦可

共为细末。每服二钱五分,用真鹿角胶钱半,煎汤送下,日服两次。

答刘希文问湿温治法之理由

行医之道，贵识病之本源，而为提纲挈领之治法。故其疏方也，不过紧要之药数味，以直捣病之要冲而扫除之，则一切诸连带之病，不治自愈。乃今者医学不讲，而恒著书立说以自矜奇异，一证之中，立方众多，一方之中，用药庞杂。必就其诸端论说，而皆深究其所以然之故。若遇说有不通之处，而曲为将顺，是浑俗同流也；显为指摘，是傲气凌人也，不如付之不论之为愈也。今详观所论湿温病状，纯系湿热郁中，致经络闭塞，故其外虽觉寒凉，而内则小便短涩赤黄也。为小便难，水气必多归大肠，所以兼泄泻也。其肢体酸痛者，湿而兼风也。胸膈痞满者，湿气挟饮也。欲治此证，甚属易易，用滑石两许煎汤，送服阿斯必林一片半，汗出即愈。盖二药一发汗，一利水，可令内蕴之湿由汗与小便而解。且二药之性皆凉，其热亦可随之而解。阿斯必林又善愈关节疼痛也。余用此方，连治数人，皆一汗而愈。若热剧者，滑石或多用，或加生石膏数钱与滑石同煎，亦莫不随手奏效也。盖拙著中自拟之方凡百余，约皆历试有效而后笔之于书，非敢凭虚拟议以误人也。

答王兰远问时方生化汤

当归之味甘胜于辛，性温虽能助热，而濡润多液，又实能滋阴退热，原不可但以助热论。故《本经》谓可治温疟，且谓煮汁饮之尤良，诚以煮汁则其液浓厚，濡润之功益胜也。其性虽流通活血，而用之得当亦能止血。友人王鄂庭曾小便溺血，用黄酒煮当归一两饮之而愈。后其证反复，再服原方不效，问治于仆，俾用鸦胆子去皮五十粒，白糖水送服而愈。继其证又反复，用鸦胆子又不效，仍用酒煎当归法治愈。又傅青主治老妇血崩，用黄芪、当归各一两，桑叶十四片，煎汤送服三七细末三钱，甚效。又单用醋炒当归一两煎服，治血崩亦恒有效。是当归可用以活血，亦可用以止血，故其药原名“文无”，为其能使气血各有所归，而又名当归也。产后血脉淆乱，且兼有瘀血，故可谓产后良药。至川芎其香窜之性，虽甚于当归，然善升清阳之气。凡清阳下陷作寒热者，用川芎治之甚效，而产后又恒有此证。同邑赵姓之妇，因临盆用力过甚，产后得寒热证，其家人为购生化汤二剂服之病顿愈。盖其临盆努力之时，致上焦清阳下陷，故产后遂发寒热，至服生化汤而愈者，全赖川芎升举清阳之力也。旬余寒热又作，其叔父景山知医，往省视之，谓系产后瘀血为恙又兼受寒，于活血化瘀药中，重加干姜。数剂后，寒热益甚，连连饮水，不能解渴。当时仲夏，身热如炙，又复严裹厚被，略以展动即觉冷气侵肤。后仆诊视，左脉沉细欲无，右脉沉紧皆有数象，知其上焦清阳之气下陷，又为热药所伤也。从前服生化汤，借川芎升举之力而暂愈，然川芎能升举清阳，实不能补助清阳之气使之充盛，是以愈而又反复也。为疏方黄芪、玄参各六钱，知母八钱（时已弥月，故可重用凉），柴胡、桔梗各钱半，升麻一钱，一剂而寒热已，又少为加减，服数剂全愈。由是观之，川芎亦产后之要药也。吴鞠通、王士雄之言皆不可奉为定论。惟发热汗多者，不宜用耳。至包氏所定生化汤，大致亦顺适。惟限于四点钟内服完三剂，未免服药过多。每次冲入绍酒一两，其性过热，又能醉人，必多有不能任受者。仆于妇人产后用生化汤原方，加生怀山药数钱，其大便难者，加阿胶数钱，俾日服一剂，连服三日停止，亦必不至有产后病也。

答陈士成问异证治法

今阅病案，确为痫风无疑。然自古治此证无必效之方，愚遇此等证，有用熊胆治愈者，有用羚羊角治愈者，有用磨刀水治愈者，有用加味磁朱丸治愈者。而效于甲者，未必效于乙，效于乙者，未必效于丙。至西人治此证，除麻醉脑筋暂收目前之功效外，亦无他方。惟中西药并用，大约服之月余，可以除根。详录其方于下：

生赭石末三钱　于术三钱　酒曲三钱，用神曲则无效，且宜生用　半夏三钱　龙胆草三钱　生没药三钱，以上系汤剂　白矾焙枯，一两　黄丹炒紫色，五钱　朱砂三钱

共研细，掺熟麦面一两，猪心血和为丸，桐子大。

西药臭剥二钱　臭素安母纽谟二钱　抱水过鲁拉尔一钱

共研细，掺熟麦面四两，水和为丸，桐子大。

上药三种，早晚各服西药三十丸，午时服朱砂黄丹白矾丸四十丸，每日服药三次，皆煎汤药汁送服。每汤药一剂可煎三次，以递送三次所服丸药，如此服药月余，病可除根。盖西药为麻醉脑筋之品，能强制脑筋使不发痫，治标之药也；中药为健脾、利痰、泻火、镇惊、养神之品，治本之药也。标本并治，所以能随手奏效。此证若但用西药治标，固难拔除病根，久服且有减食量、昏神智之弊。今拟此方，中西并用，相助为理，不但病可除根，而于食量、神智亦毫无所损也。

答庞履廷问大便脱肛治法

脱肛之证，用曼陀罗煎浓汤洗之甚效。仆常用鲜曼陀罗四五斤，煎取浓汁两三大碗。再以其汁煎萸肉二三两，取浓汁一大碗。再用党参二两，轧细末调汁中，晒干。每用四五钱，水煎融化洗之，数次可全愈。

答章景和君代友问病案治法

详观病案，知系胃阴亏损，胃气上逆，当投以滋胃液、降胃气之品。然病久气虚，又当以补气之药佐之。爰拟方于下，放胆服之，必能止呕吐、通大便。迨至饮食不吐，大便照常，然后再似他方。方用：

生赭石二两　生山药一两　潞党参五钱　天冬八钱

共煎汤两茶杯,分三次温服下,渣煎一杯半,再分两次温服下。一剂煎两次,共分五次服,日尽一剂,三剂后吐必止,便必顺。用此方者,赭石千万不可减轻。若此药服之觉凉者,可加生姜四五片或初服时加生姜四五片亦可。

答章韶君问腹内动气证治法

观此证,陡有气自脐上冲至胸腔,集于左乳下跳动不休。夫有气陡起于脐上冲者,此奇经八脉中冲脉发出之气也。冲脉之原,上隶于胃,而胃之大络虚里,贯膈络肺出于左乳下为动脉。然无病者其动也微,故不觉其动也。乃因此冲气上冲犯胃,且循虚里之大络贯膈络肺,复出于左乳下与动脉相并,以致动脉因之大动,人即自觉其动而不安矣。当用降冲、敛冲、镇冲、补冲之药以治病源,则左乳下之动脉,自不觉其动矣。爰拟两方于下:

生山药八钱　生牡蛎八钱　生赭石末四钱　生芡实四钱　清半夏中有矾,须用温水淘净,晒干,足四钱　柏子仁炒捣,不去油,四钱　寸麦冬三钱

上药七味,磨取铁锈浓水煎药。

又方:用净黑铅半斤,用铁勺屡次熔化之,取其屡次熔化所余之铅灰若干,研细过罗。再将熔化所余之铅秤之,若余有四两,复用铁勺熔化之。化后,用硫黄细末两半,撒入勺中,急以铁铲炒拌之,铅经硫黄灼炼,皆成红色,因炒拌结成砂子。晾冷、轧细、过罗,中有轧之成饼者,系未化透之铅,务皆去净。二药各用一两,和以炒熟麦面为丸(不宜多掺,以仅可作成丸为度),如桐子大。每服六七丸或至十余丸(以服后觉药力不行,不至下坠为度),用生山药末五六钱,煮作稀粥送下,一日再服。以上二方单用、同用皆可。

答任伯和问治蛇咬法

《验方新编》治蛇咬法，用吸烟筒中油子，凉水冲出冷饮之。按：此方甚验，设犹不效，可用其相畏之物治之。蛇之所畏者，蜈蚣、雄黄也。拟方用全蜈蚣三条，雄黄二钱，共为末分三包。每用一包，甘草、蚤休各二钱，煎汤送下，日服二次，旬日当愈。若用西药过满俺酸加里〇・〇一克、馏水一〇〇・〇分作六次服，每日服三次，最能解蛇咬之毒。或用此水洗涤患处，亦大能解毒。若内服、外洗二方并用则更佳。

答任伯和问治顽癣法及足底痒治法

大枫子去皮，将仁捣如泥，加白砒细末少许（少少的），和猪脂调膏敷之，此剧方也。又用鲜曼陀罗熬膏（梗、叶、花、实皆可用），加鸦胆子细末（去皮研细），调和作膏药贴之，此为和平方。足底痒可用蛇退三条，甘草二钱，煎水饮之。再将渣重煎熏洗，半月可愈。

答任伯和问喉证治法

初秋时，用大西瓜一个（重约七八斤），开一口装入硼砂、火硝细末各一斤，仍将开下之皮堵上，将西瓜装于新出窑之瓦罐中（瓦罐须未经水湿者），将罐口严封，悬于不动烟火、不通空气之静室中。过旬日，视罐外透出白霜，扫下。每霜一两，调入薄荷冰二分，瓶贮，勿令泄气，遇红肿喉证，点之即消。

答黄雨岩问创伤及跌打损伤外敷内服止疼化瘀方

外敷用生赤石脂细末，旱三七细末等分，和匀敷之，立能止血、止疼。内服用旱三七细末二钱，臭剥细末二分，同服下，立能化瘀止疼。

答胡剑华问拔漏管方

按象牙可托疮管外出，而仆实未尝试用。向在籍时，常由庄北中留舍村经过，见路旁沟边有宿根之草，每岁出生以护田畔，高五六尺，其叶如榆，结实如苍耳作扁形。本地之人云，其子能为末敷疮，时仆未尝置意。后在奉天，乃知名为胡苳子(即胡苍耳)，为细末纳各种疮管中，其管即化，亦不疼楚，且速于生肌，亦良药也。仆多年未在家，想中留舍村此物尚有，又想各山野或亦有此物，特人不识耳。

答萧介青书

示函，词意甚谦，弟不敢任受。忆当日田君之病，实系瘀血积成臌胀，较水臌尤为难治。且病久身弱，又不敢用剧烈之药开破。而勉用赭石、当归、丹参三药为方(当日似用赭石末、全当归各一两，丹参六钱)，证竟服之病愈。后又变通此方，去丹参加生山楂、生山药各一两，治邻村少年瘀血证，亦服后降下瘀血若干。用山药者，以其脉甚虚也。至治痢，拙著中共有七方，于治痢之法可谓粗备，且与前人之法迥不同处，以治末期极险之证。再参以方后所附诸案，一切加减通变用法治痢，自无束手之处。近又新验出品治痢之方二则，一治痢疾初得方，即拙著处方编中硝菔通结汤，服其药剂三分之一，或弱半即愈。无论痢之赤白皆可用。若凉者(痢之热者十有八九，间有凉者)，可用此汤药，送服生硫黄末二三分许，或将药煎成，酌兑以生姜汁亦可。一治受暑热痢疾方，即拙拟之卫生防疫宝丹，去细辛，加椒红一两，薄荷冰改用五钱。若为丸可每服二十粒，日服三四次；若作散剂，每次服三分，日服四次。此方又善治噤口痢，酌用之可也。

第一集三三医书评答《三三医报》社长裘吉生函

《温热逢源》第一种评

仲圣《伤寒论》一书，详于论伤寒，略于论温病，遂使后世之治温热者，各执己见，鲜所折衷。斯编上溯《内经》，凡《内经》之论温热者，逐节备载，详为注疏，于温热之证，已能探本穷源。而复即《伤寒论》中之未明言温病而实则温病者，复列若干条，亦复详为注疏。所尤足贵者，伤寒少阴篇两三日内，即有大热数条，皆解为伏温发动。所谓独具卓识，截破千古疑团，仆阅至此，不觉手舞足蹈，乐不可支。或疑少阴病，必脉象沉细，似与温热之脉不符。不知邪伏少阴，若能达于三阳，则脉洪大，不能达于三阳，虽中有大热，而仍沉细。参透此理，不但能得温热治法，即伤寒一书，亦可豁然贯通矣。

《医事启源》第二种评

吾中华医学，创之四千年以前，博大精深，于医理医术，无所不包，无所不盖。乃自西学东渐，浅见者流，竟至厌故喜新，数典忘祖，真可叹也。孰意日本亮祇卿医士，竟能笃信汉学，成《医事启源》一书。凡西人医学新奇之处，莫不于中医古籍得其源本，而特为表彰。俾习医者，知自农轩迄汉唐诸书，皆可宝贵，吾中华医界览之，能无感愧交集而自奋勉也乎！

《医经秘旨》第三种评

治病贵究其原因，原因既得，则临证用药知所注重，不治其病而其病自愈。不然则治标遗本，以治此人此病则效，以治彼人此病不惟不效，转有因之加剧者。《医经秘旨》一书，持此宗旨，凡论病临证，莫不为隔二隔三之治法。且广引经文以相印证，又无不与经旨吻合。至其论人身之阴阳,深得《易经》阴阳互根之理,尤为精奥。

《医病简要》第四种评

医学之理,贵由博返要,尤贵以要赅博。《医病简要》一书,所载病案无多,而分门别类,引申触长,实于医理无所不包,无所不彻。且又时出妙论,时用奇方,发前人所未发,治他人所不能治,且能逆料其将变何证,应如桴鼓,诚为医学中之善本也。

《医阶辨症》第五种评

病之为类多矣,而一病之中,其病因又分多类,使不能细为区别,诊病恒误于疑似之间,用药又何能吻合乎?《医阶辨症》一书,证分三十九门,又于每门相类之证,细辨其同中之异。更于相异之处,各究其病因,俾人认定方针,不迷所向。读斯编者,直如饮上池之水,洞见垣一方人也。后附虚证用药之法,亦议论精确可喜。

《喉科秘诀》第六种评

咽喉之证,最为紧要,因其为地无多,食息皆由之经过,偶有阻塞,则食息俱困也。《喉科秘诀》一书,较之他喉科之书,独为详细精确,服药敷药之外,又辅以针法、灸法,则收效益捷。其喉证种种名目,亦他书所未备,又得时贤曹炳章之批评,可谓尽善尽美矣。

《疬科全书》第七种评

疬证西人每用手术剖割,然割处愈后必有刀痕,且又不易除根。尝见有割至再三,其割时屡用麻醉药,致损伤元气,身形因之羸弱者。至中法服药内消,又必需以岁月收功,恒苦其过缓。《疬科全书》之法，以点药治其标，以服药清其本，且其内服之药，又分别各种原因，辨证既精，制方更妙，真疬科之善本也。

《时行伏阴刍言》第八种评

伏阴之证，古书未载，偶遇其证，人或即以霍乱治之。然霍乱无论阴阳，必然腹痛，而伏阴虽至吐泻转筋，不觉腹痛。盖因春夏偶受寒凉，伏于膜原，因感而发，阻塞气化，清不能升，浊不能降，以致先泻后吐，吐泻不已，遂至转筋。治之宜扶阳抑阴，温中散寒，书中苏砂平胃一方，随症加减，投之皆效，诚无尚之妙方也。至参用经方，若附子理中、旋覆代赭诸方，亦莫不与病机吻合。至李贡三君批注此书，谓拙拟之卫生防疫宝丹，以治伏阴，亦屡试屡效，斯又愚拟方时所未计及者也。

《村居救急方》第九种评

医书以普济生命为宗旨，然必待知医者始能用其书，则所济亦非普矣。至《村居救急方》，多用乡村中寻常物产，知医者能用，不知医者亦能择用。用之得当，转能治大病，即不得当，亦无甚害，诚村居救急之良方也。至于儿科、产科，备载无遗，尤为周密。

《驱蛊燃犀录》第十种评

阅驱蛊全书，真如温太真燃犀牛渚，洞彻深渊，特无遁形，奇志怪状尽现目前。向阅经史及方书所载，疾化竖子，疮中腹中有各样动物，心恒疑之。今观斯编，觉四十余年疑团，豁然顿解，真快事也。所又可取者，驱蛊不必珍贵之品，如败鼓皮、薄荷油，皆为驱蛊要品。盖鼓皮至败，必经鼓桴震动几千万遍，其震动之余威，直如雷霆；薄荷古原名苛，其苛辣之性，实禀秋金至刚之气，故用二物驱蛊，则蛊皆披靡，至于防蛊、捉蛊、辨蛊，一切诸法，莫不详细精妙,道人岂仙佛化身也,不然何仅以燃犀为号,不留姓氏于人间耶?

《外科方外奇方》第十一种评

此书第一卷分四部:一曰升降部,升降诸丹无所不备。所异者升丹不但有红升,且有白升,至降丹则可降之再二再三,屡次另加药品,俾用此药者,化腐即以生肌,毫无痛楚;二曰围药部,其锭药、散药诸方,围于外者,能束住疮根,不使散漫,即以防周身之热力贯注于疮,其敷于内者,能使疮毒暗消于无形,不留芥蒂;三曰内消部,所载内服诸药,并皆精妙;四曰内护部,能护卫心主,不使疮毒内攻。此虽为第一卷之四部,实为全书提纲,至二卷、三卷,疮科杂证俱备,四卷论治疗毒之诸方,尤为精当。

《咳论经旨》第十二种评

统观《咳论经旨》全书,凡《内经》《难经》《金匮》《伤寒》《脉经》诸书之论咳者,莫不备载。且逐节逐句诠解甚明,或引注疏,或参己见,务将经旨曲曲传出。俾咳证之病因,尽皆披露,是其书不但为治咳证法程,实亦解经之善本矣。

《临证经验舌法》第十三种评

从来望居四诊之首,较闻、问、切为尤要。然望其外,又不如望其内,至于临证验舌一法,则自外而内矣。古者验舌无专书,至于《金镜录》《观舌心法》诸书,又专为伤寒而没,未及他证。今观杨君云峰所撰验舌一书,其法简而赅,圆机活泼,又示人以法外之法,诚于四诊之外独树一帜。且于每一种舌下,又必缀明当用何方,或用何方加减,洵诊病之金鉴也。

《沈氏经验方》第十四种评

尝思天下事，非亲自实验中来，虽言之凿凿犹不足信。近阅《沈氏经验方》一书，历数所用诸方，效验彰彰可考。且其人好行其德，随身自带救急良药，到处济人，其人纯乎善人，其言必确然可信，其方必为救人之良方无疑也。且愚细审其方，实皆能出奇致胜。至其后选杂证诸方，多有愚所喜用者，其奏效之处，亦诚如其书中所言也。

《痧疫指迷》第十五种评

痧证与霍乱皆属暴病，然霍乱可以疫统之，因霍乱多遍境传染，痧证则偶有一二也。《痧疫指迷》能见及此，故命名则痧疫并列。至用方处，则痧与霍乱亦恒浑同治之。其开卷急救溯源段，谓霍乱痧胀诸病，最紧急者莫如闭痧。然有寒闭、热闭，寒闭开以热药，热闭开以寒药，可谓精论不磨。至其选用诸方，有开寒闭者，有开热闭者，有寒、热二闭皆能开者，更辅以刮法、灸法、刺法，则痧疫诸证，皆能随手奏效。

《灵兰要览》第十六种评

金坛王宇泰先生，有明一代之医宗也。所著《医统》《准绳》之外，又有《灵兰要览》两卷。细阅其书，是先生于各种病证独有会心之处，特为录出。而于喘证，腰痛两门，持论尤为精确，原可与《医统》《准绳》相辅而行，洵可宝贵也。

《凌临灵方》第十七种评

临证之道，不用古方，不能治病，拘守古方，亦不能治病。《凌临灵方》一书，其谈理透彻，仿佛香岩，其药玄妙，仿佛潜斋，折衷经义而不尽用经方，即选用经方，亦必因证化裁与病机息息相赴。

名为灵方,可谓名实相符矣。

《推篷悟话》第十八种评

愚尝论哲学通于医学,今观李元荐先生《推篷悟话》,语语多从哲学中来。故其中论人身之气化,较他书为独精。不拘于谈医,而医理转因之透彻无遗。此所谓超以象外得其寰中也。医者执此,既能得养生之道,更能精救人之术矣。

《旧德堂医案》第十九种评

尝思医者喜阅医案,为其足以瀹我性灵,益我神智也。然必其人之性灵神智,迥异恒流,而后其治验之案,乃能神明变化,广被医林。愚尝执此以衡近代医案,得三家焉。一为喻氏《寓意草》,二为徐氏《洄溪医案》,其三即为《旧德堂医案》也。三家并峙,直如华岳三峰矣。

《内经辩言》第二十种评

《内经》之书最古,时当初造文字,字不足用,原有通用之法,有如四子书中人通于仁,谦通于惬者是也。且年湮代远,口授笔录,亥豕鲁鱼之讹,尤所不免。释经者不谙古训,惟知循文强解,致《内经》精义不明于世,诚于医学大有关系也。前清俞由园先生,博通经史,深于汉学。其《内经辩言》一书,于注疏错误之处,皆本汉学解经之法正之。俾《内经》之精义复明于世,其表彰《内经》之功,何其伟哉!

《诊脉三十二辩》第二十一种评

医家四诊以辩脉为最要。医者终身临证,而于诊脉之际,总觉游移而无确据。此固因脉法之难学,实亦脉学之书,不能简要详明,令人一目了然也。今阅《诊脉三十二辩》一书,开端先论诊脉大法,提纲挈领,已于脉学探骊得珠。继则纳繁于简,令人易于领略。而又各详其脉形,各详其主病,则简而不陋,有如秦镜高悬,令人脏腑备见。继则将脉道经历之处,主生何病,又详细备载。继又论脉之胃气,脉之关格,脉之有无,凡脉学紧要之处,莫不推论尽致。

《专治麻疹初编》第二十二种评

麻疹之证在小儿最为危险。诚以麻疹之毒虽发于内,实多兼外感杂证。即天时人事之交,变化无穷,形迹各异,斯非博采群书,集其大成,不足尽麻疹之治法也。近阅《专治麻疹初编》,分述古、征今、方论诸编。其述古也,名言鸿论,搜罗无遗;其征今也,辨证审机,洞彻不爽;其方论亦多采之名家,而兼参以心得。麻疹一科,无证无方不备,洵福幼之佳编也。

《产科心法》第二十三种评

产科之书,行世者非无善本,而法皆不备。《产科心法》一书,于胎前产后诸证,莫不探本穷源,详载治法。其辨妊脉,辨所妊男女,皆极精确。至其所论种子之法,且必得男,尤为奥妙,发人梦醒。

《本草衍句》第二十四种评

赏观古圣作经,文多韵语,句多排偶,取其便于诵读也。至于医书,欲人便于诵读,则编述之时,句法亦宜斟酌。是以《本草衍句》一书,其疏解药性,亦犹他种本草,惟属词比句,易于记诵,最便初学。而每药之下,又详载伍以何药,即能治何病,尤为详细周至。

《先哲医话》第二十五种评

《先哲医话》一书成于东人。细阅一周,益叹吾中华古圣昔贤文教,广被流泽孔长也。其书集东国汉学名医语录,共有十三家,莫不祖述农轩,私淑仲景,其卓识妙论,皆与经旨相发明而其中田和东郭论药之精当,荻野台洲辨证之详悉,尤为其中翘楚。吾中华医界对之能无感愧交集,而深自愤勉也哉!

《陈氏幼科秘诀》第二十六种评

幼科为哑科,痛苦不能自言,而尤皮肤浅薄,脏腑娇嫩,饮食不知自检,易染疾病。加以痘疮、麻疹皆属幼科,是以幼科为难也。陈氏幼科一书,凡于小儿易得之证,莫不详载治法。而于疳积、惊风诸证,论之尤精,治法尤备,名之曰秘诀,洵非溢美也。

《秋疟指南》第二十七种评

《内经》论疟,历历手足十二经,然但详刺法,而未言用药治法。至后世之论疟者,则又责重足少阳一经,而不赅不备。详阅《秋疟指南》,综汇诸疟,皆详载治法,而其自拟两泽汤一方,尤为救颠扶危之妙药,是诚集疟科之大成。俾治疟者,无论所遇何疟,皆胸有定识,不迷所向,洵为疟科之指南矣。

《备急灸法》第二十八种评

针、灸皆治病之捷径,救急要着。然针法非素习者不能,至灸法若知其当灸何处,则人人皆能,是灸法又便于针法也。《备急灸法》一书,传至宋代,佚而复得。即非素习医者,按图各灸其处,亦可随手奏效。而于筋骨诸病,或沉痼之疾,灸之尤为得力,真济世活人之慈航哉!

《医源》第二十九种评

治病必探其源,此中医之特长也。然必于医理先穷其源,而后能临证深探其源。《医源》一书,先由俯察仰观,以深究天地之气化,更因天地气化以推及人身气化,人身之气化明,则医理自能得其源矣。所尤足贵者,河图生成之数理推之,莫不触处洞然,纤微备彻,学医得源,自能临证深探其源矣。

《马培之医案》第三十种评

外科之书,不乏善本,至外科医案,则专集罕觏。马培之先生所评《证治全生集》,久为世所宝贵。今阅其外科医案专集,其审证之确,用药之妙,允足为外科法程。至其所论疠风治法,尤为精当。斯编原可与所论《证治全生集》相辅而行也。

《本事方集》第三十一种评

尝思医方非经名医选择,不足贵,诚以名医能识方,犹伯乐之能相马也。宋名医许叔微先生,曾著《本事书》十卷,久为医界所宝贵。至其续集十卷,则得之日本,诚所谓礼失求诸野矣。今观其书所载诸方,多离奇新异,令人乍视之,不得其解。及深思之,则确有精义,是诚所谓海上仙方,而不可以寻常方术视之者也。

《曹仁伯医案》第三十二种评

人之脏腑,各有体用,各有性情。不知脏腑之体用性情,不能穷病之根源,既知其体用性情,而不知其与气化相关之实际,亦不能穷病之根源。今观曹仁伯先生医案,其于天地之气化,人身之脏腑,研究深矣。故其临证也,能洞达原因,视彻表明,调药疏方,自能息息与病机相赴,医案中之佳品也。

《南医别鉴》第三十三种评

《内经》论五方用药，各有所宜，至后世用药，则惟注重南北之分。诚以北多陆，南多水，北多寒，南多热。为南多热也，故温病多，为南方多热，且多水分，故湿温又多。自叶香岩之《温热论》出，而温病之治法明；薛一瓢之《湿热条辨》出，谓人中气实则病在阳明，中气虚则病入太阴，而湿温之治法亦明。二家之书诚南医之金鉴也。后公望薛氏著《伤寒辨症歌括》，实则伤寒温热并论。且论温热处，又实本源叶、薛二家，故可与叶、薛二家之书综汇为一编，而为南医之治温热、治湿热者不二法门。究之医皆可贯通，引而申之，触类而长之，即以治北方之病无难矣。

临证随笔

盐山西门里范文焕，年五十余，素有肺劳，发时咳嗽连连，微兼喘促。仲夏末旬，喘发甚剧，咳嗽昼夜不止，且呕血甚多。延医服药十余日，咳嗽呕血，似更加剧，惫莫能支。适愚自沧回籍，求为诊治，其脉象洪而微数，右部又实而有力，视其舌苔白厚欲黄，问其心中甚热，大便二三日一行，诊毕断曰：此温病之热，盘踞阳明之府，逼迫胃气上逆，因并肺气上逆，所以咳喘连连，且屡次呕血也。治病宜清其源，若将温病之热治愈，则咳喘、呕血不治自愈矣。其家人谓：从前原不觉有外感，即屡次延医服药，亦未尝言有外感，何以先生独谓系温病乎？答曰：此病脉象洪实，舌苔之白厚欲黄，及心中之发热，皆为温病之显征。其初不觉有外感者，因此乃伏气化热而为温病。其受病之原因，在冬令被寒，伏于三焦脂膜之中，因春令阳盛化热而发动，窜入各脏腑为温病。亦有迟至夏秋而发者，其证不必有新受之外感，亦间有薄受外感不觉，而伏气即因之发动者，《内经》所谓“冬伤于寒，春必病温”者此也。病家闻言悟会，遂为疏方：

生地二两　生石膏一两　知母八钱　甘草一钱　广犀角三钱，另煎兑服　三七细末二钱，用水送服

煎汤两茶盅，分三次温饮下，一剂而诸病皆愈。又改用玄参、贝母、知母、花粉、甘草、白芍诸药，煎汤服。另用水送服三七末钱许，服两剂后，俾用生山药末煮粥，少加白糖，每次送服赭石细末钱许，以治其从前之肺劳。若觉热时，则用鲜白茅根四五两，切碎煮两三沸，当茶饮之。如此调养月余，肺劳亦大见愈。

按：吐血之证，原忌骤用凉药，恐其离经之血得凉而凝，变为血痹虚劳也。而此证因有温病之壮热，不得不用凉药以清之，而有三七之善化瘀血者以辅之，所以服之而有益无弊也。

盐山南门里，王致祥，年近六旬，自孟夏患痢，延医服药五十余剂，痢已愈而病转加剧。卧床昏昏有危在旦夕之虞。此际适愚自沧回籍，求为诊治。其脉左右皆洪实，一息五至，表里俱觉发热，胁下连腹疼痛异常。其舌苔白厚，中心微黄，大便二三日一行。愚曰：此伏气化热而为温病也。当其伏气化热之初，肠为热迫，酝酿成痢与温俱来。然温为正病，痢为兼病。医者但知治其兼病，而不知治其正病，痢虽愈而温益重。绵延六十余日，病者何以堪乎？其家人曰：先生之论诚然，特是既为温病，腹胁若是疼痛者何也？将勿腹中有郁积乎？答曰：从前云大便两三日一行，未必腹有郁积。以脉言之，凡温病之壮热，大抵现于右脉，因壮热原属阳明，胃腑之脉诊于右关也。今左部之脉亦见洪实，肝胆之火必炽盛，而肝木之气，即乘火之炽盛而施其横恣，此腹胁所以作疼也。遂为开大剂白虎加人参汤，方用生石膏四两，人参六钱以滋阴分。为其腹胁疼痛，遵伤寒之例，加生杭芍六钱，更加川楝子六钱，疏通肝胆之郁热下行，以辅芍药之不逮。令煎汤三茶盅，分三次温饮下。降下黏滞之物若干。持其便盆者，觉热透盆外，其病顿愈，可以进食。隔二日腹胁又微觉疼，俾用元明粉四钱，净蜜两半，开水调服，又降下黏滞之物若干，病自此全愈。

铭勋孙，年九岁，于正月下旬感冒风寒，两三日间，表里俱觉发热。诊其脉象洪实，舌苔白厚。问其大便两日未行，小便色黄。知其外感之实热，已入阳明之府。为疏方：

生石膏二两　知母六钱　连翘三钱　薄荷叶钱半　甘草二钱

晚六点时煎汤两茶盅，分两次服下。翌晨热退强半。因有事他出，临行嘱煎渣与服。阅四日来信言，铭勋仍不愈。接原方又服一剂，亦不见轻。斯时头面皆肿，愚遂进城往视，见其头面肿甚剧，脉象之热较前又盛，舌苔中心已黄，大便三日未行。为疏方：

生石膏四两　玄参一两　连翘三钱　银花三钱　甘草三钱

煎汤三茶盅，又将西药阿斯必林三分，融化汤中，分三次温服下。头面周身微汗，热退肿消，继服清火养阴之剂两剂，以善其后。又邻村李边务，李姓少年，亦同时得大头瘟证，医治旬日，病益剧，亦求愚治。其头面连项皆肿，心中烦躁不能饮食，其脉象虽有热，而重按无力。盖其旧有鸦片嗜好，下元素虚，且大便不实，不敢投以大凉之剂。为疏方：

玄参一两　花粉五钱　银花五钱　薄荷钱半　甘草钱半

煎汤一大盅，送服阿斯必林二分，头面周身皆出汗，病遂脱然全愈。

邻村高边务孙连衡，年三十许，自初夏得喘证。动则作喘，即安居呼吸亦似迫促，服药五十余剂不愈。医者以为已成肺劳，诿为不治。闻愚回籍求为诊治，其脉浮而滑，右寸关尤甚，知其风与痰互相胶漆滞塞肺窍也。为开麻杏甘石汤：

麻黄三钱　杏仁三钱　生石膏一两　甘草钱半

煎汤送服苦葶苈子（炒熟）二钱，一剂而喘定，继又服利痰润肺少加表散之剂，数服全愈。

邻村刁马村刁志厚，年二十余，自孟冬得喘证。迁延百余日，喘益加剧，屡次延医服药，分毫无效。其脉浮而无力，数近六至，知其肺为风袭，故作喘。病久阴虚，肝肾不能纳气，故其喘浸剧也。即其脉而论,此时肺中之风邪犹然存在,欲以散风之药祛之,又恐脉数阴虚益耗其阴分。于是用麻黄三钱,而佐以生山药二两,临睡时煎服,夜间得微汗,喘愈强半。为脉象虚数,不敢连用发表之剂,俾继用生山药末八钱煮粥,少调白糖,当点心用,日两次,若服之觉闷,可用粥送服鸡内金末五分,如此服药约半月,喘又见轻。再诊其脉,不若从前之数,仍投以从前汤药方,又得微汗,喘又稍轻,又服山药粥月余全愈。

沧县西河沿王媪,年七旬有一。于仲冬胁下作疼,恶心呕吐,大便燥结。服药月余,更医十余人,病浸加剧。及愚诊视时,不食者已六七日,大便不行者已二十余日。其脉数五至余,弦而有力,左右皆然。舌苔满布,起芒刺,色微黄。其心中时觉发热,偶或作渴,仍非燥渴。胁下时时作疼,闻食味则欲呕吐,所以不能进食。小便赤涩短少。此伤寒之势已至阳明之府,胃与大肠皆实,原是承气汤证。特其脉虽有力,然自弦硬中见其有力,非自洪滑中见其有力(此阴虚火实之脉),且数近六至,又年过七旬,似不堪承气之推荡。而愚有变通之法,加药数味于白虎汤中,则呕吐与胁疼皆止,大便亦可通下矣。病家闻之,疑而问曰:先生之论诚善,然从前医者皆未言有外感,且此病初起,亦未有头疼恶寒外征,何以竟成伤寒传府之重证?答曰:此乃伏气为病也。大约此外感受于秋冬之交,因所受甚轻,所以不觉有外感,亦未能即病。而其所受之邪,伏于膜原之间,阻塞气化,暗生内热,遂浸养成今日之病。观此舌苔微黄,且有芒刺,岂非有外感之显征乎?病家似悟会,遂为疏方:

生石膏两半　生山药一两　知母五钱　赭石五钱　川楝子五钱　生杭芍四钱　甘草二钱

煎汤两盅,分三次温服下。因其胁疼甚剧,肝木不和,但理以芍药、川楝,仍恐不能奏效,又俾用羚羊角一钱,另煎汤当茶饮之,以平肝泻热。当日将药服完,次晨复诊,脉象已平,舌上芒刺已无，舌苔变白色已退强半，胁疼亦大见愈，略思饮食，食稀粥一中碗，亦未呕吐，惟大便仍未通下。疏方再用天冬、玄参、沙参、赭石各五钱，甘草二钱，西药硫酸镁二钱（冲服），煎服后，大便遂通下，诸病皆愈。为其年高病久，又俾服滋补之药数剂，以善其后。

按：此证之脉，第一方原当服白虎加人参汤，为其胁下作疼，所以不敢加人参，而权用生山药一两以代白虎汤中之粳米，其养阴固气之力又可以少代人参也。又赭石重坠下行，似不宜与石膏并用，以其能迫石膏寒凉之力下侵也。而此证因大肠甚实，故并用无妨。且不仅以之通燥结，亦以之镇呕逆也。

沧县东门里李氏妇，年近三旬，月事五月未行，目胀、头疼甚剧，诊其脉近五至，左右皆有力，而左脉又弦硬而长，心中时觉发热，周身亦有热时，知其脑部充血过度，是以目胀、头疼也。盖月事不行，由于血室，而血室为肾之副脏，实借肝气之疏泄以为流通，方书所谓肝行肾之气也。今因月事久瘀，肝气不能由下疏泄而专于上行，矧因心肝积有内热，气火相并，迫心中上输之血液迅速过甚，脑中遂受充血之病。惟重用牛膝，佐以凉泻之品，化血室之瘀血以下应月事，此一举两得之法也。遂为疏方：

怀牛膝一两　生杭芍六钱　玄参六钱　龙胆草二钱　丹皮二钱　生桃仁二钱　红花二钱

一剂目胀、头疼皆愈强半，心身之热已轻减。又按其方略为加减，连服数剂，诸病皆愈，月事亦通下。

天津东门里李氏妇，年过四旬，患痢三年不愈，即稍愈旋又反复。其痢或赤、或白、或赤白参半，且痢而兼泻，其脉迟而无力。平素所服之药宜热不宜凉，其病偏于凉可知。俾先用生山药细末，日日煮粥服之，又每日嚼服蒸熟龙眼肉两许，如此旬日，其泻已愈，痢已见轻。又俾于服山药粥时，送服生硫黄细末三分，日两次，又兼用木贼一钱，淬水当茶饮之，如此旬日，其痢亦愈。

奉天商埠局旁吕姓童子，年五岁，于季夏初旬，周身发热，至下午三句钟时，忽又发凉，须臾凉已，其热愈烈，此温而兼疟也。彼治于东人所设南满医院，东医治以金鸡纳霜，数日病不少减。盖彼但知治其间歇热，不知治其温热，其温热不愈，间歇热亦不愈。及愚视之，羸弱已甚，饮水服药辄呕吐，大便数日未行，脉非洪大，而重按有力。知其阳明之热已实，其呕吐者，阳明兼少阳也。为兼少阳，所以有疟疾。为拟方：

生石膏三两　生赭石六钱　生山药六钱　碎竹茹三钱　甘草三钱

煎汤一盅半，分三次温饮下。将药饮完未吐，一剂大热已退，大便亦通。至翌日复作寒热，然较轻矣。投以硫酸规泥涅二分强，分三次用白糖水送下，寒热亦愈。

奉天南关马姓幼女，于端午节前得温病，医治旬日病益增剧，周身灼热，精神恍惚，烦躁不安，形势危殆，其脉确有实热，而至数嫌其过数。盖因久经外感灼热而阴分亏损也。遂用生石膏两半、生山药一两（单用此二味，取其易服），煮浓汁两茶盅，徐徐与之。连进两剂，灼热已退，从前两日未大便，至此大便亦通，而仍有烦躁不安之意。遂用阿斯必林二分，同白糖钱许，开水冲化服之，周身微汗，透出白痧满身而愈。

或问：外感之证，在表者当解其表，由表而传里者当清其里。今此证先清其里，后复解其表者何也？答曰：子所论者治伤寒则然也。而温病恒表里毗连，因此表里之界线不清。其证有当日得之者，有表未罢而即传于里者，有传里多日而表证仍未罢者。究其所以然之故，多因此证内有伏气，又薄受外感，伏气因感而发。一则自内而外，一则自外而内，以致表里混淆。后世治温者，恒不以六经立论，而以三焦立论，彼亦非尽无见也。是以愚对于此证有重在解表，而兼用清里之药者，有重在清里而兼用解表之药者，有其证似犹可解表，因脉数烦躁，遂变通其方，先清其里而后解其表者。如此则服药不至瞑眩，而其病亦易愈也。上所治之案，盖准此义。试观解表于清里之后，而白瘖又可表出，是知临证者，原可变通因心，不必拘于一端也。

病者 刘问筹，年二十五岁，江苏人，寄居天津松岛街，电报局理事。

病名 脏腑瘀血。

原因 其先偶患大便下血甚剧，西医于静脉管中注射以流动麦角膏其血立止。而血止之后已月余矣，仍不能起床，但觉周身酸软无力。饮食不能恢复原量，仅如从前之半。大小便亦照常，而惟觉便时不顺利。其脉搏至数如常，芤而无力，重按甚涩，左右两部皆然。

诊断 此因下血之时，血不归经，行血之道路紊乱，遽用药止之。则离经之血，瘀于脏腑经络之间。盖麦角止血之力甚大，愚尝嚼服其小者一枚，陡觉下部会阴穴处有抽掣之力，其最能收闭血管可知。此证因其血管收闭之后，其瘀血留滞于脏腑之间，阻塞气化之流行，致瘀不去而新不生，是以周身酸软无力，饮食减少，不能起床也。此证若不急治，其周身气化阻塞日久，必生灼热。灼热久之，必生咳嗽，或成肺病，或成劳瘵，即难为调治矣。今幸为日未久，灼热咳嗽未作，则调治固易也。

疗法 当以化其瘀血为目的，将瘀血化尽，身中气化还其流通之常，其饮食必然增加，身体自能复原矣。

处方 旱三七细末三钱，为一日之量，分两次服，空心时开水送下。

效果 服药数次后，自大便下瘀血若干，其色紫黑。后每大便时，必有瘀血若干，至第五日下血渐少，第七日便时不见瘀血矣。遂停服药，后未旬日，身体即健康如初矣。

病者 王竹荪，年四十九岁。

病名 温病兼泄泻。

病因 丙寅仲春，避乱来津。其人素吸鸦片，立志蠲除，因致身弱。于仲夏晚间,乘凉稍过,遂得温病,且兼泄泻。

病候　表里俱壮热。舌苔边黄、中黑,甚干。精神昏愦,时作谵语。小便短涩,大便一日夜四五次,带有黏滞,其臭异常,且含有灼热之气。其脉左右皆洪长,重诊欠实,至数略数,两呼吸间可九至。

诊断　此纯系温病之热,阳明与少阳合病也。为其病在阳明,故脉象洪长;为其兼入少阳,故小便短少,致水归大便而滑泻;为其身形素弱,故脉中虽挟有外感之实热,而仍重按不实也。

疗法　当泻热兼补其正,又大剂徐徐服之,方与滑泻无碍也。

处方　生石膏细末三两　生山药一两　大生地两半　生杭芍八钱　甘草三钱　野台参五钱

煎汤三大盅,徐徐温饮下。一次只饮一大口,时为早六点钟,限至晚八点时服完。此方即白虎加人参汤,以生山药代粳米,以生地代知母,而又加白芍也。以白虎汤清阳明之热,为其脉不实,故加人参;为其滑泻故以生山药代粳米,生地代知母;为其少阳之府有热,致小便不利而滑泻,所以又加白芍以清少阳之热,即以利小便也。

效果　所备之药,如法服完。翌晨精神顿爽,大热已退,滑泻亦见愈,脉象已近平和。因泻仍不止,又为疏方用生山药一两,滑石一两,生杭芍五钱,玄参五钱,甘草三钱(此即拙拟之滋阴清燥汤加玄参也)。一剂泻止,脉静身凉,脱然全愈。

病者　胡珍簠之幼子,年三岁。

病名　间歇热。

病因　先因失乳,饮食失调,泄泻月余,甫愈,身体虚弱,后又薄受外感,遂成间歇热。

病候　或昼、或夜发灼无定时,热近两点钟,微似有汗,其热始解。如此循环不已,体益虚弱。

诊断　此乃内伤、外感相并而为间歇热。盖外感之证,在少阳可生间歇热；内伤之病，在厥阴亦生间歇热（肝虚者，恒寒热往来）。

疗法 证虽兼内伤、外感，原宜内伤、外感并治，为治外感用西药，取孺子易服；治内伤用中药，先后分途施治，方为稳妥。

处方 安知歇貌林一瓦，为一日之量，分作三次，开水化服。将此药服完后，其灼必减轻，继用生地八钱，煎汤一茶杯，分多次徐徐温饮下，灼热当全愈。但用生地者取其味甘易服也。

效果 先将安知歇貌林服下，每服一次，周身皆微有凉汗，其灼热效果见轻减。翌日，又将生地煎汤，如法服完，病即霍然愈矣。盖生地虽非补肝虚正药，而能滋肾水以生肝，更能凉润肝血，则肝得其养，其肝之虚者，自然转虚为强矣。

病者 卢姓，盐山人，在天津包修房屋。

原因 孟秋天气犹热，开窗夜寝受风，初似觉凉，翌日即大热成温病。

病候 初次延医服药，竟投以麻、桂、干姜、细辛大热之剂。服后心如火焚，知误服药，以箸探喉，不能吐。热极在床上乱滚，证甚危急。急来迎愚，及至言才饮凉水若干，病热稍愈。然犹呻吟连声，不能安卧。诊其脉近七至，洪大无伦，右部尤甚。舌苔黄厚，大便三日未行。

诊断 此乃阳明胃腑之热已实，又误服大热之剂，何异火上添油，若不急用药解救，有危在目前之虞。幸沂携药囊中有自制离中丹（系用生石膏一两、朱砂二分制成），先与以五钱，俾用温开水送下，过半点钟，心中之热少解，可以安卧。俾再用五钱送服，须臾呻吟亦止。再诊其脉，较前和平。此时可容取药，宜再治以汤剂以期全愈。

处方 生石膏三两 知母一两 生山药六钱 玄参一两 甘草三钱

煎汤三盅，分三次温饮下。

效果 当日将药服完,翌日则脉静身凉,大便亦通下矣。

治愈笔记

盐山王瑞江,气虚水肿,两腿肿尤甚,方用生黄芪、威灵仙治愈。天津铃当阁于氏少妇,头疼过剧,且心下发闷作疼,兼有行经过多证,以建瓴汤加减治愈。

津市钱姓小儿,四岁,灼热滑泻,重用滋阴清燥汤治愈。

李仟斋山东银行执事,夏日得少阴伤寒,用麻黄附子细辛汤,加生山药、大熟地二味治愈。

杨德俊疯狂温病愈后,变成脉弦硬,用生赭石两半,龙骨、牡蛎各八钱,杭芍、花粉各四钱,半夏、草蒲各三钱,远志、甘草各二钱,服一剂而愈。

临证随笔

奉天大西关宫某,年三十余,胸中满闷,常作呃逆,连连不止,调治数年,病转加剧。共脉洪滑有力,关前尤甚,知其心火炽盛,热痰凝郁上焦也。和朴硝四两,白矾一两,掺炒熟麦面四两,炼蜜为丸,三钱重,每服一丸,日两次,服尽一料作愈。盖朴硝味原咸寒,禀寒水之气,水能胜火,寒能治热,为心家对宫之药,为治心有实热者之要品。《内经》所谓“热淫于内,治以咸寒”也。用白矾者,助朴硝以消热痰也。调以炒熟麦面者,诚以麦为心谷,以防朴硝、白矾之过泻伤心,且炒之则气香归脾,又能防硝、矾之不宜于脾胃也。